W0260208

ENZYKLOPAEDIE DER KLINISCHEN MEDIZIN

HERAUSGEGEBEN VON

L. LANGSTEIN
BERLIN

C. VON NOORDEN
FRANKFURT A. M.

C. PIRQUET
WIEN

A. SCHITTENHELM
KIEL

ALLGEMEINER TEIL

LEHRBUCH DER PERKUSSION UND AUSKULTATION

MIT EINSCHLUSS DER ERGÄNZENDEN UNTERSUCHUNGSVERFAHREN
DER INSPEKTION, PALPATION UND DER INSTRUMENTELLEN METHODEN

VON

ERNST EDENS
Z. ZT. ST. BLASIEN

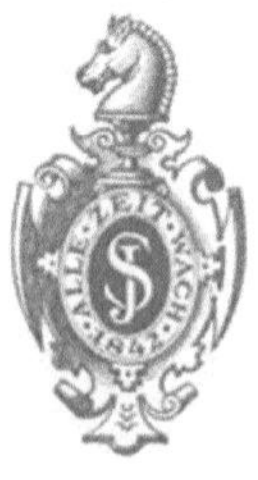

Springer-Verlag Berlin Heidelberg GmbH

LEHRBUCH DER PERKUSSION UND AUSKULTATION

MIT EINSCHLUSS DER
ERGÄNZENDEN UNTERSUCHUNGSVERFAHREN

DER INSPEKTION, PALPATION UND DER INSTRUMENTELLEN METHODEN

VON

DR. **ERNST EDENS**
A. O. PROFESSOR AN DER UNIVERSITÄT ZU MÜNCHEN
Z. ZT. ST. BLASIEN

MIT 249 ABBILDUNGEN

Springer-Verlag Berlin Heidelberg GmbH

Alle Rechte, insbesondere das der Übersetzung in fremde Sprachen, vorbehalten.

Copyright Springer-Verlag Berlin Heidelberg
Ursprünglich erschienen bei Verlag von Julius Springer in 1920
Softcover reprint of the hardcover 1st edition 1920

ISBN 978-3-642-47155-1 ISBN 978-3-642-47452-1 (eBook)
DOI 10.1007/978-3-642-47452-1

MEINER LIEBEN FRAU
UND TREUEN MITARBEITERIN

Vorwort.

Dies Buch wurde geschrieben, während unser Vaterland um Leben und Zukunft mit übermächtigen Feinden im Kampfe lag. Es mag manchen dünken, daß solche Zeit nicht geeignet sei für stille Arbeit, die fernab von den wichtigsten Aufgaben der Gegenwart zu liegen scheint und im Streben nach Wahrheit und Erkenntnis Freund und Feind gerecht werden muß. Aber uns Ärzten brachte der Krieg ja vor allem die Pflicht, die Wunden, die er schlug, zu heilen, und alles, was dieser Pflicht zu dienen vermag, entspricht wohl auch — und sei es nur in bescheidenem Maße — dem Gebote der Zeit. Deshalb hat der Verfasser geglaubt, die Stunden, die von der drängenden Arbeit des Tages nicht in Anspruch genommen wurden, dem vorliegenden Werke widmen zu dürfen. Es ist geschrieben mit dem Wunsche und in der Hoffnung, daß es zum Heile unserer Kranken und damit zum Wohle des Vaterlandes ein Scherflein beitragen möge.

E. E.

Inhalt.

Die Untersuchung der Atmungsorgane.

Die Untersuchung der Kreislaufsorgane.

Die Untersuchung der Bauchorgane.

Das Streben, bei Krankheiten den Sitz des Leidens zu erkennen, ist wohl so alt wie die Beobachtung krankhafter Vorgänge überhaupt. Jedenfalls spricht die schon vor Jahrtausenden von den Chinesen geübte Anwendung von bestimmten tierischen Organen zur Heilung von Erkrankungen der entsprechenden Organe des Menschen für ein ehrwürdiges Alter. Solange aber das Streben nach einer Erkennung des Krankheitssitzes keinen sicheren Boden in zuverlässigen Kenntnissen vom Bau des menschlichen Körpers hatte, mußte es ein unsicheres Tasten bleiben. Der Mangel an tatsächlichen Kenntnissen führte zu haltlosen Vorstellungen, die ihren Einfluß auch dann nicht verloren, als durch die Zergliederung tierischer und menschlicher Leichen ein tieferer Einblick in den Körperbau gewonnen wurde. Es bedurfte noch großer Erfahrungen über den Bau und die Tätigkeit der einzelnen Organe im gesunden Zustande und die Veränderungen ihres Baues und ihrer Tätigkeit bei Erkrankungen, bis die Grundlagen gelegt waren, auf denen sich die Wissenschaft der Gegenwart aufbauen konnte.

Wer den Sitz und die Art der Erkrankung eines Organes richtig erkennen will, der muß den Bau und die Tätigkeit dieses Organes genau kennen. Das ist die Lehre, die uns die Geschichte der Medizin gibt. Den Schilderungen der Untersuchungsmethoden, denen dies Buch gewidmet ist, wird deshalb immer eine kurze Übersicht über die Anatomie und Physiologie des zu untersuchenden Organes vorausgeschickt werden. Wir beginnen mit den Brustorganen.

Der Brustkorb des gesunden Menschen gliedert sich auch für den ungeschulten Blick in verschiedene Abschnitte. Von diesen

Regionen des Brustkorbes

fällt die oberhalb der Schlüsselbeine liegende obere Schlüsselbeingrube, die Fossa supraclavicularis, zuerst ins Auge. Sie hat die Form eines Dreiecks und wird begrenzt durch den äußeren Rand des Kopfnickers, den Rand des Musculus trapezius und das Schlüsselbein. Zwischen den beiden Schlüsselbeingruben, genauer zwischen den inneren Rändern der Kopfnicker, nach unten abgeschlossen durch den oberen Rand des Brustbeinhandgriffes, liegt die Fossa jugularis. Unterhalb der Schlüsselbeine, seitlich bis zum vorderen Rand des Deltoideus, nach unten bis zum unteren Rand des großen Brustmuskels, erstreckt sich die untere Schlüsselbeingrube. Der obere äußere Teil zwischen dem oberen Rand des großen Brustmuskels, dem vorderen Deltoideusrand und dem Schlüsselbein wird als Mohrenheimsche Grube besonders bezeichnet. Der untere Rand des großen Brustmuskels ist bei mageren Leuten als eine Einsenkung, die sog. Sibsonsche Furche, zu erkennen. Von ihr abwärts bis zum Rippenbogen reicht das Hypochondrium. Wichtig ist die als Wulst fühlbare und sichtbare, knorpelige, später verknöchernde Verbindung zwischen Manubrium und Corpus sterni, der Louissche Winkel. Ihm entspricht die zweite Rippe und er dient in der Klinik als Ausgangspunkt beim Abzählen der Rippen. Am Rücken bedient man sich des Schulterblattes zur Orientierung und zwar, da das Schulterblatt sehr beweglich ist, bei schlaff herunterhängenden Armen; bei dieser Haltung reicht das Schulterblatt etwa vom 1. bis 7. Zwischenrippenraum. Wir haben hier die Fossa supraspinata oberhalb, die Fossa infraspinata unterhalb der Schulterblattgräte; oberhalb des Schulterblattes den Supraskapularraum, unterhalb des Schulterblattes den Infraskapularraum. Zwischen den Schulterblättern befindet sich der von oben nach unten an Breite zunehmende Interskapularraum. Die Dornfortsätze werden von dem meist deutlich vorspringenden 7. Halswirbel, der Vertebra prominens, aus abgezählt. Springen zwei Dornfortsätze stark vor, so ist der untere, springen drei Dornfortsätze stark hervor,

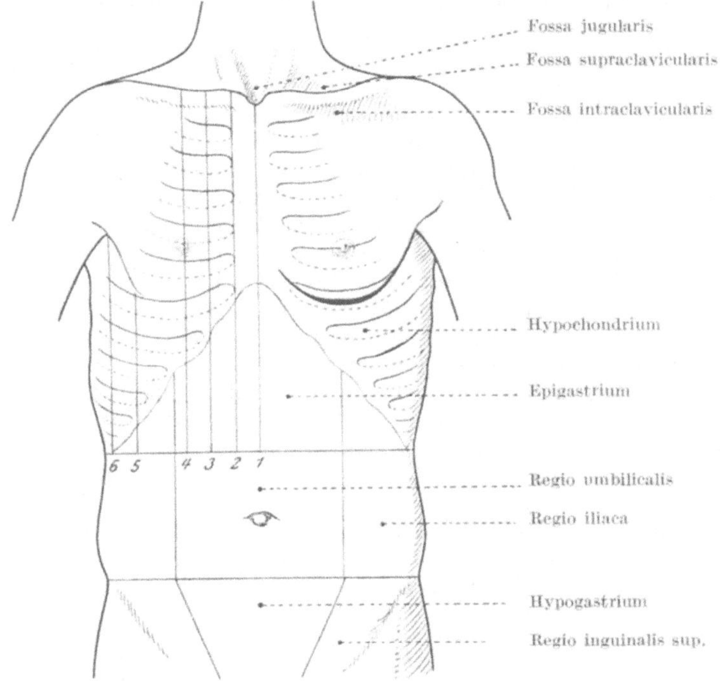

Fig. 1. Regionen des Rumpfes (unter Benutzung einer Zeichnung von Eichhorst).

der mittlere der gesuchte 7. Halswirbel. Durch Übereinkommen sind außer den genannten natürlichen Regionen zur besseren Orientierung noch verschiedene sagittal verlaufende Linien festgelegt. Zunächst die Mammillarlinie. Sie wird in der Praxis am häufigsten genannt und ist dabei am unzuverlässigsten. Nach Luschka und Momberger liegt die Mammilla durchschnittlich 10 cm nach außen vom Sternalrand im 4. oder 5. Zwischenrippenraum. Es kommen aber bedeutende Abweichungen vor, besonders bei Frauen mit schlaffer Brust. In solchen Fällen hilft man sich mit dem soeben angegebenen Abstand vom Sternalrand oder man halbiert das Schlüsselbein und zieht durch den Halbierungspunkt eine Sagittallinie nach unten (Medioklavikularlinie). Durch den Sternalrand läuft beiderseits die Sternallinie, in der Mitte zwischen Sternal- und Mammillarlinie die Parasternallinie; vom Winkel des unteren Pektoralisrandes mit der Brustkorbwölbung die vordere Axillarlinie; durch die Mitte der Achsel die mittlere Axillarlinie; vom Winkel des unteren Randes des Musculus latissimus dorsi mit dem Brustkorb die hintere Axillarlinie; durch den Angulus scapulae, bei herabhängenden Armen, die Skapularlinie.

Das Gewölbe des Brustkorbes

hat seinen Grundpfeiler in der Wirbelsäule und zwar in deren, aus 12 Wirbeln zusammengesetztem Brustteil. Von den 12 Wirbelkörpern gehen wie Spanten vom Kiel eines Schiffes die 12 Rippen aus. Die sieben oberen Rippen vereinigen sich durch ein knorpeliges Zwischenstück unmittelbar mit dem Brustbein. Die drei folgenden hängen durch knorpelige Zwischenstücke miteinander und mit der 7. Rippe zusammen, und sind auf diese Weise funktionell mit dem Brustbein verbunden, obwohl kein unmittelbarer anatomischer Zusammenhang besteht. Die 11. und 12. Rippe endigen mit einer knorpeligen Spitze frei in der Rumpfmuskulatur. Man unterscheidet an dem knöchernen Teil der Rippen Kopf, Hals und Körper. Interessant mit Rücksicht auf die später zu besprechende Mechanik der Atmung ist der verschiedene Bau des Rippenkörpers je nach der Höhenlage. An der ersten Rippe haben wir eine obere und untere Fläche, eine

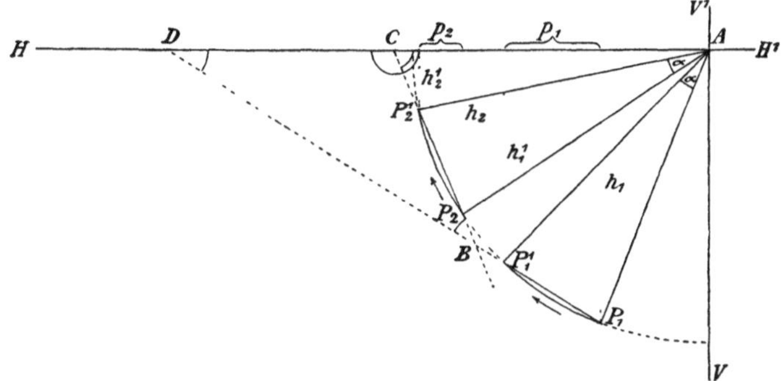

Fig. 2 (nach Tendeloo).

innere und äußere Kante. Dadurch, daß die nächsten Rippen sich um ihre Längsachse entsprechend der Gewölbeform des Brustkorbes drehen, tritt die äußere Kante tiefer, die innere höher und die Fläche aus der horizontalen in eine senkrechte Ebene; die Rippen zeigen uns jetzt eine obere und untere Kante, eine äußere und innere Fläche. Von ihrem Ansatz an der Wirbelsäule aus betrachtet verlaufen die Rippen von oben nach unten in zunehmendem Maße abwärts, ihre knorpelige Fortsetzung dagegen strebt nach aufwärts und zwar, je tiefer die Rippe, um so steiler, um den Anschluß an das Brustbein zu erreichen. Am Brustbein unterscheiden wir den Griff, den Körper und den Schwertfortsatz: Manubrium, Corpus und Processus xiphoideus. Beim Weibe ist der Körper des Brustbeins etwas kürzer als beim Manne unter sonst gleichen Verhältnissen. Griff und Körper sind durch eine Synchondrose miteinander verbunden und pflegen nicht in einer Ebene zu liegen, sondern einen Winkel zu bilden, der leicht fühlbar und sichtbar ist (Angulus Ludovici), seine klinische Bedeutung ist schon erwähnt. Am Griff allein setzen demnach nur die erste Rippe und das Schlüsselbein, am Körper allein die 3. bis 7. Rippe an. Mit der Wirbelsäule sind die Rippen durch zwei straffe Gelenke verbunden, die aber in ihrer Wirkung als ein Gelenk aufgefaßt werden müssen. Der Kopf der Rippen artikuliert mit den Wirbelkörpern, der am peripherischen Ende des Rippenhalses

1*

und an der äußeren Fläche der Rippe liegende Höcker, das Tuberculum costae, mit dem Querfortsatz der Wirbelkörper. Die Bewegung der Rippen in diesen beiden Lagern besteht in einer Drehung um die Längsachse der Rippen. Der zwischen den beiden Lagern liegende Teil der Rippen, der Hals, verläuft horizontal, vom Rippenhöcker an verlaufen die Rippen abwärts, infolgedessen müssen sich bei der Drehung des Rippenhalses die Rippenkörper aufwärts und die Enden der knöchernen Rippenkörper nach vorne bewegen. Dabei ist zu bemerken, daß bei gleich starker Hebung von zwei Rippen verschiedener Neigung das ventrale Ende derjenigen Rippe weiter nach vorne treten muß, die die stärkere Neigung nach abwärts hat. Da die unteren Rippen steiler abwärts verlaufen als die oberen, so werden die ventralen Enden der unteren Rippen stärker vorwärts bewegt werden als die der oberen Rippen. Die umstehende Fig. 2 bringt das in den beiden als p 1 und p 2 bezeichneten Strecken zur Darstellung (Fig. 2).

Unter Spannung und Torsion des knorpeligen Teiles der Rippen wird bei der Einatmung das Brustbein der Rippenbewegung nach oben und vorn folgen. Legt man nun die Hände unten an die Seitenflächen des Brustkorbes, so wird man bemerken, daß sich bei der Einatmung die Rippen nicht nur nach vorn und oben bewegen, sondern daß auch eine starke seitliche Ausdehnung eintritt. Diese seitliche Ausdehnung beruht darauf, daß die Achse der Gelenkverbindungen der Rippen mit der Wirbelsäule ihre Stellung zur Medianebene ändert und zwar wird der Winkel um so spitzer, je weiter nach unten der Wirbel liegt. Die nebenstehende Abbildung (Fig. 3) gibt eine gute Anschauung von diesen Verhältnissen; zugleich zeigt sie, daß die Articulatio costotransversaria nicht nur als Gelenk, sondern bei der mit der Einatmung zunehmenden Spannung der Rippen als Widerlager wirkt. Ein Blick auf die Abbildung erklärt uns ferner, warum bei den oberen Rippen überwiegend eine Bewegung nach vorn, bei den unteren Rippen außerdem eine starke seitliche Bewegung zustande kommen muß. Auch die oben geschilderte Drehung der Rippenflächen erscheint jetzt in einem neuen Licht, die eigenartige Lage der Fläche von der ersten Rippe z. B. entspricht ganz der Aufgabe, eine Bewegung des Brustbeines nach vorn zu vermitteln, sie würde dagegen eine seitliche Ausdehnung nicht zulassen. Die drei Hauptbewegungen der Rippen: Hebung, Vorwärts- und Seitwärtsbewegung, nehmen prinzipiell in ihrer Größe vom ventralen Rippenende zum vertebralen Ansatz hin ab. Die Rippen machen also ihre größten Exkursionen mit den ventralen Enden, die geringsten mit dem Rippenkopf und Hals.

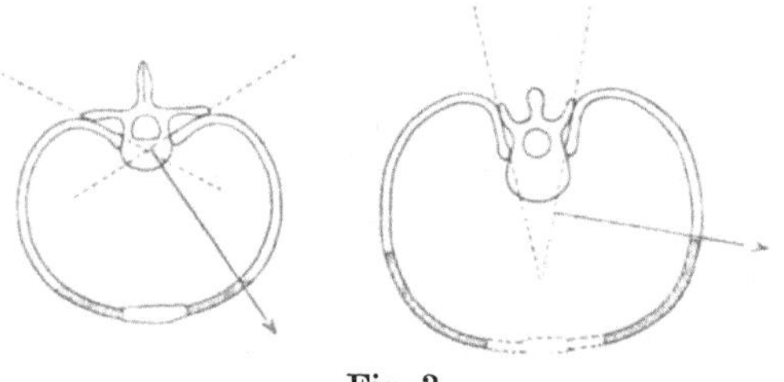

Fig. 3.

Das knöcherne Gerüst des Brustgewölbes wird zu einem werktätigen Ganzen verbunden durch

die Atmungsmuskulatur.

Eine kuppelartig nach oben gewölbte Muskelplatte, das Zwerchfell, bildet den unteren Abschluß des Brustkorbes und trennt die Brusthöhle von der Bauchhöhle. Nach Lage und Wirkung gehört das Zwerchfell also beiden Höhlen an, es soll aber hier zunächst nur auf seinen Bau und die Beziehungen zum Brustkorb und zur Atmung eingegangen werden. In spitzem Winkel von der Innenwand der unteren Brustkorböffnung entspringend, streben die Muskelzüge des Zwerchfells im Bogen nach innen und oben zur sehnigen Plattform der

Kuppel, dem Centrum tendineum. Besonders kräftig sind die von der massiven Wirbelsäule ausgehenden Muskelbündel, der Lendenteil des Zwerchfelles; der Rippenteil und Brustbeinteil sind schwächer entwickelt. Im Lendenteil lassen die Muskelzüge zwei spaltförmige Öffnungen zwischen sich zum Durchtritt der Speiseröhre und der Aorta; im hinteren Teil der rechten Kuppel findet sich die Durchtrittsstelle der unteren Hohlvene. Die festen Punkte, zwischen denen die Zwerchfellmuskeln liegen, sind also die Brustwand und das Centrum tendineum. Ziehen die Muskeln sich zusammen, so muß das in erster Linie zu einer Abflachung der Zwerchfellwölbung und damit zu einer Vergrößerung des Winkels führen, den das Zwerchfell mit der Brustwand bildet. Hier wird also im ganzen Umkreis ein Raum frei, der bei der Einatmung durch die Lunge ausgefüllt wird. Obwohl das Centrum tendineum durch seine Verbindung mit dem Herzbeutel eine besondere Befestigung seiner Lage erhält, bildet es doch keinen ganz festen Punkt und wird dementsprechend bei der Kontraktion der Zwerchfellmuskeln nicht nur gespannt, sondern auch gesenkt, wenn auch in weniger hohem Grade wie die muskulösen Kuppelteile. Fig. 4 gibt diese Verhältnisse schematisch wieder; sie läßt auch ohne weiteres erkennen, welch große Rolle die Kontraktion des Zwerchfells bei der Einatmung spielen wird. Neben dem Zwerchfell sind als Inspirationsmuskeln die Zwischenrippenmuskeln zu nennen. Man hat lange Zeit über die Wirkung der Interkostalmuskeln gestritten. Auf Grund von Tierexperimenten, bei denen alle Atmungsmuskeln mit Ausnahme der Mm. intercostales durchschnitten waren, ist man jetzt zu der Ansicht gekommen, daß die äußeren und der zwischen den Rippenknorpeln verlaufende Teil der inneren Zwischenrippenmuskeln der Einatmung dienen, während der zwischen den knöchernen Rippenkörpern liegende Teil der inneren Zwischenrippenmuskeln bei der Ausatmung tätig ist. Bei angestrengter Atmung können die genannten Inspirationsmuskeln durch Hilfsmuskeln unterstützt werden, von denen man drei Gruppen unterscheidet. Die erste Gruppe wird gebildet von Muskeln, die unmittelbar durch Hebung der Rippen zur Einatmung beitragen. Es sind dies die von den Querfortsätzen der Halswirbel zur 1. und 2. Rippe ziehenden Musculi scaleni, der von den Dornfortsätzen der unteren Halswirbel und oberen Brustwirbel zur 2. bis 5. Rippe ziehende Musculus serratus posterior superior und der vom Warzenfortsatz zum Schlüsselbein und Brustbein ziehende Kopfnicker bei festgestelltem Kopf. Die Muskeln der 2. Gruppe entlasten den Brustkorb vom Druck der oberen Extremitäten; es sind der Musculus trapezius, die Musculi rhomboidei und Levatores anguli scapulae. Alle drei Muskeln ziehen von den Fortsätzen der Wirbelsäule zum Schulterblatt. Die Muskeln der dritten Gruppe wirken als Inspirationsmuskeln bei festgestelltem Schultergürtel. Es sind sehr kräftige Muskeln, die instinktiv bei starker Atemnot von den Kranken zur Hülfe herangezogen werden, indem sie sich auf die Arme stützen und dadurch den Schultergürtel fixieren. In dieser Stellung können zur Einatmung dann verwendet werden der vom inneren Schulterblattrand zur 1. und 2. Rippe ziehende Musculus serratus anterior, der vom Oberarmkopf zum Schlüsselbein und zur 2. bis 7. Rippe ziehende große Brustmuskel und schließlich der vom Rabenschnabelfortsatz des Schulterblattes zur 2. bis 5. Rippe ziehende kleine Brustmuskel.

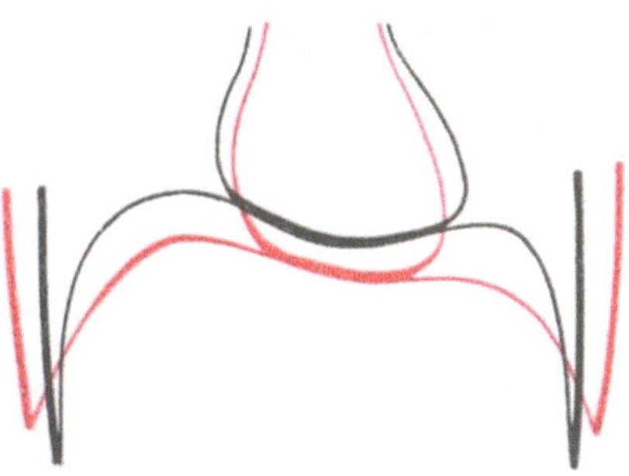

Fig. 4.

Die bei der Einatmung stattfindende Spannung der Bänder des Brustkorbes und der Rippenknorpel wird, abgesehen von der Elastizität der Lunge, als genügende Kraftquelle betrachtet, um die Ausatmung zu bewerkstelligen. Bei angestrengter Ausatmung können außer dem schon genannten Teil der inneren Interkostalmuskeln vor allem die Muskeln der Bauchwand mitwirken, die sämtlich durch Senkung der Rippen und Aufwärtsdrängen des Zwerchfells wirken; auch der Musculus transversus thoracis (Triangularis sterni) hat exspiratorische Funktion.

Die serösen Häute der Brustorgane

haben besonderes klinisches Interesse, da sie häufig der Sitz von Erkrankungen und Ausgangspunkt von Flüssigkeitsansammlungen sind, deren Lage und Be-

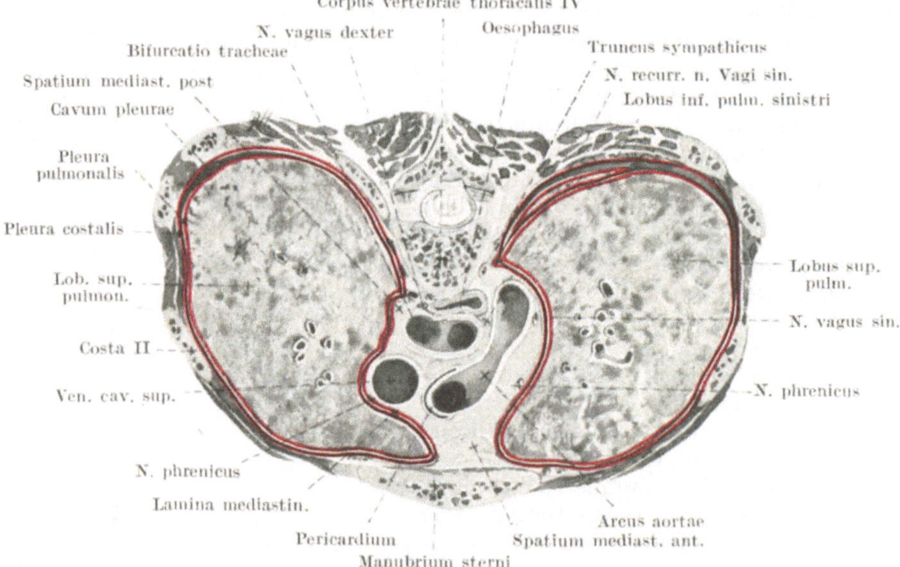

Fig. 5. Querschnitt des Brustkorbes in der Höhe des 4. Brustwirbels (nach W. Braune und Spalteholz).

grenzung zum großen Teil durch den Verlauf der serösen Häute bestimmt werden. Die Lungen befinden sich gewissermaßen in einem doppelten Sack, dessen beide Wände an der Lungenwurzel ineinander übergehen. Die äußere Wand des Sackes, die Pleura parietalis, zerfällt in drei Abschnitte: Pleura costalis, mediastinalis und diaphragmatica. Die Pleura costalis, das Rippenfell, überzieht die innere Brustwand. An den Seitenflächen der Wirbelsäule löst sie sich von der Brustwand ab und spannt sich von den Wirbelkörpern zum Lungenhilus durch den Brustraum als sagittale Wand aus. So kommen die vordere Fläche der Wirbel und die vor ihr liegenden Teile zwischen zwei Serosablätter zu liegen. Auch an der vorderen Brustwand löst sich das Rippenfell ab, sobald die Lunge ihre Grenze erreicht, und zieht in zwei Blättern vom Brustbein ebenfalls nach dem Lungenhilus zu; ein in der Mitte des Brustbeins von oben nach unten laufender Streifen, der in der Gegend des Herzens weit nach links ausgebuchtet ist, bleibt auf die Weise ebenso wie die dahinter liegenden Teile von Pleura unbedeckt. So entsteht zwischen Brustbein und Wirbelsäule ein Raum, das Mediastinum, der beiderseits durch seröse Häute, die Pleurae mediastinalis, begrenzt wird. Die großen Gefäße steigen vom Herzen durch diesen Raum zur oberen Brustöffnung auf und teilen ihn dabei in einen vorderen und hinteren Abschnitt, Mediastinum anterius und posterius. Eine gute Vorstellung dieser Verhältnisse gibt Fig. 5. Weiter unten nimmt das Herz fast den ganzen Mittelraum ein und drückt das vordere und hintere Mediastinum zu einem schmalen Saum zusammen (siehe Fig. 6). Die Pleura mediastinalis legt sich beiderseits dem Herzen unmittelbar an und verschmilzt mit dem äußeren Blatt des

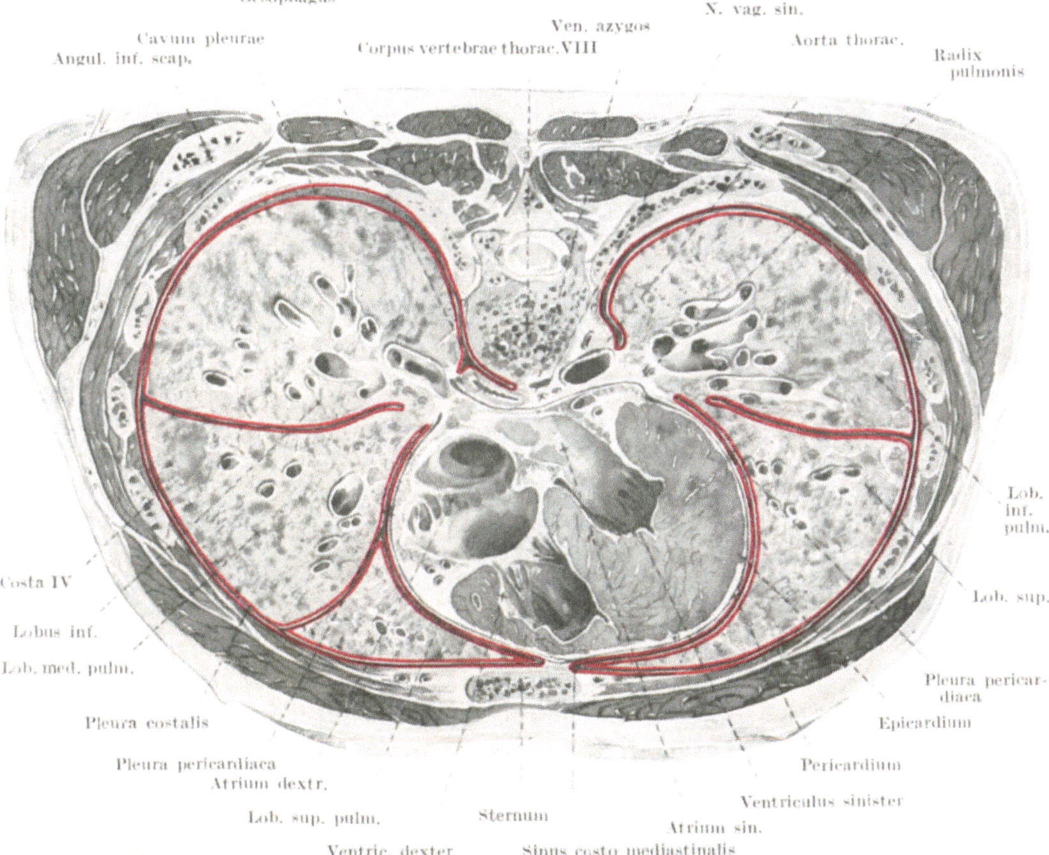

Fig. 6. Querschnitt des Brustkorbes in der Höhe des 8. Brustwirbels (nach W. Braune und Spalteholz).

Herzbeutels zu einem untrennbaren Gebilde. An der Ansatzstelle des Zwerchfelles an der Brustwand schlägt sich das Rippenfell auf das Zwerchfell über als Pleura diaphragmatica, die ihrerseits wieder median in die Pleura mediastinalis übergeht. In der gleichen Weise beteiligt sich die die obere Brustöffnung überwölbende Pleurakuppel mit ihren median absteigenden Abschnitten an der Bildung des oberen Teiles der Pleura mediastinalis. Für die Perkussion kommen unmittelbar in Betracht die mediale und untere Pleuragrenze, sie bedürfen deshalb einer näheren Beschreibung. Die mediale Grenze des rechten Rippenfelles zieht vom Ansatz des 1. Rippenknorpels in leichtem Bogen fast bis zur

Mitte des Brustbeins und verläuft dann annähernd senkrecht nach unten bis zum 5. Interkostalwinkel. Von hier geht sie wieder in leichtem Bogen durch den 6. Zwischenrippenraum oder am oberen Rand des 7. Rippenknorpels nach auswärts, schneidet die 7. Rippe in der Mamillarlinie, die 9. Rippe in die Axillarlinie, die 11. Rippe in der Skapularlinie und erreicht die Wirbelsäule in der Höhe des 12. Brustwirbels. Die mediale Grenze des linken Rippenfells entspricht im oberen Teil des Brustbeins dem Verlauf der rechten Seite. Vom 4. Rippenknorpel an weicht sie nach außen ab, um dem Herzen Platz zu

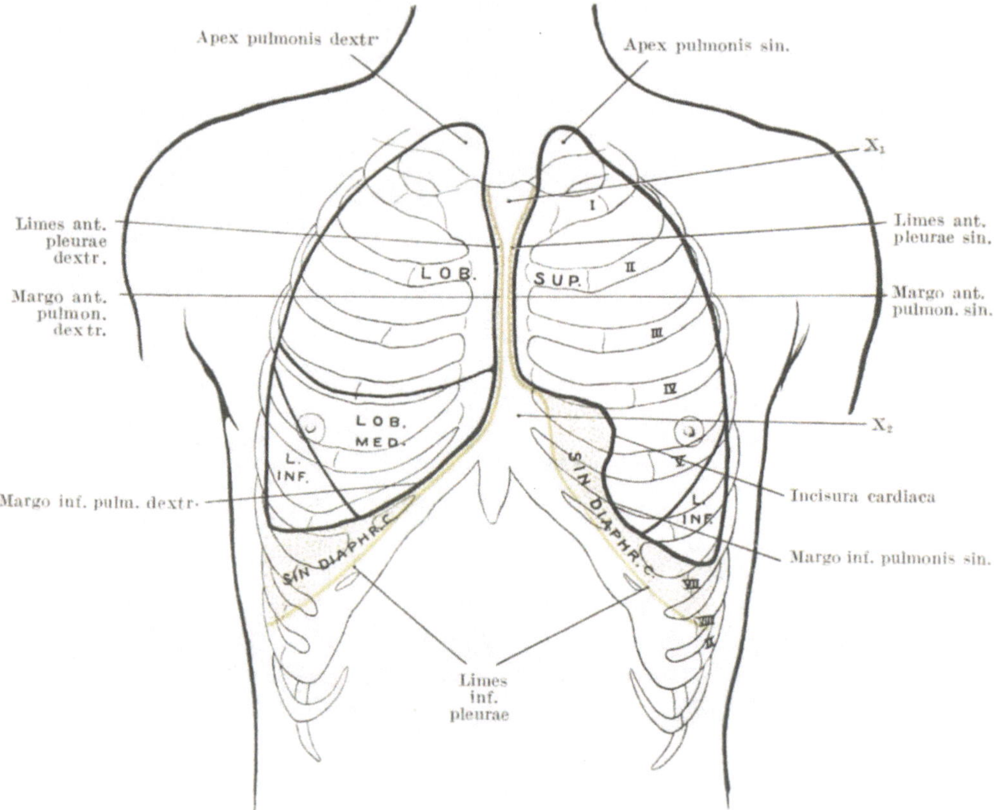

Fig. 7. Lungen- und Pleuragrenzen, von vorn gesehen. X_1 der dreieckige, von der Pleura unbedeckte Bezirk der hinteren Fläche des Manubrium sterni. X_2 Bezirk, in dem das Perikard direkt an die vordere Brustwandung anstösst (nach Merkel und Corning).

machen, erreicht den 6. Rippenknorpel und zieht zunächst etwas steiler als auf der rechten Seite, von der Mamillarlinie an aber in derselben Höhe wie rechts um den Brustkorb zur Wirbelsäule (Fig. 7 und 8).

Von den Lungen

interessiert uns besonders der Verlauf der Ränder; er schließt sich vorn median, wie zu erwarten, dem Verlauf der Pleuragrenzen an. Wo der vordere Rand aber in den unteren umbiegt, d. h. in der Höhe des sternalen Endes des 6. Zwischenrippenraumes, entfernt sich der Lungenrand von der Umschlagstelle der Pleura, so daß ein Randbezirk des unteren Pleurasackes von Lunge unausgefüllt bleibt. Dieser Randbezirk nimmt vom Brustbein nach der Seite hin zu und dann wieder nach der Wirbelsäule hin ab, der Abstand des Lungenrandes von der Umschlagstelle der Pleura costalis in die Pleura diaphragmatica beträgt nach Luschka bei ruhiger Atmung 2 cm in der Parasternallinie, 4 cm in der Mamillarlinie, 9 cm in der Axillarlinie und 3 cm neben der Wirbelsäule. Bei tiefer Einatmung wird durch die Erweiterung des Brustkorbes und die Abflachung der Zwerchfellwölbung dieser Randbezirk, der von C. Gerhardt

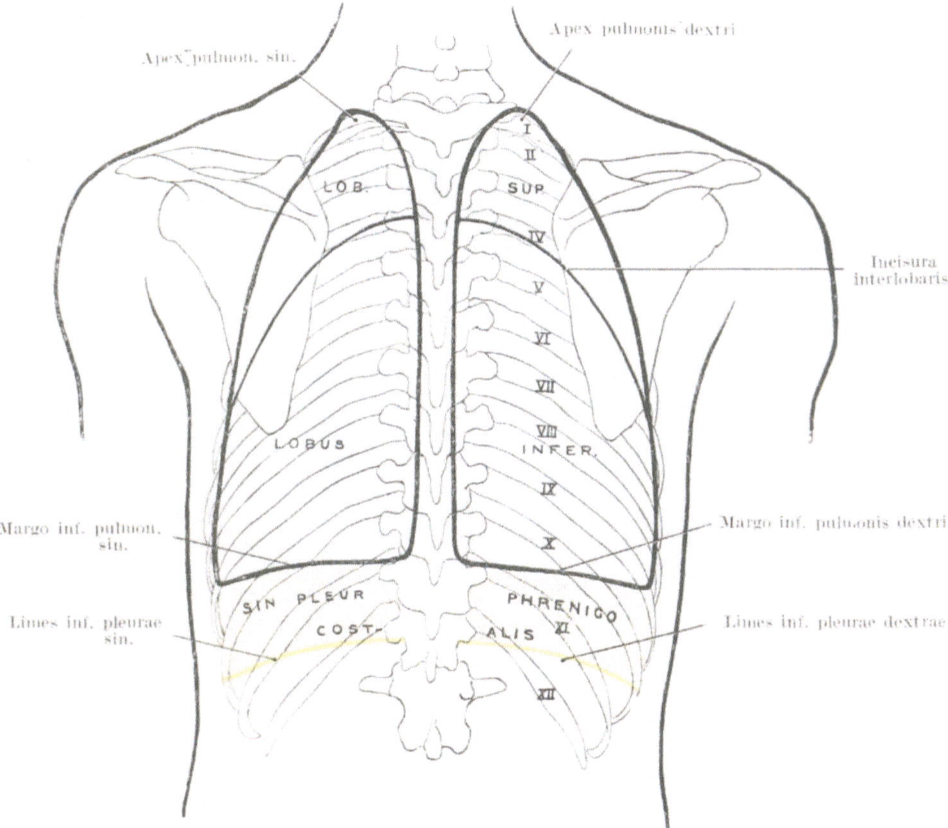

Fig. 8. Lungen von hinten; untere Grenzen der Lungen und der Pleura (nach Corning).

als Komplementärraum bezeichnet worden ist, entfaltet und kann nun ganz durch Lunge ausgefüllt werden. Die Lungenspitzen in der Pleurakuppel überragen, von vorn betrachtet, das Schlüsselbein um 1—3 cm, dorsal schließen sie mit dem Hals der ersten Rippe ab. Der Verlauf der 1. Rippe pflegt sich auf der Lunge als eine halbkreisförmige seichte Furche abzuzeichnen, die je nach der Enge der oberen Brustöffnung stärker oder geringer ausgeprägt ist und für die Entstehung von Lungenspitzenerkrankungen große praktische Bedeutung hat. Die Lungenbasis zeigt eine starke, der Zwerchfellkuppel entsprechende Wölbung. Die rechte Lunge hat drei Lappen, der obere wird nach unten durch einen bis zum Hilus dringenden Einschnitt begrenzt, der an der Lungenoberfläche von der Höhe des 3. Brustwirbelkörpers ausgeht, in der

Axillarlinie den 4. Interkostalraum schneidet und am Brustbein dicht oberhalb des 4. Zwischenrippenwinkels endet. Von diesem Einschnitt zweigt sich in der Achsellinie ein steiler nach unten verlaufender ab, der den oberen Rand der 6. Rippe in der Parasternallinie schneidet. Die beiden Inzisuren fassen den Mittellappen zwischen sich. Die obere äußere Grenze des Unterlappens wird dementsprechend durch eine von der Höhe des 3. Brustwirbelkörpers ausgehende, den oberen Rand der 6. Rippe in der Parasternallinie schneidende Linie gebildet. Die linke Lunge hat nur einen Ober- und Unterlappen. Die Grenze verläuft im wesentlichen wie die obere Grenze des rechten Unterlappens. Ein schmaler

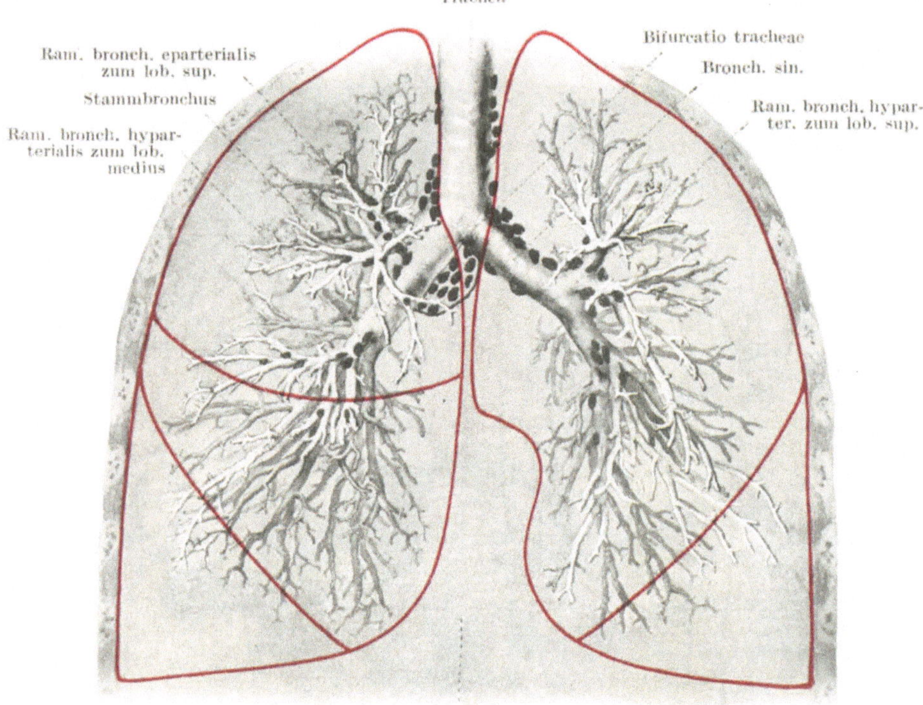

Fig. 9. Ausguß der Luftröhre und ihrer Äste mit eingezeichneten Lungengrenzen und Bronchialdrüsen (unter Benutzung einer Abbildung von Spalteholz und Sukiennikow.

Zipfel des Oberlappens zwischen der durch das Herz hervorgerufenen Ausbuchtung des vorderen Lungenrandes und der unteren Grenze des Oberlappens wird als Lingula bezeichnet.

Die Luftröhre und ihre Äste

sind für die Perkussion und Auskultation von großer Bedeutung, denn, wo sie mitsprechen, geben sie dem Klopfschall und dem Atmungsgeräusch ein besonderes Gepräge, das häufig wichtige klinische Schlüsse begründet. Man muß deshalb über Lage und Verlauf der Luftröhre und ihrer Verzweigungen unterrichtet sein. Dicht vor der Wirbelsäule, durch die Speiseröhre von ihr getrennt, läuft die Luftröhre bis zum 4. Wirbelkörper abwärts. Hier teilt sie sich in ihre beiden großen Hauptäste, den rechten und linken Bronchus. Der rechte Bronchus ist weiter als der linke und verläuft steiler nach unten. Schon kurz nach seiner Abzweigung vom Hauptstamm entsendet er zum Oberlappen der Lunge einen Ast, der sich rasch aufteilt. Etwas weiter abwärts entspringt der zum Mittellappen führende Ast, die dann folgenden Bronchien versorgen den Unterlappen. Der linke, engere Bronchus gibt den Oberlappenast später ab als der rechte, zieht in einem schwachen, lateral konvexen Bogen abwärts und splittert sich dann, wie der rechte, in die zum Unterlappen führenden Bronchien auf (siehe Fig. 9). Die Luftröhre und ihre Äste sind die Wege für die Luftzufuhr zum atmenden Lungengewebe. Aber abgesehen davon beanspruchen sie unsere Aufmerksamkeit als die Straßen, an denen entlang wichtige Lymphbahnen laufen mit ihren Stationen, den Lymphknoten, oder wie man sie gewöhnlich nennt, den Bronchialdrüsen. Erst seit der Einführung der Röntgenstrahlen ist den Ärzten die große klinische Wichtigkeit der Bronchialdrüsen und ihrer Erkrankungen ganz klar geworden. Man kann zwei Gruppen unterscheiden. Einmal die an der Luftröhre selbst und den beiden großen Bronchien vor ihrer Aufteilung liegenden Drüsen, die tracheobronchialen Drüsen. Sodann die den kleineren, sekundären Bronchien anliegenden bronchopulmonalen Drüsen. Die Verteilung dieser Drüsen gibt Fig. 9 schematisch nach Sukiennikow (I.-D. Berlin 1903) wieder. Die Hauptmasse der tracheobronchialen Drüsen sitzt im inneren Winkel der Bifurkation, eine kleinere Zahl in den beiden äußeren Winkeln und den angrenzenden Teilen der Trachea und der beiden Hauptbronchien. Auch die bronchopulmonalen Drüsen sitzen vorwiegend in den Verzweigungswinkeln, wodurch die ganze Drüsenanlage eine gesetzmäßige Anordnung erfährt. Um eine Anschauung von der Lage der Bronchialdrüsen zur Oberfläche des Brustkorbes zu gewinnen, betrachte man Fig. 5 und 6. Fig. 5 ist ein Brustkorbdurchschnitt unmittelbar oberhalb der Bifurkation. Man sieht, daß die Drüsen der Bifurkation fast genau in der Mitte des Brustraumes liegen müssen und von der Vorder- und Rückwand des Brustkorbes durch breite Körperschichten getrennt sind. Fig. 6 zeigt einige sekundäre Bronchien schräg getroffen und gestattet eine Vorstellung von der versteckten Lage der bronchopulmonalen Drüsen.

Der Einfluß des Herzens und der großen Gefäße auf die Konfiguration der Lungen

soll hier nur gestreift werden, da diese Verhältnisse bei der Untersuchung der Kreislauforgane eingehender zu besprechen sind. Es sei nur darauf hingewiesen, daß durch das Herz der Pleurasack und die Lungen von einem Teil der Brustwand völlig abgedrängt werden; im unteren Bereich des Brustbeins und der entsprechenden linkseitigen Rippenansätze liegt infolgedessen der Herzbeutel unmittelbar der vorderen Brustwand an und ist mit ihr verwachsen. Dort, wo das Herz mit seinen Kammern gegen die linke Brustwand andrängt, tritt der Lungenrand im Zustand ruhiger Atmung bogenförmig zurück und läßt einen Teil des Pleurasackes unausgefüllt, wie dies Fig. 6 gut erkennen läßt. Wir haben hier also ebenso wie im Winkel zwischen Brustwand und Zwerchfell einen Komplementärraum. Der ganze soeben geschilderte, von Lunge nicht bedeckte Raum, entspricht der klinischen absoluten Herzdämpfung. Ein Blick auf Fig. 5 zeigt uns ferner, daß sich die vor das Herz tretende Lunge wie ein spitzer Keil zwischen Herz und Brustwand hineinschiebt und man versteht schon jetzt ohne weiteres, daß hier allmähliche Übergänge vom Klopfschall der großen Lungenteile zum Schall der dünnen Teile bis zur absoluten Herzdämpfung möglich sind. Oberhalb des Herzens machen vor allem die großen Gefäße im Mediastinum der

Lunge den Raum streitig. Bemerkenswert ist hier besonders, daß durch die große obere Hohlvene die rechte Lunge etwas mehr eingeengt wird, als die linke (siehe Fig. 5).

Die Mechanik der Atembewegung

wird zum Teil durch die geschilderten Bewegungen der Rippen und des Zwerchfells sowie die Tätigkeit der Atemmuskulatur und der Knorpel und Bänder des Brustkorbes geleistet, zum Teil durch die elastischen Kräfte der Lunge selbst bestimmt. Die Betrachtung des knöchernen Brustkorbes hat uns gelehrt, daß die inspiratorische Volumzunahme von oben nach unten zunimmt; im oberen Teil wird vor allem der sagittale Durchmesser, die Tiefe des Brustkorbes, durch die Atmung gesteigert; in den unteren Teilen nimmt diese Steigerung zu und verbindet sich mit einer Vergrößerung des transversalen Durchmessers, der Breite des Brustkorbes. An der Basis kommt außerdem die mächtige Wirkung des Zwerchfelles zur Geltung. Die Erweiterung des Brustkorbes bei der Einatmung erfolgt also nicht gleichmäßig, sondern im unteren Teil stärker als im oberen und im ventralen stärker als im dorsalen. Uns interessiert nun vor allem die Frage, wie sich die Lunge zu den respiratorischen Form- und Volumenänderungen des Brustkorbes verhält. Für das Verständnis dieser Frage ist es wichtig zu wissen, daß der Brustkorb in der ersten Lebenszeit rascher wächst als die Lunge (Herrmann). Die der inneren Brustwand unmittelbar anliegende Lunge muß der Brustwand folgen, da der Interpleuralraum, wie früher geschildert, nach außen luftdicht abgeschlossen ist. Sie kann dies nur unter Dehnung ihres Gewebes, das, wie wir wissen, sehr reich an elastischen Fasern ist. Bezeichnen wir den atmosphärischen Druck der auf der äußeren Brustwand und in den Luftwegen auf der atmenden Lungenfläche lastet, mit A, den der Dehnung des Lungengewebes entsprechenden Druck mit D, so muß im Interpleuralraum der Druck A—D herrschen, d. h. ein Druck, der unter dem atmosphärischen liegt, also ein negativer Druck. Daß sich dieser sog. Dondersche Druck bei der Atmung ändern muß, liegt auf der Hand, er wird bei der Einatmung mit der Spannung des Lungengewebes zunehmen, bei der Ausatmung mit der Entspannung des Lungengewebes abnehmen. Man hat den Druck in der Weise gemessen, daß man bei der Leiche ein Manometer in die Trachea einführte und dann die Brusthöhle ohne Verletzung der Lungen öffnete. Die Lunge zieht sich nun infolge ihrer Elastizität zusammen, der dabei entwickelte positive Druck ist natürlich gleich dem vorher durch dieselbe Elastizität im Interpleuralraum erzeugte negative Druck. Bei normaler Exspirationsstellung sind — 5 bis 6 mm Hg, bei gewöhnlicher Inspirationsstellung — 8 bis 9 mm Hg und bei tiefster Inspirationsstellung — 30 mm Hg gefunden worden. Mit diesen Angaben verband man als selbverständlich die Vorstellung, daß der interpleurale Druck eine einheitliche Größe sei (Donders, Rosenthal u. a.). Folgerichtig hat man angenommen, daß bei der Einatmung ein negativer Druck von 8—9 mm Hg oder bei tiefer Einatmung entsprechend mehr auf die ganze Lunge wirke.

Es ist das Verdienst Tendeloos, nachgewiesen zu haben, daß diese Annahme falsch ist. Da sehr wichtige klinische Probleme — die Lüftung der verschiedenen Lungenteile, Entstehung und Lokalisation des Emphysems, Entwicklung und Ausbreitung entzündlicher Prozesse u. a. — hier in Frage kommen, so müssen wir auf Tendeloos sorgfältige, bis jetzt nicht genügend gewürdigte Untersuchungen genauer eingehen. Verschiedene Beobachtungen am Sektionstisch deuten darauf hin, daß die bei der Atmung entstehenden Differenzen des intrapleuralen Druckes an verschiedenen Stellen der Lunge verschieden groß sind. So sitzt die als Folge angestrengter Einatmung auftretende Lungenblähung immer vorwiegend an den unteren und vorderen Lungenrändern. Bei der Kompression einer Lunge durch einen Erguß sind die angrenzenden Lungenteile am stärksten zusammengedrückt. Die Ausschaltung eines umschriebenen Lungenbezirkes von der Atmung, z. B. durch Verlegung eines Bronchus, führt zu Dehnungserscheinungen der unmittelbaren Umgebung des Herdes. Solche und verwandte andere Erscheinungen beweisen zunächst, daß lokale Änderungen des Elastizitätszustandes der Lunge möglich sind. Dürfen wir sie aber mit der Atmung in Zusammenhang bringen? Diese Frage ist zu bejahen. Die Pleurablätter liegen einander unmittelbar an und werden durch die Adhäsionskraft der interpleuralen kapillaren Flüssigkeitsschicht fest zusammengehalten. Ein rascher Ausgleich von Druckdifferenzen innerhalb dieses virtuellen Pleuraspaltes ist unmöglich. Der Brustkorb dehnt sich nun bei der Atmung, wie oben gesagt, nicht gleichmäßig aus, sondern bestimmte Teile zeigen eine sehr starke, andere Teile eine sehr geringe Erweiterung. Findet im Interpleuralraum kein Druckausgleich statt, so müssen die entsprechenden Teile der Lunge eine sehr starke oder eine sehr geringe Steigerung des negativen Druckes erfahren, d. h. einige Teile der Lunge werden sehr stark, andere nur sehr wenig ausgedehnt werden. Man könnte allerdings daran denken, daß im elastischen Gewebe der Lunge selbst ein Druckausgleich stattfände, aber ein einfacher Versuch lehrt, daß selbst bei gleichmäßig elastischen Körpern kein solcher Druckausgleich beobachtet wird. Nimmt man eine Gummimembran und dehnt sie, indem man an einem Punkte zieht, so wird die Dehnung am angreifenden Punkte immer am stärksten sein. Nun ist die Lunge aber nicht einmal ein gleichmäßig elastischer Körper, sondern ihre Elastizität wird durch die Gefäße und vor allem die starren Bronchien stark beeinflußt und, zwar wird die Dehnbarkeit mit Zunahme dieser Teile, d. h. nach dem Lungenhilus zu, abnehmen. Die verschiedene Höhe des intrapleuralen Druckes an verschiedenen Stellen wurde experimentell von Meltzer nachgewiesen. durch eine Sonde, die im Pleurasack verschoben wurde. Hinter der Speiseröhre (siehe Fig. 6) waren die respiratorischen Schwankungen im oberen Brustteil ± 0, nach dem Zwerchfell hin nahmen sie beträchtlich zu.

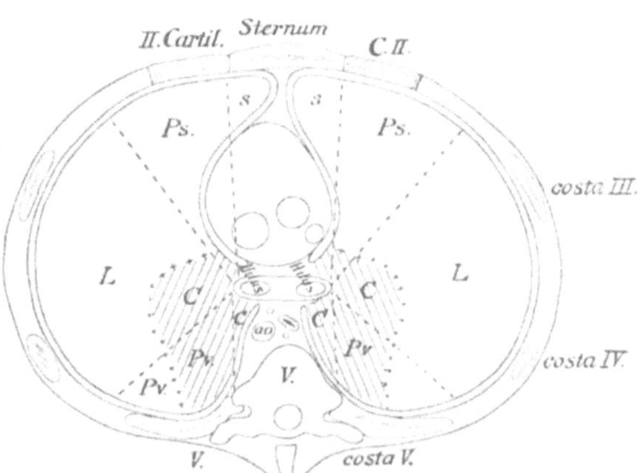

Fig. 10. (Nach Tillaux). S sternaler, Ps parasternaler, L lateraler, Pv paravertebraler und c centraler Lungenteil. Mit +++ wird das schraffierte Gebiet der geringsten respiratorischen Volumenschwankungen begrenzt (aus Tendeloo, Lungenkrankheiten).

Unter Berücksichtigung unserer Kenntnisse von den Bewegungen des Brustkorbes und Zwerchfells kommt Tendeloo zu folgenden, für uns wichtigen Schlüssen: „Die respiratorischen Volumenschwankungen der Lungenflächen in den verschiedenen Lungenteilen sind ungleich. Die der paravertebralen suprathorakalen sind die geringsten. Von hier aus nehmen sie nach allen Richtungen hin rascher oder langsamer zu und erreichen in den kaudalen lateralen Teilen ihr Maximum. In jedem Lungenteil, wie in jedem Lungenläppchen sind die respiratorischen Volumenschwankungen der peripheren Teile größer als die der zentralen." Ein anschauliches Bild dieser Verhältnisse geben die nebenstehenden beiden Abbildungen (Fig. 10 u. 11). Die uns besonders interessierenden Lungenspitzen gehören demnach zu den am ungünstigsten gestellten Teilen. Es ist das ja leicht erklärlich. Betrachtet man die Spitzen als schiefe abgestumpfte Pyramiden mit einer durch die obere Thoraxapertur gelegten Ebene als Grundfläche, so wird die Basis der Pyramide durch die nicht sehr umfangreichen Bewegungen der ersten Rippe und des Brustbeines bei der Einatmung nur wenig ausgedehnt werden, und zwar überwiegend in ihrem ventralen Teil. Gleichzeitig werden durch die erste Rippe, das Schlüsselbein und Sternum die Ansätze der Musculi scaleni und die Halsfaszien etwas abgehoben und dadurch eine gewisse aber auch nur geringe Lüftung der ventralen und lateralen Teile der Spitze erzielt.

Daß die Lufterneuerung, die Bewegungsenergie des Luftstromes, der Blut- und Lymphströmung durch die Volumenschwankungen der einzelnen Lungenteile weitgehend und zum Teil maßgebend bestimmt werden, liegt auf der Hand.

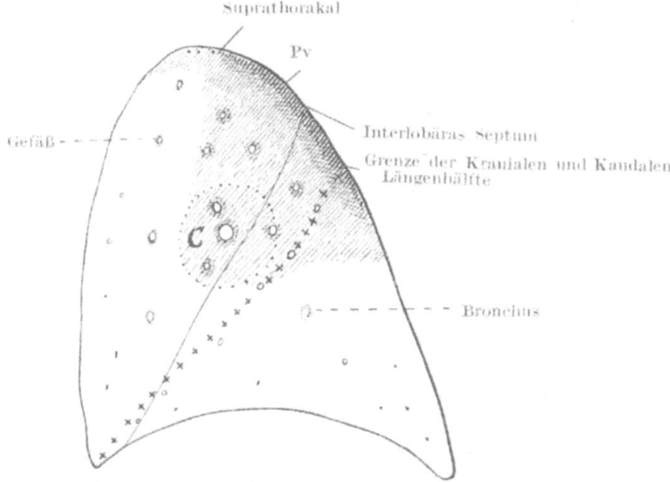

Fig. 11. Schematische Darstellung der respiratorischen Volumenschwankungen der verschiedenen Lungenteile. Je stärker die Schraffierung, desto geringer sind die respiratorischen Volumenschwankungen (nach Tendeloo, Lungenkrankheiten).

Daneben spielt der Atemrhythmus eine gewisse Rolle. Die Einatmung dauert unter gesunden Verhältnissen kürzer als die Ausatmung. Da in beiden Atemphasen die gleiche Luftmenge befördert wird, so muß die Geschwindigkeit des respiratorischen Luftstromes in jedem Lungenteil und in den zugehörigen Bronchien größer sein als die des exspiratorischen. Das alles sind wichtige Erscheinungen, die bei der physikalischen Untersuchung der Lungen sorgfältig berücksichtigt werden müssen. Ich lasse deshalb Tendeloos eigene Formulierung seiner Untersuchungsergebnisse hier weiter folgen. „Die Lufterneuerung ist der Größe der respiratorischen Volumenschwankungen proportional. Die mittlere Bewegungsenergie des Luftstromes steht während derselben Atmungsphase in den verschiedenen Lungenteilen zur Größe der respiratorischen Volumschwankungen im geraden, während der verschiedenen Phasen in demselben Lungenteil zur Dauer dieser Phasen in umgekehrtem Verhältnis. Sowohl am Anfang wie am Ende jeder Phase erfährt der Luftstrom eine Verlangsamung, welche zu dem Grade und der Dauer der mittleren Stromgeschwindigkeit der Luft sich umgekehrt proportional verhält. Der mittlere Blut- und wahrscheinlich auch Lymphgehalt hat in den suprathorakalen Lungenteilen den geringsten

Wert, welcher kaudalwärts allmählich zunimmt. Die Bewegungsenergie des Lymphstromes während der Ausatmung ist im großen und ganzen den respiratorischen Volumenschwankungen proportional".

Die soeben geschilderten Verhältnisse, deren Bedeutung für die Beurteilung der gesunden und erkrankten Lunge auch in diesem, auf ein enges Gebiet beschränkten Buche hervortreten wird, erfordern es, daß wir neben der anatomischen Gliederung der Lunge in Lappen Tendeloos physiologische Einteilung aufnehmen, und einen sternalen, parasternalen, paravertebralen, zentralen, kranialen und kaudalen Abschnitt unterscheiden (siehe Fig. 10 und 11).

Die Betrachtung, Inspektion,

des Kranken mit den Augen des Arztes, der ein Urteil über den Gesamtzustand des Menschen und das Verhalten der einzelnen Organe, über das regelrechte Zusammenwirken der vielen zum gesunden Leben nötigen Kräfte und krankhafte Abweichungen aller Art in diesem Zusammenwirken zu gewinnen sucht, setzt sich zusammen aus einer so großen Zahl von Einzelbeobachtungen, daß es unmöglich ist, sie alle zu besprechen oder auch nur zu erwähnen. Die Betrachtung beginnt mehr oder weniger bewußt in dem Augenblick, wo der Kranke zum ersten Male in unseren Gesichtskreis tritt. Auftreten und Haltung, Gesichtsausdruck und Sprache, Farbe, Glanz und Spannung der Haut, Körperformen, Bewegungen und vieles andere werden mit einem Blick zunächst mehr empfunden als geprüft und in Beziehung gesetzt zu Alter, Stand, Pflege, Kleidung usw. — eine Fülle von Gedankenverbindungen knüpft sich, die zum guten Teil davon abhängen werden, wie weit der Arzt mit den ganzen Lebensverhältnissen und dem Gedankenkreis des Kranken vertraut ist oder doch Fühlung gewinnen kann. Dies Einfühlen in einen fremden Menschen bestimmt den Weg, den der Arzt einschlägt, um eine klare Darstellung der Beschwerden zu erhalten; bestimmt den Wert, den der Arzt den subjektiven Angaben des Kranken als Grundlagen objektiver Veränderungen beilegen wird, bestimmt die Auffassung, die der Arzt dem Kranken von seinem Leiden geben, und zum Teil auch die Mittel, die er ihm zur Heilung empfehlen wird. Es kann keinem Zweifel unterliegen, daß so gefaßt „der ärztliche Blick" eine Kunst ist, eine Kunst, die von jenen geleugnet werden wird, die sie nicht haben und diesen Mangel nicht empfinden; eine Kunst, die von allen anerkannt und gepflegt werden wird, die sie besitzen und sich ihrer bewußt sind. Aber auch eine Kunst, die bis zu einem bestimmten Grade gelehrt und gelernt und vor allem nur auf dem Boden gründlicher wissenschaftlicher Kenntnisse geübt werden kann. Der Weg zu diesem Ziele ist schon von Hippokrates vorgezeichnet worden: ***Γιγνωςκομένων ἃ καὶ ἰδεῖν καὶ ϑιγεῖν καὶ ἀκοῦσαι ἐστιν, ἃ καὶ . . . τῇ γνώμῃ ἔστιν αἰσϑέσϑαι,*** „Untersuchen, was zu sehen, zu fühlen und zu hören, und was mit dem Verstande wahrzunehmen ist".

Eine Beschreibung alles dessen, was durch die Betrachtung des menschlichen Körpers für das ärztliche Urteil gewonnen werden kann, würde, wie schon gesagt, den Rahmen dieses Buches weit überschreiten, andererseits verlangt alles das unsere Aufmerksamkeit, was gewissermaßen auf unserem Wege zur Untersuchung der Atmungs-, Kreislaufs- und Bauchorgane liegt und in näherem Zusammenhange mit der Tätigkeit und den Erkrankungen der genannten Organe steht. Die Grenze muß allerdings häufig willkürlich gezogen werden; ebenso wird der Raum, der den einzelnen Erscheinungen zu widmen ist, häufig Zweifeln unterliegen, zuweilen wird man sich mit Hinweisen begnügen, ein anderes Mal eine ausführlichere Darstellung vorziehen.

Unser erster Blick wird in der Regel dem

Gesicht

gelten. Wir werden unter anderem darauf achten, ob der Ausdruck ruhig und verständnisvoll oder unter dem Einfluß körperlichen oder seelischen Unbehagens gezwungen, gespannt, beherrscht ist; ob durch ein Übermaß von Leiden der Ausdruck erschöpft oder ob gar in schweren Zuständen der Ausdruck verständnislos, benommen oder verfallen ist. Hippokrates nennt bestimmte Veränderungen des Gesichts als Boten des nahenden Todes: „spitze Nase, hohle Augen, eingefallene Schläfen, kalte und zusammengezogene Ohren, die Ohrläppchen zusammengeschrumpft, die Stirnhaut trocken, verstrichen und spröd. Die Farbe des Gesichtes gelblich oder schwärzlich oder grau, bleifarben. — Dann weiß man, daß der Tod rasch eintreten wird". Das Verhalten der Haut spielt dabei eine wichtige Rolle, doch wird man die äußeren Einflüssen weniger ausgesetzte Haut des übrigen Körpers prüfen wollen, bevor man sich ein zusammenfassendes Urteil bildet. Dementsprechend werden wir zu diesem Punkt, bei der allgemeinen Betrachtung der Haut, noch einmal zurückkommen müssen.

Vom Gesicht wandert unser Auge zu den gleichfalls der Betrachtung unmittelbar zugänglichen Händen.

Die Hand des Kranken

gibt uns durch ihre Form, die Ausbildung der Gelenke und der Muskulatur zunächst einen gewissen Anhaltspunkt für unsere Auffassung von dem Bau und Muskulatur des übrigen Körpers. Sie verrät uns ferner, ob diese Hand viel schwere Arbeit leistet oder geleistet hat oder ob sie nicht an festes Zugreifen gewöhnt ist. Die Hand des reich gewordenen müssigen Handwerkers und des verarmten, Handarbeit leistenden Edelmannes behalten ihr Gepräge. Die Haut läßt uns erkennen, ob sie jedem Wetter ausgesetzt oder vorsichtig vor allen Unbilden geschützt war. Die kalte und feuchte Hand zeugt ohne Worte von Kreislauf- und Sekretionsstörungen, die zusammen mit anderen Erscheinungen ins Gebiet der vasomotorischen Neurose gehören und deshalb von allgemeiner diagnostischer Bedeutung für uns sind. Die Venen der Hand geben uns einen wichtigen Hinweis auf die Weite des Venensystems und ihre Füllung. Die Venen werden eng bei peripherischen Gefäßkrämpfen, so beim Schüttelfrost, sie dehnen sich zu dicken Strängen bei ungenügender Tätigkeit des rechten Herzens, doch muß bemerkt werden, daß individuell große Verschiedenheiten bestehen. Bevor man aus stark gefüllten Saugadern auf eine venöse Stauung schließt, wird man fragen, ob die dazu gehörende Stauung der kleinen Gefäße, kenntlich an der blauroten Hautfarbe, der Zyanose, vorhanden ist. Von den zahlreichen Veränderungen, die die Hand bei Nervenerkrankungen, durch gewerbliche Schädigungen, infolge von Gicht, Rheumatismus und Hautleiden erleiden kann, müssen wir hier absehen. Ebenso von dem Spiel und den krankhaften Bewegungen der Hände, wie es Zittern, oder das schon Hippokrates als ungünstiges Zeichen bekannte Flockenlesen Delirierender ist. Dagegen sind zu berücksichtigen noch einige Erscheinungen, die bei den hier besonders interessierenden Erkrankungen der Kreislaufs- und Atmungsorgane beobachtet werden.

Zunächst seien erwähnt die Krampfzustände der feinsten Fingerarterien, die an allen oder nur einzelnen Fingern besonders nach Kälteeinwirkung, aber auch nach mechanischen Reizen, wie Druck, auftreten und zuweilen nur Teilerscheinungen einer allgemeinen Neigung zu Gefäßkrämpfen sind. Die Finger werden dabei weiß und kalt; höhere Grade können zu Ernährungsstörungen führen (Raynaudsche Gangrän). Ein Gegenstück hierzu ist die abnorm starke

Füllung der arteriellen Kapillaren, die beim systolischen Füllungszuwachs als blaßrote Welle am Nagelbett sichtbar wird. Diese von Quincke Kapillarpuls genannte Erscheinung tritt vor allem bei der Aorteninsuffizienz auf, weil bei diesem Klappenfehler eine besonders große Blutmenge mit jedem Herzschlag in das Arteriensystem geworfen wird; doch kommt der Kapillarpuls auch ohne Aorteninsuffizienz bei gesteigerter Herztätigkeit vor.

Am längsten bekannt und am eingehendsten studiert sind sonderbare Veränderungen der Fingerendglieder: die Nägel krümmen sich wie Papageienschnäbel — „les doigts en bec de perroquet" der Franzosen — und die ganze Phalanx schwillt kolbenförmig an (Trommelschlägelfinger) (Fig. 12). Der Zusammenhang der Klauennagelform mit Lungenerkrankungen ist bereits in den koischen Prognosen des Hippokrates erwähnt: Wenn die Entzündung der Pleura oder der Lunge in Eiterung übergeht, so . . . werden

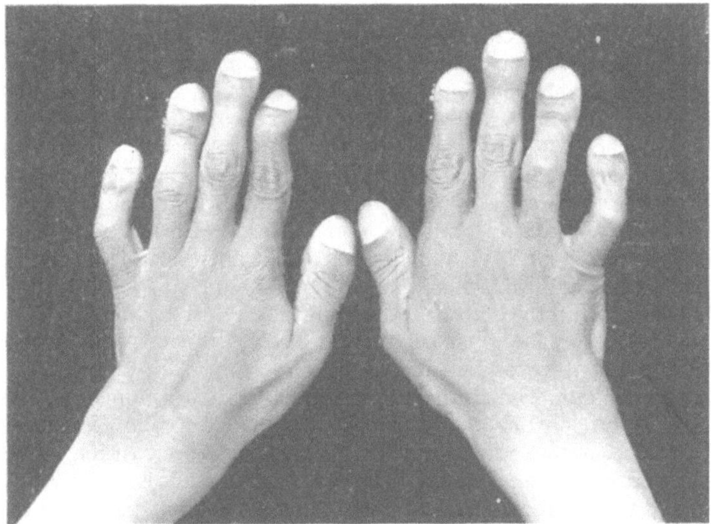

Fig. 12. Trommelschlägelfinger bei einem 25jährigen Manne mit chronischem, nicht tuberkulösem linksseitigem Empyem.

die Nägel krumm, *γρυποῦνται δε ὄνυχας*. Tatsächlich kann das bei chronischen Empyemen eine sehr frühzeitige Erscheinung sein, erst im weiteren Verlauf tritt die kolbige allgemeine Verdickung der Endglieder hinzu, die den Fingern dann das Aussehen von Trommelschlägeln gibt. Nach Erich Ebstein, dem wir eine ausführliche historische Studie über diese Frage verdanken, sind die Trommelschlägelfinger zum ersten Male beschrieben von Caelius Aurelianus (ca. 200 v. Chr.) Chronion liber II. Kapitel XIV. De phthisica passione. Es heißt da: „Digitorum summitates, crassescunt, obuncatis unguibus, quod graeci gryposin („γρύπωσις") vocant". Bis zum Anfang des vorigen Jahrhunderts ist den Kenntnissen über diesen Gegenstand nichts Neues hinzugefügt worden. In dieser Zeit erschien eine Veröffentlichung von J. Pigeaux, in der nachgewiesen wird, daß Trommelschlägelfinger nicht nur bei der Phthise und dem Empyem, sondern auch bei Emphysem, chronischem Bronchialkatarrh und bei Erkrankungen des Zirkulationsapparates vorkommen. Nun suchte man nach einer gemeinschaftlichen Ursache, die in allen diesen Fällen die Fingerveränderungen erklären könne, und glaubte, eine solche in der venösen Stauung zu finden

(Rühle, C. Gerhardt, Liebermeister). E. Bamberger sprach zuerst die Vermutung aus, daß im besonderen bei Bronchiektasien irgend ein chemisches Agens des Bronchialsekretes, ähnlich wie Arsen und Phosphor, das Knochenwachstum der Endphalangen anrege. Diese Annahme, daß ein Toxin eine der Ursachen der Trommelschlägelfinger sei, hat dann rasch weitere Anhänger gefunden (Lenhartz, Gerhardt, Krüger, Dennig, M. B. Schmidt u. a. mehr). Das Interesse für das Problem wurde aber erst wirklich rege, als Pierre Marie 1890 unter dem Namen Osteoarthropathie hypertrophiante pneumique ein Krankheitsbild beschrieb, das nicht nur Veränderungen der Finger, sondern auch der übrigen Knochen enthielt. Weitere Untersuchungen ergaben, daß es sich um eine ossifizierende Osteoperiostitis (Sternberg) handelte. Über den Zusammenhang der Trommelschlägelfinger mit dieser allgemeinen Skeletterkrankung hat man bis jetzt gestritten, doch scheint Janeways Ansicht begründet, daß wir es mit verschiedenen Stadien desselben Prozesses zu tun haben. Jedenfalls wird man gut tun, nach Janeway solang daran festzuhalten, bis ein Fall mit typischen Knochenveränderungen ohne Trommelschlägelfinger nachgewiesen ist. Systematische Röntgenuntersuchungen werden vermutlich Klarheit in dieser Frage bringen. Bis jetzt ist sicher, daß die Verdickung der Endglieder von Trommelschlägelfingern auf einer Zunahme der Weichteile beruht, der Knochen ist kaum verändert oder atrophisch. Je mehr man sich mit den Trommelschlägelfingern beschäftigte, um so häufiger fand man sie, und zwar auch bei anderen als den bisher genannten Krankheiten. So kommen sie vor nach einer Zusammenstellung von Teleky (1897):

1. nach Eiterungen und Verjauchungen (Lungentuberkulose mit Kavernen, Bronchiektasien, Empyemen, Zystopyelonephritis, Dysenterie;
2. nach Infektionskrankheiten und chronischen Intoxikationen (Pneumonie, Pleuritis, Lues, Alkoholismus, chronischem Ikterus (Obermayer);
3. bei Herzfehlern, besonders angeborenen;
4. bei malignen Tumoren (Lungensarkom, Lungenkarzinom, Parotissarkom);
5. bei Erkrankungen des Nervensystems (Syringomyelie, Neuritis ?).

Ein gewisses Licht auf die ganze Frage wird geworfen durch die Fälle von einseitigen Trommelschlägelfingern, die ebenfalls von Erich Ebstein zusammenfassend beschrieben worden sind. In allen Fällen handelte es sich um Aneurysmen, die auf die Nerven und Gefäße des erkrankten Armes drückten. Ebstein gelangt auf Grund seiner Beobachtung und der in der Literatur niedergelegten Fälle zu dem Schluß, daß die einseitigen Trommelschlägelfinger auf einer trophoneurotischen Störung durch Druck des Aneurysmas beruhen. Danach dürfte es nahe liegen, die Trommelschlägelfinger und -zehen überhaupt wie die Mariesche Osteoarthropathie als eine Trophoneurose aufzufassen, deren Entstehung allerdings auf verschiedenartige Ursachen zurückzuführen sein dürfte.

Die Betrachtung der Hand ist in üblen Ruf gekommen durch Wahrsager und Romane. Es mag deshalb zur Rechtfertigung dieses Abschnittes das Wort Carl Gerhardts Platz finden, mit dem dieser kühle Forscher eine feinsinnige Studie über die „Hand des Kranken" schließt: „Die stumme Sprache der Hand sagt dem Arzte, der sie versteht und beachtet, vieles, was teils Fragen erspart, teils zu Fragen in bestimmten Richtungen veranlaßt und berechtigt."

Haltung, Gang und Lage[1]) des Kranken

geben uns in erster Linie Auskunft über den Kräftezustand des Körpers, wenn wir von den besonderen Erscheinungen absehen, die als mehr oder weniger

[1]) Siehe hierüber besonders die ausführliche Arbeit von Erich Ebstein.

typische Symptome bestimmter, vor allem nervöser Erkrankungen bekannt und hier nicht abzuhandeln sind. Im ganzen werden ja kräftigere Kranke den Arzt aufsuchen oder jedenfalls von ihm außerhalb des Bettes angetroffen werden, doch darf man aus dem Umstande, daß man den Patienten im Bette findet, keinen sicheren Schluß in dieser Hinsicht ziehen. Ängstlichkeit, eigene oder der Umgebung, Schmerzen, der Wunsch, besonders krank zu erscheinen aus irgend welchen Motiven, und viele andere Gründe sprechen hier mit. Der Arzt muß deshalb auch die Lage im Bette daraufhin beurteilen können, ob überwiegend Schwäche oder andere Beschwerden den Kranken ans Bett bannen. Solange ein gewisses Maß von Kräften vorhanden ist, wird der Körper in der vom Kranken gewählten willkürlichen Lage verharren, weil die Glieder durch die Muskeln in entsprechender Lage festgestellt werden. Aus jeder Lage, die, entgegen der Schwere, vom Körper und einzelnen Gliedern eingenommen wird, können wir diese sog. aktive Lage erkennen. Von passiver Lage sprechen wir, wenn die Spannung der Muskeln gelöst ist; dann sehen wir den Kopf tief auf die Brust oder in die Kissen gesunken, die Arme und Hände hängen schlaff herunter, der Oberkörper ist von den Kissen in die Mitte des Bettes gerutscht und hat dabei die Knie gebeugt, die sich ihrerseits wieder nach der einen oder anderen Seite umgelegt haben. „Am besten sind die Lagen, die den von dem Gesunden bevorzugten gleichen. Auf dem Rücken zu liegen und die Hände, den Hals und die Schenkel auszustrecken, ist weniger gut. Befindet sich der Kranke in geneigter Stellung und rutscht er vom Bette nach der Fußseite zu, so ist es schlimmer“ sagt Hippokrates.

Häufig treffen wir auch die Kranken in irgend einer ungewöhnlichen Lage, die er instinktiv (Traube) oder auf Grund bestimmter Erfahrungen als geeignet zur Linderung seiner Beschwerden herausgefunden hat. Man kann sie als Zwangs- und Schmerzlagen bezeichnen. So sehen wir, daß bei Schmerzen im Leibe die Knie angezogen werden, um die Spannung der Bauchdecken herabzusetzen. Dabei kann die Rückenlage oder rechte oder linke Seitenlage bevorzugt werden, je nach dem Sitz der Erkrankung und dem Verhalten der Schmerzen. In der Regel wird es sich darum handeln, die schmerzhafte Stelle möglichst vor Druck und Zug zu schützen. Bei Rippenfellentzündungen liegen die Patienten im Beginn der Erkrankung auf der gesunden Seite, da so Schmerzen und Hustenreiz am geringsten sind. Hat sich ein größerer Erguß gebildet, so dreht sich der Patient auf die kranke Seite, damit der Druck des Exsudates vom Mittelfell und der gesunden Lunge genommen wird und die gesunde Seite leichter atmen kann, als wenn das Gewicht des Körpers und des Ergusses auf ihr lasten würde (Traube). Tuberkulöse liegen meist auf der gesunden Seite, nur wenn sehr reichliche Sekretion (zumal aus Abszeßhöhlen) besteht, die zu dauerndem Hustenreiz führt, wird die Lage auf der kranken Seite vorgezogen. Das Sekret von Kavernen pflegt spärlicher und zäher zu sein als aus Abszeßhöhlen, quält den Kranken deshalb weniger, so daß er die Lage auf der gesunden Seite beibehält (Traube). Bei Empyemen, die in die Lunge durchgebrochen sind, und Bronchiektasien gelten dieselben Überlegungen. In der Behandlung wird zuweilen systematisch die Lage angeordnet, in der Abfluß stagnierender Sekretmassen erzielt wird, so u. a. bei der Quinckeschen Hängelage. Ferner wird man bei Schwerkranken die Lage häufig wechseln lassen, um ungenügender Lüftung und Hypostasen in einzelnen Lungenabschnitten vorzubeugen. Bei Pneumothorax liegt nach Stokes der Kranke zunächst auf der ergriffenen Seite, um mit der gesunden Seite freier atmen zu können. Heftige Schmerzen können ihn aber zwingen, die kranke Seite zu wählen. So kann es vorkommen, daß der Leidende aus Furcht vor Schmerzen oder vor Atemnot bald auf dieser, bald auf jener Seite liegt, wie es Stokes sehr anschaulich beschreibt. In seltenen Fällen findet man, daß die Kranken die Bauchlage oder Knieellenbogenlage einnehmen. Ebstein berichtet über solche Beobachtungen; es handelte sich um schwere Kyphoskoliosen, von denen einer Erleichterung seiner Schmerzen, der andere Linderung quälender Herzschwächeerscheinungen in dieser Stellung fand. Auch bei Ulcus duodeni (Umber, Cheinisse) und Ileus (Fellenberg, Sahli, Tournay) ist spontane Bauchlage wiederholt beobachtet worden. Zur Zurückbringung von Darminvaginationen und Darmverschlingungen kann Lagewechsel, im besonderen Knieellenbogenlage, gegebenenfalls unter gleichzeitigen Darmeingießungen, nützlich sein (Wilms, Knotz).

Sehr häufig wird eine sitzende Stellung bemerkt. In der Regel sind es Kranke mit starker Atemnot, die wir so finden, Fälle mit sog. Orthopnoe. Bei ganz schweren derartigen Zuständen leidet es die Kranken nicht mehr im Bett, da sie die Zusammendrückung des Leibes bei sitzender Stellung im Bette nicht ertragen. Wochen, ja Monate bringen zuweilen diese Bedauernswerten Tag und Nacht im Stuhle sitzend zu. Durch Aufstützen der Arme stellen sie dabei den Schultergürtel fest, so daß die früher beschriebenen starken auxiliären Atemmuskeln bei der Einatmung in Tätigkeit treten können; gleichzeitig wird die Beweglichkeit des Zwerchfells größer, da die dem Zwerchfell anliegenden Bauchorgane nach unten sinken. Hofbauer legt besonderes Gewicht darauf, daß die Ausatmung hierbei erleichtert wird. Durch das Tiefertreten des Zwerchfells werden die Lungen stärker gespannt und ziehen sich dementsprechend stärker bei der Ausatmung zusammen, außerdem kann die exspiratorische Bauchmuskulatur besser zur Geltung kommen.

Die Haut

kann eine erdrückende Fülle von Veränderungen und alle Übergänge von normalem Verhalten zu Erscheinungen zeigen, die zum Teil noch in die Grenzen einer physiologischen Tätigkeit fallen, zum Teil wohl ausgeprägte Krankheitsbilder darstellen. Viele von ihnen müssen, wie dies Hebra zuerst betont hat, als lokale Krankheitsprozesse aufgefaßt werden. Diese Hautkrankheiten in engerem Sinne scheiden für unsere Betrachtung hier aus. In vielen Fällen treten ferner Hautleiden als Begleiterscheinungen oder Folgen von Allgemeinerkrankungen auf, so gibt es mehr oder weniger charakteristische Dermatosen bei Zuckerharnruhr, Gicht, Fettsucht, bei Über- und Unterernährung oder ungeeigneter Ernährung, bei Störungen der Darmtätigkeit — hierher gehört ein großer Teil der auf Autointoxikation zurückgeführten Hauterkrankungen —, bei Störungen der inneren Sekretion, der Exkretion, bei Idiosynkrasien gegen Nahrungsmittel oder Medikamente, bei zahlreichen Infektionskrankheiten u. a. m. Auch dieses Gebiet fällt aus dem Rahmen unseres Buches. Wir haben uns hier mit dem Verhalten der Haut vielmehr nur insoweit zu beschäftigen, als es in engem Zusammenhang mit der Atmung und dem Kreislauf steht oder wichtige Befunde darbietet, die nicht ins Gebiet eigentlicher Hautkrankheiten gehören.

Die gesunde Haut zeigt bei den einzelnen Menschen große Verschiedenheiten, die zum Teil auf verschiedenen physikalischen Eigenschaften beruhen dürften. So wird die Dicke und Transparenz der Epidermis von Einfluß darauf sein, wie stark die im Stratum papillare liegenden Blutkapillaren durchschimmern. Zusammen mit dem Pigmentgehalt und dem von der Glätte abhängenden Glanz der Epidermis, sowie dem Kapillarreichtum des Stratum papillare bilden sie die anatomischen Bedingungen des sog. Fleischtones der Malerei. Es ist bekannt, daß aus dem Fleischton, dem Inkarnat, bestimmte Malerschulen erkannt werden können, ein Hinweis, daß charakteristische Unterschiede zwischen

Gegenden und Völkerschaften bestehen müssen. Der wichtigste Bestandteil des Fleischtones ist zweifellos die Farbe, sie nimmt dementsprechend auch die ärztliche Aufmerksamkeit besonders in Anspruch. Seit alters her ist aus starker Blässe der Haut auf Blutarmut geschlossen worden. Nach dem, was eben über die Bedingungen des Fleischtones gesagt worden ist, dürfte dieser Schluß aber nicht zuverlässig sein. Tatsächlich gibt es zahlreiche Menschen mit dauernd auffallend blasser Haut, bei denen eine sorgfältige Blutuntersuchung ganz normale Zahlen der roten Blutkörperchen und des Blutfarbstoffes ergibt. Andererseits zeigen gerade Bleichsüchtige besonders frische Farben. Maßgebend für eine blasse Hautfarbe ist also nicht nur die Menge der roten Blutkörperchen und des Blutfarbstoffes, wichtiger dürfte vielmehr die Dichtigkeit, Weite und Füllung des Kapillarnetzes sein. Dafür spricht der starke Farbenwechsel, den wir täglich beim Spiel der Vasomotoren beobachten können. Vor Schmerzen, Schreck, Angst kann alles Blut aus der Haut weichen. Wir denken an das leichenblasse Aussehen bei schweren Ohnmachten, an die plötzlich eintretende Todesblässe beim Erlöschen des Lebens. Andererseits sehen wir natürlich auch, daß Anämien verschiedensten Ursprungs in der blassen Färbung der Haut zum Ausdruck kommen, so vor allem bei großen Blutverlusten, bei perniziösen Anämien, bei Blutarmut infolge zehrender Krankheiten wie Krebs, Tuberkulose oder infolge chronischer Vergiftungen durch Blei, Quecksilber u. a. Auch bei manchen Nierenentzündungen und Aortenfehlern begegnen wir auffallender Blässe.

Dieselben Menschen, die uns besonders leicht und häufig eine auffallende Blässe zeigen, pflegen auch durch das entgegengesetzte Verhalten, abnorm starke und leicht eintretende Rötung, aufzufallen. Scham, Zorn, Verlegenheit treiben ihnen das Blut nicht nur ins Gesicht, sondern der ganze Rumpf kann in solchen Augenblicken rot übergossen sein. Ein scharfer Strich mit dem Fingerknöchel über die Haut hinterläßt eine weiße blutleere Bahn, die sich bald darauf brennend rot färbt und quaddelförmig anschwillt (Dermographismus). Es handelt sich in diesen Fällen um eine gesteigerte Erregbarkeit des Gefäßsystems und zwar der erweiternden und verengernden Apparate, die häufig verbunden ist mit nervösen Herzstörungen und auch wohl mit Kleinheit dieses Organes. Vorübergehende Rötung der Haut finden wir ferner im Fieber. Dauernd zeigen eine gerötete Haut, besonders des Gesichtes, sog. vollblütige Menschen. Die früher bestehende Ansicht, daß es sich in solchen Fällen um eine Vermehrung der Blutmenge, um eine Plethora vera handle, muß nach den letzten Untersuchungen (von Behring, Kaemmerer und Waldmann) wohl aufgegeben werden. Es ist immer nur eine Vermehrung der roten Blutkörperchen und des Blutfarbstoffgehaltes, eine Polyzythämie, gefunden worden (Vaquez, Geisböck, Erich Meyer, Senator, Weintraud).

Zyanose, blaurote Färbung der Haut

ist eine häufig beobachtete, wichtige Erscheinung. Sie beruht letzten Endes fast immer auf einer ungenügenden Arterialisierung des Blutes, die allerdings verschiedene Gründe haben kann. Als Gründe für die allgemeine Zyanose kommen in Betracht Störungen der Atmung, des Kreislaufes und toxische Schädigungen des Blutes.

Sobald die atmende Oberfläche der Lunge wesentlich eingeschränkt wird, muß die CO_2-Abgabe und O-Aufnahme des Blutes Not leiden. Wir finden dementsprechend Zyanose bei ausgedehnten Lungenentzündungen, bei der Miliartuberkulose, bei starker Kompression der Lunge durch Ergüsse oder Geschwülste im Brust- oder im Bauchraum. Ferner bei Verengerungen der Luftwege, wie sie durch Diphtherie, Bronchiolitis obliterans, Asthma und alle die Luftröhre und die Bronchien stenosierenden oder komprimierenden Tumoren und Prozesse herbeigeführt werden können. Ferner in den Fällen, wo trotz ungehinderter Passage die Größe der Atmungsluft vermindert ist, also beim Emphysem und bei Lähmungen der Atmungsmuskulatur.

Die Sauerstoffversorgung des Blutes muß aber auch herabgesetzt sein, wenn die Blutströmung verlangsamt ist. Es wird dem länger in den Geweben verweilenden Blut einerseits mehr Sauerstoff entzogen, andererseits in der Lunge in der Zeiteinheit eine kleinere Blutmenge arterialisiert als unter gesunden Verhältnissen. Jede stärkere Herabsetzung der Kreislaufstätigkeit, sei es infolge einer Störung der Herz- oder einer Störung der Gefäßtätigkeit, geht deshalb mit Zyanose einher. In vielen Fällen werden Kreislauf- und Atmungsstörungen zusammentreffen, z. B. bei der Lungenblähung, bei der Lungenentzündung u. a. m. Besonders hochgradige Zyanose sieht man bei angeborenen Herzfehlern, so bei Persistenz des Ductus Botalli und der Pulmonalstenose.

Von den toxischen Blutschädigungen, die zu Zyanose führen, seien genannt als häufiger beobachtet Vergiftungen durch Kalium chloricum, Lorchelgift, Anilin, Pyrogallol, Nitrobenzol, Antifebrin, Phenazetin u. a.; sie alle wirken durch Überführung des Oxyhämoglobins in Methämoglobin. Als enterogene Zyanose wird eine blaurote Färbung der Haut beschrieben, die mit Darmstörungen einhergeht und auf Sulfhämoglobinbildung durch Schwefelwasserstoff zurückgeführt wird (Hymans, von den Bergh und Grutterink). Lokale Zyanose ist bekannt vor allem als Folge von Kälteeinwirkungen und Venenthrombosen.

Ikterus, Gelbfärbung der Haut

stellt sich ein, wenn Gallenfarbstoff ins Blut übertritt. Vom leichtesten Hellgelb bis zum dunklen Braungelb und Grüngelb kommen alle Übergänge vor. Bei geringen Graden läßt die Hautfarbe nicht immer eine sichere Diagnose zu, dagegen kann man an den Skleren auch geringste Gelbfärbung meist deutlich erkennen. Da bei künstlichem Licht die Gelbfärbung nicht erkennbar ist, so lasse man in zweifelhaften Fällen die Diagnose offen, bis eine Betrachtung bei Tageslicht vorgenommen werden kann. Die häufigste Ursache für den Übertritt von Gallenfarbstoff ins Blut wird durch Behinderung des Abflusses der Galle gebildet; Steine in den Gallengängen, katarrhalische Verschwellung, Abknickung durch Verwachsungen oder Geschwülste führen zu Stauung in den Gallenwegen und Austritt der Galle im Gebiet der Gallenkapillaren (Stauungsikterus). Schwieriger ist der nach größerem Blutzerfall auftretende Ikterus zu erklären, der sog. hämatogene Ikterus. Wahrscheinlich wird die aus dem zerfallenen Blut gebildete Galle, weil konzentrierter, zäher und fließt schlechter ab, außerdem wird aber eine Schädigung der Leberzellen angenommen, die zu einer krankhaften Durchlässigkeit für die in der Zelle gebildete Galle führen soll (Diffusionsikterus). Als Diffusionsikterus dürfte auch die Gelbfärbung bei akuter gelber Leberatrophie und bei Sepsis aufzufassen sein. Dagegen wird der Ikterus bei der sog. biliösen Pneumonie und beim Typhus wahrscheinlich auf Verschwellung der größeren Gallenwege durch einen infektiösen Katarrh beruhen, wenigstens deuten darauf die in diesen Fällen nicht selten zu beobachtenden, leichten cholezystitischen Erscheinungen und der Umstand, daß beim Typhus die Gallenblase ein Lieblingsaufenthalt der Krankheitserreger ist.

Die saftreiche Leber liegt in der Zwerchfellwölbung wie ein Schwamm in der hohlen Hand. Bei seiner Tätigkeit wird deshalb das Diaphragma einen großen Einfluß auf die Blut- und Gallenströmung innerhalb der Leber ausüben, wird bei der Zusammenziehung das Organ auspressen und bei der Ausdehnung sich wieder vollsaugen lassen. Es ist deshalb möglich, daß der bei der Pleuritis diaphragmatica dextra und bei der Perihepatitis zuweilen auftretende Ikterus auf einer Störung der geschilderten Zwerchfelltätigkeit beruht (Eichhorst). Ferner soll die bei Verschluß der Pfortader stromabwärts einsetzende Drucksenkung zur Ansaugung von Galle in dies Gefäßgebiet und damit zu Gelbsucht führen (Frerichs zit. nach Eichhorst).

Von krankhaften Hautfärbungen

ist ferner die von Addison 1855 beschriebene Bronzefärbung zu erwähnen, die dieser Forscher richtig von vornherein auf eine Erkrankung der Nebenniere zurückführte. Zuerst pflegen die der Luft ausgesetzten Körperteile, wie Hände und Gesicht, dann die an und für sich stärker pigmentierten Regionen (Achsel-, Brustwarzen- und Dammgegend) und schließlich die ganze Haut ergriffen zu werden. Der Ton ist ein eigenartiges Graubraun mit grünlicher Beimengung und individuell verschieden. Diagnostisch wird besonders auf frühzeitig auftretende Flecke der Mundschleimhaut Wert gelegt, doch wird man zur Sicherung der Diagnose auf die übrigen Symptome, vor allem die Muskelschwäche und Blutdrucksenkung nie verzichten können. Zur Unterscheidung gegen Ikterus ist zu bemerken, daß die Skleren weiß bleiben; bei sorgfältiger Untersuchung wird man aber einzelne Pigmentflecken darauf kaum je vermissen (Leva). Das eisenfreie Pigment soll durch Chromatophoren — aus den Lymphozyten stammenden Wanderzellen — von den Gefäßen des Koriums in das Rete Malpighi gebracht werden; hier wird es von den sich zwischen den Zellen verteilenden Chromatophoren abgelagert (Karg und v. Kahlden, Riehl, Schmorl u. a.). Genaueres über die Entstehung des Pigmentes ist bis jetzt nicht sichergestellt. Eine der Bronzehaut ähnliche Veränderung kann durch chronische Arsenvergiftung herbeigeführt werden, die sog. Arsenmelanose. Zu lang dauernde Höllensteinanwendung führt zum Bilde der Argyrie, bei der sich dicht unter dem Rete Malpighi zahllose schwarze Silberkörnchen ablagern und der Haut ein graphitähnliches Aussehen geben. Schließlich sei noch der Pigmentmäler, Pigmentationen nach Bestrahlungen, nach Verletzungen mannigfacher Art und der während der Schwangerschaft auftretenden Hautverfärbungen (Chloasma uterinum) gedacht.

Die Feuchtigkeit der Haut

wird im wesentlichen durch die Tätigkeit der Schweißdrüsen bestimmt. Ob außerdem eine Abgabe von Wasserdampf durch die Epidermis unabhängig von den Schweißdrüsen stattfindet, ist zweifelhaft. Die Wasserabgabe durch die Haut unter normalen Verhältnissen erfolgt unmerkbar (Perspiratio insensibilis), obwohl die ausgeschiedene Menge recht erheblich sein kann. So berechnete v. Willebrand bei einer Temperatur von 28° C eine Abgabe von 27,3 g in der Stunde, das wären in 24 Stunden $^1/_2$ l. Mit dem Eintreten sichtbaren Schweisses schnellt diese Zahl rasch in die Höhe. Boruttau schätzt die durchschnittliche Menge auf 1000—2000 ccm in 24 Stunden. Die Schweißabsonderung ist eine echte Sekretion, die im hohen Maße unter Nerven- und zwar Sympathikuseinfluß steht. Direkte Reizung im Tierexperiment, z. B. des Schweißnerven führenden N. ischiadicus, psychische Erregung beim Menschen (Angst), reflektorische Reizung (durch Essig, Pfeffer, Senf u. a. bei manchen Personen) sind bekannte Beispiele. Die hemmende Wirkung eines Nervengiftes, des Atropins, auf die Schweißsekretion spricht dafür, daß es auch Hemmungsnerven für die Schweißabsonderung gibt. Eine wichtige Rolle spielt die Schweißsekretion in der Wärmeregulation des Körpers. Die Wasserverdunstung an der Oberfläche des Körpers entzieht diesem Wärme. Wir sehen sie deshalb in steigendem Maße einsetzen, sobald eine Überhitzung des Körpers durch äußere Wärmeeinwirkung oder im Fieber droht. Die Haut ist dann naß vom Schweiß und gleichzeitig infolge Erweiterung der Hautkapillaren gerötet, hyperämisch. Die Hauthyperämie ist aber keineswegs eine unerläßliche Bedingung für eine vermehrte Schweißsekretion, das zeigt schon der „kalte Schweiß", der Schweiß auf der kühlen Haut ohnmächtiger oder angsterfüllter Personen. Die bekannten Schweiße der Phthisiker fallen auch nicht immer in die Zeit des sinkenden Fiebers (Staehelin) und nach schweren Infektionskrankheiten, die völlig entfiebert sind, kann man zuweilen noch wochenlang profuse. Tag für Tag zu derselben Stunde einsetzende Schweiße beobachten. Bei empfindlichen Kranken kann ein Schreck, eine unangenehme Vorstellung dazu führen, daß in einem kurzen Augenblick der ganze Körper von Schweiß überzogen wird; in anderen Fällen werden nur die Hände und die Stirn feucht. Hin und wieder begegnet man auch halbseitigen Schweißen. Die Schweißabsonderung ist mit zahlreichen Erkrankungen innig verbunden, so mit dem Temperaturabfall in den meisten Infektionskrankheiten, mit den Störungen der inneren Sekretion im Klimakterium oder bei Thyreotoxikosen, mit manchen Gehirnerkrankungen (Geschwülsten, Verletzungen) usw., sie verdient deshalb als Fernsymptom stets unsere Aufmerksamkeit. Häufig ist aber eine allgemeine oder lokale Hyperhydrosis als unabhängie Erkrankung und zwar in der Regel wohl der Sympathikustätigkeit aufzufassen. Eine krankhafte Herabsetzung des Feuchtigkeitsgehaltes der Haut scheint selten zu sein, sie wird berrichtet in Fällen von Diabetes melitus, Diapedes insipidus, verschiedenen Hautkrankheiten, wie Psoriasis, Prurigo und bei der Syringomyelie. Auch bei manchen chronischen Phthisen fällt die trockene, meist etwas schilfernde Haut auf.

Bemerkenswert ist, daß der tastbare und sichtbare Feuchtigkeitsgehalt der Haut durch starke Wasseransammlungen im Unterhautbindegewebe, das sog.

Ödem[1]) der Haut

nicht gesteigert wird. Es deutet das auf eine große Selbständigkeit der Haut als Wasserausscheidungsorgan. Die Entstehung des Hautödems, zu dem wir damit gelangt sind, ist, wie die Entstehung des Ödems überhaupt, kein ganz einfaches Problem. Zwischen Blutgefäßsystem, Geweben und Lymphgefäßsystem findet ein reger Flüssigkeitsaustausch statt. Man kann die aus den Gefäßen austretende Blutflüssigkeit als Transsudat, das mit den Geweben in Stoffwechselumsatz getretene Transsudat als Gewebsflüssigkeit, die von dem Gewebe in die Lymphbahnen abgeschobene Gewebeflüssigkeit als Lymphe bezeichnen. Für die Wanderung der Blutflüssigkeit aus den Blutgefäßen durch die Gewebe in die Lymphbahnen werden verschiedene Bedingungen von maßgebendem Einfluß sein. Einmal die zwischen Blutgefäßsystem, Gewebe und Lymphgefäßsystem bestehende hydrostatische Druckdifferenz, ferner die Unterschiede der Konzentration (osmotische Druckdifferenz) zwischen Transsudat, Gewebsflüssigkeit und Lymphe, schließlich das anatomische Verhalten und die spezifische Tätigkeit der Gefäß- und Gewebselemente bei dieser Flüssigkeitswanderung, oder anders ausgedrückt, es handelt sich um einen komplizierten Prozeß, der sich im wesentlichen aus Filtration, Diffusion und Sekretion zusammensetzt. Es kann hier nur angedeutet werden, daß die Diffusionsfähigkeit der Kapillarwände nicht nur von ihrem Bau, sondern auch von der Beschaffenheit der Gewebsflüssigkeit abhängt und dementsprechend in verschiedenen Organen wechselt (Zangger), ja, daß sich in demselben Organ, je nach dessen Tätigkeitsstadium, in entsprechender Weise die Diffusionsfähigkeit der Kapillarwände ändern kann. Diese elektive und wechselnde Permeabilität ist von großer klinischer Bedeutung und wird uns später noch einmal beschäftigen. Ver-

[1]) Vergl. die ausführliche Darstellung von Klemensiewicz im Handbuch von Krehl und Marchand.

schiebungen der Flüssigkeitsverteilung, das wird nach dem Gesagten einleuchten, im besonderen Ansammlungen außerhalb der Gefäßgebiete, also Ödeme, können zustande kommen durch Störungen entweder der hydrostatischen Druckverhältnisse oder der osmotischen Druckverhältnisse oder des Gefüges und der spezifischen Tätigkeit der Zellen. Wenn wir die Ödeme entsprechend einteilen, so dürfen wir allerdings nicht vergessen, daß so reinliche Scheidungen der Wirklichkeit nicht zu entsprechen pflegen. Z. B. wird eine Gefäßwand, die unter höheren Druck gesetzt wird, außer ihrer Spannung, auch ihre Diffusions- und vitalen Eigenschaften ändern. Und ein durch Störungen der hydrostatischen Druckverhältnisse entstandenes Ödem wird höchstwahrscheinlich seinerseits wieder die osmotischen und sekretorischen Prozesse in dem betroffenen Gewebe beeinflussen. In unserem Zellenstaat mit seinen innigen Wechselbeziehungen kann eben kein Glied seine Tätigkeit ändern, ohne andere in Mitleidenschaft zu ziehen. Aber unter diesem Vorbehalt wird man nach dem Grundsatz a potiori fit denominatio gleichwohl die soeben vorgeschlagene Einteilung annehmen können.

Ödeme durch Störung der hydrostatischen Druckverhältnisse, mechanische Ödeme, wenn man so will, kennen wir vor allem als eine Erscheinung der sinkenden Herzkraft. Das erlahmende Herz verliert die Fähigkeit, das in seinen Kammern befindliche Blut genügend auszutreiben, infolgedessen sinkt die Blutmenge in den Arterien und steigt, da die Venen ihr Blut in die ungenügend geleerten Herzkammern nicht entleeren können, die Blutmenge in den Venen. Es tritt venöse Stauung ein. Die Folgen sind vor allem aus Cohnheims Untersuchungen an der Zunge des Frosches bekannt. Als erste Erscheinung sehen wir die arteriellen Druckschwankungen in die Kapillaren vordringen, den Kapillarpuls; dann tritt eine pendelnde Bewegung der Blutsäule in den Arteriolen ein, und schließlich in den Venen, rückwärts zum Arteriensystem fortschreitend, eine Anschoppung der Blutkörperchen in der Gefäßlichtung. Diese Erfüllung der Gefäße mit einem soliden Blutkörperchenpfropf ist eine Folge der Transsudation des Blutplasmas durch die Gefäßwand in das umliegende Gewebe, das Blut wird eingedickt und es bildet sich ein perivaskuläres Ödem. Die Transsudation wird zu Beginn des Vorganges im wesentlichen als Filtrationsprozeß verlaufen; sehr bald werden aber infolge der Blutstockung Ernährungsschädigungen der Gefäßwand und dann auch Veränderungen der Diffusionspermeabilität und der übrigen Tätigkeit der Gefäßwandzellen eintreten. Die Bedeutung von Kreislaufstörungen im venösen System für die Entstehung von Ödemen wird aber noch klarer, wenn man die wichtige Rolle der Venen für die Wasserabfuhr aus den Geweben bedenkt. Versuche über die Resorption von Salzlösungen (Leathes) und Farbstoffen (Starling und Tubby) haben nämlich gezeigt, daß Aufsaugung großer Flüssigkeitsmengen (Rücktranssudation) und der Ausgleich großer osmotischer Druckdifferenzen überwiegend durch die Gefäße und nur in geringem Maße durch die Lymphbahnen geleistet wird. Die Rücktranssudation auf dem Gefäßwege ist so bedeutend, daß am Bein des Hundes nach Abbindung aller Lymphbahnen kein Ödem auftritt.

Die Stauungsödeme finden wir, wie leicht verständlich, zuerst an den abhängigen Körperteilen. So bei außer Bett befindlichen Kranken an den Fußknöcheln, über dem Schienbein, dann auch an den Händen, bei bettlägerigen Kranken am unteren Teil des Rückens, in der Kreuzbeingegend, an der Beugeseite der Oberschenkel. Später können sich die Wasseransammlungen über die ganze Körperoberfläche bis zum Kopf, von dem besonders der Gesichtsteil ergriffen wird, ausdehnen. Begünstigt wird die Entstehung der Ödeme ferner durch den mit jeder schwereren Erkrankung verbundenen Rückgang der Muskeltätigkeit, die in gesunden Tagen eine wichtige Unterstützung des venösen Rückflusses bildet. Die Haut wird bei Wasseransammlungen kühl, glatt, gespannt, blaß infolge der Kompression der Hautkapillaren, sie fühlt sich teigig an und Fingerdruck hinterläßt eine Delle. Sehr lockere Gewebe, wie Skrotum und Membrum schwellen besonders leicht und stark an.

Bei starken wiederholten Ödemen wird die Haut allmählich sehr derb, lederartig und infolge des Austritts von roten Blutkörperchen aus den gestauten Venen braunrot. Infolge von Ernährungsstörungen kommt es weiterhin zu hartnäckigen Ekzemen, schließlich kann die Haut der übergroßen Spannung nachgeben, es entstehen Risse, aus denen das Ödem absickert. Häufig entwickelt sich von solchen Stellen aus Wundrotlauf, durch den neue schwere Veränderungen den alten hinzugefügt werden, so daß die Haut einen geradezu erschreckenden Anblick darbieten kann.

Die soeben gegebene Darstellung der Entstehung von Ödemen infolge von Herzschwäche enthält das Prinzipielle des Prozesses, im einzelnen bietet aber der Vorgang häufig Erscheinungen, die noch keineswegs geklärt sind und einer Deutung erhebliche Schwierigkeiten entgegenstellen. Nehmen wir das einfachste Beispiel einer Herzschwäche mit Ödemen, so sind dies die Klappenfehler des linken Herzens. Erlahmt die linke Kammer, so kann sie ihr Blut nicht mehr in dem Maße wie sonst auftreiben, die Menge des Residualblutes steigt. Die vom linken Herzen nicht beförderte Blutmenge findet aber in den Höhlen des linken Herzens keinen Platz, sie staut sich darüber hinaus in den Gefäßen der Lunge. Es gesellt sich hinzu die von dem noch leistungsfähigen rechten Herzen ausgetriebene Blutmenge. So kommt es zu einer Überfüllung und Druckerhöhung in den Lungengefässen. Bei stärkeren Graden müßte Lungenödem auftreten. Das geschieht aber nicht, sondern die Stauung setzt sich, wie man sagt, durch die Lunge ins rechte Herz und weiter ins Venensystem des großen Kreislaufes fort. Auch wenn infolge einer Schwäche des linken Herzens die Ödeme im Bereiche des großen Kreislaufes wiederholt und in schwerster Form auftreten, bleiben die Lungen häufig bis kurz vor dem Tode frei. Nun ist wohl anzunehmen, daß die infolge der Atmung auf die Lymphbahnen der Lunge wie eine Saugpumpe wirkenden Druckschwankungen außergewöhnlich günstige Bedingungen für die Wasserabfuhr bieten, andererseits ist bereits gesagt, daß zur Bewältigung großer Flüssigkeitsmengen, vor allem die Venen und nicht die Lymphgefäße, trotz der ihnen zukommenden von Arnold Heller nachgewiesenen rhythmischen Kontraktionen, in Betracht kommen. Wir sind deshalb wohl gezwungen, anzunehmen, um die geringe Neigung der Lunge zur Ödembildung zu erklären, daß die Filtrationspermeabilität der Lungengefäße besonders gering ist und kommen damit auf die oben erwähnte „elektive Permeabiltiät" zurück.

Die Klappenfehler des linken Herzens können die Mitralklappen oder die Aortenklappen betreffen. Man sollte nun meinen, daß das für die Entwicklung der Ödeme bei einer Erlahmung der linken Kammer keinen Unterschied machen sollte. Dem ist aber nicht so. Es ist vielmehr eine dem Kliniker wohlbekannte und für das Thema dieses Buches besonders wichtige Tatsache, daß bei den Fehlern der Mitralklappe, der Mitralinsuffizienz und Mitralstenose, frühzeitige und starke Ödeme auftreten, daß bei der Aorteninsuffizienz dagegen bis zuletzt Ödeme zu fehlen pflegen, auch wenn bedeutende Atemnot und Zyanose von schwerer Herz- und Kreislaufschwäche zeugen. Obwohl in den Lehrbüchern das Fehlen oder die geringe Entwicklung von Wassersucht bei der Aorteninsuffizienz stets betont ist, wird man vergeblich nach einer Erklärung dieses sonderbaren Verhaltens suchen. Beschäftigen wir uns näher mit diesem Problem, so ist es eine naheliegende Frage, wie sich denn die Aortenstenose verhält. Nun sind reine Fälle von Aortenstenose selten, dagegen finden wir sie häufig mit der Insuffizienz kombiniert. Und da läßt sich sagen, daß mit dem Grade der Stenosenwirkung auch die Neigung zu wassersüchtigen Anschwellungen steigt. Die Ödembildung ist nun ein Vorgang, der sich in den peripherischen Gebieten des Kreislaufes abspielt; ist es vielleicht möglich, zwischen den Mitralfehlern und der Aortenstenose einerseits, und der Aorteninsuffizienz andererseits einen Unterschied herauszufinden, der in der Peripherie des Kreislaufes eine wesentliche Rolle spielt und imstande ist, das Rätsel zu lösen, warum sich einmal eine Wassersucht bildet und das andere Mal nicht? Ein solcher Unterschied ist nun tatsächlich gegeben und zwar in dem Verhalten des Pulses. Der Puls ist in der ersten Gruppe klein, und zwar je kleiner er ist (Mitralstenose), um so größer finden wir die Neigung zu Ödemen. Bei der Aorteninsuffizienz ist der Puls dagegen groß; beginnt er klein zu werden, dann pflegt sehr rasch die Katastrophe einzutreten, so daß es in der Regel zu keiner stärkeren Wassersucht mehr kommt. Um zu verstehen, wie ich dazu komme, der Größe des Arterienpulses einen Einfluß auf die Bildung der Ödeme zuzuschreiben, müssen wir uns an Arbeiten von Ozanam und Hasebroek über die Bedeutung der Arterienpulsation für die Strömung in den Venen erinnern. Bei jeder Systole tritt eine Erweiterung und Lageveränderung der Arterien ein, die sich auf die benachbarten Venen und Lymphgefäße als Druck geltend machen wird. Durch diesen Druck wird der Inhalt der Venen und Lymphgefäße herzwärts getrieben werden, da ein Ausweichen nach der Peripherie durch die Klappen verhindert wird. Umgekehrt wird die während der Diastole stattfindende Abschwellung und Lageveränderung der Arterien mit einer Druckentlastung der anliegenden Venen und Lymphbahnen einhergehen und so auf deren Inhalt eine Saugwirkung ausüben, die wieder infolge der Klappenwirkung zu einer Förderung der Strömung in zentraler Richtung führen muß. Der Arterienpuls wirkt also wie ein peripherisches Herz auf die Strömung in den Venen und Lymphgefäßen. Auf Grund der Hasebroekschen Versuche über die Beeinflussung der Strömung in den Venen durch die Arterienpulsation und auf Grund der erwähnten Untersuchungen von Leathes und Starling und Tubby über die Funktion der Venen als Wasserabfuhrwege glaube ich, daß die Arterienpulsation von wichtigem Einfluß auf die Entstehung von Stauungsödemen ist, daß ein kleiner Puls die Entstehung von Stauungsödemen in weitgehendem Maße begünstigen, ein großer Puls die Entstehung von Stauungsödemen in weitgehendem Maße hinanhalten kann. Diese Auffassung erhält eine gewisse Stütze durch das Verhalten der verschiedenen Ödeme gegenüber unseren therapeutischen Maßnahmen, ein Verhalten, das bis jetzt selbst wieder ein ungelöstes Problem war. Es werden nämlich durch die Digitalis nur solche Ödeme beseitigt, die durch Kreislaufschwäche zustande gekommen sind. Wie ich früher nachgewiesen habe, entfaltet dieses Mittel nur insuffizienten Kreislauforganen gegenüber — und zwar unter bestimmten Bedingungen, deren Erörterung hier zu weit führen würde — seine Wirkung, während die Tätigkeit normaler Herzen und Gefäße dadurch nicht beeinflußt wird. Ödeme, die z. B. auf Nierenerkrankungen oder auf Entzündungen oder auf lokalen Stauungen bei sonst gesunder Herz- und Gefäßtätigkeit beruhen, werden durch das genannte Mittel nicht ausgeschwemmt. Dies Verhalten ist nun leicht erklärlich: cessante causa cessat effectus. Beruhen Ödeme auf ungenügender Kreislauftätigkeit und gelingt es uns, durch geeignete Mittel die Kreislauftätigkeit, wozu auch die für die Saugtätigkeit der Venen und Lymphbahnen wichtige Pulsgröße gehört, zu heben, so werden die nun in die Zirkulation gelangenden und den Nieren zugeführten Ödemmengen und harnfähigen Stoffe im Urin ausgeschieden werden. Bei gesunden normal (optimal?) arbeitenden Kreislauforganen kann die Digitalis die Kreislaufstätigkeit nicht verbessern, die Ödeme und Ergüsse, die sich aus irgend welchen Gründen, aber unabhängig von einer Kreislaufschwäche gebildet haben, bleiben deshalb unbeeinflußt.

Daß durch Hindernisse in einzelnen Venengebieten lokale Ödeme entstehen können, braucht nicht weiter ausgeführt zu werden. Erinnert sei nur an die Bauchwassersucht bei Leberzirrhose und an das Ödem der Beine bei den häufigen Thrombosen der Beinvenen oder Kompression der Iliakalvenen durch Bauchtumoren.

Ödeme durch Behinderung des Lymphabflusses kommen praktisch nicht in Frage. Die reiche Ausbildung des Lymphgefäßnetzes und die resorbierende Tätigkeit der Venen machen es verständlich, daß auch nach Verschluß größerer Lymphgefäße keine Schwellungen beobachtet werden. Bekannt ist der Versuch Cohnheims, der beim Hunde nach Unterbindung der zugänglichen Lymphgefäße des Beines kein Ödem auftreten sah. Auch Verschluß des Ductus thoracicus braucht keine Stauungserscheinungen zu machen. Ich selbst habe einen Fall seziert, bei dem der Duktus in seinem Brustteil durch narbige tuberkulöse Prozesse völlig obliteriert war, ohne daß die Kranke im Leben oder bei der Leichenöffnung irgend welche Symptome von Lymphstauung dargeboten hätte. In der Literatur sind ähnliche Beobachtungen niedergelegt durch Astley Cooper, Andral. Gendrin u. a.

Die Ödeme gelähmter Glieder sind wohl so zu erklären, daß sich ein erhöhter Filtrationsdruck im Kapillargebiet einstellt, weil die mächtige Unterstützung der Strömung in den Venen und Lymphbahnen fortfällt, die durch die Muskeltätigkeit gegeben ist.

Ödem infolge Störungen der osmotischen Druckverhältnisse beobachten wir vor allem bei den Nierenerkrankungen, die mit Kochsalzretention einhergehen. Die Nieren haben in diesen Fällen die Fähigkeit verloren, das ihnen im Blut zugeführte Kochsalz auszuscheiden. Das Blut wiederum wehrt sich gegen eine Zunahme der Kochsalzkonzentration und schiebt das Kochsalz an die Gewebe ab, die ihrerseits durch Wasseraufnahme das osmotische Gleichgewicht wieder herzustellen suchen. So kommt es zum Ödem. Bemerkenswert ist, daß diese nephritischen Ödeme zunächst nicht dem Gesetz der Schwere folgen. Sie treten also nicht an den abhängigen Körperteilen auf, sondern zeigen sich zuerst im Gesicht, vor allem an den Augenlidern. Die Haut ist auffallend blaß, da die Hautkapillaren durch das Ödem komprimiert werden und außerdem die mit den Stauungsödemen verbundene Zyanose fehlt. In einzelnen Fällen scheint eine gewisse Kochsalzretention, ohne gleichzeitige Wasserzurückhaltung vorzukommen (v. Monakow), wie hier bemerkt sein mag, um zu zeigen, daß diese Frage noch nicht als abgeschlossen angesehen werden darf.

Ödem infolge einer Schädigung des Gefüges oder der Eigenschaften der Gefäßwände können aus mannigfachen Ursachen entstehen. Für eine Gruppe dürften Ernährungsstörungen der Gefäßwand in erster Linie anzuklagen sein. Die wassersüchtigen Anschwellungen bei Hydrämie müssen wohl zum Teil darauf zurückgeführt werden, obwohl zugegeben ist, daß große Dünnflüssigkeit des Blutes auch auf die Filtration und Diffusion unmittelbar von Einfluß ist. Wichtig sind für diese Frage die Experimente von Cohnheim und Lichtheim über die Wirkung einer Infusion von Kochsalzlösung in die Blutbahn des Hundes. Nur große Mengen führten zu Flüssigkeitsansammlungen, bemerkenswerter Weise aber nicht gleichmäßig in den verschiedenen Körperteilen, sondern lediglich in den Bauchorganen, den Muskelinterstitien und einigen Drüsen (Submaxillaris, Lacrimalis, Sublingualis), die Haut und die Brusthöhle mit ihren Organen und das Zentralnervensystem blieben dagegen frei. Gleichwohl dürften die bekannten Schwellungen der Füße bei chlorotischen Mädchen, die viel stehen müssen, in diese Rubrik gehören; die hydrostatischen

Verhältnisse erklären genügend die Abweichung von den experimentellen Befunden. Auch die Ödeme nach schweren Blutverlusten, bei Kachexien und ungenügender oder falsch zusammengesetzter Ernährung — Oedema pauperum und die während dieses Krieges in den einzelnen Gefangenenlagern beobachteten, nach veränderter Ernährung rasch zurückgehenden wassersüchtigen Anschwellungen — gehören hierher. Ferner die nach zeitweiliger Unterbindung von Gefäßen auftretenden Wasseransammlungen (Cohnheim), zu denen wohl auch das nach der Ablassung großer Brustfellergüsse zuweilen entstehende albuminöse Lungenödem zu rechnen ist.

Eine besondere Form ist das Inaktivitätsödem, das z. B. nach der Heilung eines gebrochenen, lange ruhig gestellten Beines an diesem bei längerem Stehen oft noch Wochen und Monate lang gefunden werden kann.

Weiter müssen wir gedenken der **Ödeme infolge von Innervationsstörungen.** Der sichere Nachweis, daß Nerveneinfluß die Tätigkeit der Gefäßwände maßgebend bestimmen und im besonderen die Bildung von Ödemen bewirken kann, ist durch einen Versuch gebracht worden, der nach Cohnheims [1]) Angabe zuerst von Ostroumoff ausgeführt wurde. Nach Durchschneidung des N. lingualis beim Hunde und faradischer Reizung des peripherischen Stumpfes stellt sich neben einer Hyperämie der entsprechenden Zungenhälfte auch ein starkes Ödem ein. Von klinischen Krankheitsbildern dürften als Folge vasomotorischer Störungen in Betracht kommen vor allem das Quinckesche Ödem (flüchtig auftretende umschriebene Ergüsse in der Haut oder Gelenken, für die keine Ursache zu finden ist), sodann die verschiedenen Formen von Urtikaria, das seltene allgemeine idiopathische Ödem, und Ödeme im Verlauf mancher Nervenkrankheiten (Tabes, Neuralgien, Myelitis, Hemiplegie u. a.).

Schließlich ist es nicht unwahrscheinlich, daß die Fälle von Wassersucht nach Kälteeinwirkung hierher gehören. Im Heere Karl des Fünften vor Tunis brach ein endemischer Hydrops aus, der wohl als Hydrops ex frigore angesehen werden muß, da die Militärärzte in Algier auch heute noch einen nach kalten Biwaknächten auftretenden Hydrops kennen (Recklinghausen). Der Umstand, daß nach Wärmeanwendung die Schwellungen in kürzester Zeit verschwinden, sprechen mehr für eine flüchtige nervöse Störung als für eine anatomische Schädigung der Gefäßwand. Auch nach dem Genuß von großen Mengen kalten Wassers soll (reflektorisch?) ohne Nierenbeteiligung Wassersucht auftreten können (Sticker).

Wenn wir nun **die toxischen Ödeme** als eine besondere Gruppe folgen lassen, so muß die Frage offen gelassen werden, ob nicht in manchen Fällen das Ödem gerade durch toxische Schädigung der Vasomotoren zustande kommt, z. B. das sehr starke Ödem nach manchen Schlangenbissen und Insektenstichen.

Als Folge einer toxischen Gefäßschädigung wird vor allem die Wassersucht nach Uranvergiftung anzusehen sein, die durch die schönen Untersuchungen von Heineke aufgedeckt worden ist. Uran- und Chromvergiftung führen im Tierexperiment zu einer gleichartigen schweren Nierenschädigung, die aber nur bei den Urantieren mit starker Ödembildung einhergeht. Der Nierenbefund erklärt das verschiedene Verhalten nicht, man muß deshalb nach Heineke annehmen, daß durch das Uran außer den Nieren die peripherischen Gefäße geschädigt werden. Die interessante Beobachtung Heinekes, daß auch das Serum uranvergifteter Tiere die Ödembildung begünstigt, legt die Vermutung nahe, es könnten bei der Entstehung nephritischer Ödeme überhaupt toxische Momente mitspielen.

Das entzündliche Ödem in der Umgebung von Entzündungsherden soll

---

[1]) Allgem. Pathologie I, S. 135.

hier nur der Vollständigkeit halber erwähnt werden. Schwierig ist häufig die Beurteilung, ob und wieweit entzündliche Vorgänge bei der Bildung von Transsudaten mitspielen. Es kommen vom nicht entzündlichen Transsudat bis zum entzündlichen Exsudat alle Übergänge vor; die nähere Erörterung dieser Frage soll hier aber unterbleiben, da sie zu weit von unserem Thema abführen würde.

In seltenen Fällen kommt Lufteintritt in das Unterhautbindegewebe zur Beobachtung:

Emphysem der Haut.

Durch heftige Hustenstöße kann es zur Zerreißung von Lungenalveolen, Luftaustritt ins Mediastinum und von hier weiter kriechend in die Haut des Halses und des ganzen Körpers kommen. Die Zartheit der kindlichen Gewebe erklärt es wohl, daß man diese Erscheinung besonders im Verlaufe von Kinderkrankheiten, so eines Keuchhustens oder einer Masernbronchitis auftreten sieht. Ferner können tuberkulöse Pleuraherde der Ausgangspunkt sein, auch nach Tracheotomien bei vorzeitigem Schluß der Hautwunde findet man das Hautemphysem. Die Diagnose ist leicht. Die luftkissenartige Beschaffenheit der Haut, das sehr charakteristische Knistern auf Druck lassen keinen Zweifel aufkommen. An die nach Verletzungen auftretenden Gasphlegmonen kann hier nur erinnert werden.

Die Form des Brustkorbes

soll rechts und links symmetrischen Bau zeigen und zu den übrigen Körperteilen im richtigen Größenverhältnis stehen. Bei der Prüfung achte man darauf, daß das Licht gleichmäßig auf den Körper des Kranken fällt und daß man selbst ihm gerade gegenüber steht, da durch ungleichmäßige Beleuchtung oder schräge Betrachtung Differenzen vorgetäuscht werden können. Tiefe, Breite, Höhe und Umfang des Brustkorbes können innerhalb der Norm erhebliche Abweichungen zeigen, als Mittelmaße werden folgende Zahlen angegeben:

Umfang [1]) bei 20jährigen Männern in der Höhe der Brustwarze) 82 cm exspiratorisch, 98 cm inspiratorisch.

Tiefe [2]) (sternovertebraler Durchmesser) 18—19 cm } in der Höhe der Achselfalte
Breite [2]) (kostaler Durchmesser) 24—26 cm } in der Höhe der Achselfalte

Höhe [3]) (Sagittallinie vom höchsten Punkt der Achselhöhle zum Rippenbogen) 25—27 cm.

Länge des Brustbeines [3]) 19—20 cm.

Länge der Wirbelsäule [3]) vom 7. Halswirbel bis zum Beginn der Afterspalte 55—65 cm.

Als Mindestmaß der Rekrutierungsordnung gilt ein Brustumfang von 80 cm in Ausatmungsstellung mit einer inspiratorischen Zunahme (Brustspielraum) von 5 cm. Der von den beiden Rippenbogen am Brustbeinende gebildete epigastrische Winkel schwankt bei Normalen zwischen 50—80°. Wir wollen aber auf diese Zahlen kein zu großes Gewicht legen und stimmen Wintrich bei, der sagt: „Das beste, für den Arzt und Patienten bequemste und die schnellsten Resultate herbeiführende Meßinstrument ist ein geübtes Auge. Man findet mit demselben da noch Unterschiede, wo irgend eines der Meßinstrumente kaum eine Abweichung zeigt.“

Der gesunde Brustkorb jugendlicher Personen hat seinen größten Umfang im oberen Teil in der Höhe der Achselfalten, nach unten zu wird der Brustkorb

---

1) Frohlich l. c.
2) Wintrich l. c.
3) Stern l. c.

allmählich enger, am ausgesprochensten ist dies Verhältnis nach Schluß der Wachstumsperiode; der Unterschied zwischen dem oberen Umfang und dem unteren, über die Knorpel der 6. Rippe und den Schwertfortsatz gemessenen Umfang beträgt zwischen dem 24. und 25. Lebensjahre bei Weibern 3,9, bei Männern 7,64 cm. Im Alter wird der Unterschied immer geringer und vom 63. Lebensjahre ab ist der Brustkorb unten weiter als oben. Der Sagittaldurchmesser ist mit Ausnahme des ersten Lebensjahres in allen Höhen des Brustkorbes kleiner als der Transversaldurchmesser. Das Brustbein hat ein ziemlich gerades Profil, der Louische Winkel ist kaum angedeutet. Den Verlauf der Rippen und Zwischenrippenräume erkennt man nur im unteren Teil des Thorax, oben wird er verdeckt durch die Muskulatur des Schultergürtels, die Schulterblätter und beim Weibe durch die Brüste. Die Schlüsselbeine verlaufen leicht geschwungen ohne stark hervorzutreten, so daß die oberen und unteren Schlüsselbeingruben nur als leichte Niveausenkungen bemerkbar werden. Die Menschentypen, die als Abweichungen vom Mittel jedem aus dem täglichen Leben bekannt sind und auch in der Kunst verschiedener Zeiten und Völker charakteristisch hervortreten, der lange schmale und kurze gedrungene Typ, finden im Bau des Brustkorbes sehr deutlich ihren Ausdruck, und gehen gleitend von gesunden zu krankhaften Formen über.

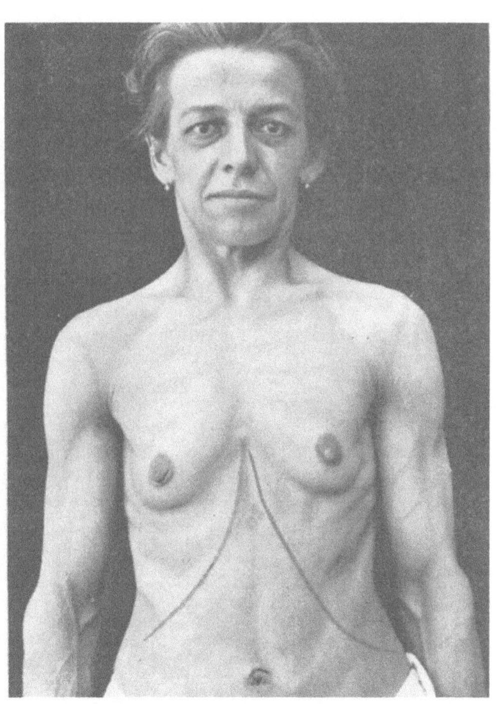

Fig. 13. Schmächtiger Brustkorb.

Der schmächtige oder paralytische Brustkorb

ist länger, schmaler und flacher als der normale. Daraus folgen mit Notwendigkeit weitere charakteristische Eigenschaften. Die Schlüsselbeine heben sich wegen ihrer geschwungenen Form von dem flachen Thorax stärker ab, die oberen und unteren Schlüsselbeingruben sind entsprechend vertieft. Die Rippen steigen von der Wirbelsäule steiler und tiefer abwärts, die knorpeligen Teile der Rippen zum Brustbein steiler aufwärts, die Zwischenrippenräume werden dadurch auffallend breit, der epigastrische Winkel auffallend spitz siehe Fig. 13. Die Schulterblätter pflegen stärker von der Schulterwand abzustehen. Dem aufmerksamen Blick entgeht es aber nicht, daß diese Brustkorbform nur die Teilerscheinung eines besonderen Körperbaues ist. Der Gesichtsschädel der Betreffenden ist meist zierlich, auch der übrige Knochenbau dünn, die Muskeln und das Fettpolster dürftig entwickelt, die Bänder schlaff. Dieses Gesamtbild ist zuerst von Rokitansky zusammengefaßt und, da er es im Zusammenhang mit der Phthise brachte, als Habitus phthisicus bezeichnet worden: „Der enge, seichte, von vorne her platte, von den Schlüsselbeinen und den flügelförmig vorstehenden Schultern überragte, den sog. phthisischen Habitus darbietende

Brustkorb. Er ist allerdings häufig an eine eigentümliche Gesamtorganisation gebunden.“ Und weiter (Band I, S. 422): „Von der größten Bedeutung ist die Erkenntnis eines durch gewisse Entwicklungsverhältnisse der Gewebe und Organe gegebenen, zu Tuberkel disponierenden Gepräges der Gesamtvegetation — eines tuberkulösen Habitus.“ Es kann keinem Zweifel unterliegen, daß der Zusammenhang zwischen Habitus und Tuberkulose von Rokitansky und seinen Anhängern viel zu einfach aufgefaßt worden ist, wie u. a. ich [1]) einmal in einer Studie über die Entstehung der Lungenschwindsucht kurz ausgeführt habe, man wird deshalb zweckmäßiger nicht mehr von einem Habitus phthisicus, sondern mit Stiller vom Habitus asthenicus sprechen. Diese Bezeichnung gibt das Wesentliche der betreffenden Körperverfassung besser wieder und hält sich frei von zu engen pathologischen Beziehungen. Die geringe Tiefe des Brustkorbes hängt in vielen Fällen wohl zusammen mit einer krankhaften Kürze des 1. Rippenknorpels, auf die W. A. Freund zuerst aufmerksam gemacht hat. Während der Knorpel bei erwachsenen Männern durchschnittlich 3,8 cm lang ist, kann er in unseren Fällen bis auf 2 cm verkürzt sein. Das Manubrium sterni wird dadurch der Wirbelsäule genähert und die ganze obere Thoraxapertur stark verengt. Als Kompensationserscheinung betrachtet Freund „eine freiere Gelenkverbindung zwischen Manubrium und Corpus sterni, so zwar, daß der zweite Rippenring mit stärkerer Neigung des Manubriums nach hinten und kräftiger Ausbildung des sog. Louisschen Winkels eine starke Ausdehnung erlangt und gewissermaßen die Rolle des ersten übernimmt.“ Die kräftige Ausbildung des Louisschen Winkels beim paralytischen Thorax ist tatsächlich häufig zu beobachten, sie beruht aber nach Rothschild nicht auf einer stärkeren Winkelbildung, sondern auf einer besonders ausgesprochenen Exostosenbildung, die Rothschild als Begleiterscheinung der Freundschen Anomalie auffaßt. Der Manubrium-Korpuswinkel war im Gegenteil immer besonders flach; Rothschild fand ihn mit seinem Sternogoniometer gleich 4,6^0, während er bei Gesunden im Mittel 15,8^0 beträgt. Rothschilds Messungen wurden

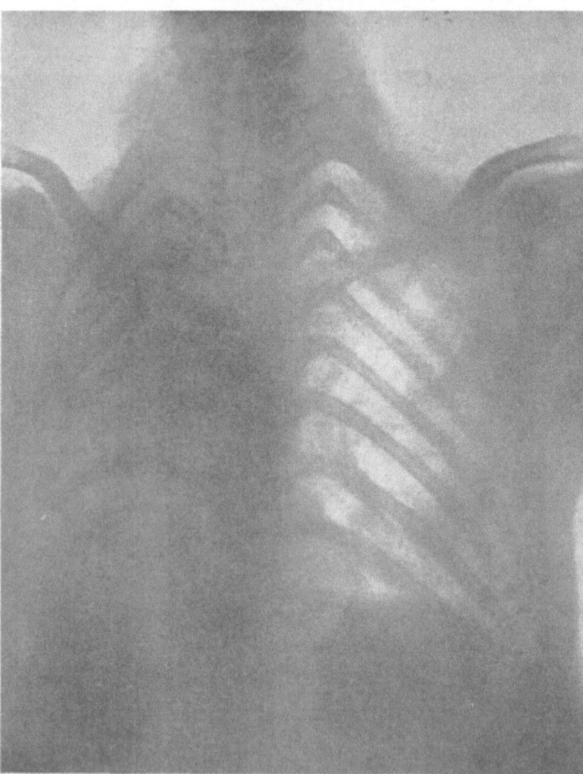

Fig. 14. Abnorm starke Knickung der Rippen am Tuberculum costae bei paralytischem Brustkorb (nach Wenckebach).

[1]) Ergebnisse der wissenschaftlichen Medizin. 1911. 2. Jahrg. Heft 5.

durch Schlüter bestätigt. Daß die Bewegungen im Manubrium-Korpusgelenk überhaupt gering sind und höchstens im Alter eine gewisse Größe erreichen, geht aus Untersuchungen von Hart hervor.

Die Entstehung des paralytischen Brüstkorbes ist klar, sobald wir ihn als Teilerscheinung einer besonderen allgemeinen Körperverfassung auffassen; der paralytische Brustkorb ist angeboren. Wenn wir aber mit Hueter annehmen, daß die Form des Brustkorbes, wie wir sie am Erwachsenen sehen, das Resultat von mechanischen Spannungen und Druckwirkungen ist, die infolge des Wachstumsprozesses auf die Rippen einwirken, so ist für ein weiteres Verständnis damit kaum etwas gewonnen. Die uns verschleierten inneren Bedingungen des Wachstumsprozesses sind doch die erste Ursache der Spannungen und Druckwirkungen; ob und wieweit diese Bedingungen durch die von ihnen erzeugten mechanischen Verhältnisse rückwirkend bestimmt werden, darüber wissen wir nichts Sicheres. Einen Schritt weiter führt eine Arbeit von Fr. Kraus, in der die besonderen phylogenetischen und ontogenetischen Komponenten dargelegt werden, die in Betracht kommen für die Erklärung des paralytischen Brustkorbes. Auf eine sehr interessante Erscheinung im Verlauf der Rippen beim paralytischen Brustkorb macht Wenckebach aufmerksam; er fand eine abnorm starke Knickung zwischen Rippenhals und Rippenkörper, die den steilen Verlauf der Rippen erklärt (Fig. 14). Bemerkenswert ist ferner die von Fr. Kraus beobachtete abnorm große relative und absolute Länge der Lendenwirbelsäule. Ferner ist zu erwähnen, daß die 10. Rippe oft nicht den Anschluß an die knorpeligen Teile der höheren Rippen erreicht, sondern frei in der Bauchwand endigt und dort häufig in auffälliger Weise hervorsticht; von Stiller wird diese Costa decima fluctuans als wichtiges Stigma des asthenischen Habitus besonders betont. Schließlich sei bemerkt, daß durch Schrumpfungsprozesse der Lungen die Wölbung des Brustkorbes verringert, seine Länge gesteigert und eine Einziehung der Schlüsselbeingruben hervorgebracht werden kann, so daß ein dem paralytischen Thorax ähnliches Bild entsteht.

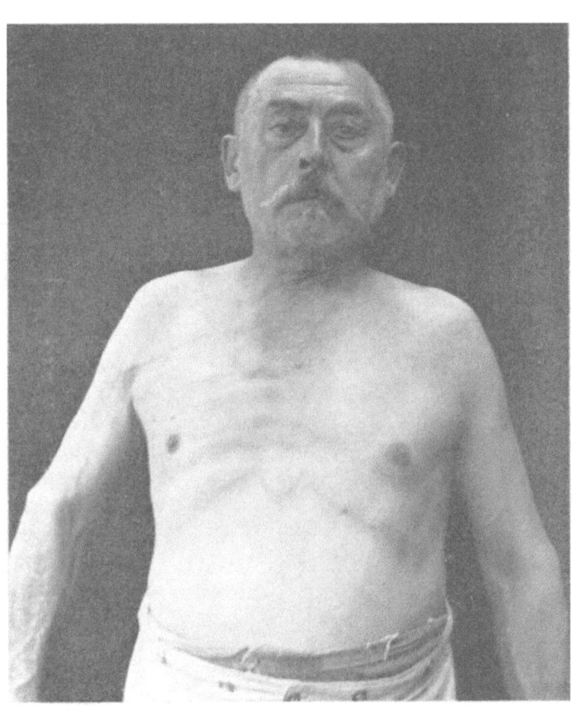

Fig. 15. Gedrungener Brustkorb.

Der gedrungene Brustkorb

ist das Gegenstück zum schmächtigen Brustkorb; er ist kürzer, tiefer, breiter als normal. Die Schlüsselbeine treten nur wenig hervor, die Schlüsselbeingruben sind seicht, die Schultern breit, aber nicht eckig, der Hals kurz, die

Zwischenrippenräume eng, der epigastrische Winkel breit. Der Brustkorb im ganzen bewahrt die gewöhnlichen Wölbungsverhältnisse und seine nach unten verjüngte Form. Fig. 15 gibt ein anschauliches Bild dieses Typus.

Der faßförmige, emphysematöse Brustkorb

darf nicht mit dem gedrungenen Brustkorbe verwechselt werden. Der gedrungene Brustkorb ist wie der schmächtige eine physiologische Variante des normalen Brustkorbes, die ihrerseits allerdings krankhafte Vorgänge verursachen kann; der faßförmige Brustkorb dagegen eine durch krankhafte Vorgänge verursachte Form, die sich aus einem normalen oder schmächtigen oder gedrungenen Brustkorb entwickeln kann. Der faßförmige Brustkorb befindet sich dauernd in Einatmungsstellung, das ist seine charakteristische Eigenschaft. Da sich bei der Einatmung die unteren Teile des Brustkorbes stärker ausdehnen als die oberen, so verliert der emphysematöse Brustkorb die nach unten verjüngte Form, er wird wie ein Faß mit geringer Wölbung. Die Schlüsselbeine werden hochgezogen durch die Hilfsmuskeln des Halses. Besonders der M. sternocleidomastoideus mit seinen beiden Bäuchen und der M. trapezius springt deshalb stark hervor. Durch die Hebung der Schlüsselbeine werden die Schlüsselbeingruben vertieft, die vorspringenden Halsmuskeln lassen vor allem die oberen Gruben noch tiefer erscheinen. Denselben Anblick gewährt die Fossa jugularis. Gegenüber den gehobenen erweiterten Rippenbogen erscheint der Leib eingezogen. Der epigastrische Winkel zeigt kein typisches Verhalten, seine Größe hängt hauptsächlich von der ursprünglichen Form des betreffenden Thorax ab. Man vergleiche nun einmal unsere Fig. 16 mit Fig. 15 und beachte neben den soeben geschilderten Eigentümlichkeiten auch den Gesichtsausdruck. Im ersten Bild ein Mann mit ruhigen zufriedenen Zügen, den offenbar keine großen Beschwerden plagen; im zweiten gespannte und gequälte Züge, die sich im Laufe der Zeit tief eingegraben haben, der geöffnete Mund erzählt von Atemnot, der Blick von Mißbehagen.

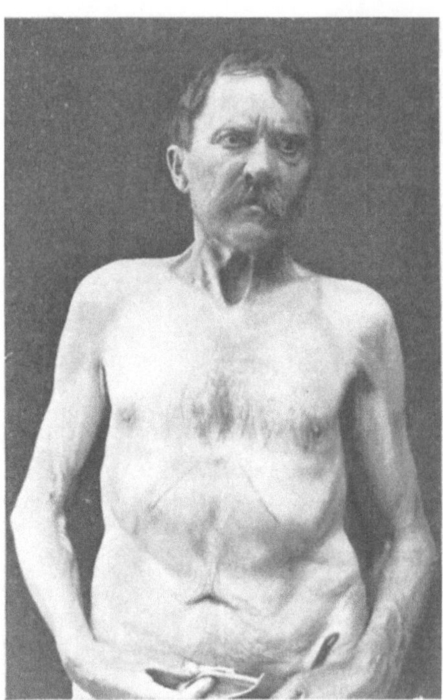

Fig. 16. Faßförmiger Brustkorb bei Lungenemphysem.

Die Entstehung des faßförmigen Brustkorbes kann in krankhaften Veränderungen der Lunge oder des Brustkorbes selbst ihren Grund haben. Wenn infolge von Asthma, chronischen Bronchialkatarrhen u. dgl. oder im Alter die Lunge ihre Elastizität verliert, so fällt damit eine wesentliche Kraft fort, die bis dahin den Brustkorb aus der Einatmungsstellung in die Ausatmungsstellung zurückgeführt hat. Soll die mit jedem Atemzug beförderte Luftmenge — die Atmungsluft — in ihrer Größe erhalten bleiben, so muß die Einatmung tiefer werden; die bereits geschädigte Elastizität der Lunge wird dadurch weiter herabgesetzt, die Ausatmung wird noch ungenügender, die Einatmung muß wieder tiefer werden — kurz und gut es entsteht ein Circulus vitiosus, der damit endigt, daß der Brustkorb dauernd fast in stärkster Einatmungsstellung verharrt, bis eine Erlahmung des rechten Herzens oder eine interkurrente Krankheit dem Leiden ein Ende macht. In anderen Fällen führt nach W. A. Freund eine vorzeitige Degeneration und Verknöcherung der Rippenknorpel dazu, daß der Brustkorb seine Elastizität verliert, er wird starr; nun kann er wohl noch den inspiratorischen Kräften folgen, aber die exspiratorischen genügen nicht, um ihn in die Ausatmungsstellung zurückzubringen. Der Schluß ist derselbe als ob die Lunge ihre Elastizität verloren hätte: der Brustkorb gerät in eine dauernde Einatmungsstellung (starre Dilatation des Thorax).

Der birnenförmige Brustkorb
(Thorax piriformis)

ist von Wenckebach als eine besondere Brustkorbform entdeckt und aufgestellt worden: „Die Leute heben den Kopf in den Nacken, haben den oberen Teil des Brustkorbes, bis zur 4. Rippe ungefähr, stark gewölbt, und auch den ganzen Brustkorb gehoben. Dadurch ist der Hals zwischen Jugulum und Kinnansatz etwas kurz. Die Hilfsmuskeln der Atmung, die Skaleni und Sternokleidomastoidei, treten stark hervor, sind gespannt und hypertrophisch und kommen auch bei ruhiger Atmung kurz nach dem Beginn der Inspiration in Kontraktion. Das Sternum steht hoch, damit kommen auch die Sternalenden der Klavikel hoch zu stehen. Der ganze obere Brustteil ist, wie gesagt, stark gewölbt, nicht nur vorwärts, sondern auch seitlich. Es steht infolgedessen der ganze Schultergürtel mit den Armen etwas nach oben und hinten. Die Arme hängen mehr nach hinten als bei normalen Menschen. Das Ganze macht den Eindruck, als ob der Patient in starker Brustinspiration steht.

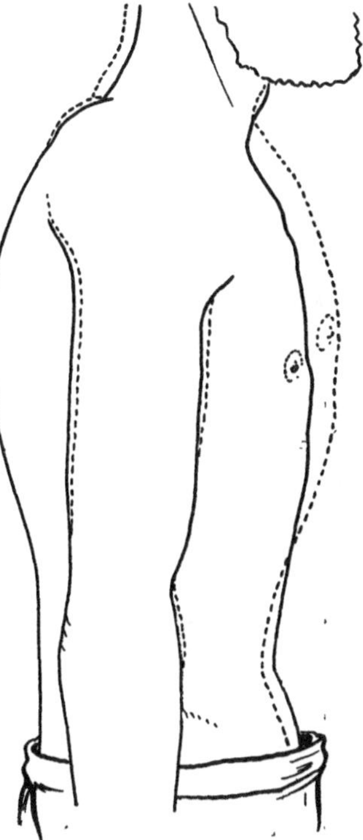

Fig. 17. Profilaufnahm. eines Kranken m. birnenförmigem Brustkorb. Ein- und Ausatmen. Beim Einatmen wird der Bauch aktiv eingezogen (nach Wenckebach).

Indem nun der obere Teil des Brustkorbes stark allseitig gewölbt ist, fällt der untere Teil (zwei Drittel der Thoraxlänge) flach und steil herab, die Rippen verlaufen etwas einwärts, so daß die untere Thoraxpartie wirklich verengt erscheint. Das gibt dem Thorax ein eigentümliches Gepräge: er ist nicht flach wie der phthisische Thorax, nicht gewölbt und faßförmig wie beim Emphysem, sondern oben breit und tief, unten schmal. Er hat die Form einer Birne, mit dem dünnen Ende nach unten. Ich schlage deshalb vor, diese gewiß sehr eigentümliche Thoraxform den „Thorax piriformis“ zu nennen.

Die Entstehung des birnenförmigen Brustkorbes hat man sich nach Wenckebach folgendermaßen vorzustellen. Die Erweiterung und Hebung des unteren Brustkorbes bei der Atmung ist nur möglich, solange bei Beginn der Einatmung die Randmuskeln des Zwerchfelles senkrecht emporsteigen und solange die Zwerchfellkuppe bei der Inspiration einem gewissen Widerstand unter sich begegnet. Der Brustkorb wird dann bei der Einatmung, wie Wenckebach sagt, auf den komprimierten Bauchinhalt gestemmt. Hat das Zwerchfell seine Wölbung verloren oder fehlt der Widerstand durch die Bauchorgane, wie dies bei starker Enteroptose der Fall ist, so findet die Atmung nur durch die Interkostalmuskeln statt und die am oberen Brustkorb angreifenden Hilfsmuskeln. „Es wird also rein kostal geatmet und die Folgen bleiben nicht aus: Der Brustkorb wird eben stark gehoben und erweitert, unten bleibt er schmal und eng.“ (Fig. 17).

Der rachitische Brustkorb.

Die Rachitis geht mit einer Störung des Knochenwachstums einher, die wesentlichen Veränderungen des rachitischen Brustkorbes werden wir deshalb in den Wachstumszonen suchen, also vor allem an der Knorpelknochengrenze der Rippen. Wir finden hier in der Tat mehr oder weniger starke Verdickungen, die wie die Perlen eines Rosenkranzes den Brustkorb entlang ziehen (rachitischer Rosenkranz). Durch den meist stark aufgetriebenen Leib werden gleichzeitig die unteren Rippenbogen nach auswärts abgebogen. Die der Rachitis zugehörende mangelhafte Verkalkung führt zu einer krankhaften Nachgiebigkeit des Verbindungsstückes zwischen dem knöchernen Rippenkörper und dem Brustbein. Da die Enden des knöchernen Rippenkörpers bei der Atmung die stärksten Exkursionen machen, so wird hier in besonders hohem Maße der nach den früher geschilderten Untersuchungen Tendeloos negative intrathorakale Druck zur Geltung kommen und die nachgiebigen Teile einziehen, zwischen Rippenenden und Brustbein hineinziehen; das Brustbein tritt dabei wie der Kiel eines Bootes mit geschweiften Spanten hervor, es entsteht die sog. Kielbrust, Pectus carinatum, auch Hühnerbrust, Gänsebrust genannt. Neben der soeben gegebenen Erklärung für die Entstehung der Hühnerbrust, die Virchow im Prinzip zuerst vertreten hat, sind noch verschiedene andere aufgestellt worden, die bei Rehn nachgelesen werden mögen. Sehr selten sind einseitige rachitische Veränderungen (Erich Ebstein).

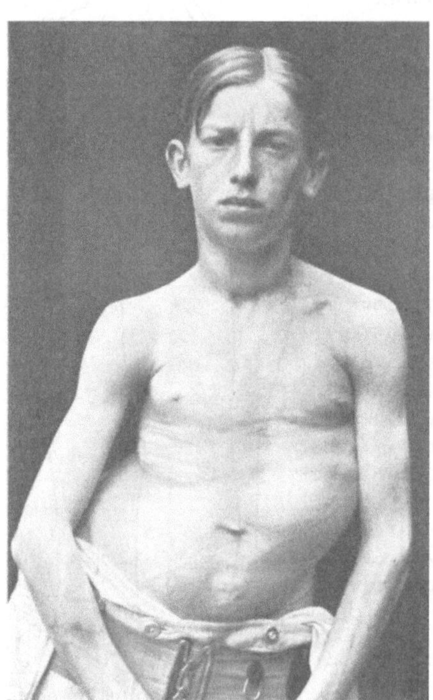

Fig. 18. Kyphoskoliotischer Brustkorb.

Der kyphoskoliotische Brustkorb.

Verkrümmungen der Wirbelsäule nach hinten (Kyphose), nach vorn (Lordose) und nach der Seite (Skoliose) führen zu entsprechenden Veränderungen der Brustkorbform. In den meisten Fallen haben wir eine Kombination von Kyphose und Skoliose vor uns, wie dies Fig. 18 zeigt. Bei allen Kyphoskoliosen fällt ein gesetzmäßiges Verhalten der Brustkorbwölbung auf; wir finden auf der einen Seite (der Konkavität der Skoliose entsprechend) Abflachung der Rücken- und Vorbuchtung der Brustwölbung, auf der anderen Seite umgekehrt Abflachung der Brust- und Vorbuchtung der Rückenwölbung. Dies Verhalten hängt damit zusammen, daß bei der Skoliose die Wirbelkörper eine Drehung erfahren (Rotationsskoliose). Bei dieser Drehung rückt der eine Querfortsatz des Wirbels nach vorn, der andere nach hinten. Der erste drückt dabei die Rippe an der

Articulatio costotransversaria nach vorn; dadurch wird die Brustwölbung dieser Seite hinten abgeflacht, vorn verstärkt. Der andere, nach hinten ausweichende Querfortsatz nimmt die Rippe seiner Seite mit sich nach hinten, der Rippenbogen springt deshalb stärker nach hinten vor und verläuft vorn flacher. Zum besseren Verständnis werfe man einen Blick auf Fig. 19 und stelle sich den Effekt vor, den die Drehung des Wirbels auf den Verlauf der Rippen haben muß. Fig. 18 läßt die geschilderten Verhältnisse von vorn gesehen, deutlich erkennen. Der Einfluß der Kyphoskoliose auf Atmung und Kreislauf ist an dieser Stelle nicht weiter zu schildern.

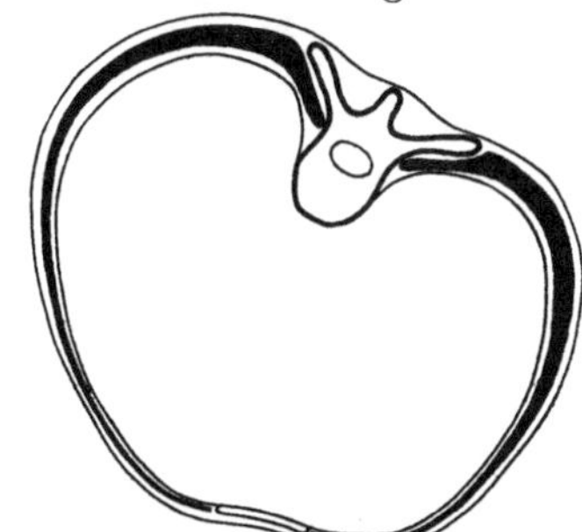

Fig. 19. Schematischer Durchschnitt des kyphoskoliotischen Brustkorbes (nach Edlefsen).

Die Entstehung der Kyphoskoliose ist in den meisten, wenn auch nicht in den schwersten Fällen auf Schwäche und ungenügenden Gebrauch der Rückenmuskulatur zurückführen. So vor allem die bekannte Kyphoskoliose der Schulkinder. Gewöhnlich wird es sich allerdings nicht nur um eine Schwäche der Rückenmuskeln, sondern der ganzen Muskulatur handeln, so daß man mit einem gewissen Rechte diese Kyphoskoliose den Konstitutionskrankheiten zuzählen darf. Dementsprechend pflegen die Patienten auch eine Art Familienähnlichkeit zu zeigen; dünne Muskeln, zarten Knochenbau, schmale lange Hände, durchsichtige Haut. In manchen, sehr frühzeitig auftretenden Fällen mag Rachitis die Verkrümmung der Wirbelsäule begünstigen. Außerdem kommen Osteomalazie, Wirbelkaries, schwere Ischias, Koxitis, Syringomylie in Betracht.

Die Trichterbrust

ist gekennzeichnet durch eine auffällige Einsenkung des Brustbeins in seiner unteren Hälfte und deren unmittelbaren Umgebung (W. Ebstein). Es handelt sich in der Regel wohl um eine angeborene Deformität, die durch den Druck eines Kindsteiles (Kinn, Ferse, Ellenbogen) auf die betreffende Gegend erklärt wird und in einzelnen Familien gehäuft vorkommen soll (Eichhort).

Die Schusterbrust

ist eine erworbene Formveränderung des Brustkorbes. Man bezeichnet so eine Einbuchtung des untersten Brustbeines und des Schwertfortsatzes, die durch häufigen Druck bei gewerblicher Tätigkeit entsteht, so bei Schustern, oder bei Zimmerleuten, die lange Zeit mit dem Drillbohrer gearbeitet haben.

Die Kahnbrust

ist eine seltene Begleiterscheinung der Syringomyelie. Sie ist 1897 von Pierre Marie und Astié beschrieben worden als kahnförmige Einsenkung der Gegend des oberen Brustbeines (Thorax en bateau).

Unregelmäßige Formen des Brustkorbes

beruhen in der Regel auf einseitigen Erkrankungen des Brustkorbes selbst oder der Brustorgane. So sehen wir Erweiterung einer Seite bei Erkrankungen des Brust- und Rippenfelles, die mit einem Flüssigkeitserguß einhergehen; es kann sich hierbei um bakterielle Prozesse handeln (Exsudate nach Lungenentzündungen, bei Sepsis, Tuberkulose), um Neubildungen, um Blutungen nach Verletzungen. Die Zwischenrippenräume der erkrankten Seite sind verstrichen, besonders in den unteren Teilen, wo auch die Erweiterung am stärksten zu sein pflegt. Die betreffende Seite ganz gleichmäßig ergreifende, häufig sehr hochgradige Erweiterungen finden wir beim Pneumothorax. Auch vikariierendes Emphysem, das nach Ausschaltung der einen Lunge eintritt, kann die andere Seite auftreiben. Umschriebene Erweiterungen werden beobachtet bei abgekapselten Ergüssen, bei Geschwülsten, Aneurysmen, periostitischen Abszessen, spontan durchbrechenden Empyemen (Empyema necessitatis). Einziehungen kommen wohl am häufigsten vor als Folge von Schwartenbildung nach Resorption pleuritischer Ergüsse, dann auch infolge von Lungenschrumpfungen bei chronischer Tuberkulose. Auch angeborene Lungenhypoplasien können zu ähnlichen Bildern (sog. Wespentaille) führen (Neisser), doch ist dies nicht immer der Fall (Edens). Mag die kranke Seite nun erweitert oder eingezogen sein, immer ist sie bei der Atmung weniger beweglich als die gesunde und dadurch für die aufmerksame Betrachtung sofort als der Sitz des Leidens gekennzeichnet.

Bevor wir auf die verschiedenen Formen der Atmung eingehen, sei kurz erinnert an die wichtigsten physiologischen Daten

von der Innervation der Atembewegungen.

Die Innervation der Atemmuskulatur erfolgt vom Atemzentrum aus, dessen Hauptteil im Kopfmark zu suchen ist. Die normale Erregung dieses Zentrums hängt einmal von der Blutbeschaffenheit ab, im besonderen vom Sauerstoff- und Kohlensäuregehalt des Blutes; Sauerstoffmangel und Kohlensäureüberladung wirken als Reiz auf das Zentrum. Neben der Blutbeschaffenheit sind von maßgebendem Einfluß die Atmungsreflexe, von denen wohl die wichtigsten durch den Lungenvagus verlaufen. Nach Hering und Breuer führt die inspiratorische Lungendehnung durch Reizung der peripherischen Vagusendigungen zu einer Hemmung der Einatmung, es wird eine Ausatmung ausgelöst, die ihrerseits wieder reflektorisch zu einer Inspiration führt. (Selbststeuerung der Atmung). Ferner gehen vom Gehirn Bahnen zum Atemzentrum, die ebenfalls inspirationshemmende Wirkung haben. Dann kennen wir Reflexe von peripherischen Nerven aus; Verlangsamung der Atmung kann reflektorisch vom Trigeminus aus hervorgerufen werden, Reizung des N. laryng. sup. bewirkt exspiratorischen Stillstand oder aktive Exspiration (Hustenreflex). Schließlich ist die Atmung durch den Willen beeinflußbar.

Die Atembewegungen des Gesunden

sind charakterisiert vor allem durch die Symmetrie der Bewegungsvorgänge auf der rechten und linken Seite. Das Hauptaugenmerk lenkt sich deshalb bei der Untersuchung zunächst auf die Frage, ob sich der Brustkorb auf beiden Seiten gleichmäßig ausdehnt oder nicht. In zweiter Linie ist darauf zu achten, ob die Atembewegungen in den verschiedenen Regionen des Brustkorbes und des Bauches der Regel entsprechen. Es ist bei der Mechanik der Atembewegungen schon betont worden, daß die Ausdehnung des Brustkorbes von oben nach unten zunimmt, so zwar, daß in dem oberen Teile des Brustkorbes hauptsächlich der Tiefendruckmesser, im unteren Teil vornehmlich der Breitendurchmesser wächst. Das bei der Einatmung nach unten tretende Zwerchfell drückt auf die darunter liegenden Bauchteile. Die damit einhergehende Drucksteigerung im Bauchraum äußert sich in einer Vorwölbung der Bauchdecken, besonders im Epigastrium und dürfte auch bei der Erweiterung und Hebung des unteren Brustkorbrandes beteiligt sein (Duchenne, D. Gerhardt). Umgekehrt führt die Entspannung des Zwerchfells bei der Ausatmung zu einer Drucksenkung im Bauchraum und damit zur Einziehung der Bauchdecken und zum Sinken und Zusammenfallen des unteren Brustkorbrandes. Die Kontraktion des Zwerchfelles setzt ferner eine Steigerung des negativen Druckes im Brustkorb und zwar zunächst und vor allem im Bereich des Komplementärraumes. Da die Lunge Zeit braucht, um

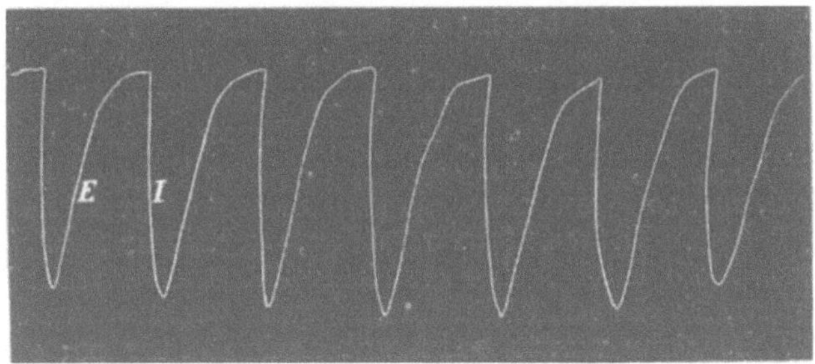

Fig. 20. Pneumographische Kurve vom Menschen. E Exspirium, J Inspirium. Von links nach rechts zu lesen (nach Langendorff).

sich in den freiwerdenden Raum hineinzulegen, so macht sich zuvor der negative Druck durch eine Einziehung der nachgiebigen Zwischenrippenräume — die Zwischenrippenmuskeln sind noch nicht kontrahiert nach Bäumler — des Komplementärraumes geltend; man sieht bei mageren Leuten diese Einziehung wie eine Welle von oben nach unten über den kaudalen Teil des Thorax wandern (Littens Zwerchfellphänomen). Nicht selten führt dieser Mechanismus zu einer dauernden Einsenkung des Brustkorbes über den Komplementärraum (Harrisonsche Furche). Die Ausatmung schließt sich unmittelbar an die vollendete Einatmung an, nach vollendeter Ausatmung tritt eine Pause ein, die $^1/_5$—$^1/_3$ der ganzen Atmungsdauer einnimmt. Die Einatmung beim Gesunden geht rascher vor sich als die Ausatmung, in Atmungskurven verläuft dementsprechend die Einatmungskurve steiler als die Ausatmungskurve, am Schluß der Ausatmung sieht man als Ausdruck der Ruhezeit ein Plateau (Fig. 20).

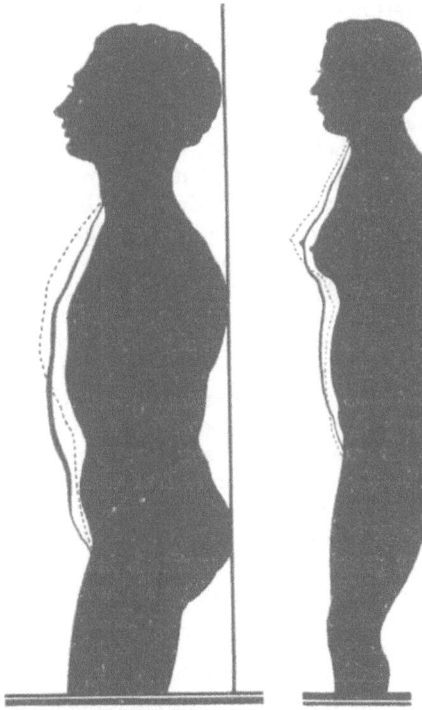

Fig. 21a. Männlicher Atemtypus. Fig. 21b. Weiblicher Atemtypus (nach Hutchinson).
Tiefe Einatmung, punktierte Linie. Gewöhnliche Stellung, ausgezogene Linie. Tiefe Ausatmung, vorderer Rand des Schattenrisses.

Atemtypus.

Bewegungen des Brustkorbes und Bewegungen des Zwerchfelles sind es, aus denen sich die Atembewegung zusammensetzt. Nun ist aber die Beteiligung der Brustkorb- und Zwerchfelltätigkeit nicht immer die gleiche, einmal überwiegt die Brustkorbtätigkeit (kostaler Atemtypus), einmal die Zwerchfelltätigkeit (abdominaler Atemtypus. Von Bedeutung für den Atemtypus sind Geschlecht und Alter.

Frauen zeigen überwiegend kostalen Atemtypus. Boerhave und auch Hutchinson erklären diese Erscheinung als eine physiologische Einstellung auf die Zeiten der Schwangerschaft. Als eine Folge der Tracht (Schnürleib) kann der kostale Typus nach Hutchinson und Walshe nicht angesehen werden, da er auch bei Frauen angetroffen wird, die nie einen Schnürleib getragen haben. Andererseits sollen die Indianerweiber abdominalen Typus (Sewall und Pollard), und Männer im Schlafe überwiegend Rippenatmung zeigen (Mosso). Das alles spricht dafür, daß die beiden genannten Typen nicht immer sehr ausgeprägt sind, und so lassen auch die Schattenrisse von Hutchinson selbst wohl die besprochenen Unterschiede erkennen, zu gleicher Zeit aber auch, daß er bei Mann und Weib deutlich einen gemischten Atemtypus als Norm annimmt (Fig. 21). Kinder, Knaben und Mädchen, atmen nach Beau und Maissiat bis zum 7. und 8. Lebensjahr vorwiegend im abdominalen Typus; erst nach dieser Zeit werden die Unterschiede zwischen den Geschlechtern deutlicher.

Mechanische Störungen der Atembewegung,

unmittelbar durch anatomische Veränderungen der Atmungsorgane.

Eine Änderung des Atemtypusses, Steigerung des weiblichen oder männlichen, kostalen oder abdominalen Atemtypusses kann durch verschiedene krankhafte Veränderungen hervorgerufen werden. Betreffen solche Veränderungen Personen des anderen Geschlechtes, so wird das gleichzeitig eine Umkehr des Atemtypusses zur Folge haben. Die Zwerchfellatmung des Mannes z. B. geht in Rippenatmung über, die Rippenatmung der Frau wird gesteigert, wenn durch Aszites, Geschwülste, Entzündungen der Bauchorgane oder Phrenicuslähmung die Zwerchfelltätigkeit behindert ist. Umgekehrt können Erkrankungen der Brustorgane — Lungen- oder Rippenfellentzündungen u. a. — dazu führen daß die Rippenatmung zugunsten der Zwerchfellatmung zurücktritt. Sind die oberen Teile der Lunge oder der Pleura vorzugsweise erkrankt, wie dies häufig bei Tuberkulose der Fall ist, dann sehen wir abdominale Atmung neben einer Beteiligung des unteren Brustkorbes, die sog. untere Brustatmung. Handelt es sich um eine Entzündung der Pleura, des Zwerchfelles und der unteren Teile des Rippen- und Brustfelles, so wird sich eine besondere Form des kostalen Typus, die obere Brustatmung einstellen. Als leitendes Prinzip erkennen wir in diesen Fällen das Bestreben, die schmerzhaften Teile zu schonen, aus diesem Grunde ist die Atmung dann auch oberflächlich, und, um die nötige Ventilation trotzdem aufrecht zu erhalten, beschleunigt.

Wichtig ist das Verhalten der

Atmung bei den verschiedenen krankhaften Brustkorbformen.

Der paralytische Brustkorb ist, wie schon gesagt, Teilerscheinung eines besonderen allgemeinen Körperbaues, des Habitus asthenicus. Entsprechend der allgemeinen Muskelschwäche finden wir in diesen Fällen auch schlaffe Bauchdecken, entsprechend der allgemeinen Magerkeit fettarme, kleine Bauchorgane. Die Schlaffheit der Bauchdecken und der geringe Umfang der Bauchorgane führen dazu, daß der intraabdominelle Druck gering wird und deshalb alle Teile sich senken. So kommt es, daß dem sich kontrahierenden tiefstehenden Zwerchfell der für eine erfolgreiche Zwerchfellatmung nötige Widerstand durch die Bauchorgane fehlt, die Atmung wird kostal. In sehr ausgesprochenen Fällen findet nur obere Brustatmung statt, die schließlich dem Brustkorb eine besondere, birnenförmige Gestalt gibt (Thorax piriformis Wenckebachs). Bei angestrengter Atmung überwiegt die Wirkung der oberen Brustatmung so sehr, daß dadurch während der Einatmung das Zwerchfell gehoben und das Epigastrium eingezogen wird (paradoxe Atmung siehe Fig. 17).

Der gedrungene Brustkorb pflegt mit einem kurzen, fettreichen Bauch und Hochstand des Zwerchfells verbunden zu sein. Hier sind die Bedingungen für eine ergiebige Zwerchfellatmung gegeben, sofern nicht durch zu starke Fettleibigkeit die Zwerchfellbewegung eingeschränkt wird; die Rippenatmung wird verhältnismäßig weniger ergiebig sein, da die Neigung der Rippen gering ist. Je größer die Neigung der Rippen, um so größer die Exkursionen der Rippen nach vorn und seitlich. Das ist bei der Besprechung der Anatomie des Brustkorbes früher ausgeführt worden; hier haben wir die Nutzanwendung für die Praxis.

Der **faßförmige Brustkorb** steht in dauernder Einatmungsstellung: das Zwerchfell ist gesenkt, die Rippen gehoben. Wir wollen der Einfachheit halber annehmen, der betreffende faßförmige Brustkorb habe sich aus einem normal gebauten entwickelt. Dann werden sich bei der Atmung Zwerchfell und Rippen beide beteiligen, soweit eine Steigerung ihrer respiratorischen Tätigkeit noch möglich ist. Außerdem treten die früher geschilderten Hiltsmuskeln für die Einatmung und Ausatmung hinzu. Da vor allem die Ausatmung erschwert ist, sei es infolge der Starrheit des Thorax oder infolge der Überdehnung der Lungen, so fällt hier der Bauchpresse, im besonderen dem Musculus transversus abdominis, eine wichtige Aufgabe zu. In den qualvollen Endstadien überwiegt die obere Brustatmung, wohl, weil ihr die stärksten Reserven — die kräftige Schultermuskulatur — zur Verfügung stehen. Die Kranken sitzen dauernd mit aufgestemmten Armen und festgestelltem zurückgebeugtem Kopf, um alle Hilfsmuskeln heranziehen zu können. Die Zwerchfellatmung leistet ihnen jetzt keine wesentlichen Dienste mehr; im Gegenteil, man sieht häufig, wie bei besonders tiefen Atemzügen gegen die Höhe der Einatmung zu die Rippenbogen einwärts gezogen werden. In dem stark erweiterten Brustkorb ist die Wölbung des Zwerchfells verloren gegangen; es spannt sich als flache Muskelplatte zwischen den Wänden des Brustkorbes aus und zieht bei der Kontraktion die beweglichen Teile zu den festen, d. h. die Rippenbogen einwärts in der Richtung zum Centrum tendineum und zur Wirbelsäule.

Eine sehr charakteristische Atemform finden wir in den Fällen, wo eine Erschwerung der Atmung durch

Verengerung der Luftwege

besteht. Das bekannteste und am häufigsten beobachtete Beispiel ist die Kehlkopfstenose bei Diphtherie. Da diese vor allem bei Kindern vorkommt, die ihre Beschwerden noch nicht vorbringen können und einer Kehlkopfspiegelung häufig unüberwindliche Schwierigkeiten entgegenstellen, so ist die Beachtung der Atmung von größter Wichtigkeit. Das Bild ist ohne weiteres verständlich, wenn man sich die mechanischen Bedingungen vorstellt. Durch den verengten Kehlkopf tritt zu langsam und zu wenig Luft ein, unter dem Gefühl der Atemnot verstärkt der Brustkorb seine respiratorischen Bewegungen aufs äußerste. Dabei überwiegt die Wirkung der starken Hilfsmuskeln des Schultergürtels, die Atmung wird vorzugsweise obere Brustatmung. Infolge des ungenügenden Luftzutrittes tritt eine Steigerung des inspiratorischen negativen Druckes im Brustraum ein und dadurch eine starke Einziehung aller nachgiebigen Teile: die oberen Schlüsselbeingruben, das Jugulum, die unteren Teile des Brustkorbes, das Zwerchfell und der Kehlkopf selbst werden mit jeder Einatmung angesaugt, in den Brustkorb gezogen; das Kind „zieht“. Sitzt die Verengung unterhalb des Kehlkopfes zwischen diesem und der Bifurkation, so ist das Bild das gleiche, nur das inspiratorische Tiefertreten des Kehlkopfes kann weniger ausgesprochen sein. Dabei braucht die Atmung nicht beschleunigt zu sein, im Gegenteil, sie kann sogar eine gewisse Verlangsamung zeigen. Dies Verhalten erklärt sich in folgender Weise. Eine rasche Einatmung wird die geschwollenen Weichteile der Stenose stark ansaugen, so daß sie sich eng zusammenlegen und vielleicht den Durchtritt der Luft ganz sperren, während bei langsamer Atmung keine Steigerung der Stenose zustande kommt und eine genügende Luftmenge den Lungen, wenn auch langsam, zuströmen kann. Ist die Stenose zu stark oder die inspiratorischen Kräfte zu gering, um bei diesem Atmungsmodus eine ausreichende Ventilation zu schaffen, so wird eine raschere, oberflächliche Atmung einsetzen. Diese Überlegung gilt für die Verengerungen der Luftwege überhaupt; sie erklärt, warum die Atemfrequenz ein wechselndes Verhalten zeigt in den verschiedenen Fällen. In allen Fällen von diphtherischer Kehlkopfverengerung wird neben der Einatmung die Ausatmung erschwert sein. Man könnte deshalb erwarten, gleichzeitig den Typus der erschwerten Ausatmung — starke Anwendung der Bauchpresse in gekrümmter Haltung — hervortreten zu sehen. Das ist aber nicht der Fall. Die Atemnot bewirkt reflektorisch so gut wie ausschließlich eine Steigerung der Einatmung, ein Hinweis darauf, daß die Einatmung der aktive Vorgang bei der Atmung ist, während die Ausatmung im wesentlichen eine passive Entspannung der inspiratorischen Kräfte ist. Eine reflektorische Erregung der exspiratorischen Kräfte pflegt nur dann hervorzutreten, wenn Fremdkörper aus den oberen Luftwegen zu entfernen sind oder wenigstens das Gefühl des Fremdkörperreizes daselbst besteht (Husten). So sehen wir auch beim Asthma bronchiale, Kapillarbronchitis und Emphysem die inspiratorische Dyspnoe vorherrschen, obwohl die Überlegung ergibt, daß die Wurzel des Übels vor allem in der ungenügenden Ausatmung steckt; beim Asthma und der kapillaren Bronchitis ist sie eine Folge der Verengerung der feinen Bronchien, beim Emphysem eine Folge des Verlustes der Lungen- oder Brustkorbelastizität. In seltenen Fällen kann man einer rein exspiratorischen oder inspiratorischen Dyspnoe begegnen. Bei der Postikuslähmung z. B. und bestimmten Formen von Stimmbandschwellungen legen sich während der Einatmung die Stimmbänder zusammen und verlegen dem inspiratorischen Luftstrom den Weg. Dasselbe können gestielte Geschwülste der oberen Luftwege machen. Gerade diese können aber auch je nach ihrem Sitz umgekehrt bei der Ausatmung wie ein Ventil wirken und diese hindern.

Mechanische Störungen der Atembewegung durch einseitige und umschriebene Erkrankungen sind dadurch gekennzeichnet, daß die Symmetrie der Brustkorbausdehnung gestört ist. Als Regel kann man den Satz aufstellen, daß die weniger bewegliche Seite die erkrankte ist, gleichgültig, ob diese Seite stärker oder geringer gewölbt ist als die andere. Alle schmerzhaften Erkrankungen führen zur Schonung der leidenden Seite, also z. B. die trockene Brust- und Rippenfellentzündung, Interkostalneuralgien, Rippenbrüche und Quetschungen, Muskelzerrungen. Einziehung und verminderte Beweglichkeit einer Seite wird am häufigsten infolge einer Schwartenbildung nach Pleuritiden beobachtet, ferner bei angeborener oder erworbener Lungenschrumpfung. Erweiterung und verminderte Beweglichkeit sehen wir bei pleuritischen Ergüssen, beim Pneumothorax, bei Tumoren und auch bei der Lungenentzündung. Einseitige Muskelatrophie oder Behinderung der Muskeltätigkeit (Hemiplegie) kann ebenfalls die Symmetrie der Brustkorbexkursionen stören. Lokale inspiratorische Einziehungen können am nachgiebigen Thorax kleiner Kinder in der Umgebung pneumonischer Herde (peripneumonische Einziehung) auftreten; sie erinnern uns an Tendeloos früher erwähnte Lehren von den örtlichen Verschiedenheiten des interpleuralen Druckes.

Daß mechanische Störungen der Atmung mittelbar auch zu einer Störung der funktionellen Grundlagen der Atmung führen und umgekehrt funktionelle Störungen die normale Mechanik beeinflüssen müssen, braucht nicht betont zu werden. Wenn wir trotzdem die Einteilung in diese beiden Formen, die sich zum Teil decken, vorschlagen, so sehen wir darin einen Ausdruck der beiden wichtigsten Betrachtungsweisen, die bei jeder Untersuchung der Atmungsorgane nebeneinander geübt werden müssen, um später verschmolzen, ein plastisches Krankheitsbild zu geben.

Funktionelle Störungen der Atembewegung,

mittelbare Störungen infolge Änderungen der physiologischen Bedingungen, werden nach dem, was über die Innervation der Atembewegungen gesagt worden ist, hervorgerufen werden können durch Reflexvorgänge vom Zentralorgan oder den peripherischen Nerven aus, durch Einflüsse der willkürlichen Innervation und durch Besonderheiten der Blutbeschaffenheit.

Störungen der Atmung durch Besonderheiten der Blutbeschaffenheit.

Von den Besonderheiten der Blutbeschaffenheit kommt in erster Linie in Betracht Sauerstoffmangel, Kohlensäureüberladung des Blutes. Die hierdurch erfolgende Reizung des Atemzentrums führt zu einer Steigerung der Atmung, die wir klinisch als angestrengte Atmung oder Dyspnoe zu bezeichnen pflegen. Das ist natürlich ein ganz allgemeiner Begriff, unter den auch die mechanischen Störungen der Atembewegung zum Teil fallen. Seinen klinischen Wert erhält er erst da durch, daß man die besonderen Ursachen in den einzelnen Fällen berücksichtigt.

Dyspnoe infolge ungenügender Lüftung des Blutes in den Lungen werden wir dann finden, wenn die respirierende Oberfläche der Lunge eingeschränkt ist. Die Einschränkung kann dadurch zustande kommen, daß in einem Lungenteil die Luftwege durch fremde Massen erfüllt werden, so durch pneumonische Exsudate, Stauungstranssudate, Blutungen. Oder ein Teil der Lunge wird komprimiert durch Pleuraergüsse, Pneumothorax, Tumoren des Brustraumes und des Bauches, Aszites, oder ausgeschaltet durch Verlegung der Bronchien (Diphtherie, Tumoren, obliterierende Bronchitis, Asthma). Auch Schwund des Lungengewebes, Emphysem, ungenügende Ausdehnungsfähigkeit des Brustkorbes, Behinderungen der Zwerchfelltätigkeit werden denselben Effekt haben.

Dyspnoe infolge Herabsetzung der Strömungsgeschwindigkeit des Blutes. Wird das Blut in der gesunden Lunge genügend arterialisiert, vom Herzen und den Gefäßen aber nicht mit genügender Geschwindigkeit durch den Körper geleitet, so findet in den Geweben eine Verarmung an Sauerstoff statt, deren Wirkung auf das Atemzentrum dieselbe sein wird, als wenn in den Lungen eine ungenügende Lüftung stattgefunden hätte. Die Reaktion des Körpers äußert sich dementsprechend durch eine Erhöhung der Atemtätigkeit, d. h. durch einen Appell an die falsche Adresse. Die Dyspnoe infolge einer Kreislaufschwäche, die sog. kardiale Dyspnoe, ist tatsächlich eine unzweckmäßige Maßregel, denn die Kreislaufschwäche wird durch angestrengte Atmung nicht gebessert. Man könnte vielleicht sagen, daß die Vertiefung der Atmung den Widerstand im kleinen Kreislauf herabsetze (Bohr) und die Füllung des Herzens begünstige, aber dieser günstige Einfluß wird mit Sicherheit überboten durch die schädliche Wirkung der angestrengten Muskelarbeit auf das geschwächte Herz. Setzen wir gewaltsam die Empfindlichkeit des Atemzentrums durch Morphium herab und beseitigen dadurch die dyspnoische Atmung, so erholt sich häufig das Herz ohne weitere Maßnahmen soweit, daß später Kreislauf und Atmung normales Verhalten zeigen, wenigstens solange keine stärkere Belastung vorgenommen wird. Da so oft auf die Zweckmäßigkeit der Reaktionen unseres Organismus hingewiesen wird, scheint es gut, einmal daran zu erinnern, daß auch unzweckmäßige Reaktionen vorkommen.

Dyspnoe bei Urämie müssen wir auf die Stoffe zurückführen, die infolge der Nierenerkrankung nicht mehr wie sonst ausgeschieden werden, sondern in der Zirkulation bleiben. In der Hauptsache handelt es sich wohl um stickstoffhaltige Stoffwechselprodukte. Daß diese besonders auf das Nervensystem wirken, zeigen die bekannten nervösen Erscheinungen bei der Urämie, wie Schwindel, Kopfschmerzen, Benommenheit, Krämpfe, Übelkeit, Erbrechen. Auch das Atemzentrum bleibt nicht verschont. Die Atmung wird vertieft, die Ausatmung verlängert, es können Rhythmusstörungen hinzu treten nach Art des Cheyne-Stokesschen Typus und in vielen Fällen infolge einer gleichzeitigen Kreislaufschwäche, eine Mischung mit kardialer Dyspnoe.

Dyspnoe im Koma diabeticum ist zuerst von Kußmaul als große Atmung beschrieben worden. Auch diese Form der Atmung beruht wohl auf Änderungen der Blutbeschaffenheit, wie sie im Verlauf schwerer Zuckerharnruhr aufzutreten pflegen (Azidose). Sie äußert sich vor allem in einer Vertiefung der Atemzüge, daneben pflegt auch eine Beschleunigung zu bestehen.

Dyspnoe bei Blutarmut bietet äußerlich dasselbe Bild wie die sog. große Atmung. Sie ist leicht erklärlich. Ist die Zahl der roten Blutkörperchen oder auch nur ihr Hämoglobingehalt herabgesetzt, so leidet die Sauerstoffversorgung des Körpers Not, es tritt durch Reizung des Atemzentrums Dyspnoe ein. Zu der gesteigerten Atemtätigkeit pflegt sich eine Beschleunigung der Herztätigkeit hinzuzugesellen, die eine Hebung der Strömungsgeschwindigkeit des Blutes und damit eine bessere Sauerstoffversorgung des Körpers bewirkt.

Dyspnoe im Fieber wird zum Teil darauf beruhen, daß die gesteigerte Bluttemperatur als Reiz auf das Atemzentrum wirkt; dementsprechend wird auch durch künstliche Überhitzung des Körpers die Atemtätigkeit gesteigert. Da aber das Verhalten der Atmung und des Fiebers nicht immer parallel geht, so liegt es nahe, anzunehmen, daß in manchen Fällen außer der Temperaturerhöhung toxische Einflüsse mitspielen. Schließlich ist im Fieber der Sauerstoffverbrauch erheblich gesteigert, ein Umstand, der ebenfalls zur Dyspnoe beitragen muß.

Dyspnoe bei Körperarbeit ist ebenso wie zum Teil die Fieberdyspnoe eine Folge der Steigerung des Sauerstoffverbrauches. Sie wird besonders bei Leuten hervortreten, die nicht an körperliche Arbeit gewohnt sind, da bei ihnen leicht das Optimum der Arbeitsleistung überschritten wird und die Muskeln dann unökonomisch arbeiten.

Störungen der Atmung durch nervöse Einflüsse sind nichts Ungewöhnliches. So sagt der Volksmund: vor Schreck stockte ihm der Atem. Beschleunigung und Vertiefung der Atmung vor Freude, Aufregung, überhaupt die Beeinflussung der Atmung durch seelische Vorgänge können wir täglich beobachten. Die jagende Atmung Hysterischer gehört auch hierher. Bei organischen Gehirnleiden finden wir eine Neigung zur Verlangsamung der Atmung, z. B. bei Hirngeschwülsten, Blutungen. Lange Atempausen sind bei der Meningitis als Biotsche Atmung bekannt. Auch von peripherischen Nerven aus kann die Atmung beeinflußt werden. Durch Schmerzen kann eine Beschleunigung hervorgerufen werden, durch Reizung des Trigeminus eine Folge von Atembewegungen, die jeder beim Vorgang des Nießens beobachten kann. Daß schließlich die Atmung in hohem Grade dem Willen untersteht, wissen wir.

Frequenz und Rhythmus der Atmung und ihre Störungen.

Die Zahl der Atemzüge beträgt für den Erwachsenen 16 bis 24 in der Minute nach Untersuchungen von Hutchinson an 1897 Männern. Bei Frauen ist die Frequenz durchschnittlich etwas höher. Von deutlichem Einfluß ist das Lebensalter, wie aus der folgenden Tabelle Quetelets hervorgeht, die sich auf die Untersuchung von 3000 Personen stützt.

	Maximum	Minimum	Mittel
Neugeborene . .	70	23	44
5 Jahre . .	32	—	26
15—20 „ . .	24	16	20
20—25 „ . .	24	14	18,7
25—30 „ . .	21	15	16
30—50 „ . .	23	11	18,7

Alle Verhältnisse, die zu Störungen der Atmung überhaupt führen, werden auch die Frequenz beeinflussen können. Wir können deshalb auf den vorhergehenden Abschnitt verweisen. Hier sei noch einmal vor allem die psychische Beeinflussung betont. Schon das Gefühl, daß die Atmung gezählt wird oder gezählt werden soll, genügt, um die Frequenz zu steigern. Es ist deshalb zweckmäßig, die Atmung zu zählen, während der Patient abgelenkt ist, z. B. indem man scheinbar den Puls prüft oder indem man mit einem anderen Kranken spricht. Die Zählung der Atmung durch Handauflegen ist aus dem genannten Grunde nicht zu empfehlen. Die Zählung im Schlafe ist allerdings frei von psychischer Beeinflussung, gibt aber niedrigere Werte. Ferner ist daran zu denken, daß die Atemzahl nach der Lage wechselt, sie ist am niedrigsten im Liegen, höher im Sitzen, noch höher im Stehen.

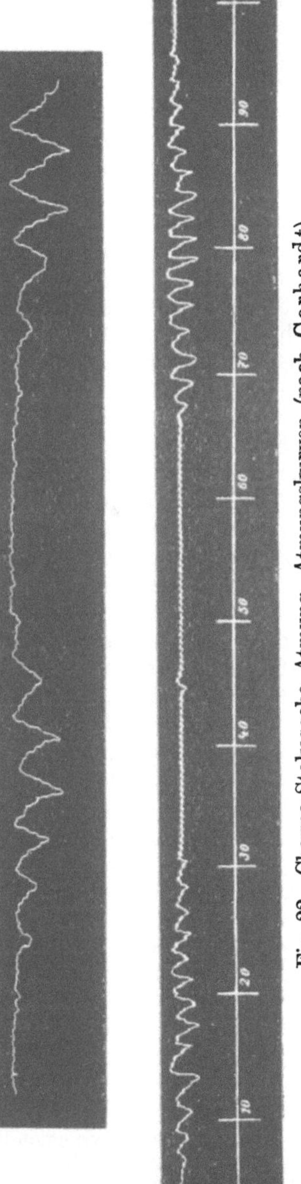

Fig. 22. Cheyne-Stokessche Atmung, Atmungskurven (nach Gerhardt).

Die regelmäßige Folge von Einatmung, Ausatmung und Ruhepause bestimmt den Rhythmus der Atmung. Eine sehr charakteristische Störung ist schon erwähnt worden, die Biotsche Atmung. Häufiger ist die nach Cheyne und Stokes benannte Rhythmusanomalie. Die Atmung wird dabei allmählich immer flacher und hört schließlich für Bruchteile einer Minute und länger ganz auf. Dann stellen sich wieder flache Atemzüge ein, die immer tiefer werden, bis sie von einem Höhepunkt an wieder abflachen und zu einer neuen Atempause überleiten. Ein anschauliches Bild gibt davon Fig. 22. Die Erscheinung wurde zuerst beschrieben von dem Dubliner Arzte Cheyne (1816). Er beobachtete sie bei einem 60jährigen Manne, der an Gicht, Arteriosklerose und Herzverfettung litt, in den letzten Lebenstagen während eines hinzutretenden Schlaganfalles. Stokes hält es für zweifellos, daß die sonderbare Atmung mit der Herzverfettung zusammen gehangen habe. Über die Art des Zusammenhanges sagt er nichts, sie ist erst durch Traube unserem Verständnis näher gebracht worden. Seit Traube wissen wir, daß der Grund für die Cheyne-Stokessche Atmung offenbar in einer Herabsetzung der Empfindlichkeit des Atemzentrums zu suchen ist. Der physiologische Reiz für das Atemzentrum, die Venosität des Blutes, muß einen höheren Grad erreichen als in der Norm, um das Zentrum zu erregen. Bei der Cheyne-Stokesschen Atmung wird dieser Grad erst am Ende einer längeren Atempause erreicht. Die zunehmende Tiefe der nun folgenden Atemzüge läßt sich dadurch erklären, daß die Venosität während der ersten oberflächlichen Atemzüge noch zunimmt. Sobald durch die tiefere Atmung die Venosität herabgesetzt ist, fällt der Reiz für das Atemzentrum weg, die Atmung schläft wieder ein. So erklärt Traube die Periodizität der Atmung. Man wird sogleich einwenden, daß nicht einzusehen ist, warum das Atemzentrum eine so hochgradige Venosität immer von neuem entstehen läßt. Dasselbe Atemzentrum zwingt doch sonst die Lungen zu dauernder gleichmäßiger Tätigkeit eben wegen seiner Empfindlichkeit für Schwankungen des Sauerstoft- und Kohlensäuregehaltes im Blut. Diese Lücke im Gedankengang Traubes ist von Filehne aufgedeckt und ausgefüllt worden; er hat gezeigt, daß die mit der Cheyne-Stokesschen Atmung zusammenhängende Zirkulationsstörung eine befriedigende Erklärung der Periodik dieser Atmung gestattet. Die mangelhafte Lüftung des Blutes während der Atempause führt nach Filehne zu einer Gefäßkontraktion und zwar auch im Gebiet des Atemzentrums. Die dadurch gesetzte Ischämie dieser Gegend gesellt sich als Reiz zu der Venosität des Blutes: das Atemzentrum tritt in Tätigkeit, die Periode der Atmung beginnt. Die nun einsetzende Lüftung des Blutes beseitigt die Vasokonstriktion, damit sinkt die Größe des Atemreizes unter die Reizschwelle des Atemzentrums und die Atmung hört wieder auf. Während der Atempause wieder Steigerung der Vasokonstriktion, dadurch Reizung des Atemzentrums usw. Diese Auffassung ist besonders von Mosso bekämpft worden, der annimmt, „daß die Pausen des Atmens durch die Neigung des Zentrums zur Ruhe hervorgebracht seien". Das ist aber, wie man sieht, keine Erklärung, sondern nur eine Umschreibung des tatsächlichen Geschehens. Und von neueren Forschern wie Boruttau wird Filehnes Erklärung durch den Hinweis gestützt, „daß zum Zustandekommen einer Periodik, d. h. zur Aufsetzung eines Rhythmus auf einen anderen schon vorhandenen, ein gewissermaßen steuernder Faktor unbedingt notwendig ist". Ich selbst möchte bemerken, daß Filehnes Anschauung in gutem Einklang steht mit den Blutdruckschwankungen, die am Krankenbette beim Cheyne-Stokesschen Atmen beobachtet werden können. In einem besonders ausgesprochenen Fall, nach schwerer Morphiumvergiftung, fand ich am Ende der Atemperiode und zu Beginn der Atempause einen maximalen Druck von 40 mm Hg nach Riva Rocci. Während der Atempause stieg dieser Druck auf 180 mm Hg, um mit Einsetzen der Atmung langsam wieder auf 40 mm Hg zu sinken. Das sind doch gewaltige Schwankungen, denen man schon einen wichtigen Einfluß auf die Tätigkeit des Kopfmarks zuschreiben darf.

Literatur.

Ackermann, Zur Physiognomik und Mechanik der Atembewegungen. Zentralbl. f. d. med. Wissensch. 1864. Nr. 8.

Addison, On the constitution and local effects of disease of the Suprarenal Capsules. London 1855.

Albers, Lehrbuch der Semiotik. Leipzig 1834.

Amburger, Zur Diagnostik der Beweglichkeit der 1. Rippe. St. Petersburger med. Wochenschr. 77. Nr. 16.

Andral, Clinique méd. 1826. III. 110. Arch. génér. de méd. 1824. VI. 502.

Aron, Der intrapleurale Druck beim lebenden gesunden Menschen. Virchows Archiv 1900. 160. S. 226.

Caelii Aureliani Siccensis tardarum passionum libri V. Basileae 1529.
Bachmann, Die Veränderungen der inneren Organe bei hochgradigen Skoliosen und Kyphoskoliosen. Stuttgart 1899.
Bäumler, Zitiert nach Eichhorst l. c.
E. v. Bamberger, Sitzungsbericht der k. k. Gesellschaft der Ärzte in Wien vom 8. Marz 1889. Wien. klin. Wochenschr. 1889. Nr. 11.
— Über Knochenveränderungen bei chronischen Lungen- und Herzkrankheiten. Zeitschr. f. klin. Med. 1891. 18. Bd. S. 193.
Beau et Maissiat, Recherches sur le mécanisme des mouvements respiratoires. Arch. gén. de méd. 1842. III. 1843. I—III.
Becker, Anatomisch-physiologische Bemerkungen zu dem von Litten beschriebenen Zwerchfellphänomen bei normaler Atmung. Deutsche med. Wochenschr. 1893. S. 54.
v. Behring, Meine Blutuntersuchungen. Beiträge zur experimentellen Therapie. Heft 12. Berlin 1911. Hirschwald.
Beneke, Die anatomischen Grundlagen der Konstitutionsanomalien des Menschen 1878.
— Konstitution und konstitutionelles Kranksein des Menschen. 1881.
Bien, Zur Anatomie und Ätiologie der Trichterbrust. Zieglers Beiträge 1912. 52. S. 567.
Bloch, Beziehungen zwischen Hautkrankheiten und Stoffwechsel. Ergebnisse d. inn. Med. u. Kinderheilk. 1908. 2. Bd.
Bohr, Deutsches Archiv f. klin. Med. 1906. 88. Bd. H. 4—6.
Boruttau, In Nagels Handbuch der Physiologie. I. 1.
Brauer, Die Druckverhältnisse im Thorax. Festschrift zum 25jahrigen Bestehen des Eppendorfer Krankenhauses. Hamburg 1914.
Braune, Der Sternalwinkel, Angulus Ludovici, in anatomischer und klinischer Beziehung. Arch. f Anat. u. Entwicklungsgesch. 1888.
Broesike, Anatomie des menschlichen Körpers. 1912.
Cheinisse, La valeur diagnostique et thérapeutique de la position-genupectorale dans les maladie internes. Semaine méd. 1911. Nr. 20
Cheyne, Dublin Hospital. Report 1816. Vol. 2. p. 21.
Cohnheim, Vorlesungen uber Pathologie. Berlin 1882
— Neue Untersuchungen über die Entzündung Berlin 1873.
— Vorlesungen über allgemeine Pathologie. Berlin 1882.
Cohnheim und Lichtheim, Virchows Archiv. 69. Bd.
Cooper, Med. Records and Researches 1798. I. 28.
Corbin, Recherches sur la mensuration de la poitrine. Gazett. méd. 1838.
Corfe, Observation on a new method of illustration diseases by physiognomic portraits. Medic. times and Gazett. 1867. 3. Aug. 14. Dez.
Corning, Lehrbuch der topographischen Anatomie 1917.
Damsch, Über Unterhautemphysem bei Bronchopneumonie. Deutsche med. Wochenschr. 1891.
Demme, Über Stenose der Trachea durch Kompression. Würzburger Zeitschr. 1861. II.
Dennig, Über trommelschlägelartige Veränderungen an den Fingern und Zehen. Münch. med. Wochenschr. 1901. Nr. 10.
Dietrich, Störungen des Kreislaufs in Aschoffs Pathologischer Anatomie.
Donders, Über den Mechanismus des Atemholens und des Blutumlaufs im gesunden und kranken Zustand. Schmidts Jahrbücher 1850. 68. S. 285.
— Die Bewegungen der Lunge und des Herzens bei der Respiration. Henles und Pfeufers Zeitschr. Neue Folge. III. S. 39. 1852.
— Physiologie des Menschen. Deutsche Originalausgabe v. Fr. W. Theile. 1. Bd. 2. Aufl. Leipzig 1859.
Duchenne de Boulogne, Physiologie des mouvements. Paris 1867.
Dusch, Über die Ursachen der inspiratorischen Einziehung der unteren Rippen und des Epigastriums bei krankhaften Zuständen. Verhandl. d. naturhistor. med. Vereins Heidelberg 1861.
Ebstein, Erich, Die Entstehung der einseitigen Trommelschlägelfinger bei Aneurysma der Art. subclav. Mitteil. aus dem Grenzgeb. d. Med. u. Chir. 1910. 22. H. 3.
— Über rachitische Residuen am Brustkorbe Erwachsener. Münch. med. Wochenschr. 1908. Nr. 51.
— Zur klinischen Geschichte und Bedeutung der Trommelschlägelfinger. Deutsch. Arch. f. klin. Med. 1906. 89. Bd. S. 67.
— Über Lage und Lagerung von Kranken. Ergeb. d. inn. Med. u. Kinderheilk. 1912. VIII.
Ebstein, W., Über die Trichterbrust. Deutsch. Arch. f. klin. Med. 1882. 30. Bd. S. 411.
— Ein weiterer Fall von Trichterbrust. Deutsch. Arch. f. klin. Med. 1883. 33. Bd. S. 100.
Edens, Die Entstehung der Lungenschwindsucht. Ergeb. d. wissensch. Med. 2. Jahrg. Februar 1911. H. 5.

Edens, Über atelektatische Bronchiektasie. Deutsch. Arch. f. klin. Med. 1904. 81. Bd. S. 334.
Eichhorst, Physikalische Untersuchungsmethoden. 1889.
Esenbeck, Das Cheyne-Stokessche Respirations-Phänomen. Bayer. arztl. Intellig.-Bl. 1870. 20.
v. Fellenberg, Knieellenbogenlage bei Ptosis gewisser Bauchorgane. Korrespondenzbl. f. Schweiz. Ärzte 1911. Nr. 7.
Filehne, Berl. klin. Wochenschr. 1874. Nr. 13.
— Über das Cheyne-Stokessche Atmungsphanomen. 1874. Erlangen.
Fourmentin, Etudes précises sur les déformations de la poitrine avec application à la pleuresie et à la phthisie. Thèse de Paris 1875.
Fräntzel, Unterhautemphysem bei Erkrankungen des Respirationsapparates. Deutsch. med. Wochenschr. 1885.
Fränzel, Das Cheyne-Stokessche Respirationsphanomen. Berl. klin. Wochenschr. 1869. 27.
Freund, W. A., Der Zusammenhang gewisser Lungenkrankheiten mit primaren Rippenknorpelanomalien. Erlangen 1859. Verhandl. d. med. phys. Ges. zu Würzburg 1859. 9. S. 223.
Frölich, Die Brustmessung im Dienste der Medizin. Leipzig 1894.
Geisboeck, Deutsch. Arch. f. klin. Med. 1905. 83. Bd. S. 407.
Gendrin, Leçons sur les maladies du coeur. 1841.
Gerhardt, C., Die Hand des Kranken. Volkmanns klin. Vorträge. Leipzig 1898. S. 1200.
— Die Lage des Kranken als Heilmittel. Zeitschr. f. Krankenpflege. 1898. S. 88.
— Über Rheumatoiderkrankungen Bronchiektatischer. Deutsch. Arch. f. klin. Med. 1875. 15. Bd.
— Ein Fall von Akromegalie. Berl. klin. Wochenschr. 1890. Nr. 52.
Gerhardt, D., Zeitschr. f. klin. Med. 1896. 30. Bd. H. 1 u. 2.
Gourbeyre, Note sur trois symptomes nouveaux ou peu connus des épanchements pleurétiques. Bull. de l'Acad. de méd. 1871. Tom. 25. 833.
Grödel, Einseitige Trommelschlagelfinger. Munch. med. Wochenschr. 1907. Nr. 5. S. 216.
Haeberlein, Über das Vorkommen präkapillarer Phlebektasien auf der vorderen und lateralen Thoraxwand bei Erkrankung der Zirkulationsorgane. Deutsch. Arch. f. klin. Med. 1908. 93. 43.
Hart, Die Manubriumkorpusverbindung des Sternums und die Genese der primären tuberkulösen Phthise der Lungenspitzen. Berl. klin. Wochenschr. 1907. Nr. 27.
— Die mechanische Disposition der Lungenspitzen zur tuberkulösen Phthise. Stuttgart 1906.
Hasebrock, Über die Bedeutung der Arterienpulsationen fur die Strömung in den Venen und die Pathogenese der Varizen. Pflügers Arch. 1916. 163. 191.
Hasse, Über die Atembewegungen des menschlichen Körpers. Arch. f. (Anat. u.) Physiol. 1911. 4/5. S. 273.
— Die Formen des menschlichen Körpers. Jena 1890.
Heineke und Meyerstein, Deutsch. Arch. f. klin. Med. 90. Bd.
Heller, A., Über selbständige rhythmische Kontraktionen der Lymphgefäße bei Saugetieren. Zentralbl. f. d. med. Wissensch. 1869. Nr. 35.
Hemmeter, Anthropo metric studies of the osseous proportions of the human body with a view to obtaining a mathematic. expression for enteroptosis. Int. Beitr. z. Path. u. Ther. 1909. II. H. 3.
Hering und Breuer, Sitzungsbericht d. Wien. Akad. mathem.-naturwissensch. Klasse. 2. Abt. 1868. 58. S. 909.
Hermann, Pflugers Arch. 1879. 20. Bd. S. 365.
Hirschlaff, Über das Vorkommen und die Bedeutung eigenartiger Figuren erweiterter Hautvenen am unteren Teil des Thorax. Deutsch. med. Wochenschr. 1894. 15. März.
Hofbauer, Mund- und Nasenatmung und ihr Einfluß auf die Thoraxbewegung. Pflügers Arch. 1912. 147. 271.
— Störungen der äußeren Atmung. Ergeb. d. inn. Med. u. Kinderheilk. 1909. 4. Bd.
Hueter, Die Formentwicklung am Skelett des menschlichen Thorax. Leipzig. 1865.
Hultkranz, Skandin. Arch. f. Physiol. 1891. III. 70.
Hutchinson, Thorax in Todd s. Cyclopaedia of Anatomy and Physiol. 1850 part. 38. 39. p. 1016—1087.
— Über Spirometrie. Medico u. chirurg. Transactions T. 39. S. 137ff.
Hymans von den Bergh und Grutterink, Enterogene Zyanose. Berl. klin. Wochenschr. 1906.
Jacksch, Prager Vierteljahrsschrift. Bd. XIII. 1847. Heft 1. S. 137. Inspektion und Palpation.

Janeway, Amer. Journ. of the med. science. 1903. 126. Bd. p. 563.
Jansen, Die mechanische Bedeutung der Bronchien. Mitt. a. d. Grenzgeb. d. Med. u. Chir. 1913. 25. S. 916.
Kaemmerer und Waldmann, Blutmengenbestimmungen nach von Behring und andere quantitative Untersuchungen der Blutbestandteile. Deutsch. Arch. f. klin. Med. 1913. 109. Bd.
v. Kahlden, Über Addisonssche Krankheit. Zieglers Beiträge 1891. 10. Bd.
— Beiträge zur pathologischen Anatomie der Addisonsschen Krankheit. Virchows Arch. 1888. 114. Bd. S. 65.
Karg, Über Hautpigment und Ernährung der Epidermis. Anat. Anzeiger 1887. S. 377.
Klemensiewicz, Die Entzündung. Jena 1908.
— Die Pathologie der Lymphströmung in Krehl-Marchands Handb. d. allgem. Pathol. 2. Bd. 1. Abt.
Knotz, Ein Fall von Darminvagination. Prag. med. Wochenschr. 1896. Nr. 7 u. 9.
Kraus, Fr., Über konstitutionelle Schwache des Herzens. Leuthold, Festschr. 1. Bd. Berlin 1904.
— Konstitutionelle Herzschwäche. Med. Kinik 1905. I. Nr. 50.
Krüger, Über Osteoarthropathie hypertrophiante pneumique. Deutsche med. Wochenschr. 1905. Nr. 39.
Kußmaul, Zur Lehre von Diabetes mellitus. Deutsch. Arch. f. klin. Med. 1874. 4. Bd.
Leathes, Journ. of Physiol. 1895. 18. Bd.
Lenhartz, Bronchiektasie in Ebstein-Schwalbes Handb. d. prakt. Med. 1. Bd. S. 429. (1899). 2. Aufl. 1905. S. 92.
Leube, Ein Beitrag zur Frage des Cheyne-Stokesschen Respirationsphänomen. Berl. klin. Wochenschr. 1870. 15.
Leva, Zur Lehre des Morbus Addisonii. Virchows Arch. 1891. 125. Bd.
Lewith, Zur Lehre der inspiratorischen Einziehung der falschen Rippen. Prag. med. Wochenschr. 1888. 38.
v. Liebermeister, C., Vorlesungen über spezielle Pathologie und Therapie 1887. 3. Bd. S. 252.
Litten, Das Zwerchfellphänomen und seine Bedeutung für die klinische Medizin. Wien. klin. Wochenschr. 1895. Nr. 5.
Luciani, Physiologie des Menschen. 1905.
Luschka, H., Die Brustorgane des Menschen in ihrer Lage. Mit 6 Tafeln. Tübingen 1857.
— Die Lage des vorderen Randes der rechten Lunge. Deutsche Klinik. 1858. Nr. 28.
Mader, Zur Kasuistik des Cheyne-Stokesschen Resp'rationsphänomen. Wien. Wochenschr. 1869. 87. 88.
Marie Pierre, De l'ostéoarthropathie hypertrophiante pneumique. Revue de méd. 1890. 10. Bd.
Marie, Pierre et Astié, Société méd. des hôpitaux 1897. 19. II. Thorax en bateau.
Mehnert, Über topographische Altersveränderungen des Atmungsapparates. Jena 1901.
Meltzer, On the respiratory changes of the intrathoracic pressure measured in the mediastin posterior. Journ. of physiol. 1892. XIII. p. 218.
Meyer, Erich, Therapeutische Monatshefte. 1908. S. 630.
v. Monakow, Paul, Beitrag zur Kenntnis der Nephropathien. Deutsch. Arch. f. klin. Med. 1914. 115. Bd. S. 239.
Mosso, Arch. f. Anat. u. Physiol. 1878.
— Arch. f. Anat. u. Physiol. Supplem. 1886. S. 37.
Neisser, Zeitschr. f. klin. Med. 1900. 42. Bd.
Niemeyer, P., Physikalische Diagnostik 1874.
Obermayer, Knochenveränderungen bei chronischem Ikterus. Wien. klin. Rundschau. 1897. Nr. 38 u. 39.
Petit, Considérations sur la face et ses alterations dans les maladies. Thèse de Paris 1874.
Pigeaux, Recherches sur le développement fusiforme de l'extrémité des doigts. Arch. gén. de méd. 1832. 1. Serie 29. Bd. p. 174.
Quetelet, Anthropometrie. 1870.
Quincke, Berl. klin. Wochenschr. 1898. Nr. 24.
Rauber-Kopsch, Anatomie des Menschen. 1914.
Recklinghausen, Handbuch der allgemeinen Pathologie des Kreislaufes und der Ernährung. Stuttgart 1883.
Rehn, Die wichtigsten Formveränderungen des menschlichen Brustkorbes. Wien 1875.
Riehl, Zur Pathologie des Morbus Addisonii. Zeitschr. f. klin. Med. 1886. 10. Bd. S. 521.
Rohrer, Der Strömungswiderstand in den menschlichen Atemwegen und der Einfluß der unregelmäßigen Verzweigungen des Bronchialsystems auf den Atmungsverlauf in verschiedenen Lungenbezirken. Pflügers Arch. 1915. 162—225.
Rokitansky, Handb. d. pathol. Anat. 1842—1846. II. S. 290.

Rollet, Über den Einfluß der Körperlage auf die Ergebnisse der Brustuntersuchung. Deutsch. Arch. f. klin. Med. 1877. 19. Bd. 284.
Rothschild, Der Sternalwinkel. Frankfurt 1900.
— Welche Rolle spielt der Sternalwinkel bei der Atmung? Berl. klin. Wochenschr. 1903. 40. Nr. 9. S. 190.
Ruehle, Lungenschwindsucht in Ziemssens Handb. d. spez. Pathol. u. Ther. 1877. 5. Bd. S. 87.
Sahli, Über das Vorkommen und die diagnostische Bedeutung einer Zone ektatischer Hautgefäße in der Nähe der unteren Lungengrenzen. Korrespondenzbl. f. Schweiz. Ärzte 1885.
— Lehrbuch der klinischen Untersuchungsmethoden. 1915.
Schlüter, Die Anlage zur Tuberkulose. Leipzig u. Wien 1905.
Schmidt, M. B., Die allgemeine hyperplastische Periostitis und Ostitis in Lubarsch-Ostertags Eregb. d. allgem. Pathol. 1900. 5. Jahrg. S. 932.
Schmidt, R., Die Schmerzphänomene bei inneren Krankheiten. Wien-Leipzig 1910.
Schmorl, Zur Kenntnis der akzessorischen Nebennieren. Zieglers Beiträge 1891. 9. Bd.
Schweninger, Vorl. Mitteilungen uber bisher unberucksichtigte Gefäßektasien am unteren Rippenrand und ihre Bedeutung für Diagnose und Therapie gewisser Leiden. Charité-Annal. 1888.
Schwenckenbecker, Die pathologischen Störungen der Hautsekretion. Krehl und Marchands Handb. d. allgem. Pathol. 2. Bd. 2. Abteil.
Seefeld, Der Stand des Zwerchfells bei Gesunden und Emphysematikern. Beiträge zur Klinik der Tuberkulose. SA.
Senator, Polyzythämie und Plethora. Berlin 1911. Hirschwald.
Sewall und Pollard, Journ. of Physiolog. 1890. XI. 159.
Spalteholz, Handatlas der Anatomie.
Spitzy, In Pfaundlers Handb. d. Kinderkrankheiten. Kyphose. Skoliose.
Staehelin, Der respiratorische Stoffwechsel eines Phthisikers während des Nachtschweißes. Zeitschr. f. klin. Med. 66. Bd. H. 3 u. 4.
Starling and Tubby, On absorption from and secretion into serous cavities. Journ. of Physiology. 16. Bd.
Stern, Diagnostik der Brustkrankheiten. Wien 1877.
Sternberg, M., Vegetationsstörungen und Systemerkrankungen der Knochen. Nothnagels spez. Pathol. u. Therap. 1903. VII, II. 2. Teil. S. 72.
Sticker, Erkältungskrankheiten und Kälteschäden. Berlin 1916.
Stigler, Über die Kraft unserer Inspirationsmuskulatur. Pflügers Arch. 1911. 139. Bd. 234.
Stiller, Die asthenische Konstitutionskrankheit. Stuttgart 1907.
Stokes, The diseases of the heart and the Aorta. Philadelphia 1854.
— Diagnose und Behandlung der Brustkrankheiten. Bremen 1838.
Teleky, Beiträge zur Lehre von der Ostéoarthropathie hypertrophiante pneumique. Wien. klin. Wochenschr. 1897. 10. Bd. S. 142.
Tendeloo, Studien über die Ursachen der Lungenkrankheiten. 1902.
— Die mechanische Bedeutung der Bronchien. Mitteil. a. d. Grenzgeb. d. Med. u. Chir. 1913. 2. Heft.
Tournay, Journ. méd. de Bruxelles. 1887. p. 146.
Traube, Symptome der Krankheiten des Respirations- und Zirkulationsapparates. Berlin 1867.
— Berl. klin. Wochenschr. 1869. Nr. 27.
— Zur Theorie des Cheyne-Stokesschen Atmungsphänomens. Berl. klin. Wochenschr. 1874. Nr. 32 u. 35.
Umber, Bemerkungen zur Pathologie und Therapie des Duodenalgeschwures. Therap. d. Gegenwart 1910. S. 433.
Vaquez, Comptes rend. de la Soc. de Biologie 1892. 7. Mai.
— Bull. et mémoir. de la Soc. des Hôpitaux 1895. 25. Jan.
Vaquez et Laubry, Tribune méd. 1904. 36. Bd.
Virchow, Virchows Arch. 1853. 5. Bd. S. 470. (Huhnerbrust).
Walshe, A practical treatise on the diseases of the lungs and heart including the principles of physical diagnosis. London 1851.
Weintraud, Zeitschr. f. klin. Med. 1904. 55. Bd.
Weiscz, Über interkostale Phonationserscheinungen als Basis einer neuen Untersuchungsmethode. Prag. med. Wochenschr. 1905. Nr. 19.
Wenckebach, Über pathologische Beziehungen zwischen Atmung und Kreislauf beim Menschen. Volksmanns Beiträge Nr. 465/66.
v. Willebrand, Zitiert nach Tigerstedt, Lehrb. d. Physiol. 1915.
Wilms, Der Ileus. 1906.

Wintrich, Krankheiten der Respirationsorgane in Virchows Handb. d. spez. Pathol. u. Therap. 1854.
Woillez, Recherches pratiques sur l'inspection et la mensuration de la poitrine. Paris 1838.
v. Wyss, Über den negativen Druck im Thorax. Deutsch. Arch. f. klin. Med. 1913. 109. 5/6.
Zangger, Über Membranen. Vierteljahrsschr. d. naturforschenden Gesellsch. Zürich Jahrg. 1906 u. 1907.
Zinn, Lungenemphysem in der Deutschen Klinik am Eingange des 20. Jahrhunderts.

Von den Messungen der Atmung

ist die einfachste Methode die Messung des Brustkorbes und seiner Veränderungen bei der Atmung. In erster Linie steht

die Messung des Brustumfanges.

Sie kann mit jedem Bandmaß, zur Not mit einem Bindfaden ausgeführt werden. Der Umfang unterliegt sehr großen individuellen Schwankungen, die wichtigsten Mittelzahlen sind bereits angegeben worden. Brauchbare Werte ergibt in manchen krankhaften Fällen die Halbseitenmessung, von den Dornfortsätzen bis zur Mitte des Brustbeins genommen. Der Verlauf der Erkrankungen, die zu einer einseitigen Erweiterung (Exsudate, Pneumothorax) oder Verengerung (Schwarten, Lungenschrumpfung) führen, kann dadurch zahlenmäßig festgelegt und verfolgt werden. Wer sich für Zahlen interessiert, findet solche bei Wintrich und Fröhlich. Bemerkenswert ist, daß die Exkursionsverminderung durchaus nicht immer in geradem Verhältnis zur Ausdehnung und dem Umfange der Veränderungsursache steht (Wintrich). Um den Querschnitt des Brustkorbes in der Zeichnung festzuhalten, kann man einen Bleidraht oder das von Woillez angegebene Kyrtometer, ein Kettenband mit schwer beweglichen Gliedern, um den Brustkorb legen und nach der Abnahme dessen Kontur nachziehen. Moderne Apparate zur Aufzeichnung besonderer Brustkorbformen sind von Huebscher und Schenk konstruiert worden.

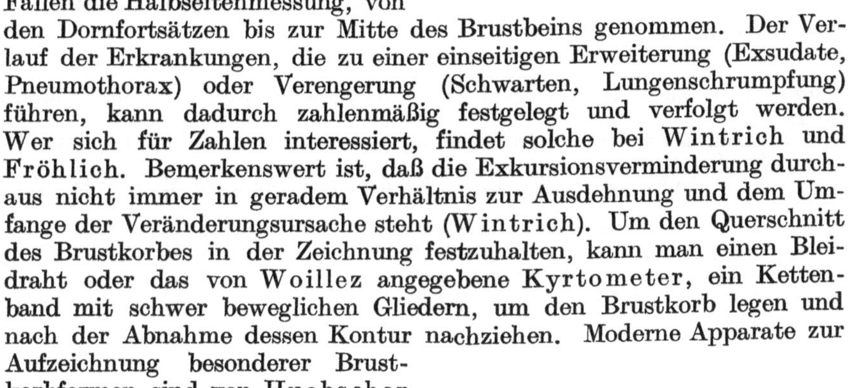

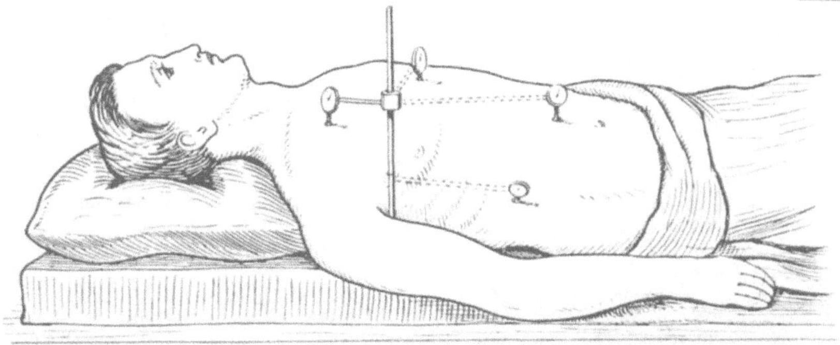

Fig. 23a u. b. Stethometer von Gibson (nach Bouchut).

Die Messung des sagittalen und transversalen Durchmessers wird mit einem Tasterzirkel ausgeführt, wie er in der Geburtshilfe zur Beckenmessung in Gebrauch ist. Weder Alter — abgesehen von der Wachstumsperiode — noch Geschlecht haben einen wesentlichen Einfluß auf die Werte. Der Sagittaldurchmesser in der Höhe des oberen Brustbeinteiles ist durchschnittlich 3 cm kleiner als in der Höhe des Schwertfortsatzes.

Die Messung der Bewegung einzelner Brustkorbpunkte kann mit dem Brustmesser (cheast measurer) von Sibson ausgeführt werden, dessen Konstruktion aus der nebenstehenden Fig. 23 ersichtlich ist. Die Zahnradstange (D) wird durch die Bewegung des eingestellten Punktes nach oben getrieben, und setzt dabei den Zeiger der Kapsel in Bewegung. Eine zweckmäßige Vereinfachung des Instrumentes ist von Wintrich angegeben, der aber schließlich selbst gesteht: „Ich habe mit dem Sibsonschen Instrumente drei Jahre hindurch sehr viele Untersuchungen gemacht, aber endlich dasselbe doch als unnütz und der dabei aufzuwendenden Mühe unwert beiseite gelegt. Das Stethometer von Quain ist eine Verschlechterung des Sibonschen Instrumentes, es gibt infolge eines Konstruktionsfehlers falsche Werte. Um die Neigung und Bewegung des Sternums im Louisschen Winkel zu messen, ist von Rothschild ein Sternogoniometer erdacht worden. Demselben Zwecke dient der von Scot Alison gegebene Stethogoniometer. Das Prinzip beider Instrumente ist einfach, es wird eine Platte auf das Manubrium, eine zweite auf das Corpus sterni gelegt und der Winkel bestimmt, den diese beiden Platten miteinander bilden. Durch Hebelübertragung können auch geringe Änderungen des Winkels deutlich und meßbar gemacht werden.

Literatur.

Alison, Scot, On measuring the configuration of the chest in diseases. Arch. of med. 1858. II.

— The physical examination of the chest in pulmonary consumption and its intercurrent diseases. London 1861.

— Über die Gestaltveränderung des Thorax in Krankheiten. Arch. of Med. 1858. III. p. 161.

Corbin, Recherches sur la mensuration de la poitrine. Gaz. méd. 1838. p. 129.

Frölich, Das zweckmäßigste Brustmessungsverfahren. Virchows Arch. 1872. 54. 352.

— Die Brustmessung im Dienst der Medizin. Leipzig 1874.

Gintrac, Cours théorique et pratique de pathologie interne et de therapie médicale. Paris 1853. 1. Bd. p. 388.

Helmke, Über Messungen der Thoraxbewegungen. Inaug.-Diss. Jena 1865.

Hogner, Contemporary unibilateral Stethokyrtographical examination. Med. Record 1894. 3. III.

Hübscher, C., Redresseur und Meßapparat, ein Beitrag zur Therapie der fixierten Skoliose. Beiträge z. klin. Chir. von Bruns. 13. Bd. H. 1.

Maurel, Note sur quelques modifications apportés au compas d'épaisseur pour ses applications à la mensuration de la poitrine. Bull. de thérap. 1891. 28. II.

Quain, R., The Stethometer. London. Journ. of Med. 1850. Oktob.

Ransome, Further observations on the value of stethometry in the prognosis of chest disease. Med. chir. Transact. 1881. Vol. 64.

Rieder, Handbuch der ärztlichen Technik. Leipzig 1895.

Schenk, F., Zur Ätiologie der Skoliose. Vortrag gehalten in der chir. Sektion der 58. Versamml. deutsch. Naturf. u. Ärzte zu Straßburg.

Sibson, On the mouvements of respiration in disease and on use of chest-measurer. Medicochirurg. Transaction 1848. Vol. 31. p. 355.

Witzenhausen, Ein neuer Apparat zur Messung der Brustatmung. Münch. med. Wochenschr. 1895. 42. Bd. S. 213.

Woillez, E., Cyrtométre. Arch. génér. Mai 1857.

— Recherches pratiques sur l'inspection et la mensuration de la poitrine considerés comme moyens diagnostiques complementaires de la Percussion et de l'Auscultation. Paris 1838.

— Recherches sur les variations de la capacité thoracique dans les maladies aigues. Paris 1838.

Die Messung des Luftvolumens, Spirometrie,

ist zuerst von Hutchinson in systematischer Weise durchgeführt worden, nachdem sich schon vor ihm andere Forscher damit beschäftigt, aber keine brauchbaren Resultate erhalten hatten. Hutchinson ließ in einen Raum, der aus zwei in einander geschobenen, aber leicht gegen einander verschiebbaren Zylindern bestand, seine Versuchspersonen durch einen Schlauch hineinatmen. Die Verschiebung der Zylinder von bekannter Größe zeigt dann die ausgeatmete Luftmenge an. Fig. 24 gibt Hutchinsons Spirometer wieder. Der untere Zylinder B wird mit Wasser gefüllt, damit der Meßzylinder C reibungslos vorgeschoben werden kann; außerdem ist das Gewicht von C durch zwei übe. Rollen laufende Gewichte ausgeglichen. Immerhin wird das Gewicht des oberen Zylinders in dem Maße steigen und die Luft komprimieren, als er aus dem Wasser heraustritt. Bei den Messungen muß fernerhin die Temperatur und der Luftdruck berücksichtigt werden. Will man aus dem vom Spirometer angegebenen Volumen der Atmungsluft das intrathorakale Volumen berechnen, so muß man auf Grund der Temperaturunterschiede eine Umrechnung vornehmen, für die Plesch folgende Formel aufgestellt hat $X = V \frac{(1 + 0{,}003665.37) . (b - b_1)}{(1 + 0{,}003665.t) . (b - b_2)}$. In dieser Formel bedeutet X das gesuchte Volumen, V das vom Spirometer angegebene Volumen, b den Barometerstand, t die Temperatur des Spirometers, b_1 die Wasserdampfspannung für die Temperatur t, b_2 die Wasserdampfspannung für 37^0 C. Man kann diese Umrechnung vermeiden, wenn man das Spirometer auf Körpertemperatur erwärmt. Schon Hutchinson unterschied verschiedene Teile der Atmungsluft; inzwischen ist seine Einteilung weiter ausgebaut worden. Wir unterscheiden heute

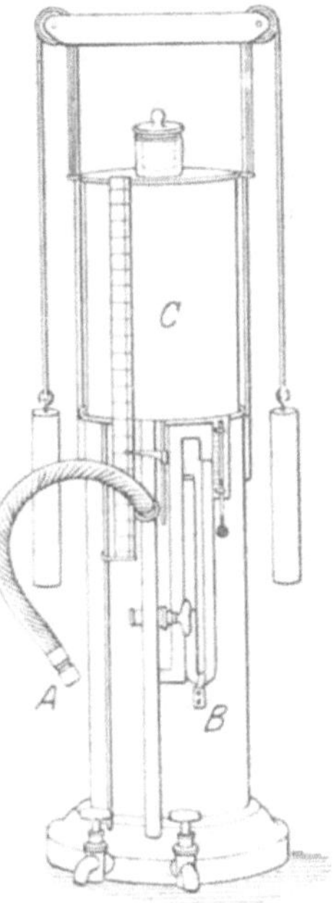

Fig. 24. Spirometer nach Hutchinson.

die Residualluft, d. h. die Luft, die selbst bei stärkster Ausatmung in den Lungen bleibt;

die Reserveluft, d. h. die Luft, die bei gewöhnlicher Atmung nicht mehr exspiriert wird, bei angestrengter Atmung noch exspiriert werden kann;

die Atmungsluft, d. h. die Luft, die bei gewöhnlicher Atmung bewegt wird;

die Komplementärluft, d. h. die Luft, die bei angestrengter Inspiration noch aufgenommen werden kann.

Die Vitalkapazität, d. h. die Summe von Reserve-, Atmungs- und Komplementärluft,

die Totalkapazität, d. h. die Summe von Vitalkapazität- und Residualluft; wir unterscheiden jetzt noch außerdem

die Mittelkapazität, d. h. die Summe von Residual- und Reserveluft;

die respiratorische Mittellage, d. h. diejenige Füllung der Lunge, die sich aus der Residual- und Reserveluft und dem halben Volumen der Atmungsluft zusammensetzt. Als Mittelwerte werden folgende Zahlen für gesunde Erwachsene angegeben:

Reserveluft	1600 cbm
Atmungsluft	500 ,,
Komplementärluft	1600 ,,
Vitalkapazität	3700 cbm

Es muß aber bemerkt werden, daß diese Zahlen durch mannigfache Verhältnisse wesentlich beeinflußt werden können. Schon unter normalen Bedingungen ändert sich die Vitalkapazität nach der Größe, dem Alter, Geschlecht und der Lage der Versuchsperson. Während des Wachstums steigt, wie selbstverständlich, die Vitalkapazität, sie hält sich vom 20.—40. Lebensjahr auf der Höhe, sinkt vom 40. bis 50. Lebensjahr und zeigt vom 50. Lebensjahr ab ein sehr schwankendes Verhalten je nach Maßgabe der Alterserscheinungen der betreffenden Person. Die Vitalkapazität ist beim Manne durchschnittlich größer als bei der Frau. Hutchinson fand ferner im Stehen höhere Werte als im Sitzen und im Sitzen wieder höhere Werte als im Liegen; Nach Wintrich scheint dies Verhalten aber nur bei muskelschwachen Individuen zuzutreffen. Daß bei Tuberkulose, Emphysem, Schwartenbildung, starker Raumbeengung durch Brust- oder Bauchergüsse und ähnliche Prozesse, bei Beschleunigung der Atmung infolge pleuritischer Schmerzen usw. die Vitalkapazität vermindert gefunden wird, nimmt uns nicht Wunder. Nachdem die Spirometrie anfangs sehr hoch geschätzt und eifrig geübt worden war, ging später diese hohe Bewertung zurück, man erkannte, daß die individuellen Unterschiede zu groß waren, um klinisch wertvolle Mittelzahlen zu geben. Erst in neuerer Zeit ist das Interesse wieder reger geworden, hat sich aber weniger der Vitalkapazität, als der Mittellage zugewendet. Um diese ermitteln zu können, muß man aber die Größe der Residualluft kennen. Die Bestimmung der Residualluft ist von verschiedenen Forschern und auf verschiedenen Wegen versucht worden. Man kann die Methoden in zwei Gruppen teilen: die pneumatometrische Methoden und die Gasmischungsmethoden. Harlesz[1]) gibt eine Methode an, die auf dem Boyle-Mariotteschen Gesetz beruht. Er läßt das Versuchsindividuum aus einem starrwandigen, mit einem Manometer versehenen Gefäß einatmen. Dann verhält sich der im Gefäß vor dem Atmen vorhandene Druck p zu dem nach der Atmung vorhandenen Druck p—dp, wie das durch das Einatmen vergrößerte Thoraxvolumen V + d, zum Originalvolumen des Thorax V. Wenn bei der Inspiration aus dem Gefäß der Thorax nur die Residualluft enthielt, kann diese nach der Gleichung $V = \frac{dv\,(p-dv)}{dp}$ berechnet werden. Gad bringt die Versuchsperson in einen luftdichten Kasten, dessen Luftraum mit einem Manometer und einem Volumschreiber in Verbindung steht. Wenn nach stärkster Ausatmung die Versuchsperson an dem Manometer einatmet, so kann aus der vom Manometer verzeichneten Druckabnahme und der vom Volumschreiber verzeichneten Volumzunahme des Brustkorbes die Residualluft berechnet werden. Mit dem von Pflüger angegebenen Pneumonometer hat Kochs die Residualluft bestimmt, nach Brugsch und Plesch sind jedoch die Werte von Kochs infolge der Mängel der Methode zu klein. Die Gasmischungsmethode, zuerst von Davy angegeben, ist wiederholt verbessert und in letzter Zeit von Durig und Plesch zur Bestimmung der Residualluft angewendet worden. Durig läßt ein sauerstoffreiches Gemisch von bekannter Zusammensetzung nach tiefster Exspiration von der Versuchsperson einatmen. Der in der Residualluft vorhandene Stickstoff mischt sich gleichmäßig damit, wozu 4—5 Atemzüge genügen. Aus der Analyse des jetzt ausgeatmeten Gemisches läßt sich berechnen, wie viel von einem 80% N-haltigen Gemisch, d. h. der Residualluft sich dem zugeführten Gas beigemengt hat. Durig fand die Menge der Residualluft mit dieser Methode zwischen 1000—1250 cbm. Man kann auch ein wasserstoffreiches Gemisch bekannter Zusammensetzung in derselben Weise einatmen lassen und nach dem Versuch aus der Abnahme des Wasserstoffgehaltes be-

[1]) Zit. nach Brugsch-Schittenhelm, Technik der spez. klin. Untersuchungsmethoden.

rechnen, wie viel Wasserstoff in den Lungen, d. h. in der Residualluft aufgenommen wurde, woraus wiederum die Menge der Residualluft bestimmt werden kann (Plesch). Kennt man die Menge der Residualluft, so ist der mittlere Füllungsgrad der Lunge die sog. respiratorische Mittellage durch Hinzurechnung der Reserveluft und der Hälfte der Atmungsluft leicht zu finden. Die respiratorische Mittellage ist von besonderem Interesse, weil sie einen Rückschluß auf den Donderschen Druck gestattet, der seinerseits wieder von wichtigem Einfluß auf die Herztätigkeit und den kleinen Kreislauf ist. Steigt der mittlere Füllungsgrad der Lunge, so findet dadurch eine stärkere Spannung des Lungengewebes und damit eine Steigerung des negativen intrathorakalen Druckes statt; diese führt zu einer Erweiterung der Lungengefäße, d. h. zu einer Herabsetzung der vom rechten Herzen zu überwindenden Widerstände und begünstigt auch wohl die Füllung des rechten Herzens. Diese Wirkung einer Erhöhung der respiratorischen Mittellage auf den Kreislauf ist besonders von Bohr betont worden.

Literatur.

Arnold, Über die Atmungsgröße des Menschen. Ein Beitrag zur Physiologie und zur Diagnostik der Krankheiten der Atmungsorgane. Heidelberg 1885.

Basch, Über die Messung des Lungenvolumens und der Lungenelastizität. Pflugers Arch. 1899. 76. S. 371.

Beigel, H., On Spirometry. The Lancet. 30. Jan. 1864.

Berenstein, Neue Versuche zur Bestimmung der Residualluft am lebenden Menschen. Pflügers Arch. 1891. 50. 563.

Bohr, Die funktionellen Änderungen in der Mittellage und Vitalkapazität der Lungen. Normales und pathologisches Emphysem. Deutsch. Arch. f. klin. Med. 1907. 88.

Brugsch und Schittenhelm, Technik der speziellen klinischen Untersuchungsmethoden. 1914.

Chelius, Zur Lehre von der Atemmessung. Allgem. med. Zentralzeitung 1857. Nr. 25.

Douglas and Haldane, The capacity of the air pasasge under varying physiological conditions. Journ. of pyhsiol. 1912. 45. p. 235.

Durig, Über die Größe der Residualluft. Zentalbl. f. Phys. 1903. 17. S. 258.

Gad, Bestimmung der Residualluft. Tageblatt d. 54. Deutsch. Naturforscher-Vers. Salzburg 1881.

Gutzmann, Über Atemvolummessung. Med. Klinik 1910. S. 939.

Hoeßlin, H. und Gebhardt, Über Spirometrie. Münch. med. Wochenschr. 1902. 49. S. 1902.

Hutchinson, I., On the capacity of the Lungs and on the respiratory Funktions, with a view of etablishing a precise and easy method of detecting disease by the Spirometer. Med. chir. Transaction 1846. Vol. 29. p. 137 auch Dublin med. Press. 1846. June 4. p. 386.

— Von der Kapazität der Lungen und von den Atmungsfunktionen mit Hinblick auf die Begründung einer genauen Methode, Krankheiten der Lunge durch das Spirometer zu entdecken. Übersetzt von Samosch, Braunschweig 1849.

— Art. „Thorax". Todds Cyclopaed of Anat. and Physiol.

Jaquet, Zur Mechnanik der Atembewegungen. Arch. f. exp. Path. u. Pharm. Supp.-Bd. 1908. S. 309.

Müller, C. W., Die vitale Lungenkapazität und ihre diagnostische Verwertung. Inaug.-Diss. Göttingen 1869.

Pflüger, Das Pneumonometer. Pflügers Arch. 1882. 29. 244.

Plesch, Die pathologische Physiologie des Lungenvolumens und seine Beziehungen zum Kreislauf. Zeitschr. f. experim. Pathol. 1913. 13. Bd.

Raither, Studien über Emphysem. Beitr. z. Klin. d. Tuberk. 1912.

Reinhardt, Über die Atmung bei Herzkranken. Deutsch. Arch. f. klin. Med. 1913. 111. 465.

Romanoff, Beziehungen zwischen Atmung und Kreislauf. Arch. f. exp. Path. u. Pharm. 1911. 64.

Rubow, Untersuchungen über die Atmung bei Herzkrankheiten. Deutsch. Arch. f. klin. Med. 1908. 92. 315.

Schnepf, La Spirometrie et les spiromètres. Gaz. méd. le Paris 1856. Nr. 49. 50. 52.

Schönfeld, Ein Beitrag zur Lehre von der Spirometrie. Inaug.-Diss. Berlin 1882.

Siebeck R., Die funktionelle Bedeutung der Atemmechanik und die Lungenventilation bei kardialer Dyspnoe. Deutsch. Arch. f. klin. Med. 107. S. 252. 1912.

Siebeck, R., Die Dyspnoe durch Stenose der Luftwege. Deutsch. Arch. f. klin. Med. 1909. 9. S. 219.
Simon, Über die Spirometrie. Gießen 1848.
Speck, Die Methoden zur Bestimmung der Menge der Residualluft. Deutsch. Arch. f. klin. Med. 1883. 33. 54.
Strauch, Residualluftbestimmungen an Emphysematikern unter besonderer Berücksichtigung der W. H. Freundschen Operation. Therapie der Gegenwart 1909. S. 420.
Vierordt und Ludwig, Zur Lehre von den Atembewegungen. Virchows Arch. 1855. H. 2. S. 273.
Wengler, Über Spirometrie. Pflügers Arch. 1903. 95. S. 297.
Zwaardemaker und Ouwehand, Die Geschwindigkeit des Atemstroms und das Atemvolum beim Menschen. Arch. f. Anat. u. Physiol. 1905. Suppl. II. 241.

Die Messung des Luftdruckes in den Atemwegen (Pneumatometrie)

ist vor allem von Waldenburg bearbeitet worden. Er benutzte ein U-förmiges Quecksilbermanometer, dessen Schenkel je 25 cm lang waren .Mit dem einen Schenkel wurde der Mund der Versuchsperson verbunden und so der Druck bei der Einatmung und Ausatmung bestimmt. Waldenburg fand den Druck bei der Ausatmung zwischen 70—200 mm, bei der Einatmung zwischen 60 und 120 mm Hg. Emphysematiker hatten normalen Inspirationsdruck, aber herabgesetzten Exspirationsdruck, dasselbe gilt für Personen mit Bronchialasthma. Phthisiker hatten häufig umgekehrt normalen Exspirationsdruck und herabgesetzten Inspirationsdruck. Nachuntersuchungen haben im wesentlichen diese Resultate bestätigt (Krause, Eichhorst, Biedert). Faktoren, die für die Druckverhältnisse in Betracht kommen sind vor allem die Kraft der Atmungsmuskeln, die Elastizität des Brustkorbes und des Lungengewebes, die Menge der Residualluft, die Temperatur der eingeatmeten und ausgeatmeten Luft (Neupauer). Die von Waldenburg gefundenen Resultate wurden von ihm als Grundlage für die Konstruktion eines pneumatischen Apparates zur mechanischen Behandlung der Respirationskrankheiten benutzt. Er ließ bei herabgesetztem exspiratorischen Druck (Emphysem z. B.) in verdünnte Luft ausatmen, bei herabgesetztem inspiratorischen Druck komprimierte Luft einatmen, ein Prinzip, das auch in den pneumatischen Kammern angewendet ist. Von Bloch ist ein Pneumoskop erdacht worden, das ohne manometrische Messung aus der Enge von Atmungskanülen, durch die ohne Erscheinungen von Atemnot respiriert werden kann, einen Schluß auf die Kräfte der Atmung gestattet. An dieser Stelle mögen auch die Untersuchungen erwähnt werden, die sich mit der Messung des Druckes von Pleuraergüssen beschäftigen (Pleurometrie). So fand Fraenkel bei Mengen zwischen 600—2100 einen Anfangsdruck von 0—16 mm Hg, einen Enddruck von + 4 bis —30 mm Hg. Von Aron liegen Messungen vor bei Ventilpneumothorax.

Literatur.

Aron, Über den intrapleuralen Druck beim Ventilpneumothorax. Virchows Arch. 1893. 131.
Bloch, Arch. f. Physiol. 1897. Pneumoskop.
Biedert, Die Methoden der Pneumatometrie und die Theorien des Emphysems und des Bronchialasthmas. Berl. klin. Wochenschr. 1880. Nr. 17. 18.
Dahlerup, Pneumatometrike Undersögelser og derer diagnostike Betydning ide chronike Lungesygdome 1881.
Eichhorst, Über die Pneumatometrie und ihre Anwendung fur die Diagnostik der Lungenkrankheiten. Deutsch. Arch. f. klin. Med. 1873. 11. H. 3.
— Manometrische Druckbestimmungen an einer äußeren Lungenfistel des Menschen. Virchows Arch. 1893. 132. 326.
Fraenkel, Über Pleurometrie. Zeitschr. f. klin. Med. 1880. 1. 635.
Kaiser, Ein einfacher Apparat zur Registrierung des Atmungsluftstromes. Zeitschr. f. biol. Technik und Methodik 1913. 3. S. 121.

Krause, Pneumatometrische Untersuchungen nach einer neuen Methode. Berl. klin. Wochenschr. 1879. Nr. 42. 43.
Liebig, G. v., Der Pnoometer. Deutsche med. Wochenschr. 1880. Nr. 22.
Liebig, Ein Apparat zur Erklärung der Wirkung des Luftdrucks auf die Atmung. Münch. ärztl. Int.-Blatt 1879. Nr. 19.
Neupauer, Die physikalischen Grundlagen der Pneumatometrie und des Luftwechsels in den Lungen. Deutsch. Arch. f. klin. Med. 1879. 23. 481.
Stigler, Die Kraft unserer Inspirationsmuskulatur. Pflügers Arch. 1911. 139.
Waldenburg, Die Manometrie der Lungen oder Pneumatometrie als diagnostische Methode. Berl. klin. Wochenschr. 1871. Nr. 45.
— Ein transportabler pneumatischer Apparat für mechanische Behandlung der Respirationskrankheiten. Berl. klin. Wochenschr. 1873. Nr. 39.

Registrierungen der Atmung.

Um den Rhythmus der Atembewegungen aufzuzeichnen, sind verschiedene Vorrichtungen angegeben worden. Grundsätzlich handelt es sich meist um die Registrierung der Druckschwankungen, die durch die Atembewegungen des Brustkorbes in einem mit dem Brustkorb verbundenen Gummiballon hervorgerufen werden. So kann man einen Gummiball, der in passender Weise durch einen Schlauch mit einer Schreibkapsel verbunden ist, unter eine um den Brustkorb laufende Binde legen. Oder man nimmt einen Hohlzylinder, dessen beide Enden durch eine Gummimembran verschlossen sind. An den Membranen wird eine um den Brustkorb laufende Schnur befestigt. Die bei der Atmung durch Spannung und Entspannung der Membran entstehenden Druckschwankungen im Zylinder werden von diesem durch eine kleine Seitenöffnung wieder zu einer Schreibkapsel abgeleitet (Mareys Pneumograph) (Fig. 25). Die Form einer auf diese Weise gewonnenen Kurve ist aus Fig. 20 ersichtlich. Komplizierter ist ein anderer, ebenfalls von Marey angegebener Apparat, bei dem die Durchbiegung einer Metallplatte ähnlich wie die Druckschwankungen eines Gummiballons auf die Schreibvorrichtung übertragen wird. Geeignet sind auch die Glyzerinpelotten in Metallfassung, wie sie in den Handel gebracht werden von Oehmke in Berlin.

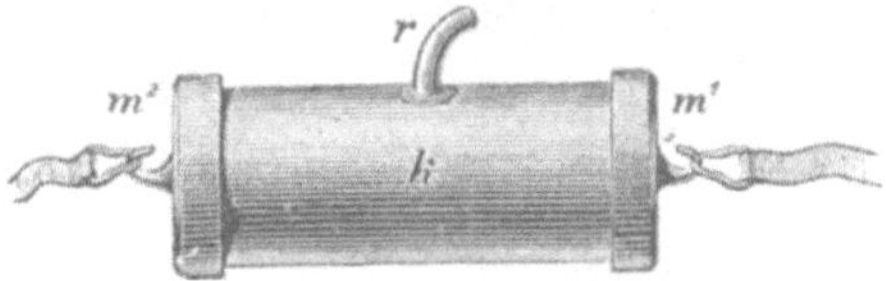

Fig. 25. Pneumograph von Marey.

Um die Bewegungen einzelner Punkte der Brustwand zu registrieren, benützt man doppelarmige Hebel, deren eines Ende dem betreffenden Punkte anliegt, während das andere als Schreibstift auf einer Trommel schleift (Riegel). Auch Spirometer und Manometerbewegungen lassen sich in ähnlicher Weise graphisch aufnehmen.

Literatur.

Aron, Graphische Darstellung einiger Atmungstypen des Menschen. Virchows Arch. 1894. 137. S. 178.
Bergeon, Recherches sur la physiologie médicale de la respiration à l'aide d'un nouvel appareil enregistreur (spiromètre) écrivant. Paris 1870.
Hirtz et Brouardel, Utilité des traces pneumographiques comme moyen de diagnostic au début et cours de la tuberculose pulmonaire chronique. Compt. rend. de la Soc. de Biologie 1900. 20. Jahrg. p. 60.
Richter, Gg., Bilaterale Pneumogramme in Krankheiten der Lungen und Pleura. Münch. med. Wochenschr. 1912. 59. S. 2216.
Riegel, Die Atembewegungen. Eine physiologisch-pathologische Studie. Würzburg 1873.
— Über graphische Darstellungen der Atembewegungen. Deutsch. Arch. f. klin. Med. H.379.
— Über Stethographie und stethographische Kurven. Deutsch. Arch. f. klin. Med. 1872. 10. 124.
— Über Atembewegungen des gesunden und kranken Mannes. Würzburger med. Zeitschr. VII. 1867.
Staehelin-Schütze, Spirographische Untersuchungen an Gesunden, Emphysematikern und Asthmatikern. Zeitschr. f. klin. Med. 1912. 75. 15.

Zur Geschichte der Perkussion und Auskultation.

Leopoldi Auenbrugger Inventum novum

ex percussione thoracis humani ut signo abstrusos interni pectoris morbos detegendi,

unter diesem Titel erschien im Jahre 1761 ein Büchlein von wenigen Druckseiten. Die neue Erfindung durch Beklopfen des menschlichen Brustkorbes, als ein Zeichen, verborgene Krankheiten der inneren Brust zu entdecken, stammte von dem praktischen Arzte und Physikus am spanischen Spital in Wien Leopold Auenbrugger (Fig. 26). Pflicht der Dankbarkeit und Forderung des historischen Interesses ist es, einen kurzen Blick auf den Lebenslauf dieses Mannes zu werfen, der der medizinischen Wissenschaft die Kunst der Perkussion geschenkt und dadurch einen festen Boden geschaffen hat für die Erkennung der wichtigsten Erkrankungen der Brust- und Bauchorgane.

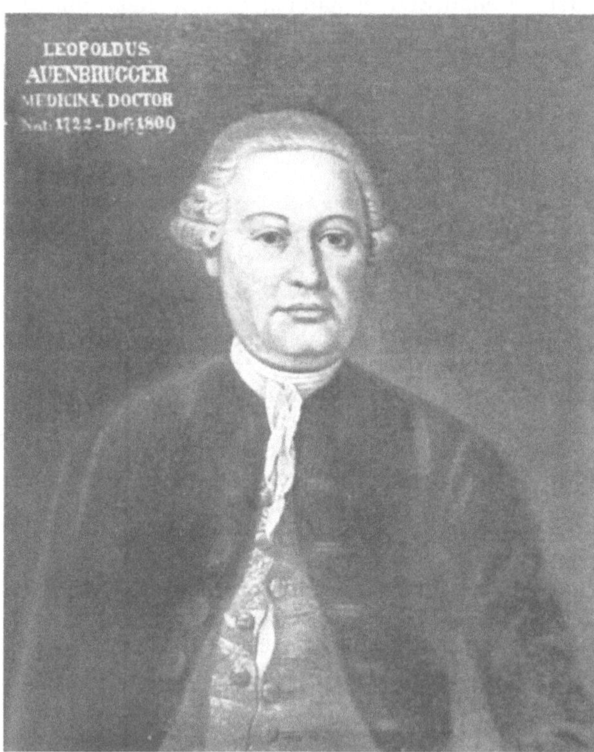

Fig. 26. Auenbrugger.

Leopold Auenbrugger wurde am 19. November des Jahres 1722 geboren in Graz als Sohn des Sebastian Auenbrugger und seiner Ehefrau Maria Theresia, geb. Kaschutnikhin. Vater Sebastian Auenbrugger war Wirt des Gasthauses zum Mohren und mit Frau Theresia bekannt und geachtet als redliche, gutherzige und wohltätige Bürgersleute. Der Sohn Johannes Leopoldus erhielt in Graz seine humanistische Ausbildung und studierte daselbst zunächst Philosophie. Er widmete sich dann im besonderen dem Studium der Arzneigelehrsamkeit an der hohen Schule in Wien, wo damals Boerhaaves Schüler Gerhard von Swieten die Wiener Klinik nach dem Vorbilde der Leydener eingerichtet hatte und im Geiste seines Lehrers die holländische Schule medizinischer Wissenschaft pflegte und ausbaute. Neben van Swieten wirkte vom Jahre 1754 ab sein früherer Mitschüler Anton de Haen, ein geistvoller aber widerspruchsvoller Kopf. Nachdem Auenbrugger sein Studium vollendet und mehrere Jahre als praktischer Arzt in Wien tätig gewesen war, „fungierte Dr. L. Auenbrugger vom Jahre 1751—1755 als beständiger Medikus ohne Gehalt im hiesigen (Wiener) Militär Hospitale". Im ganzen war Auenbrugger bis zum Jahre 1768 an dem Spital tätig. Über Auenbruggers Charakter erfahren wir Näheres aus dem Zeugnis seines Kollegen, des Professors Wimmer aus Graz; er lobt[1]) „Auenbruggers liebevolles Betragen, dessen Herablassung, Güte und Wohlwollen gegen Kranke und Gesunde, gegen seine Familie und Dienstboten, gegen Untergebene und Jedermann, ferner dessen Wohltätigkeit, die ein Hauptzug in seinem moralischen Charakter und bei ihm eine Tugend war, die er gleichsam von seinem ebenso wohltätig gewesenen Vater ererbt zu haben schien. Er unterstützte arme Studierende, gab ihnen Nahrung, kleidete sie, half ihnen, daß sie ihre Studien vollenden konnten und verschaffte ihnen dann Brot und Verdienst". Am letzten Tage des Jahres 1760 legte Auenbrugger die letzte Hand an sein Inventum novum; er schrieb ihm ein Begleitwort, in dem er sagt, daß nicht schriftstellerischer Ehrgeiz und überschwengliche Spekulationen, sondern siebenjährige Beobachtung der Grund zur Darstellung und Herausgabe seiner Befunde sei. Dann fährt er fort: „Praevidi autem multum bene quod scopulos non exiguos subiturus sim, simulac inventum meum publici juris fecero. Enim vero invidiae, livoris, odii, obtrectationis, et ipsarum calumniarum socii, nunquam defuerunt viris illis, qui scientias et artes suis inventis aut illustrarunt aut perfecerunt. Diese Vermutung, daß er mit seinem Inventum novum vielen Klippen begegnen werde, da Neid, Eifersucht, Haß, Mißgunst und Verleumdung nie den Männern erspart blieben, die in Kunst oder Wissenschaft durch ihre Entdeckungen Aufklärung oder Vervollkommnung brächten — diese Vermutung ist befremdend bei einem Manne von so gütigem und vornehmen Charakter, wie Auenbrugger. Sie wird aber erklärlich, wenn wir hinzufügen, daß Auenbruggers Vermutung durch die Tatsachen bestätigt wurde. Van Swieten erwähnt in dem 1764 erschienenen 4. Band seiner Kommentare Auenbruggers Erfindung nicht und de Haen macht es in seiner Ratio medendi nicht anders, obwohl er merkwürdigerweise die Perkussion der Bauchorgane übte und sogar deren Klanggehalt erwähnt: Bei Ascites „sonitum vero tympanias non dedit, sed obscurum potius ascitis fluctuantis ideum". (Ratio med. XI. S. 247.) Männer von Ruf, wie R. A. Vogel in Göttingen, E. Horn in Berlin, J. Chr. Reil in Halle, Baldinger in Jena, Hildebrand (in Braunschweig ?) verstanden nicht die große Bedeutung der neuen Methode zu würdigen, ja verwarfen sie zum Teil oder verwechselten sie mit der alten Sukkussion. Nur Chr. G. Ludwig in Leipzig erkannte sofort den hohen Wert und „ein gewöhnlicher Praktiker", wie Niemeyer sich ausdrückt, „der nur für den gemeinen Mann schrieb, I. A. Unzer zu Altona". Unzer empfahl in seiner Wochenschrift „der Arzt" die Perkussion dringend und wollte sie nur dem Arzt anvertraut wissen, während der erwähnte Hildebrand[2]) solche Manipulation eines Arztes für unwürdig hielt. Als nach dem Tode de Haens der Wiener Lehrstuhl von Maximilian Stoll eingenommen wurde, schien auch die Stunde der Anerkennung für Auenbruggers Verdienst gekommen zu sein. Stoll lehrte die Perkussion an seiner Klinik und ließ sie fleißig üben, wie aus seinen eigenen und den Schriften seines Schülers Eyerel und der Dissertation von Hofmann hervorgeht. Als er aber nach wenigen Jahren sein Lehramt niederlegte (1784), hatte sich die Perkussion immer noch nicht die ihr zukommende Stellung erworben und von seinen Nachfolgern spricht sich Joh. Peter Frank wieder sehr zurückhaltend aus. Einige Jahre nach dem Erscheinen war Auenbruggers Werk von einem Rozière de la Chassagne ins Französische übersetzt und als Anhang zu einem Hand-

[1]) Siehe Clar, Leopold Auenbrugger, der Erfinder der Perkussion des Brustkorbes. Graz 1867.

[2]) Zit. nach Niemeyer.

buch der Lungenkrankheiten herausgegeben worden. Rozière de la Chassagne selbst hatte jedoch keine Ahnung von dem Werte der Arbeit und die Übersetzung wohl nur aus literarischer Vielgeschäftigkeit gemacht. Jedenfalls spricht in diesem Sinne seine Bemerkung, die er der Übersetzung mit auf den Weg gab: „Je ne dis rien ni pour ni contre cette méthode, je ne l'ai point éprouvée". Aus ihrem Dornröschenschlaf wurde Auenbruggers Entdeckung erst geweckt, als der Leibarzt Napoleons des Ersten Jean Nicolas Corvisart des Marest, in klarer Erkenntnis und neidloser Anerkennung der Bedeutung des Inventum novum, mit dem Gewicht seiner hohen Stellung und großen Kunst für die neue Methode eintrat. Er veröffentlichte im Jahre 1808 eine Übersetzung und erweiterte gleichzeitig das Gebiet der Perkussion durch ausgedehnte eigene Beobachtungen. Damit war der Bann gebrochen und Auenbrugger konnte die freudige Zuversicht mit ins Grab nehmen, daß der Wunsch in Erfüllung gehen würde, mit dem er das Hauptwerk seines Lebens beschlossen: „Cedant haec miseris aegris in solatium, veris autem medicinae cultoribus in incrementum artis", möge es den armen Kranken Trost bringen, und den wahren Jüngern der Heilkunde Förderung ihrer Kunst. Am 17. Mai 1809 starb Auenbrugger im 87. Lebensjahre.

Das Inventum novum ist durch die Schlichtheit und Wucht der Sprache, die innere Überzeugungskraft der Darstellung und die gedrängte Fassung des Inhaltes ein Meisterwerk für alle Zeiten. Natürlich haften dem Buche die Unvollkommenheiten an, die aus dem damaligen Stande der Wissenschaften entspringen. Es ist aber bewundernswert zu sehen, wie Auenbrugger trotzdem die prinzipiellen Bedingungen für das Verhalten des Perkussionsschalles und die Diagnose der einzelnen Krankheitsformen herausarbeitet. An Schallqualitäten unterscheidet er altus und profundus, clarus und obscurus, sonorus und obtusus, den sonus carnis oder suffocatus (Schenkelton). Bemerkenswert ist die Bedeutung, die Auenbrugger der physikalisch klaren Qualität des hohen oder tiefen Tones beilegt: morbosum ibi subesse notat, ubi altitudo major (§ 12). Auch wenn der sonore Ton obscurior wird, beweist dies, daß etwas Krankhaftes an der betreffenden Stelle vorliegt (§ 13). Ferner lehrt Auenbrugger schon, daß die Perkussion eine vergleichende Methode ist, daß die beiden Seiten des Brustkorbes bei gleich starker Perkussion verglichen werden müssen: „Si non percipitur sonus manifestus, utrique lateri aequalis, eidemque percussionis intensitati conformis, morbosum quid in pectore latere significat, wenn der Schall nicht deutlich, für beide Seiten gleich und bei gleichstarker Perkussion gleichartig ist, so zeigte das etwas Krankhaftes in der Brust an '. Wichtig ist vor allem die unzweideutige Erklärung Auenbruggers, daß die Veränderungen des Perkussionsschalles ein Ausdruck der physikalischen Zustände der Brustorgane sind: constat . . quod omne illud obtundat vel deleat sonum naturalem thoracis, quidquid volumen aeris in ejus cavo contenti valet minuere . ., es ist sicher, daß alles das den natürlichen Klopfschall der Brust dämpft oder aufhebt, was das Luftvolumen im Brustraum verringern kann. Mit welcher Sorgfalt Auenbrugger seine neue Entdeckung am kranken Menschen durchgearbeitet hat, zeigen schon die Überschriften der Kapitel, in denen von krankhafter Schallveränderung gehandelt wird: De morbis acutis, de morbis chronicis, de sono praeternaturali thoracis, qui magnam extravasationen liquidorum . . . sequitur, de scirrho pulmonum, Empyema, de hydrope pectoris, Hydrops pericardii, Aneurysma (Erweiterung) cordis.

Die von Auenbrugger angewandte Technik der Perkussion bestand im Beklopfen der Brustwand mit den Spitzen der zusammengelegten Finger: percuti, verius pulsari, thorax debet adductis ad se mutuo et in rectum protensis digitorum apicibus, lente atque leniter.

Es war ohne Zweifel ein Fortschritt als diese unmittelbare Perkussion durch die Methode der mittelbaren Perkussion von Piorry [1]) ersetzt wurde. Das Geräusch, das man durch Kratzen mit dem Nagel auf einem festen und ungleichen Gewebe erhält, brachte ihn auf den Gedanken, ein solches Medium bei der Perkussion anzuwenden. Als er keinen rechten Erfolg sah, drückte er ein Geldstück auf die Brustwand, klopfte darauf und erhielt einen lauteren Ton. Nun ließ er sich aus Tannenholz eine kleine Platte mit gekrümmtem Griff machen (siehe Fig. 27), das erste Plessimeter (1826). Durch diese merkwürdige Entstehungsgeschichte werden wir daran erinnert, daß schon Auenbrugger vorgeschrieben hatte, die Brust des Kranken solle mit dem Hemde oder die Hand des Perkutierenden mit einem Handschuh (jedoch nicht aus glattem Leder) bekleidet sein, da beim Klopfen mit bloßer Hand auf die nackte Brustwand ein störendes Nebengeräusch entsteht. In dieser Vorschrift war das Plessimeter gewissermaßen schon vorbereitet, wie man sieht. Kaum erfunden, wurde das Plessimeter auch schon das geduldige Objekt zahlreicher Verbesserungsversuche. Piorry selbst probierte auf den Rat Laennecs kleine Röhren und Kästchen, dann die verschiedensten Materiale und blieb schließlich beim Elfenbein stehen, das sich bis heute behauptet hat, soweit es nicht durch weniger vornehme Konkurrenten (Hartgummi, Zelluloid) ersetzt wird. Wer sich über die zahlreichen Formen von Plessimetern unterrichten und selbst vor der Konstruktion eines neuen bewahren will, der sei auf die hübsche Studie Erich Ebsteins im Archiv für Geschichte der Medizin verwiesen. Hier soll nur auf einige prinzipielle Punkte eingegangen werden. Der Wunsch, die Organgrenzen möglichst genau zu bestimmen, veranlaßte schon Piorry, auf dem Plessimeter eine Millimetereinteilung anzubringen; die feinste Grenzbestimmung erfolgt nun nicht mehr unmittelbar auf der Körperoberfläche, sondern auf der Platte des Plessimeters. Ein Verfahren, das an die Schildbürger erinnert, die ihre Kirchenglocken ins Meer versenkten und, um den Ort zu bezeichnen, in den Bordrand eine Kerbe schnitten. Theoretisch richtig war dagegen der Gedanke, die Berührungsfläche zwischen Plessimeter und Körperoberfläche bei Grenzbestimmungen möglichst gering oder schmal zu machen. Zu dieser sog. Linearperkussion setzte Wintrich das Plessimeter nur mit einem Rand auf (siehe Fig. 28). Ein Schüler Piorrys (Souligoux) konstruierte später ein besonderes Plessimeter dafür, Ziemssen folgte mit dem sog. Keilplessimeter. Abgesehen von der Erfindung des Plessimeters hat sich Piorry ein Verdienst dadurch erworben, daß er die Perkussion systematisch auch auf die Bauchorgane anwandte und lehrte, die Organgrenzen aufzuzeichnen (Dermatographie). Er schuf damit einen sicheren Boden für die topographische Diagnostik. Sonderbarerweise wurde die charakteristische Eigenschaft des Bauchschalles von Piorry nicht erkannt, er spricht vom „son humorique oder son hypergazique“, obwohl schon de Haen die Tympanie des Bauchschalles erwähnt (s. oben, S. 59) und Laennec beim Pneumothorax den „son plus clair que dans l'état normal et en quelque sorte

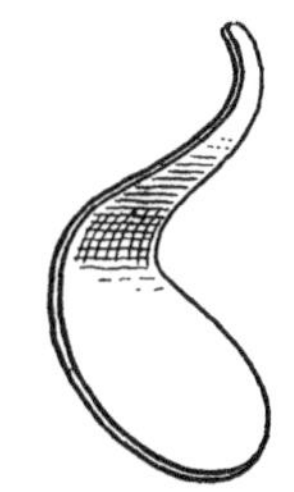

Fig. 27. Plessimeter aus Tannenholz mit gekrümmter Handhabe nach Piorry (1826) — erstes Modell (nach E. Ebstein).

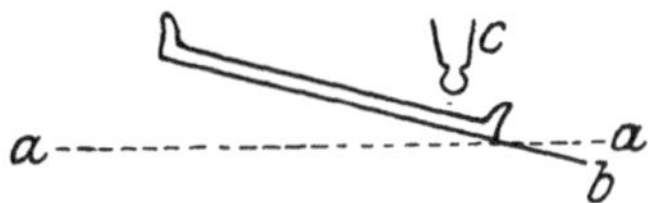

Fig. 28. Kantenstellung des Plessimeters nach Wintrich.

[1]) Pierre Adolphe Piorry, geb. 1794 zu Poitiers, schrieb 1827 eine preisgekrönte Arbeit über die mittelbare Perkussion, war vom Jahre 1831 als Dozent, vom Jahre 1840 als Nachfolger von Broussais am Hotel de Dieu in Paris tätig. Er starb 1879.

tympanique“ beschreibt. Die von Piorry mit großem Erfolg ausgebaute topographische Diagnostik zog ihren Meister immer mehr in ihren Bann und verleitete ihn dazu, schließlich jedem Organ seinen besonderen Perkussionsschall zuzuschreiben. Er entfernte sich dadurch in steigendem Maße von den gesunden physikalischen Grundlagen, die Auenbrugger seinerzeit für die Entstehung des Perkussionsschalles aufgestellt hatte. Eine Reaktion konnte nicht ausbleiben. Sie kam, nachdem sich schon in England kritische Stimmen bemerkbar gemacht hatten (Williams, Stokes u. a.) von derselben Stätte, von der zwei Menschenalter früher die Kunst der Perkussion ausgegangen war, aus Wien. Skoda[1]) (Fig. 29) erklärte wie Auenbrugger die Schallqualitäten als Ausdruck des physikalischen Zustandes der perkutierten Organe. Er übernahm von Auenbrugger den hohen und tiefen, den sonoren, den hellen (clarus)

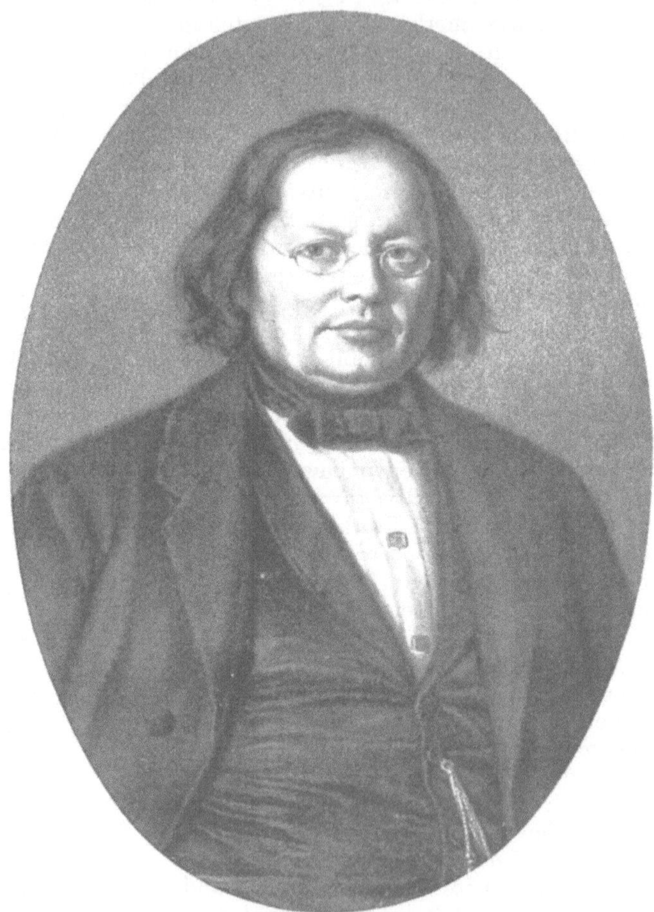

Fig. 29. Skoda.

[1]) Josef Skoda, geb. 1805 in Pilsen, studierte seit 1825 Medizin in Wien. 1833 wurde er Sekundärarzt am allgemeinen Krankenhause daselbst, 1839 veröffentlichte er seine bekannte Abhandlung über Perkussion und Auskultation. 1840 wurde er ordinierender Arzt an einer neu errichteten Abteilung für Brustkranke, 1846 erhielt er die Professur der Klinik. Er starb 1881.

und wohl auch den gedämpften (obtusus) Schall, bemühte sich aber schärfere Begriffe und Gegensätze herauszuarbeiten. Während bei Auenbrugger der sonore wie der helle Schall denselben Gegensatz haben (obscurus oder obtusus, bei höheren Graden suffocatus, sonus carnis), stellt Skoda dem sonoren oder vollen Schall den leeren gegenüber, dem hellen Schall den dumpfen oder gedämpften. Als neue Schallqualität wird der von Skoda als wichtig erkannte Klanggehalt aufgenommen: der tympanitische und nicht tympanitische Schall. Wie weit es Skoda gelungen ist, den zunächst rein formalen Gegensätzen entsprechende physikalische Grundlagen zu geben, wird später zu erörtern sein.

Der Erfindung des Plessimeters folgte sehr bald die Erfindung des Perkussionshammers [1]). Der Gedanke lag ja nahe und war nicht einmal neu, denn der Schaffhausener Arzt J. J. Wepfer berichtet schon 1658 in seinen Historiae apoplecticorum, daß die Schweizer Tierärzte und Schlächter bei den Rindern den Kopf mit einem Hämmerchen perkutierten, um sie auf Zystizerken zu untersuchen. Piorry erzählt in seinem Buche de la percussion médiate von einem gewissen Barry [2]), der ein Stäbchen zur Perkussion benutzte, das eine mit einem Rindsdarm und Leder überzogene Ebenholzolive trug; er lehnt aber das Instrument als überflüssig ab. Es mag erwähnt werden, daß Laennec schon sein Stethoskop als Perkussionshammer angewendet hat, offenbar ohne den Ehrgeiz ein besonderes Instrument für den Zweck zu konstruieren. Die Einführung des Perkussionshammers in die Klinik stammt von Wintrich. Als Assistenzarzt am Juliusspital in Würzburg hatte er den physikalisch-diagnostischen Kurs zu geben. Als er bemerkte, daß manchen seiner Schüler das Perkutieren mit dem Finger Schwierigkeiten machte, „vielen mangelte die notwendige Geschicklichkeit, vielen der nötige Bau der Finger und vielen die erforderliche Geduld und Ausdauer", sann er auf Abhilfe und fand sie in einem Hämmerchen, dem Perkussionshammer (Fig. 30). Wie das Plessimeter, so ist der Hammer vor Verbesserungen nicht bewahrt geblieben. Man hat ihn leichter oder schwerer gemacht, ein Laufgewicht auf dem Stiel angebracht, dem Hammerkopf eine besondere Krümmung gegeben usw. Schon Wintrich selbst rief aus: „Es gibt bald so viele Perkussionshammer mit so vielen verschiedenen Erfindernamen, als dies bei den Geburtszangen der Fall ist. In Erich Ebsteins erwähnter historischen Studie ist eine ganze Anzahl abgebildet.

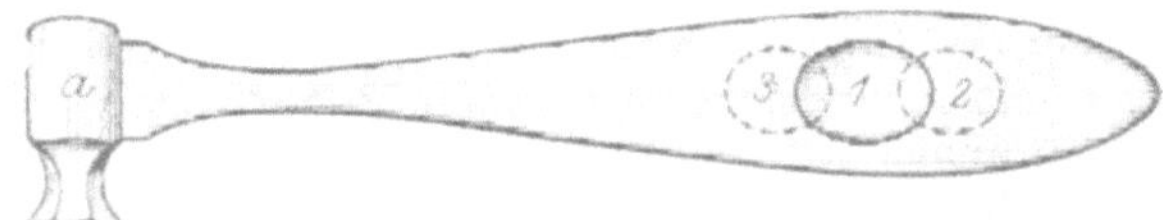

Fig. 30. Erstes Modell des Perkussionshammers nach Wintrich (1841). Vertiefung 1 für den Daumen, 2 für den Zeigefinger und 3 für den Mittelfinger, abc Stahlring, d Kautschukplatte (nach E. Ebstein).

Piorrys zahlreiche Versuche, für sein Plessimeter ein möglichst geeignetes Material und eine möglichst geeignete Form zu finden, mußten sogleich zu der einfachsten Lösung führen, es mit den eigenen Fingern zu probieren. Zuerst taten dies englische und amerikanische Ärzte, die Piorrys Vorlesungen gehört hatten. Die Fingerperkussion ist also fast so alt wie die mittelbare Perkussion überhaupt. Piorry selbst wollte nichts von ihr wissen. Als der Perkussionshammer erfunden wurde, drohte nicht nur dem perkutierten, sondern auch dem perkutierendem Finger Gefahr, zugleich wurde die Möglichkeit verschiedener Kombinationen gegeben. Man konnte nun Hammer-Plessimeter-, Finger-Plessi-

[1]) Siehe besonders Erich Ebstein. Der Perkussionshammer l. c.

[2]) Es handelt sich wahrscheinlich um David Barry, einen englischen Arzt, der 1781 geboren und 1836 gestorben ist. Er promovierte am 30. Mai 1817 in Paris. (Wickersheimer bei Ebstein, l. c.).

meter-, Hammer-Finger- und Finger-Finger-Perkussion wählen. Jede Methode hatte und hat ihre Anhänger, wohl das beste Zeichen, daß man mit jeder Methode zum Ziele kommen kann. Auch die ursprüngliche unmittelbare Perkussion Auenbruggers wird noch angewendet, so z. B., wenn man Aufschluß über den Luftgehalt größerer Lungenbezirke (Bronchopneumonien) gewinnen will. Der Finger-Finger-Perkussion ist besonders nachgerühmt worden, daß bei ihr die Tastempfindung, das Widerstandsgefühl, hinzukomme und daß sie dadurch leitungsfähiger sei als die Hammer-Plessimeter-Perkussion. Nüchterne Beurteiler werden heute wohl ohne Zögern zugeben, daß von jedem, der überhaupt perkutieren kann, mit der Finger-Finger-Perkussion dasselbe erreicht werden kann wie mit der Hammer-Plessimeter-Perkussion und umgekehrt. Die Methode ist also schließlich Sache des Geschmacks. Wer Freude am Hämmerchen und Plättchen oder vielleicht auch ungeschickte Finger hat, dem wird man sein Instrumentarium gönnen. Wer seine Finger nimmt, dem wird man zutrauen, daß sie ihm alles leisten; ein Vorzug ist, daß man dies Handwerkszeug stets bei sich hat.

Nicht ganz so gleichgültig wie die gewählte Methode ist deren Ausführung. Ebenso wie man das Plessimeter ganz oder nur mit dem Rand aufsetzen kann, so kann man den Finger ganz oder nur mit der Spitze auflegen. Handelt es sich um die Erschütterung größerer Bezirke, so wird man das ganz aufgelegte Plessimeter, den ganz aufgelegten Finger vorziehen. Handelt es sich um Grenzbestimmungen, so wird die Randperkussion, die Fingerspitzenstellung, wie wir glauben, überlegen sein. Wir werden aber auf diese Frage noch zurückkommen müssen.

Dem Inventum novum Auenbruggers ebenbürtig ist

die Entdeckung der Auskultation durch Réné Théophile Hyacinthe Laennec,

ebenbürtig durch die Größe und Einfachheit des Gedankens und die bewundernswerte Erfassung und Durcharbeitung der aus der neuen Idee entspringenden Probleme.

R. Th. H. Laennec[1]) (Fig. 31) wurde am 17. Februar 1781 geboren zu Quimper als Sohn eines Advokaten, der gute Verse gemacht haben soll, aber keine besondere Begabung für die Erziehung seines Sohnes Hyazinthe hatte. Er vertraute diese deshalb einem seiner Brüder an, der Pfarrer in der Nähe von Quimper war. Als bald darauf die Revolution ausbrach, mußte der Geistliche nach England fliehen und der junge Laennec kam zu einem anderen Onkel, der Professor der inneren Medizin an der Hochschule in Nantes war und nicht nur als ein begeisterter Mediziner, sondern auch als ein besonders wohltätiger Mann geschildert wird. Das Vorbild des Onkels und eigene Neigung führten den Neffen nach Beendigung der Schulzeit zum Studium der Medizin. Den ersten medizinischen Unterricht erhielt Laennec in den Sälen des Hospitals in Nantes durch seinen Onkel. Im Jahre 1800 ging der Neunzehnjährige nach Paris um dort seine Ausbildung zu vollenden. Es herrschten damals zwei Richtungen in der medizinischen Wissenschaft. Eine vorwiegend theoretisierende, die das Hauptgewicht und ihre Einteilungsgründe vor allem in der Symptomatologie der Krankheiten suchte, wurde vertreten durch Philippe Pinel. Auf der anderen Seite stand Corvisart, der vor allem die Brücke zwischen den klinischen Krankheitserscheinungen und den pathologisch-anatomischen Befunden zu schlagen suchte und dabei unterstützt wurde durch eine besonders sorgfältige Untersuchungstechnik und hervorragenden diagnostischen Scharf-

[1]) Siehe Bayle, Notice sur la vie et les travaux de Laennec in Laennecs Traité de l'auscultation 1834.

blick. Er war es, zu dem Laennec sich hingezogen fühlte. Nachdem der junge Mediziner im Jahre 1804 zum Doktor promoviert und im Laufe der folgenden Jahre verschiedene kleinere Arbeiten geschrieben hatte, wurde er 1816 Arzt am Hospital Necker. Drei Jahre später, 1819, erschien sein berühmtes Werk Traité de l'auscultation médiate et des maladies des poumons et du coer. Schon zu dieser Zeit machten sich ernste Gesundheitsstörungen bei Laennec bemerkbar, so daß er gezwungen war, Erholung in der Landluft zu suchen. Er ging in sein Heimatland, die Bretagne, blieb dort bis zum Januar des Jahres 1822 und kehrte dann nach Paris zurück. Im folgenden Jahre erhielt er den Lehrstuhl für innere Medizin, den früher sein Lehrer Corvisart innegehabt hatte. Die erste Ausgabe des Traité de l'auscultation médiate war nach zwei Jahren vergriffen. Rastlos arbeitete Laennec an dem Ausbau und der Vervollkommung seines Werkes. Zu Anfang des Jahres 1826 schickte er es in zweiter Auflage in die Welt. Es scheint fast, als ob die schöpferische Freude an seinem Werke Laennec die Spannkraft zur Vollendung gegeben habe, denn unmittelbar darauf brach sein Körper zusammen. Die Krankheit, deren Erforschung ein wesentlicher Teil seiner Lebensarbeit gewesen war, machte seinem Leben auch ein Ende. Laennec starb am 13. August 1826 in seiner Heimat an der Lungenschwindsucht.

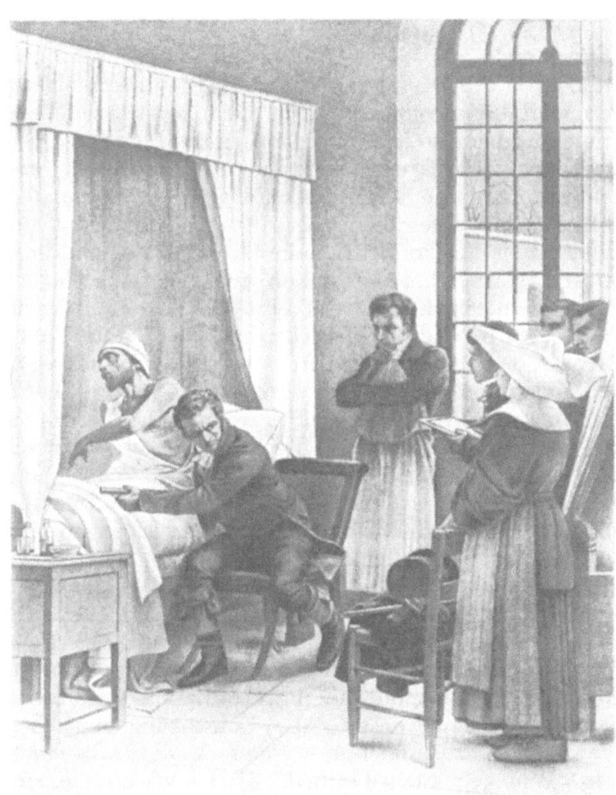

Fig. 31. Laennec untersucht im Hospital Necker einen Schwindsüchtigen (1816) nach T. Chartran.

Den Charakter Laennecs lernen wir am besten kennen und schätzen aus dem Nachruf, den ihm A. L. J. Bayle geschrieben hat, in der von Meriadec Laennec besorgten Ausgabe des Traité de l'auscultation. „M. Laennec était désintéressé et toujours porté à être utile à ceux qui s'adressaient à lui. Sa grande réputation le faisait appeler par les gens les plus riches et les plus élevés en dignité, qu'il refusait souvent de voir à cause de l'état de sa santé; mais il ne rejetait jamais les pauvres; il ne les assistait pas seulement lorsqu'ils étaient malades, il les aidait encore par ses nombreuses aumônes, et d'une manière si secrète, que ce n'est que depuis sa mort qu'on a appris ces détails. La bienfaisance de M. Laennec venait de sa religion; doué d'un caractère naturellement froid, il connaissait peu ces élans du coeur, et ces émotions tendres qui peuvent entraîner tant de malheurs à leur suite lorsqu'elles passent certaines limites. A l'abri des égaremens des passions, une raison froide et sévère, des croyances profondes dirigeaient toutes ses actions et commandaient tous ses devoirs.

Der Gedanke, das Ohr an die Brustwand zu legen, um den Körper gewissermaßen bei der Arbeit zu belauschen, findet sich schon bei Hippokrates verwirklicht und mit Erfolg verwirklicht. Im zweiten Buch der Krankheiten schreibt er: *Ὕδερος πλεύμονος — καὶ ἢν πολλὸν χρόνον προσέχων τὸ οὖς ἀκουάζῃ πρὸς τὰ πλευρά, ζέει ἔσωθεν οἷον ὄξος*, Lungenödem — und wenn man lange Zeit das Ohr an die Brustwand drückt und horcht, kocht es drinnen wie Essig. Und kurz vorher finden wir die Bemerkung: *ὁ πλεύμων προσπεσὼν ἐσ τὸ πλευρόν. καὶ τρίζει οἷον μάσθλης*, Auffallen der Lunge gegen die Brustwand; und es knirscht wie von einem Lederriemen. Zwei und einhalb Jahrtausend[1]) haben die Lehren des großen Griechen geschlummert, bis sie in Laennecs Entdeckung zu neuem Leben erwacht sind. Dem Ansatz zu einer Auskultation begegnen wir interessanterweise schon bei Laennecs Lehrer Corvisart. Bei Besprechung der auf Distanz hörbaren Herzgeräusche bemerkt er, er habe die Herzschläge nur gehört „en approchant l'oreille de la poitrine du malade". Wie merkwürdig, daß er nicht den letzten Schritt getan und das Ohr auf die Brustwand aufgelegt hat. Offenbar sind es konventionelle Gründe gewesen, die ihn gehindert haben, diesen selbstverständlichen Gedanken auszuführen. Hat man nicht Auenbruggers Perkussion abgelehnt, weil eine solche Manipulation eines Arztes unwürdig sei (Hildebrand l. c.). Corvisarts Schüler, als erster Laennecs Freund Bayle, dann auch Laennec selbst und andere Studierende wandten dann aber doch die unmittelbare Auskultation an, allerdings, und das ist wichtig, zunächst nur fürs Herz. Die Herztöne sind aber, wie wir wissen, mit dem unmittelbar aufgelegten Ohr nicht besonders gut zu unterscheiden, obwohl man heute Laennec nicht mehr Recht geben wird, wenn er sagt, daß man auf die Weise die Herzschläge lediglich deutlicher wahrnähme in Fällen, wo sie nicht gut mit der Hand gefühlt werden könnten. Dagegen werden wir die von Laennec angeführten Schicklichkeitsgründe gelten lassen. Sie waren es auch, die ihn auf die Idee des Hörrohrs brachten. Die Beobachtung nun, daß durch die Vermittlung eines Schallleiters die Herztöne schärfer gehört werden, als ohne einen solchen, veranlaßten Laennec grundsätzlich zur Auskultation das Stethoskop zu gebrauchen, während wir jetzt dies Instrument mehr als notwendiges Übel betrachten und die unmittelbare Auskultation, wo sie angebracht ist, vorziehen. Immerhin war die Einführung eines besonderen Instrumentes ein gewaltiges Werbemittel für die neue Methode, so beschämend das für uns klingen mag. Wie sehr auch die medizinische Welt an Kleinlichkeiten hängt, beweisen die zahlreichen belanglosen Versuche, die Perkussionsinstrumente zu verbessern, von denen schon die Rede gewesen ist, und die nicht minder zahlreichen gleichwertigen Versuche, die Auskultationsinstrumente zu verbessern, von denen noch die Rede sein muß. „Wären Stethoskop, Plessimeter und Perkussionshammer nicht erfunden worden, so würden sich nicht so viele Forscher mit der Auskultations- und Perkussionslehre beschäftigt haben" sagt Erich Ebstein mit freundlicher Offenheit. Es sei deshalb gestattet, die hübsche Geschichte von der Entdeckung des Stethoskops mit Laennecs eigenen Worten hier wiederzugeben: „Je fus consulté, en 1816, pour une jeune personne qui présentait des symptômes généraux de maladie du coeur, et chez laquelle l'application de la main et la percussion donnaient peu de résultat à raison de l'embonpoint. L'âge et le sexe de la malade m'interdisant l'espèce d'examen dont

[1]) Wenn wir die in ägyptischen Papyri gefundene Erwähnung der Auskultation berücksichtigen, müssen wir einen noch größeren Zeitraum annehmen. (Siehe von Oefele in Neuburger und Pagels, Geschichte der Medizin, I. S. 85.)

je viens de parler, je vins à me rappeler un phénomène d'acoustique fort connu: si l'on applique l'oreille à l'extrémité d'une poutre, on entend trés-distinctement un coup d'épingle donné à l'autre bout. I'imaginai que l'on pouvait peut-être tirer parti, dans le cas dont il s'agissait, de cette propriété des corps. Je pris un cahier de papier, j'en formai un rouleau fortement serré dont j'appliquai une extrémité sur la région précordiale, et posant l'oreille à l'autre bout, je fus aussi surpris que satisfait d'entendre les battemens du coeur d'une manière beaucoup plus nette et plus distincte que je ne l'avais jamais fait par l'application immédiate de l'oreille.

Je présumai dès-lors que ce moyen pouvait devenir une méthode utile, et applicable, non-seulement à létude des battemens du coeur, mais encore à celle de tous les mouvements qui peuvent produire du bruit dans la cavité de la poitrine, et par conséquent à l'exploration de la respiration, de la voix, du râle, et peut-être même de la fluctuation d'un liquide épanché dans les plèvres ou le péricarde.

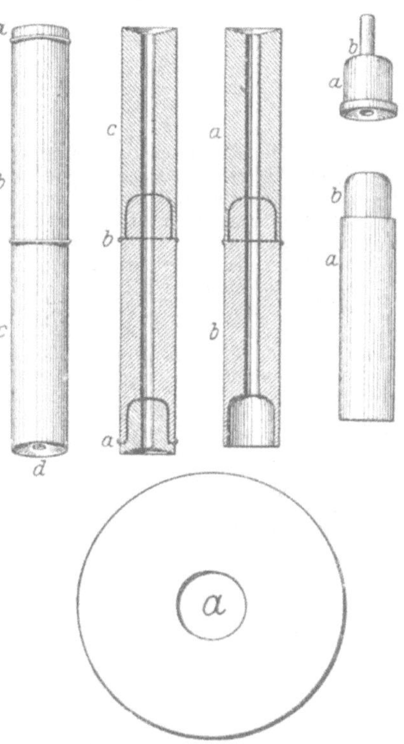

Fig. 32. Laennecs Stethoskop (unten Querschnitt in natürl. Größe).

Laennec hat wie Auenbrugger der Wissenschaft nicht nur eine neue Entdeckung geschenkt, sondern selbst die aus dieser Entdeckung entspringenden neuen Erkenntnisse mit wunderbarer Kunst zu einem Lehrgebäude vereinigt, das auch heute noch unerschüttert dasteht. Um einen Eindruck von der Leistung Laennecs zu geben, sei daran erinnert, daß von ihm die Schilderung und auch die klinische Würdigung fast aller Auskultationserscheinungen stammt: Vesikuläratmen, Bronchialatmen, gemischtes Atmen, Kavernenatmen, Bronchophonie, Aegophonie, Metallklang, die verschiedenen Arten der Rasselgeräusche (Trachealrasseln, feuchtes, trockenes Rasseln, Brummen und Giemen, Knacken, Krepitieren) neben einer Fülle feiner kleinerer Beobachtungen, auf die hier nicht eingegangen werden kann. Die zahlreichen späteren Arbeiten haben wohl hie und da Verbesserungen und Erweiterungen gebracht, man hat versucht, die physikalischen Bedingungen, die Theorie der Schallerscheinungen zu klären, aber alles das ist doch Kleinarbeit an dem ursprünglichen großen Bau geblieben. Das gilt trotz voller Würdigung ihres Wertes auch von Skodas Arbeiten. Skodas Hauptverdienst ist, daß er grundsätzlich alle Schallerscheinungen bei der Perkussion und Auskultation auf physikalische Bedingungen zurückführt und auch experimentell diesen Bedingungen nachgeht. Er hat dadurch zum Ausbau der Perkussion und Auskultation nach den beiden großen Meistern das Beste beigetragen. Seine Kritik an den Beobachtungen Laennecs hat verschiedene unklare Begriffe schärfer herausgearbeitet (Pectoriloquie und Bronchophonie, Kavernenatmen und hauchendes Atmen); oder neue Begriffe geschaffen (amphorisches Atmen, klingendes Rasseln), auf der anderen Seite war er aber in seinen theoretischen Begründungen nicht immer glücklich.

Laennec gab dem Hörrohr, dessen er sich zur Auskultation bediente, den Namen Stethoskop. Die ursprüngliche Form war sehr einfach und erinnert an das aus der Papierrolle inprovisierte Modell: eine Holzröhre, die der Bequemlichkeit halber in der Mitte teilbar war. Der Fuß war ausgehöhlt, doch konnte diese Höhle zur Auskultation der Herztöne durch einen kleinen durchbohrten Obturator ausgefüllt werden (Fig. 32). Diese Holzröhre leistete alles, was nötig war, wie durch die Befunde Laennecs bewiesen wird. Immerhin war es wohl ein Fortschritt, als die Röhre dünner und dadurch schwingungsfähiger gemacht wurde und als sie eine Ohrplatte erhielt, deren Form verschieden gestaltet wurde und so für jedes Ohr passend gewählt werden konnte. Später wurden biegsame Modelle konstruiert, für ein Ohr oder beide Ohren und Stethoskope mit Resonanzvorrichtungen. Auf diese Versuche werden wir später noch einmal zu sprechen kommen.

Literatur.

Albers, J., Die Erkenntnis der Krankheiten der Brustorgane aus physikalischen Zeichen, nach Th. Davies Vorlesungen und nach eigenen Erfahrungen bearbeitet. Bonn 1850.

Alison, Sommerville Scot, The physical examination of the chest in pulmonary consumtion and its intercurrent diseases. London 1861.

Andry, F., Manuel pratique de percussion et d'auscultation. Paris 1845.

Auenbrugger, L., (Medicinae doctoris in caesareoregio nosocomio nationum hispanico medici ordinarii). Inventum novum ex percussione thoracis humani ut signo abstrusos interni pectoris morbos detegendi. Vindobonae, typis Joanni Thomae Trattner, 1761. 2. Aufl. 1763.

Avenbrugger, L., Nouvelle méthode pour reconnaître les maladies internes de la poitrine par la percussion de cette cavité; traduite et commentée par J. N. Corsivart. Paris 1808.

Auenbruggers, L., etc. neue Erfindung, mittelst des Anschlagens an den Brustkorb, als eines Zeichens, verborgene Brustkrankheiten zu entdecken. Im lateinischen Originale herausgegeben, übersetzt und mit Anmerkungen versehen von Dr. S. Ungar, begleitet mit einem Vorworte von J. Skoda, Primararzte etc. Wien 1843.

— Und die Anfänge der Lehre von der Perkussion. Säkular-Vortrag gehalten am 9. März 1861 von Prof. Merbach (Beil. I zu den Verhandlungen der Gesellsch. f. Natur- u. Heilkunde in Dresden 1862).

— Der Erfinder der Perkussion des Brustkorbes und sein Inventum novum, nach den besten zugänglichen Quellen gewürdigt von Prof. Dr. Clar, Graz (2/3 Th.).

Boas, Doppelplessimeter. Deutsch. Arch. f. klin. Med. 1876. 18. 519.

— Prof. Wintrichs neues Plessimeter und neuer Hammer. Deutsche Klinik 1874. 26. Bd. 5. 61.

— Diagnostische Instrumente. Wien. med. Presse 1876. Nr. 46.

Baccelli, De plessimetro punctiformi. Congr. méd. de toutes les nations 1869. Bologna 1870.

— Il plessimetro lineare della Secuola clinico di Roma. Giorn. med. di Roma. Anno I. Il policlino XIIII. 1906. 8. April.

Baldinger, De lectione Hippocratis medicis summe necesaria. Jenae 1768. S. 4.

Barth, Sémiologie de l'appareil respiratoire. Paris 1908. p. 101.

Barth et Roger, Traité pratique d'auscultation ou exposé méthodique des diverses applications de ce mode d'examen à l'état physiologique et morbide de l'économie. Paris 1841.

— — Traité pratique d'auscultation, suivi d'un précis de percussion. Paris 1870.

— — Artikel „Auscultation" im Dictionnaire encyclopédique des Sc. méd. T. VII. p. 262. 1867.

Bennett, J. H., On the different methods of mediate percussion. Edinburgh. med. Journ. Octob. 1850.

— An introduction to clinical medicine etc. 2 th edit Edinburgh 1857.

Billing, A., Practical observation on diseases of the lungs and heart. London 1852.

Bright, J., On diseases of the heart, lungs and airpassages with a review of the several climates recommanded in these affections. 3 th edit. London 1865.

Buchwald, Ein neues Plessimeter. Berl. klin. Wochenschr. 1903. Nr. 4.

Bufalini, Nuovo plessimetro. Sperimentale. Firence 1871. XXVII. 158.

— Sul plessimetro. Giorn. internaz. d. sc. med. Napoli 1885. VII. 792.

Camman and Clark, A new mode of ascertaining the dimensions, form and condition

of internal organs by percussion and auscultation. New-York Journ. of med. and Surg. July 1840.
Canstatt, C., Quid physica aegrotorum thoracis organorum exploratio praxi attulerit. Habilitationsschr. Erlangen 1844.
Catherwood, A concise and practical treatice on the principal diseases of the air-passages, lungs and pleura. Second edit. London 1848.
Chomel, Artikel „Pneumonie". Dictionnaire de méd. en 21 Vol. T. XVIII. p. 133. 1827.
Chrestien, De la percussion et de l'auscultation dans les maladies chirurgicales Paris 1842.
Clark, J., Pulmonary phthisis. London 1832. Deutsch von Stannius. Berlin 1836. Deutsch von Vetter. Leipzig 1836.
Collin, V., Des diverses méthodes d'exploration de la poitrine et de leur application en diagnostic de ses maladies 2ième édit. Paris 1831.
Corazzo, Il plessimetro del Prof. Baccelli per la percussione lineare. Bull. des sc. med. de Bologna. 1869. VIII. 133.
Cotton, W., Phthisis and the stethoscope, or: the physical signs of consumption. London 1860.
Cowan, Ch., Bedside manuel of physical diagnosis applied to the diseases of the lungs, pleura, heart etc. London 1836. 2. Aufl. 1842.
Crocq, Note sur les plessimètres métalliques. Bull. de l'acad. royale de méd. de Belgique. 13. Série T. 9. p. 1163. Bruxelles 1875.
Cros, Mémoire sur un progrès realisé dans l'étude et la pratique de la percussion médiate par une modification du plessimètre. Bull. de l'acad. impér. de méd. T. 26. p. 761. Paris 1860.
Davies, Lectures on Diagnosis of diseases of the chest and physical examination. Lancet 1850.
Dobell, H., Demonstrations of diseases of the chest and their physical diagnosis. London 1860.
Ebstein, W., Ein federnder Perkussionsfinger. Berl. klin. Wochenschr. 1894. Nr. 47.
— Einige Bemerkungen zu der Geschichte des Stethoskops. Deutsch. Arch. f. klin. Med. 1901. 69. 488.
Ebstein, E., Das Plessimeter. Arch. f. Geschichte d. Med. 1910. 4. Bd. H. 1.
— Die Gestalt und klinische Bedeutung des Plessimeters. Zeitschr. f. ärztl. Fortbildung 1910. VII. Nr. 14.
— Der Perkussionshammer. Arch. f. Geschichte d. Med. 1912. VI. H. 4.
Engelen, Ein Weichgummi-Plessimeter. Deutsch. med. Wochenschr. 1909. Nr. 27.
Ewald, Das Gummiplessimeter. Berl. klin. Wochenschr. 1894. Nr. 12.
Eyerel, Josef, Commentaria in Max Stollii Aphorismos de Cognoscendis et curandis febribus. Vindob. 1788. 2. Bd.
— Commentaria in Max Stollii Aphorismos de cognosc. et cur. febribus. 1790. 2. Bd. 185.
Favre, Le plessimétrisme. France méd. XI. Paris 1864.
Feiler, Ein Plessimeter zur Unterscheidung feinerer Schalldifferenzen. Wien. klin. Wochenschr. 1905. Nr. 8.
Flint, Austin, Physical Exploration and diagnosis of diseases affecting the respiratory organs. 1856.
— Physical exploration of the lungs by means of auscultation and percussion. Philadelphia 1882.
— Experimental researches on points connected with the action of the heart and with respiration. Amer. Journ. p. 34. Oct. 1861.
Forbes, Original cases with dissections and observations illustrating the use of the stethoscope. London 1828.
Fournet, A., Recherches cliniques sur l'auscultation des organes respiratoires et sur la première periode de la phthisie pulmonaire, faites dans le service de Mr. le professeur Andral. Ouvrage couronné aux concours des hopitaux. Paris 1839.
Francke, Erschütterungshammer mit Gummifinger zum Aufschlag. Münch. med. Wochenschr. 1909. 6. Juli.
Frank, J. P., Epitome de curandis hominum morbis. 1792—1821.
— Delectus opusculorum medicorum Ticini 1789. 6. Bd.: Oratio academica de signis morborum ex diversa positione corporis et partium eius petendis. S. 26.
Fürbringer, Ein neues Ringplessimeter. Deutsch. med. Wochenschr. 1893. Nr. 23.
Fuller, J., On diseases of the chest, including diseases of the heart and great vessels. London 1862.
Geigel, Al., Beitrag zur physikalischen Diagnostik mit besonderer Rücksicht auf Form und Bewegung der Brust. Würzburg 1855.
Geigel, R., Das Plessimeter. Deutsch. Arch. f. klin. Med. 1907. 88. 598.
Gerhardt, C., Lehrbuch der Auskultation und Perkussion mit besonderer Berücksichtigung der Inspektion, Betastung und Messung der Brust und des Unterleibes zu diagnostischen Zwecken. Tübingen 1866.

Germe, Nouveau plessimètre à fenêtre cloisonnée. Union méd. 1865. Nr. 47. p. 157.
Goldscheider, Die Perkussion der Lungenspitzen. 1907. Nr. 40. 41.
De Haen, Ratio medendi Vindobonae 1757—1779.
Henderson, W., Tabular view of the signs yielded by auscultation and percussion in diseases of the chest, publiched by R. Grant.
Hesse, Plessimeter von Glas. Arch. d. Heilk. 1872. S. 556.
Hirtz, Recherches cliniques sur quelques points du diagnostic de la phthisie pulmonaire. These Strassbourg. 17. Août 1836.
— Recherches sur quelques points du diagnostic de la pleurésie. Arch. génér. T. XIII. 1837.
Hofacker, C., Das Stethoskop, ein treffliches Mittel zur Erkennung der Krankheiten des Herzens und der Lungen, hauptsächlich der Lungenschwindsucht. Tübingen 1826.
Hofmann, F., De limitanda laude auscultationis; praemissa est brevis hujus artis historia. Lipsia 1836.
Hoppe, C., Perkussion und Auskultation in diagnostischer Hinsicht. Ein Handbuch für Studierende und Ärzte. Berlin 1865.
Horn, E., Über die Erkenntnis und Heilung der Pneumonie. Frankfurt a. M. 1802. S. 6.
Hughes, H. M., Practice of auscultation and other modes of physical diagnosis in the diseases of the lungs and heart. London 1852. 2. Aufl. 1854.
Hughes, Allgemeine Perkussionslehre. Wiesbaden 1894.
— Neuerungen auf dem Gebiet der Perkussionstechnik. Münch. med. Wochenschr. 1895. Nr. 12.
Ignazio, N., Trattenimenti sperimentali et pratici di percussione e di ascoltazione, edicata a la gioventù medica subalpina. Torino 1857.
Kabierske, Eine neue Perkussionsmethode. Therap. Monatsschr. 1890. März.
Kantorowicz, Über Perkussion und einen neuen Perkussionshammer. Med. Klinik 1908. Nr. 37.
v. Katona, Beitrag zur Erkenntnis der Brustkrankheiten mittelst des Stethoskops und des Plessimeters und mehrerer physikalischer Kennzeichen. Wien 1837.
Kuh, C., Über die Perkussion und Auskultation in der chirurgischen Diagnostik. Programmschrift Breslau 1843.
Laennec, R. T. H., Mémoire de l'auscultation à l'aide de divers Instruments d'acoustique, employée comme mogen d'exploration dans les maladies des viscères thoraciques, et particulièrement dans la phthisie pulmonaire. 1. Mai 1815.
— Traité de l'auscultation médiate et des maladies des poumons et du coeur. 2. Vol. Paris 1819 u. 1826. 1834.
Latham, Vorlesungen über die Symptome als Zeichen, besonders über die Diagnostik durch das Gehör bei Krankheiten der Brust. Übers. unter Red. v. Behrend. Leipzig 1837.
Lau, Dissertatio de tubi acustici ad sciscitandam graviditatem efficacia. Berol. 1823.
Leichsenring, C. D., Die physikalische Exploration der Brusthöhle zur sicheren Erkenntnis sowohl des gesunden als des krankhaften Zustandes der Atmungs- und Zirkulationsorgane. Bevorwortet von Dr. F. J. Siebenhaar. Leipzig 1843. 2. Aufl. 1853.
Lejumeau de Kergaradec, Mémoire sur l'auscultation appliquée à l'étude de la grossesse ou recherches sur deux nouveaux signes propres à faire reconnaitre plusieures inconstances de l'état de gestation. Paris 1822.
Lenzmann, Perkussionshammer und Plessimeter zur Schwellenwertperkussion des Herzens. Med. Klinik 1908. S. 1197.
Lewi, Historische Notiz über den ersten Anfang der Perkussion. Jahresber. f. Ges. f. Nat. u. Heilk. Dresden 1878—1879. S. 71.
Lisfranc, J., Mémoire sur de nouvelles applications du Stethoscope de Mr. le professeur Laennec. Paris. 10. Août 1823.
Locher, H., Die Erkenntnis der Lungenkrankheiten vermittelst der Perkussion und Auskultation. Ein Lehrbuch bearbeitet für Studierende und Ärzte. Zürich 1853.
Lorinser, Die Lehre von den Lungenkrankheiten, nach ihrem gegenwärtigen Zustande und mit vorzüglicher Hinsicht auf die pathologische Anatomie dargestellt. Berlin 1823.
Louis, P. Ch. A., Recherches sur la Phthisie. Paris 1825.
— Recherches anatomiques, pathologiques et therapeutiques sur la phthisie. 2 ième édit. Paris 1843.
Ludwig, Chr., Comment. de rebus in scientia naturali et medicina gestis. Lipsiae 1763. Vol. XI. Pars I. 3. 57.
Mailliot, L., Traité pratique de la percussion ou exposé des applications de cette méthode à l'état physiologique et morbide. Paris 1843.
— Histoire de la percussion depuis les temps les plus reculés jusqu' à nos jours. Paris 1852.
— De la percussion sur l'homme sain, procédés opératoires réduits à leur plus simple expression. Paris 1855.

Mailliot. L., Auscultation appliquée à l'étude de la grossesse. Paris 1856.
— Auscultation des poumons à l'état normal. Bullet. de la Société anat. 1847.
Morceau de St. Ludgére, De l'auscultation chirurgicale. Thèse de Paris 1839.
Mühlbauer, Fr. X., Die Lehre von der Perkussion und Auskultation, mit Berücksichtigung der pathologischen Anatomie der Brustorgane, für den praktischen Arzt zusammengestellt. Erlangen 1847.
Mühry, A., Darstellungen und Ansichten zur Vergleichung der Medizin in Frankreich, England und Deutschland. Nach einer Reise in diesen Ländern im Jahre 1835. Hannover 1836.
Neuburger und Pagel, Handbuch der Geschichte der Medizin 1903.
Niemeyer, P., Die Lehre von der Perkussion, historisch und kritisch dargestellt etc. Deutsche Klinik Nr. 1, 2, 3. 1866.
— Kritische Glossen zur neueren französischen Perkussionslehre. Deutsche Klinik. Nr. 48. 1867.
— Handbuch der theoretischen und klinischen Perkussion und Auskultation vom historischen und kritischen Standpunkte bearbeitet. Erlangen 1868.
Noltenius, Zur Geschichte der Perkussion von ihrer Bekanntgabe durch Auenbrugger 1861 bis zu ihrer Wiederbelebung durch Corvisart 1808. Inaug.-Diss. Leipzig 1908.
Otterburg, S. J., Das medizinische Paris. Ein Beitrag zur Geschichte der Medizin und ein Wegweiser für deutsche Ärzte. Karlsruhe 1841.
Peyraud, G., Histoire raisonnée des progrès que la médecine pratique doit à l'auscultation. Lyon 1839.
Philipp, P. J., Zur Diagnostik der Lungen- und Herzkrankheiten mittelst physikalischer Zeichen. Mit besonderer Berücksichtigung der Auskultation und Perkussion. Berlin 1836. 2. Aufl. 1838.
Piorry, P. A., De la percussion médiate et des signes obtenus à l'aide de ce nouveau moyen d'exploration dans les maladies des Organes thoraciques et abdominaux. Paris 1827.
— Traité de Diagnostic et de Seméiologie. 3. Vol. Paris 1832.
— Procédé opératoire à suivre dans l'exploration des organes par la percussion médiate. Paris 1832.
— Atlas de plessimétrisme avec 42 pl., représentant plus de 250 dessins plessimétriques gravés sur bois. Paris 1851.
— D'organographisme et traité de plessimétrisme; anatomie des organes saints et malades, établie pendant la vie au moyen de la percussion médiate et du dessin etc. Paris 1866.
Plesch, Über ein verbessertes Verfahren der Perkussion. Münch. med. Wochenschr. 1902. Nr. 15.
Raciborsky, A., Nouveau manuel complet d'auscultation et de percussion, ou application de l'acoustique au diagnostic des maladies. Paris 1835.
— Précis pratique et raisonné de diagnostic, contenant l'inspection, la mensuration, la palpation, la percussion, l'auscultation, l'odoration etc. Paris 1837.
— Nouveaux aperçus cliniques sur l'auscultation, tendants à simplifier cette méthode et à faciliter son étude. 1840.
Racle, Traite de diagnostic médic. ou guide clinique pour l'étude des signes charactéristiques des maladies. 3 ième édit. Paris 1864.
Reil, Joh. Chr., Über die Erkenntnis und Kur des Fiebers. Halle und Berlin 1799—1815.
Rist, Le diagnostic des maladies thoraciques avant l'invention de la percussion et de l'auscultation. La presse méd. 1913. Nr. 36 u. 49.
v. Rottich, J., Über einige Brustkrankheiten mit besonderer Rücksicht auf ihre Diagnose aus physikalischen Zeichen. Habilitationsschrift. Freiburg 1839.
Rozière de la Chassagne, Manuel des pulmoniques. Montpellier 1770.
Saligoux, Léonce, Plessimètre. Union méd. 1865. Nr. 62. p. 395.
v. Schreckenfels, Description d'un nouveau plessimètre. Gazette méd. de Paris 1845. Nr. 38.
Scudamore, Observation on Laennecs method of forming a diagnosis of the diseases of the chest. London 1826.
Seitz und Zamminer, Die Auskultation und Perkussion der Respirationsorgane. Erlangen 1860.
Siebert, Technik der medizinischen Diagnostik. Erlangen 1844—55.
Skoda, J., Abhandlung über Perkussion und Auskultation. Wien 1839. 6. Aufl. Wien 1864.
Spittal, A treatise on auscultation illustrated by cases. Edinburgh 1830.
Schwanda, Anleitung zur physikalischen Krankenuntersuchung und Diagnostik der gewöhnlichen, erkennbaren Krankheiten der intrathorazischen Respirations- und Zirkulationsorgane durch physikalische Zeichen, welche sich bei einmaliger Krankenuntersuchung darbieten. Wien 1858.
Stokes, W., Two lectures on the application of the stethoscope to the diagnosis and treatment of thoracic diseases. Dublin 1828.

Stokes, W., A treatise on the diagnosis and treatment of diseases of the chest. Part. I. diseases of the lungs and windpipe. Dublin 1837.
Stoll, Max, Ratio medendi in nosocomio practico vindobenensi. T. I—VII. Viennae 1777—1790. T. III.
— Praelectiones in diversos morbos chronicos. Post ejus obitum edidit. Josef Eyerel. T. I—II. Vindob. 1788—89.
— Aphorismi de cognoscendis et curandis febricus. Viennae 1786.
— Vorlesungen über langwierige Krankheiten. Herausgegeb. und übersetzt von Josef Eyerel. Wien 1785. I. S. 89.
Strauß, A., De claviculae percussione. 1857.
Strempel, A., Beiträge zur physikalischen Diagnostik. Habilitationsschr. Rostock 1852.
van Swieten, Aphorismos de cognoscendis et curandis morbis. IV. Bd. 1764.
Theile, Fr. W., Die physikalischen Untersuchungsmethoden oder Anwendung der Inspektion, Palpation, Mensuration, Succussion, Perkussion, Auskultation und auskultatorischen Perkussion im gesunden und kranken Zustande. Weimar 1855.
Thompson, Th., Clinical lectures on pulmonary consumption with additional lectures by his son. London 1863.
Townsend, A tabular view of the principal signs furnished by auscultation and percussion. Dublin 1832.
Unzer, Der Arzt. Teil VI. Stück 133. p. 41. Hamburg 1761.
Vernon, A new percussion hammer. The Lancet 1858. I. 6.
Vogel, R. A., Neue med. Bibliothek 1766. 6. Bd. S. 89.
Walshe, W. H., The physical diagnosis of diseases of the lungs. London 1843.
— A practical treatise on the diseases of the lungs and heart, including the principles of physical diagnosis. London 1851. 2. Aufl. 1854.
Williams, Ch., Rational exposition of the physical signs of the diseases of the lungs and pleura; illustrating their pathology and facilitating their diagnosis. London 1828.
— The pathology and diagnosis of diseases of the chest; illustrated especially by a rational exposition of their physical signs with new reseaiches on the sounds of the heart. London 1835.
— Lectures on the physiology and diseases of the chest, including the principles of physical and general diagnosis and their application to the pratice. London 1838.
Wintrich, Berl. med. Zentralzeitung Nr. 1. 1841. Erste Publikation über den Perkussionshammer.
Wintrich, Einleitung zur Darstellung der Krankheiten der Respirationsorgane. 5. Bd. Abt. 1 von Virchows Handb. d. spez. Pathol. u. Ther. Erlangen 1854.
Woillez, E. S., Études, sur l'auscultation des organes respiratoires. Arch. génér. Juill. 1856.
— Traité Théorique et clinique de percussion et de l'auscultation. Paris 1879.
Wunderlich, C. A., Wien und Paris, Ein Beitrag zur Geschichte und Beurteilung der gegenwärtigen Heilkunde in Deutschland und Frankreich Stuttgart 1841.
Zehetmayer, Fr., Lehrbuch der Perkussion und Auskultation und ihrer Anwendung auf die Diagnostik der Brustfell- und Lungenkrankheiten, als Leitfaden zum Selbstunterrichte für Ärzte. Wien 1842. 2. Aufl. 1845. 3. Aufl. mit einem Vorwort von Oppolzer 1854.
Ziemssen, Klinische Vorträge. Neunter Vortrag. Zur Diagnostik der Lungentuberkulose. Leipzig 1888.

Bestimmte Bewegungsvorgänge in festen, flüssigen und gasförmigen Medien wirken als Reiz auf unser Gehörorgan und kommen uns durch dessen Vermittlung als Schallempfindungen zum Bewußtsein. Perkussion wie Auskultation sind Untersuchungsmethoden, deren Befund von uns durch das Gehör aufgenommen werden, also Schallerscheinungen sind. Zum vollen Verständnis dieser Schallerscheinungen und ihrer klinischen Deutung muß kurz auf

die wichtigsten physikalischen Grundlagen der Lehre von Schall

hier eingegangen werden [1]).

[1]) Zur genaueren Orientierung sei der Leitfaden der diagnostischen Akustik von Richard Geigel auf das wärmste empfohlen. Er ist eine unentbehrliche Ergänzung aller klinischen Lehrbücher der physikalischen Diagnostik und auch von mir in dem vorliegenden kurzen Abriß vielfach benutzt worden.

Von den Wellenbewegungen.

Alle Schallerscheinungen sind Wellenbewegungen. Wir haben deshalb zunächst die verschiedenen in Frage kommenden Wellenformen zu betrachten. Man unterscheidet transversale und longitudinale Wellen. Bei den Transversal-

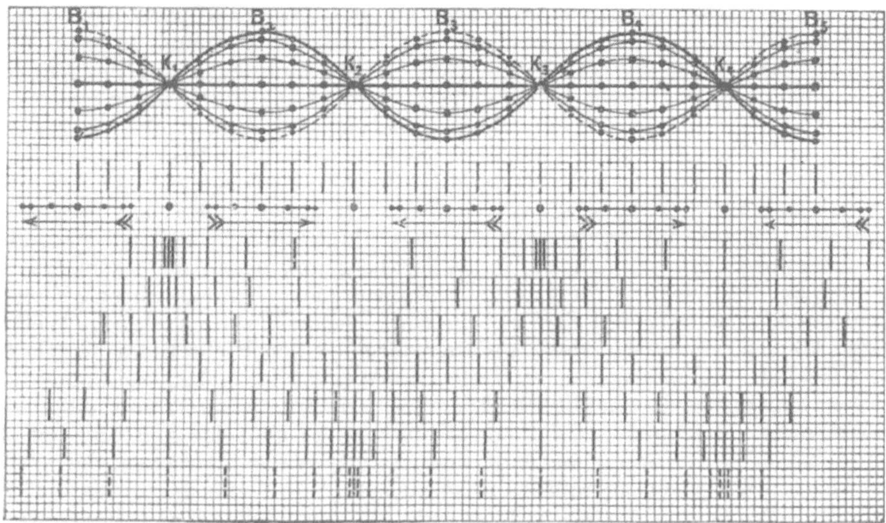

Fig. 33. Stehende Wellen; oben Transversalwellen, darunter Longitudinalwellen (nach Fischer).

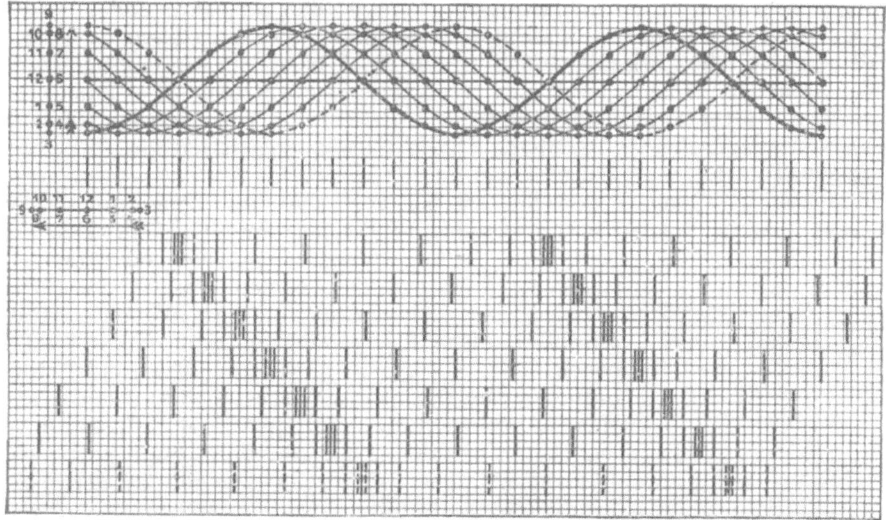

Fig. 34. Fortschreitende Wellen; oben Transversalwellen, darunter Longitudinalwellen (nach Fischer).

wellen schwingen die Teilchen senkrecht zur Fortpflanzungsrichtung, bei den Longitudinalwellen parallel zur Fortpflanzungsrichtung. Ein Beispiel mag das erläutern. Ein Seil sei mit seinem einen Ende an der Wand befestigt; fassen wir das freie Ende und führen damit eine kurze ruckartige Bewegung von oben nach unten aus, so sehen wir sie als Welle das Seil durchlaufen. Die Schwingungen stehen senkrecht zur Fortpflanzungsrichtung, es sind transversale Wellen. In einem Glaszylinder soll ein Kolben gleiten, wie wir es von jeder Injektionsspritze kennen. Schieben wir den Kolben plötzlich ein Stück vorwärts, so wird dadurch die unmittelbar vor dem Kolben befindliche Luft zusammengedrückt. Gleich darauf wird sie sich aber wieder ausdehnen und die benachbarten, weiter vorn liegenden Luftteile zusammendrücken usw. Diese abwechselnd eintretende Verdichtung und Verdünnung der Luft pflanzt sich so als eine Welle fort, deren Schwingungen parallel der Fortpflanzungsrichtung erfolgen: Longitudinale Wellen. Beiden soeben betrachteten Wellen gemeinsam ist das Fortschreiten der Wellenbewegung im bewegten Medium. Besonders bei den Seilwellen ist es sofort klar, daß die Wellenbewegung nicht auf einer Weiterbewegung der Masse beruht, sondern der Energie, die dem Seil durch den ersten Anstoß mit unserer Hand erteilt ist. An den Wellen unterscheiden wir Wellenberg und Wellental. Ein Wellenberg und ein Wellental bilden zusammen eine Schwingung, die von ihnen eingenommene Strecke wird als Wellenlänge bezeichnet. Aus der Zahl der in einer Sekunde zurückgelegten Wellenlängen können wir die Schwingungsdauer der einzelnen Welle leicht berechnen. Die Höhe der Wellenberge und Tiefe der Wellentäler geben zusammen die Schwingungsbreite, die Amplitude. Die dem Seil durch unsere Hand mitgeteilte Wellenbewegung pflanzt sich bis zur Wand fort, an dem das Seil befestigt ist. Ein kleiner Teil der Bewegung wird wohl auf die Wand übergehen, der größte Teil aber zurückgeworfen, reflektiert werden und als Welle durch das Seil zurückeilen. Wenn nun die Wellenbewegung, die dem Seil mit der Hand erteilt wird, diesem nicht einmal, sondern dauernd in gleichmäßigem Tempo zukommt, so müssen diese Wellen mit den reflektierten Wellen zusammentreffen. Auf dieselben Teile des Seiles wirken nun zwei in entgegengesetztem Sinne wirkende Bewegungsenergien ein, infolgedessen kommt die fortschreitende Wellenbewegung zum Stehen, die Schwingungsknoten der Wellen stehen unverrückt an derselben Stelle, zwischen ihnen treten die Wellen gewissermaßen auf der Stelle: stehende Wellen. Stehende Wellen entwickeln sich also immer nur sekundär aus fortschreitenden Wellen durch Reflektion. Die dabei stattfindende Übereinanderlagerung von Wellen gleicher Schwingungsdauer wird als Interferenz bezeichnet.

Wie bei den Transversalwellen, so ist auch bei den Longitudinalwellen zwischen fortschreitenden und stehenden Wellen zu unterscheiden. Das Verhalten der fortschreitenden und stehenden Longitudinalwellen ist aus den beiden Fig. 33 und 34 ersichtlich. Da sich die longitudinale Wellenbewegung graphisch nicht klar in einer einzigen Kurve wiedergeben läßt, so ist sie in sieben übereinander angeordneten Momentbildern dargestellt, von denen man sich vorstellen möge, daß sie wie ein Filmband vor dem betrachtenden Auge abrollen. Man kann aber symbolisch Longitudinalschwingungen in der Form von Transversalschwingungen darstellen, wie dies in Fig. 33 und 34 geschehen ist. Dabei kommt alles Wesentliche zum Ausdruck: Lage der Knoten und Schwingungsbäuche, Zahl der Schwingungen in der Zeiteinheit und Amplitude der Schwingungen. Diese Methode benützen wir auch bei der graphischen Registrierung von Schallwellen, z. B. in der Weise, wie dies in Fig. 35 veranschaulicht ist. Die Longitudinalwellen der Stimmgabel wirken da auf eine über einen kleinen Zy-

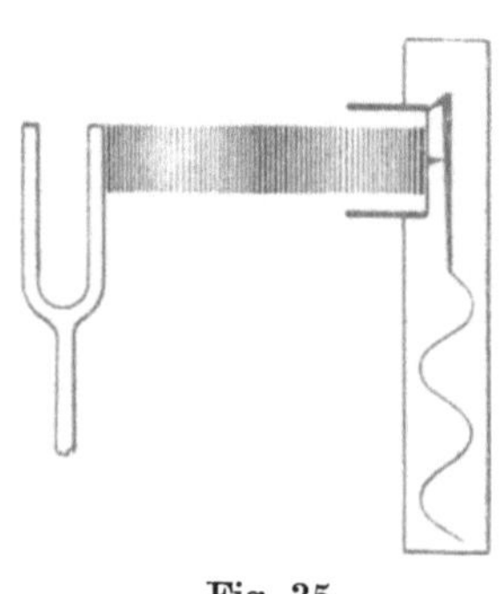
Fig. 35.

linder gespannte Membran, deren Schwingungen durch Hebelübertragung vergrößert und aufgezeichnet werden.

Von der Elastizität.

Wenn wir das Seil in der angegebenen Weise schwingen lassen oder den Kolben im Rohr hin- und hergleiten lassen, so erzeugen wir allerdings Wellen, aber keine Schallwellen. Nehmen wir jedoch ein kurzes dünnes Seil und spannen es, so wird dieses Seil Wellen liefern, die wir hören; das lehren uns alle Saiteninstrumente. Während das schlaffe Seil die ihm erteilte Wellenbewegung nach dem Gesetze der Schwerkraft ausführt, wird die Wellenbewegung des gespannten Seiles durch die infolge der Spannung wach gerufene Elastizität des Seiles bestimmt. Unter Elastizität verstehen wir die Eigenschaft eines Körpers, die durch eine äußere Kraft gestörte Gleichgewichtslage seiner Teile wieder herzustellen. Werden große Formveränderungen des Körpers ganz wieder zurückgebildet, so hat der Körper einen hohen Grad von Elastizität. Davon unterschieden ist die elastische Kraft, d. h. die Energie, mit der der Körper, nach Störung der Gleichgewichtslage seiner Teile durch eine äußere Kraft, zu dieser Gleichgewichtslage zurückstrebt oder anders ausgedrückt der Widerstand, den der Körper einer Störung der Gleichgewichtslage seiner Teile entgegensetzt. Einen hohen Grad von Elastizität aber geringe elastische Kraft haben dehnbare Körper, wie ein Gummifaden; einen hohen Grad von Elastizität und große elastische Kraft haben starre Körper, wie Stahl und Elfenbein. Einen sehr geringen Grad von Elastizität und sehr geringe elastische Kraft haben plastische Körper, wie Wachs, feuchter Ton. Die elastische Kraft vieler Körper ist nun eine Eigenschaft, die wir beeinflussen können: Je stärker wir z. B. eine Saite spannen, um so größer wird der Widerstand sein, den sie äußeren Kräften entgegensetzt, die die Gleichgewichtslagen ihrer Teile stören, um so größer wird die Energie sein, mit der sie in die Gleichgewichtslage ihrer Teile zurückstrebt. Das merkt man deutlich, wenn man an den verschieden stark gespannten Saiten einer Geige zupft. Hand in Hand mit der Änderung der Spannung der Saite geht aber eine Änderung des Schalles, den die Saite beim Zupfen oder Streichen mit dem Bogen gibt. Daraus lernen wir, daß die Elastizität eines Körpers in engem Zusammenhange mit den von ihm zu erhaltenden Schallerscheinungen stehen muß.

Vom Stoß.

Bei der Perkussion kommen vor allem Schallerscheinungen in Betracht, die durch den Stoß mehr oder weniger elastischer Körper gegeneinander hervorgerufen werden. Fliegt eine völlig starre Kugel I gegen eine ruhende, völlig starre Kugel II, so wird II mit der Geschwindigkeit von I weiterfliegen und I in Ruhe bleiben. Die der Kugel II von I mitgeteilte Bewegungsenergie nennt man Stoßdruck. Es gibt nun keine völlig starren Körper, infolgedessen wird zwischen den beiden Kugeln nach dem ersten Moment der Berührung unter gegenseitiger Abplattung eine weitere Annäherung stattfinden (1. Periode der Stoßzeit). Danach wird nach Maßgabe der Elastizität und elastischen Kraft der beiden Kugeln die Abplattung zurückgebildet werden (2. Periode der Stoßzeit) und nun erst die der Kugel II mitgeteilte Kraft des Stoßdruckes sich geltend machen. Ein Teil des Stoßdruckes muß bei diesem Vorgang in Wärme umgewandelt sein, nach bekanntem physikalischen Gesetz. Aus dem Gesagten geht ohne weiteres hervor, „je starrer stoßende Körper sind, je gespannter ein und der nämliche Körper, je größer also seine elastische Kraft, desto kleiner fällt die Stoßzeit, desto größer der Stoßdruck aus“ (Geigel).

Die Wichtigkeit dieses Satzes für die Lehre der Perkussion wird im weiteren Verlauf unserer Darstellung offenbar werden.

Nach diesen allgemeinen Erinnerungen können wir zu den uns besonders interessierenden Schallerscheinungen übergehen.

Schallwellen

sind longitudinale Wellen, die sich in einem homogenen Medium von der Schallquelle aus nach dem Huyghenschen Prinzip, d. h. radiär nach allen Seiten, wie die Schalen einer Kugel, ausbreiten (Fig. 36). Dabei wird nicht die Luft selbst fortbewegt, sondern nur deren Zustandsänderung, die Verdichtung und Verdünnung weiter geleitet, genau so, wie dies bei den fortlaufenden Seilwellen schon beschrieben worden ist. Die Höhe des Schalles wird durch die Zahl der Schwingungen in der Sekunde bestimmt, sie nimmt mit der Zahl der Schwingungen zu. Die Stärke des Schalles hängt von der Amplitude der Schwingungen ab, sie ist proportional der Bewegungsenergie $\frac{m}{2} v^2$ (halbe Masse mal Quadrat der Geschwindigkeit), mit der die schwingenden Luftteilchen

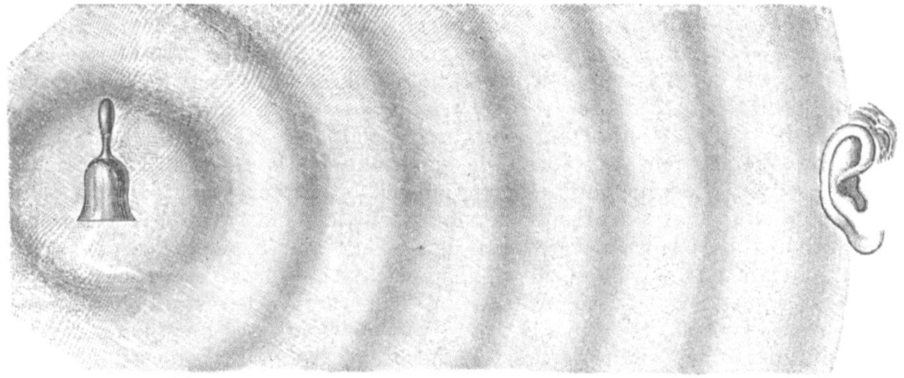

Fig. 36. Ausbreitung von Schallwellen (nach Müller-Pouillet).

unser Trommelfell treffen. Diese Annahme gilt zunächst für gleiche Schallerscheinungen, allgemein gültig würde sie nur unter der Voraussetzung sein, daß unser Gehör für Schallschwingungen verschiedener Art und Höhe gleich empfindlich wäre. Das ist aber nicht der Fall, sondern manche hohe Töne werden erfahrungsgemäß trotz kleiner Amplitude besonders laut, fast schmerzhaft empfunden. Infolge dieser physiologischen Besonderheit wird die Unterscheidung zwischen laut und leise bei Schallerscheinungen verschiedener Höhe häufig nicht sicher möglich sein, ein Punkt, der bei der Verwertung perkussorischer Befunde berücksichtigt werden muß.

Die Dauer des Schalles hängt von der Gesamtdauer der Schwingungen ab. Für die von uns wahrgenommene Stärke des Schalles muß neben der Größe der Amplitude noch in Betracht gezogen werden die Entfernung, in der sich unser Ohr von dem schallenden Körper befindet. Die Stärke nimmt ab im Quadrat der Entfernung; da die Schallwellen sich in der Form von Kugelschalen ausbreiten und deren Oberfläche, bei gleicher Dicke auch deren Masse, im Quadrat der Radien wächst, so muß die von der Schallquelle ausgehende, auf diese Kugelschalen sich gleichmäßig verteilende Bewegungsenergie im gleichen Verhältnis abnehmen. Bei der Vergleichung von Schallstärken, wie dies bei der Perkussion geschieht, ist deshalb auf gleiche Entfernungen des Ohres von der Perkussionsstelle zu achten. Stärkeunterschiede werden von unserem Ohr erkannt, wenn die Stärke des ersten Schalles sich zur Stärke des zweiten Schalles mindestens verhält wie etwa 4 : 3 (Renz und Wolf zit. nach R. Geigel). Bringe ich eine an einem Faden hängende Kugel, ein Pendel, aus seiner lotrechten Gleichgewichtslage, so kehrt es, wie bekannt, zunächst in seine Gleichgewichtslage zurück, schwingt dann nach der anderen Seite, darauf wieder zurück durch die Gleichgewichtslage zur Ausgangsstellung seiner Bewegung usw. Bei dieser Bewegung begegnet das Pendel Widerständen (Reibung des Fadens in sich, in der Luft, an der Aufhängestelle, Reibung der Kugel in der Luft), die dazu führen, daß die Schwingungen immer kleiner werden und schließlich ganz aufhören. Diese Widerstände werden als Dämpfung bezeichnet (sie wird wesentlich durch den Grad der Dämpfung beeinflußt). Ebenso wie die Schwingungen des Pendels verhalten sich die Schwingungen einer gespannten Saite, die wir aus ihrer Gleichgewichtslage bringen, indem wir die Mitte der Saite seitwärts ziehen und dann plötzlich loslassen. Auch die Saite schwingt um ihre Gleichgewichtslage, bis infolge der verschiedenen Widerstände die Größe der Amplitude gleich Null geworden ist, d. h. die Saite end-

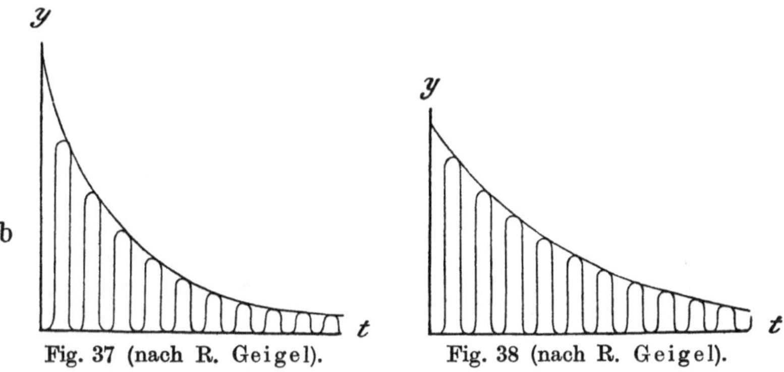

Fig. 37 (nach R. Geigel). Fig. 38 (nach R. Geigel).

gültig die Gleichgewichtslage wieder gewonnen hat; die Zahl der Schwingungen in der Zeiteinheit, also die Höhe des Schalles wird durch die Dämpfung nicht beeinflußt. Für die Amplitudengröße ist bemerkenswert, daß sie nicht bei jeder Schwingung um denselben Wert abnimmt, sondern daß die Abnahme im Verhältnis der natürlichen Logarithmen dieser Größen erfolgt.

Die Abnahme kann dabei langsamer (Fig. 37) oder rascher (Fig. 38), jedoch stets nur in dem angegebenen Verhältnis vor sich gehen.

Die Fortpflanzungsgeschwindigkeit der Schallwellen in einem homogenen Medium ist konstant, sie beträgt in der Luft 340 m in der Sekunde bei 16° C; in festen und flüssigen Medien ist die Fortpflanzungsgeschwindigkeit bedeutend größer wie die nebenstehende, von Chladni aufgestellte Tabelle zeigt.

Es beträgt die Schallgeschwindigkeit in

Nußbaumholz	3627	in der Sekunde
Ahornholz	4193	,, ,, ,,
Erlenholz	4896	,, ,, ,,
Lindenholz	5100	,, ,, ,,
Glas	5667	,, ,, ,,
Eisen, Stahl	5667	,, ,, ,,
Tannenholz	6210	,, ,, ,,

R. Geigel vergleicht die Körper von hoher Elastizität etwa mit unseren Knochen; interessant mit Rücksicht auf die Verhältnisse bei der Perkussion sind nun Angaben über die Schallleitung in weniger elastischen Körpern, wie sie etwa unseren Weichteilen entsprechen würden.

Es beträgt die Schallgeschwindigkeit in

Stearin	1502	in der Sekunde
Paraffin	1422	,, ,, ,,
Wachs	941	,, ,, ,,
Talg	325	,, ,, ,,

Die Fortleitung der Schallwellen in den verschiedenen Medien erfolgt nie ohne Verlust. Ein Teil der Bewegungsenergie wird im Schalleiter stets in Wärme umgewandelt, ein Vorgang, der als Dämpfung des Schalles bezeichnet wird und von der vorher erwähnten Dämpfung der Schwingungen des schallgebenden Körpers unterschieden werden muß. Die Dämpfung des Schalles ist nach Untersuchungen von Warburg umso geringer, je größer die Geschwindigkeit der Schallleitung in dem betreffenden Körper ist, und ist ceteris paribus für hohe Töne größer als für tiefe. Wir machen in der Klinik Gebrauch von der Schallleitung, vor allem bei der Anwendung des Stethoskop. Dafür ist es wichtig, zu wissen, daß nach Warburg Holzstäbe hohe und tiefe Töne ziemlich gleichmäßig leiten, während Kautschuk die hohen Töne sehr schlecht leitet. Bei Anwendung der biegsamen Stethoskope erhält man deshalb eine parteiische Auswahl der Komponenten des Schalles zu ungunsten der hohen Töne.

Jeder Bewegungsvorgang, der uns durch das Gehör zum Bewußtsein gelangt, wird Schall genannt. Die einfachste Form dieses Bewegungsvorganges wird durch die **Töne** gebildet. Sie werden hervorgebracht durch regelmäßige, periodische Schwingungen eines tönenden Körpers, also z. B. durch eine Stimmgabel. Schreibt man die Schwingungen der Stimmgabel auf, indem man an einer Zinke einen Schreibstift befestigt, der auf einem bewußten Papierbande schleift, oder indirekt in der Weise, wie dies in Fig. 35 dargestellt ist, so erhält man eine regelmäßige Schwingungsform, die als Pendelschwingung oder Sinusschwingung bezeichnet wird. Nun pflegen tönende Körper nicht nur einen einfachen Ton zu geben, sondern ein Tongemisch, in dem neben einem Schallbeherrscher, dem Grundton, mehr oder weniger zahlreiche Obertöne (Partialtöne) sind, deren Schwingungszahlen in einfachem Verhältnis zur Schwingungszahl des Grundtones stehen. Eine Saite von bestimmter Länge kann in der Weise schwingen, daß nur die beiden Enden Schwingungsknoten sind; es kann sich aber außerdem ein Schwingungsknoten in der Mitte der Saite bilden, wir würden dann die Oktave des Grundtones erhalten. Oder es können sich drei oder vier Schwingungsknoten bilden als Ausdruck entsprechender Obertöne usw. (Fig. 38). Tatsächlich wird jede Saite neben dem Grundton mehr oder weniger zahlreiche Obertöne geben. Unser Gehör hat nun die Neigung, solche Tongemische, die wir als **Klang** bezeichnen, als eine Einheit aufzufassen und die Obertöne nicht zu beachten; nur bei einer gewissen Schulung und Aufmerksamkeit gelingt es, die Obertöne gesondert wahrzunehmen. Nur wenn sehr hohe Obertöne vorhanden sind, die sich vom Grundton besonders deutlich abheben, so ist ihre Erkennung leicht; sie haben einen eigenartigen metallischen Charakter und werden bei der Perkussion und auch bei der Auskultation nicht selten beobachtet. Von den Klängen werden die **Geräusche** unterschieden; auch sie sind ein Tongemisch, jedoch von wesentlich anderer Zusammensetzung wie die Klänge. Die Teiltöne eines Klanges ändern während des Ablaufes der Schallerscheinung ihre Höhe und Stärke nicht oder nicht wesentlich und ihre Schwingungszahlen stehen, wie erwähnt, in einfachem Verhältnis zur Schwingungszahl des Grundtones. Beim Geräusch wechseln Zahl, Stärke, Höhe und Dauer der Komponenten des Tongemisches in rascher und unregelmäßiger Weise. Bei der graphischen Aufnahme eines Klanges werden wir demgemäß eine regelmäßige periodische Kurve, bei der Aufnahme eines Geräusches eine unregelmäßige, aperiodische Schwingungsform zu erwarten haben. Für die Analyse des Perkussionsschalles ist dieser Punkt von besonderer Wichtigkeit, wie noch zu zeigen sein wird.

Zur Isolierung der Teiltöne sind von Helmholtz Resonatoren benutzt worden. Diese Methode geht von folgenden Beobachtungen aus. Bringe ich eine schwingende Stimmgabel in die Nähe einer zweiten, gleichgestimmten, so wird diese durch die Schallwellen der ersten zum Mitschwingen gebracht. An die Stelle der zweiten Stimmgabel kann auch eine abgegrenzte Luftsäule treten, z. B. die Luftsäule in einem Glaszylinder, dessen Länge zu der Wellenlänge des Stimmgabeltones in einem bestimmten Verhältnis steht. Die Luftsäule wird dann auf die Schallwellen der Stimmgabel mit den gleichen Schwingungen antworten, resonieren. Ändere ich die Höhe der Stimmgabel oder die Länge der Luftsäule, so tritt keine Antwort, keine Resonanz mehr auf. Aus dem Ansprechen eines Resonators, dessen Tonhöhe ich kenne, kann ich also rückwärts darauf schließen, ob ein Schall den betreffenden Ton enthält oder nicht. Man nennt deshalb dies Mittönen auch „auswählende Resonanz". Davon zu unterscheiden ist die Resonanz durch erzwungenes Mittönen. Setzt man den Fuß einer schwingenden Stimmgabel auf den Boden einer Geige, so tritt eine sehr deutliche Verstärkung des Stimmgabeltones auf. Die Stimmgabel zwingt ihre Schwingungen dem Körper der Geige auf und da ein großer Körper lauter schallt als ein kleiner, so wird der Ton der Stimmgabel verstärkt. Die zum Mitschwingen der Geige, des Resonators, verwendete Bewegungsenergie der Stimmgabel wird auf Kosten der Dauer der Schwingungen geleistet, die Stimmgabel kommt eher zur Ruhe. Alle Resonanzböden von Instrumenten sind auf erzwungene Resonanz berechnet, die eigene Resonanz soll möglichst zurücktreten, um die gewünschte gleichmäßige Verstärkung aller Töne herbeizuführen. Eine Geige, ein Klavier, die schwach in den tiefen oder hohen Lagen etc. sind, sind minderwertig.

Resonatoren für auswählende Resonanz können eine verschiedene Form haben, im Gebrauch sind zylindrische, konische und kugelige Resonatoren. Am eingehendsten studiert sind die zylindrischen, da sie als Orgelpfeifen eine sehr große praktische Bedeutung haben. Sie werden zum Tönen gebracht, wie bekannt, durch Anblasen nach dem Prinzip der Lippenpfeifen. Nun können fortschreitende Wellen nur dann entstehen, wenn der schwingende Körper im Vergleich zur Wellenlänge eine sehr bedeutende Ausdehnung hat. In Körpern von geringerer Größe, wie es die Orgelpfeifen sind, kommt es durch Reflexion zur Bildung stehender Wellen. Es ist aus der Physik bekannt, daß je nach dem ob die Pfeifen oben offen oder geschlossen (gedacht) sind, Schwingungen entstehen, deren Länge doppelt oder viermal so groß ist als die Länge der Pfeife. Oder anders ausgedrückt, die gedackten Pfeifen geben die nächst tiefere Oktave der offenen Pfeifen. Ist also die Länge einer offenen Pfeife $= e$, so wird der beim Anblasen von ihr gelieferte Ton eine Wellenlänge $= 2\,e$ haben; nennen wir die Fortpflanzungsgeschwindigkeit in der Sekunde c, so ist die Schwingungsdauer $\frac{2\,e}{c}$ Sekunden und die Schwingungszahl in der Sekunde $\frac{c}{2\,e}$. Für eine gedackte Pfeife derselben Länge wären die Werte $\frac{4\,e}{c}$ und $\frac{c}{4\,e}$. Nach diesen Formeln ist es demnach leicht, die Länge von Resonatoren für Töne bestimmter Höhe zu konstruieren. Infolge der Reibung und Temperaturschwankungen der Luft in der Röhre, und der für verschiedenes Röhrenmaterial wechselnden

Reflexionsfähigkeit der Röhrenwände erleidet die Rechnung allerdings bestimmte, aber nicht sehr wesentliche Korrekturen, die hier unberücksichtigt gelassen werden sollen. Nur soviel sei gesagt, daß diese Momente mit der Enge der Röhre zunehmen; so gelang es Schulze nicht, infolge zu großer Reibung, einen Schall durch Röhren zu treiben, deren Durchmesser kleiner als ein Millimeter war. Zu praktischen Versuchen eignen sich besonders kugelförmige Resonatoren, die auch Helmholtz schon benutzt hat. Für tiefe Töne sind sie handlicher als die langen Röhrenresonatoren, auch sprechen sie nach Edelmann spezifischer an. Die Höhe wird durch Vergrößerung oder Verkleinerung der den Schall aufnehmenden Öffnung eingestellt. Man kann sich leicht eine Vorstellung hiervon machen, wenn man die eigene, einem Kugelresonator ähnelnde Mundhöhle durch Klopfen auf die Wange perkutiert. Je weiter man den Mund öffnet, um so höher wird der Ton und umgekehrt. Eine Reihe der Edelmannschen Resonatoren, die von C bis ais reicht, gibt Fig. 39 wieder. Ein Kugelresonator von bestimmter Größe gibt also je nach der Schallöffnung einen verschieden hohen Ton. Diese Tatsache ist wichtig zur Beurteilung der

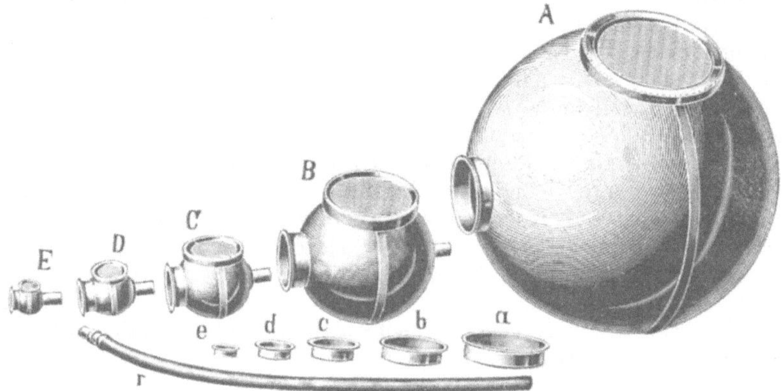

Fig. 39. Resonatorenreihe von Edelmann.

später zu erwähnenden Versuche, die Größe einer Kaverne durch den Vergleich mit Kugelresonatoren zu bestimmen. Übrigens wird nicht nur bei Kugelresonatoren, sondern auch bei einseitig geschlossenen Zylindern der Schall tiefer, wenn man die freie Öffnung verkleinert; man kann sich davon an jedem Wasserglas überzeugen, indem man einen oder mehrere Finger über die Öffnung legt, und darauf perkutiert. Den Einfluß der Öffnung eines Schallraumes auf die Höhe hat R. Geigel als den Satz von Bernoulli bezeichnet.

Reflexion.

Bei unseren Betrachtungen haben wir bis jetzt Wellenbewegungen angenommen, die sich gleichmäßig in einem homogenen Medium ausbreiten. Das ist bei der Perkussion und Auskultation aber nicht der Fall, sondern hier begegnen wir immer wieder der Erscheinung, daß Wellenbewegungen, insbesondere Schallwellen, mehrere Medien verschiedener Dichte durchlaufen, bis sie zu unserem Ohr gelangen. Es ist deshalb für uns wichtig, die Besonderheiten der Wellenbewegungen kennen zu lernen, die beim Übergang von einem Medium in ein anderes auftreten. Einen Spezialfall haben wir allerdings schon erwähnt. Wir sind von einem Seil ausgegangen, dessen eines Ende frei, dessen anderes Ende an der Wand befestigt sein sollte. Die dem einen Ende mitgeteilten Wellen wurden, als sie an der Wand, also einem dichteren Medium anlangten, zurückgeworfen, reflektiert; durch Interferenz bildeten sich stehende Wellen. Dasselbe haben wir von den Luftschwingungen in den Orgelpfeifen gehört. Wir lernen daraus, daß Wellenbewegungen beim Übergang aus einem dünneren in ein dichteres Medium reflektiert werden. Aber immer wird nur ein Teil der Wellen zurückgeworfen werden, ein anderer Teil wird sich stets auf das dichtere Medium übertragen, da es absolut starre Körper nicht gibt. Dieser Teil wird aber um so kleiner, die Reflexion um so vollkommener sein, je starrer der reflektierende Körper ist. Daher die gute Fortleitung von Schallerscheinungen durch Metallröhren (Sprachrohr); allerdings kommt hier als wesentlich auch der Winkel in Betracht, unter dem die Schallwellen auf die reflektierende Wand treffen, je flacher der Winkel, um so vollkommener die Reflexion. Auch beim Übergang von einem dichteren in ein dünneres Medium findet eine Reflexion dadurch statt, daß die schwingenden Teilchen beim Übertritt einen plötzlichen Ruck nach vorwärts erfahren, der sich nach rückwärts als Welle fortpflanzt. Da verschieden dichte Medien eine verschiedene Fortpflanzungsgeschwindigkeit haben, so können wir allgemein sagen: wenn eine Wellenbewegung aus einem Medium in ein anderes von verschiedener Fortpflanzungsgeschwindigkeit übergeht, so wird ein Teil der Wellenbewegung reflektiert. Handelt es sich um Schallwellen, so wird dadurch eine Abschwächung des Schalles hervorgerufen. Bei jeder Reflexion wird außerdem ein Teil der Bewegungsenergie in Wärme umgewandelt.

Kontinuierliche und diskontinuierliche Schwingungen.

Versetzen wir eine Saite durch einen Schlag in Schwingungen, wie dies z. B. am Klavier geschieht, so erhalten wir den Grundton durch Schwingungen der Saite in toto und Partialtöne durch Schwingungen einzelner Abschnitte der Saite (siehe Fig. 40). Das wird dadurch erreicht, daß die Saite nicht zu sehr gespannt, und die schlagende Fläche des Hammers nicht zu klein und hart (sie ist bekanntlich mit Filz umkleidet) gewählt wird. Infolgedessen tritt der Hammer in größerer Ausdehnung und längerer Dauer mit der Saite in Berührung. Beides begünstigt die gleichmäßige kontinuierliche Ausbreitung der Erschütterung während der Stoßzeit auf die ganze Saite, wir erhalten eine kontinuierliche Schwingung. Wird die Saite sehr straff gespannt und die schlagende Fläche des Hammers sehr schmal und hart gewählt, so wird die Dauer und Ausdehnung der Berührung, die Stoßzeit und Stoßfläche, sehr klein. Es kann jetzt der Fall eintreten, daß die Erschütterung während der Stoßzeit auf die getroffene Stelle beschränkt bleibt und dann gewissermaßen mit einem Sprung auf die Nachbarteile übergeht; wir erhalten dadurch eine diskontinuierliche Schwingung. Ein Zweifel ist in dieser Darstellung noch zu lösen. Je größer die elastische Kraft eines Körpers, also auch je größer die Spannung einer Saite, umso rascher die Fortpflanzungsgeschwindigkeit; man könnte also meinen, daß mit der zunehmenden Spannung der Saite die Entstehung der diskontinuierlichen Schwingungen erschwert sein müsse. Das ist auch sicher der Fall. Es wird aber andererseits, wie wir wissen, mit zunehmender Spannung die Stoßzeit verringert. Durch Rechnung läßt sich nun nachweisen (siehe R. Geigel), daß der zuletzt genannte Einfluß überwiegt. Für die Perkussion ist die Lehre von den diskontinuierlichen Schwingungen

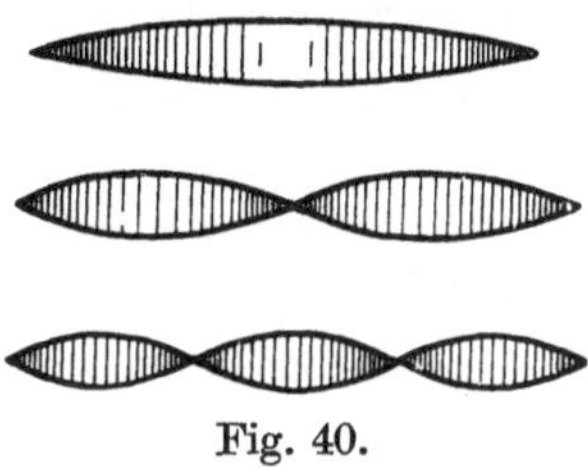
Fig. 40.

von größter Wichtigkeit. Solange ein Körper in toto auf unsere Perkussion anspricht, also kontinuierliche Schwingungen gibt, ist es natürlich unmöglich, einzelne krankhaft veränderte Abschnitte abzugrenzen. Würde z. B. die Lunge kontinuierliche Schwingungen geben, so könnten wir nicht den Sitz eines pneumonischen Infiltrates durch Beklopfen feststellen, so wenig, wie es uns gelingt, einen Tumor der Magenwand perkussorisch zu ermitteln. Nur wo diskontinuierliche Schwingungen entstehen, sind Grenzbestimmungen im Bereich eines schallenden Körpers möglich.

Literatur.

Bernoulli, Gesetze der Luftschwingungen in zylindrischen Röhren. Mémoires de le l'académie de Paris 1762. (Zitiert nach Zamminer.)

Boruttau, Lehrbuch der medizinischen Physik. Leipzig 1908.

Fick, Die medizinische Physik. Braunschweig 1885.

Fischer, Medizinische Physik. Leipzig 1913.

Geigel, A., Beiträge zur physikalischen Diagnostik. Hab.-Schr. Würzburg 1855.

— Zur Lehre vom amphor. Wiederhall. Verhandl. d. Würzb. Gesellsch. 7. Bd. S. 75. 1856.

— Über den tympanitischen Perkussionsschall. Deutsche Klinik 1856. II. III.

— Grundzüge der medizinischen Akustik zum Selbststudium der für Perkussion und Auskultation nötigen physikalischen Vorkommnisse. Würzburg 1856.

— Über physikalische Begründung der Perkussionsresultate. Deutsche Klinik Nr. 2. 3. 1856.

— Notizen zur physikalischen Diagnostik. Würzb. Zeitschr. Bd. II. H. 3. S. 241. 1861.

Geigel, R. und F. Voit, Lehrbuch der klinischen Untersuchungsmethoden. 1895.

Geigel, R., Die akustischen Leistungen von Kommunikationsröhren und Stethoskopen. Virchows Arch. 1895. 14.

— Der tympanitische und nicht tympanitische Schall. Deutsch. Arch. f. klin. Med. 1907. 90. Bd.

— Der Metallklang. Deutsch. Arch. f. klin. Med. 1907. 90. Bd.

— Leitfaden der diagnostischen Akustik. Stuttgart 1908.

Gerhardt, C., Die Diagnose des größten Durchmessers der Lungenkavernen. Verhandl. d. Würzburger physikal.-med. Gesellsch. N. F. 1875. 9. Bd.

— Lehrbuch der Perkussion und Auskultation 1871. 5. Aufl. 1890. 6. Aufl. 1900.

Haupt, Die Schallwahrnehmung bei der Perkussion. Münch ärztl. Intell.-Bl. 1884. Nr. 36.

Helmholtz, Luftschwingungen in Röhren mit offenen Enden. Crelles Journ. f. reine und angewandte Mathematik 1859. 57. Bd.

— Schallbewegungs-Einfluß der Reibung in der Luft. Gesammelte Abhandl. XVII.

— Die Lehre von den Tonempfindungen. 1913.

Hoppe, F., Zur Theorie der Perkussion. Virchows Arch. Bd. VI. 1854. S. 144.

Hughes, H., Allgemeine Perkussionslehre. Die mathematisch-physikalischen und die psychologischen Grundlagen der Perkussion. Wiesbaden 1894.

Klug, Physikalische Untersuchungen über den tympanitischen und nicht tympanitischen Perkussionsschall. Virchows Arch. 1874. 61. Bd.

Lecher, Lehrbuch der Physik. 1912.

v. Lichtenfeld, O., Zur Theorie des Perkussionsschalles. Zeitschr. d. Gesellsch. Wien. Ärzte. S. 34.

Mazonn, J. F., Die Theorie der Perkussion der Brust auf Grundlage direkter Versuche und zahlreicher Beobachtungen. Prager Vierteljahrsschr. 36. Bd. 1852. H. 4. S. 1—59.

Müller-Pouillet, Lehrbuch der Physik.

Renz und Wolf, Versuche über die Unterscheidung differealer Schallstärken. Pogg. Annal. 98. Bd. (Zit. nach Geigel).

Schäfer, Der Gehörsinn in Nagels Handbuch der Physiologie 1905.

Schulze, Über die Schallgeschwindigkeit in sehr engen Röhren. Drudes Annalen der Physik u. Chemie 1904. 130. Bd.

Schweiger, C., Über die Theorie des Perkussionsschalles und der sog. konsonierenden Geräusche. Abdruck aus Virchows Arch. Halle 1857.

Seitz und Zamminer, Die Auskultation und Perkussion der Respirationsorgane. Erlangen 1860.

Stern, Semiotik des Perkussionsschalles. Wochenbl. d. Wiener Ärzte. 1870 u. 4.

— Diagnostik der Brustkrankheiten. Wien 1877.

Stumpf, Tonpsychologie. 1883. I. 1890. 11.

Tyndall, Der Schall, 8 Vorlesungen, gehalten in der Royalinstitution von Großbritannien. Deutsch herausgeg. v. Helmholtz und Wiedemann. Braunschweig 1869.

Vierordt, Die Schall- und Tonstärke und das Schallleitungsvermögen der Körper. 1885.

Warburg, E., Über die Dämpfung der Töne fester Körper durch innere Widerstände. Poggendorfs Annal. 139. Bd. St. 1. S. 89. 1870.
— Bestimmung der Schallgeschwindigkeit in weichen Körpern. Poggendorfs Annal. d. Physik u. Chemie. 136. Bd.
Weber, G., Theorie und Methodik der physikalischen Untersuchungsmethoden. Nordhausen 1849.
Wien, Arch. f. d. gesamte Physiol. 1903. 92.
Zamminer, Theoretisch-physikalische Einleitung zur Auskultation und Perkussion der Respirationsorgane von Seitz. Erlangen 1860.

Die Theorie der Perkussion

ist nicht so grau, wie man nach dem bekannten Worte des Mephistopheles annehmen sollte. Sie ist nicht nur für eine wissenschaftliche Ergänzung der Praxis, sondern eine unerläßliche Grundlage für die verständnisvolle und erfolgreiche Ausübung der Perkussion. Ich hoffe, in der folgenden Darstellung den überzeugenden Beweis dafür zu erbringen. Bei der Perkussion wird durch Beklopfen der Leibeswand ein Schall erzeugt, aus dessen Eigenschaften wir auf die Beschaffenheit des perkutierten Körperteiles Schlüsse zu ziehen versuchen. Klopfen wir, wie Auenbrugger, unmittelbar an die Brustwand, so erhalten wir einen leisen Schall, schalten wir einen starren Körper dazwischen, Piorrys Plessimeter oder unseren Finger, so erhalten wir einen lauteren Schall. Das ist gewiß ein auffallender Unterschied, dessen genauere Untersuchung vielleicht ein tieferes Verständnis der Entstehung des Perkussionsschalles hätte anbahnen können. Die Theorie zeigte jedoch kein besonderes Interesse für diese Frage und wandte sich dem Problem zu, welcher Bestandteil des perkutierten Körperteiles Träger des Perkussionsschalls sei. Man sagte sich: Perkutierender und perkutierter Finger, Hammer und Plessimeter geben für sich beim Klopfen ja einen Schall, aber dieser Schall ist einmal nur leise und ferner eine konstante Größe, er wird infolgedessen von uns gewohnheitsmäßig vernachlässigt. Die wichtigen Verschiedenheiten des Klopfschalles sind unabhängig vom Perkussionsinstrumentarium und müssen in der Beschaffenheit des Körpers ihren Grund haben.

Auf die Frage: Was schallt bei der Perkussion? sind verschiedene Antworten gegeben worden. Pendent hae varietates a causa, quae solitum volumen aeris in cavo thoracis contenti vel minuere, vel auferre potest: Die Verschiedenheiten des Klopfschalles hängen von der Ursache ab, die den gewöhnlichen Luftgehalt des Brustraumes vermindern oder aufheben kann, sagt schon Auenbrugger, und stellt dadurch mit unbefangenem Scharfblick sofort den wichtigsten Punkt in den Vordergrund. In der nächsten Zeit hat man sich dann, wie früher dargestellt ist, mit der Perkussion wenig befreundet, geschweige denn untergeordneten Fragen aus der Perkussionslehre Beachtung geschenkt. Erst nach dem großen Aufschwung der physikalischen Diagnostik unter Corvisart, Laennec und Piorry wurde das allgemeine Interesse rege und da ist es erklärlich, daß man sich schon frühzeitig fragte, welcher Teil des Körpers den bei der Perkussion entstehenden Schall wohl liefern möge. Wie sollte man aus dem Klopfschall Schlüsse ziehen, ohne zu wissen, was schallt?

Die Brustwand ist der schallgebende Körper, die Brustorgane sind nur insoweit an dem Perkussionsschall beteiligt, als sie die Schwingungen hindern oder ungehindert lassen: The true explanation of the physical principle of percussion is not the mere throwing the air or other body under the part struck into vibration, but is the body struck, which vibrates and derives the character of its vibrations from the densitiy of the matter under it. Thus if this matter is air, the vibrations are unresisted, free—if the matter is liquid or a soft solid, the vibrations are destroyed or absorbed and the sound is merely a sort of short, dead tap. Diese zuerst von Williams in seinen lectures on the physiology and diseases of the chest vertretene Ansicht fand auch in Deutschland Anhänger. Sehr eingehend beschäftigte sich Mazonn mit der Frage. Er wies an der Leiche nach, daß die Perkussion der Brustwand nach Entfernung der Brustorgane einen lauten Klopfschall gab, der durch Auflegen der Hände oder Andrücken von Organen gedämpft wurde. Dabei schwingen die Rippen in ihrem Fixationspunkt an der Wirbelsäule wie in einem Schraubstock. Auch eine durch Durchschneidung der Interkostalmuskeln isolierte Rippe liefert noch typischen Perkussionsschall. Perkutiert man ein ausgeschnittenes Stück der Rippenwand, so erhält man einen Klopfschall, der kein Schenkelschall ist, andererseits lauter und heller wird, wenn man das Stück bei der Perkussion über ein leeres Gefäß hält. Aus diesen Versuchen schloß Mazonn, daß die Brustwand der schallgebende Körper sei, daß sein Schall aber durch die Konsonanz der im Brustraum befindlichen Luft verstärkt werde. Seine Untersuchungen wurden von Hoppe weitergeführt. Dieser Autor kam auf Grund seiner Experimente an schwingenden Platten zu dem Resultat, daß die Größe des schwingenden Teiles der Brustwand in erster Linie den Klopfschall bestimme; Größe und Gestalt des hinter der schwingenden Wand befindlichen Luftraumes beeinflusse den Brustwandschall nur wenig.

Gerade den entgegengesetzten Standpunkt vertrat Skoda, dem sich Schweigger anschließt. Skoda sagt: „Jeder Schall, den man durch Perkutieren des Thorax oder des Bauches erhält und der von dem Schalle des Schenkels oder eines Knochens abweicht, rührt von Luft oder Gas in der Brust- oder Bauchhöhle her.“ Zum Beweis bringt er u. a. folgenden einfachen Versuch. Klopft man über einem Gefäß mit reflektierenden Wänden, z. B. einem Glas oder Zylinder, auf ein Plessimeter, so erhält man einen Ton, der durch Vergrößerung oder Verkleinerung des Plessimeters nicht verändert wird und der sich auch von dem Tone unterscheidet, den man durch direktes Klopfen an die Wand des Glases erhält; der Ton muß also in der Luft des Glases entstehen und kann nicht als Konsonanzerscheinung auf die Plessimeterschwingungen aufgefaßt werden.

Die Stichhaltigkeit dieses Versuches wurde bald bestritten von Wintrich auf Grund folgender Beobachtung. Perkutiert man eine aus dem Brustkorb herausgenommene Lunge, so gibt diese einen tiefen, tympanitischen Schall. Der Schall ist zu tief, als daß er in den erschlafften Lungenalveolen entstehen könnte; auch die Luftsäule der Trachea und großen Bronchien kommt als Schallherrscher nicht in Betracht, denn der Schall ändert sich nicht, wenn man das Lumen der Bronchien verschließt oder offen läßt. Nach dem Gesetz der offenen und gedackten Pfeifen müßte aber in diesem Falle eine Änderung der Höhe eintreten, wenn die Luftsäule der Bronchien der Schallherrscher wäre. Ist es nicht die Luft, so muß es das Gewebe sein, meinte Wintrich; Höhe und Tiefe des Schalles hängen dabei vom Grade der Spannung ab, wie Höhe und Tiefe der Pauke von der Spannung des Felles.“ Die Membran bestimmt die Schallhöhe, ist Schallherrscher und nicht mehr die Schallsäule, wobei die Luft als Resonanzboden schallverstärkend wirkt.“

Wintrichs Ansicht wurde sehr rasch durch A. Geigel und Zamminer widerlegt, die nachwiesen, daß beides, Membran und Luftsäule, von Einfluß auf die Tonhöhe seien. Man braucht nur an den verschiedenen Ton einer hohen und einer flachen Trommel von gleichem Durchmesser und gleicher Spannung des Trommelfelles zu erinnern. Zamminer, der Physiker, gab dann folgende Erklärung des Perkussionsschalles, die auch heute noch zurecht besteht. „Der Schalleindruck, welchen man bei der Perkussion vernimmt, ist die Resultante der Luftvibrationen, welche von der ganzen Oberfläche des Verbreitungsbezirkes der Erschütterung und zwar sowohl von dem perkutierten als dem perkutierenden Körper ausgehen. Befinden sich in dem komplexen System, welches perkutiert wird, vorzugsweise schwingungs- und klangfähige Körper eingefügt, so hört man deren Eigenton unmittelbar nach dem Stoße hervortreten, vorausgesetzt, daß sie nicht allzuweit vom Stoßmittelpunkte entfernt sind, um noch merklich erschüttert zu werden und daß sie nicht durch Hindernisse, wie z. B. durch sie umlagernde weiche Massen, in ihrer Bewegung gehemmt werden. Solche klangfähige Körper tönen auch noch etwas fort, wenn die Substanzen, welche als Leiter der Erschütterung gedient haben, bereits wieder zur Ruhe gekommen sind.“ Von dem Lungenschall im besonderen meint Zamminer: „Die Lunge ist weder Luft allein, noch auch nur Parenchym, es ist wohl daher am natürlichsten, die Lungensubstanz, Parenchym samt interlobulärem Gewebe, eingeschlossener Luft und Flüssigkeit als Ganzes als eine elastische schwingungsfähige Masse aufzufassen.“

Nach den sehr ausgedehnten Diskussionen über diesen Gegenstand, von denen hier nur die wesentlichsten Punkte angedeutet werden konnten, war aber doch eine eingehendere Begründung nötig, als Zamminer sie gegeben hat. Eine solche finden wir vor allem in den Arbeiten von A. und R. Geigel. Physikalisch vergleichbar ist dem Lungengewebe der Schaum, beide bestehen aus kleinen Luftbläschen in einem dickeren Medium. Der Schall des Schaumes verdient deshalb unsere besondere Aufmerksamkeit. R. Geigel erinnert an die boshafte von Friedrich Wilhelm I. seiner Akademie der Wissenschaften gestellte Preisfrage, woher es komme, daß mit Champagner gefüllte Gläser nicht klingen. Die Akademie wußte keine Erklärung, zog sich aber gut aus der Affäre, „indem sie submissest bemerkte, die Diener Seiner Majestät seien nicht so gestellt, um so kostspielige Versuche anstellen zu können.“ Untersuchungen A. Geigels haben viel später ergeben, daß Schaum seine eigenen, ziemlich trägen Schwingungen hat und diese dem Glase aufzwingt. A. Geigel zeigte dies an einem Versuche mit dem billigeren Bier. Gießt man Bier stark schäumend in ein Glas und perkutiert den Boden, so erhält man einen tiefen Ton, viel tiefer als wenn das Glas leer oder mit nicht schäumender Flüssigkeit gefüllt wäre. In dem Maße, wie die Kohlensäurebläschen nach oben steigen, wird der Perkussionsschall des Bodens höher. Gleichzeitig bietet der Boden dem perkutierenden Finger das Gefühl zunehmender Härte, das Gefühl zunehmenden Widerstandes. Perkutiert man aber die inzwischen entstandene Schaumkrone von der Seite, so tritt wieder der zuerst gehörte tiefe, tympanitische Schall auf. Die Luft des Schaumes allein kann den tiefen Ton nicht geben, denn ihr Volumen ist geringer als das Luftvolumen des leeren, aber höher schallenden Glases. Das Glas selbst kann es deshalb auch nicht sein. Und Flüssigkeit allein gibt im Glas auch nicht den tieferen Ton. Also kann der tongebende Körper nur das Gemenge sein, und zwar wird dieses als Ganzes schwingen, da die Grenzflächen der Luftbläschen so klein sind, daß die Schallschwingungen an ihnen nicht gebrochen werden, sondern sie unter Beugung umgehen. Der Schall einer Schaummasse ist aber tiefer als der Schall eines gleich großen Luftvolumens infolge der trägeren Schwingungen des dichten Mediums, in dem die Luftbläschen suspendiert sind.

Der Versuch und die Überlegungen Geigels können unmittelbar auf die Lunge, und zwar die entspannte Lunge übertragen werden. Diese gibt ebenso wie der Schaum einen tiefen tympanitischen Schall. Und wie der Schaum, so schallt auch die entspannte Lunge als Ganzes. Perkutiert man die aus dem Brustkorb herausgenommene entspannte Lunge, so erhält man bei starker und schwacher Perkussion einen Schall von gleicher Höhe; würde bei schwacher Perkussion nur ein Teil der Lunge schwingen, so müßte bei starker Perkussion ein größerer Teil in Schwingungen geraten und dadurch der Schall tiefer werden, da ceteris paribus große schallende Körper einen tieferen Schall geben als kleine. Nun haben wir es aber bei der Perkussion am Lebenden mit einer gespannten Lunge zu tun. Physikalisch betrachtet besteht auch diese aus einem Gemenge von Luftbläschen in einem dichteren Medium, dementsprechend müssen wir annehmen, daß das Gemenge als solches wie beim Schaum und der entspannten Lunge der schallgebende Körper ist. Den Einfluß der Spannung können wir leicht prüfen, indem wir die aus der Brust genommene Lunge aufblasen. Während die entspannte Lunge einen tiefen, klanghaltigen Schall gibt, bemerken wir, daß der Schall beim Aufblasen trotz der Volumzunahme der Lunge den tiefen Grundton verliert, er wird höher und büßt gleichzeitig seinen Klanggehalt ein. Außerdem ist es nicht gleichgültig, wo man die Lunge perkutiert, je weiter man zu den dünnen Randteilen kommt, oder je leiser man klopft, um so weniger tiefe Komponenten des Schalles werden gehört, oder wie man gewöhnlich sagt, um so höher wird der Schall. Wie ist diese Erscheinung zu erklären? Wir haben schon gehört, daß mit zunehmender Spannung der Teile eines Körpers auch die Neigung zur Bildung diskontinuierlicher Schwingungen zunimmt. Bei den diskontinuierlichen Schwingungen gerät, wie erinnerlich, zunächst die erschütterte Stelle allein in Schwingungen und dann erst, in allerdings sehr kurzen, aber den akustischen Effekt bestimmenden Abständen die Nachbarteile, soweit sich eben die Stoßwirkung erstreckt. Bei den kontinuierlichen Schwingungen dagegen breitet sich die Stoßwirkung ohne Zeitverlust auf den ganzen schallenden Körper aus und bringt ihn als Ganzes zum Schwingen. Dadurch erklärt sich die von Helmholtz gefundene Tatsache, daß bei diskontinuierlichen Schwingungen die Obertöne mehr hervorteten und der Grundton zurücktritt, oder um wieder auf die Lunge zu kommen, daß die normale, gespannte Lunge höher schallt als die entspannte. Große Körper geben unter gleichen Verhältnissen einen tieferen Ton als kleine: die entspannte Lunge schallt in toto, die gespannte in einzelnen Teilen. Auch ist jetzt begreiflich, daß man an der gespannten Lunge, je nach der Stärke der primären Stoßwirkung, des Perkussionsschlages, größere oder kleinere Bezirke primär in Schwingungen versetzen und dadurch über den Umfang und die Begrenzung des perkutierten Teiles ein Urteil gewinnen kann.

Wir haben jetzt noch die Frage zu lösen, warum mit zunehmender Spannung des Gewebes der Klanggehalt, die Tympanie, verloren geht. Es ist schon gesagt worden, daß man unter einem Klang ein Tongemisch versteht, dessen Teiltöne während des Ablaufes der Schallerscheinung ihre Höhe und Stärke nicht oder nicht wesentlich ändern und deren Schwingungszahlen in einfachem Verhältnis zur Schwingungszahl des Grundtones stehen, während beim Geräusch Zahl und Stärke, Höhe und Dauer der Töne in rascher und unregelmäßiger Weise wechseln, daß dementsprechend Klänge eine regelmäßige, Geräusche eine unregelmäßige Schwingungskurve geben.

Suchen wir nach einem möglichst charakteristischen und zugleich dem Klopfschall beim Menschen vergleichbaren Beispiel, so liegt am nächsten das Tympanon, die Pauke, nach dem ja auch der tympanitische Perkussionsschall benannt ist. Als Beispiel des atympanitischen Schalles kommen wir dann von selbst auf die Trommel. Selling hat in nicht veröffentlichten Versuchen den Schall der beiden Instrumente registriert, um gewissermaßen Paradigmata der entsprechenden Arten des Klopfschalles zu erhalten. In einem späteren Abschnitt werden wir noch darauf zurückkommen. Ich selbst habe dann auch Aufnahmen des Trommel- und Paukenschalles gemacht, die in Fig. 54 u. 55 wiedergegeben sind. Diese Kurven zeigen nun tatsächlich auf den ersten Blick die oben geforderte Form: der Paukenschall zeigt im Vergleich zum Trommelschall eine sehr viel regelmäßigere Form der Schwingungen. Für die deutliche Ausprägung des Klangcharakters und der Klanghöhe ist aber wohl außerdem, wenigstens beim Lungenschall, die Ausbildung eines Grundtones als Schallherrscher erforderlich, wie dies von R. Geigel angenommen wird. Das ungehinderte Ausschwingen der großen Wellen des Paukenschalles, die Aufsplitterung der großen Schwingungen des Trommelschalles in Fig. 54 u. 55 sind dieser Annahme Geigels günstig. Daß bei der in toto schwingenden entspannten Lunge die Bedingungen für die Entstehung eines beherrschenden Grundtones gegeben sind, leuchtet nach dem, was über kontinuierliche und diskontinuierliche Schwingungen gesagt worden ist, ohne weiteres ein, ebenso daß bei der gespannten, in einzelnen Teilen schwingenden Lunge kein beherrschender Grundton deutlich werden wird. Die Tympanie der entspannten, die Atympanie der gespannten Lunge dürften damit genügend erklärt sein. Die älteren Theorien zur Eklärung der Tympanie von Skoda, Mazonn, Wintrich, Hoppe, Körner, Schweigger dürfen wir wohl übergehen, ohne uns einer großen Unterlassungssünde schuldig zu machen.

Die soeben angestellten Überlegungen für die Entstehung des tympanitischen und atympanitischen Schalles der Lunge lassen sich ohne Schwierigkeiten auf den Perkussionsschall des Magens oder Darmes und krankhafter, lufthaltiger Hohlräume der Brust übertragen. Solang die Wandungen schlaff sind oder doch eine gewisse Spannung nicht überschreiten, wird die Perkussion kontinuierliche Schwingungen des ganzen schallenden Körpers, d. h. einen tympanitischen Schall erzeugen; bei stärkerer Spannung werden die Schwingungen diskontinuierlich, der Schall atympanitisch. Man blase die Backen gelinde auf und perkutiere: der Schall ist tympanitisch; man blase nun die Backen stark auf und perkutiere: der Schall ist atympanitisch geworden. Je stärker die Spannung, um so deutlicher treten die Obertöne hervor. Bei sehr stark gespannten Hohlräumen, z. B. in vielen Fällen von Pneumothorax, sind die Obertöne besonders deutlich und so hoch, wie man sie vom Metall, etwa vom Klimpern der Geldstücke her kennt; sie fallen dadurch sofort auf und sind schon von Laennec als tintement métallique, Metallklang, beschrieben worden.

Nun perkutieren wir ja am Krankenbette die Lunge nicht unmittelbar, sondern durch die Brustwand und ferner liegt die Lunge in der Brust nicht frei, sondern in engster Nachbarschaft mit anderen Teilen verschiedener Konsistenz. Das muß für die Schwingungen der Lunge bei der Perkussion besondere Bedingungen schaffen.

Der Umstand, daß die aus der Brust herausgenommene Lunge einen Perkussionsschall liefert, der dem Perkussionsschall am Lebenden fast gleich ist, beweist bündig, daß der Brustwand als schallgebendem Körper keine große Bedeutung zukommt. Die Brustwand hat also im wesentlichen die Stoßwellen des Klopfschalles zum schallenden Körper zu leiten und die durch diese Stoßwellen angeregten Schallschwingungen vom schallenden Körper zurück zu leiten. Ein Teil der Energie des Stoßes wird auf dem Wege durch die Brustwand in Wärme umgewandelt werden und dadurch der Schallerzeugung verloren gehen, und zwar um so mehr, je dicker die Brustwand ist. Aber auch der von der erschütterten Lunge zu uns kommende Schall erfährt eine Abschwächung, da jeder Übertritt von Schallwellen aus einem Medium in ein anderes von verschiedener Fortpflanzungsgeschwindigkeit mit einem Verlust an Bewegungsenergie durch Reflexion und Wärmebildung einhergeht; ein weiterer Teil der Schallwellen wird im Schalleiter in Wärme umgewandelt. Dazu tritt der Widerstand, den die Brustwand und außerdem die anderen festen Teile, vor allem das Herz und die Leber, unmittelbar auf die Schwingungen der Lunge ausüben. Die Hemmung der Schwingungen des schallenden Körpers selbst muß sich natürlich ebenfalls in einer Abschwächung des Schalles äußern. Durch die Brustwand und die übrigen festen Teile der Brust wird der Schall aber nicht nur abgeschwächt, d. h. leiser, sondern auch kürzer, denn ein leiserer Schall wird beim Abklingen unter sonst gleichen Bedingungen eher unter die Schwelle unseres Hörvermögens sinken als ein lauter[1]).

Abschwächung und Abkürzung der Schallerscheinung, d. h. Kleinerwerden der Amplitude und rascheres Abschwingen werden unter dem Begriff der Dämpfung zusammengefaßt. In der Physik pflegt allerdings das Hauptgewicht auf das raschere Abschwingen gelegt zu werden, jedoch gehört auch das Kleinerwerden der Amplitude zum Begriff der physikalischen Dämpfung (Lecher, Lehrbuch der Physik S. 34, § 73). In der Klinik wird der Begriff der Dämpfung weniger scharf gefaßt, hier wird häufig auch eine Änderung der Schallhöhe dazu gerechnet, wenigstens in praxi. Eine genauere Untersuchung dieser Frage wird in einem der folgenden Abschnitte zu geben sein.

Je nach dem Zweck können wir zwei prinzipiell voneinander verschiedene Arten der Perkussion unterscheiden. Die Perkussion kann zum Ziele haben

1. den Vergleich anatomisch gleichartiger Bezirke,
2. die Abgrenzung anatomisch ungleichartiger Bezirke.

Im ersten Falle wird man versuchen, durch die Perkussion größere Bezirke als Ganzes zum Schwingen zu bringen, im zweiten Fall wird man versuchen, durch die Perkussion möglichst kleine Bezirke für sich zum Schwingen zu bringen oder mit anderen Worten, im ersten Fall wird man auf die Erzeugung kontinuierlicher Schwingungen, im zweiten Fall auf die Erzeugung diskontinuierlicher Schwingungen bedacht sein. Es ist klar, daß die Methode bei der vergleichenden Perkussion eine andere sein muß als bei der abgrenzenden Perkussion, wenn man rationell vorgehen will. Bei der vergleichenden Perkussion große Stoßfläche, lange Stoßzeit, bei der abgrenzenden Perkussion kleine Stoßfläche, kurze Stoßzeit. Nun ist bereits ausgeführt worden, daß für diese Größen die Elastizität der stoßenden Körper von maßgebendem Einfluß ist. Je größer die elastische Kraft der Körper, um so kürzer die Stoßzeit, um so kleiner die Stoßfläche. Die elastische Kraft können wir aber beeinflussen, wenn wir den Körpern verschiedene Grade der Spannung verleihen können. Diese Möglichkeit ist bei der mittelbaren Perkussion gegeben und darin beruht ihre Überlegenheit über die unmittelbare Perkussion. Der Knochen des perkutierten Fingers, die Platte des Plessimeters ist viel starrer als die Brustwand, der perkutierende Finger oder Hammer schnellt deshalb rascher zurück, die Stoßzeit wird kürzer; es findet beim Perkussionsschlag eine geringere Zusammendrückung der stoßenden Flächen statt, die Stoßfläche wird kleiner als bei unmittelbarer Perkussion. Durch stärkeres oder geringeres Andrücken des Plessimertes können wir die Spannung der unterliegenden Teile der Brustwand ändern. Mit zunehmender Spannung wächst, wie wir auf Grund der R. Geigelschen oben ausgeführten Darlegungen annehmen dürfen, die Tendenz einer örtlichen Beschränkung der Stoßwirkung, wächst die Neigung des Körpers diskontinuierliche Schwingungen zu liefern. Ist die Stoßwirkung örtlich beschränkt, so wird weniger Kraft zur

[1]) Die Richtigkeit dieser theoretischen Überlegung konnte ich kürzlich durch einen glücklichen Zufall nachprüfen. In meine Behandlung trat ein Soldat, dem durch einen Streifschuß mehrere Rippen der linken Seite zertrümmert worden waren. Nachdem die Knochensplitter entfernt und die Wunde völlig verheilt war, blieb eine Lücke der knöchernen Brustwand von der Größe eines Fünfmarkstückes. Hier konnte die weder vorgewölbte noch eingezogene Lunge unmittelbar und direkt daneben durch die Brustwand perkutiert werden. Der reine Lungenschall war ganz zweifellos länger und lauter und ließ die tiefen Töne sehr viel deutlicher hervortreten. Die Brustwand machte den Schall kürzer, leiser und höher, doch schienen mir auch die hohen Töne des reinen Lungenschalles durch die Brustwand zum Teil ausgelöscht zu werden.

Erschütterung der benachbarten seitlichen Teile verbraucht, es wird mehr Kraft auf den schallgebenden Körper in der Tiefe übergehen, der Schall wird lauter. Mit der Beschränkung der örtlichen Stoßwirkung und der dadurch begünstigten Entwicklung diskontinierlicher Schwingungen ist andererseits, wie wir nun schon wissen, die Möglichkeit von Grenzbestimmungen gegeben. Nach diesen Überlegungen könnte man annehmen, daß für die vergleichende Perkussion die unmittelbare Methode den Vorzug verdiene. Und wirklich wird man in der Praxis, besonders bei Kindern, nicht selten darauf zurückgreifen, um eine Verminderung des Luftgehaltes durch verstreute solide Herde (Bronchopneumonien z. B.) zu erkennen. Im ganzen ist aber offenbar bei der unmittelbaren Perkussion die Tiefenwirkung doch zu gering, so daß auch bei der vergleichenden Perkussion die mittelbare Methode überlegen ist. Wir kommen damit zu der Frage wie weit und in welcher Form sich die durch den Perkussionsschlag erzeugten Stoßwellen im Körper fortpflanzen. Fortschreitende Wellen, wie es die Stoßwellen sind, breiten sich, wenn es außerdem kontinuierliche Schwingungen sind, in einem homogenen Medium allseitig nach dem Huyghenschen Prinzip aus. Nun haben wir es bei der Perkussion in der Regel weder mit einem homogenen Medium, noch mit kontinuierlichen Schwingungen zu tun, so daß über die Größe und Form des von den Stoßwellen erfaßten Gebietes, des Stoßbezirkes (Sahli) oder der Stoßsphäre (akustische Wirkungsphäre Weils) wohl nichts Sicheres und allgemein Gültiges gesagt werden kann. Nur dürfen wir annehmen, soweit es sich um diskontinuierliche Schwingungen handelt, daß eine gewisse Dirigierung der Richtung der Stoßwirkung möglich ist. In dem Augenblicke jedoch, wo die Stoßwellen einen schallgebenden Körper zu stehenden kontinuierlichen Schwingungen anregen, etwa den Magen oder Darm, ist eine Dirigierung nicht mehr möglich.

Von dem Instrumentarium

ist schon kurz gesprochen worden. All die verschiedenen Modelle von Hämmern und Plessimetern, auch die Apparate zur Erzielung eines ganz gleichmäßigen Perkussionsschlages, haben zu keinem nennenswerten Fortschritte auf dem Gebiet der Perkussion geführt. Wir müssen uns deshalb versagen, hier eine eingehende Schilderung der verschiedenen Versuche zu bieten. Zur Orientierung wird jedoch im Literaturverzeichnis eine Zusammenstellung der einschlägigen Arbeiten gegeben werden.

Die Technik der Perkussion

lernt man nicht aus Lehrbüchern, sondern durch praktische Übung. Für uns kann es sich deshalb nur darum handeln, die wichtigsten Grundregeln hier aufzustellen. An die Spitze setzen wir den Satz: cito, tuto et jucunde. Bei Leichtkranken wird es nichts ausmachen, ob wir etwas längere Zeit brauchen, um unseren Befund zu erheben. Bei Schwerkranken, die wir im Bette untersuchen müssen, stehen uns oft nur kurze Minuten zur Verfügung, zumal für die Rückenperkussion. Wie häufig kommt es nicht vor, daß der Patient zu krank ist, um sich längere Zeit aufzusetzen. Die damit verbundene Anstrengung kann genügen, um ein an der Grenze der Leistungsfähigkeit stehendes Herz zum plötzlichen Versagen zu bringen. Deshalb in solchen Fällen keine Untersuchung zu viel, allerdings auch keine zu wenig! Am besten läßt man den Kranken von sachverständiger Hand halten. Indesssen, wie selten sind solche Hände! Man fasse den Kranken von vorn unter beide Arme genau wie die Mutter das Kind faßt, um es aus der Wiege zu heben. Der Griff muß zart und fest gleichzeitig sein, so zart, daß er den Kranken nicht beengt, so fest, daß er ihm das sichere Gefühl gibt, aufrecht gehalten zu werden und vor Schwankungen nach vorn und hinten und der Seite geschützt zu sein. Die Schultern sollen dabei nicht zu hoch gehoben werden, da sonst die Perkussion der Lungenspitzen unmöglich wird. Deshalb müssen unsere Hände mit ihrer ganzen Fläche dem Brustkorb anliegen, um eine breite Haftfläche zu haben. Die häufig geübte Methode, daß man vom Fußende des Bettes aus den Kranken an den Händen nach vorn ziehen läßt, ist unzweckmäßig, denn einmal werden dadurch sehr ungünstige Verhältnisse für die Lungenspitzenperkussion geschaffen und dann wird durch die Zusammenpressung des Leibes das Zwerchfell hochgetrieben und die Atmung erschwert. Man lasse den Kranken nicht länger aufsitzen, als die Sicherheit der Untersuchung unbedingt erfordert. Dabei sorge man dafür, daß man selbst in bequemer Haltung untersuchen kann, störende Nachttische, Stühle, Bettvorhänge usw. müssen vorher entfernt werden. Wenn es geht, setze man sich zur Perkussion besonders der Lungenspitzen auf den Bettrand und beuge seinen Oberkörper soweit nach der Mitte, daß man den Patienten gerade vor sich hat und beide Lungenspitzen gleich weit von unserem Ohre entfernt sind. Man klopfe nicht stärker als unbedingt nötig ist. Die gewöhnliche Perkussion über erkrankten Lungenteilen ist oft sehr viel schmerzhafter als ein Gesunder es sich vorstellen kann. Ein erfahrener, gegen sich harter Kollege, gestand mir bei solcher Gelegenheit: „Ich hätte nie gedacht, daß eine einfache Perkussion so schmerzhaft sein kann.“ Wie man überhaupt bei der ganzen Untersuchung, nicht nur bei der Perkussion, immer daran denken soll, möglichst schonend vorzugehen. Ich habe das nie so scharf betonen und so konsequent durchführen sehen wie von Carl Gerhardt. Ohne Schonung rügte er jede gedankenlose Rücksichtslosigkeit und es war sehr lehrreich, zu beobachten, wie häufig das nötig war.

Für die Perkussion soll der Körper grundsätzlich entkleidet sein. An und für sich wird ein dünnes Hemd am Klopfschall nichts Wesentliches ändern, aber zur Beurteilung des Schalles brauchen wir unbedingt die Betrachtung der perkutierten Teile. Geringe Unterschiede in der Wölbung des Brustkorbes, der Höhe der Schultern, der Ausbildung der Muskulatur, eine unbedeutende Verkrümmung der Wirbelsäule können zu deutlichen Schallunterschieden führen, die vielleicht ohne Berücksichtigung der genannten Abweichungen vom normalen Körperbau als Zeichen einer ernsten Lungenerkrankung gedeutet werden. Der Kranke soll eine zwanglose Haltung einnehmen, Muskelspannungen, zumal einseitig, müssen vermieden werden, der Brustkorb darf nicht vorgedrückt, der Kopf nicht gedreht, Verkrümmungen der Wirbelsäule nicht gewaltsam ausgeglichen werden usw. Schon Auenbrugger wußte den Wert einer zweckmäßigen Haltung des Kranken zu schätzen und gibt entsprechende Vorschriften; da sie aber für die unmittelbare Perkussion berechnet sind, so weichen sie von den soeben gegebenen Fingerzeigen zum Teil ab. Ausführliche Anweisungen über die sog. „Explorationshaltungen“ wurden von Corson gegeben. Für den Arzt, der mit Überlegung und nicht mechanisch untersucht, sind diese ins Einzelne gehenden Vorschriften selbstverständlich; so wird sich jeder Arzt die bei der Rückenperkussion störenden Schulterblätter aus dem Wege schaffen, indem er die Arme über die Brust zusammenlegen läßt. Nicht nur der Kranke, sondern auch der Arzt soll, soweit möglich, in zwangloser Stellung sein, um seine ungestörte Aufmerksamkeit der Untersuchung widmen zu können. Bei vergleichender Perkussion muß er in gleichem Abstand von den perkutierten Teilen sein, da der Schall seine Stärke mit dem Quadrat der Entfernung ändert, Zimmerecken sind gefährlich, da durch Reflexion der Schallwellen Unterschiede vorgetäuscht werden können.

Bei der vergleichenden Perkussion muß mit größter Sorgfalt auf Gleichheit der Bedingungen geachtet werden. Gleiche Stärke des Perkussionsschlages, gleiche Lage, gleicher Druck des perkutierten Fingers. Bei Finger-Finger-Perkussion soll der perkutierte Teil des als Plessimeter benutzten Fingers der Brustwand ganz aufliegen, um den Perkussionsstoß in breiter Ausdehnung auf die Brust zu übertragen. Wie stark man klopft, wird zum Teil von der Dicke der Weichteile abhängen, zum Teil von der Absicht des Untersuchers, größere oder geringere Tiefenwirkung zu erzielen. Kleine oberflächliche Herde werden bei schwacher Perkussion vielleicht noch Schallunterschiede liefern, während sie bei starker Perkussion der Entdeckung entgehen. Zumal bei den Lungenspitzen, dann aber auch bei allen zweifelhaften Dämpfungen wird man es nicht selten nacheinander mit schwacher, mittelstarker und starker Perkussion versuchen. Das Verfahren gibt häufig gute Resultate und sei dringend empfohlen (Jundell). Der Perkussionsschlag soll aus dem Handgelenk erfolgen und nicht zu kurz sein, etwa wie der Anschlag beim Legato des Klavierspieles. Bei der Perkussion der vorderen Seite der Lungenspitzen steht man am besten hinter dem Kranken und perkutiert auf dem Endglied des über die Lungenspitze gelegten Mittelfingers, da auf die Weise der unmittelbar oberhalb der Schlüsselbeine liegende Teil am besten zugänglich ist; das Mittelglied des perkutierten Fingers entspricht besonders bei hochstehender Klavikel schon dem Cucullarisrande und ist deshalb als Plessimeter weniger geeignet. Man versäume nicht gleichzeitig in derselben Stellung die oberen Schlüsselbeingruben abzutasten, um sich über deren Größe und durch leichten Druck auch über ihre Füllung und die Ausbildung der Weichteile zu unterrichten. Auch gesunde Lungenspitzen sind häufig nicht gleich, wie man besonders deutlich im Röntgenbilde erkennt; die Palpation wird in dieser Richtung schon einen Hinweis geben und zur Vorsicht in der Beurteilung von Schallunterschieden mahnen. Man achte ferner darauf, daß beiderseits entweder im Zwischenrippenraum oder auf der Rippe perkutiert werde und zwar in derselben Atemphase. Glaubt man einen Schallunterschied gefunden zu haben, so mache man stets die Gegenprobe; hat man zuerst rechts, dann links perkutiert, so klopfe man jetzt links und dann rechts. Es ist häufig überraschend, wie sich dabei scheinbare Differenzen ausgleichen. Nicht selten scheint mir eine gewisse Neigung zu bestehen, den Schall der an zweiter Stelle perkutierten Seite höher zu hören; vielleicht hängt das mit der Gewohnheit zusammen, immer zuerst die gesunde Seite zu untersuchen, um einen normalen Ausgangspunkt zu haben. Die vergleichende Perkussion untersucht anatomisch gleichartige Bezirke, gleichartig nicht durch ihren Bau, sondern auch durch ihre Lage, oder einfacher gesagt, sie vergleicht rechts mit links, soweit eine Symmetrie gegeben ist. Bis zu einem gewissen Grade ist aber eine vergleichende Perkussion auch auf derselben Körperseite möglich. Wenn wir z. B. die rechte Lunge am Rücken von oben nach unten abklopfen, so ändert sich allerdings der Schall beständig, aber verhältnismäßig wenig und in gesetzmäßiger Weise. Abweichungen von diesem gesetzmäßigen Verlauf werden uns auffallen und wir können auf die Weise sehr wohl einen Krankheitsherd, etwa einen größeren bronchopneumonischen Herd, innerhalb eines Lungenlappens nachweisen. Wir werden aber bei dieser Perkussion gleichzeitig gewisse Grenzen des Herdes finden und gleiten damit in die abgrenzende Perkussion hinüber. Ein Vergleich zwischen Lungenbasis und Lungenspitze in dem Sinne, als ob ein festes, für die Beurteilung praktisch verwertbares Verhältnis zwischen dem Schall dieser beiden Teile bestände, ist dagegen nicht möglich. Natürlich kann es so ausgeprägte Schallveränderungen geben, daß man sie auch bei diesem Vorgehen findet. In solchen Fällen wird man aber auch imstande sein, überhaupt ohne Vergleich die Veränderung zu erkennen.

Für geringere Veränderungen, und auf die kommt es an, ist der Vergleich symmetrischer, anatomisch gleichartiger Teile die gegebene Methode.

Die abgrenzende Perkussion als Technik hat immer wieder die Forscher zu Verbesserungsversuchen gereizt. Es handelt sich meist um die Empfehlung, schwach zu perkutieren und das Plessimeter möglichst schmal zu wählen oder wenn als Plessimeter der Finger dient, diesen nur mit der Spitze aufzusetzen, Regeln, die, der tausendfältigen täglichen Praxis entsprungen, zweifellos richtig sind, aber doch bis vor kurzem einer stichhaltigen physikalischen Erklärung ermangelten und deshalb mehr oder weniger als Geschmacksache betrachtet werden konnten. Auf Grund der Lehre von den kontinuierlichen und diskontinuierlichen Schwingungen und deren Voraussetzungen, lassen sich jetzt die prinzipiellen Bedingungen aufstellen. Sie sind schon genannt worden: kurze Stoßzeit, kleine Stoßfläche. Der Perkussionsschlag sei deshalb möglichst leicht, kurz, schnellend, das Plessimeter stehe in Kantenstellung, der perkutierte Finger nur mit der Spitze auf der Brustwand. Diese Vorschrift bedarf für die Praxis noch einiger Erläuterungen. Der Perkussionsschlag sei leicht; je stärker der Schlag, um so länger die Stoßzeit, um so stärker werden die stoßenden Körper sich gegeneinander drücken, um so größer die Stoßfläche werden; aus denselben Gründen perkutiere man kurz, federnd. Diese Federung soll aber nicht auf den perkutierenden Finger beschränkt sein, sondern auch und vor allem von dem perkutierten Finger geleistet werden. Setzt man das Plessimeter mit der Kante (Fig. 28), den Finger nur mit der Spitze auf, so ist damit eine Verkleinerung der Stoßfläche verbunden, die ja gefordert wird; es scheint mir das aber nicht das Wichtigste für den Effekt dieser Perkussionsmethode zu sein. Jeder weiß von einer Wagenfahrt, was eine gute Federung für die Abschwächung der zahlreichen Perkussionsstöße, denen wir unfreiwillig dabei ausgesetzt sind, zu bedeuten hat; nicht umsonst ziehen wir die Polster der II. den ungepolsterten Bänken der III. Klasse vor. Setzen wir nun den leicht gebeugten Mittelfinger der linken Hand nur mit der Spitze auf die Brustwand (Fig. 41) und perkutieren auf dem Mittelglied, so spielt die Muskulatur des Fingers und der Hand für den Perkussionsschlag dieselbe Rolle wie die Federung eines Wagens. Ein erheblicher Teil der Wucht des Perkussionsschlages wird durch diese Federung aufgefangen, fällt also für die Stoßwirkung auf die Brustwand weg. Es kommt hinzu, daß die Richtung der Stoßwirkung des Perkussionsschlages nicht mit der Richtung zusammenfällt, in der der perkutierte Finger auf die Brustwand aufgesetzt wird. Nur ein Bruchteil der Wucht des Perkussionsschlages, der der sog. Scherkraft entspricht, kommt als Stoßwirkung auf die Brustwand zur Geltung. Um sich eine Vorstellung zu machen von der Größe der kinetischen Energie, die auf diese Weise der Stoßwirkung auf die Brustwand entzogen wird,

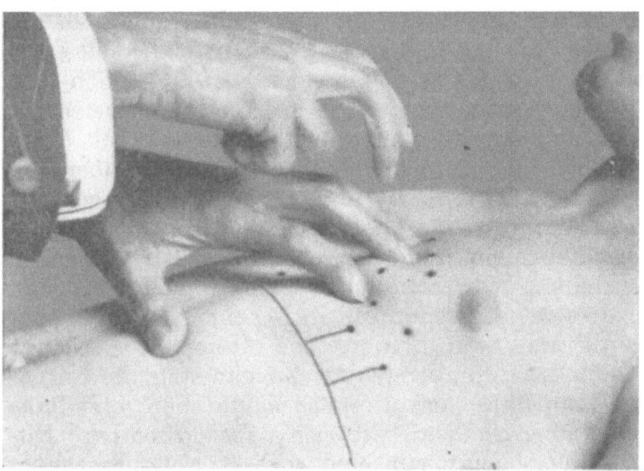

Fig. 41. Fingerhaltung bei abgrenzender Perkussion.

genügt ein einfacher Versuch. Man setze den in dem Gelenk zwischen Grund- und Mittelglied rechtwinklig gebogenen Mittelfinger mit der Spitze auf den Tisch und perkutiere auf das gebogene Gelenk in der Richtung der beiden Endglieder (sog. Pleschsche Fingerhaltung). Jetzt wird die Wucht des Perkussionsschlages trotz der kleinen Stoßfläche so vollständig auf die Unterlage übertragen, daß leichte Gegenstände auf den Tisch zu tanzen anfangen. Läßt man nun den rechten Winkel langsam in einen stumpfen übergehen unter gleichbleibender Perkussion, so werden die tanzenden Gegenstände bald zur Ruhe kommen. Die gleiche Beobachtung kann man mit dem Plessimeter machen, das einmal ganz aufgelegt, das andere Mal in Kartenstellung perkutiert wird.

Soll das Plessimeter, der perkutierte Finger fest oder leicht bei der abgrenzenden Methode aufgesetzt werden? Auch die Frage bedarf noch der Erörterung. Das Plessimeter soll fest aufgesetzt werden, um die Spannung der Weichteile zu steigern und dadurch die Bildung diskontinuierlicher Schwingungen zu begünstigen. Wir haben ein „Mittel die Erschütterung auf eine kleine Stelle, die des Plessimeters, zu beschränken, in dem Kunstgriff gefunden, dieses fest auf die Unterlage aufzudrücken“ sagt R. Geigel. „Das Plessimeter, resp. der zu beklopfende Finger darf stets bloß leicht aufgesetzt werden“, ich habe „die Beobachtung gemacht, daß, seitdem ich im klinischen Unterricht auf diesen Punkt großes Gewicht lege, auch die Anfänger in kürzester Zeit oberflächliche Grenzen richtig perkutieren lernen“, sagt Sahli. Wer hat Recht? Man versuche einmal selbst den perkutierenden Finger fest auf die Unterlage zu pressen und nun mit ganz leichten Schlägen zu perkutieren. Es geht nicht, oder doch nur unvollkommen und mit Mühe. Unwillkürlich teilt sich die Muskelspannung des linken Armes dem rechten mit. Trotz der theoretisch richtigen Begründung Geigels behält Sahlis Vorschrift in der Praxis recht und ich selbst habe mich bei schwierigen Grenzbestimmungen, z. B. bei der Perkussion der Herz- oder Milzdämpfung, wenn starke Magen- oder Darmtympanie der Gegend bestand — immer dabei ertappt, daß ich den als Plessimeter dienenden Finger nur leicht und mit der äußersten Spitze aufsetzte. Will man sich von der Richtigkeit der soeben gegebenen Vorschriften für vergleichende und abgrenzende Perkussion überzeugen, so ist nichts leichter als das. Man perkutiere das Brustbein, das als guter Schalleiter große Neigung hat als Ganzes zu schallen, von oben nach unten mit fest aufgelegtem Finger und langsamen Schlägen wie bei der vergleichenden Perkussion vorgeschrieben ist. Es gibt in seiner Ausdehnung gleichen Schall, von Herzdämpfung keine Spur. Dann versuche man es noch einmal, indem nur die Fingerspitze aufgesetzt und auf dem Mittelglied perkutiert wird — und siehe, zur rechten Zeit stellt die Herzdämpfung sich ein. Daß es wirklich die obere Grenze der Herzdämpfung ist, läßt sich leicht beweisen. Man perkutiere in der üblichen, später genauer zu beschreibenden Weise die Herzdämpfung zu beiden Seiten des Brustbeins, schließe dann die Augen und perkutiere das Brustbein von oben nach unten; stets wird die Grenze auf dem Sternum mit den auf beiden Seiten gefundenen Grenzen zu einer gleichmäßig geschwungenen Linie verschmelzen.

Die abgrenzende Perkussion hat Bezirke verschiedenen Schalles, in der Regel mehr oder weniger lufthaltige von luftleeren Bezirken zu scheiden. Meistens wird empfohlen, von den lufthaltigen nach den luftleeren Teilen hin zu perkutieren, manche Autoren befürworten aber in der umgekehrten Richtung vorzugehen, wohl ein Zeichen, daß beide Wege zum Ziele führen. Wichtig ist vor allem, daß man mit der Perkussion nicht vorzeitig halt macht, sondern zunächst über die Grenze hinaus perkutiert; dann geht man zweckmäßig den Weg zurück und wiederholt das nötigen Falles solange, bis man sich über die anzunehmende Grenze schlüssig geworden ist. Dabei ergibt sich von selbst, daß man einmal, von lufthaltigen zu luftleeren, dann wieder von luftleeren zu lufthaltigen Teilen vorschreitet.

Die Schwellenwertperkussion.

Es ist gesagt worden, der Perkussionsschlag bei der abgrenzenden Perkussion soll leicht und kurz sein, um Stoßzeit und Stoßfläche möglichst klein zu machen. Da unter sonst gleichen Verhältnissen von der Wucht und Dauer der Stoßwirkung die Größe des Stoßbezirkes, d. h. die Masse des in Schwingungen versetzten schallgebenden Körpers und damit die Stärke des erzeugten Schalles abhängt, so muß der Schall bei der abgrenzenden Perkussion leise ausfallen. Man hat nun, wie ich glaube nicht ganz mit Recht, das Leise als das wichtigste Erfordernis bei der abgrenzenden Perkussion angesehen und darauf die sog. Schwellenwertperkussion aufgebaut (Ewald, Goldscheider). Zur Begründung wird angeführt, man könne leichter Wenig von Nichts unterscheiden, als das Mehr vom Minder, deshalb solle so leise perkutiert werden, daß man bei der Perkussion der luftleeren Teile gar nichts mehr höre. Als Konsequenz könnte man daraus ziehen, daß die an und für sich leisere unmittelbare Perkussion der mittelbaren in dieser Beziehung gleichwertig, wenn nicht überlegen sei. Das ist bekanntlich nicht der Fall und die Gründe dafür sind auch schon dargelegt worden. Zweitens muß darauf hingewiesen werden, daß auch bei etwas stärkerer Perkussion — sie muß nur richtig ausgeführt werden — dieselben Resultate erhalten werden, wie bei der Schwellenwertperkussion. Wir können deshalb dieser Methode nicht die Überlegenheit einräumen, die man ihr hat zuschreiben wollen[1]). Die bisher in der Literatur niedergelegten Ansichten über die Methode sind geteilt, man lese darüber die Arbeiten von Curschmann und Schlayer, Treupel und Engels, Simons, Kantorowicz, Moritz, Dietlen, Sahli usw. nach.

Die Tastperkussion.

Bei der Finger-Finger-Perkussion und in geringerem — trotz Wintrichs entgegengesetzter Ansicht — Grade bei der Hammer-Plessimeter-Perkussion haben wir neben dem Gehörseindruck auch einen Gefühlseindruck. Man spürt es am Widerstand, ob man im Glas die schaumlose Flüssigkeit oder die Schaumborte perkutiert, wie dies schon erwähnt wurde. Dasselbe verschiedene Widerstandsgefühl haben wir, wenn wir einmal das luftleere Herz und dann die lufthaltige Lunge perkutieren und wir benutzen zweifellos, bewußt oder unbewußt, neben den Schallunterschieden auch die Unterschiede des Widerstandsgefühls bei der Festlegung der Grenzen. Schon Piorry sagt in seinem Werke du procédé opératoire à suivre dans l'exploration des organes par la percussion médiate: „Ils trouvaient, comme moi, que le doigt qui frappe est un juge non moins exact que l'oreille qui écoute". Die meisten späteren Forscher haben sich dieser Ansicht angeschlossen (Raciborski, Siebert, Walshe, Niemeyer, Krehl, de la Camp usw.), obwohl manche Forscher die Bedeutung des Resistenzgefühles nicht hoch einschätzen (Weil, Oestreich u. a.). Wie hoch man die Rolle des Widerstandsgefühles bewerten soll, wollen wir unentschieden lassen. Daß sie nicht zu unterschätzen ist, zeigen W. Ebsteins Erfahrungen mit der sog. Tastperkussion. W. Ebstein unterscheidet eine unmittelbare und eine mittelbare Tastperkussion.

Für die Technik gibt er folgende Anweisungen. „Die Hand sei im Handgelenk leicht volar flektiert und gegen den Ulnarrand geneigt gehalten, desgleichen seien auch die Finger in ihren Metakarpophalangealgelenken leicht volarflektiert. Die übrigen Fingergelenke müssen aber in gestreckter Stellung

[1]) Weiteres zu dieser Frage siehe S. 183 u. 233.

gehalten werden. Der Daumen befinde sich in Adduktionsstellung. Die Haltung der Hand entspricht so am ehesten der Stellung, welche sie beim Schreiben einnimmt, und wie wir sie in den Anfangsstadien der Schüttellähmung beobachten." „Die Tastperkussion geschehe immer senkrecht zu einer Tangente, welche man sich in transversaler Richtung an die perkutierende Stelle der Brustwand gelegt denkt, d. h. also senkrecht zur Wand des Thorax und zwar mit der Beugefläche der 3. Phalanx der betreffenden Finger, aber nicht direkt mit deren Spitzen, denn die Fingernägel dürfen — weil dadurch Schmerzen entstehen können — mit der zu perkutierenden Partie nicht in Berührung kommen." Bei der mittelbaren Tastperkussion wird ein Finger oder ein Plessimeter auf die Brustwand gelegt und darauf in der angegebenen Weise perkutiert. Ebstein empfiehlt also zur Tastperkussion anstatt des Perkussionsschlages eine Art Perkussionsstoß, der so gut wie keine Schallerscheinung hervorruft. Daß man auf diese Weise Organgrenzen bestimmen kann, soll nicht geleugnet werden, doch scheint die bisher übliche Methode der abgrenzenden Perkussion der Ebsteinschen Tastperkussion an Leistungsfähigkeit überlegen zu sein.

Gleichzeitige Perkussion und Auskultation.

Die gleichzeitige Anwendung der Perkussion und Auskultation ist schon von Laennec [1]) geübt worden, um die Größe einer Kaverne oder eines Pneumothorax zu bestimmen, doch finden wir das bei Laennec nur als eine gelegentliche Beobachtung, keineswegs als die prinzipielle Empfehlung einer besonderen Methode angegeben. Zur allgemeinen Bestimmung von Organgrenzen wird dies Vergehen zuerst von Camman und Clark angepriesen. Das Stethoskop wird auf das abzugrenzende Organ aufgesetzt und nun zentrifugal vom Stethoskopfuß perkutiert. Die Methode wurde von verschiedenen Seiten nachgeprüft und befürwortet (Benderski, Bianchi, Buch, Henschen, Hofmann, Pal, Pepper und Stengel, Roger, Zülzer). Später wurde empfohlen anstatt zu perkutieren, die Haut leicht zu streichen (Runeberg, Smith), oder zentripetal, d. h. zum abzugrenzenden Organe hin zu perkutieren (Bianchi). Piorry gibt in seinem Atlas de plessimétrisme ein besonderes Stethoskop an, „Plesthéthoscope", das an seinem Ende ein fest damit verbundenes Plessimeter trägt, Hofmann hat einen besonderen Hammer konstruiert, aber trotz aller Empfehlungen und Bemühungen hat die Methode nur wenig Anhänger gefunden. Es wird zugegeben, daß man in der beschriebenen Weise die Grenzen oberflächlich liegender Organe bestimmen kann (Sahli), aber das ist mit der bequemeren üblichen Perkussion ebenso gut möglich und so hat man sich wohl mit Recht gegen unnötige Komplizierungen der Methodik gesträubt. Die Angaben von Smith u. a. über weitgehende Verfeinerungen der Herzgrenzenbestimmung sind durch die Nachprüfungen von de la Camp und Schowald widerlegt worden. Mit der „auskultatorischen Perkussion" oder „perkutorischen Auskultation" oder „perkutorischen Transsonanz" oder „Streichauskultation" oder wie man die Methode nun nennen mag, ist verwandt die Phonometrie. Baas hat 1872 darauf hingewiesen, daß eine schwingende Stimmgabel verschieden laut klingt, je nach dem sie auf lufthaltigen Darm, lufthaltige Lunge oder auf luftleere Körperteile, z. B. den Schenkel aufgesetzt wird; man hat dann diese „Phonometrie" mit gleichzeitiger Auskultation verbunden und zwar in derselben Weise wie die soeben geschilderte Kombination von Auskultation und Perkussion oder Friktion. Das Stethoskop steht auf dem abzugrenzenden Organ, die Stimmgabel wird zentrifugal vom Stethoskop an verschiedenen Stellen aufgesetzt. Sobald die Stimmgabel den Bezirk des betreffenden Organes verläßt, wird ihr

[1]) Traite de l'auscultation 1834. p. 51.

Ton sehr viel leiser gehört. Es soll auf diese Weise möglich sein, sogar luftleere benachbarte Organe von einander abzugrenzen. Es liegen Arbeiten über die Methode vor von Schlesinger, Plönies, Cantlie, Olpp u. a.; weiteren Eingang in die Klinik hat die Phonometrie und „Auskultatophonation" nicht gefunden.

Die Eigenschaften des Klopfschalles.

Wir unterscheiden folgende Eigenschaften des Klopfschalles:

1. laut und leise,
2. lang und kurz,
3. tief und hoch,
4. tympanitisch und nichttympanitisch.

Diese Einteilung ist allerdings nicht allgemein anerkannt, wir müssen deshalb zunächst auf die älteren Anschauungen und Lehren eingehen.

Auenbrugger unterschied, wie schon kurz erwähnt, folgende Eigenschaften des Klopfschalles: den Sonus altus und profundus, clarus und obcsurus, sonorus und obtusus und den Sonus carnis. Allerdings hat er die Qualitäten nicht in dieser scharfen Gegensätzlichkeit aufgestellt und gebraucht die Bezeichnungen clarus und sonorus einerseits, obscurus und obtusus andererseits ohne deutlichen Unterschied. Diese Nomenklatur wurde zunächst im wesentlichen übernommen, auch in die Schulen der fremden Länder. So finden wir in Frankreich le son clair und mat, sonore und obtus, sonorité, matité, aber auch hier wird mat und obtus gleichbedeutend angewandt; auch sonore und clair haben keine wesentlich von einander abweichende Bedeutung. Dem hohen und tiefen Schall begegnen wir dagegen in der französischen Literatur nicht. Im Englischen haben wir den sonorus sound, clear und dull sound; Höhe und Tiefe als high und low pitch werden nur bei der Auskultation gebraucht. Der Mangel klarer Bezeichnungen wurde zuerst von Skoda empfunden, er ordnete die alten Qualitäten Auenbruggers in mehrere scharf von einander unterschiedene Reihen und fügte als neue Eigenschaft den inzwischen als wichtig erkannten Klanggehalt, die Tympanie hinzu. Die von Skoda aufgestellten Eigenschaften des Klopfschalles bilden demnach folgende Reihen:

1. vom vollen Schall zum leeren;
2. vom hellen zum dumpfen;
3. vom tympanitischen zum nichttympanitischen;
4. vom hohen zum tiefen.

Skoda begnügte sich aber nicht damit, die Nomenklatur als solche zu revidieren, sondern versuchte auf Grund experimenteller und klinischer Untersuchungen, die den einzelnen Schallqualitäten entsprechenden physikalischen Bedingungen klar zu stellen. Da Skodas Bezeichnungen bis auf den heutigen Tag in Gebrauch sind, so müssen wir auf die einzelnen Reihen und die von Skoda dafür gegebenen Begründungen genauer eingehen [1]).

Wenden wir uns sogleich zu der ersten Reihe des Perkussionsschalles, zur Reihe vom vollen zum leeren Schall. „Man hat bisher keinen allgemein gültigen Ausdruck, um die Schallverschiedenheiten zu bezeichnen, welche wir auf die Größe des schallenden Körpers beziehen. Ich glaube, daß man bei der Stimme und bei musikalischen Instrumenten zur Bezeichnung dieser Schallverschiedenheit, gewöhnlich das Wort voll oder volltönend — sonor — gebraucht und wende daher dieses Wort in gleichem Sinne für den Perkussionsschall an". „Es ist nicht die Stärke des Schalles, woraus wir die Größe des schallenden Körpers durch das Gehör beurteilen. Eine große Glocke läßt uns auch durch das leiseste Summen ihre Größe ahnen, während wir durch das lauteste und stärkste Klingen einer kleinen Glocke über ihre Kleinheit nicht getäuscht werden. Auch aus

[1]) Vgl. Edens und v. Ewald, l. c.

der Schallhöhe schließen wir nicht auch die Größe des schallenden Körpers." „Wiewohl eine gewisse längere Dauer gewöhnlich mit dem sonoren parallel geht, insofern die Hindernisse der Bewegung für eine große Schwingungsmasse sich verhältnismäßig verringern, so bildet dennoch die Dauer (und noch weniger die Tiefe) des Schalles nicht den alleinigen Faktor der Sonorität. Es sind also die Bezeichnungen „lang" und „kurz" nicht richtig. Der volle sowohl als der leere Ton eines Instrumentes kann lang oder kurz sein." Dies die wesentlichsten Sätze Skodas über den vollen und leeren Perkussionsschall. Es ist leicht verständlich, daß diese Ausführungen Skodas sehr bald angegriffen wurden. So hat man ihm erwidert, daß es eine besondere einheitliche Schallqualität, die charakteristisch für die Größe des schallenden Körpers wäre, tatsächlich nicht gibt (Mazonn, Schweigger). Jedenfalls sei ein voller oder sonorer Schall diese Qualität nicht. „Wer denkt, wenn er von einer sonoren Stimme spricht, an einen großen Kehlkopf oder große Stimmbänder? Wer, wenn er den vollen Ton einer Violine hört, an dicke Saiten oder ein großes Instrument?" sagt Weil. Wenn Skoda im Anschluß an sein Beispiel von der großen Glocke, deren leisestes Summen uns ein großes Instrument ahnen läßt, meint: „Auch aus der Schallhöhe schließen wir nicht auf die Größe des schallenden Körpers", so weiß ihm Zamminer darauf eine sehr schöne Antwort: — „es ist diese Ahnung eine dergestalt definierbare, daß man behaupten kann, eine Glocke wiege, je nachdem das Summen im Tone C' oder C" geschieht, 294 oder 370 kg". „Ist es denn überhaupt möglich", fragt Weil in seiner Kritik der Skodaschen Lehre, „aus dem Schall die Größe des schallenden Körpers zu bestimmen?" und antwortet darauf, daß dies unter vergleichbaren Bedingungen (ähnliche Form, gleiches Material) allerdings möglich sei, aber dann urteile man nach der Tiefe, Lautheit und Dauer des Schalles. Diese Ansicht Weils führt uns notgedrungen zu der weiteren Frage, welche charakteristischen Erkennungszeichen denn Skoda dem vollen Schall zuschreibt. Und damit kommen wir zum wundesten Punkte der Skodaschen Deduktionen. „Voll" ist nach Skoda der Schall eines großen Körpers. Das ist nun, wie ohne weiteres einleuchtet, keine Schallqualität, sondern eine Diagnose. Daraus ergibt sich aber weiter folgender Gedankengang. Skoda will einen bestimmten Zustand der Lunge (Größe und Luftgehalt) diagnostizieren; die diesem Zustand entsprechende Schallerscheinung definiert er durch eben diesen Zustand und diagnostiziert nun rückwärts aus dieser Schallerscheinung den betreffenden Zustand der Lunge. Das ist eine petitio principii, die in der Medizin so wenig wie in der Logik zugelassen werden sollte. Andererseits hat Skoda ohne Zweifel Recht, wenn er allen Einwendungen gegenüber die Ansicht aufrecht erhalten hat, ein voller Schall sei etwas anderes, sei mehr als ein langer, oder lauter oder tiefer Schall, sei auch mehr als ein Schall, der zwei der genannten Eigenschaften oder auch alle drei enthalte.

Wie er selbst sagt, hat er den Begriff voll oder sonor aus der Musik übernommen, in der mit diesen Ausdrücken eine bestimmte Klangfarbe bezeichnet wird. Einen physikalisch faßbaren Inhalt hatte der Begriff, als Skoda ihn übernahm, nicht, es war vielmehr, wie Wintrich ganz richtig bemerkt, ein Gefühlswert. Das ist inzwischen anders geworden. Durch die Untersuchungen von Helmholtz wissen wir, daß die Völle oder Sonorität eines Klanges davon abhängt, ob der Grundton die Teiltöne an Stärke überwiegt oder nicht. Man könnte denken, daß durch die klare Begriffsbestimmung von Helmholtz die Lehre Skodas vom vollen und leeren Schall eine wichtige Stütze erhalten müsse. Das ist aber zunächst sicher nicht der Fall, denn voll oder leer sind nach Helmholtz Eigenschaften von Klängen. Der Perkussionsschall ist aber kein Klang sondern ein Geräusch, streng genommen können deshalb Klangbezeichnungen nicht auf ihn angewendet werden. Nun besteht zwischen Klängen und Geräuschen, wie früher ausgeführt worden ist, keine scharfe Grenze und man kann sich vielleicht vorstellen, daß bei einem Schall, der den Geräuschen näher steht, bis zu einem gewissen Grade doch ein Grundton mehr oder weniger scharf hervortritt. Wenn wir diese für Skoda günstigste Annahme gelten lassen wollen, so würde sich das Problem der Berechtigung des vollen oder leeren Schalles als Eigenschaften des Perkussionsschalles zuspitzen zu der Frage, welcher praktische Wert den genannten Qualitäten zukomme. Ist der volle und leere Schall praktisch ein sicheres Kennzeichen, der Größe des schallenden Körpers, wie Skoda lehrt? oder ist er vielleicht besonders bezeichnend für irgend welche anderen gesunden oder krankhaften Zustände der perkutierten Organe und deshalb zweckmäßig oder unentbehrlich? Auf den ersten Teil unserer Frage gibt Skoda selbst die Antwort: ,,Wenn man aus dem Kadaver herausgenommene Lungen- oder Darmpartien perkutiert, so überzeugt man sich, daß es unmöglich ist, aus dem verschieden vollen Schalle annäherungsweise die Größe der Lunge oder die Weite des Darmes zu bestimmen. Nur die größeren Unterschiede zwischen dem vollen und leeren Schalle gestatten einen sicheren Schluß.“ Damit fällt Skoda selbst ein so ungünstiges Urteil über diese vielumstrittenen Schallqualitäten, daß dadurch, zusammen mit den übrigen schwerwiegenden Einwänden, eine genügende Begründung gegeben ist, um den vollen und leeren Schall endgültig abzulehnen. Es kommt hinzu, daß diese beiden Klangfarben in der ganzen Lehre von der Perkussion zur Charakterisierung irgend welcher anderer klinisch wichtiger Zustände nirgendwo nötig befunden worden sind. Sehr bezeichnend für den wirklichen Wert des vollen und leeren Schalles ist die Beobachtung, daß sich der Begriff leer überhaupt nie recht eingebürgert hat; so bemerkt Weil, er erinnere sich nicht, je von einem hellen leeren Schall gehört zu haben. In demselben Sinne spricht die Tatsache, daß in die französische und englische Literatur der leere Schall überhaupt keinen Eingang gefunden hat.

Wenn sich trotz der soeben dargestellten schweren Mängel der volle und sein Gegenteil, der leere Schall bis in unsere Zeit erhalten haben, so kann das nur daran liegen, daß bis vor kurzem die Grundlagen für eine exakte Analyse des Perkussionsschalles gefehlt haben. Die können unseres Erachtens nur durch eine graphische Aufzeichnung des Perkussionsschalles und eine Untersuchung dieser Schallkurven gewonnen werden. Bevor wir aber zu den in dieser Richtung unternommenen Versuchen übergehen, seien noch die anderen von Skoda aufgestellten Qualitäten des Perkussionsschalles besprochen.

Als zweite Reihe gibt Skoda die vom hellen zum dumpfen Schall an. Fragen wir Skoda selbst nach den Kennzeichen dieser Schallqualitäten. ,,Hell oder dumpf oder dunkel wird in der gewöhnlichen Bedeutung genommen. Der Schall der Trommel wird dumpfer, wenn dieselbe mit Tuch überzogen wird.“ Es folgen dann einige praktische Beispiele. ,,Je dünner oder biegsamer die Brust- oder Bauchwand ist, desto heller ist der Schall, den die darunter enthaltene Luft gibt. Wenn sich unter einer dünnen biegsamen Stelle der Brustwand in einem Raume von einem Zoll in der Länge und Breite, und nur einige Linien in der Tiefe, Luft befindet, während der übrige Brustraum mit Flüssigkeit oder mit infiltriertem Lungenparenchym ausgefüllt ist, so ist an dieser Stelle der Perkussionsschall vollkommen hell aber sehr leer. Ist im Gegenteil unmittelbar unter einer Stelle der Brustwand ein nicht lufthaltiges Lungenstück, das wenigstens die Ausdehnung des Plessimeters und einen halben Zoll Dicke hat, vorhanden, während den übrigen Brustraum die lufthaltige, normal ausgedehnte Lunge ausfüllt, so ist an dieser Stelle der Perkussionsschall zwar voll, aber schon gedämpft“ usw. Als Hauptergebnis kann wohl der folgende Satz Skodas angesehen werden. „Die Dämpfung eines Perkussionsschalles ist somit auf die Dicke des unter der perkutierten Stelle befindlichen luftleeren (nicht schallenden) am Thorax anliegenden Körpers zu beziehen.“ Faßbare physikalische Eigenschaften, an denen der helle oder dumpfe Schall erkannt werden könnten, werden aber nicht aufgestellt. Also auch hier gibt Skoda uns keine Schallqualitäten, sondern eine Diagnose; auch hier liegt eine petitio principii vor. Ferner, hell und dumpf sind wie voll und leer Bezeichnungen für Klangfarben und können deshalb streng genommen auf das Geräusch des Perkussionsschalles nicht angewendet werden. Ein weiteres Bedenken ist folgendes: Skoda sagt: hell und dumpf werden in der gewöhnlichen Bedeutung genommen. Welches ist denn die gewöhnliche Bedeutung des Wortes hell? Hell, für unser gegenwärtiges Sprachempfinden eine Eigenschaft des Lichtes und der Farben, hängt mit hallen zusammen und war im Althochdeutschen und auch im Mittelhochdeutschen eine Bezeichnung nur für die Stimme und den Ton (Kleinpaul). Heute empfinden wir hell zur Bezeichnung einer Schallqualität als übertragenen Begriff; hell erweckt in uns die Vorstellung hoher Töne oder genauer nach Helmholtz eines Klanges, der reich an hohen Obertönen ist. Nach Skoda ist der normale Lungenschall voll und hell. Nun steht der volle Schall nach Ansicht aller Autoren und auch nach Skodas Ansicht doch in enger Beziehung zur Tiefe — „ebenso wenig ist die Völle... des Schalles stets an die Tiefe gebunden, wiewohl tiefe laute Töne in der Regel nur von größeren schwingenden Massen ausgehen“ (Skoda) —. Es ist also wohl nicht zu leugnen, daß hier ein gewisser Widerspruch besteht. Dieser Widerspruch ist um so störender, als wir den hellen Perkussionsschall nicht durch die Höhe charakterisieren können, weil hoch und tief als eine besondere Reihe des Perkussionsschalles von Skoda aufgeführt wird. Die Sache wird noch verzwickter, wenn wir auf den dumpfen oder gedämpften Schall eingehen. Man kann wohl als Regel aufstellen, daß über Dämpfungen der Schall höher gehört zu werden pflegt, es widerspricht aber zweifellos der gewöhnlichen Bedeutung, bei dumpf an hoch zu denken. Das sind doch alles berechtigte Bedenken, die zum mindesten beweisen, daß eine neue Prüfung dieser Frage dringend nötig ist. Wir werden auf den hellen und dumpfen Schall ebenso wie auf den vollen und leeren zurückkommen müssen bei der Erörterung der Resultate, die uns durch die Registrierung des Perkussionsschalles in neuester Zeit geliefert worden sind.

Die dritte von Skoda aufgestellte Reihe ist die vom tympanitischen zu dem nichttympanitischen Schall. Schon vor Skoda war der Begriff der Tympanie bekannt, so wird er, wie früher erwähnt, von de Haen bei der Perkussion des Bauches, von Laennec bei der Lungenperkussion gebraucht. Es sind das aber nur gelegentliche Bemerkungen. Skoda dagegen erkannte klar die grundsätzliche Bedeutung des Klanggehaltes und machte deshalb die Tympanie neben den anderen, schon genannten Schallqualitäten zum Einteilungsprinzip. Anfangs, in einer Veröffentlichung aus dem Jahre 1836, sprach er von einem klingenden und einem klanglosen Perkussionsschalle, in der ersten Auflage seiner bekannten Abhandlung sind statt dessen die Ausdrücke tympanitisch und nichttympanitisch gewählt. Hier erhalten wir auch gleich eine klare Begriffsbestimmung: „Der tympanitische Perkussionsschall nähert sich dem Klange, indes der nichttympanitische dem Geräusche näher steht. Zur Erzeugung des tympanitischen Schalles ist demnach eine größere Gleichartigkeit der Schallschwingungen erforderlich, als zur Erzeugung des nicht tympanitischen Schalles.“ Diese Qualitäten des Perkussionsschalles sind denn auch allgemein angenommen worden. Nur Wintrich hat seiner Zeit den Einwand gemacht, die Bezeichnung nichttympanitisch sei unwissenschaftlich, weil sie des positiven Inhaltes entbehre; Skoda konnte ihn aber damit „trösten, daß alle naturhistorischen

Disziplinen ein analoges Verfahren befolgen, z. B. Botanik (Cotyledones-Acotyledones), Physik (polarisiert — nicht polarisiert) usw.“ Die physikalischen Bedingungen für die Entstehung des tympanitischen und nichttympanitischen Schalles waren allerdings zunächst noch unklar und viel umstritten. Das Nötige darüber ist im vorhergehenden Abschnitte gesagt worden, so daß wir darauf verweisen können. Hier sei nun daran erinnert, daß R. Geigel das Charakteristische des tympanitischen Schalles weniger in der Regelmäßigkeit der Schwingungen als in der deutlichen Ausbildung eines Grundtones sucht. Wie weit Aufnahmen des Schalles zur Lösung dieser Frage beitragen können, ist schon angedeutet worden und wird noch weiter zu prüfen sein.

Die vierte Reihe Skodas ist die vom hohen zum tiefen Schall. Er selbst sagt davon: ,,Die Unterschiede in der Schallhöhe sind, wenn der Schall hell, besonders aber tympanitisch ist, am leichtesten aufzufassen. Sie hängen von vielen Umständen ab, deren Ermittelung am Lebenden nicht immer möglich ist und haben den geringsten praktischen Wert“. Wir wissen, daß Auenbrugger auf die Höhe des Schalles größeren Wert gelegt hat und nach Skoda sind es vor allem französische Forscher gewesen, die der Schallhöhe eine hervorragende Bedeutung beigemessen haben (Tonalité von Woillez). Nachdem die Bedeutung des vollen und leeren, hellen und dumpfen Schalles durch die Kritik im Laufe der Zeit stark erschüttert worden ist, hat sich unwillkürlich die Wagschale zugunsten der Schallhöhe heben müssen. Gleichwohl hat die skeptische Beurteilung Skodas gute Gründe. Eine Andeutung der Schwierigkeiten, die sich der Beurteilung der Schallhöhe entgegenstellen, ist schon in den soeben wiedergegebenen Worten Skodas enthalten, in denen gesagt wird, daß besonders beim tympanitischen Schall die Höhe leicht aufzufassen sei. Natürlich, denn nach R. Geigel ist als die charakteristische Eigenschaft des tympanitischen Schalles das deutliche Hervortreten eines Grundtones anzusehen. Wo aber ein deutlicher Ton vorhanden ist, da können auch leicht seine Höhe und Änderungen der Höhe erkannt werden. Der gewöhnliche Perkussionsschall der Lunge ist aber atympanitisch, geräuschähnlich, ihm fehlt ein deutlich erkennbarer Schallherrscher, und es ist nicht ohne weiteres klar, wonach wir seine Höhe beurteilen. Theoretisch ist die Möglichkeit gegeben, daß wir den atympanitischen Klopfschall dann als höher hören, wenn die tiefen Töne des Tongemisches weniger oder die hohen Töne mehr hervortreten. Es kann aber auch sein, daß wir den Schall höher hören, weil tiefere Töne fortfallen oder höhere Töne hinzutreten.

Zusammenfassend können wir wohl sagen, daß die Hauptqualitäten des Perkussionsschalles, mit denen wir täglich und stündlich arbeiten müssen, noch eine Fülle schwieriger und ungelöster Fragen bergen. Eine Möglichkeit, auf diesem Gebiet weiter zu kommen, wird eröffnet durch die Fortschritte, die in der Konstruktion schallregistrierender Apparate während der letzten Jahre gemacht worden sind. Bevor wir uns endgültig schlüssig werden, welche Eigenschaften des Klopfschalles als theoretisch begründet und praktisch wertvoll anzuerkennen sind, müssen wir deshalb auf die durch

die graphische Registrierung des Perkussionsschalles[1])

gewonnenen Resultate eingehen.

Als erster hat Carl Gerhardt eine graphische Darstellung gegeben und zwar mit Hilfe der empfindlichen Flamme. Er konnte nachweisen, daß mit dieser Methode der tympanitische Schall der Trachea regelmäßigere, der nicht

---

[1]) Vgl. Edens und von Ewald, Über den Perkussionsschall. Deutsch. Arch. f. klin. Med. 1917.

tympanitische Schall der Brustwand unregelmäßigere Schwingungen liefert. (siehe Fig. 42). Auch May und Lindemann haben bei ihren Untersuchungen ihr Hauptinteresse den Unterschieden zwischen dem tympanitischen und nichttympanitischen Schall zugewendet. Sie benutzten zur Registrierung eine ungedämpfte Seifenmembran von 15 mm Durchmesser, die große Empfindlich-

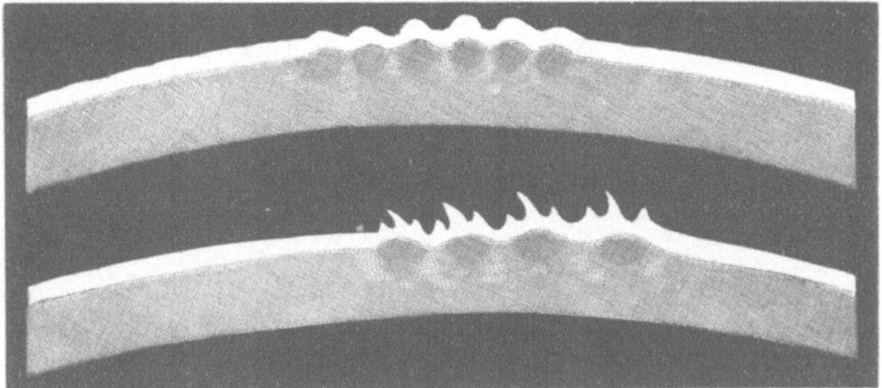

Fig. 42. Tympanitischer (oben) und nicht tympanitischer (unten) Schall. Aufgenommen mit der empfindlichen Flamme (nach Gerhardt).

keit, aber auch starke Eigenschwingungen hatte, so daß in den Kurven oft zweifelhaft ist, ob bestimmte Schwingungen auf den Perkussionsschall oder auf die Eigenschwingungen der Membran zurückgeführt werden müssen. Ihre Versuchsanordnung schildern die genannten Forscher folgendermaßen: „Durch Eintauchen eines eisernen Ringes in eine Seifenlösung wird eine Seifenmembran hergestellt, von welcher das Bild eines vertikalen Eisenbandes auf den Horizontalspalt einer photographischen Kymographiontrommel reflektiert wird. Durch die Einwirkung des zu untersuchenden Schalles wird die Seifenmembran und dadurch auch das Bild des Eisenstabes in Bewegung gesetzt, welche von der hinter dem Horizontalspalt um eine horizontale Achse in rasche Rotation versetzten mit einem Film bespannten Trommel in einer Kurve aufgezeichnet wird.“ Fig. 43 gibt eine schematische Darstellung der Apparatur. Auf Grund ihrer Untersuchungen kommen May und Lindemann zu dem Schluß: „Der tympanitische Schall ist charakterisiert durch die Einfachheit seiner Schwingungsform . . . der nichttympanitische Schall dagegen zeigt als charakteristisches Merkmal eine komplizierte Schwingunsform mit sehr ungleichmäßigem Abstand der Maxima und Minima seiner Kurve“. Zwei Kurven aus der Arbeit mögen als Beispiel des tympanitischen Schalles (Fig. 44 u. 45) hier wiedergegeben werden. Da die empfindliche Flamme zur Wiedergabe sehr rascher und komplizierter Bewegungsvorgänge nicht geeignet und auch die Trägheit der von May und Lindemann benutzten Membran Bedenken gegen die damit gewonnenen Kurven einflößt, so war es ein wichtiger Fortschritt, als Selling Untersuchungen über den Perkussionsschall veröffentlichte, die mit einer ganz anderen

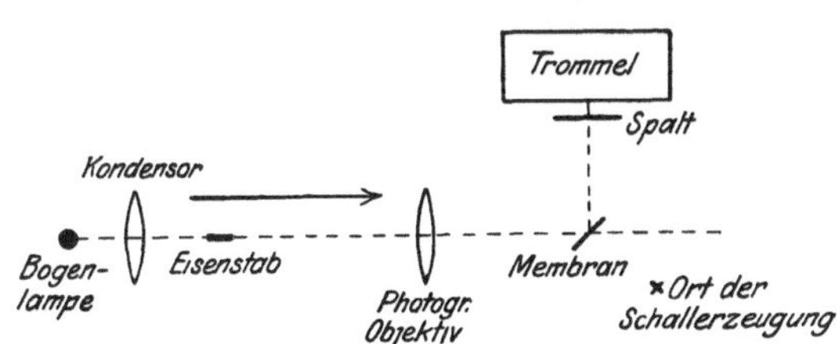

Fig. 43. Apparatur von May und Lindemann zur Schallregistrierung.

Methode angestellt waren. Selling perkutierte vor einem Mikrophon. Die durch die Schallwellen erzeugten Stromschwankungen des Mikrophons wurden einem Saitengalvanometer zugeleitet und die Schwingungen der Saite photographisch registriert. Bei der Lösung der technischen und physikalischen Fragen hat sich Edelmann verdient gemacht. Bemerkenswert ist, daß in dieser Arbeit, trotzdem sie sich auf die besten modernen Methoden stützt, gerade das Problem der Tympanie sehr zurückhaltend behandelt wird. „Der tympanitische Schall zeigt eine anders geartete Kurve wie der normale Lungenschall. Nach unseren bisherigen Untersuchungen beruht der Unterschied auf ver-

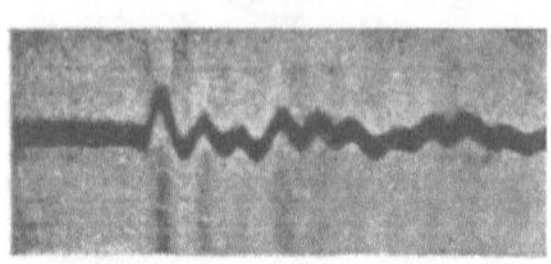

Fig. 44. Tympanitischer Schall nach May und Lindemann.

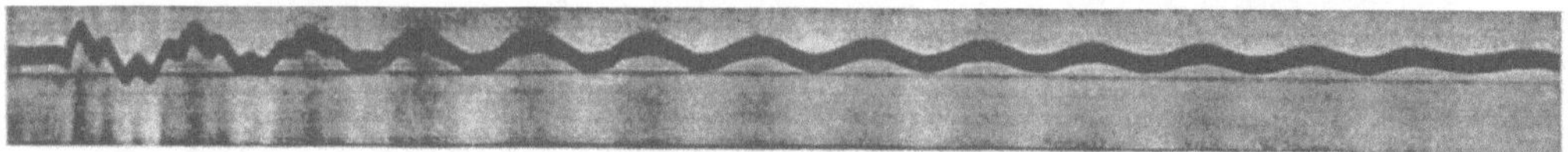

Fig. 45. Nichttympanitischer Brustschall nach May und Lindemann.

schiedenem Verhalten der Obertöne", das ist die Ausbeute der graphischen Aufnahmen. Im übrigen schließt sich Selling der Ansicht an, daß das Charakteristische des tympanitischen Schalles im Hervortreten eines Schallbeherrschers bestehe und stützt diese Auffassung auf folgende Beobachtung. Auskultierte er den Klopfschall der Lunge durch Resonatoren, so wurde dieser tympanitisch gehört, wenn der Resonator ansprach, wenn also der Eigenton des Resonators im Lungenschall enthalten war. Von weiteren Ergebnissen sei erwähnt, daß Selling den „hellen" Lungenschall, wie er sagt, d. h. den Perkussionsschall der Brustwand an solchen Stellen, wo große Lungenteile liegen, auf Grund seiner Kurven lauter und länger fand als z. B. den dumpfen Schall in der Gegend der Herzdämpfung; Fig. 46 und 47 geben diese Verhältnisse wieder. Da Selling die

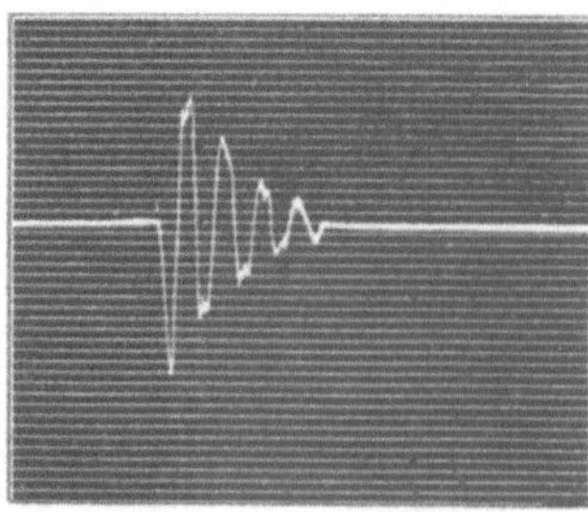

Fig. 46. Lungenschall (Hammerplessimeterperkussion) nach Selling.

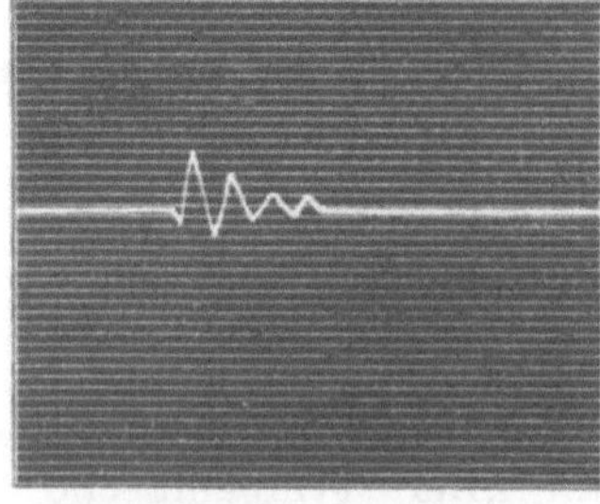

Fig. 47. Absolut gedämpfter Schall (Hammerplessimeterperkussion) nach Selling).

Größe der Amplitude, also das „lauter", für das Wesentliche in diesem Falle ansieht, so empfiehlt er nach Fr. Müllers Vorschlag die Bezeichnungen hell und dumpf durch laut und leise zu ersetzen. Neben der Qualität laut-leise ist die Beibehaltung der Qualität voll-leer nach Selling zu rechtfertigen, „indem man darunter länger- oder kürzerdauernden Schall versteht." Es unterliegt wohl keinem Zweifel, daß die Pietät Selling hier einen Streich spielt. Voll und leer ist etwas ganz anderes wie lang und kurz, darüber braucht man nicht zu reden. Da Worte nun einmal ihre feste Bedeutung haben, die sich selbst einem Skoda zuliebe nicht ändert, so muß man doch wohl Sellings

Vorschlag ablehnen, in der Perkussionslehre die Begriffe voll und leer in der Bedeutung von langdauernd und kurzdauernd zu gebrauchen. Die sehr schwierige Frage der Höhe und Tiefe des Schalles hat Selling unter Benutzung von Resona-

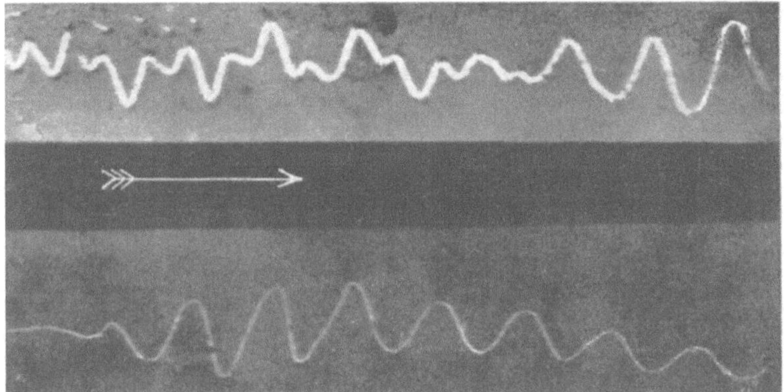

Fig. 48. Schall der großen Trommel (oben) und der Kesselpauke (unten). Nach orientierenden, nicht veröffentlichten Versuchen von Selling.

toren geprüft, jedoch nur durch Abhorchen der Resonatoren, ohne Registrierungen; dabei kommt er zu folgenden an dieser Stelle interessierenden Ergebnissen. „Bei der gewöhnlichen Schallperkussion enthält der Lungenschall eine annähernd kontinuierliche Reihe von Tönen, welche etwa von F bis zum C''

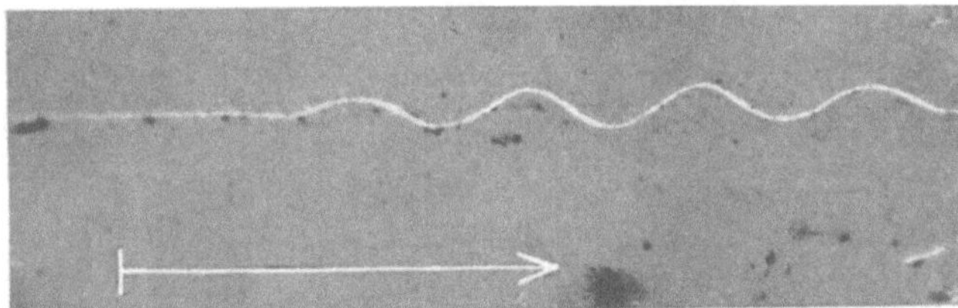

Fig. 49. Tympanitischer Schall. Nach orientierenden, nicht veröffentlichten Versuchen von Selling.

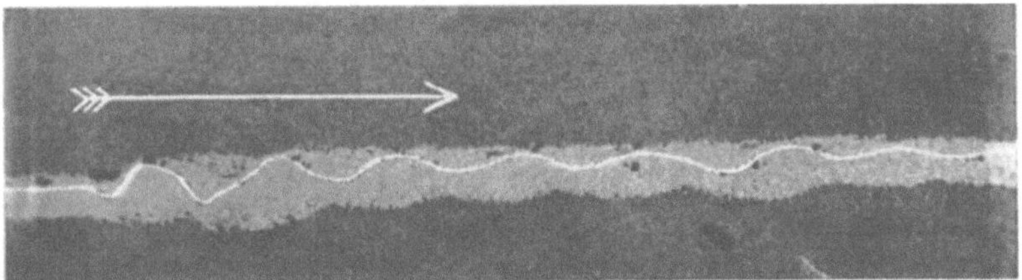

Fig. 50. Nichttympanitischer Schall. Nach orientierenden, nicht veröffentlichten Versuchen von Selling.

reicht". „Die obere Grenze bildet bei jedem Perkussionsschall der Eigenton des Plessimeters". „Ist über einer Lungenspitze der Schall „höher", so hört man auf dieser Seite den hohen Eigenton des Plessimeters besser, weil eine Reihe tiefer Töne ausfällt. Der Schall der kranken Lungenspitze ist demnach eigentlich nicht höher, er ist vielmehr weniger tief". Später, in nicht veröffentlichten, orientierenden Versuchen hat sich Selling noch einmal mit dem tympanitischen und nichttympanitischen Schall beschäftigt und mit Hilfe einer Glimmerkapsel Aufnahmen gemacht. Um gewissermaßen ein Paradigma zu haben, registrierte er zunächst den Schall der großen Trommel und des Tympanon (der Kesselpauke) Fig. 48. Ein Bild des tympanitischen und nichttympanitischen Perkussionsschalles, mit derselben Methode von Selling aufgenommen, geben die beiden folgenden Figuren 49 und 50.

Es ist klar, daß die Zuverlässigkeit der Registriermethode über den Wert der Schallaufnahmen entscheidet. Daher war es eine Aufforderung, von neuem an die graphische Darstellung des Perkussionsschalles zu gehen, als O. Frank „ein neues Verfahren zur Registrierung von Schallphänomen“ veröffentlichte. Die Vorrichtung besteht aus einer Kapsel, auf deren etwa 0,8—1,0 cm weitem kreisförmigem Rand eine sehr dünne (0,2—0,05 mm dick) Glimmerplatte aufgepreßt ist. Auf die Glimmerplatte ist ein kleiner 1 cm großer dünner Spiegel aufgeklebt und zwar an der Stelle, wo die Platte bei der statischen Durchbiegung, durch einen auf die Platte wirkenden hydrostatischen Druck die stärkste Neigung erhält. Vor der Platte, d. h. auf der der Schalleinwirkung entgegengesetzten Seite ist zur Dämpfung eine möglichst seichte Kapsel angebracht, die eine kleine

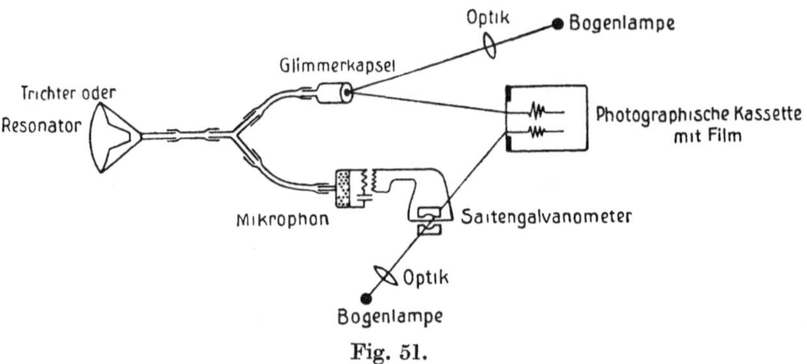

Fig. 51.

Öffnung für den Spiegel enthält. Der Spiegel wird durch eine Bogenlampe beleuchtet und die Bewegung des Spiegels durch den vom Spiegel reflektierten Lichtstrahl photographisch aufgezeichnet. Die theoretische Durchrechnung ergibt, daß Franks Kapsel besser als jede früher angewandte für alle akustischen Aufnahmen geeignet ist. Über Untersuchungen des Perkussionsschalles mit dem Frankschen Apparat [1]) berichten Edens und v. Ewald, deren Arbeit wir hier folgen. Sie fanden es zweckmäßig die Registrierung durch die Glimmerkapsel mit der ebenfalls sehr leistungsfähigen, aber doch ganz andersartigen Methode von Selling und Edelmann, der Registrierung durch Mikrophon und Saitengalvanometer zu verbinden; es war dadurch eine gegenseitige wichtige Kontrolle der beiden Methoden gegeben. Benutzt wurde ein Kohlenkugelmikrophon der Firma Reiner in München und das große Edelmannsche Saitengalvanometer. Die Spannung der Saite war so, daß ein Millivolt Spannungsabfall einen Ausschlag von 2 mm auf der photographischen Platte gab. Perkutiert wurde vor einem kurzen flachen Trichter, der nach seiner Form wohl nicht als Resonator in Betracht kommen konnte, zumal, da aus dem Trichter an der einen Seite ein ziemlich breiter Sektor herausgeschnitten war, um eine Perkussion des Patienten möglichst nahe dem Trichter zu ermöglichen. Stimmgabelaufnahmen von 32 bis zu 683 Schwingungen ergaben keine Resonator-

[1]) Der Apparat stammt aus der Edelmannschen Anstalt in München.

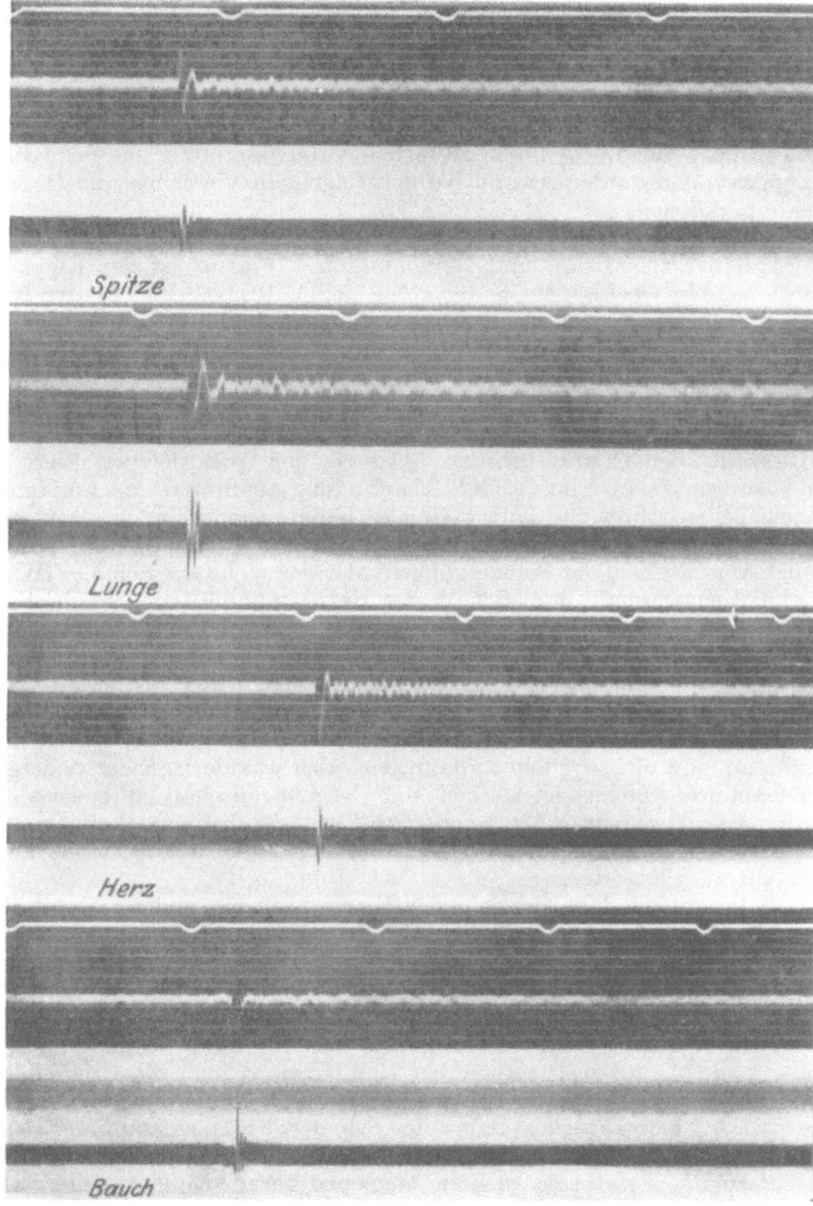

Fig. 52. Perkussionsschall der Lungenspitze, der Lunge rechts vorn zwischen 2. und 4. Rippe, der absoluten Herzdämpfung und des Bauches. Der obere Teil jeder Aufnahme gibt weiß in schwarzdie Galvanometerkurve, der untere Teil die Glimmerkapselkurve wieder. Zeitmarkierung 0,2 Sek.

wirkung des Trichters und gleichmäßige korrekte Registrierung durch beide Apparate. Die ganze Anordnung wird durch das nebenstehende Schema Fig. 51 veranschaulicht.

Beide Methoden lieferten im wesentlichen ganz gleiche Kurven, nur zeigte sich, daß die Glimmerkapsel ein stärkeres Auflösungsvermögen hatte, sie verzeichnete schon bei den soeben erwähnten Stimmgabelversuchen, aber auch bei den Aufnahmen des Perkussionsschalles häufig Obertöne, die durch die Mikrophon-Saitengalvanometer-Anordnung nicht so deutlich oder gar nicht wiedergegeben werden. In Fig. 52 ist ein Übersichtsbild gegeben, das den mit den soeben geschilderten beiden Methoden aufgenommenen Klopfschall der Lungenspitze, der Lunge im Brustkorb, der Herzdämpfung und des Bauches zeigt. Angewendet wurde hier wie bei den folgenden Versuchen die Hammerplessimeterperkussion.

Der Klopfschall über luftleeren und lufthaltigen Bezirken des Brustkorbes-Lungenschall und Herzdämpfung. Fig. 53 ist der Klopfschall über dem rechten Oberlappen in der Höhe der 3. Rippe. Fig. 54 der Klopfschall der absoluten Herzdämpfung bei Hammerplessimeterperkussion.

Der erste Blick zeigt, daß die Amplitude des Lungenschalles größer ist, als die Amplitude des Schalles der Herzdämpfung. Ist deshalb auch der Lungenschall lauter als der Schall der Herzdämpfung? Physikalisch sicher, wenn wir die Größe der Amplitude der unter gleichen Bedingungen gewonnenen Kurven als Maßstab der Schallstärke nehmen. Aber für den Arzt, der perkutiert, sind laut und leise physiologische Größen, Empfindungsqualitäten, die Empfindung des menschlichen Ohres für laut und leise hängt, wie schon erwähnt, nicht nur ab von der Größe der Schallschwingungen, der Amplitude, sondern in hohem Maße auch von der Zahl der Schwingungen, also der Höhe des Schalles (Wien). Nur wenn Lungenschall und Schall der Herzdämpfung von vergleichbarer Höhe sind, wird man aus der Größe der Amplitude einen Schluß ziehen dürfen. Die verschiedene Empfindlichkeit des Ohres für Schallphänomene verschiedener Höhe kommt aber nur bei größeren Höhenunterschieden als wesentlich in Betracht. Auch ohne Registrierung kann man aus dem einfachen Gehöreindruck schließen, daß solche Unterschiede zwischen Lungenschall und Schall der Herzdämpfung nicht bestehen; dann darf aber aus der soeben wiedergegebenen Schallkurve geschlossen werden, daß der Lungenschall lauter ist als der Schall der Herzdämpfung. Als Schallqualitäten, die bei der Perkussion der Brustorgane in Betracht kommen, sind also der **laute und leise Schall** als sichergestellt zu betrachten.

Ohne Schwierigkeit läßt sich aus der Kurve noch ein anderer Unterschied zwischen dem Lungenschall und dem Schall der Herzdämpfung erschließen; der Lungenschall dauert länger. Allerdings kann man wegen des allmählichen Abklingens das tatsächliche Ende des Schalles schwer bestimmen; man sieht aber schon mit bloßem Auge noch deutliche Schallwellen in der Kurve des Lungenschalles, während zu derselben Zeit in der Kurve des Schalles der Herzdämpfung keine Wellen mehr erkennbar sind. Nimmt man die Originalkurve unter die Lupe, so findet man nach Edens und v. Ewald als Dauer des Lungenschalles etwa 0,4 Sekunden, als Dauer des Schalles der Herzdämpfung weniger als 0,3 Sekunden. Als Schallqualitäten, die bei der Perkussion der Brustorgane in Betracht kommen, sind also auch **der lange und kurze Schall** als sichergestellt zu betrachten.

Sehr viel schwieriger als die soeben besprochenen Eigenschaften des Perkussionsschalles ist die Beurteilung der **Höhe und Tiefe des Schalles.** Wir erinnern noch einmal daran, daß der Perkussionsschall in physikalischem Sinne ein Geräusch ist, ein aus zahlreichen Tönen verschiedenster Schwingungszahlen zusammengesetztes Schallphänomen, dessen einzelne Komponenten außerdem insofern während des Ablaufes des Schallvorganges nicht konstant sind, als die hohen Töne rascher als die tiefen abklingen werden. Dadurch, daß sich die zahlreichen Kurven, der zum großen Teil nicht harmonischen Töne überlagern und daß sich die Zusammensetzung des Tongemisches durch un-

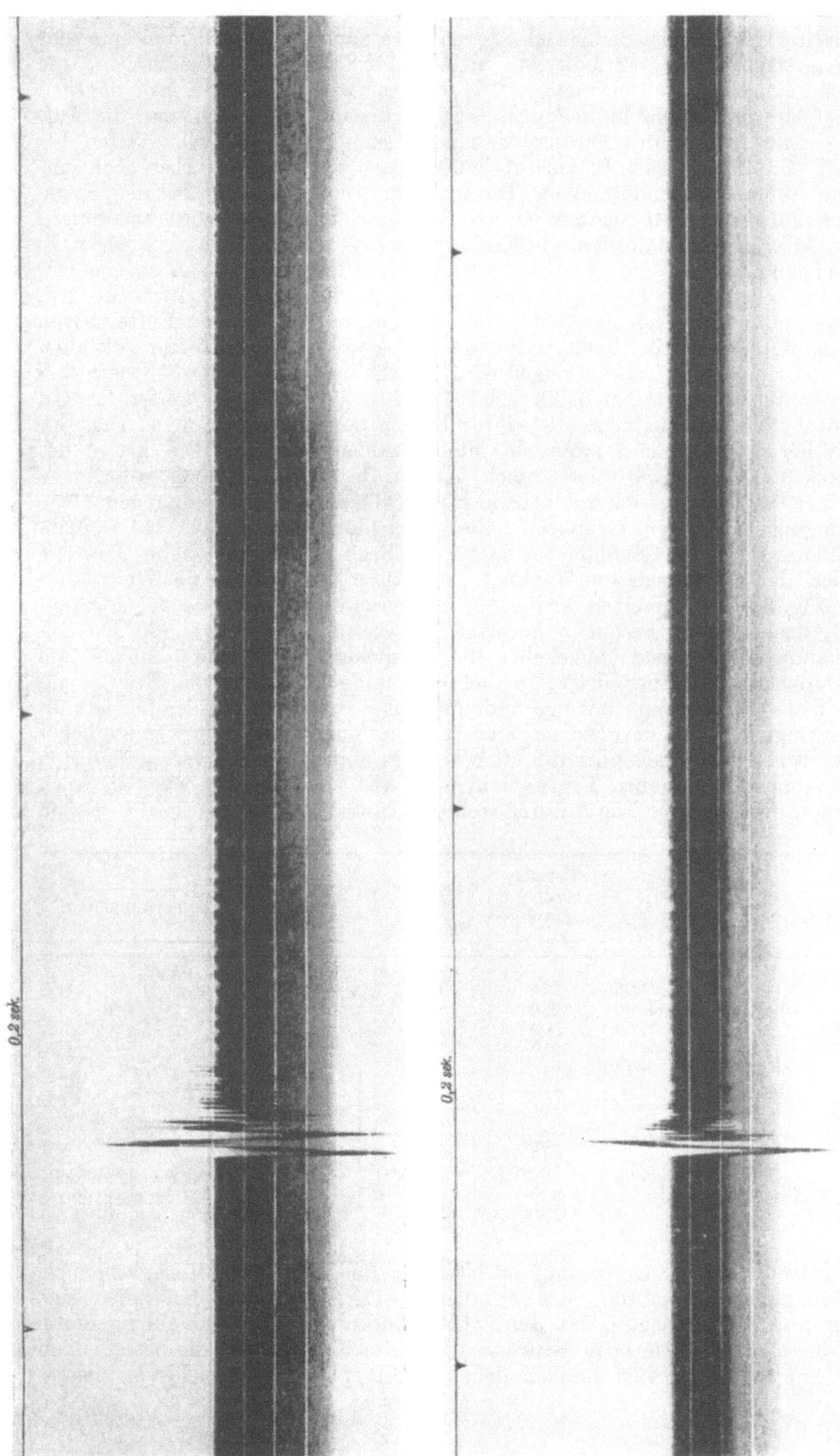

Fig. 53 u. 54. Glimmerkapselkurven des Lungenschalles (rechts vorn zwischen 2. und 4. Rippe) und des Schalles der absoluten Herzdämpfung (Fig. 54).

gleichzeitiges Abklingen der verschiedenen Töne dauernd ändert, muß eine sehr unregelmäßige, jeder Periodizität entbehrende Schallkurve entstehen, die typische Kurve eines Geräusches. Die Kurven von Klängen zeigen dagegen regelmäßige periodische Bewegungen. Es ist danach begreiflich, daß die Auflösung einer Kurve des Perkussionsschalles sehr großen Schwierigkeiten begegnet. So äußert sich Helmholtz über eine vergleichbare aber doch einfachere Aufgabe folgendermaßen. Die mathematische Analyse „bei den Kreisplatten und gespannten Membranen, welche angeschlagen sind, würde theoretisch gehen, aber deren unharmonische Nebentöne sind so zahlreich und liegen so nahe aneinander, daß die meisten Beobachter mit der Aufgabe, sie zu trennen, scheitern möchten". Es mag ferner hier noch darauf hingewiesen werden, daß bei Geräuschkurven durch die Überlagerung der zahlreichen Einzelkurven die resultierende Welle, auch wenn sie eine gewisse Periodizitität erkennen läßt, eine viel längere Periode zeigen wird, wie die irgend einer der Schwingungskomponenten (Fischer, Med. Physik 1913. 517). Wenn Edens und v. Ewald gleichwohl die Schwingungszahlen ihrer Kurven angeben, so kann es sich nur um Näherungswerte und zwar um Minimalzahlen handeln. Die Kurve des Lungenschalles (Fig. 53) bietet nach Ablauf der ersten großen Ausschläge noch fast 0,3 Sekunden lang deutliche kleine, allerdings nicht ganz regelmäßige Schwingungen, die dem Grundton nahe stehen dürften und etwa 215 Doppelschwingungen in der Sekunde betragen. Im Beginn sind auch hohe Obertöne deutlich, deren Frequenz um 700 liegt. Die Kurve des Schalles der Herzdämpfung (Fig. 54) hat dieselben kleinen Grundtonschwingungen wie der Lungenschall, doch ist ihre Frequenz geringer, die beträgt nur etwa 190 Doppelschwingungen, während umgekehrt die Frequenz der Obertöne höher, um 800 Doppelschwingungen liegt. In mehreren anderen Fällen von Edens und v. Ewald — alles waren junge gesunde Männer — waren die Zahlen der Grundtonschwingungen fast die gleichen; auch die Obertöne bewegten sich in ähnlicher Höhe. Einen Überblick über die an besonders deutlichen Kurven gefundenen Schwingungszahlen geben Edens und v. Ewald in einer Tabelle, die auch hier Platz finden mag. Die Autoren weisen daraufhin, daß in den beiden letzten

Fall	Lungenspitze	Lungenschall am Brustkorb	Schall der Herzdämpfung	Bauchschall	Bemerkungen
A	205	215	190	280	
	Obertöne um 1000	690	810	um 1000	
Schlo	200	200	192	250	
		219	204	252	
R	215	216	190	250	
	Obertöne	880	775		
Scha	195	195	180	220	
	Obertöne			664	
C		175	150	195	
G	205	200	224	224	Magentympanie in der Gegend der Herzdämpfung
	Obertöne	900	500	500	
B		200	230	230	

Fällen der Schall der Herzdämpfung höher als der Lungenschall ist; schon bei oberflächlicher Betrachtung des Schalles der Herzdämpfung fiel ihnen eine ungewöhnliche Regelmäßigkeit der Schwingungen auf, die Auszählung ergab dann dieselbe Zahl wie beim Bauchschall. Tatsächlich hatten die betreffenden Fälle eine starke, in den Bereich der Herzdämpfung hineinreichende Magen-

<table>
<tr><th></th><th>Tonhöhe</th><th>Resonator</th><th>Kurve</th></tr>
<tr><td rowspan="2">Der Resonator spricht noch nicht mit seinem Eigenton an</td><td>C′—D′ (32—36 Schw.)</td><td>Kugel-resonator</td><td>Grundton von etwa 40 Schwingungen mit Obertönen bei Spitzen-, Lungen-, Herz- und Bauchperkussion</td></tr>
<tr><td>C′—F′ (32—42 Schw.)</td><td>Röhren-resonator</td><td>Grundton von etwa 60 Schwingungen mit Obertönen bei Spitzen-, Lungen-, Herz- und Bauchperkussion</td></tr>
<tr><td rowspan="2">Der Resonator spricht mit seinem Eigenton an</td><td>Dis′—h (38—241 Schw.)</td><td>Kugel-resonator</td><td>Eigenton des Resonators mit Obertönen, die
bei Lungen- und Herzperkussion von C ab
bei Bauchperkussion von Dis ab
bei Spitzenperkussion von A ab
} undeutlich werden
Optimum der Resonanz von d—dis′</td></tr>
<tr><td>G′—d′ (48—287 Schw.)</td><td>Röhren-resonator</td><td>Eigenton des Resonators mit Obertönen, die bei Spitzen-, Lungen-, Herz- und Bauchperkussion von F ab zurücktreten
Optimum der Resonanz von E—A</td></tr>
<tr><td>Der Resonator spricht nicht mehr mit seinem Eigentcn an</td><td>e′—e″ (322—645 Schw.)</td><td>Röhren-resonator</td><td>niedrigerer Grundton (um 160 Schwingungen mit Obertönen, die großenteils zwischen 800—900 Schwingungeu liegen bei Spitzen-, Lungen-, Herz- und Bauchperkussion</td></tr>
<tr><td rowspan="3">Der Resonator spricht nicht mehr mit seinem Eigenton an</td><td>c′—h‴ (256—1933 Schw.)</td><td>Kugel-resonator</td><td>niedrigerer Grundton (um etwa 100 Schwingungen) mit Obertönen (z. T. zwischen 800—900) bei Spitzenperkussion</td></tr>
<tr><td>fis′—h‴ (363—1933 Schw.)</td><td>Kugel-resonator</td><td>dasselbe bei Lungen- und Herzperkussion</td></tr>
<tr><td>c″—h‴ (512—1933 Schw.)</td><td>Kugel-resonator</td><td>niedrigerer Grundton (um 200 Schwingungen) mit reichlich Obertönen bei Bauchperkussion</td></tr>
<tr><td rowspan="2">ohne Resonator</td><td>d—a (143—214 (Schw.)</td><td>Kein Resonator</td><td>Bereich des Grundtones vom Klopfschall der Spitze, der Lunge im Brustkorb und des Herzens</td></tr>
<tr><td>g—d″ (191—287 Schw.)</td><td>Kein Resonator</td><td>Bereich des Grundtones vom Klopfschall des Bauches</td></tr>
</table>

tympanie, so daß hierdurch die abweichende Höhe und Form der Schallkurve der Herzdämpfung erklärt wird.

Nur in einer beschränkten Zahl ihrer Kurven konnten Edens und v. Ewald auch die Obertöne einigermaßen zuverläßig zählen.

Es liegt die Vermutung nahe, daß die Obertöne vom Plessimeter herrühren. So konnte Selling nachweisen, daß bei Benutzung einer Gummiplatte die Resonatoren bis zur zweigestrichenen Oktave, bei Benutzung eines gewöhnlichen Elfenbeinplessimeters bis a = 1760 Schwingungen ansprachen. Edens und v. Ewald sahen in Übereinstimmung mit diesem Befund bei Benutzung einer Gummiplatte als Plessimeter Obertöne von 450—500 in ihren Kurven, doch wurde diese Zahl auch bei Benutzung des Elfenbeinplessimeters beobachtet.

Eine genauere Bestimmung der im Klopfschall vorhandenen Töne und ihrer Höhe durfte mit der Hilfe von Resonatoren erwartet werden, die C. Gerhardt schon 1876 zur Untersuchung des Klopfschalles über Kavernen und Selling (s. oben) zur Untersuchung der Höhe des Klopfschalles überhaupt benutzt haben. Selling horchte seine Resonatoren ab. Edens und v. Ewald suchen alle subjektiven Momente auszuschalten und haben deshalb die Antwort der Resonatoren graphisch registriert, indem sie den Resonator an die Stelle des Aufnahmetrichters setzten und mit der Glimmerkapsel und durch das Mikrophon mit dem Saitengalvanometer verbanden. Sie benutzten als Resonatoren Röhren, die durch Ausziehen und Zusammenschieben auf die gewünschte Höhe eingestellt werden konnten, und Kugelresonatoren mit auswechselbaren Einsätzen, wie früher beschrieben (Fig. 38). Aufgenommen wurden der Lungenschall und zwar über der Spitze zwischen der 2. und 4. rechten Rippe, der Schall der Herzdämpfung und der tympanitische Bauchschall.

Das Wesentliche dieser Untersuchungen ist in vorstehender Tabelle übersichtlich zusammengestellt.

Kontra-Oktave.
Große Oktave.
Kleine Oktave.
Eingestrichene Oktave.
Zweigestrichene Oktave.
Dreigestrichene Oktave.
C' 33
H' 61,8
C 66
H 123,7
c 132
h 247,5
c' 264
h' 495
c'' 528
h'' 990
c''' 1056
h''' 1760

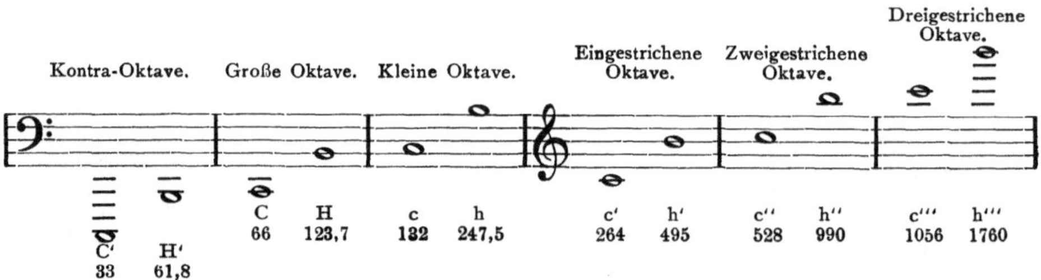

Sie gliedert sich zwanglos in drei Abschnitte: der Resonator spricht noch nicht an, der Resonator spricht an, der Resonator spricht nicht mehr an. Die für den Grundton des Klopfschalles ohne Resonator gefundenen Näherungswerte fallen in den zweiten Abschnitt, sie fallen sogar in das Optimum der Resonanz der Kugelresonatoren. Das Resonanzoptimum der Röhrenresonatoren liegt jedoch wesentlich tiefer. Dieser Widerspruch mußte dazu auffordern, zu prüfen, wie weit die Antwort der Resonatoren als vertrauens-

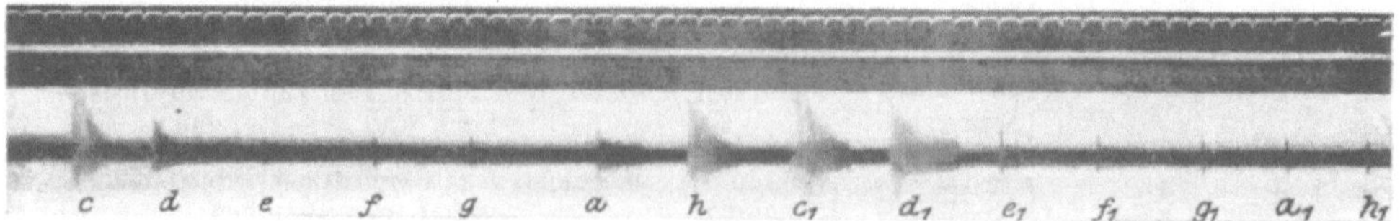

Fig. 55. Antwort eines Kugelresonators d auf eine piccicato gespielte Tonleiter (Bratsche) von c bis c[11]. Glimmerkapselkurve.

würdig angesehen werden dürfe. Zu diesem Zwecke spielten die Autoren einem Resonator von bestimmter Höhe auf der Bratsche eine Tonleiter piccicato vor, z. B. einem auf d eingestellten Kugelresonator die Tonleiter c bis c″. Das Ergebnis zeigt Fig. 55. Der Resonator d spricht auf c und d mit c′ und d′, also mit der nächst höheren Oktave des gespielten Tones an, e, f und g werden mit der ihnen zukommenden Schwingungszahl „durchgelassen“, offenbar ohne Verstärkung durch Resonanz: a, h, c′, d′, e′, f′ zeigen ebenfalls die richtige Schwingungszahl, außerdem aber Verstärkung durch Resonanz, g′, a′, h′, c″ werden ohne Verstärkung durch Resonanz mit richtiger Schwingungszahl wiedergegeben. Die Resonanz ist ohne Frage in der Nähe von d' und eine Oktave tiefer in der Nähe von d am stärksten, aber doch nicht annähernd so spezifisch für reine Töne wie man erwarten oder gar für die Auflösung eines Geräusches mit sehr wenig ausgesprochenen Tönen, wie es der Klopfschall ist, wünschen müßte. Röhrenresonatoren verhielten sich im wesentlichen wie die Kugelresonatoren.

Edens und v. Ewald kommen zu dem Schluß, daß trotz Anwendung der besten neuen Methoden die Höhe des Klopfschalles eine noch nicht sicher gelöste Frage sei, da aber das Optimum der Resonanz der Kugelresonatoren mit den ohne Resonatoren gefundenen Werten für den Grundton des Klopfschalles übereinstimme, so dürfte zunächst als wahrscheinlichste Vermutung ausgesprochen werden, daß die Hauptkomponenten des Klopfschalles in der Tonlage von d—d' gesucht werden müssen. Für die tägliche Praxis müssen wir uns also bis auf weiteres mit der allgemein anerkannten Erfahrung zufriedengeben, daß unser Ohr, der feinste Klanganalysator, mit

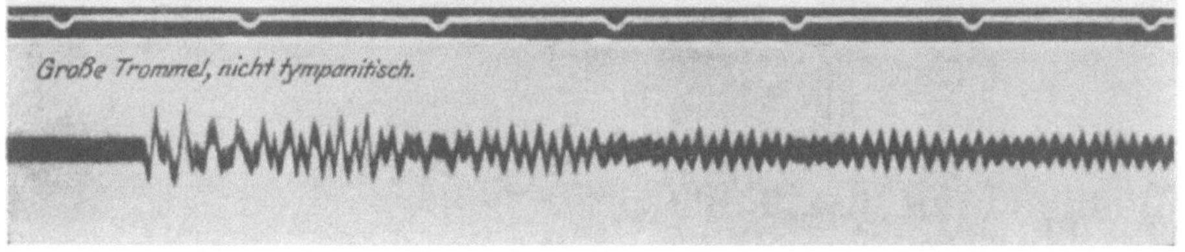

Fig. 56. Schall der großen Trommel. Glimmerkapselkurve.

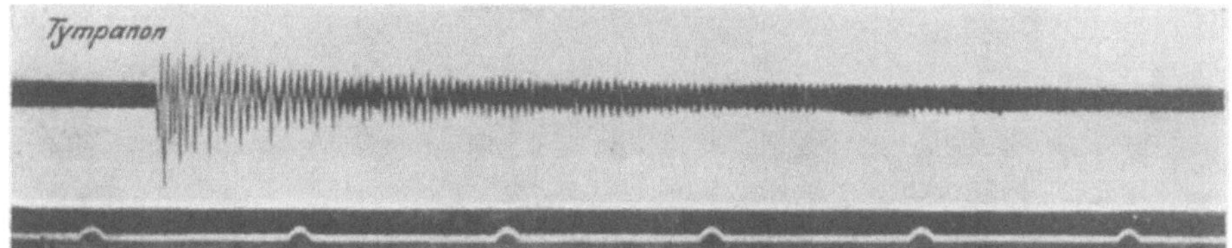

Fig. 57. Schall der Kesselpauke. Glimmerkapselkurve.

großer Sicherheit zwischen hoch und tief als deutlich erkennbaren Eigenschaften des Klopfschalles unterscheidet.

Wir kommen zum **tympanitischen und nichttympanitischen Klopfschall.** Es war ein guter Gedanke Sellings, als Musterbeispiel den Klang des Tympanons, der Pauke, einmal aufzuschreiben und mit dem Schall der nichttympanitischen, nicht klanghaltigen großen Trommel zu vergleichen. Dasselbe haben dann Edens und v. Ewald mit den inzwischen verbesserten Registriermethoden gemacht. Die von ihnen aufgenommenen Kurven sind in Fig. 56 und 57 wieder gegeben. Als Hauptunterschied fällt sofort die Unregelmäßigkeit der Kurven von der Trommel und die Regelmäßigkeit der Kurve von der Pauke in die Augen. Allmählich schält sich allerdings aus dem Trommelschall ein Schallbeherrscher heraus, der aber, wie die Schwebungen zeigen, nicht rein ist, freilich fehlen auch im Paukenschall die Schwebungen nicht. Ferner ist bemerkenswert das ungehinderte Ausschwingen der großen Wellen des Paukenschalles, während die großen Schwingungen des Trommelschalles durch unregelmäßige Aufsplitterung gestört erscheinen. Dies Verhalten dürfte der Ansicht R. Geigels günstig sein, daß das Charakteristische des tympanitischen Schalles die deutliche Ausbildung schallherrschender Schwingungen sei. Auf die verschiedene

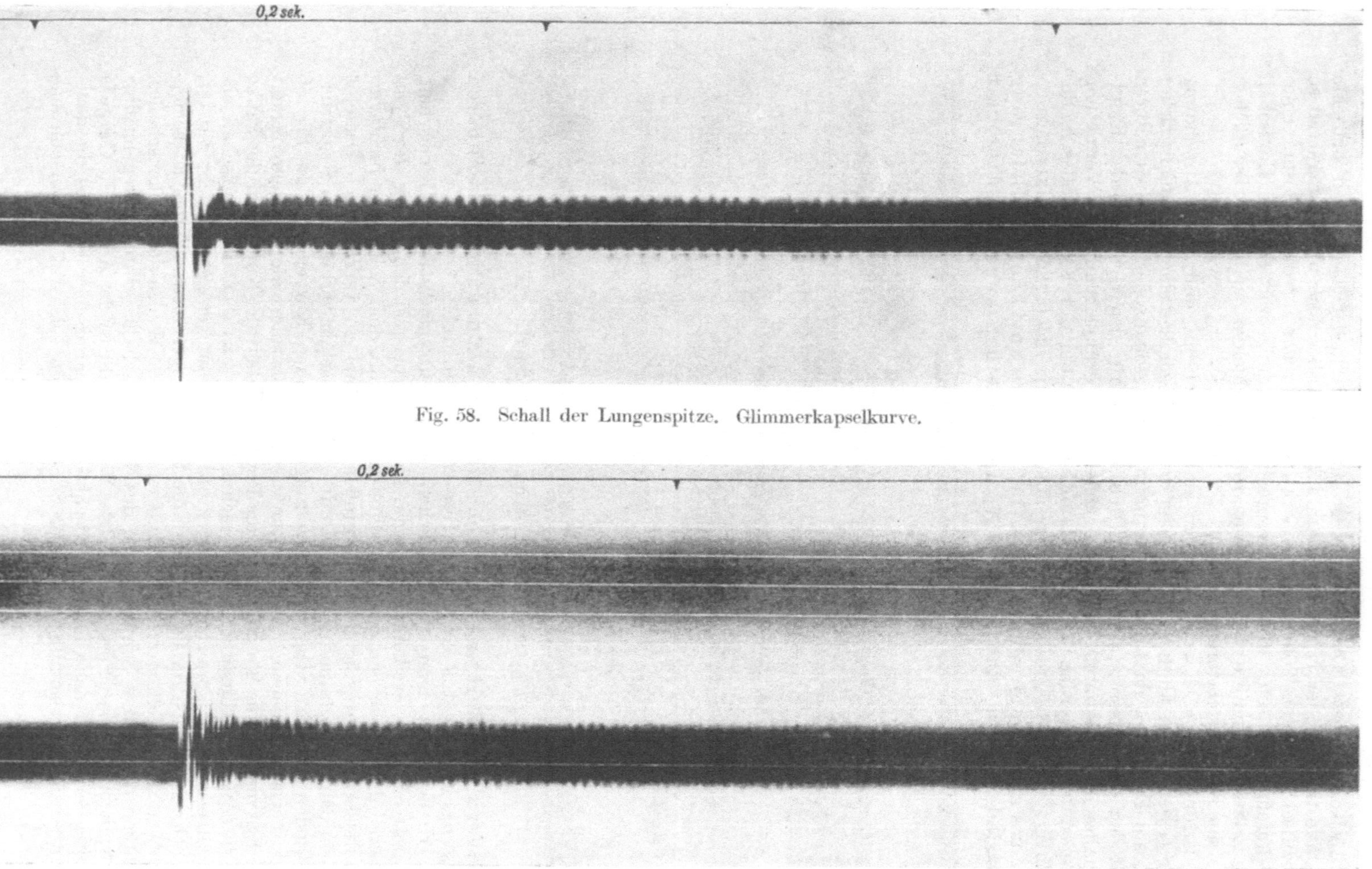

Fig. 58. Schall der Lungenspitze. Glimmerkapselkurve.

Fig. 59. Tympanitischer Schall des Bauches. Glimmerkapselkurve.

Tonhöhe der beiden Kurven darf kein Gewicht gelegt werden, da die Instrumente verschieden groß waren. Auch der größere Reichtum an Obertönen im Paukenschall darf wohl nicht als prinzipiell angesehen werden. Bestätigen also die Aufnahmen die Auffassung von der Regelmäßigkeit der Schwingungen und dem Hervortreten schallbeherrschender Schwingungen beim tympanitischen Schall, so ist aber doch noch der Beweis zu erbringen, daß tatsächlich der tympanitische und der nichttympanitische Klopfschall beim Menschen diesen Bedingungen entsprechen. Nun hat schon C. Gerhardt, wie erwähnt, mit der empfindlichen Flamme nachgewiesen, daß der tympanitische Schall regelmäßigere Schwingungen als der nichttympanitische liefert und dieser Befund ist später dann von May und Lindemann auf andere Weise bestätigt worden. Gegen beide Registriermethoden ließen sich jedoch begründete Bedenken geltend machen nnd Selling und Edelmann, die bereits mit verbesserter Methodik arbeiteten, wissen, wie wir gehört haben, über den tympanitischen und nichttympanitischen Schall auf Grund ihrer Kurven nicht gerade viel zu sagen. Will man beim Menschen tympanitischen und nichttympanitischen Klopfschall vergleichen, so hat das unter möglichst vergleichbaren Bedingungen zu geschehen. Es ist deshalb nicht zweckmäßig, den durch die weiche Bauchwand perkutierten klanghaltigen Darmschall mit dem durch die starre Brustwand perkutierten, nichtklanghaltigen Lungenschall zu vergleichen, da die verschiedene Beschaffenheit der Wand die an und für sich schwierigen Verhältnisse noch verwickelter macht. Edens und v. Ewald haben deshalb den Bauchschall mit dem Lungenspitzenschall verglichen, Fig. 58 und 59 geben ihre Kurven wieder. Da läßt sich besonders in dem wichtigen Anfangsteil der Kurven in der Tat feststellen, daß die Schwingungen des klanghaltigen Bauchschalles regelmäßiger sind als die Schwingungen des Lungenspitzenschalles und daß beim Bauchschall wie beim Paukenschall die großen Wellen ungehindert ausschwingen, während der Lungenschall dieselbe Aufsplitterung zeigt wie der Trommelschall. Die theoretisch geforderte größere Regelmäßigkeit der Schwingungen und das Hervortreten schallbeherrschender Grundtöne ist beim klanghaltigen Klopfschall des Menschen also wirklich nachweisbar. Ferner fällt auch besonders im Anfangsteil der Kurve des Bauchschalles das stärkere Hervortreten von Obertönen und schließlich eine höhere Frequenz der Grundschwingungen auf. Auf die letzte Erscheinung dürfen wir aber kein zu großes Gewicht legen, da es tief- und hochtympanitischen Bauchschall gibt, je nach der Größe des gerade perkutierten lufthaltigen Darmteiles. Wichtiger ist schon das Verhalten der Obertöne. Wir werden hier daran erinnert, daß die Kugelresonatoren auf den Bauchschall noch bis c″ ansprachen, dagegen auf den nichtklanghaltigen Schall nur bis h oder f′. Bei Durchmusterung ihrer zahlreichen Aufnahmen hatten Edens und v. Ewald auch durchweg den Eindruck, daß der klanghaltige Schall besonders reich mit Obertönen ausgestattet ist, so daß praktisch diese an der charakteristischen Tympanie wohl beteiligt, wenn auch nicht für sie maßgebend sein werden.

Auf Grund der Untersuchungen von Selling und von Edens und v. Ewald dürfen jetzt folgende Eigenschaften des Klopfschalles als sichergestellt angesehen werden:

laut und leise,
lang und kurz,
tief und hoch,
tympanitisch und nichttympanitisch.

Da die bis jetzt umstrittenen Qualitäten laut und leise, lang und kurz als tatsächlich vorhanden und als praktisch hervortretende Eigenschaften des Klopfschalles nachgewiesen sind, so handelt es sich nicht mehr darum, ob man sie anerkennen will oder nicht; sie sind da. Dagegen muß die Frage erörtert werden, wie diese Eigenschaften sich zu dem vollen und leeren und zu dem hellen und dumpfen Schall verhalten.

Voll und leer im Sinne Skodas umfaßt, wie aus Skodas eigenem Beispiel der Glocke hervorgeht, neben der Klangfarbe auch die Klangqualitäten laut, lang und tief. Es ist aber unmöglich, einen Begriff, mit dem zwangsläufig andere Begriffe verbunden sind, anzuwenden und gleichzeitig die betreffenden anderen Begriffe hoch und tief als unabhängige Möglichkeiten daneben bestehen zu lassen. Fügen wir diesen Grund zu den früher erörterten, so wird man zugestehen, daß voll und leer im Sinne Skodas unhaltbar geworden sind. Als Klangfarben mit der klaren von Helmholtz gegebenen Definition kann man voll und leer beim tympanitischen Schall rechtfertigen, aber bis jetzt ist kein normaler und krankhafter Befund nachgewiesen, zu dessen ausreichender Charakterisierung die Klangfarben voll und leer nötig wären So lang aber dieser Nachweis nicht erbracht ist, fehlt jede Berechtigung aus der großen Gruppe

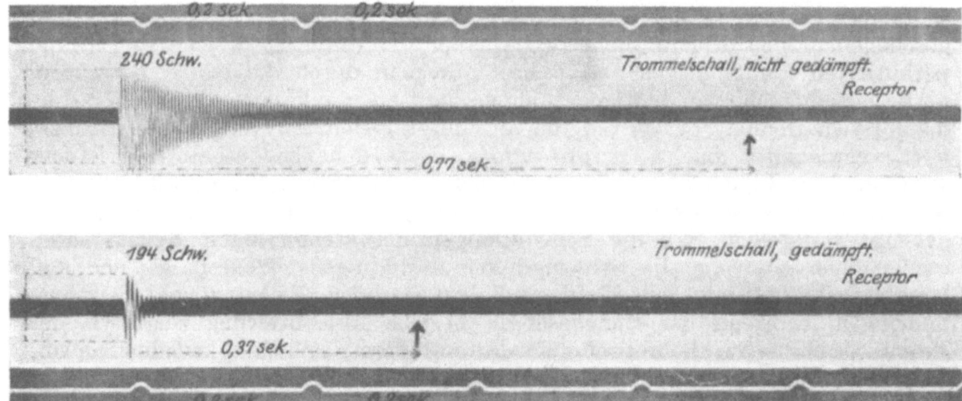

Fig. 60 u. 61. Schall der nicht gedämpften (obere Kurve Fig. 60) und der gedämpften (untere Kurve Fig. 61) Trommel. Glimmerkapselkurve.

der Klangfarben zwei herauszugreifen und zu obligaten Eigenschaften des Perkussionsschalles zu erklären.

Dasselbe gilt für hell und dumpf als Klangfarben in der von Helmholtz festgelegten Bedeutung. Ob hell und dumpf, im Sinne Skodas, wie voll und leer in zwangsläufiger Verbindung mit anderen Schallqualitäten stehen, die als unabhängige Eigenschaften des Perkussionsschalles außerdem aufgestellt sind, läßt sich nicht ohne weiteres sagen, da Skoda ja keine Definition des hellen und dumpfen Schalles, sondern nur Beispiele gibt, darunter das der gedämpften Trommel. Dies Beispiel gestattet aber den Skodaschen Begriff des hellen und dumpfen Schalles exakt festzulegen, wie es Edens und v. Ewald getan haben. Sie haben eine Trommel angeschlagen und den Schall in der früher beschriebenen Weise registriert, dann die Trommel mit einem Tuch überzogen und nun der gedämpften Trommel Schall aufgenommen. Da zeigt sich (Fig. 60 und 61), daß beim gedämpften Schall die Amplitude kleiner, die Gesamtdauer kürzer, die Frequenz niedriger ist, d. h. der gedämpfte Schall ist leiser, kürzer und tiefer. Allein der Umstand, daß mit der Skodaschen Dämpfung eine Änderung der Höhe einhergeht, hätte längst genügen müssen, um Skodas Reihe des hellen und dumpfen Schalles unmöglich zu machen, solange der von Skoda selbst angenommene tiefe und hohe Schall als eigene unabhängige Reihe daneben geführt wird. Jeder weiß, daß über einer Dämpfung der Schall in der Regel auch höher gehört wird; es besteht aber keine Möglichkeit, das in Skodas Nomenklatur korrekt auszudrücken, und dabei ist

der Begriff der Dämpfung

vielleicht der wichtigste der ganzen Perkussionslehre. Fügen wir diesen Grund zu den anderen, früher erörterten, so wird man zugestehen, daß hell und dumpf im Sinne Skodas unhaltbar geworden ist. Wenn wir also den hellen und dumpfen Schall Skodas ablehnen müssen, so ist damit keineswegs gesagt, daß auch der Begriff der Dämpfung fallen müßte. Die enge sprachliche Verwandtschaft zwischen dumpf und Dämpfung hat nicht gehindert, daß sich eine wesentliche Verschiebung der Bedeutung vollzogen hat, die auch dadurch bezeugt wird, daß neben dumpf „gedämpft" getreten ist. In Lehrbüchern kann man ohne scharfen Unterschied den dumpfen und gedämpften Schall als Gegensatz zum hellen Schall angegeben finden. Das ist nicht richtig. Ein heller Schall kann nie dumpf, aber wohl gedämpft sein. Denn unter Dämpfung verstehen wir hier lediglich die Widerstände, die die Schallschwingungen zum Stillstand bringen, wie dies früher ausgeführt worden ist. Sind diese Widerstände besonders groß, so heben wir das hervor, indem wir von gedämpftem Schall, von gedämpften Tönen sprechen, z. B. beim Klavier oder der Geige, wenn mit Dämpfer gespielt wird. Da alle Widerstände, die Schallschwingungen zum Stillstand bringen, gleichzeitig die Amplitude der Schwingungen verkleinern müssen, so kann man sagen, daß durch jede Dämpfung der Schall kürzer und leiser wird. Wir werden also in der Klinik von einem gedämpften Schall oder einer Dämpfung sprechen, wenn der Schall über einem Bezirk kürzer und leiser ist als der Schall des zum Vergleich herangezogenen Bezirkes. Sehen wir uns daraufhin die oben wiedergegebenen Kurven des Lungenschalles und der Herzdämpfung Fig. 53 und 54 an. Da finden wir in der Tat, daß die Gesamtdauer der Schwingungen geringer und die Amplituden kleiner sind, also der Schall der Dämpfung kürzer und leiser ist als der Vergleichsschall. Soweit stimmt also die klinische Dämpfung mit der physikalischen überein. Zwischen dem Schall der Lunge und des Herzens bestehen aber auch noch Unterschiede in der Höhe (siehe die Tabelle auf S. 109). Sie sind allerdings nicht sehr wesentlich und stehen hinter den sehr ausgesprochenen Veränderungen der Stärke und Dauer zurück, aber sie sind vorhanden. Damit kommen wir auf den wichtigen Unterschied zwischen der klinischen und physikalischen Dämpfung; bei der klinischen kommen mehr oder weniger ausgesprochene Höhenunterschiede zu der Herabsetzung der Dauer und Stärke hinzu. Leider muß hinzugefügt werden, daß damit die Inkorrektheit der klinischen Dämpfung nicht erschöpft ist. In praxi spricht man von einer Dämpfung, z. B. von Dämpfung einer Lungenspitze, wenn der Schall nur kürzer oder nur leiser oder nur höher ist, er kann aber auch gleichzeitig zwei der genannten Veränderungen oder alle drei zeigen. Diese laxe Handhabung des Dämpfungsbegriffes bei der vergleichenden Lungenperkussion ist vor allem deshalb zu bedauern, weil sie eine genaue Analyse der krankhaften Veränderungen des betreffenden Lungenbezirkes hindert. Es handelt sich hier nicht etwa um eine theoretische Nomenklaturfrage, sondern um eine praktisch sehr wichtige Vertiefung und Verfeinerung der Diagnostik. Der Schall über einer Schwarte mit anliegender, zum Teil komprimierter Lunge wird kurz, leise, aber verhältnismäßig tief sein, der Schall über einer, besonders in den zentralen Teilen luftleeren Spitze höher, aber kaum leiser oder kürzer usw. Die sorgfältige Differenzierung der Schallveränderungen nach den ganz klaren physikalischen Begriffen lang und kurz, laut und leise, tief und hoch, klanghaltig und nichtklanghaltig, erzwingt und, was noch wichtiger ist, ermöglicht die Bildung entsprechend klarer Vorstellungen über den physikalischen und weiter auch den anatomischen Zustand des untersuchten Lungenteiles.

Dieser Zwang und diese Möglichkeit fehlen bei der Anwendung eines Sammelbegriffes wie der Dämpfung, zumal in seiner wechselnden klinischen Bedeutung. Bei der vergleichenden Lungenperkussion zur Aufdeckung krankhafter Veränderungen wird man deshalb den Dämpfungsbegriff entweder ganz vermeiden oder, wenn man ihn anwendet, die Art der Dämpfung genau bestimmen durch Angaben über das Verhalten der einzelnen physikalischen Schallqualitäten. Handelt es sich dagegen nur um Grenzbestimmungen, um die Abgrenzung lufthaltiger oder luftleerer Bezirke, so würde eine ins einzelne gehende Schilderung der Schalländerungen Pedanterie sein. Hier wird die eingebürgerte Bezeichnung Dämpfung, wie Herzdämpfung, Leberdämpfung usw. ihren Platz behaupten.

Der Metallklang

ist zuerst von Laennec beobachtet und beschrieben worden; allerdings würdigt er diese Schallart besonders als auskultatorische Erscheinung und beschreibt sie bei großen Lungenkavernen und beim Pneumothorax. Er kannte aber doch auch schon den perkussorischen Metallklang, wie folgende Stelle aus dem traité de l'auscultation médiate beweist: On peut encore estimer l'étendue de cet espace (Kaverne oder Pneumothorax) assez exactement en auscultant à l'aide du stéthoscope et percutant en même temps dans differens points; on entend alors une résonnance semblable à celle d'un tonneau vide, et mêlée par moment de tintement“ (métallique). Laennec nahm freilich noch an, daß in der Kaverne oder dem Pneumothorax neben der Luft Flüssigkeit enthalten sein müsse. Dieselbe Ansicht wird von Piorry vertreten, dessen Bezeichnung hydro-pneumonique dadurch erklärt wird. Skoda wies dann nach, daß eine glattwandige Höhle als solche, mit und ohne Flüssigkeit, die Bedingungen für die Entstehung des Metallklanges biete. So z. B. erhalte man den Metallklang beim Perkutieren des nur mit Luft gefüllten Magens „und zwar leichter, wenn die Magenhäute weniger straff gespannt sind“. Der Metallklang wird von Skoda zurückgeführt auf die regelmäßige Reflexion der (stehenden) Schallwellen von den Wänden eines akustisch geeigneten (von ebenen sphärischen Flächen begrenzten) Hohlraumes“. Er steht damit auf demselben Standpunkt wie Kolisko und Wintrich. Die geringste Größe des Hohlraumes, in dem noch Metallklang entstehen kann, wird von Wintrich bei einem Längsdurchmesser von 6 cm angenommen; Merbach findet nach seinen Versuchen an hohlen Gummibällen einen Wert von 4 cm. Physikalisch erklärt Zamminer den Metallklang als momentan erregten Ton von langer Dauer ,der frei sei von beigemischten Geräuschen. Es ist aber nicht verständlich, wie dadurch der metallische Klangcharakter zustande kommen soll. Die richtige, heute allgemein angenommene Erklärung wurde von A. Geigel gegeben, der das Hervortreten hoher Obertöne als Ursache des Metallklanges ansieht. Man kann sich leicht davon überzeugen, daß A. Geigels Erklärung zutrifft. Schlägt man zwei Geldstücke gegeneinander, um sich den eigenartigen Metallklang zu vergegenwärtigen, und hält dann einen gewöhnlichen Gummiball, wie ihn die Kinder beim Spielen benutzen, ans Ohr und klopft darauf mit dem Nagel, so überzeugt man sich ohne weiteres, daß es ganz hohe, klingende, eben metallische Klangtöne sind, die das gemeinsame Charakteristikum bilden. Dieselben hohen metallisch klingenden Töne hört man, wenn man unmittelbar oder mittelbar einen mit Luft gefüllten Hohlraum auskultiert und gleichzeitig perkutiert. Am häufigsten wird es sich um eine Luftansammlung im Pleuraraum, einen Pneumothorax handeln, aber auch über Kavernen der Lunge, Pneumoperikard, stark geblähtem Magen oder Darm wird der Metallklang beobachtet. Immer handelt es sich jedoch um glattwandige

Hohlräume mit erheblicher Wandspannung. Besonders deutlich wird der Metallklang, wenn die Perkussion nicht als Fingerfingerperkussion erfolgt, sondern wenn man auf dem Plessimeter mit dem Hammerstiel klopft (Stäbchen-Plessimeter-Perkussion Heubners). Die Beziehungen zwischen den genannten mechanischen Bedingungen und den physikalischen Vorgängen, die zur Entstehung des Metallklanges führen, finden wir bei R. Geigel in ausgezeichneter Weise dargestellt. Wir erinnern zunächst an eine schon erwähnte Beobachtung. Bläst man die Backen mäßig stark auf und perkutiert darauf, so erhält man einen tympanitischen Schall; bläst man sie sehr stark auf, so wird der Schall atympanitisch und es tritt Metallklang auf. Dieselben Überlegungen, die für das Auftreten eines atympanitischen Schalles gelten, werden wir deshalb auch auf den Metallklang anwenden dürfen. Atympanitischer Schall tritt auf, wenn bei der Perkussion diskontinuierliche Schwingungen erzeugt werden. Wo diskontinuierliche Schwingungen herrschen, tritt der Grundton zurück und die Obertöne hervor, so, wie wir es besonders ausgesprochen beim Metallklang beobachten. Die Entstehung diskontinuierlicher Schwingungen wird begünstigt durch kurze Stoßzeit, kleine Stoßfläche oder anders ausgedrückt, durch Starrheit der stoßenden Körper. Jetzt wird klar, warum die Wandung der Hohlräume gespannt sein muß, warum wir bei der Perkussion Stäbchen und Plessimeter benutzen. Diese Erklärung R. Geigels wirft aber auch Licht auf einige Erfahrungen, die man beim Metallklang macht. Behorcht man einen Pneumothorax während der Stäbchenplessimeterperkussion, so hört man häufig zunächst keinen Metallklang; wenn man aber mit dem Plessimeter wandert, so tritt er plötzlich auf. Forscht man nach, an welchen Stellen man perkutieren muß, um Metallklang zu erzielen, so findet man, daß es die dünnsten Stellen der Brustwand sind, dort, wo keine starken Weichteile die Übertragung des kurzen Perkussionsstoßes auf die gespannte Wand des Pneumothorax behindern. Auch darf der Hohlraum nicht zu klein sein, da sonst die primär erschütterte Stelle zu groß im Verhältnis zur Gesamtoberfläche ist; es kommt nach R. Geigel hinzu, daß bei kleinen Hohlräumen, die also schon einen hohen Grundton haben, die Höhe der weit entfernt liegenden metallischen Oberhöhe unsere Hörgrenze überschreiten wird. Die Höhle muß ferner glattwandig sein, weil ganz allgemein rauhe Wände die Bildung stehender Wellen stören wegen der ungenügenden Reflexionsfähigkeit. Der Metallklang wird im wesentlichen von den Schwingungen der Luft, weniger von den Schwingungen der gespannten Wand geliefert. Auch das wird von R. Geigel an einem hübschen Experiment nachgewiesen. Man „nehme, schreibt er, einen Ballon aus Gummi, den man durch einen zweiten aufblasen und spannen kann. Eine solche Zusammenstellung ist überall käuflich als ein sog. Gebläse, wie es für Brennapparate, für Sprays u. dgl. so häufige Verwendung findet. Klemmt man den die Preßluft abführenden Schlauch des dünnwandigen Ballons ab, so kann man letzteren durch rhythmische Kompression des dahinterliegenden dickwandigen leicht aufblasen und ihm so einen beliebigen Grad von Spannung verleihen. Sobald die Wand einen gewissen Grad von Spannung erhalten hat, kommt auch bei der Perkussion ein schöner Metallklang zum Vorschein. Jetzt kommt das Experimentum crucis. Bilden transversale Schwingungen der Wand den Schall, dann muß dieser höher werden, wenn der Ball noch weiter aufgeblasen, die Spannung der Wand also noch weiter vermehrt wird. Wird aber der Schall durch stehende longitudinale Schwingungen der Luft im Hohlraum erzeugt, so darf dies nicht eintreten, ja der Schall muß tiefer werden, vorausgesetzt, daß beim weiteren Aufblasen sich das Volumen merklich vergrößert. Und letzteres ist tatsächlich der Fall. Um den dünnen Ball vor Zerreißen zu schützen, ist er gemeiniglich mit einem Netz aus starkem Faden überzogen und damit ist dem Wachstum seines Volumens eine Grenze gesetzt. Bis zu dieser Grenze beobachtet man aber bei wachsendem Volumen (und gleichzeitig wachsender Wandspannung!) ein deutliches Tieferwerden des Schalles mitsamt seinen metallischen Obertönen. Nach dem, was wir früher über diesen Punkt („Schwingende Systeme") gesagt haben, kann es keinem Zweifel unterliegen, daß am Zustandekommen des Schalles zwar beide Teile, Luft und elastische Wand, durch ihre Schwingungen beteiligt sind, daß aber der Einfluß der Luft dabei bei weitem überwiegt. Wie diese schwingt, so werden die Schallwellen gebildet und diesem Rhythmus müssen sich die Schwingungen der Wand fügen".

Das Verhältnis des Metallklanges zum tympanitischen und atympanitischen Schall kommt in der folgenden von R. Geigel aufgestellten Stufenleiter zum Ausdruck:

Kontinuierliche Schwingungen — tympanitischer Schall
Diskontinuierliche Schwingungen — atympanitischer Schall.
Höherer Grad der Diskontinuität — Metallklang.

Das Geräusch des gesprungenen Topfes.

(bruit de pot fêlé, cracked-pot-sound) ist zuerst von Laennec[1]) beschrieben worden: „Il m'est arrivé quelque-fois en percutant la clavicule ou la partie antérieure-supérieure de la poitrine chez les phthisiques, de produire un frémissement analogue à celui, que donne un pot fêlé que l'on percute légèrement et accompagné d'une résonnance de creux évidente et même d'une crépitation humide ou d'un gargouillement manifeste. Ces signes indiquent l'existence d'excavations tuberculeuses ramollies près de la surface du poumon, je n'ai observé ce phénomène peu commun que chez des sujets dont les parois thoraciques étaient très grêles et très-élastiques." „Chez les sujets grêles et lymphatiques on produit quelquefois, en percutant les clavicules et les premières côtes, la résonnance du pot fêlé, quoique la poitrine soit tout-à-fait saine."

Damit ist wirklich alles Wesentliche vom Geräusch des gesprungenen Topfes schon gesagt: Er kommt bei Gesunden mit dünnem, sehr elastischem Thorax vor und bei oberflächlichen Kavernen, sofern auch hier die Brustwand dünn und biegsam ist. Die Untersucher der folgenden Zeit (Stokes, Bennet, Walshe, Cockle, Raciborsky u. a.) haben Laennecs Beobachtungen nur bestätigen können. Man kann sich das Geräusch leicht vergegenwärtigen, wenn man die Hände quergefaltet mit dem Handrücken aufs Knie schlägt. Das dann entstehende Scheppern erinnert aber nicht nur an das Geräusch des gesprungenen Topfes, sondern auch an das Klirren kleiner Münzen. So macht denn auch schon Laennec darauf aufmerksam, daß ein bruit de pot fêlé vorgetäuscht werden könne, wenn der Patient z. B. ein in seinen Teilen gelockertes Kruzifix oder sonst Metallgegenstände an sich trage. Es handelt sich aber beim bruit de pot fêlé nur um eine oberflächliche äußere Ähnlichkeit mit den genannten metallischen Geräuschen, die wohl darauf beruht, daß in beiden Fällen sehr hohe Töne vorliegen. Das Geräusch des gesprungenen Topfes entsteht offenbar dadurch, daß unter einem plötzlichen Druck (Perkussionsstoß, Aufschlagen der Hände aufs Knie) etwas Luft durch eine enge Öffnung zischend entweicht. Faltet man die Hände so fest, daß die Luft nicht durch den Druck ausgetrieben wird, so hört man auch kein Geräusch des gesprungenen Topfes. Andererseits kann man das Geräusch, wie Eichhorst angibt, leicht auf die Weise erhalten, daß man kurz und kräftig auf einen Gummiball drückt oder klopft, der ein kleines Loch hat. Am Loch entsteht dann durch das Zischen der ausgetriebenen Luft wiederum das besprochene charakteristische Geräusch. Die klinische Bedeutung des Geräusches des gesprungenen Topfes ist gering. Man hat es, abgesehen von

[1]) Laennec, Traité de l'auscultation 1816. p. 125 u. 1834. p. 46 u. 287.

Gesunden und besonders Kindern, beobachtet bei der Perkussion an der Grenze pleuritischer Ergüsse, bei kruppöser und lobulärer Lungenentzündung, Bronchitis, Kavernen. Nothnagel[1]) hat es beschrieben bei einem offenen Pneumothorax, den ein in der Schlacht bei Königsgrätz verwundeter Soldat darbot. Verschloß man die äußere Öffnung des Pneumothorax mit dem Finger, so war auch das Geräusch des gesprungenen Topfes verschwunden.

Höhenwechsel des Klopfschalles.

Der Wintrichsche Schallwechsel besteht darin, daß der Klopfschall beim Öffnen des Mundes höher, beim Schließen tiefer wird. Wintrich fand diese Erscheinung am deutlichsten bei der Perkussion „oberflächlich gelegener Hohlräume, welche durch Bronchien mit der Trachea, dem Larynx, Munde etc. vermittelst einer ununterbrochenen Luftsäule in Verbindung stehen.“ Auch bei vollkommener Verdichtung eines Oberlappens fand er dasselbe Verhalten infolge der Fortleitung der Perkussionserschütterung auf die Luftsäule der Hauptbronchien oder der Luftröhre; beim Pneumothorax war die beschriebene Schalldifferenz nur dann wahrzunehmen, „wenn der Luftraum im Pleurasack vermittelst einer größeren Fistelöffnung durch eine Exkavation mit der Trachea etc. durch eine ununterbrochene Luftsäule in Verbindung gestanden hatte“. Schließlich beobachtete er den Schallwechsel noch bei der Perkussion eines durch ein zirkumskriptes Exsudat der Lungenspitzengegend komprimierten Oberlappens. Beim gesunden Menschen läßt sich jederzeit bei der Perkussion des Kehlkopfes oder der oberen Luftröhre oder der Mundhöhle die Erscheinung nachweisen; ja schon der Verschluß eines oder beider Nasenlöcher ändert die Höhe des Schalles, wie Wintrich bereits beobachten konnte. Nach der Wintrichschen Darstellung lag die Vermutung nahe, daß die Schallhöhe durch die ganze Luftsäule von der Kaverne bis zur Mund- und Rachenhöhle bestimmt werde. Das ist aber nach Weil nicht der Fall, denn er fand in solchen Fällen den Schall der Höhle von einer anderen Höhe als den Schall der Luftröhre oder des Kehlkopfes. Der Hohlraum, dessen Schall durch Öffnen und Schließen in seiner Höhe beeinflußt wird, besteht also offenbar nur aus den großen ausführenden Luftwegen von den Hauptbronchien ab, und die beschriebenen verschiedenen Krankheitszustände haben deshalb den Wintrichschen Schallwechsel gemeinsam, weil ihnen eine besonders günstige Fortleitung des Perkussionsstoßes auf die großen Luftwege gemeinsam ist. Zur Erklärung wird in der Regel herangezogen das Gesetz der offenen und gedackten Pfeifen. Das ist falsch, denn es handelt sich stets um einseitig geschlossene, also vergleichsweise um gedackte Pfeifen. Der Schallwechsel muß vielmehr, wie R. Geigel hervorhebt, als ein Beispiel des Satzes von Bernoulli angesehen werden, nach dem der Schall einseitig offener Hohlräume bei Verengerung der Öffnung tiefer wird. Die praktische Anwendung haben wir schon bei den Helmholtzschen Kugelresonatoren (Fig. 39) kennen gelernt. Wenn man auf Wintrichschen Schallwechsel prüfen will, so ist darauf zu achten, daß die Perkussion bei angehaltener Atmung oder doch in derselben Atemphase erfolge, da die Atmung allein Änderungen der Höhe des Klopfschalles hervorrufen kann. Bäumler und Weil empfehlen ferner, die Zunge ausstrecken zu lassen, damit nicht, besonders im Liegen, die nach hinten sinkende Zunge den Racheneingang verschließe und so das Öffnen oder Schließen des Mundes illusorisch mache. Öffnung oder Schließung der Glottis hat dagegen keinen Einfluß auf die Schallhöhe; die geschlossene Glottis hindert offenbar nur die Strömung der Luft, nicht die Fortpflanzung der Schallwellen in der Trachea (Neukirch). Die klinische Bedeutung des Wintrichschen Schallwechsels ergibt sich aus dem Gesagten

[1]) Zitiert nach Eichhorst.

von selbst: er beweist, daß durch die Perkussion die Luftsäule in den großen Atemwegen in Schwingungen versetzt worden ist. Wenn man Lungeninfiltration, Exsudat und Pneumothorax ausschließen kann, so ist das Auftreten des Wintrichschen Schallwechsels als Zeichen einer Kaverne zu verwerten. Die Beobachtung, daß bei Verdichtungen der vor der Luftröhre liegenden Lunge durch die Perkussion die Luft der Trachea zum Tönen gebracht werden könne, war übrigens schon vor Wintrich bekannt durch eine Arbeit von Williams (1838), die Erscheinung wird nach ihrem Entdecker als Williamsscher Trachealton bezeichnet. Es kann vorkommen, daß ein deutlich vorhandener Wintrichscher Schallwechsel bei Lagewechsel, besonders im Liegen verschwindet; nach den Untersuchungen von Moritz tritt dies dann ein, wenn beim Lagewechsel das Sekret der Kaverne die Öffnung des zuführenden Bronchus verlegt (unterbrochener Wintrichscher Schallwechsel).

Der Gerhardtsche Schallwechsel besteht in einer Änderung der Höhe des Klopfschalles bei Lagewechsel des Kranken, Öffnen und Schließen des Mundes läßt dagegen die Höhe unbeeinflußt. C. Gerhardt fand bei einem Phthisiker unterhalb des Schlüsselbeins lauten tympanitischen Schall, der beim Aufsitzen des Kranken höher wurde. Zur Erklärung nahm er an, es handle sich um eine Kaverne, deren größter Durchmesser in senkrechter Richtung verlaufe. Beim Aufsitzen wurde durch das Sekret der Kaverne dieser größte Durchmesser wesentlich verkleinert und dadurch der Schall, dessen Höhe vom größten Durchmesser des Hohlraumes bestimmt werde, höher. Im Liegen dagegen fand keine Verkürzung des größten Durchmessers durch das Kavernensekret statt. Die nebenstehenden beiden Zeichnungen Weils (Fig. 62) mögen diese Vorstellung veranschaulichen. Die Sektion bestätigte die von Gerhardt erwartete Form und Lage der Kaverne. Ähnliche Beobachtungen machte dann auch Weil; und Gerhardt selbst, Hobein, Waetzold u. a. bauten darauf die Lehre weiter aus. Unter Anerkennung des Wertes des Gerhardtschen Schallwechsels als eines Kavernensymptomes wurde die von Gerhardt gegebene Erklärung von Weil als unrichtig nachgewiesen. Weil erinnert an die Versuche von Liscovius, der in eine bauchförmige Flasche Wasser füllte und dann zeigte, daß die Tonhöhe die gleiche blieb, gleichgültig, ob die Flasche stand oder lag. Die Tonhöhe richtet sich also nicht nach dem größten Durchmesser, sondern nach dem Volum des Luftraumes. Nur wenn sehr bedeutende Gestaltsveränderungen des Luftraumes mit dem Lagewechsel verbunden sind, etwa bei Röhren, in denen ein Durchmesser die anderen sehr stark übertrifft, wird die Höhe des Schalles dadurch beeinflußt werden. Als Ursache des Gerhardtschen Schallwechsels müssen deshalb wohl in erster Linie Dehnung und Entfaltung und damit Vergrößerung der Kaverne in bestimmten Körperlagen angenommen werden; ob diese Veränderung im Liegen oder Sitzen auftritt, hängt von den besonderen anatomischen Verhältnissen ab. Je nachdem wird man in einem Falle im Liegen, in anderen Fällen im Sitzen einen höheren oder tieferen Schall erhalten. Exsudate an der Lungenbasis und Infiltration des Unterlappens können übrigens schon an und für sich durch Dehnung zu einer Erhöhung

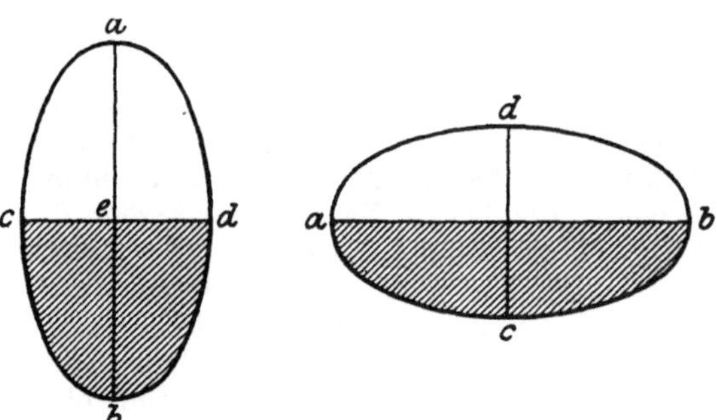

Fig. 62. Schema einer Kaverne mit Gerhardtschem Schallwechsel.

des Klopfschalles über dem Oberlappen beim Aufsitzen führen, so daß Gerhardt selbst als sicheres Kavernenzeichen nur noch eine Schallerhöhung im Liegen ansieht. Der Umstand, daß es sich häufig nicht um eine einzelne Höhle, sondern um ein ganzes System handelt, fordert zu besonderer Vorsicht in der Deutung des Gerhardtschen Schallwechsels auf.

Der respiratorische Friedreichsche Schallwechsel ist von A. Geigel zuerst beobachtet und richtig gedeutet worden. Geigel fand über einer Kaverne den Klopfschall bei der Einatmung einen halben Ton tiefer als bei der Ausatmung und erklärte diesen Befund durch die inspiratorische Erweiterung des leicht dehnbaren Hohlraumes. Friedreich, der dieselbe Beobachtung machte, führte den Schallwechsel auf die veränderte Weite der Stimmritze bei tiefer Ein- und Ausatmung zurück. Nach dem, was über den Einfluß der Stimmbandstellung beim Wintrichschen Schallwechsel gesagt worden ist, braucht nicht ausgeführt zu werden, daß diese Deutung nicht zutreffen kann. Friedreich selbst hat dann auch anerkannt, daß bei der Atmung neben der Stimmbandstellung für die Höhe des Klopfschalles wichtige andere Verhältnisse mitspielen, auf die Rosenbach, Weil und Waetzold hinwiesen, so Spannungsänderungen der Brust- und Höhlenwand, Volumenänderung der Höhle, Erweiterung der einmündenden Bronchialöffnung. Sehr bald machte man die Erfahrung, daß der respiratorische Schallwechsel nicht nur über Kavernen, sondern auch über der komprimierten oder auch der gesunden Lunge gefunden werden konnte, Je nachdem ob die Volumzunahme der Lunge oder die zunehmende Spannung der Brustwand und Gewebe größeren Einfluß gewinnt, wird der Schall bei der Einatmung tiefer oder höher. Beides kommt vor und ist von Friedreich selbst beschrieben worden. Individuelle Verschiedenheiten schaffen wechselndes Verhalten, ohne daß wesentliche klinische Folgerungen daraus gezogen werden könnten. Es soll deshalb auf Einzelheiten nicht eingegangen werden.

Die bisher besprochenen Arten des Schallwechsels sind in der Literatur immer hauptsächlich daraufhin geprüft worden, ob sie zuverlässige oder brauchbare Höhlensymptome seien oder nicht. Es war ein begreifliches Streben, für die pathologisch-anatomisch so ausgesprochene Erscheinung ein klinisches Korrelat zu finden. Aber weder die Perkussion, noch wie wir später sehen werden, die Auskultation, haben uns die gewünschte unbedingte Sicherheit der Diagnose gegeben. Als unentbehrliche Ergänzung ist deshalb auch auf diesem Gebiet die Einführung der Röntgenstrahlen zu begrüßen, über deren Leistungen später noch zu reden sein wird.

Der Biermersche Schallwechsel ist, worauf Niemeyer aufmerksam gemacht hat, von A. Geigel zuerst beobachtet worden (in der Arbeit über den Metallklang 1861). Er besteht in der beim Aufsitzen des Kranken eintretenden Erhöhung des Klopfschalles über einem Sero- oder Pyopneumothorax. Biermer erklärt die Beobachtung dadurch, daß im Sitzen das schwere Exsudat das Zwerchfell nach unten dränge und dadurch den längsten Durchmesser der Höhle vergrößere. Es gilt hier aber derselbe Einwand wie beim Gerhardtschen Schallwechsel: die verschiedenen Durchmesser der Höhle zeigen keine so großen Differenzen, daß durch die in Betracht kommende Änderung eines Durchmessers der Schallwechsel erklärt werden könnte. Offenbar ist es die im Sitzen durch die Senkung des Zwerchfells erfolgende Raumvergrößerung, die den Schall tiefer werden läßt. Diese Raumvergrößerung geht aber mit einer Spannungszunahme der Wandungen einher, die in manchen Fällen die Volumzunahme übertrifft, sodaß der Schall im Sitzen nicht tiefer, sondern höher wird.

Die Bestimmung der Lungengrenzen.

Bei der Bestimmung der Lungengrenzen geht man meistens von der rechten vorderen unteren Lungengrenzen aus. Man perkutiert in der Mamillarlinie von der Fossa infraclavicularis nach abwärts. Schon an der 4. Rippe bemerkt man, daß der Schall kürzer, höher und leiser wird, da von hier ab durch die kuppelartig gegen die Lungenbasis vordringende Leber die Masse des schallgebenden Lungengewebes eingeengt wird. Die Lungensubstanz legt sich nun annähernd in der Form eines spitzen Keils zwischen Leber und Brustwand. Je mehr sich der Keil verjüngt, umso kleiner die Masse des schwingungsfähigen Lungengewebes, umso größer die Masse der die Schwingungen der Lunge dämpfenden Leber, dementsprechend wird der Perkussionsschall immer höher, kürzer und leiser, bis diese Veränderung des Lungenschalles am unteren Rand der 6. oder am oberen Rand der 7. Rippe ihr Maximum erreicht und anzeigt, daß überhaupt kein Lungengewebe mehr mitspricht: der untere Lungenrand ist erreicht. In der gleichen Weise bestimmt man die untere Lungengrenze in der Achsellinie und der Skapularlinie. Verbindet man diese Punkte, so liegen sie in einer um den Brustkorb laufenden Horizontallinie, deren Höhe nach den Rippen und Dornfortsätzen der Wirbel festgelegt wird. Die in der rechten Mamillarlinie gefundene Grenze pflegt man quer über den Brustkorb nach der linken Seite des Kranken zu verlängern (siehe Fig. 63 u. 64), da die Bestimmung der linken Lungengrenze in der Mamillarlinie und Achsellinie auf Schwierigkeiten stößt. Einmal überschreitet das unter normalen Verhältnissen bis zur Mamillarlinie reichende Herz häufig diese Grenze und schafft dadurch besondere Dämpfungsverhältnisse. Sodann liegt zwischen Mamillarlinie und Achsellinie ein Bezirk, dessen Klopfschall durch die hier befindliche mehr oder weniger große Luftblase des Magens beherrscht wird, der sog. Traubesche Raum. Er ist in der nebenstehenden Fig. 63 schraffiert. So leicht die Abgrenzung des Lungenschalles vom Schall luftleerer Teile (Leber, Herz, Milz) ist, so schwierig ist die Abgrenzung vom tympanitischen Schall des Traubeschen Raumes. In der hinteren Achsellinie und der Skapularlinie der linken Seite läßt sich dagegen der untere Lungenrand wieder sicher perkutieren, da hier die Lunge an die massive Milz stößt (Fig. 63). Die Grenze der linken Seite liegt beim Gesunden in der gleichen Höhe wie auf der rechten Seite, die ganze Grenze zieht demnach wie ein horizontales Band um den Brustkorb. Als gewöhnliche Lage dieser Grenze wird angegeben

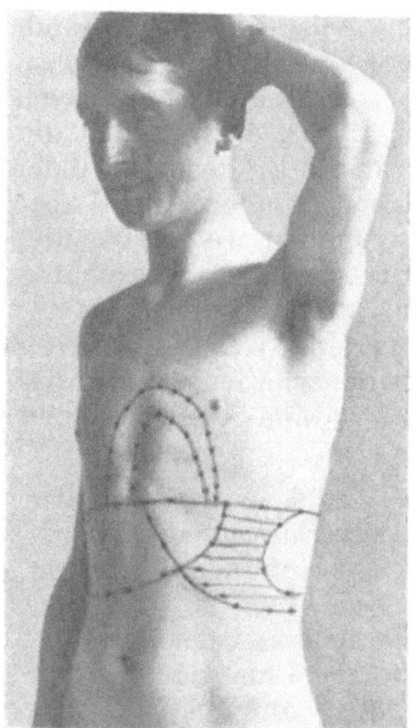

Fig. 63. Der Traubesche Raum (schraffiert).

oberer Rand der 7. Rippe in der Brustwarzenlinie,
unterer Rand der 7. Rippe in der Achsellinie,
9. Rippe in der Schulterblattlinie,
11. Dornfortsatz neben der Wirbelsäule.

Je nach dem Körperbau kommen individuelle, in die Grenzen der Norm fallende Schwankungen vor, über die nachstehende zum Teil aus Weil übernommene Tabelle unterrichten mag.

	Brustwarzenlinie		Achsellinie		Schulterblattlinie		Neben der Wirbelsäule	
	rechts	links	rechts	links	rechts	links	rechts	links
Auenbrugger	6 R.		7 R.	7 R.	9—10 R.	9—10 R.		
Skoda	6		6	6	10—11	10—11		
Conradi	6	6	8	8	11—12	11—12		
Zehetmayer	6							
Leichsenring	6				10	11		
Strempel	6—7		7 JCR.	7 JCR.	9 JCR.	9 JCR.	11	11
Gerhardt	7 ob. Rand	7 ob. Rand	7 unt. Rand	7 unt. Rand	9	9	11	11
Wintrich	6							
Guttmann	6	6	8	8	9	9	10	10
Leichtenstern	6		7. R. 7 JCR.	7. R. 7 JCR.	10—11	10—11		
Eichhorst	7 ob. Rand	7 ob. Rand	7 unt. Rand	7 unt. Rand	9	9	11	11
Edlefsen	6 ob. Randbis Mitte		7				10	
Sahli	6 ob. Rand		7				10	

Bei Kindern stehen die Grenzen meist etwas höher, bei älteren Leuten jenseits des 40. Lebensjahres tiefer (C. Schmidt). Die angegebenen Grenzen gelten für ruhige Atmung, bei der keine so wesentliche Verschiebungen des unteren Lungenrandes vorkommen, daß sie perkussorisch nachweisbar wären. Dies Verhalten ändert sich, sobald tief ein- und ausgeatmet wird. Bei der Einatmung befindet sich die Lungengrenze tiefer, bei der Ausatmung höher als die bei ruhiger Atmung gefundene Linie. Weil macht folgende Zahlenangaben. Die untere Lungengrenze rückt tiefer

2—3 cm in der rechten Brustwarzenlinie,
3—4 cm in den beiden Achsellinien,
etwa 2 cm in den beiden Skapularlinien;

die exspiratorische Verschiebung wurde etwas kleiner getroffen. Ähnliche, zum Teil auch etwas abweichende Zahlen geben Wintrich, Salzer, Gerhardt. Die größten Verschiebungen finden sich also in den Achsellinien. Sie werden in Seitenlage noch bedeutender; zunächst rückt dabei auf der freien Seite der mittlere Stand der unteren Lungengrenze um 3—4 cm tiefer, die Gesamtverschiebung beträgt bei tiefer Atmung um 9 cm (Salzer, Gerhardt). Zeichnet man also den höheren exspiratorischen Stand der unteren Lungengrenze in der Achsellinie bei Rückenlage an und den tiefsten Stand in Seitenlage, so findet man, daß eine Gesamtverschiebung von etwa 13 cm möglich ist. Auch im Liegen und Stehen wurden von Gerhardt Unterschiede nachgewiesen; in der Regel fand er die rechte untere Lungengrenze 1—2 cm tiefer im Liegen als im Stehen, doch kam auch das umgekehrte Verhalten zur Beobachtung. Hier sprechen offenbar verschiedene Verhältnisse mit: die Füllung des Bauches, Spannung der Bauchdecken, Länge des Thorax, mittlerer Zwerchfellstand usw. Die bei

Lagewechsel eintretenden Verschiebungen werden als passive Mobilität der unteren Lungengrenzen der aktiven Mobilität, d. h. den respiratorischen Verschiebungen, gegenübergestellt. Bei Angaben über den Stand der unteren Lungengrenzen muß wegen der passiven Mobilität stets die Lage oder Stellung des Kranken notiert werden. Es ist zweckmäßig, diese Verschiebungen mit der Perkussionsmethodik zu bestimmen, die für Abgrenzungen nach unseren früheren Ausführungen die gegebene ist. Nachdem bei ruhiger Atmung die Lungengrenze aufgezeichnet ist, läßt man den Patienten tief einatmen und auf der Höhe der Einatmung den Atem anhalten. Nun perkutiert man rasch abwärts, bis mit dem Verschwinden der letzten Spur von Lungenschall die Grenze erreicht ist und markiert diese. Dann läßt man völlig ausatmen, wieder den Atem anhalten und sucht jetzt den Lungenrand auf, indem man entweder aufwärts, d. h. von der Dämpfung zum Lungenschall oder umgekehrt von einem sicher oberhalb des Lungenrandes gelegenen Punkte abwärts, also vom Lungenschall zur Dämpfung perkutiert. Auf diese Weise kann man die in- und exspiratorische Verschieblichkeit des Lungenrandes zahlenmäßig in Zentimetern angeben. Zur ersten Orientierung, ob eine Verschieblichkeit überhaupt vorhanden ist, läßt man wohl den Finger an der Stelle des mittleren Standes liegen und perkutiert während der Ein- und Ausatmung; ist der Lungenrand verschieblich, so wird der Schall bei der Einatmung länger, tiefer und lauter. Dies Vorgehen ist aber nicht ganz zuverlässig, wie Sahli hervorhebt. Auch bei feststehendem Lungenrande kann eine Schalländerung dadurch zustande kommen, daß sich die mittleren Teile des Zwerchfells senken und dadurch die in den Bereich des Perkussionsstoßes fallende Lungenmasse vergrößert wird.

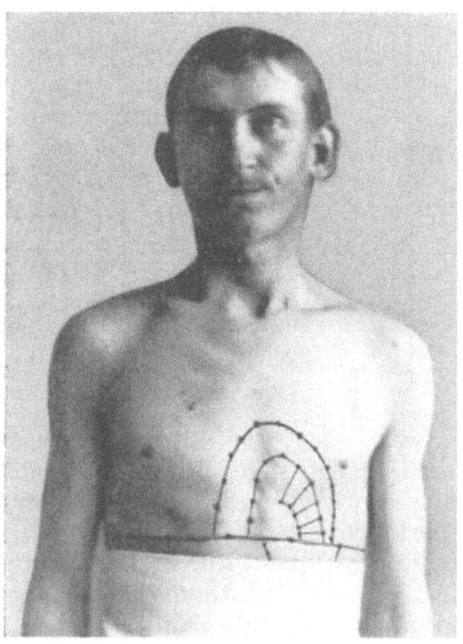

Fig. 64.

Die vorderen Lungenränder verlaufen, wie in dem Abschnitt über die anatomischen Verhältnisse der Brustorgane schon dargestellt worden ist, mit ihrem größten Teile hinter dem Sternum und entziehen sich hier einer sicheren Perkussion. Nur der an die Herzkammern grenzende Abschnitt des linken vorderen Lungenrandes ist leicht zu bestimmen, die Grenze verläuft hier vom Sternalwinkel des 4. linken Zwischenrippenraumes in leichtem Bogen nach unten und außen und stößt noch innerhalb der Brustwarzenlinie mit der von rechts durchgezogenen unteren Lungengrenze zusammen. Dieser Bogen gibt zugleich den von Lunge unbedeckten Teil des Herzens, die sog. absolute Herzdämpfung an und wird deshalb bei der Herzperkussion noch einmal zu besprechen sein. Bei tiefer Einatmung schiebt sich der Lungenrand um etwa 1—3 cm über das Herz hinüber, wie dies in Fig. 64 der schraffierte Bezirk zeigt.

Die Grenzen der Lungenspitzen bereiten der Bestimmung nicht unerhebliche Schwierigkeiten, die auf den anatomischen Verhältnissen dieser Gegend beruhen. Die Lungenspitze ragt wie eine Kuppel über das Schlüsselbein empor und wird von Weichteilen überkleidet, die selbst bis zu einem gewissen Grade an der Kuppelform teilnehmen. Nirgendwo finden sich scharfe Ränder, wie an der

Lungenbasis, und die an die Lungenspitze grenzenden festen Teile sind komplizierte Gebilde, die selbst zum Teil lufthaltige Räume einschließen. Es ist kein Wunder, daß infolgedessen die Grenzen weniger scharf und sicher sind, als an den unteren Lungenrändern. Der erste brauchbare Vorschlag einer Grenzbestimmung stammt von Seitz und seinem Schüler Heyer. Sie finden eine Linie, die vom Dornfortsatz des 7. Halswirbels über das Grenzgebiet von Hals und Schulter nach vorn zur Gegend des Jugulums zieht. Später hat Krönig dieser medianen eine laterale Grenzlinie hinzugefügt, so daß man jetzt von Spitzenfeldern sprechen kann. Es haftet aber diesen Grenzen eine gewisse Unsicherheit an, die am besten gekennzeichnet wird durch die Musterbeispiele, die Krönig selbst gibt. Goldscheider hat die von Krönig in zwei verschiedenen Arbeiten gebrachten Abbildungen von normalen Spitzenfeldern kombiniert, um die Differenz augenfälliger zu machen. In Fig. 65 und 66 sehen wir rechts ein breites, links ein schmales Spitzenfeld; das schmale Feld entspricht der ersten, das breite der zweiten Publikation von Krönig. Daraus lernen wir, daß der Wert der Spitzenfeldbestimmung nach Krönig offenbar nicht so sehr in der Festlegung wahrer anatomischen Grenzen liegt; wir betrachten sie vielmehr als ein Mittel, um Unterschiede zwischen der rechten und linken Spitze augenfällig und zahlenmäßig darzustellen und finden darin auch die Berechtigung dieser Methode. Der Versuch, die wahren anatomischen Grenzen der Lungenspitzen festzulegen, ist von Goldscheider unternommen worden. Er projiziert die Grenzen der Lungenspitzen nur auf die vordere und hintere Brustwand, wie dies Fig. 67 und 68 wiedergeben; um die schwer zugängliche Grenze zwischen den beiden Köpfen des Kopfnickers zu ermitteln, wird die Anwendung eines Perkussionsgriffels empfohlen (Fig. 69). Besonderen Wert legt Goldscheider darauf, daß leise perkutiert wird und daß die Richtung des Perkussionsstoßes konstant bleibt, senkrecht zu der Ebene, die man

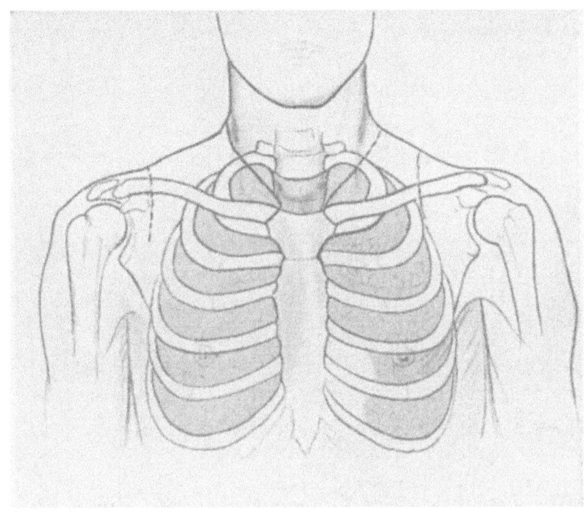

Fig. 65. Lungenspitzenfelder von vorn nach Krönig (nach Goldscheider).

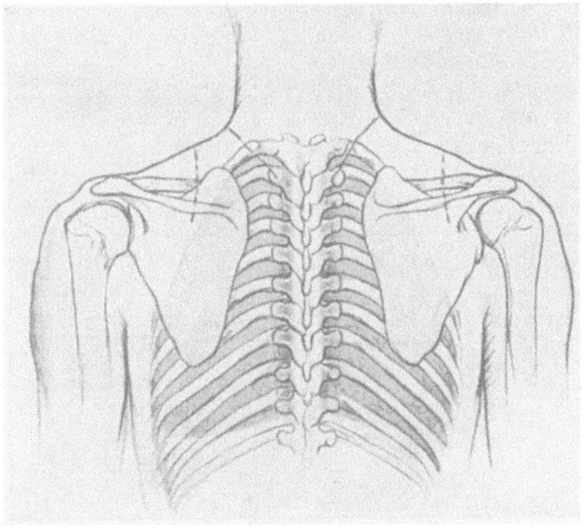

Fig. 66. Lungenspitzenfelder von hinten nach Krönig (nach Goldscheider).

sich durch den zu projizierenden Umriß des Organes gelegt denkt (Orthoperkussion). Er ging dabei von der Vorstellung aus, daß eine der Richtung des Perkussionsstoßes entsprechende Dirigierung der „Schallstrahlen“ mög-

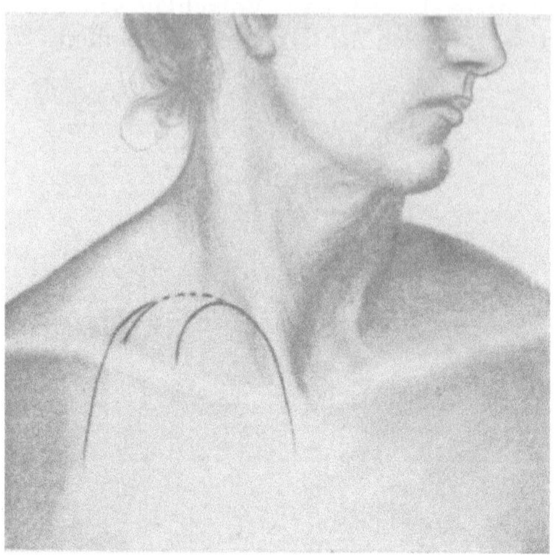

Fig. 67. Projektion der Lungengrenzen auf die vordere Thoraxwand bei sagittaler Perkussion mit dem Glasstäbchen. Der gedämpfte Bezirk der 1. Rippe ist zur Anschauung gebracht. Die gestrichelte Linie ist konstruiert (nach Goldscheider).

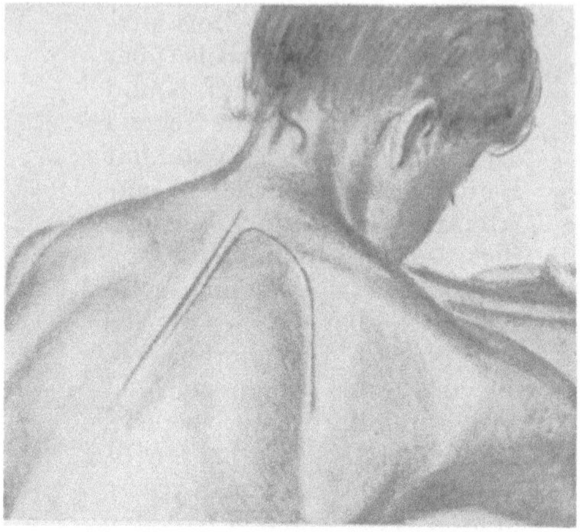

Fig. 68. Projektion der Lungengrenzen auf die hintere Thoraxwand bei sagittaler Perkussion mit dem Glasstäbchen. Die gerade Linie verbindet die Dornfortsätze. Die Fig. zeigt zugleich die für die hintere Perkussion zweckmäßigste Körperhaltung (nach Goldscheider).

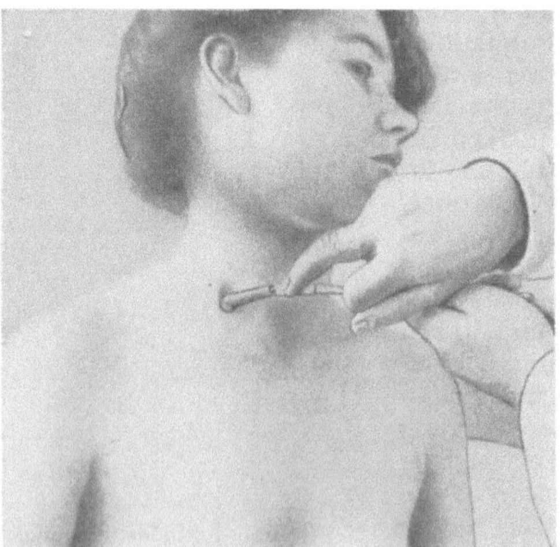

Fig. 69. Perkussion zwischen den Köpfen des Sternocleidomastoideus mit dem Glasstäbchen (nach Goldscheider).

lich sei. Sehen wir von der wenig glücklichen Bezeichnung Schallstrahlen hier ab, so ist schon gesagt worden, daß wir über die Ausbreitung des Perkussionsstoßes nichts Sicheres wissen; aber die Möglichkeit, ihm eine bestimmte Richtung zu verleihen, ist wohl zuzugeben. Wenigstens spricht sich schon

Zamminer in diesem Sinne aus: „Die Richtung der Molekularschwingungen ist im allgemeinen parallel derjenigen des erzeugenden Stoßes. Savart hat Belege für diesen Satz an Kombinationen aus Membranen, Platten, Stäben und Saiten in großer Zahl mitgeteilt. Er erkannte bei den bezüglichen Versuchen die Richtung der Molekularoszillationen aus der Bewegung aufgestreuten Sandes. Aber auch beim Durchgang durch tropfbare Flüssigkeiten bewährt sich noch dieser Parallelismus der Molekularerschütterung in gewissem Grade, wie man aus folgendem von Seitz und mir angestellten Versuche erkennt. Auch für begrenzte Gasmassen gilt im allgemeinen noch der Satz des Parallelismus der Molekularschwingungen und der Perkussionsrichtung. Eine durch Druck abgeplattete Hohlkugel von vulkanisiertem Kautschuk gibt eine andere Höhe des Metallklanges, wenn man in der Richtung des kleineren, als wenn man in Richtung des größeren Durchmessers perkutiert.“ Die Orthoperkussion Goldscheiders zur Bestimmung der Lungenspitzengrenzen hat also ihre physikalische Begründung. Daß sie sich in die Praxis nicht eingebürgert hat, liegt wohl einmal an der diffizilen Technik, dann auch an dem Umstande, daß die Bestimmung der Größe einer Lungenspitze weniger ergiebig ist für unser Urteil als die sehr viel einfachere vergleichende Perkussion und Auskultation.

Literatur.

Aufrecht, Die Verschiedenheiten des Lungenschalles beim In- und Exspirium und ihre Verwertung bei pathologischen Zuständen. Deutsches Arch. f. klin. Med. 1900. 65. S. 622.

Bäumler, Chr., Über das Auftreten und die Bedeutung des tympanitischen Schalles in der Pneumonie. Deutsch. Arch. f. klin. Med. 1. Bd. S. 145. 1865.

— Über den Einfluß von Anomalien des Brustskelettes auf den Perkussionsschall der Lunge und auf die Lage des Herzens. Münch. med. Wochenschr. 1904. Nr. 30. 51. Bd. S. 1329.

— Über ein eigentümliches Auftreten tympanitischer Schallbezirke im Gebiet der Flüssigkeitsansammlung bei Sero- und Pyopneumothorax. Deutsch. Arch. f. klin. Med. 1905. 84. H. 1—2. S. 11.

Barth, Tintement métallique bei Pneumothorax. Union med. 1. 1850.

Béhier, Note sur le souffle amphorique observé dans deux cas de pleurésie purulente simple du côté droit. Arch. génér. Août 1852.

Bennett, J. H., Clinical investigation in to the diagnostic value of the cracked-pot-sound. Edinburgh. med. Journ. March. 1856.

Bernoulli, Gesetze der Luftschwingungen in zylindrischen Röhren. Mémoires de l'académie de Paris 1762.

Biermer, Zur Symptomatologie des Pneumothorax. Schweizer Zeitschr. f. Heilk. 1862. I. S. 310. 1863. II. S. 101. Schallwechsel.

Bigelow, Über Tintement métallique. (Nach Amer. Journ. Nov. 1838.) Arch. génér. Janvier p. 116. 1840. Brit. und for. Rewiew. Vol. VII. p. 569.

Boruttau, Lehrbuch der medizinischen Physik. Leipzig 1908.

Bullar, On the percussion of the lungs and chest. St. Barthol. Hosp. Rep. 1884. 29.

Castelnau, Du tintement métallique. Réponse à la réclamation de M. Raciborski. Arch. génér. Mai. p. 112. 1842.

Cockle, J., On the bruit de pot fêlé. Brit. med. Journ. July 1855.

Edens und v. Ewald, Über den Perkussionsschall. Deutsch. Arch. f. klin. Med. 1917. 123. 3/4.

Eichhorst, Über die Größenbestimmung der Lungenkavernen vermittelst der Helmholtzschen Resonatoren. Charité Annal. 1877. II. 247.

— Lehrbuch der physikalischen Untersuchungsmethoden innerer Krankheiten. 1889.

Feletti, Sulla causa del suono plessico del Torace. Rivista clinica di Bologna 1883. Nr. 7 u. 8.

Fick, Die medizinische Physik. Braunschweig 1885.

Fischer, Medizinische Physik. Leipzig 1913.

Flint, Aust., Manual of Auscultation 1890.

— Price Essay on variation in Pitch. 1852.

— Physical exploration and diagnosis of diseases affecting the respiratory organs. 1856.

— Physical exploration of the chest. 1866.

— Physical exploration of the lungs by means of auscultation and percussion. Philadelphia 1882.

Friedreich, Über die diagnostische Bedeutung der objektiven Höhlensymptome. Würzburger Zeitschr. VII. S. 87. 1856.

Friedreich, Zur Perkussion des Kehlkopfes und der Trachea. Deutsch. Arch. f. klin. Med. 1879. 25. 257.
— Über die respiratorischen Änderungen des Perkussionsschalles am Thorax unter normalen und pathologischen Verhältnissen. Deutsch. Arch. f. klin. Med. 1880. 26. 24.
Geigel, Al., Beiträge zur physikalischen Diagnostik. Hab.-Schr. Würzburg 1855.
— Zur Lehre vom amphoischen Widerhall. Verhandlungen d. Würzb. Gesellsch. 7. Bd. S. 75. 1856.
— Grundzüge der medizinischen Akustik zum Selbststudium der für Perkussion und Auskultation nötigen physikalischen Vorkommnisse. Würzburg 1856.
— Über den tympanitischen Perkussionsschall. Deutsche Klinik 1856. II. III.
— Über physikalische Begründung der Perkussionsresultate. Deutsche Klinik Nr. 2. 3. 1856.
— Zur Lehre vom Metallklange. Verhandl. d. Würzb. Gesellsch. 1856. VII. 75.
— Zur Lehre vom Perkussionsschall. Deutsche Klinik 1856. Nr. 15.
— Notizen zur physikalischen Diagnostik. Wurzburger Zeitschr. Br. II. H. 3. S. 241. 1861.
Geigel, R. und F. Voit, Lehrbuch der klinischen Untersuchungsmethoden. 1895.
Geigel, R., Die akustischen Leistungen von Kommunikationsröhren und Stethoskopen. Virchows Arch. 1895. 140.
— Der tympanitische und nichttympanitische Schall. Deutsch. Arch. f. klin. Med. 1907. 40. Bd.
— Der Metallklang. Deutsch. Arch. f. klin. Med. 1907. 90. Bd.
— Leitfaden der diagnostischen Akustik. Stuttgart 1908.
Gerhardt, C., Über Differenzen des Perkussionsschalles der Lungen beim Sitzen und Liegen. Deutsche Klinik 1859. Nr. 11. Schallwechsel.
— Zur Perkussion des Kehlkopfes. Virchows Arch. 24. Bd. S. 197. 1862.
— Lehrbuch der Auskultation und Perkussion mit besonderer Berücksichtigung der Inspektion, Betastung und Messung der Brust und des Unterleibes zu diagnostischen Zwecken. Tübingen 1866. 1871. 1890. 1900.
— Die Diagnose des grössten Durchmessers der Lungenkavernen. Verhandl. d. Würzb. phys. med. Gesellsch. N. F. 1875. 9. Bd.
— Die Bedeutung der Perkussion und Auskultation für die Diagnose der Lungenspitzentuberkulose. Zeitschr. f. ärztliche Fortbildung 1916. Nr. 14.
Gilbert, Gutmann et Tzanck, Note sur une des conditions différentes de formation des bruits et des sons. Compt. rend. hebdom. des séances de la soc. de biolog. 1914. 75. Nr. 38.
Gourbeyre, Memoire sur le bruit scodique et son véritable inventeur. Gaz. méd. de Paris. 1857. Nr. 41, 42, 44.
Günsburg, Zur Diagnostik der Lungenkavernen. Ibid. 2. Bd. H. 1. S. 1. 1851.
— Über das Geräusch des gesprungenen Topfes. In dessen Zeitschr. f. klin. Med. 2. Bd. H. 1.
Guérard, Tintement métallique. Diction de méd. 2. ieme édit. T. 15. p. 244.
Hainiß, Diagnostischer Wert des Pitresschen Signe du sou. Wien. med. Wochenschr. 1913. 63. S. 38.
Haupt, Die Schallwahrnehmung bei der Perkussion. Münch. ärztl. Intelligenzbl. 1884. Nr. 36.
Helmholtz, Luftschwingungen in Röhren mit offenen Enden. Crelles Journ. f. reine u. angewandte Mathematik. 1859. 57. Bd.
— Schallbewegungs-Einfluß der Reibung in der Luft. Gesammelte Abhandlungen XVII.
— Die Lehre von den Tonempfindungen als physiologische Grundlage für die Theorie der Musik. 1913.
Hérard, Sur le tintement métallique. Bull. de la soc. anatom. 1850.
Heubner, Über eine Methode, den metallischen Perkussionsschall mit grosser Deutlichkeit zur Wahrnehmung zu bringen. Arch. d. Heilk. S. 326. 1869.
Hobein, Beobachtungen über Lungenkavernen bei Schallhöhenwechsel. Inaug.-Diss. Schwerin 1876. Deutsch. Arch. f. klin. Med. 1876. 17. 36.
Hoppe, F., Zur Theorie der Perkussion. Virchows Arch. 1854. 6. Bd. S. 144.
Hoppe, C., Perkussion und Auskultation in diagnostischer Hinsicht. Berlin 1865.
Hughes, H., Allgemeine Perkussionslehre. Die mathematisch-physikalischen und die psychologischen Grundlagen der Perkussion. Wiesbaden 1894.
Jacobson, Über neuere Untersuchungsmethoden der Schallerscheinungen am Thorax. Berl. klin. Wochenschr. 1876. Nr. 2.
Jatschenko, Über den tympanitischen und nichttympanitischen Schall. Deutsch. Arch. f. klin. Med. 1873. 12. 64.
Kleinpaul, H., Das Stromgebiet der Sprache. 1893.
Klug, Physikalische Untersuchungen über den tympanitischen und nichttympanitischen Perkussionsschall. Virch. Arch. 1874. 61. Bd.
Körner, M. A., Über den Perkussionsschall. Zeitschr. d. k. k. Gesellsch. d. Ärzte zu Wien. 1855. H. 7—10.

Kolisko, Über amphorischen Wiederhall und Metallklang in der Brusthöhle. Österreichische Jahrb. Okt. 1844.
Laennec, Traité de l'auscultation médiate 1819. 1826. 1834.
Lecher, Lehrbuch der Physik. 1912.
Leichtenstern, Physikalisch-diagnostische Bemerkungen zu H. v. Luschkas Lage der Bauchorgane des Menschen. Deutsche Klinik 1873. Nr. 26—36.
v. Lichtenfeld, O., Zur Theorie des Perkussionsschalles. Zeitschr. d. Gesellsch. Wien. Ärzte. 1859. S. 34.
Liisberg, Beobachtungen über Schallhöhenwechsel bei Lungenkavernen. Deutsch. Arch. f. klin. Med. 1884. 35. 579.
Liscovius, Über den Einfluss der Flaschenform auf die Tonhöhe der darin tönenden Luft. Poggendorfs Annalen 1843. 58. Bd. S. 100. 60. Bd. S. 482.
Locher, Hans, Die Erkenntnis der Lungenkrankheiten vermittelst der Perkussion und Auskultation. Zürich 1853.
Marais, Sur le tintement métallique. Thèse de Paris 1847.
Markham, On the „bruit skodique". Monthly Journ. Juni 1853.
May und Lindemann, Über die Entstehung des tympanitischen und nichttympanitischen Perkussionsschalles. Deutsch. Arch. f. klin. Med. 1901. 68. 115.
— — Graphische Darstellung des Perkussionsschalles. Münch. med. Wochenschr. 1906. Nr. 17.
— — Graphische Studien über den tympanitischen und nichttympanitischen Perkussionsschall. Deutsch. Arch. f. klin. Med. 1908. 93. Bd. S. 500.
Mazonn, Die Theorie der Perkussion der Brust auf Grundlage direkter Versuche und zahlreicher Beobachtungen. Prager Vierteljahrsschr. 1852. 36. Bd. H. 4.
Merbach, Über die Veränderung der Schallhöhe des Metallklanges im Pyopneumothorax. Arch. f. physiol. Heilkunde. 1866. VIII. 91.
Moritz, Wintrichscher unterbrochener Schallwechsel. Ein Beitrag zur Kavernendiagnostik. Inaug.-Diss. Würzburg 1877. Deutsch. Arch. f. klin. Med. 1877. 20. 348.
Moritz und Röhl, Experimentelles zur Lehre von der Perkussion der Brustorgane. Deutsch. Arch. f. klin. Med. 1909. 95. 457.
Müller, Fr., Diagnostik der Lungenkrankheiten. Zeitschr. f. ärztl. Fortbildung 1912. Nr. 14.
— Principles of percussion and auscultation. The Lancet 1913. 8. März.
Müller-Pouillet, Lehrbuch der Physik. 1881.
Neukirch, Über die Entstehung des Schallwechsels bei Perkussion von Kavernen. Deutsch. Arch. f. klin. Med. 1879. 25. 97.
Niemeyer, P., Die Lehre von der Perkussion, historisch und kritisch dargestellt etc. Deutsche Klinik Nr. 1, 2, 3. 1866.
— Mémoire sur les modifications de la tonalité du son de percussion, que l'on observe dans certains cas de cavité pathologique à l'interieur du thorax. Gazette méd. de Paris. Nr. 1. 1868.
— Handbuch der theoretischen und klinischen Perkussion und Auskultation. Erlangen 1868.
Notta, Note sur la développement d'un son clair, comme métallique dans le cours des épanchements pleurétiques. Arch. génér. Avr. 1850.
Oestreich und de la Camp., Anatomie und physikalische Untersuchungsmethoden. Berlin 1905.
Piorry, P. A., De la percussion médiate et des signes obtenus à l'aide de ce nouveau moyen d'exploration dans les maladies des organes thoraciques et abdominaux. Paris 1827.
— Plessimétrie des liquides. Gaz. des hôp. 1865. Nr. 36.
Quimby, The applied physics of physikal diagnosis. New York. Record. 1893. 25. II.
Raciborski, Lettre sur la théorie du tintement métallique L'Experience Mars 1842. Arch. génér. p. 505. Avrl. 1842.
— Autophonie. Ibid. p. 338. T. 10.
Renz und Wolf, Versuche über die Unterscheidung differenter Schallstärken. Poggendorfs Annal. 98. Bd. (Zit. nach R. Geigel).
Roger, Recherches cliniques sur le son tympanique dans les épanchements liquides de la plèvre. Arch. génér. Juillet et Août 1852.
Rollett, Über den als Geräusch des „gesprungenen Topfes" bezeichneten Perkussionsschall. Wien. Wochenschr. XIX. S. 88. 1869.
Rosenbach, Die Relaxation des Lungengewebes und Bemerkungen über den Schachtelton u. Schallhöhewechsel. Deutsch. Arch. f. klin. Med. 1876. 18. Bd. 68.
Routier, Recherches sur la causalité du tintement métallique. Beau, Journ. de méd. Mars 1844.
Sahli, Lehrbuch der klinischen Untersuchungsmethoden. 1913.
Schäfer, Der Gehörsinn. In Nagels Handb. d. Physiol. 1905.

Schraut, Über den hellen Schall und seine Beziehungen zum tympanitischen. Nederl. Tijdschr. 1861. V. S. 657.
Schulze, Über die Schallgeschwindigkeit in sehr engen Röhren. Drudes Annalen der Physik und Chemie. 1904. 130. Bd.
Schweiger, Zur Theorie der Perkussion. Virchows Arch. 1857. 11. 2.
Seitz und Zamminer, Die Auskultation und Perkussion der Respirationsorgane. Erlangen 1860.
Selling und Edelmann, Experimentelle Untersuchungen des Perkussionsschalles. 23. Kongreß f. inn. Med. Wiesbaden 1906.
Selling, Untersuchungen des Perkussionsschalles. Deutsch. Arch. f. klin. Med. 1907. 90. Bd. S. 163.
Skoda, J., Perkussion. Med. Jahrb. d. k. k. österreich. Staates. 1836. 20. Bd. S. 453. Nr. 514.
— Abhandlung uber Perkussion und Auskultation. Wien. 1939. 1. Aufl. 1864. 6. Aufl.
Slatowerchownikow, Über die diagnostische Bedeutung des Signe du sou. Deutsche med. Wochenschr. 1912. 38. S. 1282.
Stern, Semiotik des Perkussionsschalles. Wochenblatt d. Wien. Ärzte. 1870. Nr. 4.
— Perkussion und Auskultation. Wochenbl. d. Wien. Ärzte. 1869. Nr. 25 u. 26.
— Über den tympanitischen Schall. Ibid. Nr. 49.
— Über Metallklang, Konsonanzerscheinungen und eine neue Art linearer Perkussion. Allg. Wien. med. Zeitschr. 1869. 474.
— Diagnostik der Brustkrankheiten. Wien 1877.
Sternberg, Die Terminologie von Skoda. Zeitschr. f. klin. Med. 1907. 62. 406.
Stokes, Two lectures on the application of the stethoscope to the diagnosis and treatment of thoracic diseases. Dublin 1828.
Stumpf, Tonpsychologie. 1882. I. 1890. II.
Talma, Beiträge zur Perkussion. Zeitschr. f. klin. Med. 1881. 3. 73.
Thomas, Die Schallhöhe des Perkussionsschalles und der Atemgeräusche. Arch. d. Heilk. VII. i. S. 91. 1866.
Traube, L., Die Symptome der Krankheiten der Respirations- und Zirkulationsapparate. Vorlesungen. Berlin 1867.
— Gesammelte Beiträge zur Pathologie und Physiologie 1878. 3. Bd. S. 422. Respiratorischer Schallwechsel.
Tyndall, Der Schall, 8 Vorlesungen, gehalten in der Royal Institution von Großbritannien. Deutsch herausgeg. v. Helmholtz u. Wiedemann, Braunschweig 1869.
Vierodt, Die Schall- und Tonstärke und das Schallleitungsvermögen der Körper. 1885.
Waetzold, Beobachtungen über Schallhöhenwechsel. Inaug.-Diss. Berlin 1876. Deutsche med. Wochenschr. 1877. Nr. 27—30.
Walshe, A practical treatise an the diseases of the lungs and heart, including the principles of physical diagnosis. London 1851.
Warburg, E., Über die Dämpfung der Töne fester Körper durch innere Widerstande. Poggendorfs Annal. Bd. 139. S. 89. 1870.
— Bestimmung der Schallgeschwindigkeit in weichen Körpern. Poggendorfers Annal. d. Physik u. Chemie 136. Bd.
Weber, G., Theorie und Methodik der physikalischen Untersuchungsmethoden. Nordhausen 1849.
Weil, Über den Gerhardtschen Schallhöhenwechsel. Berl. klin. Wochenschr. 1874. Nr. 7.
— Über die Entstehung des Schallwechsels bei der Perkussion von Kavernen. Deutsches Arch. f. klin. Med. 1879. 25. 291.
— Handbuch und Atlas der topographischen Perkussion. 1880.
Wien, Arch. f. d. gesamte Physiol. 1903. 92.
Williams, Ch., Rational exposition of the physical signs of the diseases of the lungs and pleura; illustrating their pathology and facilitating their diagnosis. London 1828.
— The pathology and diagnosis of diseases of the chest; illustrated especially by a rational exposition of their physical signs with new researches on the sounds of the heart. London 1835.
— Lectures on the physiology and diseases of the chest including the principles of physical and general diagnosis and their application to the practice. London 1838. Trachealton.
Wintrich, M. A., Kritische Beiträge zur medizinischen Akustik und rechtfertigende Bemerkungen. Med. Neuigkeiten. Jahrg. V. 1855. S. 48. Beil.
— Ein weiterer kritischer Beitrag zur Lehre über die verschiedenen „Perkussionsschalle“. Entgegnung. Ibid. Jahrg. VI. 1856.
— Krankheiten der Respirationsorgane. Bd. V. Von Virchows Handb. d. spez. Pathol. u. Therap. Erlangen 1854.
Woillez, E., Etudes sur les bruits de la percussion thoracique. Paris 1857. Tonalité.
— Du son tympanique ou tympanisme de la poitrine. Arch. génér. Sept. 1856.

Zamminer in Seitz und Zamminer, Auskultation und Perkussion der Brustorgane. Erlangen 1860.

Instrumentarium.

Baas, Prof. Wintrichs neues Plessimeter und neuer Hammer. Deutsche Klinik. 1874. 26. Bd. S. 61.
— Doppelplessimeter mit kleiner Platte in senkrechter und seitlicher und großer Platte in wagrechter Ebene. Deutsch. Arch. 1876. 18. 519.
Baccelli, Il plessimetro lineare della Scuola clinico di Roma. Giorn. med. di Roma. Anno 1. Il Policlinico XIII. 1906. 8. April.
— De plessimetro punctiformi. Congr. med. de tontes les nations. 1869. Bologna 1870. II. 311.
Baer, Das Perkussionsquantimeter. Münch. med. Wochenschr. 1913. Nr. 3.
Bennett, I. H., On the different methods of mediate percussion. Edinburgh med. Journ. Octob. 1850.
Buchwald, Ein neues Plessimeter. Berl. klin. Wochenschr. 1903. Nr. 4.
Bufalini, Nuovo plessimetro Lo Speriment. 1871. Febr.
— Sul. Plessimetro. Giorn. internaz. d. sc. med. Napoli 1885. VII. 792.
Charrière, Plessigraph. Allg. med. Zentralzeitg. Berlin 1869. Nr. 100.
Corazzo, Il plessimetro del Prof. Baccelli per la percussione lineare. Bull. des sc. med. de Bologna 1869. VIII. 133.
Corson, J., On the management of the shoulders in examination of the chest, including a new physical sign. New York 1859.
Crocq, Note sur les plessimètres métalliques. Bull. de l'acad. royale de méd. de Belgique. 13. Serie T. 9. p. 1163. Bruxelles 1875.
Cros, Mémoire sur un progrès realisé dans l'étude et la pratique de la percussion médiate par une modification du plessimètre. Bull. de l'acad. inpér. de méd. T. 26. p. 761. Paris 1860.
Ebstein, W., Ein federnder Perkussionsfinger. Berl. klin. Wochenschr. 1874. Nr. 47.
Ebstein, E., Das Plessimeter. Arch. f. Geschichte d. Med. 1910. Bd. 4. H. 1.
— Die Gestalt und klinische Bedeutung des Perkussionshammers. Zeitschr. f. ärztl. Fortbildung. 1912. Nr. 19.
— Perkussionshammer (inkl. Maßstab) und Sensibilitätsprüfer. Münch. med. Wochenschr. 1912. Nr. 29.
— Die Gestalt und klinische Bedeutung des Plessimeters. Zeitschr. f. ärztl. Fortbildung. 1910. VII. Nr. 14.
— Der Perkussionshammer. Arch. f. Geschichte d. Med. 1912. VI. H. 4.
Engelen, Ein Weichgummi-Plessimeter. Deutsche med. Wochenschr. 1909. Nr. 27.
Ewald, Das Gummiplessimeter. Berl. klin. Wochenschr. 1894. Nr. 12.
Favre, Le plessimétrisme. France méd. XI. Paris 1864.
Feiler, Ein Plessimeter zur Unterscheidung feinerer Schalldifferenzen. Wien. klin. Wochenschr. 1905. Nr. 8.
Francke, Erschütterungshammer mit Gummifinger zum Aufschlag. Münch. med. Wochenschr. 1909. 6. Juli.
Fürbringer, Ein neues Plessimeter. Deutsche med. Wochenschr. 1893. Nr. 23.
Geigel, Das Plessimeter. Deutsch. Arch. f. klin. Med. 1907. 88. 598.
Germe, Nouveau plessimètre à fenêtre cloisonné. Union méd. 1865. Nr. 47. p. 157.
Hesse, Plessimeter von Glas. Arch. d. Heilkunde. 1872. S. 556.
Hughes, Neuerungen auf dem Gebiete der Perkussionstechnik. Münch. med. Wochenschr. 1895. Nr. 12.
Kabierske, Eine neue Perkussionsmethode. Therap. Monatshefte 1890. März.
Kantorowicz, Über Perkussion und einen neuen Perkussionshammer. Med. Klinik. Nr. 37.
Lenzmann, Perkussionshammer und Plessimeter zur Schwellenwertperkussion des Herzens. Med. Klinik 1908. S. 1197.
Piorry, P. A., De la percussion médiate et des signes obtenus à l'aide de ce nouveau moyen d'exploration dans les maladies des Organes thoraciques et abdominaux. (Preisgekrönt). Paris 1827.
Poirson, Compt. rend. de l'acad. des sciences. 1850. 30.
Radcliffe, On a percussion thimble. Med. Tim. and Gaz. 1862. 31. März.
Rosenfeld, Franz, Ein neues Instrument zur automatischen Perkussion, verbunden mit einem Phonendoskop. Med. Klinik 1910. Nr. 7. S. 276.
Stern, Über lineare Perkussion. Wochenschr. d. Wien. Ärzte 1870. Nr. 3.
Vernon, A new percussionshammer. The lancet 1858. I. 5.
Wernoe, Symmetrische Perkussion. Ugeskrift f. Laeger 1913. 75. Nr. 25.
Ziemssen, Klinische Vorträge. Neunter Vortrag. Zur Diagnostik der Lungentuberkulose. Leipzig 1888.

Technik der Perkussion.

de la Camp, Zur Methodik der Herzgrößenbestimmung. Verhandl. d. Kongr. f. innere Med. 1904.

Curschmann und Schlayer, Über Goldscheiders Methode der Herzperkussion (Orthoperkussion). Deutsche med. Wochenschr. 1905. Nr. 50 u. 51.

Dietlen, Die Perkussion der wahren Herzgrenzen. Deutsch. Arch. f. klin. Med. 1906. 88. Bd. S. 299.

Ebstein, W., Die Tastperkussion. Stuttgart 1901.

Ewald, C. A., Über einige praktische Kunstgriffe bei Bestimmung der relativen Herz- und Leberdämpfung. Charité-Annal. II. 1875. S. 191. Berlin 1877.

Gairdner, On the methode of percussion employed in Edinburgh and Glasgow with spec. reference to the importance of minimising the stroke in most cases in the delimination of avcas. Edinb. Journ. 1904.

Geigel, R., Leitfaden der diagnostischen Akustik. Stuttgart 1908.

Goldscheider, Schwellenwertperkussion zur Bestimmung tiefer Grenzen, speziell der rechten Herzgrenzen. Deutsche med. Wochenschr. 1905. Nr. 9. u. 10.

— Untersuchungen über Perkussion. Deutsch. Arch. 1908. 94. 480.

— Die Perkussion der Lungenspitzen. Berl. klin. Wochenschr. 1907. Nr. 40. 41.

Hein, Über schwache Perkussion und deren Verwertung und über die Indikationen der schwachen Perkussion. Allg. Wien. med. Zeitung 1879. Nr. 20. 21.

— Über die bei der Perkussion wahrnehmbaren Tasteindrucke. Sitzungsber. d. Wien. Ärzte 77. Nr. 4.

Heubner, Über eine Methode, den metallischen Perkussionsschall mit großer Deutlichkeit zur Wahrnehmung zu bringen. Arch. f. Heilkunde 1869. 10. 326.

Kantorowicz, Kritik der neuen Methoden der Perkussion. Berl. Klinik. 1906. H. 220.

Keller, Über Stäbchenplessimeterperkussion. Inaug.-Diss. Würzburg 1889.

Krehl, Die Erkrankungen des Herzmuskels. Nothnagels Pathol. 1901. 15. Bd.

Moritz, Methoden der Herzuntersuchung. Deutsche Klinik IV. Abt. 2. S. 529.

Niemeyer, P., Über starke und schwache Perkussion. Memorabilien. Jahrg. X. Dez. 1867.

— Kritisches zur Technik der mittelbaren Perkussion. Deutsche Klinik. 25. Bd. Nr. 44. 1873.

Oestreich, Zur Perkussion des Herzens. Virchows Arch. 1900. 160. Bd.

Piorry, Traité de Diagnostic et de Seméiologie. 3. T. Paris 1832.

— Procédé opératoire à suivre dans l'exploration des organes par la percussion médiate. Paris 1832.

— Traité de plessimétrisme et d'organographisme; anatomie des organes sains et malades, établie pendant la vie au moyen de la percussion médiate et du dessin etc. Paris 1866.

— Atlas de plessimétrisme avec 42 pl. représentant plus de 250 dessins plessimétriques gravés sur bois. Paris 1851.

Plesch, Eine neue Methode zur Perkussion der Lungenspitzen. Deutsche med. Wochenschr. 1911. Nr. 18.

— Einiges über Perkussion. Deutsch. Arch. 1908. 93. S. 201.

— Über ein verbessertes Verfahren der Perkussion. Munch. med. Wochenschr. 1902. Nr. 15.

Raciborski, Neues vollständiges Handbuch der Auskultation und Perkussion. 1836.

Rist, Perkussion thoracique et résistance au doigt. La presse médicale 1911. Nr. 100.

Sahli, Lehrbuch der klinischen Untersuchungsmethoden. 1913. S. 279.

Siebert, Technik der medizinischen Diagnostik. 1844.

Simons, Die Schwellenwertperkussion an der Leiche. Deutsch. Arch. 1907. 88. 246.

Treupel und Engels, Orthoperkussion, Orthodiagraphie und relative Herzdampfung. Zeitschr. ɪ. klin. Med. 1906. 59. Bd. H. 2—4.

Walshe, A practical treatise on the diseases of the lungs. 1860.

Weil, Über starke und schwache Perkussion. Deutsch. Arch. 1876. 17. 609.

— Handbuch und Atlas der topographischen Perkussion. 1880.

— Zur Geschichte der Schwellenwertperkussion. Offener Brief an Herrn Geh. Med.-Rat Prof. Dr. Goldscheider, Berlin. Deutsch. Arch. 1908. 94. 209.

Gleichzeitige Perkussion und Auskultation. Phonometrie.

Baas, Phonometrische Untersuchungen der Brust und des Unterleibes in gesundem und krankem Zustande. Deutsch. Arch. f. klin. Med. 1872. 11. 9.

Benderski, Eine neue Modifikation in der Verwendung der physikalischen Methoden zur Untersuchung der inneren Organe insbesondere des Magens und der Därme. Atti del Congresso medico internazionale in Roma. Torino 1894. Vol. 3. Medicina interna p. 149.

Bianchi, Ascoltazione stetoscopia della percussione. Ricerche sperimentali intorno allo modificazioni dei suoi resultati per influenza dei liquidi e dei gaz nei viventi e nei cadaveri. Lo speriment. 1888. Sept.

Bianchi, L'ascoltatione stetoscopica della percussione. Rivist. clin. di Bologna 1884. 10.
Bianchi et Comte, Des changements de forme et de position de l'estomac chez l'homme pendant la digestion, étudiés par la projection phonendoscopique. Arch. de Physiol. normale et pathol. 1897. 5. ser. 9. tome.
Blad, Über Streichauskultation und Transsonanz, besonders die Bestimmung der Ventrikelgrenzen. Berl. klin. Wochenschr. 1902. Nr. 16.
Buch, Die Grenzbestimmung der Organe der Brust- und Bauchhöhle, insbesondere auch des Magens und Dickdarms durch perkussorische Auskultation oder Transsonanz. Deutsche med. Wochenschr. 1901. Nr. 38.
Camman and Clark, Refer. im Archiv génét. de Méd. 1841. p. 225. Auskultatorische Perkussion.
de la Camp, Zur Methodik der Herzgrößenbestimmung. Verhandl. d. 21. Kongr. f. inn. Med. 1904.
Cantlie, The use of the tunning-fork in diagnosing the outlines of solid and hollow viscera of the chest and abdomen and of certain pathological conditions. The Journ. of Tropic. Medic. and Hygiene 1914. Nr. 2. p. 17.
Grasset, Nouvelles recherches sur l'examen phonométriqu à la poitrine. Montpellier méd. Mars 1874. p. 207.
Guttmann, Über phonometrische Untersuchungen der Brust und des Unterleibes. Berl. klin. Wochenschr. 1874. Nr. 7.
Henschen, Om bestämming of lufthaltiga halors utsträckning medels percussoric transsonans. Upsala läkaresällsk förhandl. 1887/1888. 23. Vol. p. 420.
Hofmann, Über auskultatorische Perkussion. Münch. med. Wochenschr. 1901. Nr. 35.
Olpp, Zur Stimmgabel-Stethoskop-Methode. Münch. med. Wochenschr. 1914. S. 1674.
Pal, Zur Technik der Grenzbestimmung der Organe mittels Transsonanz. Wien. med. Wochenschr. 1902. Nr. 8.
Pepper and Stengel, The diagnosis and treatment of dilatation of the stomach. Congress der Association of American Physicians. 1896. i. Mai Medical Record. 1896. 49. Vol. p. 668.
Plönies, Die Auskultophonation als Untersuchungsmethode. Prag. med. Wochenschr. 1912. 37. S. 701.
Roger, Darstellung der Methode der H. H. Cammann and Clark, L'union méd. 1850. Nr. 73.
O'Rorke, De l'auscultation et de la percussion combinée. Gaz. des Hos. 1855. Nr. 138.
Runeberg, Über perkussorische Transsonanz. Zeitschr. f. klin. Med. 1900. 42. H. 1—2.
Sahli, Lehrbuch der klinischen Untersuchungsmethoden. 1913. S. 258.
Schlesinger, Die indirekte Phonometrie, eine exakte Methode zur Bestimmung der Organgrenzen mittels der Stimmgabel. Deutsche med. Wochenschr. 1908. 34. 28. X. S. 2063.
Schowald, Über die Brauchbarkeit des Phonendoskops. Deutsch. Arch. f. klin. Med. 1904. 79.
Smith, Die Funktionsprüfung des Herzens und sich daraus ergebende neue Gesichtspunkte. Verhandl. d. 19. Kongr. f. inn. Med. 1901.
Zülzer, Perkussorische Transsonanz. Berl. klin. Wochenschr. 1877. Nr. 43. S. 636.

Lungengrenzen.

Albers, Die Erkenntnis der Krankheiten der Brustorgane aus physikalischen Zeichen. Bonn 1850.
Alexander, Über die Krönigschen Schallfelder bei der Lungenspitzentuberkulose und über den Perkussionsschall der Wirbelsäule. Deutsche med. Wochenschr. 1903. Nr. 31.
Conradi, J. Fr., Über die Lage und Grösse der Brustorgane, der Leber, Milz beim gesunden Manne und ihre Bestimmung durch die Perkussion. Inaug.-Diss. mit einer Vorrede v. J. Vogel, Gießen 1848.
Ebstein, E., Die Ausmessung der Krönigschen Schallfelder und ihre klinische Bedeutung. Beiträge zur Klinik der Tuberkulose. 1912. XXIII. H. 25.
Eichhorst, Lehrbuch der physikalischen Untersuchungsmethoden innerer Krankheiten. 1889.
Geigel, R. und F. Voit, Lehrbuch der klinischen Untersuchungsmethoden. 1895.
Gerhardt, C., Der Stand des Diaphragma, physikalisch-diagnostische Abhandlung. Tübingen 1861.
— Lehrbuch der Perkussion. 1866. 1890. 1900.
Gerhardt, D., Die Bedeutung der Perkussion und Auskultation für die Diagnose der Lungenspitzentuberkulose. Zeitschr. f. ärztl. Fortbildung. 1916. Nr. 14.
Goldscheider, Die Perkussion der Lungenspitzen. Berl. klin. Wochenschr. 1907. Nr. 40. 41.
— Orthoperkussion. Deutsche med. Wochenschr. 1907. Nr. 28.

Guttmann, Lehrbuch der klinischen Untersuchungsmethoden. 1892.
Heyer, Über die perkussorische Grenzbestimmung der Lungenspitzen mit besonderer Rücksicht auf die bei Lungentuberkulose vorkommenden Abweichungen. Arch. d. Heilkunde 1863. 4. S. 443.
Krönig, Zur Topographie der Lungenspitzen und ihre Perkussion. Berl. klin. Wochenschr. 1889. Nr. 37.
— In Leyden-Klemperer. Deutsche Klinik 1907. 11. Bd. S. 581.
Leichsenring, Die physikalische Exploration der Brusthöhle. Leipzig 1843. 1854.
Leichtenstern, Physikalisch-diagnostische Bemerkungen zu H. v. Luschkas Lage der Bauchorgane des Menschen. Deutsche Klinik 1873. Nr. 26—36.
Mehnert, Über topographische Altersveränderungen des Atmungsapparates. Jena 1901.
Niemeyer, P., Handbuch der theoretischen und klinischen Perkussion und Auskultation. Erlangen 1868.
Piorry, Traité de plessimétrisme etc. Paris, J. B. Builliere 1866.
Sahli, Lehrbuch der klinischen Untersuchungsmethoden. 1913.
Salzer, Die Lungenexkursionen bei gesunden und krankhaft veränderten Brustorganen nach Ergebnissen der Perkussion. Inaug.-Diss. Gießen 1866.
Schmidt, C., Über die abweichenden Verhältnisse der unteren Lungengrenzen in verschiedenen Lebensaltern nach den Ergebnissen der Perkussion. Inaug.-Diss. Gießen 1865.
Seefeldt, Der Stand des Zwerchfells bei Gesunden und Emphysematikern. Beiträge zur Klinik der Tuberkulose. A. S.
Seitz und Zamminer, Die Auskultation und Perkussion der Respirationsorgane. Erlangen 1860.
Siebert, Technik der medizinischen Diagnostik. Erlangen 1844. 45.
Skoda, J., Abhandlung über Perkussion und Auskultation. Wien 1839. 1. Aufl. 1864. 6. Aufl.
Stern, Diagnostik der Brustkrankheiten. Wien 1877.
Strempel, Beiträge zur physikalischen Diagnostik. Hab. Lehr. Rostock. 1852.
Takata, Die normale Lungenspitzenhöhe. Berl. klin. Wochenschr. 1912. 49. S. 447.
Traube, Halbmondförmiger Raum. Berl. klin. Wochenschr. 1868. Nr. 50.
Weil, Handbuch und Atlas der topographischen Perkussion. 1880.
Wintrich, In Virchows spez. Pathol. u. Therap. 1854. 5. Bd.
Zehetmayer, Lehrbuch der Perkussion und Auskultation. Wien 1842. 1854.

Theorie der Entstehung der Atemgeräusche.

Bei der Einatmung findet eine starke Erweiterung der Lungen unter entsprechender Dehnung des Lungengewebes statt; dabei wird durch das komplizierte Höhlen- und Röhrensystem der Atmungswege hindurch — Mundhöhle, Nasenhöhlen, Kehlkopf, Luftröhre, Bronchien — Luft in die Lungenbläschen gesaugt. Bei der Ausatmung verkleinern sich die Lungen unter Entspannung des Lungengewebes; dabei wird die Luft der Lungenbläschen durch die Atmungswege hindurch wieder ausgetrieben. Diese mechanischen Vorgänge sind mit Schallerscheinungen verbunden, die wir wahrnehmen können, wenn wir das Ohr an die Brustwand oder die Luftröhre legen. An beiden Stellen hören wir bei der Ein- und Ausatmung ein Geräusch, das aber über der Luftröhre ganz anders ist als über der Brustwand. Wir unterscheiden daher je nach dem Orte der Wahrnehmung Röhrenatmen und Bläschenatmen, Bronchialatmen und Vesikuläratmen, das erste klingt etwa wie ein „ch", ist bei der Ausatmung länger und lauter als bei der Einatmung und enthält deutlich hervortretende hohe Töne, das andere klingt wie ein schlürfend eingezogenes „w", ist bei der Einatmung länger und lauter als bei der Ausatmung und ist tiefer als das Röhrenatmen. Nachdem durch Laennec diese beiden Arten des Atemgeräusches entdeckt und beschrieben worden waren, hat man sich vielfach bemüht, ihre Entstehung zu erklären. Bei Laennec finden wir nur Andeutungen darüber, wie er sich die Entstehung des Atemgeräusches vorstellt: „On entend pendant l'inspiration et l'exspiration un murmure léger, mais extrêmement distinct qui indique la pénétration de l'air dans le tissu pulmonaire et son expulsion. Dans l'état naturel, on ne peut . . . distinguer du bruit respiratione pulmonaire celui qui est produit par le passage de l'air dans les petits rameaux bronchiques". Also die Strömung der Luft in den Atemwegen macht die Atemgeräusche nach Laennec. Wie sie es macht, darüber wird von ihm nichts gesagt, die Frage war aber zu naheliegend, als dass sie lange hätte unerörtert bleiben können. Barth und Roger sehen die Reibung der Luft an den Wandungen der Atemwege, besonders in der Gegend der Teilungsstellen, als Hauptursache des Atemgeräusches an und fanden Anhänger dieser Erklärung in Davies, Blakiston, Skoda und Wintrich. Am reinsten wird die Reibungstheorie wohl von Wintrich vertreten, der ,,Reibungen an allen Ecken und Enden" findet. Skoda nimmt an, daß das durch die Reibung entstehende Geräusch durch ,,Konsonanz" in den Luftwegen verstärkt werde. Unter Konsonanz versteht er, was sonst als Resonanz bezeichnet wird, wirft aber dabei auswählende und erzwungene Resonanz durcheinander: ,,Das Konsonieren — Mittönen — ist eine bekannte Erscheinung. Eine gespannte Gitarresaite tönt, wenn derselbe Ton in ihrer Nähe auf einem anderen Instrumente, oder durch die menschliche Stimme hervorgebracht wird. Eine Stimmgabel tönt in der Luft gehalten viel schwächer, als wenn man sie auf einen Tisch oder auf einen Kasten etc. aufsetzt. Es muß somit der Tisch den Ton verstärken, also dieselben Schwingungen machen, wie die Stimmgabel, er muß konsonieren." Beim Gesunden kommen nach Skoda in Betracht als wirksame konsonierende Räume für Schallerscheinungen, die im Kehlkopf entstehen, neben der Mund- und Rachenhöhle die Trachea und die beiden großen Bronchien: ,,Die in der Trachea und in den Bronchien enthaltene Luft kann mit der Stimme soweit konsonieren, als die sie begrenzenden Wandungen, rücksichtlich der Fähigkeit, den Schall zu reflektieren, eine der Wandungen der Larynx-, der Mund- und Nasenhöhle gleiche oder analoge Beschaffenheit haben." Die kleineren Bronchien konsonieren nicht, weil ihre Wände zu schlaff sind; nur wenn in besonderen krankhaften Zuständen die Wände starrer werden, können auch die kleineren Bronchien zur Konsonanz beitragen (Infiltration und Kompression des Lungengewebes, Wandverdickung der Bronchien, Höhlenbildungen). Die Konsonanztheorie, in erster Linie für die Stimme und deren Auskultation aufgestellt, wird von Skoda auch auf das Atemgeräusch der großen Luftwege ausgedehnt: Es kann ,,keinem Zweifel unterliegen, daß auch das respiratorische Geräusch des Larynx, der Trachea und der beiden Luftröhrenäste innerhalb der Brust konsonieren, und dadurch am Thorax deutlicher hörbar werden kann. Die Bedingungen sind begreiflicherweise für das respiratorische Geräusch dieselben, wie für die Stimme." Das über der Lunge bei Infiltrationen usw. hörbare Bronchialatmen ist also nach Skoda eine Konsonanzerscheinung. Dagegen faßt er das Vesikuläratmen als reine Reibungserscheinung auf: ,,Ich erkläre das vesikuläre Atmen, wie Laennec[1]), aus der Reibung der Luft gegen die Wände der feinen Bronchien und Luftzellen."

Von anderer Seite (Chomel, Beau, Spittal) wurde die Ansicht vertreten, das im Kehlkopf bei der Atmung entstehende Geräusch sei die eigentliche Quelle des Atemgeräusches, durch Wiederhall im Bronchialbaum sollten daraus die anderen, insbesondere das vesikuläre Atemgeräusch entstehen. Tierexperimente — Durchschneidung der Trachea — zeigten bald, daß diese Theorie falsch war (Bondet, Bergeon).

Klare Vorstellungen über diejenige Form des Atemgeräusches, die auf bekannte physikalische Bedingungen zurückgeführt werden konnte — das Trachealatmen — finden wir bei Zamminer: ,,Die hauptsächlichen Quellen der Atmungsgeräusche sind da zu suchen, wo plötzliche beträchtlichere Ände-

[1]) Ich habe im Laennec keine beweisende Stelle für diese Behauptung Skodas finden können.

rungen im Querschnitt der Luftwege und davon abhängige Änderungen der Geschwindigkeit des Respirationsstromes stattfinden.“ Das Trachealatmen wird von ihm mit dem Anblasen der Orgelpfeifen verglichen, bei denen die Luftoszillationen des Anblasegeräusches in dem begrenzten Luftraum der Pfeife Schwingungen anregen. Über die Entstehung des Vesikuläratmens äussert sich Zamminer nicht. Die Darstellung Zamminers ist dann von R. Niemeyer aufgenommen worden und bildet auch jetzt noch die Grundlage unserer Anschauungen von der Entstehung des Bronchialatmens. Nur die Art und Weise, wie die Stenose zu den Schallschwingungen in der Trachea und den Bronchien führt, wird noch verschieden beurteilt. C. Gerhardt meint, daß im Kehlkopf ein Stenosengeräusch entstehe und daß einzelne Teiltöne dieses Geräusches durch Resonanz des Luftraumes der Trachea verstärkt würden. Sahli nimmt an, der Kehlkopf spiele für den Luftstrom und die Entstehung des Geräusches dieselbe Rolle wie Verengerungen oder Erweiterungen des Gefäßsystems für die Entstehung der Gefäßgeräusche. Im Kreislaufsystem versetzen Wirbelbewegungen des strömenden Blutes die Gefäßwand in Schwingungen, etwa wie der bewegte Violinbogen die tönende Saite: „Es ist wohl nicht zweifelhaft, meint Sahli, daß für die Entstehung von Geräuschen durch strömende Gase annähernd dieselben Gesetze gelten wie für die Entstehung von Strömungsgeräuschen in Flüssigkeiten. Die später von der Entstehung der Herzgeräusche gegebene Darstellung gilt also mutatis mutandis auch für die Entstehung des laryngotrachealen Atemgeräusches und wir werden deshalb kaum fehlgehen, wenn wir die an der Stimmritze bestehende Stenose, welche sich dem Respirationsluftstrome entgegenstellt, als die eigentliche Ursache jener Geräusche betrachten.“ Führen wir diesen Gedankengang durch, so müßten also die an der Stenose des Kehlkopfes bei der Einatmung entstehenden Luftoszillationen die Wand des Kehlkopfes und der Luftröhre zu den Schwingungen anregen, die das Atemgeräusch liefern. Lüthje drückt sich folgendermaßen aus: „Das Brochialatmen dürfte am leichtesten als Stenosengeräusch zu deuten sein. Die Stenose wird dabei in den zuführenden Luftwegen durch die Rima glottidis gebildet. Jenseits dieser verengten Stelle treten beim Durchpassieren des Luftstromes Wirbelbewegungen in demselben auf und dadurch entsteht das hauchende Geräusch“. Nach den Darlegungen R. Geigels kann man nicht daran zweifeln, daß diese Deutungen falsch sind. Wäre das laryngotracheale Atmen ein Stenosengeräusch, so müßte es um so höher werden, je rascher der Luftstrom die Stenose passiert; je größer die Geschwindigkeit, mit der der Wind durch eine Türspalte pfeift, um so höher das Pfeifen. Das laryngotracheale Atmen bleibt aber in der Höhe unverändert, bei wechselnder Geschwindigkeit des Atemluftstromes. Der Kehlkopf, dessen Stimmbänder, bei der gewöhnlichen Atmung schlaff und zum Tönen ungeeignet sind, wirkt vielmehr wie die biegsame Zunge einer Orgelpfeife, sie macht aus dem Luftstrom, der ohne sie nicht unterbrochen wäre, eine Reihe getrennter Stöße; die Schwingungen werden aber in solchen Orgelpfeifen nicht durch die Zunge, sondern die Luftsäule der Pfeife bestimmt (Tyndall). Wir müssen uns deshalb mit Geigel die Entstehung des Bronchialatmens folgendermaßen vorstellen: „In der Glottis strömt die Luft ein und aus durch eine relativ engere Spalte, hier entstehen, wie in Versuchen von Sondhauß, die intermittierenden Stöße, welche die Luftsäule in Trachea und Bronchien zum Schwingen bringen, durch Reflexion und Interferenz bilden sich daraus die stehenden Wellen, deren Länge nur von den Dimensionen der angeblasenen Röhre, nicht aber von der Schnelligkeit des Anblasestromes abhängt.“ Auch die Erscheinung, daß das Bronchialatmen bei der Einatmung kürzer und leiser ist als bei der Ausatmung, läßt sich nach R. Geigel leicht erklären. Die in der Luftröhre entstehenden Schwingungen werden um so stärker, das Atemgeräusch um so lauter sein, je größer die Geschwindigkeit des Anblasestromes ist und umgekehrt, die Schwingungen um so schwächer, das Atemgeräusch um so leiser, je geringer die Geschwindigkeit des Anblasestromes ist. Der Einatmungsdruck ist nun, wie schon früher erwähnt, geringer als der Ausatmungsdruck und ferner die Glottis bei der Einatmung weiter als bei der Ausatmung, beides setzt die Geschwindigkeit des Anblasestromes bei der Einatmung herab, macht das Atemgeräusch leiser; dieselben Gründe führen umgekehrt zu einer Verstärkung des Atemgeräusches bei der Ausatmung.

Das Wesen des Laryngotrachealatmens darf somit physikalisch als geklärt angesehen werden. Bevor wir zu der Frage übergehen, in welcher Beziehung das über Kehlkopf und Trachea des Gesunden hörbare Atemgeräusch zu dem an der Brustwand an besonderen Orten und unter besonderen Verhältnissen hörbare Bronchialatmen steht, haben wir uns mit der Entstehung des Vesikuläratmens zu beschäftigen. Es ist ein weiches schlürfendes Geräusch, das mit einem schlürfend eingezogenen w verglichen wird, und überall über der lufthaltigen Lunge zu hören ist. Das Geräusch ist bei der Einatmung länger und lauter als bei der Ausatmung, in manchen Fällen ist bei der Ausatmung überhaupt keine sichere Schallerscheinung wahrzunehmen. Als Reibungsgeräusch, wie es Wintrich und Skoda und ihre Vorgänger und Anhänger deuten, kann es doch wohl nicht erklärt werden, da es ebensowenig wie das Laryngotrachealatmen durch Beschleunigung des Atmungsluftstromes, also durch rasche tiefe Atmung, in seiner Höhe beeinflußt wird. Die früher vertretene Ansicht, das Vesikuläratmen sei ein im Lungengewebe verändertes Kehlkopfatmen, ist bald experimentell widerlegt worden, wie schon erwähnt. Aber es braucht ja nicht gerade vom Kehlkopf, es kann von der Luftröhre und ihren Ästen, soweit sie für die Bildung von Schallschwingungen geeignete Bedingungen bieten, herrühren und auf dem Wege zur Brustwand durch das Lungenparenchym irgendwie in seinem Charakter verändert worden sein. Diese Auffassung ist besonders von Boas und Penzoldt vertreten worden. Penzoldt führt zum Beweis einen sehr einfachen und schlagenden Versuch an. Legt man einer Versuchsperson eine Lunge auf den Kehlkopf und auskultiert die Atmung durch diese Lunge, so hört man das Kehlkopfatmen vesikulär. Nachprüfungen (C. Gerhardt), denen wir uns anschließen müssen, haben aber die Angabe Penzoldts nicht bestätigt; die hohen Töne des Kehlkopfatmens werden durch die zwischengelagerte Lunge wohl stark gedämpft, aber das Typische des laryngealen Atemgeräusches bleibt erhalten, das Exspirium ist stets lauter und länger als das Inspirium. Damit dürfte auch diese Erklärung des Vesikuläratmens in sich zusammenfallen. Stehende Schwingungen in den Lufträumen der Bronchiolen und Alveolen, analog den Schwingungen in den großen Luftwegen, kommen als Ursache des Vesikuläratmens nicht in Betracht, da die Dimensionen der Alveolen und Bronchiolen zu klein sind. So bleibt als einzige Erklärung die Annahme C. Gerhardts, daß die bei der Einatmung eintretende Spannung des Lungengewebes mit Schwingungen einhergeht, die die bekannte Schallerscheinung des Vesikuläratmens verursachen. Läßt bei der Ausatmung die Spannung nach, so kommen damit auch die Schwingungen sehr rasch zur Ruhe; deshalb fällt das Ausatmungsgeräusch sehr kurz und leise aus. Ja, wir dürfen uns fragen, ob überhaupt ein Ausatmungsgeräusch auf diese Weise zustande kommen kann, oder ob das Ausatmungsgeräusch nicht doch der letzte Rest eines fortgeleiteten bronchialen Exspiriums ist. Für die letzte Auffassung sprechen verschiedene Gründe. Zunächst: Wenn von dem Atemgeräusch der großen Luftwege etwas bis zur Lungenoberfläche gelangt, so kann dies nur das lautere Exspirium sein; daß der Charakter des Geräusches dabei eine gewisse Änderung erfährt und vor allem an hohen Tönen einbüßt, ist verständlich, wenn man sich daran erinnert, daß die Dämpfung in einem Schalleiter ceteris paribus für hohe Töne größer ist als für tiefe und daß nichtstarre Körper wie die Lunge hohe Töne besonders schlecht leiten. Als ein weiterer Grund ist die Tatsache anzusehen, daß bei krankhaften Zuständen als erste und wichtigste Veränderung des Vesikuläratmens Verlängerung und Verschärfung des Exspiriums mit allmählichem lückenlosem Übergang zum bronchialen Typus einzutreten pflegt. Schließlich ist zu bemerken, daß beim Gesunden das vesikuläre Exspirium um so deutlicher ist, je näher größere Luftröhrenäste der Brustwand liegen, also im Interskapularraum, über der oberen Brustwirbelsäule. Es ist leicht verständlich und, wenn wir unsere Aufmerksamkeit darauf richten, auch ohne Schwierigkeiten zu hören, daß hier beides, Lungen- und Bläschenatmen, wahrgenommen wird. Wenn gesagt wird, daß an den genannten Stellen stets Bronchialatmen nachzuweisen sei, so ist das richtig, aber einseitig; das leisere Lungenatmen ist ebenfalls dort nachweisbar. Wir haben also an diesen Stellen ein gemischtes Atemgeräusch.

Von dem Instrumentarium.

Schallschwingungen, die in festen Körpern entstehen, gehen nur schwer in die Luft über. Eine Stimmgabel, angeschlagen und frei in der Luft gehalten, gibt deshalb nur einen leisen Ton. Bringt man die Stimmgabel in feste leitende Verbindung mit einem anderen festen, schwingungsfähigen Körper, indem man z. B. ihren Fuß auf einen Holzkasten setzt, so teilen sich die Stimmgabelschwingungen leicht dem anderen Körper mit. Diese der Anwendung der Resonanzböden zugrunde liegende Erscheinung ist schon früher besprochen worden. Die Atemgeräusche verhalten sich wie die Schwingungen der Stimmgabel, ja, die bei der Atmung in den großen Luftwegen und den Lungen auftretenden Schallerscheinungen sind so leise, daß sie überhaupt nur gehört werden, wenn man das Ohr mit dem betreffenden Organ in feste leitende Verbindung bringt. Am einfachsten geschieht das, indem man das Ohr unmittelbar an die Brustwand anlegt. Auf die Weise ist man sicher, daß die Atemgeräusche rein und unverfälscht zu unserem Gehörgang gelangen. Das ist aber nicht allenthalben möglich (obere Schlüsselbeingruben), in manchen Fällen aus Gründen der Schicklichkeit oder wegen ärztlicher Bedenken (Übertragung ansteckender Krankheiten) nicht statthaft. Es kommt auch vor, daß uns daran liegt, nur einen kleinen umschriebenen Bezirk (Herztöne) abzuhorchen; legen wir das Ohr unmittelbar an die Brustwand, so treten wir in breiter Ausdehnung mit der Brustwand in Berührung und die Auskultation eines solchen kleinen Bezirkes gelingt nicht nach Wunsch. Aus allen diesen Gründen brauchen wir ein Instrument, brauchen wir das Stethoskop. Es ist bemerkenswert, daß schon Laennec selbst das Für und Wider der Anwendung des Stethoskops abwägt. Neben den soeben erwähnten Gründen führt er noch einige, weniger stichhaltige gegen die unmittelbare Auskultation ins Feld: unbequeme Haltung des Untersuchenden, Belästigung des Untersuchten durch stärkeren Druck, stärkere Nebengeräusche durch Reibung, schlechtere Resultate bei der Beurteilung der Pektoriloquie, Bronchophonie und Egophonie, da diese Erscheinung im Stethoskop selbst mit begründet seien.

Das führende, wenn auch nicht immer klar erkannte Prinzip aller Auskultationsmethoden ist die Herstellung einer festen leitenden Verbindung zwischen dem schallgebenden Körper und unserem Gehörapparat. Bei der unmittelbaren Auskultation wird diese Verbindung durch die Ohrmuschel, insbesondere durch den Tragus hergestellt. Davon kann man sich leicht durch einen modifizierten

Rinneschen Versuch überzeugen. Wenn die Schwingungen einer unmittelbar vor den Gehörgang gehaltenen Stimmgabel nicht mehr wahrgenommen werden, so braucht man den Fuß der Stimmgabel nur fest auf den Tragus zu setzen, um den Ton wieder deutlich zu hören. Vom Tragus aus wird offenbar der Ton durch die knorpeligen und anderen festen Teile der Gehörgangswand auf das Trommelfell übertragen. Ebenso ist es bei der Auskultation. Man mag das Ohr noch so dicht an die Brustwand bringen, man hört nichts, solang das Ohr und vor allem der Tragus die Brustwand nicht berührt. Benutzt man ein Stethoskop, so hört man ebenfalls nichts, so lang der Fuß des Stethoskops die Brustwand nicht berührt; in dem Augenblick, wo auch nur ein kleiner Teil des Randes auf die Brustwand aufgesetzt wird, hört man das Atemgeräusch, die Herztöne usw. Dieser Versuch gibt auch sofort Aufklärung über die Frage, ob in praxi beim Stethoskop die Wand oder die Lichtung leite. Ohne Frage die Wand. Ein sehr dicht, aber ohne Berührung an die Brustwand gebrachtes Stethoskop läßt sicher den Schallwellen geringeren Raum zum Entweichen als ein ganz schräg mit dem Rand aufgesetztes Hörrohr. Gleichwohl hört man nur im zweiten Fall etwas, im ersten Fall dagegen nichts. Man versteht kaum, wie angesichts dieser sinnfälligen Beobachtungen, die sich geradezu aufdrängen, Skoda und Wintrich die Ansicht vertreten konnten, daß der Schall „nur wenig durch das Holz der Röhre, sondern größtenteils durch die Luft gehe (Skoda). Die Luftleitung kommt offenbar nur für Geräusche in Betracht, die auch so auf Entfernung zu hören sind und auch da nur in unbedeutendem Grade. „Wenn es feststeht", meinte deshalb P. Niemeyer, „daß Holz den Schall besser leitet als Luft, so leuchtet ein, daß bei dem Höhrohr der Schall durch das Holz eher ankommen muß als durch die Luft, und daß diese die Leitung nur verunreinigen wird." Er konstruierte daraufhin sein solides Hörrohr Acuoxylon. Die Erfahrung zeigte aber sogleich, daß man damit schlechter hörte als mit einem durchbohrten Stethoskop. Die Erklärung dieser Tatsache ist einfach und war schon vor Niemeyers Erfindung von Alison gegeben worden, der sagte, daß „die Luftsäule nur eingeschaltet sei, um die Schallschwingungen des Holzes zu erleichtern [1]), daher man eine möglichst leicht vibrierende Holzart wählen müsse. Als Holz hatte Niemeyer Tannenholz gewählt, weil es nach den Berechnungen von Chladni und Savart den Schall am raschesten leitet (siehe S. 77).

Im Einklang damit fand R. Geigel bei vergleichenden Versuchen ein Tannenholzstethoskop als leitungsfähigstes Instrument. Da der Schall beim Übergang von einem Medium in ein anderes von verschiedener Schallleitungsfähigkeit zum Teil reflektiert wird und dadurch eine Schwächung erfährt, so wird man Hörrohre vorziehen, die aus einem einheitlichen Material bestehen. Kombinationen von Holz mit Hartgummi oder Holz mit Gummi gaben dementsprechend R. Geigel bei praktischer Prüfung schlechtere Resultate. Auch wird man alles vermeiden, was die Schwingungsfähigkeit beeinträchtigen kann. Das ist vor allem zu starker Druck; man hört dabei schlechter und tut dem Kranken weh. Ferner soll man das Hörrohr beim Horchen nicht mit der Hand halten; auch das dämpft die Schwingungen und macht außerdem leicht Nebengeräusche. Nach dem, was oben über die Funktion der Ohrmuschel und den Tragus gesagt worden ist, ergibt sich für die Form der Ohrplatte des Stethoskopes die eine Regel: sie muß sich dem Tragus und der Muschel gut anlegen. Da die Ohren verschieden gebaut sind, so muß es auch die Platte des Hörrohres sein, und ich möchte glauben, daß man aus der Form, die die verschiedenen Forscher für die Ohrplatte angegeben haben, nachträglich die Form ihrer Ohrmuschel ableiten

[1]) Niemeyer, Handbuch der theoretischen und klinischen Perkussion und Auskultation 1870. II. S. 6.

könnte (Fig. 70). Die Gefahr, daß eine mehr oder weniger starke Höhlung der Ohrplatte durch Resonanz die Schallerscheinungen entstellen könnte, ist wohl nicht ernstlich in Betracht zu ziehen.

Neben den starren Hörrohren haben sich die biegsamen Stethoskope vor allem in der Form eingebürgert, wie sie von Cammans zuerst angegeben worden ist. (Fig. 71). Da Kautschuk höhere Töne schlecht leitet, so

Fig. 70. Stethoskope nach

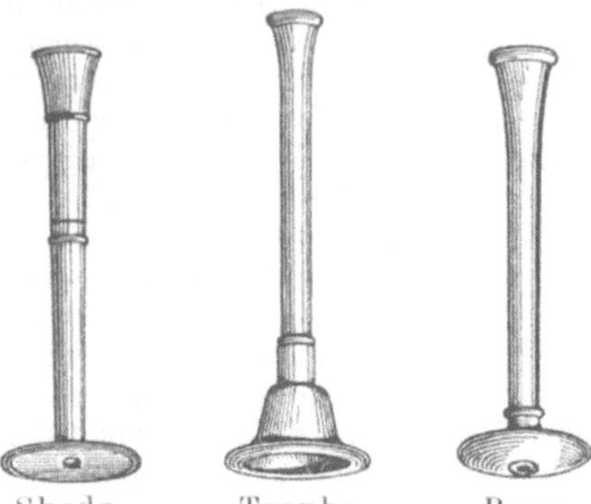

Skoda, Traube, Baas.

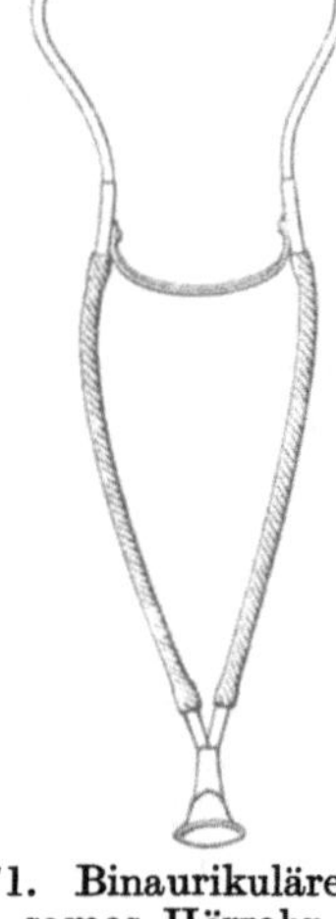

Fig. 71. Binaurikuläres biegsames Hörrohr.

sind diese Stethoskope parteiisch zugunsten der tiefen Töne. Außerdem müssen in den biegsamen Hörrohren die Schallwellen nacheinander die verschiedensten Medien passieren — z. B. Hartgummi, Metall, Kautschuk, Hartgummi oder so ähnlich — kein Wunder, daß R. Geigel ihr Schalleitungsvermögen geringer fand, als das starrer Hörrohre. Ein Vorteil ist die bequemere Haltung des Untersuchers beim Auskultieren und die Möglichkeit bei Bettlägerigen schwer zugängliche Bezirke leichter zu erreichen und abzuhorchen. Schliesslich sind kompliziertere Apparate empfohlen worden, denen die Einschaltung einer Resonanzvorrichtung gemeinsam ist. Am bekanntesten ist das Phonendoskop von Bazzi-Bianchi geworden (Fig. 72). Sie verändern alle den ursprünglichen Charakter der zu beurteilenden Schallerscheinungen mehr oder weniger stark und sind deshalb nicht zu empfehlen. Die ihnen nachgerühmte Lautstärke ist keine Empfehlung, denn die Schwierigkeiten der Auskultation liegen nicht in der zu geringen Lautheit, sondern in der richtigen Deutung dessen, was man hört. Deshalb soll auf die zahlreichen verschiedenen Modelle nicht weiter eingegangen werden. Wer sich dafür interessiert, findet im Literaturverzeichnis die wichtigsten Arbeiten aufgeführt.

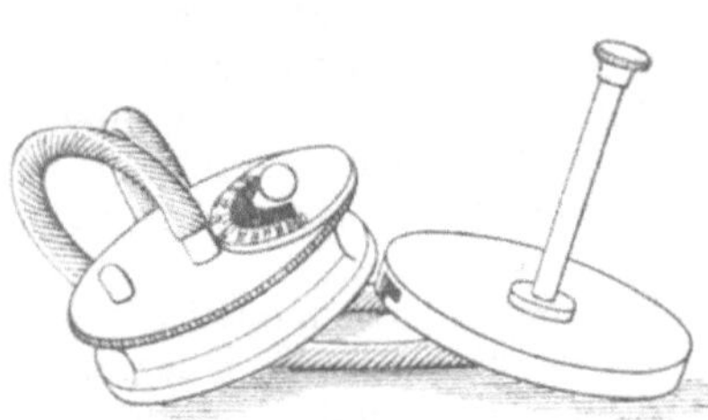

Fig. 72. Phonendoskop.

Die Technik der Auskultation

ist so einfach und selbstverständlich, daß kaum etwas darüber zu sagen ist. Man sorge für Ruhe in der Umgebung, um seine ganze Aufmerksamkeit der Untersuchung widmen zu können. Die Auskultation geschehe nie durch das Hemd oder andere Kleidungsstücke hindurch, da diese Nebengeräusche machen, die zu groben Täuschungen führen können. Auch entfernter sitzende Kleidung kann bei der Atmung leicht durch Reibung störende Nebengeräusche verursachen. Häufig wird durch eine zu starke Behaarung der Brust ein sicheres Abhorchen unmöglich; da kann man sich helfen, indem man die Haare anfeuchtet, oder durch Bestreichen mit etwas Seife geschmeidig macht. Bleibt man auch dann noch im Zweifel über den Befund, so lasse man stets die betreffende Stelle rasieren und untersuche noch einmal. Man wird erstaunt sein, wie häufig scheinbar deutliche krankhafte Schallerscheinungen dann verschwunden sind. Der Fuß des Hörrohres muß allseitig der Brustwand aufsitzen und dieser gleichmäßige Schluß darf auch bei der Atmung durch die Bewegung der Rippen nicht stellenweise aufgehoben werden. Ist der Fuß breit, der Patient mager, die Zwischenrippenräume eingesunken, so stößt diese Forderung zuweilen auf Schwierigkeiten; man muß dann unmittelbar auskultieren oder ein Stethoskop mit kleinerem Fuß wählen. Das Zimmer sei so warm, daß den Kranken nicht friert, da sonst durch das Muskelzittern die Untersuchung erschwert wird. Der Kranke soll ziemlich tief und rasch ein- und ausatmen, ohne hörbare Mund- und Nasenatmung; die meisten werden das richtig ausführen, soweit sie es nicht schon können, wenn man es ihnen vormacht. Besonders ungeschickte Patienten lasse man husten; nach dem Hustenstoß folgt meistens ein rascher ausgiebiger Atemzug, der einem die nötigen Aufschlüsse gibt. Der Hustenstoß hat daneben den Zweck, etwa festsitzende Sekretmassen zu lockern und so deren Erkennung zu ermöglichen. Das sind die wichtigsten allgemeinen Regeln, auf Einzelheiten wird im Verlauf der Darstellung hinzuweisen sein.

Die Atemgeräusche.

Vesikuläratmen.

Die gesunde Lunge gibt Vesikuläratmen; dies Vesikuläratmen ist aber nicht über allen Teilen der Lunge gleich. Wir verstehen das ohne weiteres, wenn wir uns daran erinnern, daß ein Teil des Vesikuläratmens, das Ausatmungsgeräusch, höchstwahrscheinlich von den Bronchien fortgeleitet ist. Die Bronchien liegen aber stellenweise der Brustwand näher, stellenweise ferner, sie haben dort einmal ein weiteres, ein anderes Mal ein engeres Kaliber. Je näher die Bronchien der Brustwand, je weiter ihr Kaliber, um so mehr wird der bronchiale Teil des Vesikuläratmens hervortreten und umgekehrt. Da der Charakter des Atemgeräusches für unsere klinischen Schlüsse von größter Wichtigkeit ist, muß man wissen, wie an dieser oder jener Stelle, an der Lungenbasis, im Interskapularraum, über den Spitzen, das normale Vesikuläratmen zu klingen hat. Eine absolute Norm des Vesikuläratmens gibt es aber nicht, wir müssen deshalb wie bei der Perkussion vergleichend vorgehen. Nach Form, Bau und Lage gleiche Bezirke der rechten und linken Seite werden gleiches Atemgeräusch geben. Den reinsten Typus des Vesikuläratmens wird man dort erwarten dürfen, wo das Alveolargewebe am mächtigsten ist, und die Bronchien, insbesondere die großen Luftwege, am weitesten von dem Auskultationsorte entfernt sind. Das ist ohne Frage über den Unterlappen der Fall. Deshalb beginnt man am besten über der hinteren unteren Lungengrenze mit der Auskultation. Hier hört man fast nur das charakteristische, weiche, tiefe (Skoda 1839) Einatmungsgeräusch, das Exspirium ist nur ganz kurz und leise. Das Atemgeräusch hat beim Gesunden rechts und links gleiche Stärke und gleichen Charakter. Weiter nach oben, im Interskapularraum, sprechen schon die großen Bronchien mit. Durch ihren Einfluß wird zunächst das Exspirium länger, lauter und reicher an hohen Tönen; dann wird auch das Inspirium lauter und reicher an hohen Tönen, man hört aber daneben nach wie vor die tiefen Bestandteile des Vesikuläratmens. Das Atemgeräusch im Interskapularraum ist also „gemischt". Diese Beobachtung, diese Erklärung und diese Bezeichnung finden wir schon bei Laennec[1]): „Chez quelques sujets, le bruit respiratoire écouté sous le sternum et à la racine du poumon, c'est-à-dire dans la région interscapulaire, et surtout au voisinage de l'angle supérieur-interne de l'omoplate, présente encore quelque chose de ce caractère (Bronchialatmen), surtout chez les sujets très-maigres; mais il est moins facile de le distinguer, parce, que l'on entend en même temps la respiration pulmonaire, et que ces deux bruits, fort analogues, se confondent". Nach den Lungenspitzen zu tritt der bronchiale Anteil des Atemgeräusches wieder mehr zurück, jedoch — was für die Praxis von größter Bedeutung ist — auf der rechten und linken Seite nicht ganz gleichmäßig. Über der rechten Spitze pflegt besonders hinten das Exspirium lauter und länger zu sein als links. Erhebt man also diesen Befund, so darf man daraus nicht etwa eine Verlängerung und Verschärfung, also eine krankhafte Veränderung des Atemgeräusches der rechten Spitze und ebenso wenig eine Abschwächung des Atemgeräusches der linken Spitze diagnostizieren. Auch an der vorderen Brustwand mischt sich in den oberen medianen Teilen das Atemgeräusch von Trachea und Lungenbläschen; je weiter seitlich und abwärts, um so geringer wird die tracheale oder bronchiale Beimischung. Man sieht aus dieser Darstellung, daß man zur richtigen Beurteilung des Atemgeräusches korrespondierende Stellen der rechten und linken Seite vergleichen muß. Dabei darf man aber nicht schematisch vorgehen. Es ist ja soeben gesagt worden, daß zwischen dem Atemgeräusch der rechten und linken Spitze ein konstanter Unterschied zu finden ist; ähnlichen, wenn auch weniger deutlichen Unterschieden begegnet man nach A. Flint in der unteren Schlüsselbeingrube und im Interskapularraum. An beiden Stellen ist auf der rechten Seite der bronchiale Teil des Atemgeräusches deutlicher ausgesprochen als links, das vesikuläre Inspirium dagegen soll meistens auf der ganzen linken Seite lauter sein als rechts (Conrad, Stokes, Kennedy). Immerhin sind diese Unterschiede nicht so groß, daß sie bei der Beurteilung praktisch ins Gewicht fallen. Selbstverständlich ist, daß die vom Herzen abhängenden Verschiedenheiten der Lungenkonfiguration dabei berücksichtigt werden müssen und ebenso selbstverständlich ist es, daß gröbere Veränderungen des Atemgeräusches auch ohne den Vergleich mit einer korrespondierenden Stelle richtig erkannt und beurteilt werden können. Andererseits muß betont werden, daß die individuellen Unterschiede des Vesikuläratmens bei gesunden Personen sehr groß sein können, so groß, daß das normale Atemgeräusch des einen bei dem anderen krankhaft sein würde. Worauf die Unterschiede beruhen, läßt sich kaum allgemein gültig sagen. Die theoretisch möglichen Erklärungen dürfen wir deshalb unerörtert lassen. Als bekannte Tatsache wollen wir nur registrieren, daß bei Kindern das vesikuläre Atemgeräusch besonders laut ist und im allgemeinen, sowie an den oben erwähnten Stellen im besonderen ein viel längeres und lauteres Exspirium zeigt als bei Erwachsenen (sog. pueriles Atmen von Laennec).

Verschärftes oder verstärktes Vesikuläratmen.

beobachtet man, wie leicht verständlich, bei angestrengter Atmung, so bei Gesunden nach körperlicher Bewegung oder in Zuständen starker Erregung.

Ferner wird bei krankhafter Atemnot das Vesikuläratmen lauter; besonders wenn durch den Krankheitsprozeß (Lungenentzündung, Erguß, Geschwülste) ein großer Teil der Lunge für die Atmung ausgeschaltet und dadurch eine stärkere Beanspruchung der noch atmungsfähigen Teile herbeigeführt wird (Laennec, Andral), findet man das Vesikuläratmen der gesunden Teile „verschärft".

[1]) Traité de l'auscultation médiate 1834. p. 27.

Auch eine Bronchitis oder Bronchopneumonie kann durch Verschwellung von Bronchialästen und Ausschaltung zahlreicher kleiner Lungenbezirke in ähnlicher Weise wirken. So ist wohl zum Teil das verschärfte Vesikuläratmen über der Lungenspitze bei beginnender Tuberkulose zu erklären. Daneben muß allerdings an ein stärkeres Durchklingen des bronchialen Atemgeräusches gedacht werden; die hierdurch hervorgerufene Verschärfung des Vesikuläratmens ist vor allem durch das verlängerte und verschärfte Exspirium gekennzeichnet. Zuerst hat Jackson darauf aufmerksam gemacht, danach haben sich besonders mit diesen Phänomen beschäftigt P. Louis, J. Clark, Fournet, Barth und Roger u. a. Es wird wahrgenommen, wenn die Bedingungen für die Hörbarkeit des bronchialen Anteils des Vesikuläratmens günstig sind: Beteiligung kleinerer, mehr peripherischer Bronchien am Bronchialatmen infolge erhöhter Reflexionsfähigkeit der Bronchialwände bei Infiltration, bessere Leitung infolge herabgesetzten Luftgehaltes der Lunge (Infiltration, Kompression), Annäherung der Bronchien an die Brustwand bei Verdrängungen. Wir finden es demnach bei tuberkulöser oder katarrhalischer Peribronchitis, am Rande pleuritischer Exsudate u. ä. Doch ist die Verlängerung des Exspiriums nicht eindeutig; so kann es auch deshalb verlängert und lauter sein, weil das bronchiale Exspirium als solches länger und lauter geworden ist, z. B. bei Asthma, kapillärer Bronchitis, Emphysem, Stenosen.

Wenn bis jetzt von einer „Verschärfung“ des Vesikuläratmens gesprochen worden ist, so sind wir dabei einem Brauche gefolgt, der in der Lehre von der Auskultation gang und gäbe ist. Wir wollen uns aber darüber klar sein, daß „Verschärfung“ kein klarer Begriff, sondern nur der umschreibende Ausdruck eines bestimmten Gehöreindruckes ist. In manchen Fällen dürfte nach dem, was soeben angeführt worden ist, das verschärfte Vesikuläratmen lediglich ein lauteres Vesikuläratmen sein, in anderen Fällen wird das Durchklingen hoher bronchialer Töne den Eindruck der Verschärfung hervorrufen. Das sind natürlich zwei grundsätzlich verschiedene Formen, die auch klinisch verschiedene Bedeutung haben. Wo es möglich ist, bei der Untersuchung das Lauterwerden vom Höherwerden und Höherundlauterwerden zu trennen, sollte das getan werden. Wo es nicht gelingt, wird man sich mit der Verschärfung zufrieden geben müssen.

Das rauhe Vesikuläratmen

ist, wie seine Bezeichnung sagt, durch eine gewisse Unebenheit charakterisiert, d. h. es zeigt unregelmäßige Schwankungen seiner Stärke, ist einmal etwas lauter, einmal etwas leiser und klingt dadurch holpernd. Man erklärt es durch unregelmäßige Ausdehnung des Lungengewebes oder Beimengung von nicht sicher differenzierbaren Nebengeräuschen. Es deutet auf geringfügige bronchitische und peribronchitische Prozesse, vielleicht auch auf Narben oder Verwachsungen und ist verwandt mit der Form des Vesikuläratmens, die als sakkadiertes Atmen[1]) beschrieben wird.

Das sakkadierte Atmen erfolgt in Absätzen und ist dem ruckweisen Vorgehen vergleichbar, das man beim Heben einer sehr schweren Last beobachten kann. Dementsprechend hat man auch das sakkadierte Atmen als Zeichen versagender Leistungsfähigkeit der Atemmuskulatur angesehen. Auch ungleichmäßige Entfaltung von Alveolen, die durch benachbarte tuberkulöse Herde mehr oder weniger komprimiert sind (Grancher, Turban, Fraenkel) oder infolge einer Verschwellung der zuführenden Bronchien verspätet Luft

---

[1]) Die Bezeichnung wird von Wintrich, Eichhorst u. a. Laennec zugeschrieben, ich bin ihr aber in seinem Werke nicht begegnet. Soweit ich sehe, ist das sakkadierte Atmen von Raciborski eingeführt worden, der es auf einen Krampf der Bronchien zurückführte, eine Erklärung, die auch von Imbert-Gourbeyre und Bourgade vertreten wurde.

erhalten (Eichhorst), sollen das sakkadierte Atmen verursachen können. Es wird deshalb vor allem als ein Symptom beginnender Tuberkulose gedeutet. Nach Barth und Roger, sowie Brecke sollen Verwachsungen schuld am sakkadierten Atmen sein. Beim Gesunden kann man sakkadiertes Atmen an der Lungenbasis zu Gehör bringen, wenn man mit einem Ruck tief einatmen läßt, die Lunge kann der raschen Bewegung des Zwerchfells und der unteren Rippenbogen nicht folgen und entfaltet sich stückweise.

Von dem sakkadierten Atmen zu trennen, aber wohl zuweilen mit ihm verwechselt sind die sog. Herz-Lungengeräusche. Wir finden schon bei Laennec einen Hinweis darauf, daß die Herztätigkeit durch Druck auf die Lunge ein Geräusch hervorrufen kann, „Chez quelques sujets, les plèvres et les bords antérieurs des poumons se prolongent au-devant du coeur et le recouvrent presque entièrement. Si on explore un pareil sujet au moment où il éprouve des battements du coeur un peu énergiques, la diastole du coeur compriment ces portions de poumon et en exprimant l'air, altère le bruit de la respiration de manière à ce qu'il imite plus ou moins bien celuid'un soufflet.“ Nach Laennec haben sich u. a. Thorburn, Richardson, Friedreich, Wintrich, Bamberger, Gerhardt mit der Frage beschäftigt, Gerhardt hat für die Erscheinung die heute vorwiegend gebrauchte Bezeichnung systolisches Vesikuläratmen geprägt. Die bei der Systole erfolgende Verkleinerung des Herzens geht mit einer Ansaugung der benachbarten Lungenteile einher, die das Geräusch des Vesikuläratmens hervorbringt. Von Hensen wird außerdem ein pulsatorisches Atmen unterschieden, das er auf Hemmung der Atembewegungen bei Lungenhyperämie zurückführt

Die Wirkung der Herztätigkeit auf die dem Herzen wie ein Onkometer anliegende Lunge und die Beeinflussung des intrathorakalen Druckes durch die mit der Herztätigkeit einhergehenden Volumschwankungen des Herzens ist als kardiopneumatische Bewegung der Gegenstand spezieller Studien gewesen (Voit und Lossen, Bert, Brunn). Graphische Aufnahmen dieser Druckänderungen haben Cremer und Matthes sowie Klewitz gemacht und zwar gleichzeitig mit dem Elektrokardiogramm der Versuchsperson. Man sieht da, „daß kurz nach der Initialschwankung des Elektrokardiogramms zunächst eine nach unten gerichtete, d. h. Inspirationsbewegung (Druckverminderung) erfolgt, die dann steil in eine kräftige, nach oben gerichtete Exspirationsbewegung übergeht. Im weiteren Verlauf der Kurve sieht man wiederum einen Knick nach unten und oben, also eine zweite in- und exspiratorische Bewegung, die hinter der Finalschwankung liegt, alsdann kehrt die Kurve sanft zum Ausgangspunkt zurück“.

Das abgeschwächte Vesikuläratmen

kann verschiedene Gründe haben: Verminderung des Luftzutrittes, Herabsetzung der Fortleitung des Atemgeräusches, Hemmung der Atemmechanik. Verminderung des Luftzutrittes finden wir bei Stenosen der großen Luftwege oder Verlegung der kleineren Bronchien durch Schleimpfröpfe, entzündliche Prozesse (Bronchiolitis obliterans), weiter bei Kompression des Alveolargewebes selbst durch Tumoren, Exsudate, Pneumothorax u. a. Auch beim Emphysem kann abgeschwächtes Vesikuläratmen gefunden werden. Herabsetzung der Fortleitung wird verursacht vor allem durch Brustfellergüsse, Schwartenbildung, starke Fettleibigkeit, Hautödem. Hemmungen der Atemmechanik sehen wir bei Muskelschwäche während schwerer zehrender Krankheiten, bei Muskelatrophien und Lähmungen und schließlich bei schmerzhaften Affektionen der Atmungsorgane (Pleuritis sicca, Neuralgien, Verletzungen). Diese Verhältnisse sind so einfach, daß sie nicht weiter ausgeführt zu werden brauchen.

Das Bronchialatmen.

Unter Bronchialatmen fassen wir nach dem Vorgange Laennecs die in dem Kehlkopf, der Luftröhre und den Luftröhrenästen entstehenden Atmungsgeräusche zusammen. Sie beruhen, wie schon dargelegt worden ist, auf den Schwingungen der in den genannten Teilen der Atmungswege eingeschlossenen Luftsäule. Die Entstehung dieser Schwingungen nach dem Prinzip der Zungenpfeifen ist ebenfalls schon auseinandergesetzt worden. Man hat das Bronchialatmen mit dem Geräusch verglichen, das bei ch-Stellung der Sprachorgane während der Atmung am Munde hörbar ist. Bei dem Versuch, auf diese Weise das Bronchialatmen nachzuahmen, werden die charakteristischen Eigenschaften des Bronchialatmens deutlich wiedergegeben: das Einatmungsgeräusch ist kürzer und leiser als das Ausatmungsgeräusch und man hört ohne Mühe den Reichtum an hohen Tönen, der das Bronchialatmen auszeichnet. Indem man die Mundhöhle nicht nur auf ch, sondern gleichzeitig auf einen der Vokale einstellt, kann man die verschiedene Höhe des Bronchialatmens zum Ausdruck bringen, wobei die i-Stellung das Höchste, die u-Stellung das tiefste Bronchialatmen liefert. Alle diese Nachahmungen sind zur Demonstrationen ganz nützlich, aber doch nur Notbehelfe. Immer wiederholte aufmerksame Untersuchung von Gesunden und Kranken ist der einzige Weg, um ein sicheres Urteil zu gewinnen. Setzen wir das Hörrohr auf den Kehlkopf und behorchen dort das Atemgeräusch, so bemerkt man, daß diesem Trachealatmen neben den soeben geschilderten Eigenschaften, doch auch sehr tiefe Töne eigen sind, die aus dem Umfang der laryngotrachealen Luftsäule nicht erklärt werden können. Wir werden nicht fehl gehen, wenn wir annehmen, daß die wie ein Stethoskop in die Lunge eintauchende Luftröhre unserem Ohre neben den in den großen Luftwegen selbst entstehenden Schallerscheinungen auch die tiefen Töne des Vesikuläratmens übermittelt. Das Kehlkopf- und Luftröhrenatmen ist also ähnlich wie das Vesikuläratmen, streng genommen, ein gemischtes Atmen. Der bronchiale Anteil überwiegt aber so sehr, daß nach dem Grundsatze a potiori fit denominatio die übliche Bezeichnung Kehlkopfatmen, Luftröhrenatmen oder schlechthin Bronchialatmen berechtigt ist. Sobald aber neben dem bronchialen der vesikuläre Charakter stärker hervortritt, z. B. im oberen Interskapularraum oder über dem 7. Halswirbel, kann man diesen Grundsatz nicht mehr gelten lassen und muß den Tatsachen entsprechend von gemischtem Atmen sprechen. Ganz reines Bronchialatmen kann man nur erwarten und hört man tatsächlich nur dann, wenn das Vesikuläratmen völlig ausgeschaltet ist, z. B. bei der kruppösen Lungenentzündung oder käsigen Pneumonie. Dieses Bronchialatmen unterscheidet sich deutlich vom laryngealen und trachealen Atmen, es klingt viel höher und zwar einmal, weil die tiefen Töne fehlen, dann aber auch wohl deshalb, weil höhere Obertöne neu hinzutreten. Das ist eine interessante Erscheinung, die uns zwingt, noch etwas näher auf die für die Entstehung und Fortleitung des Bronchialatmens maßgebenden Bedingungen einzugehen.

Wir müssen annehmen, daß das Atemgeräusch der großen Luftwege durch die Wand und die Luft der Bronchien zur Peripherie geleitet wird. Je weiter peripherisch, um so ungünstiger werden die Bedingungen für die Luftleitung und um so günstiger für die Wandleitung aus folgenden Gründen. Die Wand der kleineren knorpellosen Bronchien ist nachgiebig und reflektiert deshalb Schallwellen schlecht. Da sich ferner die kleineren Bronchien zum großen Teil in einem stumpfen Winkel teilen, so treffen die Schallwellen die Bronchialwand mehr oder weniger senkrecht; dadurch wird die Reflexion der Schallwellen herabgesetzt und der Übergang der Schallwellen auf die Bronchialwand begünstigt. Es kommt hinzu, daß von einem bestimmten Kaliber ab, wie früher erwähnt, eine Luftleitung von Schallwellen überhaupt nicht mehr möglich ist. Von bestimmten „Übergangsstellen" (R. Geigel) ab werden also die Schallwellen des Bronchialatmens nur noch durch feste Teile weiter geleitet. Das sind zunächst die Bronchialwände, diese geben aber leicht die in ihnen verlaufenden Schallschwingungen an die Lungensubstanz weiter und das alveoläre Lungengewebe ist es, das schließlich die Schwingungen an die Brustwand trägt.

Beim Gesunden sind die Bedingungen für eine Fortleitung des Bronchialatmens an die Brustwand offenbar wenig günstig, denn, wo nicht gerade große Luftröhrenäste der Brustwand ziemlich nahe liegen, hören wir vom Bronchialatmen höchstens eine schwache Andeutung des zweiten Teiles, des Exspirationsgeräusches. Hören wir unter krankhaften Verhältnissen Bronchialatmen, so dürfen wir annehmen, daß entweder die Bedingungen für die Luftleitung in den Bronchien oder die Bedingungen für die Leitung in den festen Teilen oder auch beide günstiger geworden sind. Günstigere Bedingungen für die Leitung durch die festen Teile haben wir vor allem dann, wenn die „Übergangsstellen" der Brustwand näher rücken, so bei Kollaps, Atelektase oder Kompression des Lungengewebes; allerdings darf die Kompression nicht so stark sein, daß die unter normalen Verhältnissen an der Luftleitung beteiligten Bronchien mit zusammen gedrückt werden. Günstigere Bedingungen für die Luftleitung können dadurch eintreten, daß das Lumen der Bronchien weiter wird (Bronchiektasien) oder in Verbindung mit Lufthöhlen der Lunge (Kavernen) tritt. Im zweiten Falle pflegt das Bronchialatmen allerdings nicht einfach durch die Kaverne weiter geleitet zu werden, sondern in der Kaverne bilden sich nach Maßgabe von deren Größe und Form besondere Schwingungen aus, über die noch zu reden sein wird. Eine Verbesserung der Luftleitung werden wir auch dann haben, wenn die Wand der kleinen Bronchien starrer und dadurch reflektionsfähiger wird. Ja, wir können uns vorstellen, daß unter solchen Verhältnissen nicht nur die in den großen Luftwegen entstehenden Schallwellen weiter zur Peripherie geleitet werden, sondern daß auch in kleineren Bronchien die Bildung eigener Schallwellen möglich wird, die entsprechend dem kleineren Kaliber höhere Töne liefern werden als die Schwingungen in den großen Luftwegen. In praxi finden wir die soeben geschilderten Verhältnisse verwirklicht bei ausgedehnten Infiltrationen des Lungengewebes, vor allem bei der kruppösen und der allerdings viel selteneren käsigen Pneumonie. Hier hört man sehr lautes und auffallend hohes Bronchialatmen, so hoch, daß schon Laennec die Ansicht ausspricht, es käme das Geräusch der kleineren Bronchien zur Wahrnehmung. Laennecs Erklärung weicht allerdings von der hier gegebenen insofern ab, als er lediglich annimmt, die luftleere Lunge leite den Schall besser und darauf die Entstehung des Bronchialatmens zurückführt.

Nun ist aber Laennecs Erklärung auf Widerspruch gestoßen, besonders bei Skoda. Dieser Forscher setzte nacheinander ein Stethoskop auf eine lufthaltige und auf eine luftleere Lunge und auskultierte die Lungen, während in das Stethoskop hineingesprochen wurde. Er fand dabei, daß luftleere Lunge den Schall schlechter leitete als lufthaltige Lunge. Zamminer setzte eine Stimmgabel auf lufthaltige und hepatisierte Lunge, bei diesem Versuch erwies sich die hepatisierte Lunge als weniger schwingungsfähig. Sahli gibt an, daß hepatisierte Lunge auf den Kehlkopf eines atmenden Menschen gelegt, das laryngeale Geräusch keineswegs besser, eher schlechter zum Stethoskop leite als lufthaltige Lunge. Diesen Angaben stehen die Untersuchungen C. Gerhardts gegenüber. C. Gerhardt prüfte die Experimente Skodas nach und konnte die von Skoda beschriebenen Unterschiede nicht bestätigen. Dagegen führte „ein anderer Versuch zu eindeutigem Ergebnis: Wenn man eine Lunge von außen auf den Kehlkopf legt und durch sie hindurch die Stimme auskultiert, so hört man, wenn die Lunge aufgeblasen ist, die Stimme etwa mit derselben Deutlichkeit wie über dem Thorax bei normalen Lungenverhältnissen; ist die Lunge luftleer oder luftarm, dann hört man deutliche Bronchophonie, der Unterschied bleibt gleich deutlich, wenn man durch gleich dicke Schichten der luftführenden und luftleeren Lunge hindurch auskultiert." Dieser Versuch stimmt überein mit der physikalischen, schon von Schweigger zur Widerlegung Skodas angeführten Tatsache, daß Körper von ungleichmäßiger Zusammensetzung und Dichtigkeit weniger geeignet sind, Schallwellen fortzuleiten, als Körper von gleichmäßiger Konsistenz. Wir müssen danach annehmen, daß die von Laennec angenommene bessere Leitung hepatisierten Lungengewebes allerdings besteht, aber wohl nicht allein ausreicht, um das sehr laute und hohe Bronchialatmen bei der Pneumonie zu erklären. Es kommt die oben erklärte bessere Luftleitung und vielleicht auch die Bildung eigener Schallwellen in den kleineren Bronchien hinzu. Diese Auffassung erhält eine Stütze durch die Beobachtung, daß bei kruppöser Pneumonie und anderen, mit ausgedehnter Infiltration einhergehenden Krankheitsprozessen, das Bronchialatmen zeitweilig vermißt wird. Nach einigen Hustenstößen pflegt es in solchen Fällen nachweisbar zu sein. Offenbar handelt es sich hierbei um eine vorübergehende Ausschaltung der Luftleitung durch Schleimmassen, die den Bronchus verstopfen und durch den Hustenstoß beseitigt werden.

Das Röhrenatmen entsteht durch die Unterbrechungen, die der gleichmäßige Luftstrom an den physiologischen Stenosen erfährt; das ist wiederholt hier ausgesprochen worden. Es ist aber möglich, daß bei luftleeren Lungenteilen noch ein anderer, von Zamminer zuerst beschriebener Mechanismus in Betracht kommt. Bei der Atmung findet nur in den Bronchien der lufthaltigen Lunge eine Luftströmung statt; passiert dieser Luftstrom die Öffnung eines zu luftleerer Lunge führenden Bronchus, so wird er auf diesen als Anblasestrom wirken. Nach Sahli sprechen für diese Erklärung die allerdings seltenen Fälle, wo das bronchiale Inspirium lauter ist als das Exspirium.

Gemischtes Atmen

haben wir sowohl bei der Besprechung des vesikulären wie des bronchialen Atmens schon häufiger erwähnt. Beim Gesunden sind wohl nur das Einatmungsgeräusch über den großen Lungenteilen und das Ausatmungsgeräusch über der Luftröhre und dem Kehlkopf als reine Typen des vesikulären oder bronchialen Atemgeräusches anzusehen. Deshalb schreibt schon Skoda, er verstehe unter vesikulärem Atmen nur das Inspirationsgeräusch, das dem beim Schlürfen von Luft an den Lippen hervorgebrachten Geräusche gleiche; er glaube nämlich überzeugt zu sein, daß nur ein solches Inspirationsgeräusch auf keine andere Weise als durch Eindringen der Luft in die Lungenzellen hervorgebracht werden könne. Die Praxis ist dieser theoretisch wohl richtigen Auffassung nicht gefolgt, sondern spricht allgemein von Vesikuläratmen unter Einschließung des Ausatmungsgeräusches und kann diesen Brauch damit begründen, daß das Ausatmungsgeräusch über den Bezirken des charakteristischen Vesikuläratmens akustisch einen ähnlichen Charakter hat wie das Einatmungsgeräusch, auf keinen Fall bronchialen Typus trägt. Andererseits beweist das nichts gegen den bronchialen Ursprung des „vesikulären" Exspiriums, denn, wie Skoda bemerkt, verliert jedes Geräusch und selbst jeder Schall durch die Entfernung mehr oder weniger von seiner Eigentümlichkeit". „In der Nähe unterscheiden wir den Lärm einer Mühle sehr gut von dem Rollen eines Wagens, das Brausen eines Wasserfalles von dem Heulen eines Sturmes. In der Entfernung werden sich diese Geräusche fast ziemlich gleich; man ist nicht mehr imstande, zu bestimmen, was dem Geräusche zugrunde liegt". Bei dem Laryngealatmen und Trachealatmen hat sich der Brauch nicht so bestimmt dahin entschieden, schlechthin von Bronchialatmen zu sprechen. Der Unterschied zwischen diesen Atemgeräuschen und dem klinisch als Typus geltenden Bronchialatmen der Pneumonie ist doch zu groß. Andererseits besteht in der Praxis ohne Zweifel eine große Neigung, jedes gemischte Atemgeräusch, bei dem der bronchiale Charakter deutlich hervortritt, als bronchial schlechtweg zu bezeichnen. Da das Bronchialatmen, das reine Bronchialatmen, der Ausdruck eines ganz bestimmten, praktisch sehr wichtigen Zustandes der Lunge ist — es beweist, daß die Alveolen sich bei der Atmung überhaupt nicht mehr beteiligen —, so ist im Interesse einer sauberen Diagnostik größere Sorgfalt bei dem Gebrauch der Bezeichnung ,,Bronchialatmen" dringend wünschenswert. Man sollte nach dem Vorschlage von Fr. Müller mit Bronchialatmen nur das reine Bronchialatmen bei ausgedehnten vollständigen Infiltrationen und das Kompressionsatmen bei großen pleuritischen Ergüssen bezeichnen. Die übrigen Fälle mit gemischtem Atemgeräusch brauchen eine genauere Beschreibung: Vesikuläratmen mit schwachem oder starkem bronchialen Beiklang, Bronchialatmen mit schwachem oder deutlichem vesikulären Beiklang oder in ähnlicher Form, je nach dem Befunde. Die Angaben bronchovesikulär oder vesikulobronchial sind, weil weniger präzis, nicht zu empfehlen.

Häufig wird die Entscheidung nicht ganz leicht sein. Da ist es zweckmäßig, systematisch zu versuchen, aus der komplexen Schallerscheinung gesondert die typischen Eigenschaften des vesikulären oder bronchialen Atmens herauszuschälen. Das wesentlichste, schon von Skoda hervorgehobene Unterscheidungsmerkmal zwischen dem vesikulären und bronchialen Atmen ist die Höhe. Eine genauere Kenntnis verdanken wir Fr. Müller, der durch Abhorchen mit Resonatoren nachgewiesen hat, daß das reine vesikuläre Atmen zwischen F und e liegt, das reine Bronchialatmen etwa 2—3 Oktaven höher zwischen d'' und d'''. Mit derselben Methode konnte er dartun, daß die ,,Verschärfung" des Vesikuläratmens, im besonderen die Verschärfung des Exspiriums über erkrankten Lungenspitzen, auf einer höheren Tonlage beruht, denn auf solch verschärftes Vesikuläratmen sprachen Röhrenresonatoren von 26 oder 30 cm Länge an, es mußten also Töne von der Höhe des zweigestrichenen kleinen d'' und e'' im Atemgeräusch vorhanden sein. Die zum Vergleich herangezogene gesunde Lungenspitze hatte diese hohen Töne nicht, der Resonator sprach nicht an. Durch diesen Versuch ist auch der Beweis erbracht, daß das verschärfte Vesikuläratmen, wie schon früher angeführt worden ist, in bestimmten Fällen ein gemischtes Atmen ist, denn als Quelle der hohen Töne kommt nur das Bronchialatmen in Betracht. Ein zweites Unterscheidungsmerkmal zwischen vesikulärem und bronchialem Atmen ist das Verhältnis des Inspiriums zum Exspirium. Beim Vesikuläratmen ist das Inspirium sehr viel lauter und länger als das Exspirium. Beim Bronchialatmen pflegt umgekehrt das Exspirium lauter und länger als das Inspirium zu sein, doch gilt das nur unbedingt für die ungezwungene Atmung des Gesunden, denn es ist möglich, willkürlich dies Verhältnis umzukehren. Unwillkürlich wird das von den Patienten zuweilen bei der Untersuchung getan. Es ist ja bekannt, wie ungeschickt sich viele Kranke anstellen, wenn man ihnen aufgibt, tief einzuatmen, und es ist wohl jedem Arzte wiederholt vorgekommen, daß er die Auskultation unterbrechen mußte, um sich zunächst durch die Inspektion darüber zu unterrichten, wie der Patient eigentlich atme. Kommt man auf Grund der angegebenen Merkmale zu keinem klarem Resultat, so kann man noch die Auskultation der Stimme und die Prüfung des Stimmfremitus heranziehen, worüber später zu handeln sein wird.

Das amphorische Atmen

ist zuerst von Laennec beschrieben worden: Quelque fois le tintement métallique se change en un phénomène analogue: c'est un bourdonnement tout à fait semblable à celui que l'on produit en soufflant dans une carafe ou dans une cruche: je l'appellerai par conséquent, bourdonnement amphorique: la toux, la respiration et la voix peuvent également le produire: Quelquefoi l'une de ces actions produit le tintement métallique et l'autre le bourdonnement amphorique.. D'autres fois l'un de ces phénomènes succède à l'autre, ou alterne avec lui pendant un temps plus ou moins long; quelquefois ils s'entendent simultanément". Laennec beobachtete die genannten Erscheinungen über Kavernen und Pneumothorax und glaubt, daß sie in der Regel nur dann zu hören seien, wenn der betreffende Hohlraum mit der äußeren Luft in Verbindung stehe. Der amphorische Klang soll besonders dann auftreten, wenn der Hohlraum durch mehrere Fisteln mit den Bronchien kommuniziere oder sehr groß sei und sehr wenig Flüssigkeit enthalte (ne contient qu' une très-petite quantité de liquide). Wenn Skoda daraus schließt, „Laennec stellte sich vor, es müsse eine Höhle Luft und Flüssigkeit enthalten, um zur Erzeugung der besprochenen Erscheinungen tauglich zu sein" und dann seinerseits betont, daß die Flüssigkeit überflüssig ist, so wird er ohne Zweifel Laennec nicht gerecht. Auch die zweite Annahme Laennecs, die Kaverne oder der Pneumothorax müsse mit der äußeren Luft in Verbindung stehen, wird von Skoda widerlegt; Laennec selbst hat aber schon die Vermutung ausgesprochen, was Skoda nicht erwähnt, daß bei großen Hohlräumen amphorischer Klang auch wohl ohne Kommunikation mit der äußeren Luft auftreten könne, es habe sich ihm aber leider keine Gelegenheit geboten, diese Vermutung zu beweisen. Lassen wir alles Unwesentliche bei Seite, so lernen wir aus der Darstellung Laennecs, daß über größeren lufthaltigen Hohlräumen der Atmungsorgane amphorischer Schall mit und ohne Metallklang auftreten kann. Auch über die Entstehung des amphorischen Schalles erfahren wir etwas, wenn auch nur mittelbar, durch den von Laennec gegebenen Vergleich: amphorischer Schall wird erhalten, wenn man über den Hals einer bauchigen Flasche bläst. Das ist offenbar derselbe Vorgang, der bei der Atmung das Bronchialatmen erzeugt. Ein gleichmäßiger Luftstrom wird zu einem stoßweisen dadurch, daß er auf ein Hindernis trifft. Das Hindernis ist einmal der Rand des Flaschenhalses, das andere Mal die physiologischen Engen der Atemwege, im besonderen der Kehlkopf. Durch die Luftstöße werden in der Flasche wie in der Luftröhre die dem Hohlraum entsprechenden Schallschwingungen angeregt. Beim amphorischen Schall ist der Hohlraum größer, deshalb der Schall tiefer. So aufgefaßt, kann man das amphorische Atmen als tiefes Bronchialatmen bezeichnen. Zu dem tiefen amphorischen Schall treten im Versuch metallische Obertöne hinzu, wenn der Hals der Flasche oder des Kruges im Verhältnis zum Bauch eng ist. Die Erklärung dieser Erscheinung finden wir bei R. Geigel. „Wir haben schon gehört, daß hohe Obertöne, wie sie den Metallklang bilden, besonders bei diskontinuierlichen Schwingungen auftreten. Beim Anblasen einer Flasche kann das einmal der Fall sein, wenn der Anblasestrom eine sehr große Geschwindigkeit hat, so daß die zunächst getroffenen Teile merklich früher erschüttert und in Bewegung gesetzt werden als die benachbarten. Dieser Fall schaltet aber für unsere klinischen Beobachtungen aus. Es kann jedoch auch bei mäßiger Geschwindigkeit des Anblasestroms, wie wir sie bei unseren Kranken annehmen müssen, Metallklang entstehen. Ist nämlich „der Bauch eines Hohlraumes viel weiter als die Mündung, so bleiben die unter dem Schutz der Wandung neben der Öffnung liegenden Luftteile noch in Ruhe, während von der Öffnung aus in der Richtung des Anblasestromes die Erschütterungen den Hohlraum mitten durcheilen. Noch leichter wird dies geschehen, wenn ein langer Flaschenhals oder auch ein Bronchus den Stößen der Luft eine bestimmte Richtung anweist und der Hohlraum nur an einer ganz kleinen Stelle erschüttert wird".

Es ist für die Entstehung der ganzen Schallerscheinungen — tiefe Grundtöne mit metallischen Obertönen — bis zu einem gewissen Grade gleichgültig, ob ein Perkussionsstoß oder die Stöße des Atemluftstromes sie hervorrufen. Für die Entstehung des respiratorischen Metallklanges ist allerdings in erster Linie die Konfiguration des Hohlraumes, für die Entstehung des perkussorischen Metallklanges vor allem die Wandspannung maßgebend. Respiratorischer und perkussorischer Metallklang brauchen deshalb nicht immer Hand in Hand zu gehen, so wird man Metallklang zuweilen über einer Kaverne bei der Atmung hören, aber nicht bei der Perkussion wahrnehmen. Es wird jetzt auch klar sein, warum eine Kommunikation der Höhle mit den Atemwegen nicht unbedingt erforderlich ist. Die Luftstöße des Atemstoßes können sich auf die Luft einer Kaverne oder eines Pneumothorax auch durch feste Teile übertragen, wenn diese nicht zu massig sind.

Ist das amphorische Atmen für das Bestehen einer Kaverne oder eines Pneumothorax beweisend? Das ist die Frage, die uns vom praktischen Standpunkte aus besonders interessiert. Tatsache ist, daß amphorisches Atmen von maßgebender Seite (D. Gerhardt u. a.) beschrieben worden ist in Fällen, wo weder ein Pneumothorax noch Kavernen bestanden; Gerhardt hörte es oberhalb der Exsudatgrenze in zwei Fällen von Empyemen mit großem, bis zur Schulterblattgräte reichendem Erguß, ohne daß die weitere Beobachtung — beide heilten nach Brustschnitt — Anhaltspunkte für irgend welche Form von Höhlenbildung ergeben hätten. Es unterliegt wohl keinem Zweifel, daß hier das fortgeleitete Atemgeräusch der großen Luftwege amphorischen Charakter gehabt hat. Das würde mit unserer oben gemachten Bemerkung übereinstimmen, daß man das amphorische Atmen als tiefes Bronchialatmen auffassen kann. Manche Kavernen mit amphorischem Atemgeräusch werden wohl keine tieferen Töne geben als die Luftröhre, so daß amphorisches und tiefes bronchiales Atmen fließend ineinander übergehen dürften.

Es ist auch möglich, daß, wie Skoda annimmt, der amphorische Klang mancher Fälle im Schlunde entsteht, dann fehlt ihm aber, was gegenüber dem amphorischen Höhlenatmen bemerkenswert ist, der Metallklang. Es ist deshalb wichtig, wenn man amphorisches Atmen notiert, stets anzugeben, ob Metallklang dabei vorhanden ist oder fehlt. Amphorisches Atmen mit Metallklang darf als zuverlässiges Höhlensymptom angesehen werden. Für die Größe der Höhle gibt die Höhe des Grundtones nach A. Geigel einen gewissen Anhalt, dagegen sagt die Höhe des Metallklanges nichts über die Größe der Höhle aus. Der Grundton des tympanitischen Klopfschalles einer Höhle stimmt mit dem Grundton des amphorischen Atmens überein (A. Geigel). Von Laennec wird noch das kavernöse Atmen unterschieden, jedoch ohne Angabe faßbarer Merkmale; es wird deshalb jetzt wohl mit Recht als amphorisches Atmen gedeutet.

Das metamorphosierende Atmen

ist von E. Seitz zuerst beschrieben und als sicheres Kavernensymptom bezeichnet worden. Er schildert es folgendermaßen: Es beginnt dieses Atmen gewöhnlich mit einem sehr scharfen, selbst zischenden Geräusch, welches sich etwa dadurch versinnlichen läßt, daß man den Mund wie beim Sprechen des Buchstaben G stellt, und dabei stoßweise Luft durch den Mund einzieht. Dieses Geräusch begleitet aber nur den Beginn des Inspiriums und springt ganz plötzlich in ein weicheres Atmen über, welches gewöhnlich ein weichbronchiales ist. Das nachfolgende Exspirium behält gewöhnlich den weichbronchialen Charakter. Seitz nimmt als Erklärung für die Erscheinung an, „daß eine etwa der Kavernenmündung entsprechende Verengerung im Laufe des Inspiriums plötzlich beseitigt wird, nach beendigtem Exspirium aber sich wieder herstellt.“ Barth und Roger haben dieselbe Erscheinung als bruit de soupape beschrieben: Es ist möglich, aber nicht sicher auszumachen, daß Laennec mit seiner Schilderung des souffle voilé dasselbe gemeint hat: Il semble alors que chaque vibration de la voix, de la toux ou de la respiration agite une sorte de voile mobile interposé entre une excavation pulmonaire et l'oreille de l'observateur.

Das unbestimmte Atmen.

Deutlich ausgeprägte Geräusche jeder Art verlieren in gewisser Entfernung ihren Charakter und werden unbestimmt, wie das Klappern einer Mühle und das Rollen eines Wagens in dem früher angeführten Beispiele Skodas. Ebenso kann es Atemgeräusche geben, die z. B. infolge eines zwischengelagerten großen Exsudates oder Tumors nur schwach an unser Ohr dringen. In der Regel dürfte es aber doch gelingen, die Eigenart oder Zusammensetzung des betreffenden Geräusches zu erkennen; „je größer die Übung des Untersuchers, desto mehr verschwindet die Zahl der unbestimmten Geräusche“ (Gerhardt).

Nebengeräusche.

Außer den eigentlichen Atemgeräuschen sind schon von Laennec Nebengeräusche entdeckt und beschrieben worden, von denen die

Rasselgeräusche

am häufigsten sind und deshalb zunächst besprochen sein mögen. Laennec teilt sie in fünf Gruppen: feuchte oder krepitierende, schleimige, trockene, brummende, trockene giemende und große trockene Rasselgeräusche (crépitation, gargouillement, ronflement, sifflement, craquement). Wenn diese Einteilung auch nicht streng systematisch genannt werden kann, so enthält sie doch den wichtigsten Einteilungsgrund, der bis jetzt seine Geltung bewahrt hat. Eine neue Gruppe von großem praktischem Werte schuf Skoda in den konsonierenden oder, wie wir mit Traube wohl besser sagen, den klingenden Rasselgeräuschen. In der Folgezeit hat sich dann eine Einteilung ausgebildet, die im wesentlichen auf physikalischen Vorstellungen beruht und auch hier der Darstellung zugrunde gelegt werden soll. Wir unterscheiden:

klingende und nichtklingende,
großblasige und kleinblasige,
zahlreich und spärliche,
unbestimmte Rasselgeräusche,
Knistern und Knacken.

Die feuchten und trockenen Rasselgeräusche geben uns Auskunft über die bei dem Rasseln beteiligte Substanz.

Die klingenden und nichtklingenden Rasselgeräusche geben uns Auskunft über die Fortleitungsbedingungen der Rasselgeräusche,

die großblasigen und kleinblasigen Rasselgeräusche geben uns Auskunft über den Ort der Rasselgeräusche,

die zahlreichen und spärlichen Rasselgeräusche geben uns Auskunft über die Ausdehnung der zum Rasseln führenden Veränderungen.

Man sieht, daß aus den genannten Eigenschaften weitgehende Schlüsse auf den ganzen, der Erscheinung des Rasselns zugrunde liegenden Prozeß gezogen werden können; zunachst freilich und darauf soll Gewicht gelegt werden, nur auf die physikalischen Verhältnisse. Die klinische Diagnose, ob z. B. die Rasselgeräusche auf einer einfachen oder auf einer tuberkulösen Bronchitis beruhen, kann nur unter Berücksichtigung aller übrigen Symptome gestellt werden.

Feuchte Rasselgeräusche werden dann entstehen, wenn sich in den Luftwegen Feuchtigkeit befindet, in der die Atemluft beim Durchgang zerspringende Blasen bildet. Fig. 73 gibt ein anschauliches Bild dieses Vorganges. Wenn wir nun die Merkmale angeben sollen, an denen die feuchten Rasselgeräusche erkannt werden können, so kommen wir allerdings in Verlegenheit. Immerhin darf man wohl folgendes sagen: Je dünnflüssiger das Medium, umso geringer wird die Wandspannung der Blase, umso geringer die Druckdifferenz bei der Explosion, umso langsamer der Ausgleich der Druckdifferenz sein; je zäher das Medium, umso rascher der Bewegungsablauf beim Platzen der Blase. Wenn die Raschheit dieses Bewegungsablaufes maßgebend für den Eindruck des feuchten oder trockenen ist, so müssen in sehr zähen Sekreten die Rasselgeräusche trockener sein als in dünnflüssigen, und dünnflüssige Medien müssen bei sehr raschem Bewegungsablauf ebenfalls trockene Geräusche geben. Beides trifft zu. Das Rasseln bei einer serösen Bronchitis klingt sehr viel feuchter als das einer Bronchitis mit zähem Sputum. Der mit großer Schnelligkeit aus dem Spritzenschlauch der Feuerwehr gegen die Wand prasselnde Strahl ist von dem Prasseln des brennenden Holzes kaum zu unterscheiden (R. Geigel). So kann es uns nicht wundern, daß alle Übergänge zwischen trockenen und feuchten Geräuschen vorkommen. Ist die Diagnose auf feuchte Rasselgeräusche gestellt, so sind deren näheren Eigenschaften zu untersuchen; sind es

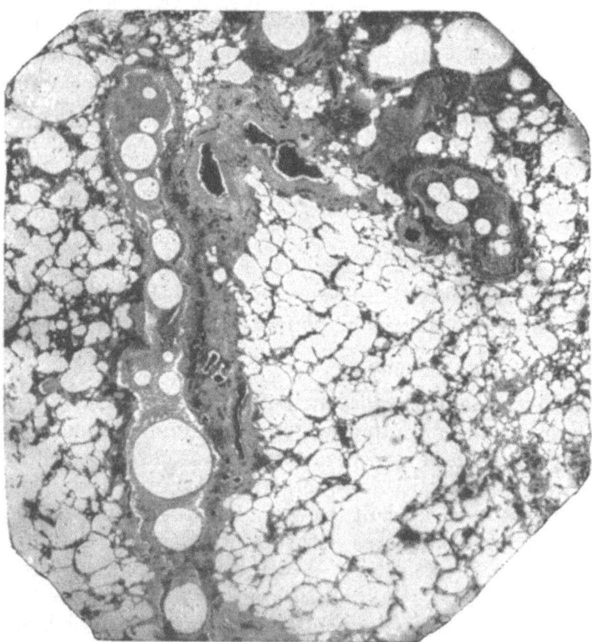

Fig. 73. Längsgeschnittener Bronchus mit einer Reihe von Luftblasen (nach Fr. Müller).

klingende oder nichtklingende Rasselgeräusche, das ist die nächste Frage. Es ist nun nicht möglich, klar zu bestimmen, woran der klingende Charakter der Rasselgeräusche zu erkennen ist. „Dem Ohre nahe klingend“ ist wohl die beste Umschreibung, die wir für den Gehörseindruck der klingenden Rasselgeräusche geben können. Sie sind darin eng verwandt dem pneumonischen Bronchialatmen und der Bronchophonie, bei denen beiden man den Eindruck hat, daß der Schall unmittelbar ins Ohr hineinströmt. Praktisch haben die Erscheinungen auch dieselbe Bedeutung, sie beweisen, daß die Fortleitung der Rasselgeräusche zur Brustwand besonders günstig ist, sei es, weil das zwischengelagerte Lungengewebe komprimiert und dadurch der Entstehungsort der Rasselgeräusche der Brustwand näher gerückt ist, sei es, weil das zwischengelagerte Lungengewebe hepatisiert und dadurch besser leitend geworden ist. Eine besondere Konsonanz oder Resonanz anzunehmen, dafür liegt hier ebensowenig ein Grund vor wie beim Bronchialatmen. Sind die Rasselgeräusche metallisch klingend, so deutet das, wie der Metallklang der Perkussion und des Atemgeräusches, auf eine größere lufthaltige Höhle als Entstehungsort, also auf eine tuberkulöse Kaverne oder eine Abszeßhöhle oder einen Pneumothorax. Nichtklingende Rasselgeräusche werden wir finden, wenn zwischen der Brustwand und den Bronchien, in denen die Rasselgeräusche entstehen, das schlecht leitende Gefüge der lufthaltigen Lunge liegt. Befinden sich kleinere bronchopneumonische Herde nahe der Brustwand, so kann es wohl vorkommen, daß diese hinreichen, um den in ihnen entstehenden Rasselgeräuschen einen klingenden Charakter zu verleihen, daß sie aber nicht hinreichen, um eine deutliche bronchiale Färbung des Atemgeräusches hervorzurufen. Der Unterschied von klingenden und nichtklingenden Rasselgeräuschen ist deshalb praktisch recht wichtig. In vielen Fällen werden beide Arten zu hören sein, man spricht dann besser nicht von gemischtblasigem Rasseln, da das auch auf die Größe der Blase bezogen werden kann, sondern schildert den Befund genauer: überwiegend nichtklingende mit einzelnen klingenden Rasselgeräuschen oder so ähnlich, je nach Maßgabe des Befundes. Häufig wird man nach Lage der Dinge auch Rasselgeräuschen begegnen, die weder sicher als klingend noch als nicht klingend erklärt werden können.

Großblasige Rasselgeräusche können nur in verhältnismäßig weiten Lufträumen zustande kommen, also in größeren Bronchien, Bronchiektasien, Kavernen; kleinblasige Rasselgeräusche werden in den Bronchiolen und Alveolen entstehen. Aus der Größe der Blasen können wir also schließen, in welchem Abschnitt der Luftwege das Sekret und daraus mit einer gewissen Wahrscheinlichkeit, wo der krankhafte Prozeß sitzt. Durch einen einfachen Versuch kann man sich über die Entstehung und die Eigenschaften verschieden großer Luftblasen in Flüssigkeiten unterrichten. Steckt man eine Anzahl verschieden weiter Glasröhren in ein Gefäß mit Wasser und bläst nacheinander in die verschiedenen Röhren, so wird man je nach dem Kaliber der Röhre große und kleine Blasen erzeugen, die ein verschiedenes Geräusch verursachen. Talma hat nachgewiesen, daß bei diesem Versuch die Schallerscheinung nicht in den Augenblick auftritt, wo die Blasen an der Oberfläche des Wassers zerspringen, sondern dann, wenn nach Austritt der Luftblase das Wasser in das untere Ende der Röhre hineinspringt. Durch diesen Stoß wird die Luft in der Röhre in Schwingungen versetzt. die je nach der Weite der Röhre verschiedene Frequenz haben, also verschieden hohe Töne geben. Diese Erscheinung tritt auch dann auf, wenn die Röhren gleich lang sind, genau so wie Orgelpfeifen von gleicher Länge, aber wesentlich verschiedener Lichtung einen umso höheren Ton geben, je geringer die Lichtung ist (Müller-Pouillet). Das wesentliche Unterscheidungsmerkmal zwischen großblasigen Rasselgeräuschen scheint nach diesem Versuch auf der geringeren Tonhöhe der großblasigen und der größeren Tonhöhe der kleinblasigen Rasselgeräusche zu beruhen. Bläst man mit gleicher Kraft in die verschiedenen Röhren, so bemerkt man noch einen anderen Unterschied: die großblasigen Rasselgeräusche sind sehr viel spärlicher als die kleinblasigen. Das ist leicht verständlich. Die Luft wird nach Talma in der Form einer Halbkugel aus der Röhre hervorgedrängt; sie biegt sich im weiteren Verlauf um den Rand der Öffnung, nimmt Kugelgestalt an und reißt schließlich ab. An weiten Röhren bilden sich große, an engen kleine Kugeln. Wenn etwa die gleiche Luftmenge in derselben Zeit die Röhren passiert, so müssen sich deshalb an der engen Röhre viel mehr Kugeln bilden als an der weiten oder mit anderen Worten, die großblasigen Rasselgeräusche in diesem Versuch werden unter gleichen Bedingungen spärlich, die kleinblasigen zahlreich sein. In der Lunge scheinen ähnliche Verhältnisse zu bestehen, wenigstens werden bei der Auskultation feinblasige Rasselgeräusche in der Regel als zahlreiche gehört. Besonders großblasige Rasselgeräusche entstehen, wie natürlich, im Hauptstamm der Luftröhre, sie pflegen so laut zu sein, daß man sie schon auf Distanz hört. Die Erscheinung ist als Trachealrasseln oder Stertor bekannt und findet sich, wenn sich größere Flüssigkeitsmengen in der Luftröhre ansammeln, so bei starkem Bluthusten und vor allem bei Sterbenden. Daß alle Übergänge zwischen großblasigen und kleinblasigen Rasselgeräuschen vorkommen, braucht wohl kaum gesagt zu werden; wenn man sich weder für großblasig oder kleinblasig entscheiden kann, spricht man daher von mittelblasigen Rasselgeräuschen.

Wenn auch, wie wir gesehen haben, Beziehungen zwischen der Größe und der Zahl der Rasselgeräusche bestehen, so kommt doch der Zahl auch unabhängig von der Größe eine gewisse Bedeutung zu. Das geht ohne weiteres aus der Tatsache hervor, daß auch großblasige Rasselgeräusche sehr zahlreich sein können. Offenbar hängt die Zahl wesentlich davon ab, wie viele Bronchien, Bronchiolen und Alveolen und in welcher Ausdehnung sie vom Sekret erfüllt sind. So betrachtet, unterrichtet uns die Zahl der Rasselgeräusche über die Ausdehnung des Krankheitsprozesses innerhalb der gerade auskultierten Bezirke, während die Gesamtausdehnung durch Auskultation der verschiedenen Lungenbezirke ermittelt wird.

Die trockenen Rasselgeräusche tragen zum großen Teil ihren Namen mit Unrecht, denn die betreffenden Schallerscheinungen haben häufig mit Rasseln nicht die geringste Ähnlichkeit Gleichwohl hat sich der Name bis jetzt erhalten, hauptsächlich wohl deshalb, weil er kurz und bequem ist und das Wesentliche trifft. Würde man sich entschließen, noch kürzer von trockenen Geräuschen statt von trockenen Rasselgeräuschen zu sprechen, so wäre der letzte Stein des Anstoßes beseitigt. Die trockenen Geräusche sind zum Teil Explosionsgeräusche wie die feuchten Rasselgeräusche, zum Teil Stenosengeräusche. Unvollständige Verschwellung größerer oder kleinerer Bronchien, Verengerung durch wandständige zähe Schleimmassen oder Krampf der Bronchialmuskulatur bieten die mannigfachsten Gelegenheiten zur Entstehung von Nebengeräuschen. Man hört dementsprechend über einer sog trocknen Bronchitis oder im asthematischen Anfall Giemen, Zischen, Pfeifen, Schnurren, Brummen [1]) usw., häufig mögen auch hin- und herzitternde Schleimballen wie die Zungen einer Orgelpfeife wirken und besonders grobe Geräusche erklären. Wenn durch Schwellung der Schleimhäute kleinere Bronchien verschlossen sind und dieser Verschluß durch den Strom der Atemluft gesprengt wird, so werden dadurch Explosionsgeräusche entstehen, ähnlich den Geräuschen, die in denselben Bronchien durch Blasenspringen in zähem Sekret hervorgebracht werden und meistens den Eindruck von sog.

Knacken hervorrufen dürften. Das Knacken ist demnach ein Geräusch, bei dem der Untersucher vielfach im Zweifel bleiben wird, ob er es unter die feuchten oder die trockenen Rasselgeräusche einreihen soll. Obgleich eine wohl ausgeprägte Schallerscheinung, könnte das Knacken deshalb mit einem gewissen Recht auch den unbestimmten Rasselgeräuschen zuzurechnen sein. Ähnlich steht es mit dem Geräusch, das man als Knisterrasseln oder

Knistern bezeichnet. Schon der Umstand, daß man gewöhnlich nur von

[1]) *Καὶ τὰ στῆθεα ἀείδειν δοκέει.* — Und die Brust scheint zu singen, sagt Hippokrates. De morbis Lib. III. Art. VII. Abs. 10.

Knistern spricht, erweckt Zweifel, ob diese Schallerscheinung noch als Rasselgeräusch empfunden wird. Ich glaube, nach dem gewöhnlichen Sprachgebrauch muß man wohl sagen, daß Knistern eben Knistern und kein Rasseln und daß die Bezeichnung Knisterrasseln eine medizinische Lizenz ist. Wenn dem so ist, dürfen wir vielleicht auch daran zweifeln, ob beim Knistern überhaupt eine Feuchtigkeit im Spiel ist. Sollte etwa das Knistern, das Krepitieren, gar nicht zu den feuchten (Laennec), sondern zu den trockenen Geräuschen gehören? In manchen Fällen ist das ohne Zweifel der Fall. Der beste Beweis dafür ist das sog. Entfaltungsknistern. Bei jeder Untersuchung hört man über den Lungenteilen, die bei der gewöhnlichen oberflächlichen Atmung nicht oder kaum gelüftet werden, also besonders in der Gegend der Komplementärräume und über den hinteren paravertebralen apikalen Teilen, während der ersten Atemzüge ein deutliches Knistern, das offenbar auf der Entfaltung der bis dahin zusammengefalteten Alveolen beruht. Dasselbe Knistern hört man aber auch über jeden beliebigen Bezirk im Beginne einer Pneumonie, wenn die Alveolen sich mit dem entzündlichen Exsudat füllen; hier muß wohl die Adhäsionskraft des Exsudates für die Verklebung der Alveolen verantwortlich gemacht werden. Eine andere Erklärung gibt R. Geigel. Er nimmt an, daß infolge der Verklebung einzelner kleiner Bronchien die Alveolen nicht gleichmäßig in einem Zuge, sondern nacheinander, in größeren Gruppen und mit größerer Gewalt (wegen des durch die Verklebung der Bronchien erhöhten Widerstandes) aufgeblasen würden. Knistern ist also nach Geige diskontinuierliches verstärktes Vesikuläratmen. Eins scheint mir sicher zu sein: der Unterschied zwischen Knistern und Vesikuläratmen ist so groß, daß er nicht durch eine Diskontinuität allein erklärt werden kann. Denn wie diskontinuierliches Vesikuläratmen klingt, wissen wir ja recht gut vom sakkadierten Atmen, das mit Knistern keine besondere Ähnlichkeit hat. Hätte Geigel recht, so müßte demnach die Verstärkung des Vesikuläratmens eine wesentliche, wenn nicht die Hauptrolle spielen und man sollte denken, daß durch rasche angestrengte Atmung ein dem Knistern ähnliches Klangbild erzeugt würde; das ist aber nicht der Fall. Dem akustischen Eindruck scheint deshalb besser die Annahme zu entsprechen, daß das Auseinanderreißen von aneinanderliegenden Alveolenwänden die Ursache des Knisterns ist. Das Knistern bei dem Beginn und bei der Lösung einer Lungenentzündung, das Knistern komprimierter oder kollabierter Lungenteile und das Knistern beim Lungenödem stimmen zu der einen wie zu der anderen Erklärung gleich gut, bringen also keine Entscheidung.

Unbestimmte Rasselgeräusche werden wir unter verschiedenen Umständen finden. So gut wie wir ein unbestimmtes Atmen hören, wenn infolge der Zwischenlagerung größerer Massen der ursprüngliche Charakter verwischt wird, so gut werden wir in demselben Falle Rasselgeräusche unbestimmten Charakters hören. Da ferner nach unserer Darstellung fließende Übergänge zwischen klingenden und nichtklingenden, feuchten und trockenen, großblasigen und kleinblasigen Rasselgeräuschen bestehen, so wird man häufig, auch wenn wir von Knistern und Knacken absehen, nicht sicher bestimmbare Zwischenstufen, unbestimmte Rasselgeräusche antreffen. Immerhin hat auch hier C. Gerhardts Satz Geltung: je größer die Übung des Untersuchers, um so geringer die Häufigkeit unbestimmter Geräusche.

Pulsatorische Rasselgeräusche

entstehen, wenn das Herz oder die großen Gefäße durch ihre pulsatorische Tätigkeit in benachbarten Hohlräumen, wie Kavernen und Bronchiektasien, Stenosengeräusche während der Atmung verursachen oder bei der Anwesenheit von Luft und Flüssigkeit zu Blasenbildungen führen. Es müssen also besonders günstige

Umstände zusammenkommen, damit die geschilderte Erscheinung auftritt. Man begegnet ihr deshalb nur selten. Das betont auch Laennec, der als erster Rasselgeräusche beschrieben hat, die durch den Puls der Subklavia in Kavernen der Lungenspitzen hervorgerufen waren. Über ähnliche Beobachtungen berichten Biermer, Choyan, Leichtenstern u. a. Herzsystolisches Knistern wird von Fr. Müller als Zeichen interstitiellen, insbesondere mediastinalen Emphysems genannt.

Pleurales Reiben

wird schon von Hippokrates erwähnt: *ὁ πλεύμων προσπεσὼν ἐς τὸ πλευρόν; — καὶ τρίζει οἷον μάσθλης.* Auch Laennec hat es gehört und beschreibt es sehr anschaulich als Frottement ascendant et descendant. Allerdings führt er es auf interlobuläres Emphysem oder Vorwölbungen der Pleura durch Tumoren irgendwelcher Art zurück und erst Reynaud und dann Stokes erkannten, daß entzündliche Veränderungen der Pleura der häufigste Grund des Reibens seien. Die Bezeichnung Laennecs mutet wie eine Vorahnung der Beobachtungen an, die Donders viel später im Tierexperiment an den Pleuren machte, als er nachwies, daß die Pleuren sich bei der Atmung in der Richtung von oben nach unten gegeneinander verschieben. Die Verschiebung ist aber keineswegs überall gleich groß, wie aus den früher dargestellten Untersuchungen Tendeloos hervorgeht. Die größte Verschiebung findet statt an der Lungenbasis, wenn der untere Lungenrand in den Komplementärraum eintritt. Je weiter nach oben, um so geringer die Verschiebung. Über den Spitzen ist sie praktisch gleich Null. R. Geigel vergleicht diesen Vorgang mit der Dehnung eines Gummifadens, der an seinem oberen Ende befestigt ist; zieht man am unteren Ende, so werden die dort liegenden Teilchen den größten Weg zurücklegen, je weiter nach oben, um so kleiner der Weg, das oberste fixierte Teilchen bleibt ganz in Ruhe. Es ist nun ohne weiteres klar, daß Reibungsgeräusche um so leichter entstehen und um so lauter sein werden, je größer die Verschiebung der aneinander reibenden Flächen und je größer die Geschwindigkeit ist, mit der diese Verschiebung vor sich geht. Die günstigsten Bedingungen in dieser Beziehung bietet infolgedessen der untere Lungenrand, während über den Lungenspitzen, obwohl hier besonders häufig pleuritische Verwachsungen gefunden werden, so gut wie nie Reiben gehört wird. Beim Gesunden erfolgt die Verschiebung der Pleurablätter geräuschlos, sobald aber die glatte schlüpfrige Oberfläche durch irgend einen Krankheitsprozeß rauh wird, tritt Reiben auf. Je nach dem Grade der Rauhigkeit fällt das Reibegeräusch, wenn wir von der Größe und Geschwindigkeit der Verschiebung absehen, verschieden aus. Grobe Rauhigkeiten geben grobes Reiben, feine Rauhigkeiten feines Reiben. Das zuletzt genannte Reiben kann dabei so fein sein, daß es vom feinblasigen Rasselgeräusch oder Knisterrasseln nicht zu unterscheiden ist. Man entzieht sich mit Recht in solchen Fällen der Entscheidung über die Natur des Geräusches, indem man von Knistern oder Krepitieren spricht und offen läßt, ob es auf feuchten oder trockenen Rasselgeräuschen oder Reiben beruht. In manchen Fällen gelingt es allerdings, durch diesen oder jenen Kunstgriff zu einer sicheren Diagnose zu gelangen. Beruht das Knistern auf Reiben, so wird es durch Husten nicht beeinflußt, ist mit dem Hörrohr meist besser zu hören als mit bloßem Ohr, wird bei stärkerem Druck mit dem Hörrohr lauter, ist gewöhnlich bei der Einatmung und Ausatmung zu hören, und erfolgt nicht selten in deutlichen Absätzen. Das Fehlen dieser Erscheinungen spricht umgekehrt gegen Reiben. Auch die Abgrenzung eines etwas gröberen Reibens von fein- bis mittelblasigen Rasselgeräuschen und die Abgrenzung groben Knarrens von ähnlichen trockenen bronchitischen Geräuschen kann Schwierigkeiten machen. Für die Unterscheidung kommen die gleichen Merkmale in Betracht, wie sie oben für feines Reiben und Knistern angegeben worden sind, jedoch muß bemerkt werden, daß gerade die groben bronchitischen Geräusche auch exspiratorisch hervortreten können. Besondere Schwierigkeiten bereitet häufig die Erkennung von pleuritischem Reiben zwischen Lunge und Zwerchfell, man wird da in vielen Fällen über die Diagnose „unbestimmte Nebengeräusche" nicht hinauskommen. Alle Prozesse, die zu einer Erkrankung der Pleura führen, können Reiben verursachen, Lungenentzündungen, Tuberkulose, Tumoren, Verletzungen, von Nachbarorganen fortgeleitete Entzündungsvorgänge und primäre Entzündungen der Pleura. Das Reiben tritt zu Beginn der Pleuraerkrankung auf und hält so lange an, als nicht durch einen Erguß die erkrankten Flächen voneinander getrennt werden. Geht der Erguß zurück, so wird das Reiben wieder hörbar; es ist häufig das erste Zeichen einer beginnenden Resorption des Exsudates und tritt naturgemäß an den oberen Grenzen des Ergusses zuerst auf. Auch das interstitielle Emphysem kann wohl Reibegeräusche verursachen, wenn auch nicht in dem Umfange, wie Laennec ursprünglich angenommen hat. Nach Sahli erinnern aber diese Geräusche im allgemeinen an feuchte und zwar gewöhnlich an groß- und gemischtblasige Rasselgeräusche von klingendem Charakter.

Pulsatorisches pleurales Reiben

tritt in der Nachbarschaft des Herzens und der großen Gefäße synchron mit deren Tätigkeit während der Atmung auf; je nach dem Sitz und der Ausdehnung des Prozesses verschwindet das Reiben bei angehaltener Atmung oder bei einer besonderen Atmungsstellung (z. B. auf der Höhe der Einatmung oder Ausatmung) oder es tritt andererseits nur bei einer besonderen Atmungsstellung auf. Meistens handelt es sich um Reiben, das durch die Bewegungen des Herzens selbst hervorgebracht wird, um sog. pleuroperikardiales oder extrakardiales Reiben. Auf Einzelheiten wird bei der Besprechung des perikardialen Reibens noch zurückzukommen sein.

Succussio Hippocrates.

Τῶν ἐμπύων οἷσι σειομένοισιν ἀπὸ τῶν ὤμων πολὺς γίγνεται ψόφος, ἐλάσσον ἔχουσι πῦον ἢ οἷσιν ὀλίγος, δυσπνοωτέροισιν ἐοῦσιν[1]): Von Empyemkranken haben die, bei denen ein lautes Geräusch entsteht, wenn man sie an den Schultern schüttelt, weniger Eiter als die, bei denen größere Atemnot und ein geringes Geräusch bestehen. Nachdem diese Entdeckung des Meisters durch lange Jahrhunderte geschlummert hatte, finden wir sie wieder aufgenommen durch Morgagni, der seinerseits fünf Beobachtungen aus der Literatur zu zitieren weiß (Fantonius, Mauchartus, Wolffius und Willisius) und selbst einen Fall beschreibt. Daß für die Succusio Hippocratis die gleichzeitige Anwesenheit von Luft und Flüssigkeit nötig ist, wurde von Morgagni so wenig wie von Hippocrates selbst erkannt. Morgagni weiß deshalb mit dem Symptom nichts Rechtes anzufangen, legt mehr Wert darauf, daß die Patienten selbst die Succusio bemerken, als daß sie durch Schütteln für den Arzt nachweisbar sei: humeris apprehendere et concutere aut aliter agitare non omnes aegros sane licet, nicht alle Kranken kann man an die Schultern fassen und schütteln. Er berichtet dann, wie zu erwarten, von Fällen, die bei der Sektion einen Erguß darboten und zu Lebzeiten selbst keine Sukkusion gespürt hatten. Die wesentliche Bedingung der Succusio Hippocratis, die gleichzeitige Anwesenheit von Flüssigkeit und Luft, wurde erst von Laennec erkannt. Das Geräusch selbst wird von ihm verglichen mit dem, das man hört, wenn man eine halbgefüllte Flasche schüttelt. Dasselbe „Plätschern" kann allerdings

---

1) Hippokrates, Koische Prognosen. L. V. Nr. 424.

auch im Magen stattfinden, jedoch ist der Ort der Entstehung durch gleichzeitige Auskultation — von allen übrigen Unterscheidungsmerkmalen abgesehen — leicht festzustellen. Der meist vorhandene metallische Beiklang des Plätscherns kommt dadurch zustande, daß durch die Bewegung der Oberfläche der Flüssigkeit diskontinuierliche Erschütterungen der Luft erzeugt werden (R. Geigel). Am häufigsten beobachtet man wohl das Sukkusionsgeräusch im Seropneumothorax oder Pyopneumothorax; es kann, wie gesagt, aber in jedem Luft und Flüssigkeit enthaltenen Hohlraum, so im Magen, in Kavernen, Abszeßhöhlen und Bronchiektasien entstehen. Allerdings darf die Flüssigkeit nicht zu zäh sein, sonst kommt es nur zu einer Art von Schwappen, das C. Gerhardt als klangloses Schüttelgeräusch bezeichnet hat.

Das Geräusch des fallenden Tropfens

ist mit der Succusio Hippocratis nahe verwandt. Laennec gibt davon folgende Schilderung: Lorsque l'on fait mettre sur son séant un malade attaqué de pneumothorax avec épanchement liquide, il arrive quelquefois qu'une goutte restée au haut de la poitrine tombe au moment où l'on explore et produit un bruit semblable à celui d'une goutte d'eau qu'on laiserait tomber dans une carafe aux trois quarts vide, et qui est accompagné d'un tintement métallique trésévident. Man hat bezweifelt (Skoda, Wintrich u. a.), ob es sich wirklich immer um das Fallen eines Tropfens handle, und angenommen, daß vielfach das Geräusch des fallenden Tropfens durch das Springen einzelner Blasen hervorgerufen werde. Leichtenstern hat dann an der Leiche nachgewiesen, daß das Geräusch des fallenden Tropfens tatsächlich in der von Laennec geschilderten Weise entstehen kann. Wie häufig die eine, wie häufig die andere Entstehungsart anzunehmen ist, ist von untergeordnetem Interesse und mag dahingestellt bleiben. Für uns ist das Geräusch des fallenden Tropfens wichtig wegen der Schlüsse, die aus dem Metallklang auf die physikalischen Verhältnisse des Entstehungsortes gezogen werden können.

Das Wasserpfeifengeräusch

ist von Unverricht als Zeichen eines Ventilpneumothorax mit Erguß beschrieben worden. Bei dem Versuch, die Luft in einem solchen Fall zu aspirieren, hörte er während jeder Einatmung ein eigentümliches Gurgeln mit Metallklang. Offenbar trat in den Pneumothorax durch die Lungenfistel Luft, die beim Durchgang durch die Flüssigkeit das Geräusch hervorrief. Riegel beobachtete dieselbe Erscheinung bei einem Kranken, der beim Aufsitzen einen Teil seines Empyems aushustete; die nachdringende Luft brachte dasselbe metallisch klingende Gurgeln hervor wie in dem Falle Unverrichts. Riegel schlug als Bezeichnung dafür Lungenfistelgeräusch vor. Das Geräusch ist aber nicht unbedingt beweisend für einen Pneumothorax, wie man zunächst angenommen hatte, denn D. Gerhardt fand es auch bei einem großen jauchigen Abszeß, der von einem Ösophaguskrebs ausging und in die Luftröhre durchgebrochen war.

Die Auskultation der Stimme

ist von Laennec besonders eifrig studiert worden, wie er selbst hervorhebt und man aus seinen zahlreichen Krankengeschichten auch deutlich erkennt. Über der gesunden Lunge vernimmt man die gesprochene Stimme bei der Auskultation nur als ein undeutliches leichtes Schwirren (léger frémissement). Über dem Kehlkopf und der Luftröhre bläst dagegen die Stimme gewissermaßen durchs

Hörrohr direkt ins Ohr, auch an den seitlichen Teilen des Halses, ja zuweilen auch im Nacken und in der Gegend der Acromions wird die Stimme in ähnlicher deutlicher Weise gehört, weniger ausgesprochen ist diese Erscheinung in der Gegend der großen Bronchien im Interskapularraum und über dem Brustbein. Immerhin kann beobachtet werden, besonders bei mageren Leuten mit dünnen Brustwänden, daß „il y a souvent dans cette région une bronchophonie semblable, à l'intensité près, à la laryngophonie. Bronchophonie, das ist also Laennecs Bezeichnung für die Erscheinung, daß die Stimme von dem an die Brustwand gelegten Ohre so laut gehört wird, als ob man über dem Kehlkopf selber auskultierte. Begünstigt wird die Bronchophonie nach Laennec durch Infiltration des Lungengewebes oder Erweiterung der Bronchien, zwei Prozesse, die beide die Fortleitung der in den großen Luftwegen entstehenden Schallerscheinungen zur Brustwand fördern. Die Bronchophonie hat klinisch dieselbe Bedeutung wie das Bronchialatmen, und alles, was über die Entstehung des Bronchialatmens gesagt worden ist, gilt auch für die Bronchophonie. Wir können es uns deshalb versagen, noch einmal auf die Einzelheiten einzugehen. Von der Bronchophonie unterscheidet Laennec die Pektoriloquie. Die Pektoriloquie ist ihm ein Kavernenzeichen, doch gibt er keine fassbaren Merkmale für die Unterscheidung der Pektoriloquie von der Bronchophonie an. Gleichwohl wird man Laennec Recht geben, wenn er findet, daß die Stimme über verdichteter Lunge anders klinge als über Kavernen, denn auch das Atemgeräusch kann einen solchen Unterschied zeigen, es klingt über verdichteten Lungen bronchial, über Kavernen amphorisch. Allerdings gibt es keine scharfe Grenze zwischen Bronchophonie und Pektoriloquie, so wenig wie zwischen bronchialem und amphorischem Atmen; das hat Laennec von Anbeginn an klar erkannt und er spricht in Übergangsfällen von einer pectoriloquie douteuse, die „ne peut être distinguée de la bronchophonie qu' à l'aide des signes tirés de l'endroit où elle lieu, des symptomes généraux et de la marche de la maladie". Skoda hat geglaubt, einen Fortschritt über Laennec zu erzielen, indem er die Pektoriloquie strich und die Bronchophonie in starke und schwache, helle und dumpfe Bronchophonie einteilte; daneben unterschied er die Stimme mit amphorischem Widerhall und metallischem Echo und schließlich wie Laennec das undeutliche Summen. Die Auskultation der Stimme hat weniger praktisches — wie noch zu zeigen sein wird — als historisches Interesse, sie bildet nämlich die Grundlage der auch auf die Atemgeräusche ausgedehnten, schon früher erwähnten Konsonanztheorie Skodas, die auch jetzt noch zur Erklärung bestimmter Erscheinungen von Sahli herangezogen wird. Wir können hier auf die sehr ausgedehnte literarische Diskussion über diesen Gegenstand nicht eingehen und verweisen deswegen vor allem auf Wintrich, Hoppe, Schweigger. Es sei nur kurz erwähnt, daß Skoda glaubte, die Stimme in einzelnen Fällen lauter über der Brustwand als über dem Kehlkopf zu hören und daraus schloß, es müsse durch „Konsonanz" eine Verstärkung der Stimme in den Luftwegen stattfinden. Diese grundlegende Beobachtung Skodas hat sich aber nicht bestätigt. Das von Laennec angenommene, von Skoda bestrittene bessere Schalleitungsvermögen verdichteter Lunge ist aus theoretischen Gründen (homogenes Medium) und durch praktische Versuche (C. Gerhardt u. a.) als erwiesen anzusehen. Über die physikalische Möglichkeit einer Verstärkung der Stimme durch Konsonanz im Sinne Skodas äußert sich Zamminer als berufener Kritiker folgendermaßen: „Jede einzelne Tonschwingung der Stimmbänder sendet eine Welle in der Luftröhre abwärts; eine größere Wirkung kann eine solche Welle an der Peripherie des Thorax nicht ausüben, als wenn sie daselbst auf dem Wege möglichst guter Leitung mit möglichst geringem Verlust an lebendiger Kraft anlangt. Steigern kann sich dieses Maß an lebendiger Kraft auf keinen Fall, weder durch teilweisen Übergang der Bewegung auf die Wandungen, welche dann allerdings konsonierende Schwingungen machen, noch durch Übertragung auf Luftvolumina von beliebiger Form und Größe. Es ist darum gar nicht abzusehen, wie der Begriff der Resonanz hier zugezogen werden könne, auch wenn die Lunge mit Luftschallräumen so reichlich ausgestattet wäre, wie eine Orgel". In der Klinik ist die Auskultation der Stimme im Laufe der Zeit immer mehr zurückgetreten, da die Auskultation des Atemgeräusches gleichbedeutende aber sicherere und weiter reichende Aufschlüsse erteilt: sicherer, weil die Beurteilung des vesikulären, bronchialen und gemischten Atmens leichter ist als die Beurteilung der verschiedenen Grade von Bronchophonie; weiterreichend, weil bei der Atmung auch die wichtigen Nebengeräusche hörbar werden. Ein Fortschritt in der Auskultation der Stimme war es, als man der Flüsterstimme größere Aufmerksamkeit schenkte (Baccelli, G. de Mussy, Budin, Tripier, Rist). Ist man im Zweifel, ob man ein Atemgeräusch als gemischt bezeichnen und wie hoch der bronchiale Anteil eingeschätzt werden soll, so kann die Auskultation der Flüsterstimme eine sehr erwünschte Ergänzung sein. Läßt man den Kranken flüsternd sechs und sechzig sagen — die dem Bronchialatmen ähnelnden ch-Laute dieser Zahl sind offenbar besonders günstig für den Versuch — so wird man häufig erstaunt sein über die Deutlichkeit, mit der man bei zweifelhaftem gemischtem Atmen die Zahl durchhört.

Als eine besondere Art der an der Brustwand hörbaren Stimme ist

die Ägophonie, das Ziegenmeckern

zu nennen. Laennec schreibt darüber: „Elle a d'ailleurs un caractère constant, d'ou j'ai cru devoir tirer le nom du phénomène: elle est tremblotante et saccadée comme celle d'une chèvre, et son timbre, d'après la description que nous venons d'en donner, se rapproche également de la voix du même animal". Er fand die Ägophonie an der Grenze von Brustfellergüssen und erklärt die Erscheinung folgendermaßen: „Dans tout épanchement pleurétique, les rameaux bronchiques d'un moindre diamètre, et surtout tous ceux qui sont dépourvus de cartilages, sont nécessairement plus ou moins comprimés. L'arbre bronchique devient alors une sorte d'instrument à vent terminé par une multitude d'anches dans lesquelles la voix frémit en résonnant. La compression du tissu pulmonaire, qui le rend plus dense et par conséquent meilleur conducteur du son, le liquide interposé meilleur conducteur encore, contribuent à faire parvenir la voix à l'oreille". Skoda hält diese Erklärung für falsch und führt das Meckern der Stimme darauf zurück, „daß in den meisten Fällen die Wandung des Bronchus, innerhalb dessen die Luft konsoniert, durch Stöße auf die enthaltene Luft zurückwirkt und so zu dem zitternden Schall Veranlassung gibt"; er hat jedoch keinen Anklang mit dieser Hypothese gefunden. Wir haben schon gehört, daß an der Grenze von Brustfellergüssen Bronchialtmen auftritt und die Gründe dafür dargelegt. Da Bronchialatmen und Bronchophonie dieselben Gründe haben, so ist es selbstverständlich, daß die ja auch an der Grenze von Brustfellergüssen entstehende Ägophonie häufig mit Bronchophonie verbunden ist. Die Ägophonie kann dabei einmal mehr meckernd, ein anderes Mal mehr näselnd, die Bronchophonie stärker oder schwächer sein, Unterschiede, denen keine besondere Bedeutung zukommt, so daß ein näheres Eingehen, um mit Wintrich zu reden, „für die Praxis etwa das gleich wichtige Resultat haben würde, als wenn man bestimmen wollte,

Ob Dudeldum, ob Dudeldei
Der allerbeste Triller sei."

Von Hourmann wurde 1839 angegeben, man höre bei der unmittelbaren Auskultation über infiltrierten Lungenteilen, wenn man spreche, die eigene Stimme meckernd wiederhallen. Diese sog. Autophonie ist von verschiedenen Seiten (Taupin, Raciborski, Brünnischl u. a.) nachgeprüft worden, hat sich aber keinen Platz in der Diagnostik erwerben können.

Die Auskultation des Mundes

ist vor allem empfohlen worden, um pleuritische Geräusche von bronchitischen zu unterscheiden. Die bronchitischen Geräusche werden am geöffneten Munde, oder wenn man durch ein Stethoskop auskultiert, dessen eines Ende der Kranke in den Mund genommen hat, besser gehört als pleuritische Geräusche. Auch herzsystolische Geräusche sind beschrieben worden, die auf diese Weise festgestellt werden. Richardson hat empfohlen, eine Ösophagussonde einzuführen und dadurch wie durch ein Stethoskop die Atem- und Herzgeräusche abzuhorchen. Beide Methoden haben in der Praxis keinen Erfolg erzielt, ich beschränke mich deshalb darauf, die Namen einiger Autoren anzuführen, die sich damit beschäftigt haben (Baccarani, Cybuslki, Fischer, Prodi, Remonchamps, Takata).

Die Veränderungen der Stimme, die durch Erkrankungen des Kehlkopfes, der Mund-, Rachen- und Nasenhöhle hervorgerufen werden können, sind hier nicht zu schildern, wir verweisen deshalb auf die betreffenden speziellen Lehrbücher. Dagegen haben wir noch den

Husten

in seinen verschiedenen Formen zu besprechen. Der Husten wird hervorgerufen durch eine angestrengte rasche Ausatmung bei geschlossener Stimmritze; sobald der Druck in der Luftröhre eine gewisse Höhe erreicht, sprengt er unter einem Explosionsgeräusch den Verschluß der Stimmritze. Die plötzlich herausschießende Luft reißt dabei in den Luftwegen befindliche bewegliche Teile — Schleimballen, Fremdkörper — mit sich, „der Kranke wirft aus". In den meisten Fällen ist der Husten ein Reflexakt, der am häufigsten durch direkte Reizung der sensiblen Vagusäste der Kehlkopf- und Bronchialschleimhaut ausgelöst wird (Nothnagel); aber auch von der Haut (Bruecke), der Nase (Holmgren, Sommerbrod), der Pleura (Koths), ja von Leber und Milz aus (Naunyn) kann reflektorisch Husten hervorgerufen werden. Auch das ungeübte Ohr unterscheidet leicht, unter welchen mechanischen Bedingungen der Luftwege der Husten vor sich geht. Sind Kehlkopf und Bronchien frei von Sekret, leer, so hört sich auch der Husten leer an, er ist meist laut, hoch, bellend. Befindet sich Flüssigkeit in den Luftwegen, so wird der Husten rasselnd und je nach der Konsistenz des Auswurfs und dessen Adhäsion an der Schleimhaut zäh oder locker. Bei Kehlkopfstenosen tritt ein heiserer, zischender, fauchender Husten auf, bei Kehlkopflähmungen, starkem Emphysem, allgemeiner Schwäche wird der Husten klanglos und schwach, Höhlen in der Lunge können dem Husten metallischen Beiklang verleihen. Ein aufmerksamer Beobachter wird leicht die zahlreichen Nuancen erkennen und deuten lernen; die Praxis ist auch hier der beste Lehrmeister und durch keine langatmigen Beschreibungen zu ersetzen. Auskultiert man während des Hustens, so hört man ihn bei lufthaltiger Lunge nur leise und undeutlich, bei verdichteter Lunge und durchgängigen Bronchien laut durchklingen, zum Teil auch von Metallklang begleitet. Laennec unterscheidet dementsprechend einen bronchialen (tubaire), kavernösen und metallischen Husten.

Die graphische Darstellung physikalischer Lungenbefunde

ist von Sahli empfohlen worden, um einen raschen Überblick über das Gesamtbild zu ermöglichen. Wir lassen nachstehend die von Sahli empfohlenen Zeichen mit seiner Erklärung folgen und geben zur Erläuterung zwei Abbildungen aus Sahlis Lehrbuch wieder (Fig. 74 u. 75).

Zeichenerklärung.

Atemgeräusche.

- Inspirium
- Exspirium
- Vesikuläratmen
- Bronchialatmen
- sakkadiertes Atmen
- abgeschwächtes Atmen
- scharfes Atmen
- scharfes Atmen mit verlängertem Exspirium
- rauhes Atmen
- gemischtes Inspirium mit bronchialem Exspirium
- vesikuläres Inspirium mit bronchialem Exspirium
- gemischtes Inspirium mit verlängertem Exspirium
- sakkadiertes Vesikuläratmen
- sakkadiertes Inspirium mit bronchialem Exspirium
- ? unbestimmtes Atmen.

Rasselgeräusche.

Trockenes Rasseln:

- Schnurren
- Pfeifen
- Knacken

Feuchtes Rasseln:

a) klangloses: groß-, klein-, mittelgroß-, gemischt- } blasig

b) klingendes: groß-, klein-, mittelgroß-, gemischt } blasig

Reiben.

Inspiratorisches Rasseln wird durch den Zusatz des Buchstaben i, exspiratorisches durch Zusatz von e bezeichnet, z. B.:

Inspiratorisches klangloses gemischtblassiges Rasseln: i

In- und exspiratorisches Schnurren und Pfeifen: ie

Knistern wird mit kn bezeichnet.

Pleuritisches Reiben wird wie das perikarditisches durch das Zeichen dargestellt. Wo Mißverständnisse möglich sind, wird zum Unterschied zwischen pleuritischem und perikarditischem Reiben pl resp. pe zugesetzt, also:

pl , pe .

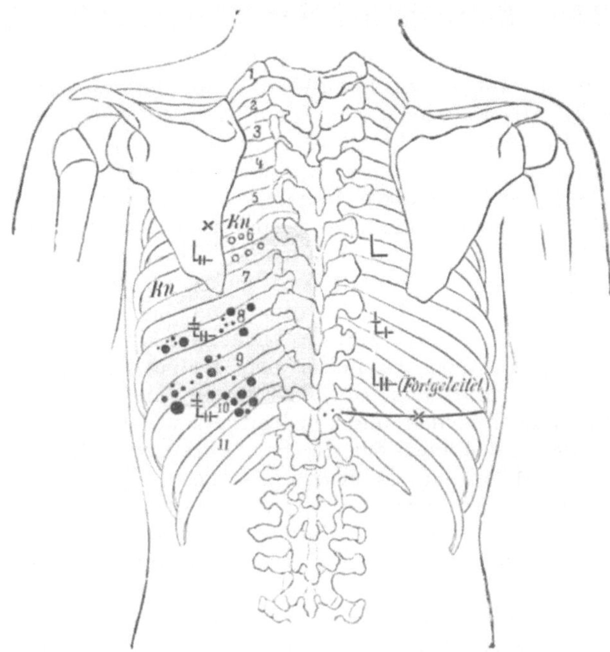

Fig. 74. Physikalischer Befund bei linksseitiger kruppöser Pneumonie (nach Sahli).

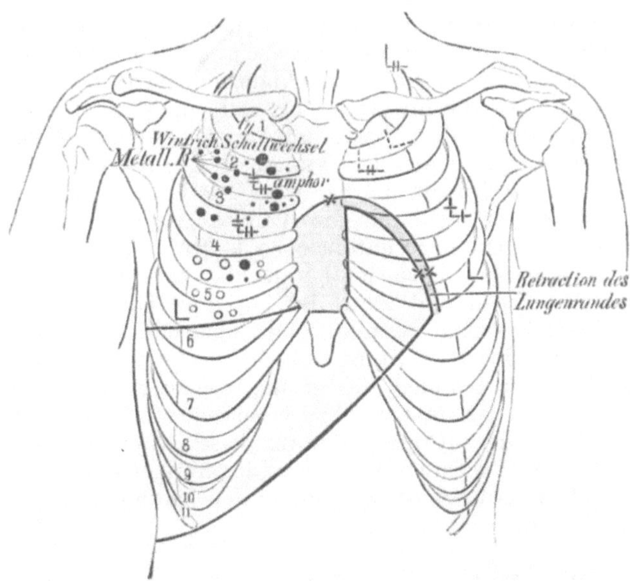

Fig. 75. Physikalischer Befund bei Lungenphthise. Rechts hochgradige, links beginnende Veränderungen (nach Sahli).

Über Täuschungen bei der Lungenauskultation.

Die beste Methode kann bei falscher Ausführung Fehler ergeben. Wird das Stethoskop nachlässig aufgesetzt, so daß sich sein Rand zum Teil und zu Zeiten von der Unterlage abhebt oder gegen die Unterlage verschiebt, so entstehen Nebengeräusche. Deshalb schreibt schon Laennec vor „à appliquer exactement et perpendiculairement le stéthoscope, de manière à ce qu'il n'y ait point d'hiatus entre les contours de son extrémité et les parois de la poitrine. Auch durch starke Muskelkontraktion können Geräusche vorgetäuscht werden, deshalb soll man schwache Kranke halten lassen (Laennec); Muskelzittern bei frierenden Patienten kann so störend sein, daß die Beurteilung feinerer Veränderungen der Atemgeräusche unmöglich wird. Ferner kann das Reiben der Haut gegen Kleidungsstücke oder Reiben an stärker behaarten Körperteilen zu Irrtümern führen. Doch werden einen aufmerksamen Beobachter diese Fehlerquellen kaum je täuschen. Gefährlicher sind Geräusche, die zwischen Schulterblatt und Brustwand entstehen können und zum Teil ganz wie trockene Rasselgeräusche klingen. Wenn man die Arme über die Brust kreuzen läßt, um die Schulterblätter möglichst weit seitlich zu ziehen, so legen sich diese der Brustwand fest an und es kommt nun durch die Rippenbewegungen zwischen Brustwand und Schulterblatt zu knackenden Reibegeräuschen. Mit der Veränderung der Schulterhaltung verschwinden die Geräusche (sog. Schulterkrachen, Galvagni, Axmann, Küttner). Schwierig ist es häufig, im Kehlkopf und der Rachenhöhle entstehende Geräusche sicher zu lokalisieren, sie können so laut sein, daß sie fortgeleitet auch über der Lunge hörbar sind (Addison). Wiederholte vergleichende Auskultation über dem Kehlkopf und den benachbarten Lungenteilen, Beeinflussung durch Husten, Veränderungen der Atmung durch Öffnen und Schließen des Mundes und ähnliche Kunstgriffe werden aber schließlich doch zu einer sicheren Entscheidung führen. Nie lasse man sich eine sorgfältige und erschöpfende Untersuchung verdrießen, um zu einem endgültigen Urteil zu gelangen. Ich darf kurz ein lehrreiches Beispiel zur Illustration dieses Abschnittes anführen. Eine ältere, etwas eigenwillige und sonderbare Dame litt seit vielen Jahren an Asthma bronchiale und hatte deswegen schon zahlreiche Ärzte konsultiert, die ihr stets eins oder einige der üblichen Mittel verschrieben hatten. Keines der Mittel hatte eine spürbare Wirkung ausgeübt. Ich fand eine fettleibige, etwas kurzatmige Patientin mit typisch giemender Atmung, die schon auf Distanz hörbar war. Als ich an die Untersuchung der Lungen gehen wollte, erklärte mir die Kranke, das sei nicht nötig, sie habe sich bis jetzt von keinem Arzt untersuchen lassen. Nachdem der Widerstand der Patientin besiegt war, stellte sich heraus, daß trotz des 20 Jahre dauernden Asthmas kein Emphysem und trotz des hörbaren Giemens über der ganzen Lunge reines Vesikuläratmen bestand. Das über dem Kehlkopf laute Giemen nahm sehr rasch mit der Entfernung von diesem Entstehungsorte ab und war eine Angewohnheit der Kranken; es gelang, sie zu geräuschloser Atmung zu veranlassen und damit das „Asthma“ zu beseitigen. Daß ungeschickte Atmung oder Verknöcherung der Rippen abnorm leises Atemgeräusch vortäuschen können, betont schon Thomas Addison, der übrigens eine ganze Sammlung von möglichen Irrtümern bringt, an die bei den speziellen Gelegenheiten noch erinnert werden wird.

Die Palpation der Atmungsorgane

wird mehr oder weniger bewußt schon bei der Perkussion geübt. Das geringere Widerstandsgefühl, das die Finger über lufthaltigen Teilen empfinden, das größere Widerstandsgefühl über luftleeren Teilen sind Tastbefunde, die Laennec schon kannte und Piorry und spätere Forscher eingehender würdigten. Aber auch mit der Auskultation können palpatorische Wahrnehmungen verbunden sein. Man fühlt in manchen Fällen von Reiben, Rasseln und Bronchophonie die Brustwand unter dem aufgelegten Ohr erzittern und wenn Skoda als Zeichen der starken Bronchophonie das Erschüttern des Ohres angibt, so ist das als eine Art von palpatorischem Befund aufzufassen. Kein Wunder, daß man diese Erscheinungen mit der Hand nachprüfte. Dabei stellte sich heraus, daß schon beim Gesunden die tiefe Sprache zu einem Erzittern der Brustwand, oder, wie wir heute sagen, zu einem deutlich wahrnehmbaren Stimmfremitus führt. Hohe Stimmen, z. B. die Stimme von Kindern und Frauen, geben keinen Stimmfremitus. Man prüft die Erscheinung in der Weise, daß man den Kranken mit möglichst tiefer, aber noch klangvoller Stimmer „neunundneunzig" sagen läßt und nun sich mit der aufgelegten Hand über den Fremitus an verschiedenen Stellen der Brust unterrichtet. Korrespondierende gleichgebaute Bezirke der beiden Brustseiten geben annähernd gleich starken Fremitus. Daß Thoraxdeformitäten berücksichtigt werden müssen, braucht wohl nicht besonders betont zu werden. Je dünner die Brustwand und die Weichteile, um so deutlicher das Stimmzittern. In den Zwischenrippenräumen wird es deshalb stärker gefunden als über den Rippen. Alle Bedingungen, die die Fortleitung der Atemgeräusche oder der Stimme zur Brustwand, d. h. also die Entstehung des Bronchialatmens und der Bronchophonie begünstigen, werden ebenso auf das Stimmzittern wirken. Wir haben deshalb verstärkten Stimmfremitus über infiltrierten Lungenteilen usw. Prozesse, die die Fortleitung der Atemgeräusche und der Stimme hindern, können auch den normalen Stimmfremitus aufheben (so Exsudate, Verlegung von Bronchien nach Laennec). Experimentelle Belege für die Verstärkung des Stimmzitterns durch Hepatisation der Lunge, für die Abschwächung des Stimmzitterns durch Bronchienverschluß sind von Wintrich erbracht worden, der damit zugleich den Beweis führte, daß die Fortleitung in der Lunge durch die Luft und durch die festen Teile besorgt wird. Das Stimmzittern ist besonders zur Differentialdiagnose zwischen Pneumonie und Pleuritis herangezogen worden. Man muß sich jedoch davor hüten, schematisch zu sagen: verstärkter Fremitus, also Pneumonie; abgeschwächter Fremitus, also Exsudat. Es kann nämlich vorkommen, daß bei einer Pneumonie der Stimmfremitus abgeschwächt ist, weil Bronchien verlegt sind, oder daß bei einem Erguß der Stimmfremitus erhalten bleibt, weil er durch Verwachsungen auf die Brustwand übertragen wird. Auch vermehrte Spannung der Brustwand, wie sie bei Lungenentzündungen wohl vorkommen kann, soll das Stimmzittern ungünstig beeinflussen (Hoppe). Das Verhalten des Stimmfremitus ist also wie jedes physikalische Zeichen der Ausdruck bestimmter mechanischer Bedingungen, aber nicht das untrügliche Symptom dieses oder jenes Krankheitsprozesses. Der Stimmfremitus darf deshalb nur mit Kritik für die Diagnose verwertet werden und unterliegt in dieser Beziehung denselben Überlegungen wie das Verhalten der Atemgeräusche und der Stimme. Es kann darum auf das dort Gesagte verwiesen werden. Die physikalische Erklärung des Stimmzitterns ist darin zu suchen, daß die tiefen Töne der Stimme den wesentlichen Eigentönen der Lunge und der Brustwand entsprechen und diese Teile zum Mitschwingen bringen (Selling). Wenn man jemanden eine Tonleiter singen läßt, so hört, wie bekannt, von einer bestimmten Höhe ab der Stimmfremitus auf. Soweit Stimmzittern vorhanden ist, entsprechen dessen Schwingungen den Schwingungszahlen des gerade gesungenen Tones. Bei mir selbst reicht das Stimmzittern von g bis d und verschwindet etwa mit f. Da bei der Perkussion des Brustkorbes die Resonatoren von d bis d' am besten ansprechen und für die Grundtöne des Brustkorblungenschalles ohne Resonatoren Schwingungszahlen von 175 bis 220, also etwa von f bis a gefunden wurden, so besteht tatsächlich zwischen dem Perkussionsschall und der Tonlage des Stimmzitterns insofern eine Übereinstimmung, als das Stimmzittern in das Optimum der Resonanz gerade hineinreicht.

Was sonst am Brustkorbe gefühlt werden kann, fällt ins Gebiet der Palpation überhaupt und soll deshalb nicht weiter ausgeführt werden. Nur an die Schwellungen sei kurz erinnert, die als Folge von Erkrankungen der Brustorgane auftreten können. Im Anschluß an tuberkulöse Lungenerkrankungen können kalte Abszesse der äußeren Brustwand auftreten oder es können sich Empyeme den Weg durch die Brustwand bahnen, die vor dem endgültigen Durchbruch (Empyema necessitatis) fluktuierende Tumoren bilden. Ist das Empyem durch eine stärkere bindegewebige Hülle eingeschlossen, die in enger Berührung mit dem Herzen oder den großen Gefäßen stehen, so kann das Empyem fortgeleitete Pulsation zeigen (Empyema pulsans) und mit einem die Brustwand vorwölbenden Aneurysma verwechselt werden. Auf die an der Brustwand fühlbaren Pulsationen wird im übrigen bei der Untersuchung des Herzens näher einzugehen sein.

Literatur.

Atemgeräusche.

Addison, Thomas, Über die Täuschungen und Irrtümer, die bei der physikalischen Exploration der Brust vorkommen können. Guys Hospital reports 1846. Tome IV.

Albers, Die Erkenntnis der Krankheiten der Brustorgane aus physikalischen Zeichen; nach Th. Davies Vorlesungen und nach eigenen Erfahrungen bearbeitet. Bonn 1850.

Alison, The physical examination of the chest in pulmonary consumption and its intercurrent diseases. London 1861.

Andral, Clinique méd. Paris 1839.

Andry, F., Manuel pratique de percussion et d'auscultation. Paris 1845.

Aufrecht, Über die Entstehung des Bronchialatmens. Deutsch. Arch. 18. 77. 20. 336.

Axmann, Skapularkrachen. Deutsche med. Wochenschr. 1904. Nr. 26.

Baas, Deutsch. Arch. f. klin. Med. IX. S. 316. Vesikuläratmen.

— Über die Ursache des kontinuierlichen Rasselns. Deutsch. Arch. f. klin. Med. 1870. 7. 453.

Baccarani, Über die Auskultation der Mundhöhle. Münch. med. Wochenschr. 1903. Nr. 5.

Bacelli, Sulla transmissione dei suonie attraverso i liquidi endopleurici, di differente natura. Archivio di medicina, Chirurgia ed Igiena 1875. VII u. VIII.

Barth, Sur l'auscultation appliquée au diagnostic et au traitement des maladies du larynx. Arch. génér. Juillet 1838. Juni 1839.

— Tintement métallique bei Pneumothorax. Union méd. 1850.

— Recherches sur la dilatation des bronches. Paris 1856.

Barth et Roger, H., Traité practique d'auscultation ou exposé méthodique des diverses applications de ce mode d'examen à l'état physiologique et morbide de l'économie. Paris 1841.

— — Artikel Auscultation im Dictionnaire encyclopédique des sc. méd. T. VI. p. 262. 1867.

— — Traité pratique d'auscultation, suivi d'un précis de percussion. Paris 1870.

Barthez, Note sur quelques-unes des conditions anatomiques qui favorisent la transmission des sons de la racine des bronches à un point éloigné de la poitrine. Union Nr. 67. 1855.

Beau, J. H. S., Traité expérimentale et clinique d'auscultation, appliquée à l'étude des maladies du poumon et du coer. Paris 1856.

Beauvais, Pleurésie chronique avec épanchement ayant présenté les signes stéthoscopiques d'une caverne tuberculeuse. Gaz. des Hopit. No. 67. Juni 1855.

Béhier, Note sur le souffle amphorique observé dans deux cas de pleurésie purulente simple du coté droit. Arch. génér. Août 1852.

Bergeon, Des bruits physiologiques de la respiration. Compt. rend. 1869. 68. 431.

— Des causes et du mécanisme du bruit de souffle. Paris 1868. Schmids Jahrb. CXLIII. S. 124.

— Théorie des bruits physiologiques de la respiration. Paris 1869.

Bernard, le Play et Mantoux. Capacité pulmonaire minima compatible avec la vie. Journ. d. phys. et de path. gén. 1913. XV. p. 16.

Bert, Leçons sur la physiologie comparée de la respiration. 1870. Paris. p. 338.
Biermer, Krankheiten der Bronchien und des Lungenparenchyms. Virchows Handb. V. I. 1867.
— Kasuistische Mitteilungen aus der medizinischen Klinik des Inselspitals. Schweiz. Zeitschr. f. Heilk. 1862 u. 1863.
— Zur Symptomatologie des Pneumothorax. Schweiz. Zeitschr. 1862. S. 310. Schmids Jahrb. CXX. S. 35.
— Über Bronchialasthma. (Volkmanns Sammlung klinischer Vorträge.) Leipzig 1870.
Blakiston, Zit. nach Albers, Die Erkenntnis der Krankheiten der Brustorgane aus physikalischen Zeichen. Bonn 1850.
Böhtlingk, Über das Verhaltnis des Bronchialatmens zum tympanitischen Perkussionsschall. Inaug.-Diss. Würzburg 1875.
Boisseau, Du pneumothorax sans perforation. Arch. génér. de méd. 1867. Juillet.
Bondet, Etude sur la respiration, recherches physiologiques sur le mécanisme des bruits respiratoires. Paris 1864. (Extrait de la Gaz. hebd. Dec. 1863.
— Physiologische Untersuchungen über das Respirationsgeräusch. Gaz. heb. domad. 1863. X. p. 49.
Bonnet, Bruits pulmonaires rhythmés par le coeur. Lyon. méd. 1897. Nr. 37.
Bouchut, Subkutane Lungenfisteln. Gaz. des Hôpitaux 1854. Nr. 50.
Bourgade, De la respiration saccadée etc. Recherches pour servir au diagnostic du premier dégré de la phthisie pulmon. Arch. génér. Novembr. 1858.
Brecke, Die Volksheilstatte vom Roten Kreuz. Grabowsee Berlin 1899.
Bruecke, Vorlesungen über Physiologie. 4. Aufl. 2. Bd. S. 117.
Brünnische, Et ikke Diagnostik nokson paeagtet auskultatorisk Faenomen. Hospitalstidende 1881. 2 R. VIII. B. 601.
de Brun, Bulletin de l'academie de médicin. Séance de 23 Juillet 1901.
Brunn, Ein Fall von Blasbalggeräusche, entstanden durch Mitteilung der Bewegung des Gefäßrohres an den Inhalt einer Kaverne. Berl. klin. Wochenschr. 1872. Nr. 11.
Budin, Société de biologie. 1873. XXV. p. 73.
Bullar, On the Breath sounds of health and disease. St. Bartholom. Hosp. Rep. 1885. 21.
Buttersack, Physik und klinische Betrachtungen über die sog. Rasselgeräusche und Reibegerausche. Zeitschr. f. klin. Med. 1908. 65. H. 5—6. S. 453.
Cabot, Differentialdiagnose, an Hand von 385 genau besprochenen Krankheitsfällen. Lehrbuchmäßig dargestellt. 1914.
Camman and Clark, A new mode of ascertaining the dimensions, form and condition of internal organs by percussion and auscultation. New York Journ. of med. and surg. July 1840.
Canstatt, C., Quid physica aegrotorum thoracis organorum exploratio praxi attulerit. Habilitationsschrift. Erlangen 1844.
Cantani, Auskultation der Atemgeräusche am Unterleib. Zentralbl. f. med. Wochenschr. 1883. Nr. 8.
Carr, Über Knisterrasseln. Amer. Journ. 1842. Oct. p. 360.
Cary, The cause of the disparity found in both health and disease on physical examination of the upper portion of the chest. Amer. Journ. 1895. Octob.
Castelnau, Recherches sur la cause physique du tintement métallique ou râle amphorique. Arch. génér. Oct. p. 228. Nov. p. 327. 1841. (Jhbt. XXXV. p. 47).
— Du tintement métallique. Réponse à la réclamation de Mr. Raciborski. Arch. génér. Mai p. 112. 1842.
Chomel, Pneumonie im Dictionnaire de Médicin. 1827. T. 18. p. 133.
Choyau, Des bruits pleuraux et pulmonaux dus aux mouvements du coeur. Thès. de Paris 1869.
Colin, Bericht einer Arbeit des Dr. Colin über den diagnostischen Wert der sakkadierten Respiratio von H. Roger. L'union méd. 1861. Nr. 120.
Collongues, Traité de Dynamoscopie oa appréciation de la nature et de la gravité des maladies par l'auscultation. Paris 1862.
Cowan, Über das Jacksonsche Exspirationsgeräusch. London. med. Gaz. Vol. XVIII. p. 332. 1832.
— Bedside manuel of physical diagnosis applied to the diseases of the lungs, pleura, heart etc. London 1836. 2. Aufl. 1842.
Cremer und Matthes, Die Registrierung der kardiopneumatischen Bewegung als Untersuchungsmethode. Verhandl. d. Deutsch. Kongr. f. inn. Med. 27. Kongr. Wiesbaden 1910.
Cruveilhier, Über das Knistern und Rasseln. Revue méd. Févr. 1830.
— An omnes pulmonum excavationes insanabiles? Thèse pour l'aggrégation. Paris 1823.
Cybuslki, Ein Beitrag zur Diagnose der Lungenkavernen. Münch. med. Wochenschr. 1902. Nr. 44.

Dance, Art. „Auscultation" Diction de médecine 2. édit. T. 4. p. 394. Paris 1833.
Davies, Zit. nach Albers. Die Erkenntnis der Krankheiten der Brustorgane aus physikalischen Zeichen. Bonn 1850.
Davies, A., Lectures on the diseases of the lungs and heart. London 1835. (Abdr. aus Lancet).
Davies, H., Lectures on Diagnosis of diseases of the chest and physical examination. Lancet 1850.
Dehio, Experimentelle Studien über das bronchitische Atmungsgeräusch und die auskultatorische Kavernensymptome. Deutsch. Arch. f. klin. Med. 1886. 38. 447.
Ebstein, W., Über den Husten. Vortrag. Leipzig 1876.
Eichhorst und Jacobson, Zur Analyse der Auskultations- und Perkussionserscheinungen. Zentralbl. f. d. med. W. 1873. Nr. 17.
Eichhorst, Handbuch der speziellen Pathologie und Therapie innerer Krankheiten 1904.
Ernst, Systolische Aspirationswirkung des Herzens auf die Lunge. Virchows Arch. 1856. 59. Bd.
Ewald, Über ein leichtes Verfahren den Gasgehalt der Luft eines Pneumothorax und damit das Verhalten der Perforationsöffnung zu bestimmen. Charité-Annal. 1875. II.
Fantonius, Observ. anatom. med. XXIX.
Fischer, Das Mundhöhlengeräusch. Münch. med. Wochenschr. 1903. Nr. 19—20.
Flint, Note sur les variations du ton dans les bruits respiratoires dans la pneumonie, la pleuresie et la phthisie. Gaz. des hôp. 1855. Nr. 57.
Flint, A., Physical exploration and diagnosis of diseases affecting the respiratory organs 2d. édit. Philadelphia 1866.
— Experimental researches on points connected with the action of the heart and with respiration. Amer. Journ. p. 34. Oct. 1861.
— Physical exploration of the lungs by means of auscultation and percussion. Philadelphia 1882.
Fournet, A., Recherches cliniques sur l'auscultation des organes respiratoires et sur la première de la phthise pulmonaire, faites dans le service de Mr. le professeur Andral. Ouvrage couronné aux concours des hôpitaux. Paris 1839.
Fraenkel, A., Pathologie und Therapie der Lungenkrankheiten 1904.
Friedreich, Krankheiten des Herzens. Virchows Handbuch 1867. V. 2.
Fuller, J., On diseases of the chest, including diseases of the heart and great vessels. London 1862.
Galvagni, Über das Skapularkrachen. Österr. med. Jahrb. 1873. H. 2.
Geigel, A., Beiträge zur physikalischen Diagnostik. Hab.-Schr. Würzburg 1855.
— Zur Lehre vom amphorischen Widerhall. Verhandl. d. Würzb. Gesellsch. 7. Bd. S. 75. 1856.
— Grundzüge der medizinischen Akustik zum Selbststudium der für Perkussion und Auskultation nötigen physikalischen Vorkenntnisse. Würzburg 1856.
— Bronchophonie und bronchitisches Atmungsgeräusch. Deutsche Klinik 1866. Nr. 27.
Geigel, R., Leitfaden der diagnostischen Akustik. Stuttgart 1908.
Gerhardt, C., Lehrbuch der Perkussion 1866. 1890. 1900.
Gianni, Contributo allo studio dei rantolo crepitanto. Pammatone 1901. p. 25.
Gobée, Over aegophonie Nederl. Weekbl. voor Geneeskr. No. 8. 1854.
Gorecki, Production du râle crépitant. Union méd. 1859. (Nach Luton).
Grancher, Maladies de l'appareil respiratoire. Paris 1890.
Günsburg, F., Ein auskultatorisches Zeichen der beginnenden Tuberkulose der Lungen. Zeitschr. f. klin. Med. 1. Bd. H. 2. S. 106. 1850.
Guttmann, Lehrbuch der klinischen Untersuchungsmethoden. 1892.
Haenisch, Die Ausdehnung der Lungenspitzen bei der Phthisis pulmonum. Deutsch. Arch. 1877. 19. 366.
Halberbruck, Zur Theorie des Vesikuläratmens. Zentralbl. d. med. Wochenschr. 1877. S. 691.
Hamernik, Zur Pathologie und Diagnose der Tuberkulose. Prager Vierteljahrsschr. 3. Bd. S. 75—79.
Haupt, Experimentelle Untersuchungen über die Entstehungsweise des vesikulären Atemgeräusches. Kongr. f. inn. Med. 1912. Wiesbaden.
Hensen, Deutsch. Arch. f. klin. Med. 1902. 74. Bd. 237.
Hertz und Ziemssens, Handb. d. spez. Pathol. u. Therap. 5. Bd. S. 442.
Hildebrandt, Über künstlich erzeugte Rasselgeräusche zu Lehrzwecken. Deutsche med. Wochenschr. 1908. 34. 10. IX. S. 1594.
Hirtz, Recherches sur quelques points du diagnostic de la pleurésie. Arch. génér. T. 13. 1837.
Hofbauer, L., Natur und Entstehung der Kroenigschen Lungenspitzenatelektase. Zeitschr. f. exper. Pathol. u. Therap. 1912. S. 159.

Hofmann, J., De limitanda laude auscultationis. Leipzig bei G. Wuttig. 1836.
Holmgren, Upsala Läk. Sällsk. Handl. 2. Bd. Nr. 3.
Hoppe, F., Theoretische Betrachtungen über die sog. konsonierenden auskultatorischen Erscheinungen, insbesondere die Bronchophonie. Virchows Arch. 6. Bd. S. 331. 1854.
Hoppe, Perkussion und Auskultation in diagnostischer Hinsicht. Berlin 1865.
Hourmann, Autophonie. Rev. med. 1839. Juillet.
Hyde Salter (Charing Cross-Spital), On the nature and cause of the respiratory murmur. Brit. and foreign Review. No. LIV. Apr. p. 302. No. LV. July p. 185. 1861.
Jackson (Boston), Avertissement „über das Exspirationsgeräusch". Mémoires de la Société méd. d'observation. p. 14. Paris 1832.
Imbert-Gourbeyre, Sur la respiration saccadée. Moniteur des hôp. 1855.
— Gaz. méd. de Paris 1857. Nr. 41.
Kolisko, Über amphorischen Widerhall und Metallklang in der Brusthöhle. Österr. Jahrb. Okt. 1844.
Koths, Virchows Arch. LX. S. 191. Husten.
Külbs, Rasselgeräusche über den Lungenspitzen. Zeitschr. f. klin. Med. 73. Bd. H. 3. u. 4.
Küttner, Über das Skapularkrachen. Deutsche med. Wochenschr. 1904. Nr. 15.
Laennec, Traité de l'auscultation mediate 1819. 1826. 1834.
Landouzy, Über die diagnostische Bedeutung der Ägophonie. Arch. génér. 1851. Dec.
— Mémoire sur les procédés acoustiques de l'auscultation et sur un nouveau moyen de stethoscopie applicable aux études cliniques. Reims 1841.
Leichsenring, Die physikalische Exploration der Brusthöhle. Leipzig 1843. 1854.
Leichtenstern, Zur Kenntnis in Entfernung vernehmbarer Herz- und Lungengeräusche. Deutsch. med. Wochenschr. 1881. Nr. 43.
— Über einige physikalisch-diagnostische Phänomene. Deutsch. Arch. f. klin. Med. 1878. 21. 133.
Lippe, Die Grenzen des normalen Bronchialatmens. Deutsch. Arch. f. klin. Med. 1872. IX.
Locher, Hans, Die Erkenntnis der Lungenkrankheiten vermittels der Perkussion und Auskultation. Zürich. Schulthess 1853.
Louis, Recherches sur la Phthisie. Paris 1825.
Maillot, Auscultation des poumons à l'état normal. Bull. de la soc. nat. 1847.
Marais, Sur le tintement métallique. Thèse de Paris 1847.
Marek, Über die Entstehungsweise der Atemgeräusche. Deutsche med. Wochenschr. 1902. Nr. 34. 35.
Mauchartus, Joh. David, Eph. nat. cur. Cent. VII. obs. 100.
Morgagni, De sedib. et causis Morbor. epist. XVI. art. XXXVI.
Mühlbauer, Fr. X., Die Lehre von der Perkussion und Auskultation mit Berücksichtigung der pathologischen Anatomie der Brustorgane fur den praktischen Arzt zusammengestellt. Erlangen 1847.
Müller, Fr., Krankheiten der Atmungsorgane in Mehrings Lehrbuch der inneren Medizin. 1912.
— Zur Diagnose der Tuberkulose. 5. Versamml. d. Tuberkuloseärzte. München. Juni 1908.
— Diagnostik der Lungenkrankheiten. Zeitschr. f. ärztliche Fortbildung. 1912. Nr. 14.
— Principles of percussion and auscultation. The Lancet 1913. 8. März.
Müller-Pouillet, Lehrbuch der Physik. 1881.
de Mussy, Quelques considérations sur les signes de la pleurésie. Union méd. 1876. Nr. 1.
Naunyn, Deutsch. Arch. f. klin. Med. XXIII. S. 423. Husten.
Niemeyer, Handbuch der theoretischen und klinischen Perkussion und Auskultation. Erlangen 1868.
— Die komplizierten Atmungsgeräusche (adventitious sounds Walshe.) Deutsche Klinik 1870. 45. 46.
— Der grobe Schall in der inneren Klinik. Deutsche Klinik 1874. Nr. 1—4.
Nothnagel, Virchows Arch. XLIV. S. 95. Husten.
Oestreich und de la Camp, Anatomie und physikalische Untersuchungsmethoden. Berlin 1905.
Parrot, Etude sur le râle crépitant. Thèse de Paris 1857.
Patel, Observation de souffle extra-cardiaque. Lyon méd. 78. Nr. 36.
Penzoldt, Sitzungsberichte der physik.-med. Sozietät zu Erlangen 1876. S. 107. Vesikuläratmen.
Peyraud, G., Histoire, raisonnée des progrès, que la médecine pratique doit à l'auscultation. Lyon 1839.
Philipp, P. J., Zur Diagnostik der Lungen- und Herzkrankheiten mittelst physikalischer Zeichen. Mit besonderer Berücksichtigung der Auskultation und Perkussion. Berlin 1836. 2. Aufl. 1838.
Piorry, P. A., Traité de diagnostic et de seméilogie. 3. Vol. Paris 1832.

Piorry, P. A.. Procédé opératoire à suivre dans l'exploration des organes par la percussion médiate. Paris 1832.
Pravaz, Sur le mécanisme de la respiration. Gaz. des hôp. 1850. II. p. 138.
Prodi, Die orale Auskultation zur Differentialdiagnsoe zwischen pleuritischen Reibegeräuschen und manchen konsonierenden Rasselgeräuschen. Rif. med. 1905. Nr. 23.
Przewalsky, Ein sehr frühes Symptom der Pleuritis exsudativa. Zentralbl. f. Chir. 1902 Nr. 14.
Raciborski, Neues vollstandiges Handbuch der Auskultation und Perkussion 1836.
— Autophonie. Arch. général. 1842. Avril. p. 338. T. X.
Rack, Remarques sur la transmission des bruits produits dans la cavité thoracique. Arch. génér. Juli 1849.
Remouchamps, Over mondbeluistering. Geneeskund. Tijdschrift voor Belgie 1912. I. 40.
Reynaud, Aegophonie. Journ. hebdomad. 1829. Nr. 65. Dec.
— Sur le frottement pleurétique. Journ. hebdomad. 1829. p. 576.
— Mémoire sur l'obliteration des bronches. Paris 1835.
Reynier, Recherches sur le bruit de moulin. Arch. gén. de méd. 1880. Apr. Mars.
Richardson, On an auscultatory sound produced by the action of the Heart on a portion of lung. Med. Tim. and Gaz. 1860. 25. Febr.
— Intrathoracic auscultation. a sur departure in physical Diagnosis. The Lancet 1892. II. 1037.
Rieß, Über das sog. metamorphosierende Atmungsgerausch. Zeitschr. f. klin. Med. 1889. XVI. S. 8.
Rilliet et Barthez, Sur quelques phénomènes stéthoscopiques rarement observés dans la pleurésie chronique (Sitzung der Soc. des hôp. 8. Dec. 1854). Arch. génér. Mars. 1853.
Rist, La transmission de la voix chuchotée. La presse méd. 1912. Nr. 72.
Roger, Arch. génér. de méd. 1862. Août Octob. Interstitielles Emphysem.
Rosenbach, Ein Beitrag zur physikalischen Diagnostik der Pleuraexsudate. Berl. klin. Wochenschr. 1878. Nr. 41.
— Über einige seltener auftretende palpatorische und auskultatorische Phänomene. Berl. klin. Wochenschr. 1876. Nr. 22 u. 23.
— Über pseudopulmonale und pseudopleurale Geräusche. Bresl. ärztl. Zeitschr. 1881. Nr. 4.
Sahli, Lehrbuch der klinischen Untersuchungsmethoden 1913.
Sanderson, Eigenhändige Mitteilung uber Atemgeräusche, bei Hyde Salter, l. c.
Schraut, Zur Kritik von Scodas Konsonanzlehre. Nederl. Tijdschr. 1862. VI. p. 481.
Schweiger, C., Über die sog. konsonierenden Geräusche. Virchows Arch. 1857. II. 3.
Seitz, Über ein neues Höhlengeräusch. Deutsch. Arch. f. klin. Med. 1865. I. S. 282.
Seitz-Zamminer, Die Auskultation und Perkussion der Respirationsorgane. Erlangen 1860.
Sewall, The auscultatory Determination of early pathologic Changes in the Lungs. Journ. of the Amer. Med. Assoc. 1913. Vol. 60. p. 2027.
Siebert, Technik der medizinischen Diagnostik. Erlangen 1844—45.
Skoda, J., Abhandlungen uber Perkussion und Auskultation. Wien 1839. 1. Aufl. 1864. 6. Aufl.
Sommerbrodt, Berl. klin. Wochenschr. 1884. Nr. 10. 1885. Nr. 10. u. 11. Husten.
Spittal, On the cause of the sounds of respiration. Edinb. med. and surgic. Journ. Vol. XLI. p. 99. Jan. 1839.
Stern, Über Respirationsgeräusche. Wochenbl. d. Wien. Ärzte 1870. Nr. 20 u. 21.
— Diagnostik der Brustkrankheiten. Wien 1877.
Stokes, Two lectures on the application of the stethoscope to the Diagnosis and treatment of thoracic Diseases. Dublin 1828.
— A treatise on the diagnosis and treatment of diseases of the chest. Dublin 1837.
Stone and Grabham, On auscultation by the aid of musical vibrations. Lancet 1867. Jan. 26.
Takata, Berl. klin. Wochenschr. 1912. 49. S. 64. Oralauskultation.
Talma, Bijdrage tot de theorie der reutelgeruischen. Beiträge zur Theorie des Rasselns. Deutsch. Arch. f. klin. Med. 1876. 18. 52.
Toupin, Autophonie. Revue méd. 1839.
Theile, Fr. W., Die physikalischen Untersuchungsmethoden oder Anwendung der Inspektion, Palpation, Mensuration, Sukkussion, Perkussion, Auskultation und auskultatorischen Perkussion im gesunden und kranken Zustande. Weimar 1855.
Thompson, Th., Observations on the prolonged exspiratory murmur as a sign. of incipient phthisis. Medico-chirurg. Transact. p. 341. Vol. 33. 1850. Lancet 6. July. p. 26. 1850. Arch. génér. Dec. 1850.
— Observations on some alleged signs of incipient phthisis. Monthly Journ. Juni 1849.

Thorburn, On a peculiar auscultatory phenomenon. Brit. med. Journ. 18. Jan. 1859.
Townsend, A tabular view of the principal signs furnished by auscultation and percussion. Dublin 1832.
Traube, Über Bronchialatmen. Charité-Annal. Bd. 1. H. 2. p. 286. 1850.
— Infiltration des Lungenparenchyms mit tropfbarer Flussigkeit als Ursache exquisiter konsonierender Phänomene. Deutsche Klinik 117. 11. 1851.
Traube, L., Die Symptome der Respirations- und Zirkulationsapparate. Vorlesungen Berlin. 1867 (unvollendet).
Tripier, Lyon méd. 1878. Auskultation der Flüsterstimme.
Trousseau et Lasègue, Über die stethoskopischen Zeichen bei der Pneumonie der Kinder. Arch. génér. T. 24. p. 129. 1850. Journ. f. Kinderkrankheiten Bd. 16. H. 3. 4. 1851.
Trousseau, Nouveau signe physique pathognomique du pneumothorax. Gaz. des hôpit. 1857.
Turban, Beitrag zur Kenntnis der Lungentuberkulose. Wiesbaden 1899.
Tyndall, Der Schall, 8 Vorlesungen, gehalten in der Royal Institution von Großbritannien. Deutsch herausgeg. v. Helmholtz und Wiedemann. Braunschweig 1869.
Unverricht, Über ein neues Symptom zur Diagnose der Lungenfistel bei Pyopneumothorax. Verhandl. d. schles. Gesellsch. f. vaterl. Kultur vom 28. Nov. 1879 und Zeitschr. f. klin. Med. I. 1880.
Valentiner, Zur physikalischen Differentialdiagnose der Pleuraergüsse. Beobachtet an der med. Klinik v. G. Baccelli in Rom. Berl. klin. Wochenschr. 1876. Nr. 21.
Vogel, A., Beiträge zur physikalischen Untersuchung der Lungen kleiner Kinder. Jahrb. f. Kinderheilk. 1857. p. 87. H. 2.
Voit und Lossen, Über Druckschwankungen im Lungenraume infolge der Herzbewegungen. Zeitschr. f. Biol. 1865. I. S. 207.
Wachsmuth, A., Zur Theorie der sog. konsonierenden Auskultationserscheinungen. Virchows Arch. 7. Bd. S. 139. 1854. 9. S. 294. 1856.
Walshe, A practical treatise on the diseases of the lungs and heart, including the principles of physical diagnosis. London 1851.
— A practical treatise on the diseases of the lungs 1860.
Waters, On the cause of the respiratory murmur. Brit. and for. Review. Nr. 69. p. 217. Jan. 1865.
Weber, G., Zur Lehre von der Bronchophonie. Allgem. med. Zentralzeitg. Nr. 21. 1845.
Weil und Thoma, Zur Pathologie des Hydrothorax und Pneumothorax. Virchows Arch. 1879. 75. 483.
Weil, Zur Lehre von Pneumothorax. Deutsch. Arch. 1879. 25. 3. 1881. 29. 364.
Whittacker, Zur Geschichte der Auskultation. New York med. Record 1879. 16. 18. Nov.
Williams, Ch., Rational exposition of the physical signs of the diseases of the lungs and pleura; illustrating their pathology and facilitating their diagnosis. London 1828.
Willisius, Sepulchret lib. II. sec. Schol. ad. obs. LXXV.
Wintrich, Über die Verwendung der physikalischen Zeichen bei der kruppösen lobären Lungenentzündung. Erlangen 1843.
— In Virchows spez. Pathol. u. Therap. 1854. 5. Bd. S. 171. Fälle von „herzsystolischem Knacken".
Woillez, Souffle pseudoamphorique. Arch. génér. Août. 1852.
— De la respiration granuleuse. Arch. génér. 1854.
— Etudes sur l'auscultation des Organes respiratoires. Arch. gén. 1856. Juli. Aug. Oktob.
— Traité théorique et clinique de percussion et de l'auscultation. Paris 1879.
Woillez, Rapport sur une communication d'Emile Vidal avec le titre: de la transmission des bruits thoraciques jusque dans la partie inférieure de l'abdomen chez les malades atteinte d'ascite. Bull. de l'acad. de méd. 1880. Nr. 38.
Wolffius, Jos. Phillipp, Ephem. nat. cur. T. 5. obs. 34.
Workmann, The crepitant rale, its nature and conditions of production. Boston med. and surg. Journ. 1876. Aug. 3.
Zamminer in Seitz und Zamminer, Auskultation und Perkussion der Brustorgane. Erlangen 1860.
Zehetmayer, Lehrbuch der Perkussion und Auskultation. Wien 1842. 1854.
Ziemssen, H., Pleuritis und Pneumonie im Kindesalter. Berlin 1862.

Instrumentarium.

Barret, Henry, Neues Stethoskop. London med. Gaz. XXI. 1838. S. 575.
v. Basch, Das Trommelstethoskop. Wien. med. Presse 1907. Nr. 9.
Bettelheim und Gärtner, Über ein neues Instrument zur Intensitätsmessung der Auskultationsphänomene. Wien. klin. Wochenschr. 1892. Nr. 34.
Bianchi, H., Fonendoscopio. Il Policlinico. 1874. 1. IV.
— Il telefono ed il microfono applicati alle science medicale. Ann. univ. di Med. e Chir 1882. Vol. 261.

Bryant, Walter, Improved Stethoskope. The Lancet 1859. Jan.
Cammans, Self adjusting Stethoskope. New York med. Times 1855. Jan.
Davies, A double Stethoskop. Med. times and Gaz. 1867. 5. April.
Dinkler, Eine Verbesserung des gewohnlichen Horrohres. Munch. med. Wochenschr. 1904. Nr. 4.
Ebstein, W., Einige Bemerkungen zu der Geschichte des Stethoskops. Deutsch. Arch. f. klin. Med. 1901. 69. 488.
Fick, Über die Form des Stethoskops. Mullers Arch. 1855. S. 32.
Gärtner, Ein neues Stethoskop zur Messung von Schallintensitäten. Allgem. Wien. med. Zeitung. 1893. Nr. 1.
Geigel, R., Die auskultatorischen Leistungen von Kommunikationsröhren und Stethoskopen. Virchows Arch. 1895. 140.
Giraud, Transformation du stéthoscope. Gaz. des hôp. 1853. Nr. 104.
Gurstang, A hint about the stethoskop. The med. Times and Gaz. 1855. Nr. 268.
Guvoy, Klangverstärkendes Stethoskop. Ill. Monatsschr. f. arztl. Polytechnik 1888.
Heermann, Ein neues Doppelhöhrrohr. Deutsche med. Wochenschr. 1903. Nr. 14.
Hildebrandt, Eine neue Verbesserung des Stethoskops. Munch. med. Wochenschr. 1904. Nr. 12.
Hofacker, C., Das Stethoskop ein treffliches Mittel zur Erkennung der Krankheiten des Herzens und der Lungenschwindsucht. Tubingen 1826.
Konig, Nouveau Stéthoscope. Cornet acoustique. Gaz. des hôp. 1864. Nr. 61. L'union méd. 1864. Nr. 113.
Lau, Dissertatio de tubi acustici ad sciscitandam graviditatem efficacia. Berol. 1823.
Lyons, On a double bell Stethoskope. Dubl. quat. Journ. of med. sc. May 1862. p. 363.
Niemeyer, Das Hörholz, erste rationelle Form des Stethoskops. Deutsche Klinik 1868. Nr. 49.
Pel, Welches Stethoskop soll der Arzt gebrauchen? Berl. klin. Wochenschr. 1889. Nr. 43.
Sommerbrod, Über das von P. Niemeyer empfohlene massive Stethoskop (Hörholz). Berl. klin. Wochenschr. 1869. Nr. 24.
Stein, Das Sphygmophon. Berl. klin. Wochenschr. 1878. Nr. 49.
Voltolini, Ein besonderes Stethoskop. Berl. klin. Wochenschr. 1875. Nr. 16.
Wetherill, Henry E., An improved form of stethoscop. Amer. journ. of med. Scienc. 1903. Nov.

Palpation der Atmungsorgane.

Bacelli, Sulla transmissione dei suoni attraverso i liquidi endopleurici di differente natura. Arch. di Med., Chir. ed Igiena 1875. disp. VII e VIII.
Davies, Lectures on the physical Diagnosis of Diseases of the chest Lancet 1850. 26. Jan.
Fournet, Recherch. cliniques sur l'auscultation des org. resp. Paris 1840.
Hochhaus, Deutsch. Arch. f. klin. Med. 101. H. 5 u. 6.
Hoppe, F., Über die Stimmvibrationen des Thorax bei Pneumonie. Virchows Arch. 8. Bd. S. 250. 1855.
Laennec, Traité de l'auscultation médiate. 1826.
Monneret, Malgaignes Journ. 1848. Sept.
v. Müller, Fr., Diagnostik der Lungenkrankheiten. Zeitschr. f. ärztliche Fortbildung 1912. Nr. 14.
Reynaud, Thèse de Paris 1819. Stimmfremitus.
— Über das pleuritische Reibegeräusch. Journ. hebdom. de méd. Nr. 65. p. 576. 1822. (Im Auszuge bei Laennec. T. 1. p. 146).
Selling, Untersuchungen des Perkussionsschalles. Deutsch. Arch. f. klin. Med. 1907. 90. Bd. S. 163.
Spittal, R., Observations on the mechanism and diagnostic value of the friction vibrations perceived by the ear and by the touch. London and Edinb. mouthly Journ. Mai 1845. Arch. génér. Août p. 274. 1845.
Stokes, A treatise on the diagnosis and treatment of diseases of the chest. Dublin 1837.
Vogel, Über Pektoralfremitus bei verschiedenen Krankheiten. Inaug.-Diss. Würzburg 1890.
Williams, Lectures on the physiology and diseases of the chest, including the principles of physical and general Diagnosis and their application to the practice. London 1838.

Physikalisch-diagnostische Symptomengruppen.

Die bis jetzt gesondert besprochenen Befunde der einzelnen Untersuchungsmethoden stehen in einem engen, zum Teil zwangsläufigen Zusammenhange. Es ist das kein Wunder, da alle diese Befunde der Ausdruck besimmter physikalischer Veränderungen der Brustorgane sind. Dieselbe Veränderung zeigt ihren physikalischen Charakter in jeder der verschiedenen Untersuchungsmethoden unter einer anderen Form. Nicht immer ist eine charakteristische Form bei jeder Methode klar erkennbar, selten kann man aus einer Form allein die zugrundeliegende Veränderung ganz erschließen. Dann wird uns aber die Zusammenfassung der verschiedenen Formen zu einem klaren Gesamtbild verhelfen. Oder anders ausgedrückt, wir werden unsere Diagnose nicht auf einen Befund gründen, sondern aus der Fülle der Befunde entwickeln. Um einen engeren Zusammenhang der Systematik der physikalischen Untersuchungsmethoden mit der Praxis am Krankenbette herzustellen, halten wir es deshalb für angebracht, bestimmte, besonders häufige oder charakteristische Symptomengruppen kurz zu schildern. Da wir uns dabei auf die Befunde beschränken müssen, die durch die bis jetzt geschilderten Untersuchungsmethoden erhoben werden, so ist es ohne weiteres klar, daß nicht etwa eine vollständige Darstellung der verschiedenen Lungenerkrankungen erwartet werden darf. Die Schilderung der wichtigsten Symptomengruppen ist hier vielmehr nur ein Mittel zu dem Zwecke, den Zusammenhang der verschiedenartigen physikalischen Untersuchungsbefunde klar zu legen.

Der physikalische Untersuchungsbefund bei regelrechtem Luftgehalt der Lunge wird bei der Perkussion keine Abweichungen von der Norm zeigen. Von den Erkrankungen der Lunge fallen in diese Gruppe vor allem die reinen Bronchitiden. Wo keine Veränderung des Klopfschalles gefunden wird, darf auf normalen Typus des Atemgeräusches, auf Vesikuläratmen gerechnet werden, dagegen läßt ein regelrechter Klopfschall keinen sicheren Schluß auf die Nebengeräusche zu. So können wir regelrechten Klopfschall und regelrechten Typus des Atemgeräusches, aber zahlreiche trockene Nebengeräusche bei den verschiedenartigen Verengerungen der Luftwege beobachten. Stenosen der großen Luftwege zeichnen sich durch besonders lautes, schon auf Entfernung hörbares Pfeifen oder Giemen aus. Das auffallende, früher geschilderte Bild des „Ziehens“ lenkt die Aufmerksamkeit von vornherein auf die richtige Diagnose. Der weiteren Untersuchung gelingt es häufig, den Sitz der Verengerung genauer zu bestimmen. Man sucht den Ort festzustellen, wo das Geräusch am lautesten gehört wird und prüft, ob die Brustwand in der verdächtigen Gegend bei der Atmung zurückbleibt und vielleicht eine Herabsetzung des Stimmfremitus zeigt. Besteht ein vollkommener Bronchialverschluß, so kann der zugehörige Lungenteil luftleer werden und gedämpften Schall geben. Liegt ein flottierender Körper, etwa ein gestielter Tumor, im Bronchiallumen, so hört man zuweilen das sog. Klippklappgeräusch (bruit de grelot). Bei kleinen Kindern kann die Diagnose zuweilen schwierig sein, ich erinnere mich, Tracheotomien gesehen zu haben in Fällen, wo man aus dem Ziehen auf eine Kehlkopfstenose schloß und der weitere Verlauf eine Bronchopneumonie aufdeckte. Die trockene Bronchitis (catarrhe sec Laennecs) führt durch Schwellung der Schleimhäute zu Verengerungen und Verlegungen kleinerer Bronchien; bei der Auskultation hört man alle möglichen hohen und tiefen, feinen und groben Stenosengeräusche, die so zahlreich sein können, daß sie das Atemgeräusch fast oder ganz überdecken. Der normale Klopfschall gibt dann auch ohne deutlich erkennbares Atemgeräusch Auskunft über den unveränderten Luftgehalt der Lunge. Auch bei der einfachen feuchten Bronchitis ändert sich der Luftgehalt nicht wesentlich; dementsprechend finden wir dabei lauten, langen, nicht klanghaltigen Klopfschall, sowie Vesikuläratmen und daneben, je nach dem Sitz und der Ausdehnung des Krankheitsprozesses, mehr oder weniger zahlreiche klein-, mittel oder großblasige, nichtklingende, feuchte Rasselgeräusche. Es kann aber auch vorkommen, daß die

Rasselgeräusche zum Teil klingend sind, und zwar dann, wenn sie in kleinen bronchopneumonischen Herden oder Bronchiektasien entstehen, die wohl hinreichen, um den Rasselgeräuschen klingenden Charakter zu verleihen, aber nicht hinreichen, um eine deutliche Veränderung des Klopfschalles und des Atemgeräusches herbeizuführen. Die klingenden Rasselgeräusche sind dann ein wichtiges Zeichen für vorgeschrittene Prozesse. Leider ist die Diagnose klingender Rasselgeräusche, zumal wenn sie zusammen mit zahlreichen nichtklingenden auftreten, nicht immer sicher. Da zudem die Erkennung des Atemgeräusches durch die Rasselgeräusche erschwert wird, so wird man in solchen Fällen die Prüfung der Flüsterstimme häufig mit Nutzen heranziehen, doch darf dabei nicht vergessen werden, daß physiologische Unterschiede bestehen. So wird über der rechten Spitze und im oberen rechten Interskapularraum die Stimme besser fortgeleitet werden, als auf der entsprechenden Stelle links aus denselben früher erörterten Gründen, die zu einer Verschärfung des Atemgeräusches an diesen Orten führen. Geringe Schallunterschiede sind auch nur mit größter Vorsicht zu verwerten. Man erinnere sich daran, daß auch bei Gesunden der Schall über den beiden Lungenspitzen selten ganz gleich ist, sei es, weil die eine Schulter oder Spitze niedriger steht als die andere oder das eine Schlüsselbein höher als das andere, oder weil die Muskulatur der einen Schulter dicker ist. Geringe Unterschiede in der Wölbung des Brustkorbes können etwas verschiedenen Klopfschall geben, der Schall über der Basis des rechten Unterlappens ist wegen der benachbarten großen Lebermasse häufig etwas höher und kürzer als links. Ebenso ist der Schall unter dem rechten Schlüsselbein wegen der oberen Hohlvene (siehe Fig. 5) in vielen Fällen höher und kürzer als links (Norris u. a.), über dem linken Unterlappen ist der Schall nicht selten klanghaltig, weil der Schall der Magenblase sich beimischt. Die sorgfältige Untersuchung möglichst vieler gesunder Personen ist das beste Mittel, um diese Verhältnisse richtig kennen und einschätzen zu lernen.

Haben wir uns durch die physikalische Untersuchung eine Vorstellung von dem Sitz und der Ausdehnung und Art der Erkrankung gemacht, so gilt es, diese Vorstellung zur klinischen Diagnose auszubauen. Dazu gehören vor allem die Vorgeschichte, dann alle Symptome — Husten, Auswurf, Fieber, Atmung, Verhalten der übrigen Organe — und ihre erschöpfende Verarbeitung durch mikroskopische, chemische, serologische usw. Untersuchungen im Laboratorium, ferner die Heranziehung der übrigen Untersuchungsmethoden — Endoskopie, Röntgenstrahlen, Tuberkulinproben etc. Die Darstellung dieser Methoden fällt zum großen Teil nicht mehr in den Rahmen unseres Buches, doch ist wohl gestattet, auf sie hinzuweisen, um an die Grenzen der Leistungsfähigkeit der einzelnen Methoden zu erinnern.

Der physikalische Untersuchungsbefund bei vermindertem Luftgehalt der Lunge ist nicht einheitlich, da die Verminderung des Luftgehaltes kein einheitlicher Prozeß ist. Wir müssen zwischen Atelektase und Infiltration (oder wie Traube seinerzeit sagte, zwischen Karnifikation und Splenisation) unterscheiden. Die unvollständige Ausdehnung (ἀτελής unvollständig, ἔκτασις Ausdehnung) die Atelektase der Lunge kann angeboren sein oder während des Lebens auftreten infolge von Schwäche der Atemmuskulatur, Luftröhrenverschluß oder Kompression. Die Ausfüllung der atmenden Lungenräume, **Infiltration**, kann durch entzündliche Vorgänge aller Art, Neubildungen und Flüssigkeitsergüsse erfolgen.

Wird eine angeborene **Atelektase** ins Leben mit hinübergenommen, so bilden sich, wie Arnold Heller zuerst nachgewiesen hat, in dem atelektatischen Bezirke Bronchiektasien aus, die dann häufig der Sitz hartnäckiger Katarrhe werden. Über einen solchen Fall berichtet Edens, bei dem auch eine vollständige

Literaturzusammenstellung über die atelektatische Bronchiektasie zu finden ist. In dem Bereiche des luftleeren Lungenteiles bestand eine nicht sehr intensive Dämpfung mit besonders lautem Bronchialatmen und zahlreichen mittel- bis großblasigen, zum Teil klingenden Rasselgeräuschen. Der Stimmfremitus war nicht verstärkt, doch muß dabei berücksichtigt werden, daß der zum Vergleich herangezogene rechte Unterlappen nicht frei war. Beachtenswert scheint in dem Falle die Unstimmigkeit zwischen Perkussions- und Auskultationsbefund — starkes Bronchialatmen bei geringer Dämpfung —, durch die starke Erweiterung der Bronchien einerseits und das geringe Volumen des atelektatischen Lappens andererseits wird aber diese Erscheinung genügend erklärt; doch stimmen die in der Literatur verzeichneten Fälle nicht alle in diesem Punkte überein (Reinhold, Neisser, Sieveking). Eine von Francke beschriebene besondere Form des Brustkorbes (Wespentaille) fehlt in den meisten Fällen.

Wenn in schweren Schwächezuständen infolge des Versagens der Atemmuskulatur ein Teil der Lunge längere Zeit nicht gelüftet wird, so bildet sich eine Atelektase aus, da aus untätigen Lungenteilen die Luft resorbiert wird (Lichtheim). Die Perkussion ergibt hier wie über der kollabierten, aus dem Brustkorbe herausgenommenen Lunge zunächst einen tiefen, mehr oder weniger klanghaltigen Schall, der sich meistens nur schwer gegen die Bezirke normalen Klopfschalles abgrenzen läßt. Im weiteren Verlauf wird der Schall leiser und kürzer. Das Atemgeräusch ist abgeschwächt, anfangs gemischt, später bronchial, Stimmfremitus in der Regel verstärkt, Bronchophonie vorhanden. Die Atmung ist, wie sich aus dem Gesamtzustande und der Lungenveränderung erklärt, beschleunigt und oberflächlich. Hat die Atelektase sich infolge eines Bronchialverschlusses entwickelt oder hat sich umgekehrt ein Bronchialverschluß zur Atelektase hinzugesellt, so ändert das den soeben geschilderten physikalischen Befund in wesentlichen Punkten. Solange die Luftröhrenäste eines völlig atelektatischen Bezirkes durchgängig sind, ist der Perkussionsschall darüber tympanitisch und das Atemgeräusch bronchial. Wird der Hauptbronchus verschlossen, so ändert sich der Perkussionsschall nicht, wie im Experiment nachgewiesen worden ist; dagegen wird die Fortleitung des Atemgeräusches so stark herabgesetzt, daß man bei der Auskultation kein Atemgeräusch hört. In praxi wird es sich gewöhnlich um eine Verlegung durch Sekretmassen handeln; in solchen Fällen genügen oft einige kräftige Hustenstöße, um die Passage wieder freizumachen und deutliches Bronchialatmen auftreten zu lassen. Parallel mit dem Verhalten des Atemgeräusches geht die Fortleitung der Stimme: Stimmfremitus und Bronchophonie. Sind die Luftröhrenäste bis in ihre feineren Verzweigungen verstopft, so ist der Klopfschall nur gedämpft und nicht mehr tympanitisch; auch das konnte im Versuch nachgewiesen werden. Die Fortleitung des Atemgeräusches und der Stimme ist natürlich in diesem Fall so gut wie aufgehoben. Für den über atelektatischen Lungenbezirken zu erhebenden Befund ist demnach maßgebend der Luftgehalt der einzelnen Teile, der Alveolen, der kleineren und großen Bronchien. Der verschiedene Luftgehalt erklärt demnach die wechselnden Befunde über komprimierten Lungenteilen. Wird durch einen großen im dorsalen Brustfellraum liegenden, von oben nach unten zunehmenden Erguß die vordere Lunge zusammengedrückt (Kompressionsatelektase), so findet man über den vorderen oberen Teilen lauten, tiefen klanghaltigen Schall und gemischtes, in der Regel dem bronchialen näherstehendes Atemgeräusch. Stimmfremitus verstärkt, Bronchophonie und Ägophonie deutlich. Weiter unten wird der Klopfschall kürzer, leiser und weniger klanghaltig, das Atemgeräusch mehr bronchial, aber leiser, Stimmfremitus, Bronchophonie und Ägophonie gehen zurück. Über den ganz zusammengedrückten Teilen herrscht absolute Dämpfung, Atemgeräusch, Stimmfremitus und die Stimmfortleitung für das Ohr sind aufgehoben und man kann nicht bestimmen, wo völlig zusammengedrückte Lunge, wo der Erguß selbst der Brustwand anliegt. Bei Tumoren verschwinden die auskultatorischen Zeichen häufig besonders frühzeitig, weil durch die festen Geschwulstmassen die Luftröhrenäste eher zusammengedrückt oder verlegt werden als durch den beweglichen Erguß.

Von den Erkrankungen, die zu einer Ausfüllung der atmenden Lungenräume, zur **Infiltration**, führen, ist die kruppöse Pneumonie am lehrreichsten, weil wir bei ihr in kurzer Zeit alle Stadien der Infiltration verfolgen können. Im Beginn der Lungenentzündung wird über dem ergriffenen Lungenlappen der Klopfschall leiser, höher, kürzer und leicht klanghaltig. Von dieser Veränderung des Klopfschalles bedarf die Tympanie wohl einer näheren Erklärung. Wir haben früher ausgeführt, daß über der Lunge klanghaltiger Schall erhalten wird, wenn die Lunge entspannt und dadurch zu kontinuierlichen Schwingungen fähig ist. Wir finden aber auch ohne Entspannung der Lunge klanghaltigen Schall, nämlich dann, wenn das Lungengewebe durch massive Ausfüllung seiner Alveolen in eine homogene Masse umgewandelt wird. Diese Homogenisierung führt zu einer Steigerung des Schalleitungsvermögens der Lungen und damit zum Auftreten des Bronchialatmens; in gleicher Weise wird sie die durch den Perkussionsschlag in den größeren Luftwegen erregten Schallschwingungen besser zur Brustwand leiten und damit dem Klopfschall einen tympanitischen Beiklang verleihen. Für diese Auffassung spricht der folgende von C. Gerhardt angeführte Versuch. Wäscht man die Luftröhrenäste einer hepatisierten Lunge von den Sekretmassen rein, bläst Luft ein, perkutiert dann und zieht den Tubus aus dem Hauptbronchus aus, so bemerkt man, daß mit Freierwerden der vorher verengten Mündung der Schall deutlich höher wird. Da auch, so schließt Gerhardt, am Lebenden der klanghaltige Schall entzündlich verdichteten Lungengewebes häufig Wintrichschen Schallwechsel zeigt, ist anzunehmen, daß er vorwiegend von den Luftsäulen der Luftröhrenäste abzuleiten sei. Wir dürfen also wohl vermuten, daß der bei der Lungenentzündung in die Alveolen ausschwitzende entzündliche Erguß schon im Beginn soweit das Lungengewebe homogenisiert, daß die Bedingungen für eine Entstehung des, meist nur leichten, Klanggehaltes über dem ergriffenen Lungenlappen gegeben sind. Dazu stimmt das Verhalten des Atemgeräusches, das sich dem gemischtem Atmen nähert. Treten zu diesen Erscheinungen das charakteristische Knistern (Crepitatio indux), Schmerzen auf der kranken Seite, Hemmung der Atembewegungen und plötzlicher Beginn mit Schüttelfrost und Fieber, so kann man die Diagnose als sicher betrachten. In vielen Fällen beginnt aber die Pneumonie zentral und läßt im Anfang jeden physikalischen Befund vermissen, da ist man, wenn man die Diagnose frühzeitig stellen will, auf die Durchleuchtung angewiesen. Sobald die Alveolen ganz durch das entzündliche, rasch gerinnende Exsudat gefällt sind, ist die Verdichtung der Lunge, die Hepatisation vollendet. Der Klopfschall ist kurz, leise, hoch und, wenn die größeren Bronchien frei sind, wohl immer etwas klanghaltig; zuweilen, besonders über den Oberlappen, kann sogar Wintrichscher Schallwechsel nachweisbar sein. Das Atemgeräusch ist lautes und auffallend hohes Bronchialatmen, die Bronchophonie sehr deutlich, der Stimmfremitus verstärkt; wird der zuführende Bronchus durch Schleimmassen verlegt, so können vorübergehend diese Erscheinungen fehlen. Zuweilen scheint der Stimmfremitus durch die vermehrte Spannung der Brustwand gehindert zu werden, die durch die Massenzunahme der entzündeten Lunge hervorgerufen wird. Da bei der Lungenentzündung kaum je die Bronchien ganz frei von Sekret sind, so hört man außerdem häufig mittel- bis großblasige klingende Rasselgeräusche, und da die Pleura stets mitergriffen ist, so fehlt auch pleuritisches Reiben nicht. Das Stadium der Lösung bietet mutatis mutandis dieselben physikalischen Untersuchungsbefunde wie das Stadium der Anschoppung.

Sehr viel bunter und abwechslungsreicher ist das Bild, das die verschiedenen Bronchopneumonien bieten. Solang es sich um kleine verstreute Verdichtungsherde handelt, ist der Befund nicht sehr charakteristisch. Der Klopfschall wird etwas höher und kürzer, vielleicht auch ein wenig klanghaltig, aber häufig ist die Veränderung so gering, daß sie nicht überzeugend ist; zuweilen wird das Höher und Kürzer deutlicher bei unmittelbarer Perkussion. Das Atemgeräusch ist mehr oder weniger deutlich gemischt, Bronchophonie und Stimmfremitus kaum oder nicht verstärkt, die Rasselgeräusche zum Teil klingend. Es muß aber zugegeben werden, daß alle diese Erscheinungen häufig nicht deutlich ausgesprochen sind und nicht selten begegnet man erheblichen Widersprüchen zwischen dem physikalischen Untersuchungsbefund einerseits und den übrigen Symptomen auf der anderen Seite. So trifft man immer wieder Kranke mit reichlichem Auswurf, bei denen nur mit Mühe spärliche Rasselgeräusche nachzuweisen sind, Kranke mit reichlichen, auch feuchten Rasselgeräuschen, bei denen nur sehr spärlicher Auswurf besteht, und Kranke mit deutlichen Verdichtungsherden auf der Röntgenplatte, bei denen die Auskultation und Perkussion nichts Wesentliches zu ergeben schien. In dem Maße wie die Verdichtungsherde größer werden, werden die Erscheinungen deutlicher, vorausgesetzt, daß die Herde der Brustwand nahe liegen. „Die Stelle der Brustwand, an welcher der hepatisierte Lungenteil anliegt, gibt einen gedämpften Perkussionsschall und die Resistenz ist vermehrt, falls der hepatisierte Lungenteil gegen einen Zoll dick ist und vom Plessimeter nicht bedeckt werden kann .... doch kommt dabei auch die verschiedene Biegsamkeit der Brustwand in Betracht". Diese von Skoda aufgestellte Regel besteht auch heute noch zurecht. Verschmelzen die einzelnen Herde, so nähert sich der Befund immer mehr dem Befunde bei einer kruppösen Pneumonie im Stadium der Hepatisation. Aus unserer Darstellung geht ohne weiteres hervor, daß die Erkennung eines kleinen vereinzelten bronchopneumonischen Herdes recht schwierig sein muß und gerade solche Herde sind es, die wir am häufigsten zu diagnostizieren haben, nämlich bei der beginnenden Lungentuberkulose. Erleichtert wird deren Diagnose allerdings durch den Umstand, daß die Erkrankung häufig in den Lungenspitzen sitzt [1]); da diese vorne nicht von der Brustwand bedeckt sind, bieten sie für die Perkussion und Auskultation besonders günstige Bedingungen, so daß hier auch wohl kleinere Herde als Skoda angibt, erkannt werden können. Die Diagnose der beginnenden tuberkulösen Erkrankung einer Lungenspitze wird sich im übrigen weniger auf Veränderungen des Klopfschalles, als auf Veränderungen des Atemgeräusches und zwar vor allem auf die Nebengeräusche (Rasseln, Knacken u. dgl.) stützen. Die sorgfältige Auskultation wird hier auch dem Röntgenbilde überlegen sein, während bei tiefliegenden Herden die Auskultation und Perkussion versagen und das Röntgenbild sehr viel besser Auskunft gibt. Wie tief unter der Lungenoberfläche luftleere Teile liegen dürfen, damit sie noch den Klopfschall beeinflussen können, läßt sich schwer allgemein sagen, da auch die Größe des luftleeren Teiles dabei mitspricht. Wintrich sagt darüber folgendes: „Dünnere 2—3—4 cm im Durchmesser haltende, lufthaltige, peripherisch gelagerte Lungenpartien, hinter welchen luftleere

[1]) Die Lungentuberkulose ist durch ihre sinnfälligen Erscheinungen, ihre Gefahr für die nähere Umgebung des Kranken sowie durch die umfassenden sozialen Maßnahmen zu ihrer Bekämpfung so sehr in den Vordergrund des Interesses gerückt, daß auch die Medizin ihrer Erkennung und Behandlung ganz besondere Aufmerksamkeit geschenkt hat. Die Tuberkulose der anderen Organe läuft dadurch Gefahr in ihrer Bedeutung unterschätzt zu werden und der Diagnose zu entgehen. Besonders gilt das von der primären Darmtuber-

(Herz, Aneurysmen, Infiltrate, zirkumskripte Exsudate etc.) in größerer Ausdehnung sich befinden, schallen kürzer und gewöhnlich auch höher". Daß diese Angabe wohl das Richtige trifft, davon kann man sich leicht bei der Bestimmung der linken relativen Herzdämpfung überzeugen. Lange bevor man zur Mammillarlinie kommt, also zu der Linie, in die beim Gesunden die Grenze der relativen Herzdämpfung gelegt zu werden pflegt, hört man den Schall kürzer und höher werden und zwar manchmal von der vorderen, manchmal schon von der mittleren Achsellinie an oder noch etwas weiter rückwärts. In der Mammillarlinie wird plötzlich die Schallveränderung besonders deutlich und hier nimmt man dann gewohnheitsmäßig die Grenze an. An der Stelle der ersten Schalländerung, in der mittleren Achsellinie etwa dürfte tatsächlich eine Lungenschicht von etwa 3—4 cm über dem Herzen liegen. Aus den zitierten Angaben Skodas und Wintrichs geht hervor, daß die Aussichten sehr gering sind einen kleineren zentralen Herd, etwa eine tuberkulöse Hilusinfiltration, geschwollene Bronchialdrüsen durch die Perkussion nachzuweisen, zumal wenn man sich durch einen Blick auf Fig. 6 ins Gedächtnis zurückruft, wieweit die in der Hilusgegend liegenden Gebilde nicht nur von der vorderen, sondern auch von der hinteren Brustwand entfernt sind. Bei dieser Überlegung darf jedoch ein Punkt nicht übersehen werden, der bisher nicht beachtet worden ist. Für den Schall, den ein Lungenteil gibt, hinter dem eine solide Masse liegt, ist es nicht gleichgültig, ob diese Masse ein normales Gebilde oder ein krankhaftes Gebilde ist. Ein normales Gebilde beeinflußt die Spannungsverhältnisse der Lunge nicht, dagegen wird jedes krankhafte Gebilde im weitesten Sinne des Wortes — Herz- oder

---

kulose im Kindesalter, auf die vor allem Arnold Heller wiederholt nachdrücklich hingewiesen hat. Es sei deshalb gestattet durch die folgende Tabelle an die Wichtigkeit dieser Verhältnisse zu erinnern.

Autor	Zahl der Sektionen	Zahl der Tuberkulösen	Zahl der Kinder	Zahl der tuberkulösen Kinder	Primäre Darmtuberkulose: Prozentsatz der Tuberkulosen	Prozentsatz der Kindertuberkulosen	Prozentsatz aller Sektionen	Prozentsatz aller Kindersektionen
					%	%	%	%
Orth 1902—03	1558		203 ¼—15 J.	47		2 = 4,25	0,13	
Orth 1904—05				73		7 = 9,6		
Henke	1100		228	62		7 = 11	0,64	
Ciechanowski	4631	1203			86 = 7,1		1,8	
Hamburger			843	335		0		
Nebelthau				26		5 = 19,2		
Lubarsch	1820	1087	297	63	61 = 5,5	14 = 21,2	3,3	
Brüning			400	44		8 = 18,2		
Fibinger-Jensen	600	311			31 = 10		5,17	
Symes-Fischer		500	102 1—12 J.			12 = 11,7		
Price-Jones			56	21		6 = 28,5		
Kingsford				339		64 = 18,9		
Harbitz	558	256			30 = 11,7		5,5	
Ogyia	250	116		20	12 = 10,3	6 = 30	4,8	
Wagener (Heller)	600		76 1—15 J.	33		16 = 48,5	28 = 4,7	21
Wagener (Berlin)	410		67				20 = 4,9	11 = 16,5
Edens	491	176	91	31	25 = 14,2	11 = 35,5	25 = 5,1	12
Edens	409	152	74	21	18 = 11,8	20 = 47,6	18 = 4,4	13,6

Nach Edens, Die primäre Darmtuberkulose des Menschen in den Ergebnissen der inneren Medizin und Kinderheilkunde 1908. 2. Bd. S. 149.

Gefäßerweiterungen, Tumoren, Infiltrationsherde — dem normalen Lungengewebe Platz streitig machen, das normale Lungengewebe zusammendrücken. Infolgedessen verraten sich zentrale raumbeengende Prozesse häufig zuerst durch eine leichte Tympanie der übergelagerten Lunge. Auch bei der zentralen Pneumonie glaube ich eine solche Tympanie selten vermißt zu haben, wobei allerdings zweifelhaft bleiben muß, wieweit in diesem Falle die Tympanie durch Kompression der Lunge, wieweit durch Erhöhung der Schalleitung zustande kommt.

Besonders eingehend ist die Frage bearbeitet worden, ob und wieweit die Erkennung einer **Bronchialdrüsentuberkulose** durch die Perkussion oder Auskultation möglich ist. Am meisten Aussicht soll nach Schloßmann und Biedert gegeben sein, Vergrößerungen von Bronchialdrüsen perkussorisch nachzuweisen im Interskapularraum in der Höhe des 2. und 3. Brustwirbels und vorn an dem oberen Teil des Sternums. De la Camp hat diese Ansicht nicht bestätigen können, findet dagegen in der Perkussion der Wirbelsäule einen gangbaren Weg zur Diagnose von Lungendrüsenschwellungen. Schon Auenbrugger weiß vom Klopfschall der Wirbelsäule zu berichten, daß sie einen hellen Schall gibt, insoweit sie sich an der Bildung des Brustkorbes beteiligt, zu einer klinisch verwertbaren Methode ist aber die Perkussion der Wirbelsäule erst durch Koranyi und nach ihm durch de la Camp ausgebaut worden. Der Perkussionsschall jedes Wirbels wird durch seine Umgebung bestimmt. Die Dornfortsätze der untersten Halswirbel geben einen kurzen, leisen, etwas klanghaltigen Schall, die Brustwirbel geben von oben nach unten zunehmend langen, lauten Schall, gleichzeitig nimmt der Klanggehalt ab. Vom 6. bis 9. Brustwirbel wird ein gleichmäßiger lauter, langer, nicht tympanitischer Klopfschall erhalten, weiter abwärts wird durch den Einfluß der Leber, Milz und Nieren der Schall wieder kürzer und leiser. Die untere Lendenwirbelsäule gibt besonders bei lufthaltigen Därmen wieder lauteren, längeren und tympanitischen Klopfschall. Der einzelne Wirbel im Gefüge der Wirbelsäule besitzt perkussorische Selbständigkeit. So ist es zu verstehen, daß feste Teile, die dem Wirbelkörper anliegen, den Klopfschall des betreffenden Wirbels dämpfen, besonders gilt das für die in der Bifurkation vor dem 5. und 6. Brustwirbel liegenden Drüsen. Bei Kindern scheint nach den Untersuchungen de la Camps ein Drüsentumor von 3 : 2 : 2 cm zu genügen, um eine deutliche Dämpfung des Wirbelkörperschalles hervorzurufen. Auskultiert man die Wirbelsäule, so hört man gemischtes Atmen, das über dem 6. und 7. Halswirbel mehr trachealen, über der Brustwirbelsäule nach unten zunehmend mehr vesikulären Charakter trägt. In Fällen von Dämpfungen des Wirbelkörperschalles scheint die tracheale oder bronchiale Komponente mehr hervorzutreten (Biedert, de la Camp, Heubner, d'Espine u. a.). Auf die für die Erkennung von Bronchialdrüsentumoren wichtigen Nachbarwirkungen der Geschwulst, wie Bronchostenosen, Sympathikusreizung, Phrenikus- oder Rekurrenslähmungen, Druck auf Gefäße oder die Speiseröhre, und auf die Allgemeinsymptome kann hier nur hingewiesen werden. Sie werden bei der Differentialdiagnose gegenüber echten Neubildungen, Abszessen usw. häufig den Ausschlag geben.

Der physikalische Untersuchungsbefund bei vermehrtem Luftgehalt der Lunge.

Vermehrten Luftgehalt der Lunge kennen wir als besonderes Krankheitsbild seit Laennec. Er hat dafür die Bezeichnung Emphysem (von **ἐμφυσᾶν** aufblasen) gewählt und beschreibt verschiedene Arten: Das Emphysem im Gefolge des catarrhe sec und Asthmas; es beruht nach Laennec darauf, daß die bei der Einatmung in die Alveolen gesogene Luft wegen der Verschwellung oder eines krankhaften Zustandes der Bronchien nicht wieder ausgeatmet werden kann (inspiratorisches Emphysem). Das Emphysem bei Bläsern und bei Leuten, die stark husten und schwer heben u. a. (exspiratorisches Emphysem). Das Emphysem bei Tuberkulose oder Neubildungen der Lunge, vikariierendes Emphysem. Das „primitive" Emphysem bei Erstickung durch Kohlenoxyd. Man sieht, unsere gegenwärtigen Anschauungen über die Ursachen des Emphysems sind in den Beobachtungen Laennecs weitgehend vorbereitet; fügen wir das Emphysem infolge starrer Dilatation des Brustkorbes (W. A. Freund) hinzu, so haben wir alle wesentlichen Formen beieinander.

Betrachten wir zunächst **das inspiratorische Emphysem.** Mag dieses auf dem Boden eines Asthmas oder einer chronischen Bronchitis oder infolge verminderter Elastizität der Lunge im Alter oder sonstwie durch Überdehnung der Lunge entstanden sein, stets ist es gekennzeichnet durch seine Lokalisation an den Lungenrändern. Diese Erscheinung ist leicht verständlich, wenn wir uns an die früher ausführlich geschilderten Untersuchungen Tendeloos erinnern. Danach wirkt der inspiratorische Zug des sich ausdehnenden Brustkorbes nicht gleichmäßig auf die ganze Lunge, sondern am stärksten in den Bezirken der größten Exkursion, d. i. in den parasternalen Teilen und in den kaudalen Teilen des Komplementärraumes. In sehr vorgeschrittenen Fällen von Emphysem wird ein mehr oder weniger großer Teil der übrigen Lunge außerdem beteiligt sein, so daß man schließlich von einem allgemeinen Emphysem sprechen kann. Der Befund ist dann sehr charakteristisch: faßförmiger Brustkorb mit verstrichenen Zwischenrippenräumen, beschleunigte, oberflächliche, mühsame Atmung mit verlängertem Exspirium, Zyanose, Venenstauung infolge der Erschwerung des Lungenkreislaufes, Tiefstand der Lungengrenzen, zuweilen inspiratorische Einziehung der unteren Rippenbogen durch die Kontraktion des tiefstehenden, abgeflachten Zwerchfells, Überlagerung des Herzens durch die geblähte Lunge. Der Klopfschall ist klanglos, sehr laut und lang, wie der einer Pappschachtel (Biermer) und doch arm an tiefen Tönen infolge der vermehrten Spannung des Lungengewebes und der Brustwand. Das Atemgeräusch vesikulär, abgeschwächt. Da einerseits, wie schon gesagt, das Emphysem häufig sekundär ist, die Folge einer chronischen Bronchitis oder eines Asthmas, und andererseits bei einer primär emphysematösen Lunge die ungenügende Lüftung und Durchblutung einen äußerst günstigen Boden für sekundäre Katarrhe bildet, so finden wir fast immer Emphysem und Katarrh verbunden, es fehlen also nur selten Nebengeräusche wie Giemen, Brummen, Rasseln usw.

Das exspiratorische Emphysem sitzt in den Lungenspitzen. Das ist nach Tendeloos Untersuchungen leicht erklärlich. Die kräftigste Ausatmung erfolgt dort, wo die kräftigste Einatmung stattfand, in den parasternalen und kaudalen Teilen; wird die Luft am Austritt gehindert, etwa durch Stimmbandschluß beim Husten oder beim Spielen eines Blasinstrumentes, so weicht die Luft innerhalb der Lunge nach der Gegend des geringsten Widerstandes aus, nach den Lungenspitzen. Deshalb sieht man bei Hustenstößen, beim Pressen, Blasen usw. die Lungenspitzen sich vorwölben und beim chronischen exspiratorischen Emphysem diese Erscheinung als Dauerstand ausgebildet. Die emphysematösen Lungenspitzen geben besonders lauten klanglosen Klopfschall und leises vesikuläres Atemgeräusch. Das expiratorische Emphysem kann man ziemlich häufig in reiner Form antreffen, dagegen ist das inspiratorische fast immer mit dem exspiratorischen vergesellschaftet infolge des Hustens, den die begleitende oder zugrunde liegende Bronchitis oder Asthma mit sich bringen.

Werden einzelne Teile der Lunge, sagen wir durch eine tuberkulöse Infiltration von der Atmung ausgeschaltet, so bildet sich in der Umgebung der Herde aus leicht einzusehenden mechanischen Gründen ein **vikariierendes Emphysem**; handelt es sich um zahlreiche Herde, dann werden wir eine komplizierte

Mischung von Verdichtungs- und Emphysemerscheinungen vorfinden. Wird ein ganzer Lungenlappen oder eine ganze Lungenseite von der Atmung ausgeschaltet, so tritt entsprechendes vikariierendes Emphysem der freien Lungenteile ein. In manchen Fällen werden sich die Vorgänge, die zu einer Erweiterung der Alveolen führen, auch auf die Bronchien erstrecken und zur Bildung von Bronchiektasien führen; immerhin ist diese Erscheinung verhältnismäßig selten, wie schon Laennec hervorhebt.

Akute vorübergehende Vermehrung des Luftgehaltes der Lunge sehen wir im asthmatischen Anfall und beim Zwerchfellkrampf. Die Befunde der physikalischen Untersuchung bieten keine prinzipiellen Unterschiede gegenüber den chronischen Fällen.

Der physikalische Untersuchungsbefund bei Höhlenbildung in der Lunge.

Als Kavernensymptome gibt Laennec an: Pektoriloquie, lautes gurgelndes Rasseln (Gargouillement), amphorischen Charakter des Atemgeräusches, der Stimme und des Hustens, verstärkten Stimmfremitus, fühlbare Rasselgeräusche, Metallklang, das Geräusch des gesprungenen Topfes und Succussio Hippokratis; nicht recht faßbar als Symptom sind das von Laennec angegebene kavernöse Atmen, da ihm alle objektiven Erkennungszeichen fehlen und le souffle voilé, von dem nicht sicher zu sagen ist, ob er identisch mit dem metamorphosierenden Atmen von Seitz oder eine andere Erscheinung ist. Zu dem Laennecschen Zeichen sind neben dem soeben genannten metamorphosierenden Atmen im Laufe der Zeit als Höhlenzeichen noch hinzugekommen Klanggehalt des Klopfschalles, Gerhardtscher, Wintrichscher und unterbrochener Wintrichscher Schallwechsel. Die meisten der genannten Zeichen sind nicht unbedingt beweisend und die vielleicht sicheren Zeichen fehlen so häufig, daß sie keinen großen praktischen Wert haben. Pektoriloquie oder Bronchophonie, großblasiges, klingendes (gurgelndes) Rasseln, verstärkter Stimmfremitus, das Geräusch des gesprungenen Topfes, Wintrichscher Schallwechsel können bei Infiltrationen ohne Höhlenbildung vorkommen; amphorischer Klang kann in der Luftröhre (Friedreich) oder Mundhöhle (Skoda) entstehen, neben Metallklang und Succussio Hippokratis finden wir ihn beim Pneumothorax oder Pneumothorax mit Erguß. Gerhardtscher Schallwechsel ist nur beweisend, wenn der Schall im Liegen höher wird, da bei Pleuraergüssen im Sitzen der Klopfschall der oberen Lunge höher ist als im Liegen (Gerhardt); allerdings wird es meist leicht sein, einen Pleuraerguß auszuschalten, der Gerhardtsche Schallwechsel gewinnt deshalb aber doch nicht wesentlich an Bedeutung, da er recht selten ist. Auch der unterbrochene Wintrichsche Schallwechsel und das metamorphosierende Atemgeräusch haben wegen ihrer Seltenheit keinen großen Wert. Der Metallklang wäre brauchbar, da der differentialdiagnostisch in Betracht kommende Pneumothorax meistens leicht auszuschließen sein wird, wenn nicht der Metallklang eine ziemlich erhebliche Größe der Höhle und besondere Wandbeschaffenheit voraussetzte; er ist dementsprechend nur bei einer beschränkten Zahl der Fälle zu erwarten. Schließlich muß erwähnt werden, daß durch Sekretmassen wohl nicht selten der zur Höhle führende Bronchus verlegt wird; dann fehlen die Atemgeräusche und Nebengeräusche, die sonst wenigstens den Verdacht auf eine Kaverne wachrufen könnten. Kurz und gut, man sieht, daß die Erkennung einer Höhle in der Lunge ziemlich große Schwierigkeiten bieten kann. Liegt außerdem die Höhle nicht oberflächlich, sondern in der Tiefe, ist sie nicht mindestens walnußgroß und wird durch eine gewisse Widerstandsfähigkeit ihrer Wände vorm Zusammenklappen bewahrt, so kann man kaum auf eine richtige Diagnose hoffen. Die Größe der Höhle hat A. Geigel aus der Höhe des Perkussionsschalles zu berechnen versucht. Selbst wenn die Tonhöhe annähernd bestimmbar ist, so hat eine solche Berechnung doch ihre Bedenken. Man müßte u. a. wissen, ob die Höhle neben der Luft noch Flüssigkeit und wieviel sie enthält, wie groß die Öffnung des einmündenden Bronchus ist und welchen Einfluß die Schwingungen der Kavernenwand auf die Tonhöhe ausüben. C. Gerhardt hat den Klopfschall der Kaverne durch Resonatoren abgehorcht und gemeint, auf diesem Wege Aufschluß über die Größe des Hohlraumes zu erhalten, doch gelten für dies Verfahren dieselben Bedenken, wie für A. Geigels Berechnung. Wenig Fragen der physikalischen Diagnostik sind mit solchem Eifer und mit solcher Beharrlichkeit studiert worden wie die Diagnose der Kavernen. Es hat das seinen guten Grund. Die Konstanz der anatomischen Verhältnisse, auch bei längerer Krankheitsdauer, und der klare Befund auf dem Sektionstische machten die Kavernen zu einem besonders gefährlichen Prüfstein für die Leistungsfähigkeit diagnostischer Kunst. Und die bei der Schwierigkeit der Erkennung nicht ausbleibenden Fehldiagnosen sorgten dafür, daß sich die Aufmerksamkeit immer wieder auf dies Problem lenkte.

Der physikalische Untersuchungsbefund bei Ansammlung von Flüssigkeit im Brustfellraum.

Wenn der Brustfellraum einer Seite ganz von Flüssigkeit eingenommen wird, affectum latus in inspiratione minus mobile deprehenditur. Percussum autem nulla ex parte resonat. Ist der Brustfellraum nur zum Teil mit einem Erguß gefüllt, evocabitur resonantia major in illa parte, quam aquosus humor non occupaverit, in diesem Falle variatur sonitus evocatus pro vario situ aegri — — praeterea hypochondrium ex illo latere — in toto circumferentia plus tumidum est: et pressum magis quam abdomen renititur (Auenbrugger). Une grande diminuation ou l'absence totale du bruit de la respiration, l'apparition, la disparition et le retour de l'égophonie, sont les signes sur lesquels le cylindre annonce l'existence de l'épanchement pleurétique et en indique la mesure (Laennec).

Hemmung der Atembewegung auf der erkrankten Seite, Dämpfung, Verschiebung der Dämpfungsgrenzen bei Lagewechsel, Vorwölbung und Muskelspannung des Hypochondriums auf der kranken Seite, stark abgeschwächtes oder aufgehobenes Atemgeräusch und Ägophonie werden also von Auenbrugger und Laennec als Zeichen eines Flüssigkeitsergusses genannt. Das sind in der Tat auch jetzt noch die wichtigsten Kennzeichen eines größeren Pleuraexsudates; wir können noch hinzufügen die Erweiterung der erkrankten Seite, Verstreichen der Zwischenrippenräume, die aus der Dämpfung des Traubeschen Raumes zu erschließende Zwerchfellsenkung, Herabsetzung oder Aufhebung des Stimmfremitus, Verdrängung der Nachbarorgane, Klanggehalt des Lungenschalles oberhalb des Ergusses (zuweilen mit Wintrichschem Schallwechsel), hin und wieder Williamschen Trachealton. Das sind so viel Zeichen, daß man erwarten sollte, die Diagnose könne keine Schwierigkeiten machen und doch ist die Unterscheidung von Erguß, Schwarte und Infiltration nicht immer sicher möglich. Wir müssen deshalb noch etwas näher auf die Verhältnisse eingehen. Die drei genannten Prozesse verändern den Klopfschall in derselben Weise, sie machen ihn kürzer, leiser und höher (ärmer an tiefen Tönen), jedoch nicht in ganz gleichartiger Weise. Der Klopfschall über einem Erguß pflegt die stärksten Veränderungen zu bieten, er ist ganz kurz und leise, am ärmsten an tiefen Tönen, völlig klanglos und geht mit starkem Widerstandsgefühl einher. Der Schall über völlig infiltrierter Lunge ist nicht ganz so kurz und leise und meist etwas klanghaltig, das Widerstandsgefühl geringer. Über Schwarten ist häufig vor allem das Widerstandsgefühl erhöht, der Schall ist meist weniger kurz und leise, auch weniger arm an tiefen Tönen als der Schall über Exsudaten und Pneumonien.

Nicht unwichtig für die Frage ist also, wie man sieht, die Beurteilung des Widerstandsgefühls — la conscience du plein ou du vide (Laennec) —, wir werden uns deshalb über die Bedingungen klar werden müssen, die das Widerstandsgefühl bestimmen. R. Geigel äußert sich darüber folgendermaßen: „Offenbar ist das Entscheidende die elastische Kraft des gestoßenen Körpers, die Möglichkeit, durch den Stoß eine größere oder kleinere Verschiebung der Teile bei gleicher Kraftaufwendung zu erzeugen. Je mehr dies möglich ist, desto länger verweilt auch der stoßende Körper, der perkutierende Finger auf dem gestoßenen. Eine weiche Unterlage wird vom Stoß weiter fortgetrieben, bis der stoßende Körper wieder zurückgeworfen wird, von einer härteren springt der letztere sogleich wieder ab. Ohne Zweifel liegt hierin allein das Kriterium für das Maß des Widerstandes bei der Perkussion. Je länger der perkutierende Finger oder Hammer auf dem Plessimeter, dem Finger haften bleibt, und die gestoßenen Teile vor sich her drängt, bis er endlich durch die elastische Kraft der Unterlage in seiner Bewegung aufgehalten und dann zurückgeschleudert wird, desto „weicher“ erscheint der Stoß und je rascher er zurückgeworfen wird, je kleiner die Stoßzeit ist, desto „härter“. Bei gleicher vitaler Energie des Stoßes gehört die gleiche Arbeit dazu, den stoßenden Körper zur Ruhe zu bringen, das eine Mal aber geschieht dies in längerer, das andere Mal in kürzerer Zeit. Die Länge der Stoßzeit ist also maßgebend für das Gefühl des Widerstandes bei der Perkussion.“ Das Widerstandsgefühl ist aber keine ganz gesonderte unabhängige Eigenschaft des Perkussionsschlages, sondern steht in gewisser Beziehung zu dem durch den Perkussionsschlag erzeugten Schall. Bei hohem Widerstandsgefühl ist infolge der kurzen Stoßzeit die Bewegung des gestoßenen Körpers gering, dementsprechend wird die Anfangsschwingung klein, der Schall leise sein; ein gestoßener Körper, der eine kleine Anfangsschwingung gibt, wird rasch zur Ruhe kommen, der Schall wird also kurz sein. Da kurze Stoßzeit die Entstehung diskontinuierlicher Schwingungen begünstigt, so ist schließlich zu erwarten, daß der Schall klanglos sein wird. Diese Beziehungen zwischen Widerstandsgefühl und Schall gelten aber nur unter gleichen Bedingungen. Perkutiert man zwei Körper von ungleicher Beschaffenheit, so kann z. B. aus der Größe der Amplitude kein Schluß auf die Stärke des Schalles gezogen werden. Es hängt nämlich die Lautheit des Schalles nicht nur von der Größe der Amplitude, sondern auch von der elastischen Kraft ab, mit der die Teile in ihre Gleichgewichtslage zurückgerissen werden; kleine Amplituden des schwingenden Körpers können einmal einen lauten Schall (an Gläsern, Glocken usw.), einmal nur einen sehr leisen Schall (an der schlaff gespannten Saite) geben (R. Geigel). Auch bei der Perkussion erkrankter Brustorgane sind die Bedingungen nicht immer so gleich, daß Widerstandsgefühl und Klopfschall stets ein parallel gehendes Verhalten zeigen könnten. Für das Widerstandsgefühl wird die Brustwand, für den Klopfschall die Lunge im Verhältnis von größerem Einfluß sein. Exsudat, Infiltration und Schwarte beeinflussen nun in verschiedener Weise das Widerstandsgefühl und den Klopfschall und schaffen dadurch wechselnde Bedingungen. Ein Exsudat wird die Spannung der Brustwand erhöhen, die Spannung der Lunge herabsetzen. So weit nicht durch die Masse des zwischen perkutierter Brustwand und Lunge liegenden Ergusses der Lungenschall völlig ausgeschaltet wird, bietet er die Erscheinungen erschlafften Lungengewebes, d. h. wir haben über noch einigermaßen lufthaltigen Teilen, zum Beispiel über den Randpartien des Ergusses, tiefen klanghaltigen Schall, über ganz luftleeren Teilen leisen, kurzen, klanglosen Schall. Die komprimierte Lunge kann also je nach dem Grade der Kompression den Klopfschall in entgegengesetzter

Weise beeinflussen, dagegen wird das Exsudat auf das Widerstandsgefühl immer nur steigernd wirken. Bei Schwarten ist die Brustwand fast allein beteiligt, Spannung und Volumen der Lunge kaum verändert; hier wird deshalb das Widerstandsgefühl verhältnismäßig groß, die Veränderung des Schalles verhältnismäßig gering gefunden. Bei der Lungenentzündung überwiegt umgekehrt die Veränderung des Klopfschalles.

Das Widerstandsgefühl ist demnach eine wertvolle Ergänzung des Klopfschalles; beide zusammen sind imstande, die Diagnose in ganz bestimmte Richtungen zu lenken, deren weitere Verfolgung zunächst durch eine sorgfältige Bestimmung der Grenzen des erkrankten Bezirkes anzustreben ist.

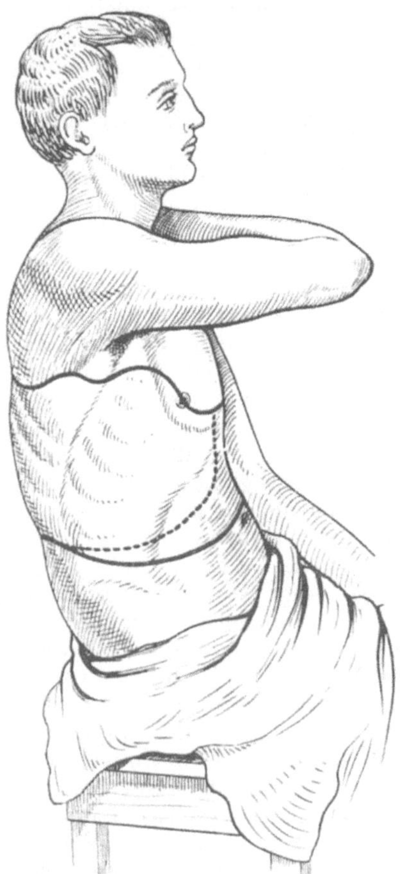

Fig. 76. Damoiseausche Linie (nach Wintrich).

Hat man Verdacht auf einen Erguß, so ist zu prüfen, ob seine Grenze horizontal um den Brustkorb läuft, oder ob sie einen Verlauf zeigt, wie er zuerst von Damoiseau beschrieben und später häufig bestätigt worden ist (Hirtz, Ellis, Wintrich u. a.). Dieser Verlau isft durch eine Kurve gegeben, die vorn am tiefsten steht, in der Seite ziemlich steil ansteigt und etwa in der mittleren Achsellinie ihre erste Höhe erreicht, dann leicht abfällt und im Rücken wieder ansteigend ihren höchsten Stand erreicht (Fig. 76). Der Verlauf ändert sich bei Lagewechsel entsprechend den Gesetzen der Schwerkraft, wenn der Erguß groß ist und keine Verwachsungen bestehen. Bei kleinen Ergüssen überwiegt offenbar der Einfluß, der durch die Form und Elastizität der Lunge auf die Druckverhältnisse im Pleuraraum ausgeübt wird und der auch wohl bei der Entstehung der Damoiseau-Ellisschen Kurve mitspricht. Häufig kann beobachtet werden, daß am Rücken der Erguß seine Höhe etwa in der Schulterblattlinie erreicht und nach der Wirbelsäule zu wieder absteigt, so daß hier ein dreieckförmiger Raum mit etwas längerem und lauterem Schall entsteht (Garlandsches Dreieck), siehe Fig. 77. Ob allerdings tatsächlich die Exsudatgrenze in dieser Form verläuft oder ob die geringere Dämpfung des Garlandschen Dreiecks darauf beruht, daß die gesunde Lunge der anderen Seite mitspricht, soll zunächst dahingestellt bleiben. Gewissermaßen ein Gegenstück zum Garlandschen Dreieck ist das Rauchfußsche oder Groccosche Dreieck, ein an der Lungenbasis neben der Wirbelsäule liegender Dämpfungsbezirk der gesunden Seite (siehe Fig. 78). Auch hier handelt es sich um die Frage, ob über dem genannten Dreieck die Dämpfung der anderen Seite mitspricht, weil sie in den Bereich der Perkussionswirkung fällt, oder ob es sich um die wahren Grenzen des Ergusses handelt, der unter Verdrängung des Mediastinums auf die gesunde Seite hinübergetreten ist. Der Umstand, daß auch bei Pneu monien das Rauchfußsche Dreieck gefunden wird (Hamburger, Matthes,

Hochhaus) und daß bei sehr leiser Perkussion das Dreieck verschwinden kann (Sahli), spricht für die erste Annahme. Andererseits ist experimentell nachgewiesen (Goldscheider), daß ein größerer Erguß das Mediastinum verdrängen und in die gesunde Seite hineinreichen kann. Es sind also beide Möglichkeiten gegeben. Die Anschauung, das Rauchfuß-Groccosche Dreieck sei beweisend für ein Exsudat und gestatte, eine Pneumonie auszuschalten, ist also nicht unbedingt zutreffend. Bei Ergüssen auf der linken Brustseite ist besonders wichtig das Verhalten des Traubeschen Raumes, des zwischen Leber, Milz und Rippenbogen liegenden Bezirkes mit dem klanghaltigen Klopfschall der dahinter befindlichen Magenblase (siehe Fig. 63). Sobald der Erguß größer wird, drängt er das Zwerchfell nach unten und an die Stelle der Tympanie tritt der kurze, leise, klanglose Schall des Exsudats. Die beginnende Aufsaugung des Ergusses ist häufig an der Wiederkehr des klanghaltigen Schalles in dieser Gegend zuerst erkennbar. Bestehen allerdings Verwachsungen des Komplementärraumes, so kann auch bei großen Ergüssen der Traubesche Raum erhalten bleiben. Weniger deutlich als am Traubeschen Raum sind die Verdrängungserschei-

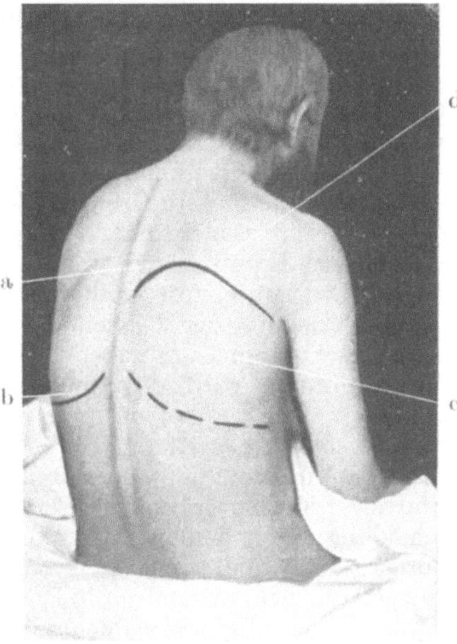

Fig. 77. Garlandsches Dreieck (nach Krönig).
a Garlandsches Dreieck; b linke untere Lungengrenze; c Dampfung des Exsudates; d obere Grenze des Exsudates.

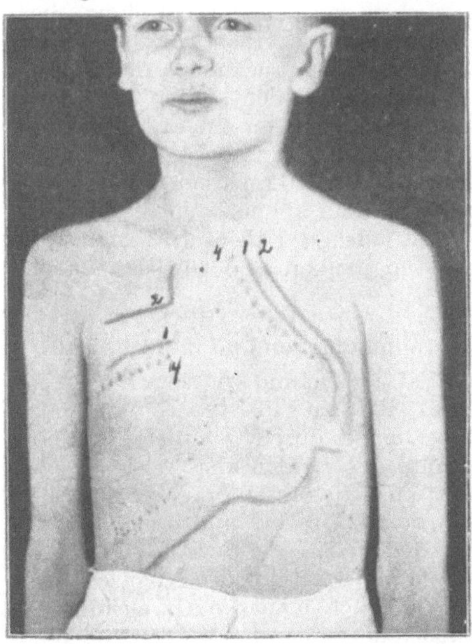

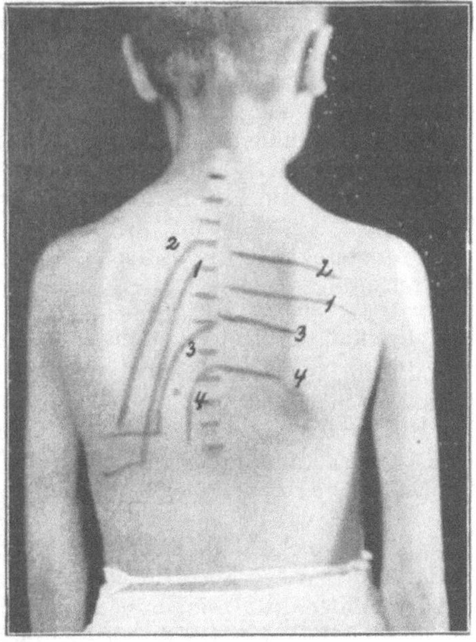

Fig. 78. Rauchfußsches Dreieck.
1—4 Dämpfungsgrenzen im Beginn und weitern Verlauf der Beobachtung.

nungen des Herzens und der Leber, auch sie können durch Adhäsionen gehindert oder geändert werden.

Sind die Mittel der Perkussion erschöpft, dann geht man zur Auskultation über. Sie ergibt über einem Erguß in der Gegend seiner Hauptausdehnung aufgehobenes, über einer Pneumonie bronchiales, über einer Schwarte abgeschwächtes vesikuläres Atemgeräusch. Das ist die Regel. Es gibt aber Ausnahmen. An den Grenzen des Ergusses haben wir Kompressionsatmen, d. h. gemischtes, mehr oder weniger bronchiales Atmen. Das kann auch mitten über einem Erguß gehört werden, wenn durch alte Verwachsungen die Lunge an der Brustwand festgehalten wird. Umgekehrt kann über einer Pneumonie durch Verlegung der Bronchien das Atemgeräusch aufgehoben sein. Ob eine Abschwächung des Atemgeräusches durch einen Erguß oder eine Schwarte hervorgebracht wird, ist durch die Auskultation allein nicht sicher zu entscheiden. Wir werden deshalb gern zu den andern noch verfügbaren Untersuchungsmitteln greifen. Der Stimmfremitus pflegt verhältnismäßig wenig durch Schwarten, dagegen durch einen Erguß stark herabgesetzt zu werden, und zwar um so stärker, je zellreicher der Erguß ist (Bacelli). Zur Unterscheidung dieser beiden Erkrankungen ist das Stimmzittern deshalb brauchbar, vorausgesetzt, daß nicht Pleuraverwachsungen im Bereich eines Exsudates bestehen, die den Stimmfremitus, ebenso wie das Atemgeräusch zur Brustwand leiten. Fehlt über einer Pneumonie das bronchiale Atmen, so werden wir auch das Stimmzittern vergeblich suchen und ebenso die Bronchophonie. Ein Hustenstoß kann ja mit einem Schlage durch die Entfernung eines Schleimpfropfes aus dem zuführenden Bronchus alle charakteristische Erscheinungen herbeizaubern, er braucht es aber nicht zu tun. Ägophonie kann bei Ergüssen fehlen (Laennec) und bei Pneumonie vorhanden sein, sie ist deshalb auch kein sicheres Unterscheidungsmerkmal.

Es soll zugegeben werden, daß in unkomplizierten Fällen die Schwierigkeiten nicht so groß sind, wie es nach der soeben gegebenen Darstellung, die die verschiedenen Fehlerquellen hervorheben mußte, scheinen könnte. Aber nicht selten treffen die verschiedenen Krankheitsprozesse zusammen und geben dann tatsächlich komplizierte Befunde. So kommt es nicht selten vor, daß zu Verdichtungsherden der Lunge und Pleuraverwachsungen ein Erguß hinzutritt, z. B. bei manchen Lungentuberkulosen. Dann kann eine richtige Diagnose erhebliche Schwierigkeiten machen, auch wenn man alle klinischen Hilfsmittel zu Rate zieht, die hier nicht näher besprochen werden können: Vorgeschichte, Verlauf, Fieber, Auswurf, Schmerzen usw. In solchen Fällen wird man oft der Probepunktion die Entscheidung überlassen müssen und zuweilen dabei Überraschungen erleben.

Der physikalische Untersuchungsbefund bei Ansammlung von Luft im Pleurasack.

Luft im Pleurasack wird als gelegentlicher Sektionsbefund von verschiedenen alten Forschern erwähnt (Morgagni, Meckel, Riolan, Pouteau), ohne daß die Erkennung dieses Zustandes beim Lebenden dadurch gefördert worden wäre. Gegenstand klinischer Diagnostik konnte das Leiden erst werden nach der Einführung der Perkussion und Auskultation. Die ersten brauchbaren Angaben finden wir dementsprechend bei Laennec. Er beschreibt den plötzlichen Beginn, die starke Vorwölbung und geringere respiratorische Beweglichkeit der erkrankten Seite, die häufig vorkommende abnorme Lautheit des Klopfschalles und das Fehlen des Atemgeräusches, ja er weist auch schon auf die Abweichungen von diesem Bilde hin, die durch Pleuraadhäsionen hervorgerufen werden können. Als Ursachen des Pneumothorax nennt er den Durchbruch der Pleura infolge tuberkulöser oder abszedierender Lungenprozesse, Verletzungen, Spontanrupturen der Pleura bei Emphysematikern und vor allem, was mit unseren heutigen Ansichten nicht mehr übereinstimmt, Gasentwicklung in Pleuraergüssen. Man sieht, die wichtigsten Grundlagen sind schon in dieser ersten Schilderung gegeben. Finden wir eine stark vorgewölbte und respiratorisch wenig bewegliche Brustseite, die außerdem lauten klanglosen Klopfschall und aufgehobenes Atemgeräusch zeigt, so ist die Diagnose tatsächlich gesichert. Als recht charakteristische Erscheinung haben wir noch den Metallklang hinzuzufügen; wir hören ihn zuweilen leise schon bei der gewöhnlichen Perkussion, die Stäbchenplessimeterperkussion läßt ihn dann deutlicher hervortreten. Fast immer vernimmt man allerdings sehr leise, ganz aus der Ferne, auch amphorisches Atemgeräusch, zumal, wenn man im Interskapularraum horcht. Auch die Auskultation der Stimme ergibt einen leichten amphorischen Beiklang mit Silberklimpern (Fremissement argentin. Laennec). In einigen Fällen fehlen allerdings metallischer und amphorischer Klang; wahrscheinlich ist da die Luftmenge zu gering, um die für die Entstehung diskontinuierlicher Schwingungen nötige Spannung der Wandungen herbeizuführen. Die Größe des Pneumothorax wird im wesentlichen bestimmt durch das Verhalten der Durchbruchsstelle in der Pleura: Ist sie bei der Einatmung und Ausatmung durchgängig, so stellt sich in der Pleurahöhle atmosphärischer Druck ein, die Erweiterung der betreffenden Brusthälfte und die Verdrängung der Nachbarorgane bleibt gering. Ist dagegen die Bruchstelle nur bei der Einatmung durchgängig und schließt sich ventilartig bei der Ausatmung, so wird unter zunehmender Atemnot und der entsprechend zunehmenden Vertiefung der Einatmung der Pneumothorax immer stärker mit Luft vollgepumpt, die Seite wird aufs stärkste erweitert, Zwerchfell, Herz, Mediastinum hochgradig verdrängt (Ventilpneumothorax). Bei sehr weiter Fistelöffnung kann der Perkussionsschall Wintrichschen Schallwechsel zeigen. Stimme, Husten, Atemgeräusch pflegen dabei besonders ausgesprochen amphorischen Charakter zu tragen. Sehr komplizierte Verhältnisse können entstehen, wenn Pleuraverwachsungen vorhanden sind. Besonders die Unterscheidung einzelner größerer abgekapselter Luftblasen von Kavernen wird dann auf Schwierigkeiten stoßen, zumal, wenn diese Luftblasen durch offene Fisteln mit dem Bronchialbaum in Verbindung stehen und sich infolge entzündlicher Vorgänge teilweise mit Sekret füllen.

Der physikalische Untersuchungsbefund bei Ansammlung von Luft und Flüssigkeit im Pleurasack.

Je nach der Art der Flüssigkeit unterscheiden wir einen Seropneumothorax, Pyopneumothorax und Hämopneumothorax. Die physikalischen Erscheinungen sind in den drei Fällen dieselben und da es sich hier nicht um eine Darstellung vollständiger klinischer Krankheitsbilder, sondern um physikalische Symptomengruppen handelt, so können wir von der besonderen Art des Exsudates absehen, wie wir dies schon in den entsprechenden vorliegenden Kapiteln stillschweigend getan haben. Ein Pneumothorax mit Erguß bietet zunächst denselben Befund wie ein reiner Pneumothorax. Wir können deshalb auf das dort Gesagte verweisen. Es kommen aber verschiedene neue Erscheinungen zu den geschilderten Zeichen des reinen Pneumothorax hinzu, die unsere Beachtung heischen. Zunächst das Schüttelgeräusch, die Succussio Hippokratis, um mit dem am längsten bekannten Symptom zu beginnen. Ferner eine intensive, dem Erguß entsprechende Dämpfung, deren Grenzen sich bei Lagewechsel sehr leicht und ausgiebig verschieben. Die Höhe des Klopfschalles — tiefe Töne und metallische Obertöne — wird im Stehen tiefer, im Liegen höher (Biermerscher Schallwechsel) oder umgekehrt, je nachdem, ob im Stehen die durch den Druck des Exsudates herbeigeführte Vergrößerung des

Luftraumes oder Steigerung der Wandspannung überwiegt; im ersten Falle wird der Schall tiefer, im zweiten höher werden. Metallisch klingende Rasselgeräusche, besonders das Wasserpfeifengeräusch werden nur bei offener Fistel zu hören sein; metallisch klingendes Plätschern kann bei der Übertragung der Herzbewegung auf das Exsudat entstehen, beim Aufsitzen kann das Geräusch des fallenden Topfes wahrnehmbar sein. Ein sehr bezeichnendes Symptom ist das Auswerfen großer Exsudatmengen in bestimmter Lage, wenn eine größere Fistelöffnung vorhanden und mit den Bronchien in Verbindung ist.

Der physikalische Untersuchungsbefund bei Tumoren in der Brusthöhle ist sehr wechselnd. Man begreift das ohne weiteres, wenn man das bunte anatomische Bild betrachtet, das die Thoraxtumoren darbieten. Da sind zunächst die wandständigen Geschwülste der Brustwand und der Pleura, dann die zentralen vom Hilus ausgehenden Geschwülste, die bald strahlenförmig infiltrierend, bald als geschlossene Masse gegen die Lunge vordringen (Karzinome, Lymphosarkome), ferner über die ganze Lunge verstreute größere oder kleinere Geschwulstherde, schließlich Schilddrüsen- und Thymusgeschwülste, Zysten, Aneurysmen. Die allgemeinen Erscheinungen sind wenig charakteristisch: Husten, Auswurf, der oft diffus blutig, himbeerfarben, aussieht, Atemnot, Schmerzen; häufig gesellt sich frühzeitig ein meist blutiger Pleuraerguß hinzu. Der Tumor kann die Luftröhre oder ihre Äste zusammendrücken oder verlegen, dann treten Stridor und andere Stenosenerscheinungen auf. Durch Druck auf die großen Gefäße entstehen Stauungen der Brustkorb- und Halsvenen, auch wohl einseitige Verkleinerungen des Radialpulses. Besonders Aneurysmen pflegen die zuletzt genannte Veränderung zu machen, sie können auch durch pulsatorischen Zug am Bronchialbaum zu einem der Herztätigkeit entsprechenden Auf- und Absteigen des Kehlkopfes führen (Oliver-Cardarellisches Symptom). Bei den Geschwülsten, die an die Brustwand gelangen, ist bemerkenswert die meist sehr intensive (schenkelartige) Dämpfung und das starke Widerstandsgefühl zusammen mit sehr leisem Atemgeräusch, abgeschwächtem oder aufgehobenem Stimmfremitus und einem Sitz, der meist nicht zu einem Erguß, der differentialdiagnostisch vor allem in Betracht kommt, paßt.

Was die primitive Untersuchungsmethode der Perkussion und Auskultation unterstützt durch Inspektion und Palpation in der Erkennung der Krankheiten der Atmungsorgane geleistet hat, haben wir in den vorstehenden Kapiteln zu schildern versucht. Seit Auenbrugger und Laennec stehen wir nicht mehr ratlos vor der geschlossenen Brustwand. Sie hat sich auf unser Klopfen geöffnet, uns ihren Inhalt geoffenbart und ihre Organe haben sich durch unser Ohr bei ihrer Arbeit belauschen lassen. Was durch den sorgfältigen Ausbau der Kunst Auenbruggers und Laennecs über ihre Schöpfer hinaus an Fortschritten gemacht worden ist, ist auch dargestellt worden. Dabei sind wir auf Schritt und Tritt an die Fehlerquellen dieser Methoden und die Grenzen ihrer Leistungsfähigkeit erinnert worden. Ein neuer Markstein auf dem Gebiet der physikalischen Diagnostik der Lungenkrankheiten war es daher, als uns durch die Erfindung der Röntgenstrahlen die Möglichkeit gegeben wurde, ins Innere der Brust hineinzublicken. In kurzer Zeit hat sich die Untersuchung des menschlichen Körpers durch Röntgenstrahlen zu einem besonders wichtigen Zweige der Diagnostik entwickelt, der noch im Wachsen begriffen ist und eine Wissenschaft für sich darstellt. Im Rahmen dieses Buches kann es sich deshalb nicht darum handeln, eine erschöpfende Schilderung der Röntgendiagnostik der Atmungsorgane zu geben, wir haben vielmehr auf die Röntgenbefunde nur soweit einzugehen, als es nötig ist zur Ergänzung und Kritik der Ergebnisse, die wir durch die bis jetzt geschilderten klassischen Untersuchungsmethoden erhalten.

Die Untersuchung der Atmungsorgane durch Röntgenstrahlen.

Betrachten wir den Brustkorb des Gesunden (Fig. 79) auf dem Röntgenschirm, so fallen uns zunächst die dunklen Schattenlinien des knöchernen Gerüstes ins Auge. Die obere Grenze wird durch die dorsalen Teile der obersten Rippen gebildet, die seitlichen Grenzen durch die lateralsten Abschnitte der Rippenbogen, die untere Grenze durch die Zwerchfellkuppel. Durch die Mitte des Bildes zieht ein mächtiger nach unten sich verbreiternder und besonders nach links ausladender Schatten, der von der Wirbelsäule, dem Brustbein, dem Herzen mit den großen Gefäßen und den übrigen im vorderen und hinteren Mediastinum liegenden Teilen gebildet wird: der Mittelschatten. Oberhalb davon zeigt ein hellerer, doppelt begrenzter Streifen die Lage der Luftröhre an. Etwa in der halben Höhe des Mittelschattens, der Lungenwurzel entsprechend, springt baumartig nach oben, unten und der Seite sich verzweigend der Hilusschatten vor, der durch die großen Bronchien und ihre Äste und durch die Lungengefäße gebildet wird; die Bronchien sind helle, doppelkonturierte, die Gefäße solide Schattenstränge, beide vereinigen sich zum Gesamtbilde des Hilusschattens, doch scheint die Wirkung der Gefäßschatten dabei zu überwiegen. Gefäße, die in der Richtung des Strahlenganges verlaufen, erscheinen als kleine runde Flecke, Bronchien als Kreise mit hellerer Mitte. Daneben werden sich die Bronchialdrüsen, soweit sie nicht in den Mittelschatten fallen und darin untergehen, an der Bildung des Hilusschattens beteiligen. Die zwischen den Strängen und die in der Peripherie liegenden Lungenteile zeigen auf guten Aufnahmen eine feine, netzförmige „Lungenzeichnung“. Läßt man den Patienten nun atmen, so sieht man, wie die Rippenbogen auseinanderweichen, die Zwerchfellkuppeln sich senken und die seitlichen Komplementärräume sich entfalten, das Herz nimmt eine mehr vertikale Stellung ein, die sich erweiternden Lungenteile hellen sich auf. Die letzte Erscheinung sieht man besonders in den basalen Lungenbezirken, da hier die stärkste Erweiterung stattfindet, während die Lungenspitzen ganz unverändert nach Größe und Helligkeit bleiben, eine sehr schlagende Bestätigung der früher erwähnten Lehren Tendeloos von der verschiedenen funktionellen Stellung der verschiedenen Lungenteile. Will man die Lungenspitzen stärker mit Luft füllen, so muß man husten lassen;

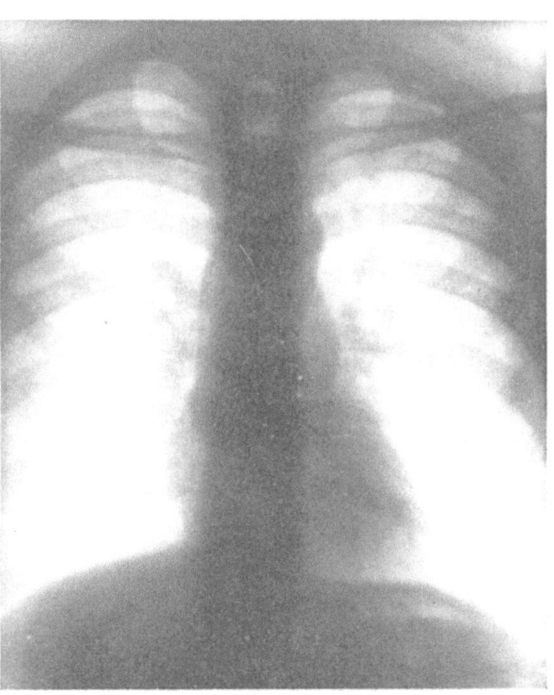

Fig. 79. Normales Röntgenbild der Brustorgane.

bei jedem Hustenstoß hellen sich die Spitzenfelder auf (Hustenphänomen von Kreuzfuchs) und zeigen uns so deutlich die Wirkung gehinderter Exspiration, die auf die Dauer zur Entstehung des Spitzenemphysems führen muß. Der Stand und die Bewegung der Zwerchfellkuppel waren vor der Einführung der Durchleuchtung nicht sicher zu bestimmen, Verwachsungen zwischen unterer Lungenfläche und Diaphragma nicht nachweisbar. Im Röntgenbilde sieht man grade diese Verhältnisse besonders gut, sieht z. B., wie bei Kuppeladhäsionen die schöne Rundung durch spitze Zacken unterbrochen wird, wie durch eine große Magenblase die linke Zwerchfellhälfte hoch und das Herz zur Seite gedrängt werden kann. Da große Magenblasen durch ihren lauten klanghaltigen Schall die Perkussion der Herz- und Lungengrenzen sehr erschweren und zuweilen unmöglich machen, so sind uns hier die Röntgenstrahlen eine wichtige Hilfe. Das Verhalten des vorderen und hinteren Komplementärraumes ist dagegen nicht so sicher zu beurteilen. Es kann vorkommen, daß man dort mit der Perkussion eine Verwachsung und sogar ein kleines Exsudat nachweist, die bei der Durchleuchtung durch die Rundung der Kuppel verdeckt werden und deshalb der Beobachtung entgehen. Die Beweglichkeit des Zwerchfells sollte deshalb stets durch die Perkussion und durch die Durchleuchtung geprüft werden.

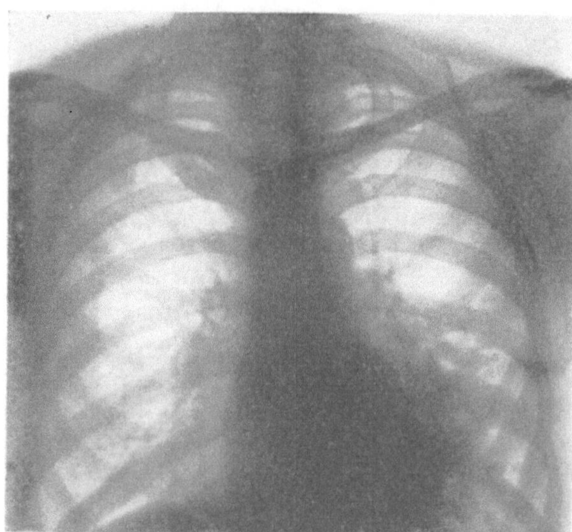

Fig. 80. Tuberkulöse Verdichtung der unteren Hilusstränge.

Bei allen Erkrankungen mit regelrechtem Luftgehalt der Lunge, also allen Bronchitiden, leistet in der Regel die Auskultation mehr als die Röntgenstrahlen. Das ist besonders wichtig für die Diagnose der ersten Stadien von Spitzenkatarrhen. Selbst wenn ein chronischer Katarrh zu stärkeren Veränderungen der Bronchien geführt hat — Wandverdickung, Bronchiektasien —, ist das Röntgenverfahren meist wenig ergiebig (Krause). Bronchiektasien müssen schon ziemlich groß und ausgedehnt sein, um die in solchen Fällen beschriebene wabige Felderung deutlich erkennen zu lassen, einzelne kavernenartige Erweiterungen der Bronchien können dagegen sehr ausgeprägte Bilder geben. Da werden aber auch die entsprechenden perkussorischen und auskultatorischen Befunde meist nicht fehlen.

Ihre Triumphe feiert die Röntgenuntersuchung in den Fällen, wo verminderter Luftgehalt einzelner Teile oder Verdichtungen vorliegen. Perkussion und Auskultation entdecken solche Herde nur, wenn sie schon eine ziemliche Größe erreicht haben und außerdem nahe an der Oberfläche liegen. Der Röntgenstrahl dringt in alle Tiefen des Brustkorbes und weiß selbst kleine Herdchen dort zu finden. Die vorher ganz unzugängliche Hilusgegend ist uns dadurch als Lieblings- und häufig als Anfangssitz der Tuberkulose bekannt geworden. Fig. 80 gibt ein anschauliches Bild einer solchen Hilustuberkulose; Spitzen und Oberlappen sind frei, auch die peripherischen Teile der Unterlappen. Dagegen ist der rechte Hilus dichter als normal und der linke zeigt durch die starke Schattenbildung, daß bereits ein recht vorgeschrittener Prozeß vorliegt, dessen Erkennung durch Perkussion und Auskultation wohl nicht möglich sein würde. Auch Fig. 81 zeigt deutlich, daß der Hilus beider Seiten der Ausgangspunkt ist, von dem aus die Tuberkulose weitergekrochen ist. Auf der rechten Seite sehen wir im Hilusgebiet drei größere Verdichtungsherde. Weiter nach oben mehrere kleine, auffallend dunkle und scharf begrenzte Schatten, die wahrscheinlich durch verkäste und verkalkte Bronchialdrüsen hervorgerufen sind. Die vom rechten Hilus nach unten ziehenden Stränge sind verdickt, wahrscheinlich durch tuberkulöse Infiltration der Lymphbahnen (Stürtzsche Stränge). Auf der linken Seite bietet die Lunge ein ähnliches Bild. Während sich in Fig. 80 der Krankheitsprozeß mehr nach den Unterlappen zu ausbreitet,

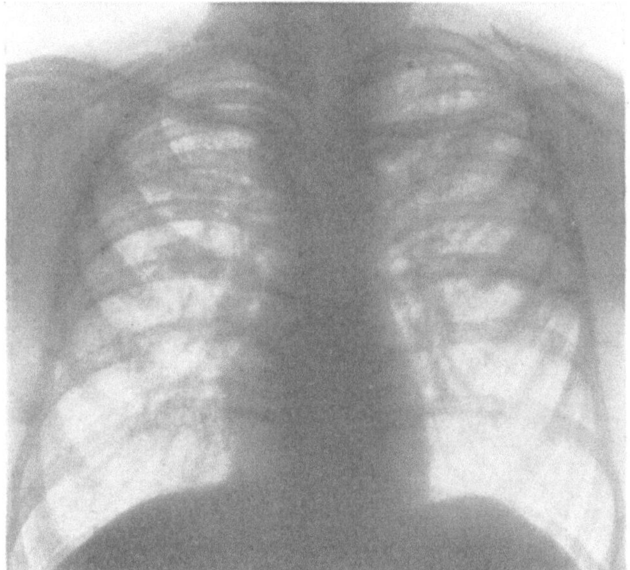

Fig. 81. Tuberkulöse Verdichtungen, vorwiegend der oberen Hilusstränge.

sind in Fig. 81 die Oberlappen stärker beteiligt, dabei sind die Spitzen am wenigsten erkrankt. Man sieht, die alte Bezeichnung Lungenspitzenkatarrh in dem Sinne, als ob die Spitzen in der Regel der am ersten und stärksten von der Tuberkulose ergriffene Teil seien, hält vor den Röntgenbefunden nicht stand. Da sich aber die tuberkulösen Hilusprozesse gern nach den Spitzen zu ausbreiten, so werden sie hier häufig am ersten für die Perkussion und Auskultation wahrnehmbar werden. Insofern hat auch jetzt noch der Spitzenkatarrh als Euphemismus für Lungentuberkulose seinen Sinn. In manchen Fällen sitzt jedoch tatsächlich die schwerste und vielleicht auch erste Erkrankung in den Lungenspitzen, so zeigt Fig. 82 kaum Hilusveränderungen, wohl aber zahlreiche Herde der linken Spitze.

Besonders häufig wird es vorkommen, daß man das Röntgenbild heranzieht, um die Natur von Spitzendämpfungen zu ergründen. Findet man, daß eine Spitze mit höherem, kürzerem und leiserem Schall auf der Platte ganz klar, aber kleiner als die andere ist, so wird man den Schallunterschied als Ausdruck der verschiedenen Größe zweier gesunder Spitzen auffassen dürfen, zumal, wenn beim Husten gleichmäßige Aufhellung beider Spitzenfelder eintritt. Zu berücksichtigen ist nur, daß die rechte Spitze durch den Schatten der Arteria

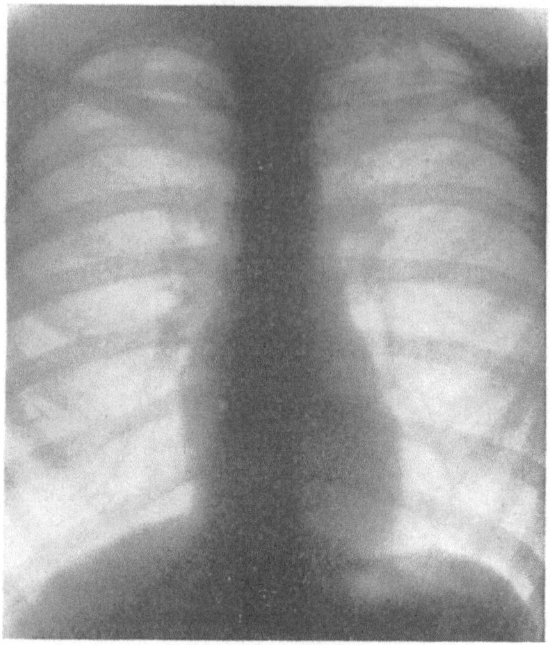

Fig. 82. Tuberkulöse Herde der linken Spitze.

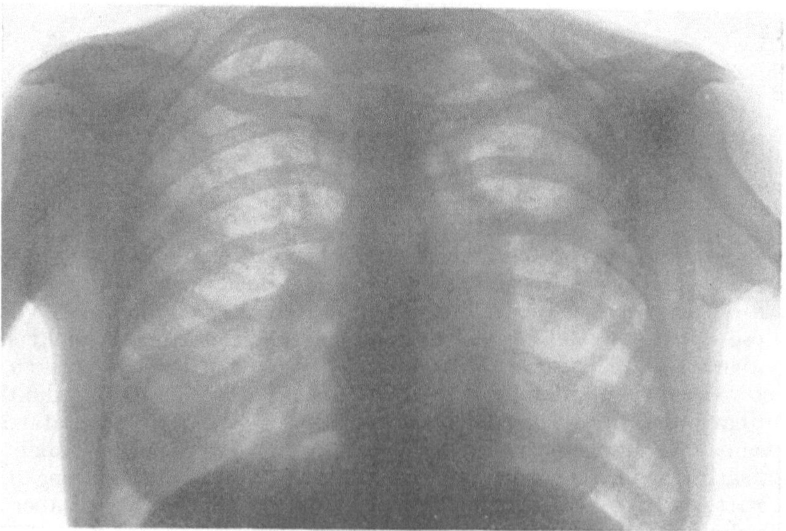

Fig. 83. Kaverne im linken Oberlappen.

subclavia (Aßmann) häufig verschmälert wird. Sehr nützlich können die Röntgenstrahlen bei Lungenblutungen sein; eine eingehende Perkussion und Auskultation ist in akuten Stadien nicht statthaft, zeigen nun die Röntgenstrahlen einen als Blutungsherd verdächtigen Schatten oder klären sie uns vielleicht darüber auf, daß die Tuberkulose einseitig ist, so ist bei schweren Blutungen dadurch die Möglichkeit gegeben, durch Anlegung eines künstlichen Pneumothorax lebensrettend einzugreifen. Eine gewisse Enttäuschung hat die Röntgendiagnose der Bronchialdrüsentuberkulose gebracht. Man wird das verstehen, wenn man sich die Lage der wichtigsten Bronchialdrüsengruppen durch einen Blick auf Fig. 9 ins Gedächtnis zurückruft; da sieht man sogleich, daß der größte Teil in den sogenannten Mittelschatten fallen muß. Gewiß bemerkt man auf manchen Röntgenplatten Drüsenschatten außerhalb des Mittelschattens, aber auf die kommt es gewöhnlich nicht in erster Linie an. Atelektasen, Infarkte, Pneumonien usw. geben der Dämpfung entsprechende Schatten, die insofern eine angenehme Ergänzung des perkussorischen und auskultatorischen Befundes sind, als sie uns über die Ausbreitung in der Tiefe unterrichten.

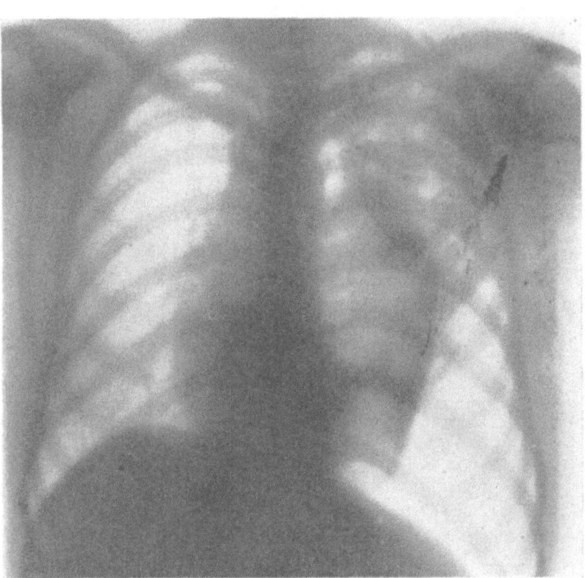

Fig. 84. Pneumothorax bei Verwachsungen über dem Oberlappen.

Bei vermehrtem Luftgehalt der Lungen wird die Röntgenuntersuchung uns kaum mehr sagen, als wir durch die einfachen Untersuchungsmethoden schon erfahren haben, vorausgesetzt, daß keine Komplikationen bestehen. Dagegen zeigt sich bei Höhlenbildungen in der Lunge das Röntgenverfahren weit überlegen. Wieviel Arbeit und Scharfsinn ist nicht darauf verwendet worden, um zuverlässige oder brauchbare Kavernensymptome zu finden, und doch ist die Diagnose unsicher geblieben. Die Röntgenplatte zeigt uns alles, worum man sich so lange bemüht hat, Lage, Größe, Füllung, bis zu einem gewissen Grade auch die Form und Wandbeschaffenheit (Fig. 83). Auffallend ist häufig, wie erging der übrige Lungenbefund ist; in unserer Abbildung handelt es sich auch um einen Fall, der nicht übermäßig starke Veränderungen darbietet, dabei ist die Kaverne im linken Oberlappen unterhalb des Schlüsselbeins von beträchtlicher Größe.

Flüssigkeitsansammlungen in der Pleurahöhle geben einen dichten Schatten, in dem alles übrige untergeht. Ganz ähnliche Bilder können aber durch starke Schwartenbildungen entstehen und die für Perkussion und Auskultation häufig schwierige Unterscheidung wird deshalb auch durch die Röntgenplatte nicht immer ermöglicht. Liegt ein Erguß mit Schwartenbildung vor und kommen gar ausgedehnte Verdichtungen der Lunge hinzu, so wird die Diagnose noch schwieriger. Hier müssen alle Methoden zusammenhelfen, um den Befund richtig zu deuten. Bei nicht zu großen Exsudaten ist der Verlauf der oberen Begrenzungslinie meist ziemlich deutlich zu erkennen und für uns von Interesse, weil er über die Entstehung des Garlandschen Dreiecks Aufschluß geben kann. Es war zweifelhaft gelassen worden, ob das Garlandsche Dreieck tatsächlich der Exsudatgrenze entspreche oder durch Mittönen der gesunden Lunge der anderen Seite vorgetäuscht werde. Da die Begrenzungslinie der Exsudate nach der Wirbelsäule zu abfällt, so müssen wir uns für die erste Annahme entscheiden (Aßmann). Sehr wertvoll ist das Röntgenverfahren für die Erkennung der allerdings seltenen interlobären Exsudate.

Beim Pneumothorax ist das Röntgenbild deshalb besonders wichtig, weil es uns zuweilen über das Verhalten der Lunge auf der kranken Seite in ausgezeichneter Weise aufklärt. So sehen wir in Fig. 84, daß sich die Luft nur in den unteren Teilen ausgebreitet hat, der erkrankte Oberlappen ist offenbar zum großen Teil mit der Brustwand verwachsen, auch der Unterlappen läßt in der Mitte Schatten von Adhäsionen erkennen. Es kann auf die Weise zu komplizierten Kammerungen des Pneumothorax kommen, wie dies auch die sich übergrenzenden Schattengrenzen in unserem Falle zeigen. Durch Perkussion und Auskultation läßt sich allerdings bis zu einem gewissen Grade feststellen, ob und wie weit Lungenteile der Brustwand anliegen. Das Röntgenbild sichert und vervollständigt aber diesen Befund in so anschaulicher Weise, daß man stets davon Gebrauch machen wird. Es ist schon darauf hingewiesen, daß beim spontanen Pneumothorax je nach dem Verhalten der Fistel eine starke Erweiterung der kranken Seite mit schweren Verdrängungserscheinungen auftreten kann (Ventilpneumothorax) oder sich lediglich atmosphärischer Druck ohne Verdrängungserscheinungen einstellen kann. Ein Fall von besonders schwerem Ventilpneumothorax zeigt Fig. 85. Das Herz ist ganz in die rechte Seite hineingedrängt worden und das obere Mediastinum spannt sich bogenförmig vom Herzen zum Schlüsselbein. Bei seitlicher Aufnahme erkennt man (Fig. 86) den großen Luftraum, der sich zwischen Brustbein (durch Metallmarken markiert) und vorderer Brustwand einerseits und Lunge und Herz andererseits eingeschoben hat.

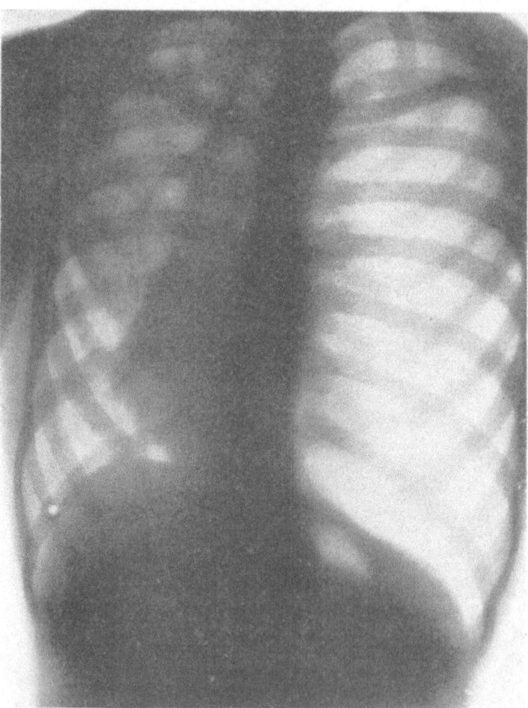

Fig. 85. Ventilpneumothorax.

Ansammlungen von Flüssigkeit und Luft im Pleurasack geben sehr charakteristische Bilder (Fig. 87). Wir sehen an der Lungenbasis den tiefen Schatten des Ergusses mit seiner wagerechten oberen Begrenzung. Darüber die Luft, der die zum großen Teil adhärente Lunge nicht überall Platz gemacht hat, die linke Seite ist durchsetzt von dickeren Schattensträngen und kleinen Schattenherden.

Die Geschwülste der Brusthöhle bieten sehr wechselnde Bilder, einmal einen

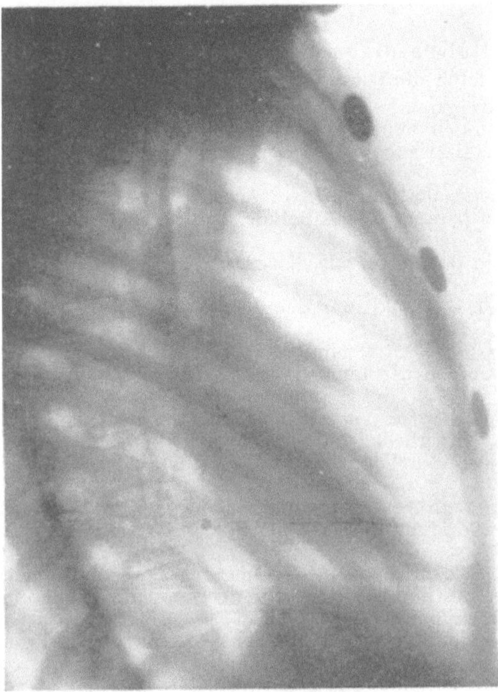

Fig. 86. Derselbe Ventilpneumothorax wie in Fig. 85 von der Seite.

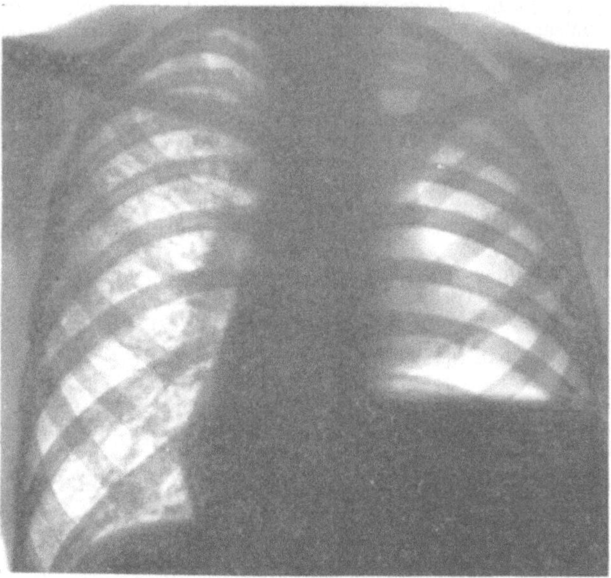

Fig. 87. Seropneumothorax.

großen kompakten Schatten, dann wieder zahlreiche kleinere Herde oder strahlenförmig in die Lunge Infiltrationszüge usw. Wir können hier nicht näher darauf eingehen und verweisen auf die im Literaturverzeichnis genannten Werke.

Literatur.

Physikalisch-diagnostische Symptomengruppen.

(Siehe auch die entsprechenden früheren Verzeichnisse.)

Alves siehe unter Rodrigues.
Auenbrugger, Inventum novum. 1761.
Baduel ed Siciliano, Il triangolo paravertebrale di Grocco. Riv. crit. di clin. med. Firenze 1904. V.
— — Le triangle paravertébral de Grocco. Arch. génér. 1904. Nr. 25.
Barbieri, Sul triangolo paravertebrale Rendic. de Ass. med. chir. di Parma Roma 1903. IV. p. 60.
Berghinz, Sul triangolo paravertebrale di Grocco. Riv. crit. di clin. med. Firenze 1904. V. 530.
Biedert und Litting, Die Krankheiten der Bronchialdrüsen. Festschrift zu S. Henochs 70. Geburtstag.
Bucco, Il sintoma di Grocco. Riv. clin. terap. Napoli 1909. VI. 342.
Buttersack, Zur Perkussion der Lungen- und Milzgrenze. Zeitschr. f. klin. Med. 1900. 40. H. 3—4.
de la Camp, Die klinische Diagnose der Bronchialdrüsentuberkulose. Ergebnisse der inneren Med. u. Kinderheilk. 1908. I. 556.
— Die klinische Diagnose der Vergrößerung intrathorakaler Lymphdrüsen. Med. Klin. 1906. Nr. 1.
— Zur Methodik der Herzgrößenbestimmung. 21. Kongr. f. inn. Med. Wiesbaden.
Cecchini, Contributo alla studio del sintoma di Grocco. Riv. crit. di clin. med. Firenze 1904. V. 765.
Conradi, Über die Lage und Größe der Bauchorgane, der Leber und Milz beim gesunden Manne, und ihre Bestimmung durch die Perkussion. Inaug.-Diss. Gießen 1848.
Corrigan, Dublin. Quart. Journ. 1846. Februar.
da Costa jr., Dorsal Percussion in enlargements of the tracheobronchial Glands. The Amer. Journ. of med. sciences 1913. 146. Bd.
Damoiseau, Recherches cliniques sur plusieurs points du Diagnostic des épanchements pléurétiques. Arch. génér. Oct. et Dec. 1843.
Ebstein, E., Die Ausmessung der Krönigschen Schallfelder und ihre klinische Bedeutung. Beiträge zur Klinik d. Tuberkulose. 1912. 23. H. 2.
Edens, Über atelektatische Bronchiektasie. Deutsch. Arch. f. klin. Med. 1904. 81. Bd.
Engel, Die anatomischen und röntgenologischen Grundlagen für die Diagnostik der Bronchialdrüsentuberkulose beim Kinde. Ergebnis d. inn. Med. u. Kinderheilk. 1913. XI. 219.
Eppinger, Allgemeine und spezielle Pathologie des Zwerchfells. Wien u. Leipzig 1911.
Ewart, Dorsal Percussion. The Lancet 1899. II. 261.
— The practical value of Groccos paravertebral triangle. Lancet 1905. II. 216.
Fetterolf and Norris, The anatomical explanation of the relatively less resonant, higher pitched vesiculo tympanitic Percussion note normally found at the right pulmonary apex. The Amer. Journ. of the Med. sciences 1912. 144. p. 637.
Flora, Recenti noti semeiologiche sulle pleuriti. Riv. crit. di clin. med. Firenze 1912. III. 407.
Forlanini, Die Behandlung der Lungenschwindsucht mit dem Pneumothorax. Ergeb. d. inn. Med. u. Kinderheilk. IX. 621.
Fraenkel, A., Allgemeine und spezielle Pathologie und Therapie der Lungenkrankheiten 1904.
Fraentzel, Mitteilungen aus der Klinik des Geh. Rat. Traube. Berl. klin. Wochenschr. 1868. Nr. 50.
Francke, Atelektatische Bronchiektasie. Deutsch. Arch. f. klin. Med. 1894. 52. Bd.
Garland, Some experiments upon the curved line of dulness with pleuritic effusion. Boston med. and surg. Journ. 1874. Sept. 17.
Gerhardt, C., Der Stand des Diaphragmas. Physikalisch-diagnostische Abhandlung. Tübingen 1860.
Gerhardt, D., In Krauses Lehrbuch d. klin. Diagnostik inn. Krankheiten 1909.
Ghelfi, Sul triangolo paravertebrale di Grocco. Parma 1904.
Gölz, Über den Wert der Symptome bei Bronchialdrüsentuberkulose. Inaug.-Diss. Tübingen 1913.
Goldscheider, Pleuritische Dämpfung und paravertebrales Dreieck. Berl. klin. Wochenschr. 1909. Nr. 5.
Grocco, Brevi note di semiiotica fisica. Riv. rit di clin. med. Firenze 1902. III. p. 374.
— Triangolo paravertebrale opposto nelle pleurite essudativa. Lavori di Cong. di med. int. 1902. Rom. 1903. p. 190.

Grocco, Brevi note di semiiotica fisica. Riv. crit. di clin. med. Firenze. 1902. III. 274.
Hamburger, Über pararvertebrale Dämpfung und Aufhebung bei Pleuritis. Wien. klin. Wochenschr. 1906. Nr. 14.
Heller, A., Atelektatische Bronchiektasie. Deutsch. Arch. f. klin. Med. 1885. 36. Bd. 189.
Herz, Über den Nachweis der dem Sternum anliegenden Herzteile. Wien. klin. Wochenschr. 1905. Nr. 38.
Heubner, Lehrbuch der Kinderheilkunde 1906.
Heyer, Über die perkussorische Grenzbestimmung der Lungenspitze mit besonderer Berücksichtigung auf die bei Lungentuberkulose vorkommenden Abweichungen. Inaug.-Diss. Gießen 1863.
Hochhaus, Deutsch. Arch. f. klin. Med. Bd. 101. S. 587. Groccosches Dreieck.
Itard, Dissertation sur le pneumothorax ou les congestions gazeuses qui se forment dans la poitrine. Paris 1803.
Jundell, Bemerkungen zur Perkussion der Lungenspitzen. Zentralbl. f. inn. Med. 1904. Nr. 17.
Kohler, Zur Röntgendiagnostik der kindlichen Lungendrusentuberkulose. Hamburg 1906.
Koranyi, Über den Perkussionsschall der Wirbelsaule und dessen diagnostische Verwertung. Zeitschr. f. klin. Med. 1906. 60. H. 3—4.
Krönig, Über das Verhalten des medialen Abschnittes der hinteren oberen Dämpfungsgrenze bei pleuralen Flüssigkeitsansammlungen. Berl. klin. Wochenschr. 43. Nr. 13.
Laennec, Traité de l'auscultation médiate 1834.
Lichtheim, Versuche über Lungenatelektase. Arch. f. experimentelle Pathol. u. Pharmak. X. S. 54.
Louis, Recherches sur la phthisie. Paris 1825.
Maragliano, Contributo alla semiiotica dei versamenti pleurici. Boll. d. soc. Eustach. Camerino. 1903. I. 18.
Matthes, Rauchfußsches Dreieck bei Pneumonie. Med. Klinik 1908. Nr. 38.
Meckel, Mémoires de l'academ. de Berlin 1759. p. 42.
Mendelsohn, Der Mechanismus der Respiration und Zirkulation. Berlin 1845.
Müller, Fr., Die Erkrankung der Bronchien in der deutschen Klinik 1907. 4. Bd. 223.
Neisser, Zeitschr. f. klin. Med. 1900. 42. Bd. Atelektatische Bronchiektasie.
Pieraccini, Le polmonite massiva o pneumo-bronchite fibrinosa. Clin. mod. Pisa 1903. IX. 5.
Plessi, Sul triangolo paravertebrale opposto di Grocco. Riv. crit. di clin. med. Firenze 1905. VI. 411.
Pouteau. Oeuvres posthumes tom. III. Pneumothorax.
Rauchfuß, Die paravertebrale Dämpfung auf der gesunden Brustseite bei Pleuraergüssen. Verhandl. d. Versamml. d. Gesellsch. f. Kinderheilk. Versamml. Deutsch. Naturforscher u. Ärzte. 1904. Wiesbaden.
— Über die paravertebrale Dämpfung auf der gesunden Brustseite bei Pleuraergüssen. Deutsch. Arch. f. klin. Med. 1906. 89. 186.
Reinhold, Atelektatische Bronchiektasie. Münch. med. Wochenschr. 1893. S. 845.
Reynaud, Journ. hebdomad. A. V. p. 563. Reiben.
Riolanus, Enchirid. Anatom. lib. III. Cap. II.
Rodais, De l'espace semilunaire. L'union méd. 1889. 12. Sept.
Rodrigues, Alves, Do triangolo de Grocco seu valor semeilogico e sua semeiogenesis. Rio de Jan. 1905. R. Braga 79. p. 16. pl., 40.
Rosenbach, Die paravertebrale Aufhellungszone bei pleuritischen Exsudaten. Berl. klin. Wochenschr. 1906. 43. Nr. 15. p. 447.
Sahli, Lehrbuch der klinischen Untersuchungsmethoden. 1913.
Salzer, Die Lungen-Exkursionen bei gesunden und krankhaft veränderten Brustorganen nach den Ergebnissen der Perkussion. Inaug.-Diss. Gießen 1866.
Schloßmann, Handbuch der Kinderheilkunde.
Schmidt, G., Über die abweichenden Verhältnisse der unteren Lungengrenzen in verschiedenen Lebensaltern nach den Ergebnissen der Perkussion. Inaug.-Diss. Gießen 1865.
Sieveking, Münch. med. Wochenschr. 1895. S. 68. Atelektatische Bronchiektasie.
Signorelli, Di un nuovo d'indagine diagnostica; la percussione della colonna vertebrale. Policlin. Roma 1902—1903. IX. p. 1345—1348.
Silvestrini, Discussion zu Groccos Mitteilung. Lavori di Congr. di med. int. Rom. 1903.
Stintzing, Pleuritis in der deutschen Klinik 1907. 4. Bd. 61.
Teissier, La percussion dorsale du coeur et son application à l'interprétation du phénomène de Grocco. Semaine médic. 1911. 1 Mars.
Thayer and Fabyan, The paravertebrale triangle of dulness in pleural effusion (Groccos Sign.). Amer. Journ. of the med. sciences 1907. Januar.
Traube, Ges. Beitrage I. S. 99. Atelektase.

Unverricht, Pneumothorax in der Deutschen Klinik. 1907. 4. Bd. 86. u. 201.
Wintrich, Die Krankheiten der Pleura in Virchows Handb. d. spez. Pathol. u. Therap. 1854. 5. Bd.
Zinn, Lungenemphysem in der Deutschen Klinik. 1907. 4. Bd. 305.

Untersuchung der Atmungsorgane durch Röntgenstrahlen.
(Auswahl als Grundlage zur weiteren Orientierung.)

Arnsperger, Die Röntgenuntersuchung der Brustorgane. Leipzig 1909.
Aßmann, Erfahrungen uber die Röntgenuntersuchung der Lungen. Jena 1914.
— Die Bronchiektasien im Röntgenbilde. Fortschr. a. d. G. d. Röntgenstrahlen. XXVI.
Behrenroth, Der Lungenechinokokkus. Ergeb. d. inn. Med. u. Kinderheilk. 1913. 10. Bd.
Brauer, Die Röntgendiagnose der Pleuraerkrankungen in Grödels Grundriß 1914.
Dietlen, Über interlobäre Pleuritis. Ergeb. d. inn. Med. u. Kinderheilk. 1913. 21. Bd. S. 196.
Engel, Die anatomischen und röntgenologischen Grundlagen fur die Diagnostik der Bronchialdrüsentuberkulose beim Kinde. Ergeb. d. inn. Med. u. Kinderheilk. XI. 1913. 219.
Gocht, Handbuch der Röntgenlehre. 1911.
Groedel, Das normale Thoraxbild in Groedels Grundriß und Atlas der Röntgendiagnostik in der inneren Medizin. 1914.
Holzknecht, Die röntgenologische Diagnostik der Erkrankungen der Brusteingeweide. Hamburg 1901.
Jamin, Zwerchfell und Atmung in Groedels Grundriß und Atlas der Röntgendiagnostik in der inneren Medizin. 1914.
Köhler, Zur Röntgendiagnostik der intrathorazischen Tumoren. Fortschr. a. d. Geb. d. Röntgendiagnose. 7. Bd. 120.
Krause, Die Röntgendiagnose der Thoraxtumoren, Bronchialerkrankungen und Lungentuberkulose. In Groedels Grundriß 1914.
Kreuzfuchs, Das Hustenphänomen. Munch. med. Wochenschr. 1912. Nr. 2.
Otten, Die Röntgendiagnose der Lungengeschwulste. Fortschr. a. d. Geb. d. Röntgenstrahlen. 15. Bd.
Rieder und Rosenthal, Lehrbuch der Röntgenkunde. 1913.
Rieder, Die Sekundärerkrankungen der chronischen Lungentuberkulose. Fortschr. a. d. Geb. d. Röntgenstrahlen. 16. Bd.
— Die Röntgendiagnostik bei Anfangstuberkulose der Lungen. Beitrag zur Klinik der Tuberkulose. 12. Bd.
— Zur Diagnose der chronischen Lungentuberkulose. Fortschr. a. d. Geb. d. Röntgenstrahlen. 7. Bd.
Schut, Die Lungentuberkulose im Röntgenbilde. Beitrag zur Klinik der Tuberkulose. 1912. 24. Bd.
Steyrer, Die Röntgendiagnose der Lungentuberkulose in Groedels Grundriß 1904.
Stürtz, Die lymphangitische Entstehung des Lungenspitzenkatarrhs von den Hilusdrüsen aus. 4. Versamml. d. Tub. Ärzte. Berlin 1907.

Die Untersuchung der Kreislauforgane

beginnen wir mit der

Untersuchung des Herzens und der großen Gefäße.

Die wesentlichen anatomischen und physiologischen Tatsachen dürfen als bekannt vorausgesetzt werden. Gleichwohl wird es zweckmäßig sein, aus der Fülle dieser Tatsachen in einer kurzen Übersicht das hervorzuheben, was für die hier zu gebende Darstellung der physikalischen Untersuchungsmethoden der Kreislaufsorgane von besonderem Interesse ist.

Anatomisch-physiologische Vorbemerkungen.

Die Lage des Herzens. Man unterscheidet an dem in situ befindlichen Herzen eine vordere, hintere und untere Fläche. Die untere Fläche wird zum größten Teil von der Wand der linken Kammer, zu einem kleineren Teil von der Wand der rechten Kammer und außerdem von dem Bezirk des rechten Vorhofes gebildet, in den die untere Hohlvene einmündet. Mit diesem Abschnitt ruht das Herz auf der schiefen Ebene des von rechts hinten nach links vorn geneigten Planum cardiacum des Zwerchfells. Die hintere Fläche des Herzens besteht in der Hauptsache aus der hinteren Wand des linken Vorhofes, dazu kommt ein kleiner Teil der Wand des rechten Vorhofes und des linken Ventrikels; sie liegt dicht vor der Wirbelsäule und grenzt unmittelbar an die hier liegende

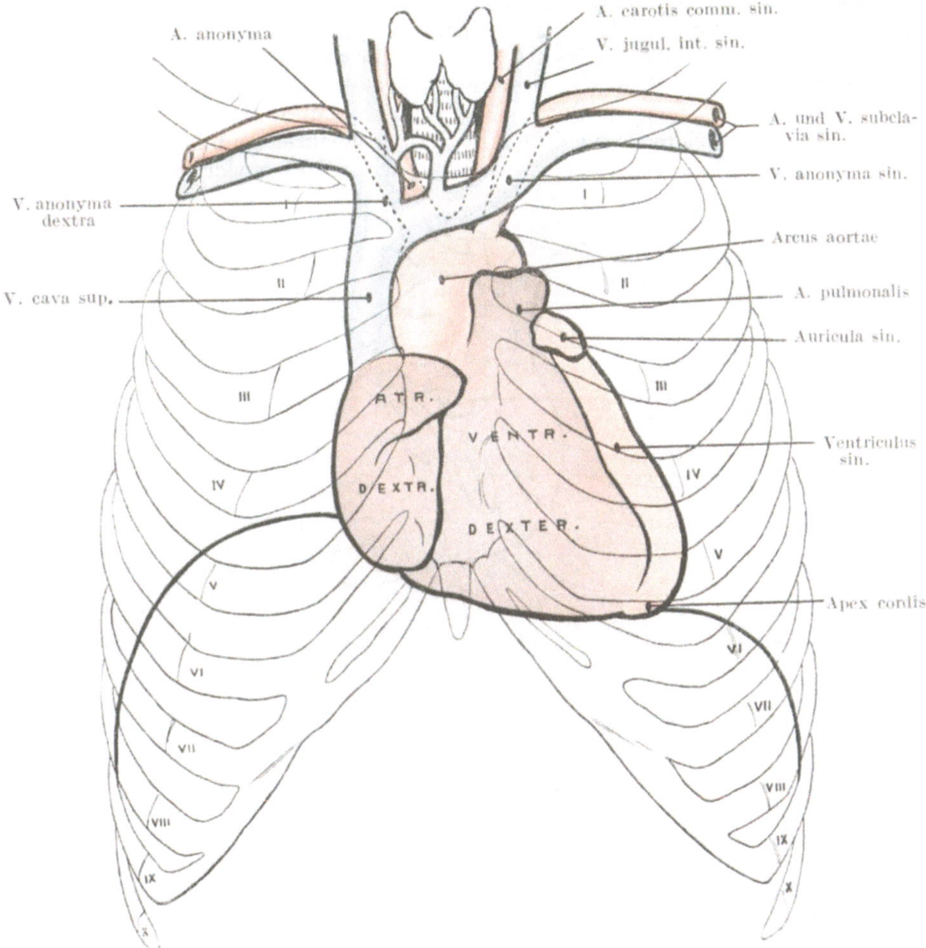

Fig. 88. Herz und große Gefäßstämme in ihrer Lage zur vorderen Brustwand (halbschematisch nach Corning).

Speiseröhre und absteigende Aorta (siehe Fig. 6). Die vordere Fläche ist klinisch die wichtigste, da Veränderungen ihrer Form unmittelbar zu Änderungen der Form der Herzdämpfung führen müssen. Den Hauptteil der Vorderfläche bildet die Wand der rechten Kammer, sie nimmt die linke Fläche des Brustbeins vom Schwertfortsatz bis zum Ansatz der dritten Rippe und daran anschließend einen Bezirk der linken Brustwand ein, den man abgrenzen kann, wenn man von der Basis des Schwertfortsatzes und dem Ansatz der 3. Rippe je eine Linie nach der Gegend des Herzstoßes zieht, die sich dicht innerhalb des Herzstoßes schneiden. Man erhält so ein etwa rechtwinkliges Dreieck, dessen Scheitel am Schwertfortsatz liegt (siehe Fig. 88). Die Hypothenuse des Dreiecks wird um die Breite eines Daumens von der Wand der linken Kammer überragt. Die rechte untere Hälfte des Brustbeinrandes wird vom rechten Vorhof eingenommen. Die rechte Grenze der Herzfigur, oder was dasselbe sagen will, der Herzdämpfung wird also vom rechten Vorhof gebildet, die linke Grenze von der linken Kammer, der zwischen rechter und linker Grenze als obere Grenze gespannte Bogen wird rechts von der Medianlinie durch den rechten Vorhof, links von der Medianlinie durch die rechte Kammer und das linke Herzohr bestimmt. Hinter der oberen Hälfte des Brustbeins, dieses auf beiden Seiten fingerbreit überragend, liegt der Stamm der großen Gefäße. Bei der klinischen Untersuchung versuchen wir durch die Perkussion diese Teile auf die vordere Brustwand zu projizieren; es gelingt dies um so leichter und sicherer, je näher sie der Brustwand liegen. Weiter von der Brustwand entfernte Teile, so die

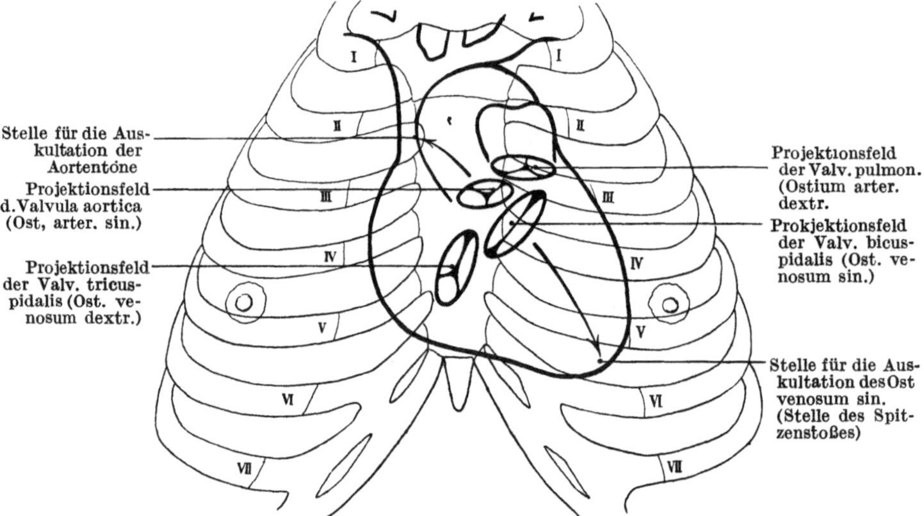

Fig. 89. Projektion der Herzostien auf die vordere Brustwand (halbschematisch nach Corning.)

großen Gefäße (siehe Fig. 5), lassen sich nicht so sicher oder überhaupt nicht durch die Perkussion abgrenzen. Ein Blick auf Fig. 6 zeigt uns, daß an einer Stelle das Herz unmittelbar, d. h. mit dem äußeren Blatt des Herzbeutels, der Brustwand anliegt. Über die Ausdehnung dieser Stelle werden wir belehrt, wenn wir Fig. 7 betrachten; sie nimmt den untersten Teil des Brustbeins und die sternalen Enden des 5., 6. und 7. linken Rippenknorpels ein. Die Pleura costalis löst sich hier von der Brustwand ab und schlägt sich auf den Herzbeutel über (Fig. 6), mit dem sie zu einem gemeinsamen Blatt verschmilzt. Die äußere Wölbung des Herzens und die innere Wölbung der Brustwand laufen hier zusammen, wie Rücken und Schneide zur Spitze einer Sichel. Die Lunge kann sich bei tiefer Einatmung ganz in den von der Pleura zwischen Herz und Brustwand gebildeten Sinus hineinlegen. Dabei bleibt aber stets der Teil des Herzens frei, der durch die Umschlagsfalte des Rippenfelles auf den Herzbeutel umsäumt wird und in Fig. 7 mit x_2 bezeichnet ist. Bei oberflächlicher Atmung wird ein Teil des Sinus zwischen Herz und Brustwand nicht durch Lunge ausgefüllt und dementsprechend ein größerer Abschnitt des Herzens nicht durch die Lunge überlagert. Dieser, nicht von Lunge bedeckte Teil des Herzens entspricht der sog. absoluten Herzdämpfung; sie ist nach dem Gesagten keine unveränderliche Größe, sondern wechselt mit der Atmung. Haben wir die Umrisse des Herzens durch die Perkussion auf die Brustwand projiziert, so wird es auf Grund unserer anatomischen Kenntnisse nicht schwer sein, in der Figur der Herzdämpfung die Lage der für unsere Untersuchungen besonders wichtigen Herzklappen zu bestimmen. Dabei finden wir (siehe Fig. 89), daß die Mitralklappen hinter der Ansatzstelle des 4. linken Rippenknorpels am Sternum liegen, dicht daneben in der Höhe der Ansatzstelle der 5. Rippenknorpel befindet sich hinter der Mitte des Brustbeins die Trikuspidalis. Unmittelbar oberhalb und etwas median von der Mitralis treffen wir auf die Aortenklappen und schließlich an der Ansatzstelle des 3. linken Rippenknorpels am Brustbein auf die Pulmonalklappen.

Das Herz befindet sich im

Herzbeutel.

Am Herzbeutel unterscheiden wir ein dem Herzen unmittelbar anliegendes, viszerales Blatt und ein das Herz locker einhüllendes parietales Blatt. Wie wenn man einen großen schlaffen Gummiball tief mit der Faust eindrückt, so daß diese schließlich ganz in der Einstülpung verschwindet, am Handgelenk aber schlägt sich die eingestülpte Wand des Balles in die äußere Wand um, so steckt das Herz im Herzbeutel. Der Gegend der Handwurzel entsprechen die Wurzeln der großen Gefäße; über sie hinweg läuft die Umschlagsfalte des Herzbeutels. Betrachtet man das Herz von vorn, so zieht diese Falte bogenförmig ansteigend von der Einmündungsstelle der oberen Hohlvene in den rechten Vorhof schräg über die Hohlvene und die aufsteigende Aorta fast bis zum Abgang der Arteria anonyma. Von hier steigt der Bogen über die Pulmonalis wieder abwärts. An der Rückseite legt sich die Falte in entsprechender Weise um die Anfangsteile der großen Gefäße. Nur ein kleiner Teil des inken Vorhofs bleibt schließlich vom Perikard unbedeckt. Das Verhalten des lmit dem äußeren Herzbeutelblatt verschmelzenden Mittelfelles ist schon früher beschrieben worden (siehe auch Fig. 6). Der dem Zwerchfell anliegende Teil des Herzbeutels verwächst mit diesem zu einer sehnigen Platte (pars diaphragmatica pericardii), der zwischen den Umschlagsfalten der Pleura costalis befindliche kleine Bezirk des Herzbeutels ist durch feste bindegewebige Verwachsungen mit dem untersten Brustbein und den angrenzenden Rippenenden verb nden (pars sternocostalis pericardii).

Die Anordnung der Herzmuskulatur

ist besonders durch die Untersuchungen von Ludwig und Krehl klargestellt worden. Nach der Entfernung des Epikards sieht man eine beide Kammern umfassende, schräg über das Herz ziehende Muskelschicht hervortreten. Die Fasern entspringen von den Annuli fibrosi der Herzbasis und verlaufen auf der Vorderseite des Herzens von rechts oben nach links unten, auf der Rückseite von links oben nach rechts unten (äußere Spiralschicht). An der Herzspitze biegen sie unter Bildung des sog. Herzwirbels nach innen um und bilden leicht spiralig aufwärts ziehend die Innenwand der linken Kammer; ein Teil endet am Sehnenring des Mitralostiums, ein anderer am Ostium der Aorta, ein dritter in den Papillarmuskeln. Zwischen diesen beiden Muskellagen liegt die in sich geschlossene zirkulär verlaufende Muskelschicht des sog. Treibwerks (siehe Fig. 90). Der rechten Kammer fehlt diese Mittelschicht; abgesehen von der schon erwähnten äußeren Spiralschicht wird ihre Wand von einer netzförmig angeordneten inneren Schicht gebildet, die vom oberen Rand der Kammerscheidewand entspringend am Septum abwärts zieht und zum Teil in den Papillarmuskeln endet, zum Teil an der lateralen Wand bis zum Annulus fibrosus aufwärts steigt. Bedenkt man, daß das Herz ursprünglich als einfacher Schlauch angelegt wird, so ist es zunächst nicht möglich, die Entwicklung des soeben geschilderten Endstadiums mit seinen isolierten Muskelschichten aus der primitiven Form des Herzschlauches zu erklären. Durch Untersuchungen embryonaler Herzen ist es aber Mac Callum gelungen, diese Lücke auszufüllen. Nach Entfernung der oberflächlichen, beiden Kammern gemeinsamen Muskelschichten wurden Muskellagen sichtbar, die für jede Kammer gesondert zu verlaufen schienen, sie überkreuzten nicht mehr die Ventrikelgrenze, sondern strahlten

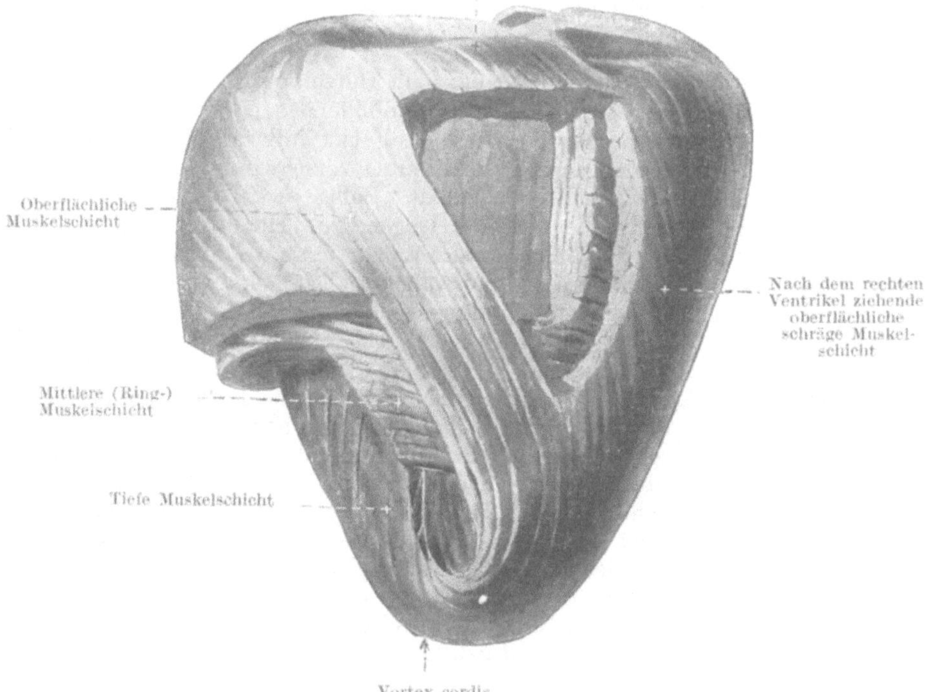

Fig. 90. Verlauf der Herzmuskelschichten der linken Herzkammer (aus Spalteholz).

in die Kammerscheidewand ein. Als Mac Callum nun die beiden Kammern des mit Salpetersäure präparierten Herzens auseinanderbog, zeigte sich, daß sich die ins Septum eintretenden Fasern doch in diesem kreuzten; die vom rechten Atrioventrikularring entspringenden Fasern zogen zur Spitze und in die Papillarmuskeln der linken Kammer, die vom linken Atrioventrikularring kommenden Fasern in gleicher Weise zur rechten Kammer. Das Herz ist danach wirklich ein einziges Muskelband, dessen Enden in den Papillarmuskeln und dem Atrioventrikularring liegen (Rothberger). Die im Laufe der Entwicklung eintretenden Änderungen des Kreislaufes führen dazu, daß diese Verhältnisse am Herzen des Erwachsenen nicht mehr klar nachweisbar sind, als Erinnerung an die früheren Stadien haben wir aber die schon von Krehl gefundene Tatsache anzusehen, daß auch beim Erwachsenen manche Fasern der tieferen Schichten das Septum durchkreuzen und so beiden Kammern gemeinsam sind.

Die Mechanik der Herztätigkeit.

Das Herz ist mechanisch betrachtet eine Druckpumpe. Dieser Funktion entspricht der Bau des Organes, der Mechanismus seiner Klappen und die Anordnung der Muskulatur. Gehen wir zunächst auf die Bedeutung der Klappen ein. Um eine ausreichende und rasche Blutzufuhr zu den als Druckpumpen arbeitenden Kammern zu gewährleisten, ist diesen in den Vorhöfen ein Reservoir vorgeschaltet. Aus ihm ergießt sich, sobald die Kammern sich erweitern, die aufgespeicherte Blutmenge durch die geöffneten Kuspidalklappen in die Kammern, während aus den großen Venen der nötige Nachschub erfolgt. Gegen Ende der Kammerdiastole kontrahieren sich die Vorhöfe und werfen ihren Inhalt in die bereits zum großen Teil gefüllten Ventrikel. In dem Augenblick, wo die Vorhöfe ihre Systole vollendet haben, wird der in die Kammern schießende Blutstrom plötzlich unterbrochen, er reißt gewissermaßen ab. Wie hinter einem schnellfahrenden Schiffe das Wasser von der Seite zusammenschießt, so drängen die wandständigen Blutmassen hinter dem abgerissenen Strom zusammen und reißen dabei die an die Kammerwände gelehnten Kuspidalklappen mit sich in die Mitte, die Klappen legen sich mit ihren freien Rändern aneinander, sie sind „gestellt" (Hendersson). Dieser Mechanismus ist in ähnlicher Weise schon 1843 von A. Baumgarten beschrieben worden: „Impetu sanguinis ex atriis in ventriculos, eoque effecto repulsu valvulae venosae cordis clauduntur." Sind die Klappen gestellt, so kann bei der nun folgenden Zusammenziehung der Kammern kein Blut durch die Klappen in die Vorhöfe entweichen, der volle Druck der Kammerwände kommt der beabsichtigten Beförderung des Blutes in die großen Schlagadern zu gute. Da auf den Semilunarklappen ein ziemlich hoher Druck lastet, so öffnen sich diese nicht sogleich bei Beginn der Kammersystole, sondern es vergehen etwa $^{7}/_{100}$—$^{8}/_{100}$ Sekunden (Anspannungszeit), bis der Druck in den Kammern eine Höhe erreicht hat, die den auf den Semilunarklappen ruhenden Druck übersteigt. Jetzt öffnen sich die Semilunarklappen, in raschem Strahl wird das Blut durch sie von den Kammern in die großen Arterien ausgetrieben (Austreibungszeit). Am Ende der Austreibungszeit legen sich die Klappen auf Grund desselben Mechanismuses zusammen, wie er für den Schluß der Kuspidalklappen beschrieben worden ist, die Klappen stellen sich und verhindern so, daß beim Eintritt der Kammerdiastole Blut aus den großen Arterien in die Kammern zurücktritt [1]). Während bei niederen Tieren die Stromrichtung des Blutes durch Kontraktion des Gefäßrohres hinter und Erschlaffung vor der zu befördernden Masse bewerkstelligt wird, so, wie dies uns auch von der Darmperistaltik bekannt ist, wird beim höher entwickelten Herzen durch das Spiel der Klappen ganz mechanisch ohne besondere Arbeitsleistung die Stromrichtung hergestellt. Sobald aber die Klappen nicht mehr schließen, wird die sehr ökonomische Arbeitsweise des Herzens gestört und der Herzmuskel muß eine nach Maßgabe der Verhältnisse kleinere oder größere Mehrarbeit bewältigen. Bei Besprechung der Klappenfehler werden wir das eingehender zu betrachten haben.

Die Vorhöfe haben keine Klappen, die bei der Kontraktion der Vorhöfe

[1]) Die Stellung der Seminularklappen ist später von Ceradini auf Flussigkeitswirbel zwischen Gefäßwand und Klappen zuruckgeführt worden. Baumgartens Darstellung gibt aber schon eine bessere prinzipielle physikalische Begrundung des ganzen Vorganges: Omnes sanguinis particulae, quae pone valvulam ejusque sinus jacent, valvulam introrsum, et omnes particulae sub valvula (gemeint sind hier die Kuspidalklappen) jacentes valvulam sursum premant, in eum locum, quo impulsus modo desiit. Vor kurzem ist dieser Mechanismus wieder einmal neu entdeckt worden von Henderson und Johnson s. oben.

den Rückfluß des Blutes in die zuführenden Blutbahnen hindern könnten. Angesichts der vollendeten Zweckmäßigkeit, die uns die Natur als Regel zu offenbaren pflegt, werden wir fragen müssen, welche Gründe wohl zu der verschiedenen Konstruktion der Kammern und Vorhöfe geführt haben. Da bietet sich folgende Erklärung. Die Diastole der Kammern kann eine sehr verschiedene Dauer haben; je länger die Dauer, um so vollständiger, je kürzer, um so unvollständiger die Füllung der Kammern. Die Vorhöfe werden also bei ihrer Kontraktion nicht immer ihren ganzen Inhalt in die Kammern entleeren können, sie brauchen deshalb ein Überlaufsventil, durch das die nicht von den Kammern aufgenommene Blutmenge abfließen kann. Wir dürfen uns wohl vorstellen, daß sich aus diesem Grunde an den Mündungen der großen Hohlvenen keine Klappen entwickelt haben oder vielmehr, daß sich die hier angelegten Klappen aus diesem Grunde zurückgebildet haben. Als Überlaufsventile dürfen die Mündungen der Hohlvenen keinen hermetischen Verschluß, also keine Klappen nach Art der Kuspidalklappen haben, andererseits müssen

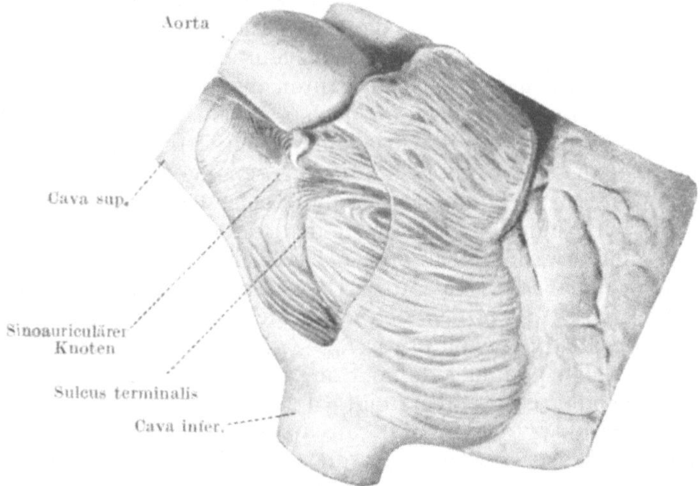

Fig. 91. Sinoaurikulärknoten, makroskopisch dargestellt. A Aorta, c. s. Vena cava sup. s. k. Sinusknoten, S. t. Sulcus terminalis, c. i. Vena cava inferior (nach Tandler).

sie einem bestimmten Druck Widerstand leisten können. Sind sie hierzu auf Grund ihrer anatomischen Struktur fähig? Die älteren Forscher legen das Hauptgewicht auf den Rücktritt des Blutes durch die klappenlose Öffnungen, ja sie sehen sogar in diesem Rücktritt eine Ursache der rhythmischen Tätigkeit des Herzens. Der Füllungsreiz durch den gleichmäßigen Strom des venösen Blutes könne nur eine gleichmäßige, dauernde Kontraktion der Hohlvene auslösen; durch die Systole der Vorhöfe aber werde periodisch Blut in die Hohlvene getrieben und dadurch jedesmal ein Reizzuwachs geschaffen; cette irritation peut être comptée parmi les causes des contractions réitérées du relâchement alternatif de la veine-cave (Senac. lib. II. Chap. V). Haller meint, dem Rückfluß stemme sich die neue aus allen Venen in die Hohlvenen ergossene Blutsäule entgegen. Baumgarten schließlich nimmt an, daß durch die Vorhofssystole nur eine geringe Blutmenge in die Venen getrieben werden könne, da durch die Kontraktion der Ringfasern der Venen der Rückfluß des Blutes stark vermindert werden müsse. Dieser Vorgang ist neuerdings genauer von Keith studiert worden. Er goß die Herzen mit heißem Paraffin aus, das zu einer kontraktionsähnlichen Gerinnungsverkürzung der Muskelfasern führt. Dabei zeigte sich, daß die Mündungen der Hohlvenen durch die Kontraktion des kompliziert angeordneten Muskelsystems von Vorhof und Venen eine starke Verengerung erfahren. Sollten sich diese Befunde bestätigen, so würden sie gut den oben entwickelten theoretischen Voraussetzungen entsprechen.

Der Ausgangspunkt der Herzbewegung befindet sich an der Einmündungsstelle der oberen Hohlvene in den rechten Vorhof; hier liegt der sog. Sinusknoten, Fig. 91, das Ultimum moriens des Herzens. Der hier entstehende Kontraktionsreiz führt zunächst zur Kontraktion des Vorhofes, bald darauf erfolgt die Kammersystole, der sich dann die Kammerdiastole anschließt. Am Ende der Vorhofssystole stellen sich die Atrioventrikularklappen, mit dem Beginn der Kammersystole werden diese Klappen gespannt, während gleichzeitig die Semilunarklappen noch geschlossen sind (Anspannungs- oder Verschlußzeit); dann öffnen sich die Semilunarklappen und das Blut wird in die großen Arterien ausgetrieben (Austreibungszeit). Am Ende der Austreibungszeit stellen sich die Semilunarklappen, mit dem Beginn der Kammerdiastole werden diese Klappen gespannt; im letzten Teil der Kammerdiastole setzt die Vorhofssystole wieder ein und das Spiel beginnt von neuem.

Die Zeitdauer vom Beginn der Vorhofssystole bis zum Beginn der Kammersystole (As—Vs Intervall) beträgt im Mittel . . . . . 0,15 Sek.

Die Zeitdauer vom Beginn der Kammersystole bis zur Öffnung der Semilunarklappen (Anspannungs- oder Verschlußzeit) beträgt im Mittel . . . . 0,07—0,08 Sek.

Die Zeitdauer von der Öffnung der Semilunarklappen bis zum Beginn der Kammerdiastole (Austreibungszeit) beträgt im Mittel . . . . 0,23—0,29 Sek.

Die Zeitdauer der Kammerdiastole beträgt im Mittel . 0,5 Sek.

Diese Zahlen für die verschiedenen Phasen der Herztätigkeit gelten für eine Pulszahl von 70 Schlägen in der Minute. Wird der Puls langsamer oder schneller, so müssen sich natürlich die Zahlen ändern. Die Änderung betrifft aber in der Hauptsache die Dauer der Diastole; As—Vs Intervall und Kammersystole halten dagegen sehr zäh an der Durchschnittsdauer fest. Führt man beim Tier in die Kammer und den Vorhof eine mit einer Schreibvorrichtung verbundene Kanüle ein und verzeichnet auf diese Weise die Druckschwankungen in diesen beiden Herzhöhlen, so werden die soeben geschilderten Vorgänge sehr viel anschaulicher (Fig. 92). Die Kammerdruckkurve beginnt mit einer kleinen Zacke, die dem durch die Vorhofssystole erzeugten Druckzuwachs entspricht. Dann steigt mit dem Beginn der Kammersystole der Druck von der Nulllinie in einer steilen Linie mächtig an, die Semilunarklappen öffnen sich (im nebenstehenden Schema bei einem Druck von 80 mm Hg), das Blut strömt in die großen Arterien, deren Wände infolge ihrer Trägheit über die dem plötzlichen Druckzuwachs entsprechende Gleichgewichtslage hinausschwingen, aber gleich wieder zurückfedern (kleine Zacke am Ende des aufsteigenden Schenkels der Kammerdruckkurve). Zunächst unter langsam steigendem, dann abnehmendem Druck fließt das Blut in die großen Arterien ab. Jetzt stürzt mit dem Beginn der Diastole der Druck so rasch und stark ab, wie er sich im Beginn der Systole erhoben hatte und erreicht wieder die Nullinie. Die im Vorhof stattfindenden Druckschwankungen werden durch die unter der Kammerdruckkurve befindlichen Kurve veranschaulicht.

Für den Arzt, der über die Herztätigkeit Aufschluß erhalten will, entsteht nun die Aufgabe, Zeichen zu finden, die ihm an der geschlossenen Brustwand des Kranken erlauben, die verschiedenen Phasen des Druckablaufes zu erkennen.

Betrachten wir die am Kopf des Schemas eingezeichneten Herztöne in ihrem Verhältnis zur Herztätigkeit, so sehen wir, daß der erste Ton mit dem Beginn der Kammersystole, der zweite mit dem Beginn der Kammerdiastole einsetzt. Die Herztöne geben uns also die Möglichkeit, die beiden wichtigsten Phasen der Herztätigkeit mit leichter Mühe exakt zu bestimmen. Der Zusammenhang der Herztöne mit den genannten Phasen ist leicht verständlich. Die mit dem Beginn der Systole in den Kammern plötzlich einsetzende Drucksteigerung führt zu Schwingungen der Atrioventrikularklappen und in geringerem Maße der Kammerwände, die einen deutlich vernehmbaren Ton liefern. Die plötzliche Drucksenkung im Beginn der Kammerdiastole setzt die Semilunarklappen unter eine starke Druckdifferenz, die tongebende Schwingungen dieser Klappen erzeugt. Wir brauchen also nur die Brustwand an Stellen zu behorchen, wo die Klappen unserem Hörrohr ziemlich nahe liegen, um Aufschluß über die zeitlichen Verhältnisse der Kammertätigkeit zu erhalten. Ja, die Auskultation leistet noch mehr, sie vermag uns durch die besondere Art der Schallerscheinung zu sagen, ob die betreffenden Klappen regelrecht arbeiten oder in ihrer Funktion gestört sind. Bei der Auskultation des Herzens werden diese Verhältnisse eingehender zu behandeln sein. Auf die viel umstrittene Frage, ob bei der Diastole der Kammern eine Saugwirkung auftritt, soll hier nicht näher eingegangen werden. Nur soviel kann gesagt werden, daß während der ganzen Diastole nach den besten Druckkurven (O. Frank) keine sicheren Druckwerte unter Null beobachtet werden. Wer sich genauer über dieses Problem unterrichten will, sei auf die gründliche, allerdings schon 1904 erschienene Darstellung Erich Ebsteins in den Ergebnissen der Physiologie verwiesen.

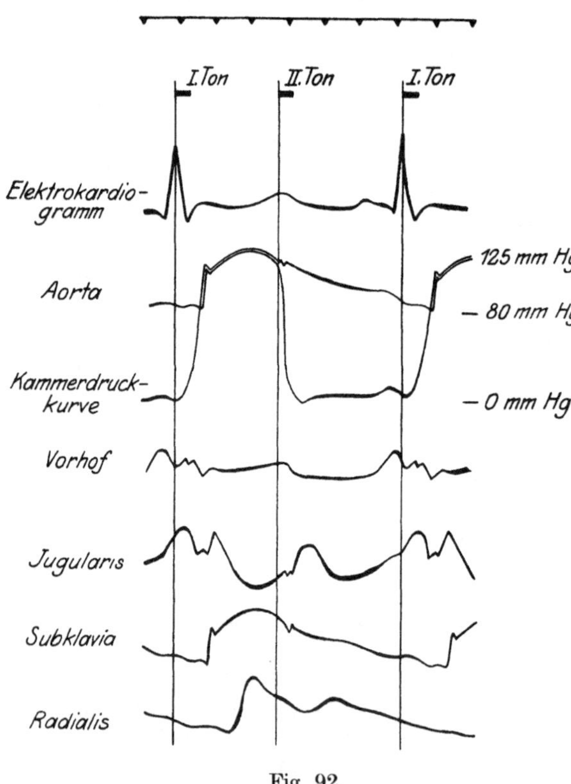

Fig. 92.

Auch die Bestimmung des Schlagvolumens, das heißt, der Blutmenge, die durch jede Systole des Herzens gefördert wird, ist eine Aufgabe, an der bis in die letzte Zeit gearbeitet wird. Wie wichtig eine genaue Kenntnis der Größe des Schlagvolumens und seiner Änderungen unter krankhaften Bedingungen sein würde, braucht nicht betont zu werden. Nach Plesch beträgt das Schlagvolumen des Gesunden im Mittel 58,74 cm³; Lundsgaard findet 80,5 cm³.

Die Blutströmung wird durch die Arbeit des Herzens erzeugt und kann durch sie allein geleistet werden, denn am kuraresierten Tiere mit eröffnetem Brustkorb wird keine Kreislaufsinsuffizienz beobachtet (Nicolai). Beim lebenden Individuum kommen aber verschiedene außerhalb des Herzens gelegene Kräfte dem Herzen zu Hilfe, die man deshalb als

akzessorische Herzen

bezeichnen kann. In diesem Sinne wirkt zunächst der Dondersche Druck. Der Druck in den interpleuralen Räumen des Brustkorbes ist negativ, sein Einfluß wird sich besonders auf die dünnwandigen Teile des Herzens und der großen Gefäße, d. h. auf die großen Hohlvenen und die Vorhöfe und wohl auch auf die rechte Kammer geltend machen, während die dickwandigen Teile, die linke Kammer und die großen Arterien, unmittelbar kaum beeinflußt werden. Der Dondersche Druck befördert demzufolge vor allem den venösen Zufluß zum rechten Herzen. Man kann hiergegen nicht einwenden, der Dondersche Druck sei ein statischer Zustand, der keine dauernde dynamische Wirkung entfalten könne (de Jager, Tigerstedt). Denn durch jede Systole wird eine Blutmenge aus dem Herzen und dem Brustraum ausgetrieben, die durch Nachschub aus dem venösen System wieder zugeführt werden muß; die hierzu nötige Blutumlagerung wird durch die auf die großen Venen und Vorhöfe stattfindende Saugwirkung des Donderschen Druckes befördert (Nicolai). Es ist klar, daß Änderungen des Donderschen Druckes, wie sie ständig bei der Atmung vor sich gehen, diese Saugwirkung je nachdem steigern oder herabsetzen müssen. So wird z. B. die Erhöhung des Donderschen Druckes bei der Einatmung den Zufluß zum rechten Herzen fördern. Aber das ist nicht die einzige Wirkung. Auch die dünnwandigen Gefäße der Lunge werden erweitert und soweit sie geschlängelt verlaufen, durch die Ausdehnung der Lunge gestreckt; dadurch wird der Druck in dem Gebiet der A. pulmonalis herabgesetzt und die Arbeit des rechten Herzens erleichtert. Gleichzeitig erhält das linke Herz weniger Blut, da durch die Erweiterung der Lungengefäße ein Teil des Blutes daselbst zurückgehalten wird, der Puls wird kleiner. Bei längerdauernder Einatmung gleicht sich aber diese Blutverschiebung aus, die stärkere Füllung des rechten Herzens kommt dann auch dem linken Herzen zugute, Pulsgröße und Aortendruck steigen. Gerade das umgekehrte Bild sehen wir bei der Ausatmung. Besondere Verhältnisse schafft eine längerdauernde extreme Einatmungsstellung, der wir am Krankenbette häufig begegnen (Emphysem, Asthma). Die Lungengefäße werden dabei gedehnt, ihr Lumen verengert, der Widerstand steigt dementsprechend und die Arbeit des rechten Herzens wird erschwert (Tendeloo). Alle diese mechanischen Wirkungen des Donderschen Druckes bei der Atmung finden sich aber nicht rein ausgesprochen, sondern werden durch nervöse Reflexvorgänge kompliziert (Änderungen der Pulsfrequenz, des Gefäßtonus), auf die hier nicht näher eingegangen werden kann.

Nach Art eines akzessorischen Herzens wirkt ferner jeder rhythmisch die Venen treffende Druck. Da die Venenklappen einen Rückfluß des Blutes hindern, so muß jeder Druck auf eine Vene deren Blut herzwärts treiben. Läßt nun der Druck nach, so wird die leergepreßte Strecke infolge der Formelastizität des Gefäßes und seiner Umgebung sich wieder auszudehnen streben und so als kleine Saugpumpe auf die peripherische Blutsäule wirken. Auf diesen Mechanismus beruht die zirkulationsbefördernde Wirkung körperlicher Bewegung; die Muskeln pressen bei der Kontraktion die Venen wie einen Schwamm aus, bei der Muskelerschlaffung füllt der Schwamm sich von neuem. In kleinerem Maßstabe, aber dafür dauernd wirken in derselben Weise die pulsierenden Arterien auf die sie begleitenden Satellitvenen (Ozanam). Ob und wie weit die Arterien unmittelbar durch eigene Muskeltätigkeit die Blutströmung fördern, ist bis jetzt eine ungelöste Frage (Hürthle, Hasebroek).

Die Schlagfolge des Herzens und seiner Teile

wird im wesentlichen durch die dem Herzen selbst innewohnenden Fähigkeiten bestimmt. Das aus der Brust herausgenommene, von allen Verbindungen gelöste Säugetierherz schlägt bei zweckmäßiger Behandlung in regelrechter Weise stundenlang weiter, es erzeugt die für eine regelrechte Tätigkeit nötigen Reize selbst, es besitzt Automatie. Die Fähigkeit der Reizbildung kommt allen Teilen des Herzens zu, sie ist aber nicht in allen Teilen gleich stark entwickelt. Beim gesunden Herzen überwiegt die Reizbildung im Sinusknoten so sehr, daß von hier aus die Schlagfolge des ganzen Herzens diktiert wird. Vom Sinusknoten nach der Herzspitze zu nimmt die Reizbildung stetig ab. Unter krankhaften Bedingungen kann aber die Reizbildung in den Vorhöfen oder Kammern so gesteigert sein, daß diese Teile zu Schrittmachern der Herztätigkeit werden. Soll das in die Vorhöfe eintretende Blut in regelrechtem Lauf durch die Höhlen des Herzens in die Schlagadern getrieben werden, so ist eine geordnete und im richtigen Zeitmaß ablaufende Schlagfolge der einzelnen Ab-

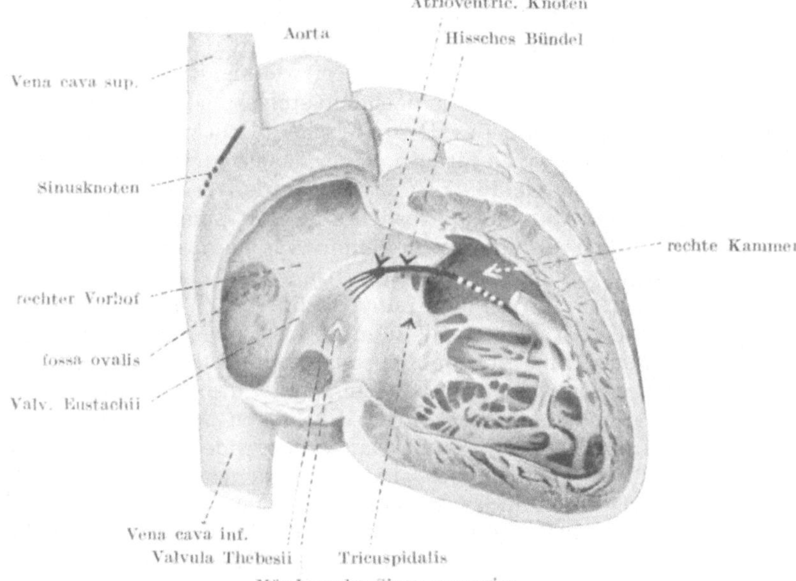

Fig. 93. Situationsplan der spezifischen Muskelsysteme im menschlichen Herzen nach Koch. Der Strich an der Grenze zwischen Kavatrichter und Herzohr zeigt die Lage des Sinusknotens an. Der atrioventrikuläre Knoten liegt dicht oberhalb der Ansatzstelle der Trikuspidalis. Die vom Vorhof über den Sinusknoten schräg nach oben zur Kava laufenden Faserzüge gehören dem sog. Wenckebachschen Bündel an.

teilungen unerläßlich. Diese Forderung wird gewährleistet neben der vom Sinus zur Spitze eintretenden Abnahme der Reizbildungsfähigkeit durch die Einrichtung des **Reizleitungssystems.** In der Wand des rechten Vorhofes, dicht unterhalb der Mündung des Sinus coronarius, liegt ein Gebilde, das aus netzförmig verschlungenen sarkoplasmaarmen Muskelfasern (sog. Purkinjeschen Fasern) und zahlreichen Nervenfasern besteht, der Atrioventrikularknoten (Fig. 93). Von diesem Knoten aus zieht ein ebenfalls aus Purkinjeschen Fasern und Nervenfasern zusammengesetztes Bündel (das Hissche Bündel) durch das bindegewebige Septum atrioventriculare zum Kamm der Kammerscheidewand. Hier teilt sich das Bündel in einen rechten Schenkel, der anfangs als dicker Stamm unter dem Endokard des rechten Ventrikels verläuft, bald aber sich verzweigt und wie ein Telephonnetz die ganze Kammerwand durchsetzt und einen linken Schenkel, der in ähnlicher Weise die linke Kammer versorgt (Fig. 94). Nachdem der vom Sinus kommende Kontraktionsreiz die Vorhöfe durcheilt hat, macht er im Atrioventrikularknoten für kurze Zeit halt (Hering) und wird dann erst durch das Hissche Bündel und seine Schenkel den Kammern zugeleitet. Auf diese Weise ist dafür gesorgt, daß die Kammersystole erst dann erfolgt, wenn die Vorhofssystole und die dadurch bewirkte Stellung der Atrioventrikularklappen beendigt ist. Auf die Bedeutung dieses Mechanismus für die systolische Förderung des Blutstromes ist oben schon hingewiesen worden, wir brauchen deshalb hier nicht wieder darauf einzugehen.

Nicht weniger wichtig wie die systolische Förderung ist eine genügende diastolische Füllung des Herzens. Eine solche ist nur möglich, wenn die Systolen nicht zu rasch aufeinander folgen. Läßt man auf das Herz einen Dauerreiz wirken, so tritt nicht wie am quergestreiften Skelettmuskel eine tetanische Dauerkontraktion ein, sondern das Herz antwortet mit einer rhythmischen Folge von Kontraktionen. Diese Erscheinung beruht darauf, daß der Herzmuskel nach einer Kontraktion eine gewisse Zeit für neue Reize unerregbar ist (refraktäre Phase) und erst allmählich seine Reizbarkeit wieder erlangt. Der Verlust der Reizbarkeit während und unmittelbar nach der Kontraktion und die daran sich anschließende allmähliche Wiederkehr der Reizbarkeit erklären die eigentümliche, der ordnungsmäßigen Folge von Systole und Diastole zugrunde liegende Rhythmizität der Herztätigkeit. Wie die Reizbarkeit so zeigt auch die Kontraktilität des Herzmuskels einen wichtigen Unterschied gegenüber der Kontraktilität des Skelettmuskels. Während die Kraft einer Kontraktion des Skelettmuskels von der Stärke des auslösenden Reizes abhängt, ist die Stärke einer Herzkontraktion unabhängig von der Intensität des Reizes. Der Herzmuskel leistet eine im Bereich seiner Kraft liegende Arbeit ganz oder bei ungenügender Stärke des Reizes gar nicht. (Alles-oder-nichts — Gesetz von Bowditsch.)

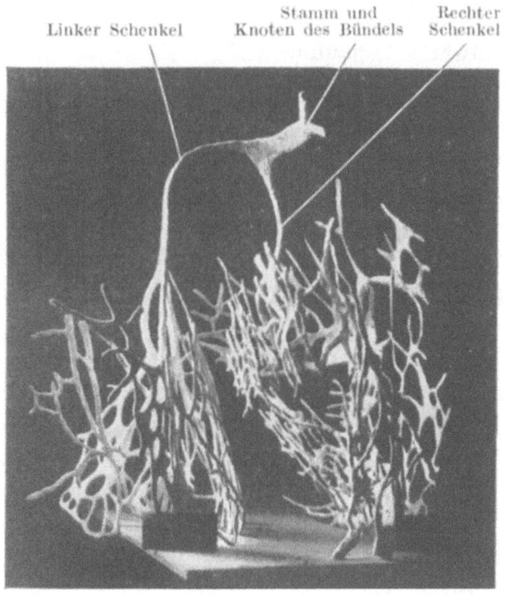

Fig. 94. Reizleitungssystem im Kalbsherzen. Nach einer Modellrekonstruktion von Lydia de Witt.

Die Innervation des Herzens.

Die geschilderten, von Engelmann zuerst scharf gesonderten Eigenschaften, Reizbildung, Reizleitung, Reizbarkeit und Kontraktilität finden sich in voller Ausbildung am isolierten, von allen Verbindungen gelösten Herzen. An welche Formenelemente des Herzens sie gebunden sind, an das Muskelgewebe oder die Nervengebilde (myogene oder neurogene Theorie), ist eine bis jetzt ungelöste Frage, auf die wir hier nicht einzugehen haben. Dagegen erfordert die Wirkung der großen Herznerven auf diese Eigenschaften unsere Aufmerksamkeit. Zum Herzen ziehen, wie bekannt, auf der rechten und linken Seite die Fasern des gleichseitigen Nervus vagus und sympathicus. Die Fasern der rechten Seite vereinigen sich zu dem tiefen, vorzugsweise an der hinteren rechten Fläche des Aortenbogens gelegenem Plexus cardiacus profundus, die Fasern der linken Seite bilden den zwischen Aortenbogen und Pulmonalis liegenden Plexus superficialis. Vagusreizung wirkt hemmend, Sympathikus-(Akzelerans-)reizung fördernd. Vagusreizung setzt also die Reizbildung und damit die Schlagfrequenz herab (wirkt negativ chronotrop), verlangsamt die Reizleitung (wirkt negativ dromotrop), vermindert die Reizbarkeit (wirkt negativ bathmotrop; βαϑμός die Reizschwelle) und die Kontraktilität (wirkt negativ inotrop). Akzeleransreizung wirkt auf die genannten Funktionen in positivem Sinne. Bemerkt muß hierzu werden, daß der rechte Vagus und Akzelerans vorzugsweise auf den Sinusknoten und die Vorhofstätigkeit, der linke Vagus und Akzelerans vorwiegend auf den Atrioventrikularknoten und der Akzelerans auch unmittelbar auf die Kammern wirken können. Als zentripetale Herznerven kennen wir den Nervus depressor, so genannt nach seiner blutdrucksenkenden Wirkung; er geht von der Aortenwurzel aus und soll beim Menschen unter den Vagusästen aufwärts verlaufen.

Literatur.

Auswahl als Grundlage zu weiterer Orientierung.

Albrecht, E., Der Herzmuskel. Berlin 1903.

Baumgarten, Aug., Commentatio de mechanismo quo valvulae venosae cordis claudun-tur. Inaug.-Diss. Marburg 1843.

Bohr, Die funktionellen Änderungen in der Mittellage und Vitalkapazität der Lungen. Normales und pathologisches Emphysem. Deutsch. Arch. f. klin. Med. 1907. 88.

Bondi und Müller, Über Schlagvolumen und Herzarbeit des Menschen. Deutsch. Arch. 1909. 97. 569.

Bondi und Müller, Wien. klin. Wochenschr. 1911. Nr. 28. Experiment. Trikuspidalinsuffizienz.

Bornstein, Herzschlagvolumen im Bade. Zeitschr. f. experimentelle Pathol. u. Therap. 1911. 9.

Bräunig, Über muskuläre Verbindungen zwischen Vorkammer und Kammer bei verschiedenen Wirbeltierherzen. Inaug.-Diss. Berlin 1904.

Broesike, Anatomie des menschlichen Körpers.

Brugsch-Schittenhelm, Technik der speziellen klinischen Untersuchungsmethoden. Berlin. Wien 1914.

Mac Callum, On the muscular architecture and growth of the ventricles of the heart. John Hopkins Hosp. Rep. 1900. Vol. 9.

Christen, Kritik des Albert Müllerschen Schlagvolumens. Deutsch. Arch. 1909. 97. 190.

Ceradini, Annal. univers. di med. Milano 1870. 221. Vol. p. 587.

Corning, Lehrbuch der topographischen Anatomie. 1917.

Cyon, Les nerfs du coeur. Berlin 1907.

Dogiel, Die sensiblen Nervenendigungen im Herzen und in den Blutgefäßen der Säugetiere. Arch. f. mikr. Anat. u. Entwicklungsgesch. 52. Bd.

Dogiel-Archangelsky, Nervenapparat des Herzens. Pflugers Arch. 113. Juli 06.

Donders, Über den Mechanismus des Atemholens und des Blutumlaufes im gesunden und kranken Zustand. Schmidts Jahrbücher 1850. 68. S. 285.

Donders, F. C., Physiologie des Menschen. Deutsche Orig.-Ausgabe. Fr. W. Theile. 1. Bd. 2. Aufl. Leipzig 1859.

Ebstein, Erich, Die Diastole des Herzens. Ergeb. d. Physiol. von Asher-Spiro. 1904. III. 2. Ables. 9.

Engel, Histologie der A. V. Bündels. Zieglers Beitr. 1910. 48. Bd.

Engelmann, Die Unabhängigkeit der inotropen Nebenwirkungen von der Leitungsfähigkeit des Herzens für motorische Reize. Engelmanns Arch. 1902.

— Weitere Beiträge zur näheren Kenntnis der inotropen Wirkungen der Herznerven. Engelmanns Arch. 1902. 443.

— Das Herz und seine Tätigkeit im Lichte neuerer Forschung. Leipzig 1904.

— Über die bathmotropen Wirkungen der Herznerven. Engelmanns Arch. 1907. Suppl.

— Über den myogenen Ursprung der Herztätigkeit und über anatomische Erregbarkeit als normale Eigenschaft peripherischer Nervenfasern. Pflüger 65. 535.

Frank, Otto, Hämodynamik. Leipzig 1911.

Gegenbaur, Vergleichende Anatomie der Wirbeltiere. Leipzig 1898.

Haller, Elementa physiologiae. Bern. Lausanne 1778.

Hasebroek, Über den extrakardialen Kreislauf des Blutes. Jena 1914.

Henderson, Yandell and F. Elmer Johnson, Two modes of closure of the heart valves. Heart 4. p. 69—82. 1912.
Henle, Handbuch der systematischen Anatomie des Menschen. Braunschweig 1866.
Hering, H. E., Nachweis, daß die Verzögerung der Erregungsüberleitung zwischen Vorhof und Kammer des Säugetierherzens im Tawaraschen Knoten erfolgt. Pflügers Arch. 1910. 131. Bd.
Heß, Die Arterienmuskulatur als peripheres Herz. Pflügers Arch. 1916. 163. S. 555.
Hesse, Beiträge zur Mechanik der Herzbewegung. Arch. f. Anat. von His und Braune 1880.
His, jun., Ein Fall von Adams-Stokesscher Krankheit. Deutsch. Arch. f. klin. Med. 1899. 64. Bd.
Hofmann, F. B. in Nagels Handbuch der Physiologie des Menschen. 1. Bd. 1905.
Hürthle, Die Arbeit der Gefäßmuskeln. Deutsch. med. Wochenschr. 1914. S. 17.
de Jager, Über die Saugkraft des Herzens. Pflüger. 30. 1883.
Keith and Flack, The form and nature of the muscular connection between the primary divisions of the vertebrate heart. Journ. of Anat. and Physiol. Vol. 41. Part. 3.
Koch, Die Orte der Reizbildung und Reizleitung im menschlichen Herzen. Zeitschr. f. exper. Pathol. u. Therap. 1914. 16. 1. Heft.
Külbs, Das Reizleitungssystem im Herzen. Berlin 1913.
Landois, Lehrbuch der Physiologie 1909.
Luciani, Physiologie des Menschen. Jena 1905.
Ludwig, Lehrbuch der Physiologie. Leipzig. Heidelberg 1861.
Lundsgaard, Untersuchungen über das Minutenvolumen des Herzens bei Menschen. I. Die Methode Krogh und Lindhards, ihre Anwendung bei Patienten und die Befunde bei Normalen. Deutsch. Arch. f. klin. Med. 1916. 188. 361.
Luschka, Anatomie des Menschen. Tübingen 1862.
Mall, F. P., On the muscular architecture of the ventricles of the human heart: Amer. Journ. of Anat. 1911. Vol. 11.
Marey, Circulation du sang. 1881.
Mönckeberg, Untersuchungen über das Atrioventrikularbündel im menschlichen Herzen. Jena 1908.
Müller, Franz, Zeitschr. für Balneologie IV. Nr. 14/15. u. Sitzung der Berl. physiol. Gesellsch. 24. X. 1913.
Nicolai in Nagels Handbuch der Physiologie des Menschen. 1. Bd. 1909.
Ozanam, De la circulation veineuse par influence. Compt. rend. de l'academie des sciences 1881. 93. 92.
Plesch, Hämodynamische Studien 1909. Berlin.
Robinson und Draper, Über die Anspannungszeit des Herzens. Deutsch. Arch. f. klin. Med. 1910. 100. Bd.
Rothberger und Winterberg, Über die Beziehungen der Herznerven zur a. v. Automatie. Pflüger 1910. 135. 559.
Rothberger, Physiologie des Kreislaufes im Handbuch der allgemeinen Pathologie, Diagnostik und Therapie der Herz- und Gefäßkrankheiten. 2. Bd. 1. Teil. Leipzig. Wien 1913.
Schäfer, Textbook of physiology. London 1988—1900.
Senac, Structure du coeur. Paris 1749.
Spalteholz, Handatlas der Anatomie des Menschen.
Swann and Janvrin, A study of the ventricular Systole-Subclavian Interval. Arch. of intern. Med. 1913. XII. 117.
Tandler, Anatomie des Herzens. Jena 1913.
Tawara, Das Reizleitungssystem des Säugetierherzens. Jena 1906.
Tendeloo, Studien über die Ursachen der Lungenkrankheiten. 1902.
— Lungendehnung und Emphysem. Ergebnisse 1910. VI.
Tigerstedt, Physiologie des Menschen. 1909.
de Witt, Lydia, Observation on the sino ventricular connecting system of the mammalian heart. Anatom. Record Vol. 3. Nr. 3.

Die Inspektion der Herzgegend

finde statt in ungezwungener Körperhaltung und bei ruhiger Atmung des Kranken; er kann dabei stehen, sitzen oder liegen, doch achte man darauf, daß die Beleuchtung die Vorderfläche der Brust gleichmäßig erfaßt. Am deutlichsten im Stehen, auch wohl in etwas vornübergebeugter Haltung, kann man alsdann vor allem bei Kindern und mageren jugendlichen Erwachsenen eine systolische, rasch erfolgende Vorwölbung beobachten, die etwa den Umfang eines Markstückes hat und im fünften linken Zwischenrippenraum dicht innerhalb der Mammillarlinie zu liegen pflegt. Unmittelbar nach außen und innen von dieser Vorwölbung wird der Zwischenrippenraum meist etwas eingezogen. Die Lage des Herzstoßes ist nicht immer konstant, sie wechselt mit dem Zwerchfellstand, der Größe des Herzens und manchen krankhaften Prozessen im Innern der Brust, die im nächsten Abschnitt näher besprochen werden sollen. Pulsatorische Bewegungen in den höheren Interkostalräumen sind nicht selten zu sehen — meist besser zu sehen als zu fühlen — und rühren von den Bewegungen der der Brustwand hier dicht anliegenden Herzteile her; starke Abmagerung, Retraktion der das Herz überlagernden Lunge machen die Erscheinungen häufig besonders deutlich; neben der rechten und linken Kammer kommen Pulmonalis und linker Vorhof als Erreger der Erscheinung in Betracht. Bewegungen in der Magengrube rühren in der Regel von Pulsationen der rechten Kammer her (Pulsatio epigastrica). Die Herzgegend kann als Ganzes vorgewölbt sein durch starke Vergrößerung des Herzens, man findet das vor allem dann, wenn diese sich schon im Kindesalter entwickelt hat, so lang die Brustwand nachgiebig ist (Voussure). Man überzeuge sich aber stets, daß diese Erscheinung nicht durch eine krankhafte Rippenwölbung infolge einer Skoliose der Wirbelsäule, Rachitis oder dgl. hervorgebracht ist. Auch die Atmung ist auf die Sichtbarkeit von Einfluß; meist wird der Herzstoß bei der Ausatmung deutlicher, da die Brustwand flacher, die Zwischenrippenmuskeln schlaffer und der das Herz überdeckende Lungenteil kleiner und dünner wird. Besonders wichtig ist es, wenn an der Stelle der Vorwölbung eine systolische Einziehung stattfindet. Doch hüte man sich vor Verwechslung mit den neben der Vorwölbung in der Norm sichtbaren Einziehungen; trifft die eigentliche systolische Vorwölbung gegen eine Rippe, so ist die Entscheidung nicht immer leicht, ob eine echte oder vorgetäuschte systolische Einziehung besteht. Beweisend ist in solchen Fällen die Beobachtung, daß außer dem Zwischenrippenraum die Rippen selbst mit eingezogen werden. In diesem Fall darf man wohl immer schließen, daß innere Verwachsungen, speziell des Herzbeutels, vorliegen. Nachdem man sich durch die Betrachtung über die Bewegungen in der Herzgegend unterrichtet hat, pflegt man zur Palpation überzugehen. Manche Erscheinungen sind bei der Betrachtung sicherer zu beurteilen, manche bei der Betastung. Man lasse sich deshalb nie die Mühe einer sorgfältigen Betrachtung verdrießen. Wenn im folgenden Abschnitt eine eingehendere Darstellung der bis jetzt nur angedeuteten Phänomene gegeben wird, so geschieht das nicht, weil die Ergebnisse der Inspektion von mir gering eingeschätzt werden, sondern lediglich, um Wiederholungen zu vermeiden.

Die Palpation des Herzens und der großen Gefäße.

pflegt begonnen zu werden mit der Prüfung des Herzstoßes. Zur richtigen Beurteilung dieser scheinbar einfachen Erscheinung der Herztätigkeit müssen wir etwas näher auf die Entstehungsbedingungen des Herzstoßes eingehen.

Der Herzstoß,

obwohl eine sinnfällige Erscheinung, findet in der alten Literatur keine Würdigung. Erst Harvey schenkt ihm größere Aufmerksamkeit und gibt zugleich eine treffende Erklärung und Beschreibung: In motu & eo quo (cor) movetur tempore, tria prae caeteris animadvertenda: 1. Quod erigatur cor, & in mucronem se sursum elevet; sic ut illo tempore ferire pectus & foris sentiri pulsatio possit . . . 3. Comprehensum manu cor, eo quo movetur tempore, duriusculum fieri . . . „Bei der Bewegung des Herzens und zur Zeit dieser Bewegung richtet das Herz sich auf und erhebt sich nach seiner Spitze zu, so daß es in diesem Zeitpunkt gegen die Brustwand schlägt und man den Stoß draußen fühlen kann. Nimmt man das Herz in die Hand, so wird es zur Zeit seiner Bewegung härtlich." Etwas später faßt er den ganzen, bei der Systole ablaufenden Vorgang folgendermaßen zusammen: „Es gehen aber infolge der Zusammenziehung der Kammern gemeinsam und gleichzeitig vor sich: die Spannung des Herzens, die Aufrichtung der Spitze, der Schlag, den man zufolge seines Anpralls an die Brust von außen fühlt, die Verdickung der Wände und die gewaltsame Verdrängung des Inhaltes an Blut" und fährt dann fort: „Daraus ergibt sich ein offenkundiger Gegensatz zu der landläufigen Annahme, im selben Zeitpunkte, da das Herz an die Brust anschlägt und der Stoß außen fühlbar ist, erweitere sich gleichzeitig das Herz." Die hier von Harvey bekämpfte Ansicht, der Herzstoß entstehe durch die Diastole des Herzens, wurde von A. Shebbeare und Cartesius vertreten und ist später wieder aufgenommen worden von Marc d'Espine. Senac führt den Herzstoß wie Harvey auf die Systole der Kammern zurück und zwar im besonderen auf die Lageveränderung, die während der Systole durch die Streckung der großen Arterien und die Füllung der Vorhöfe stattfinde. Die Meinung von Descartes lehnt er mit der Bemerkung ab: Elle est pardonnable à un philosophe qui n'etait pas médecin, mais elle ne l'est pas à des médecins qui, sur la foi ou sur l'imagination de ce philosophe ont dédaigné le témoignage de l'experience. Trotz des großen Wertes, den Senac auf Beobachtung und Versuch legt, läßt er doch wesentliche Erscheinungen der Herzbewegung unberücksichtigt, die für die Entstehung des Herzstoßes wichtig sind. Das erkennt man am besten, wenn man die ausgezeichnete Beschreibung Harveys und die spätere, von Albrecht von Haller gegebene Schilderung liest. Mucro cordis in quadrupede, dum ad basin accedit, dextrorsum & antrorsum circa basin parum dimotam, tamquam extremus radius circa firmum cardinem, arcum circuli describit, inque termino sui motus costam quintam sextamve, uti varia erit hominis aetas, ictu percutit, quem pulsum dicimus. „Während sich die Herzspitze beim Vierfüßler der Basis nähert, beschreibt sie um die wenig verschobene Basis nach rechts und vorn einen Kreisbogen, wie das Ende einer Speiche um ihren Angelpunkt und erschüttert gegen Ende der Bewegung je nach dem Alter des Menschen die fünfte oder sechste Rippe durch einen Stoß, den wir als Puls bezeichnen." An anderer Stelle beschreibt Haller noch eine besondere Veränderung der Herzspitze bei der Systole: Una apex quidem cordis uterque ad basin adtrahitur, brevior fit, obtusior & paulum antrorsum recurvatur & dextrorsum ad basin se quasi replicat. Auch Laennec, der als erster die Beobachtung verzeichnet, daß gleichzeitig mit dem Herzstoß der erste Herzton und der Arterienpuls auftrete, schließt aus diesem Befunde, daß der Herzstoß nur im Augenblick der Kammersystole gefühlt werde. Die Palpation mit der Hand hält er für wenig zuverlässig und legt mehr Wert auf den durch das Stethoskop dem Ohre vermittelten Stoß und die Ergebnisse der Auskultation. Auf die Mechanik des Herzstoßes geht er nicht ein. Bouillaud und Andral nehmen an, daß die zirkuläre Anordnung der Muskulatur bei der Kontraktion zu einer Vorwärtsbewegung des Herzens und Hebung der Herzspitze (Mouvement de bascule) führe, sie stehen also im wesentlichen auf demselben Standpunkte wie Haller und Senac. Noch genauer äußert sich Filhos, indem er den Herzstoß durch die Spitze der linken Kammer entstehen läßt, die rechte Kammer ist nach ihm an der Erscheinung unbeteiligt. Um diese Zeit machte Marc d'Espine die Beobachtung, daß der Herzstoß nicht gleichzeitig mit dem Arterienpulse, sondern etwas früher gefühlt werde. Aus dieser richtig beobachteten Tatsache zog er den falschen Schluß, der Herzstoß werde nicht durch die Systole, sondern durch die Diastole der Kammern hervorgerufen. Die Ansicht war nicht neu und nicht unbestritten, wie wir wissen; sie fand aber doch bald ihre Anhänger: Pigeaux, Aran, Burdach, Beau, Cartwright, Baumgärtner, Cohen, und auch heute noch wagt man sie zu vertreten (Trautwein). Die Beobachtungen im Tierexperiment sprachen aber doch so eindeutig für die systolische Natur des Herzstoßes, daß die diastolische Theorie es nie zu allgemeinerer Anerkennung bringen konnte.

Dagegen hat man lebhaft darüber gestritten, in welcher Weise die Systole der Kammern den Herzstoß hervorbringe. Hope nahm an, daß die Kammerbasis bei gefüllten Vorhöfen für die sich kontrahierenden Kammern gewissermaßen einen fixen Punkt bilde, an der Vorhöfe und Kammern wie ein kurzer und langer Hebelarm wirkten. Gendrin führt den Herzstoß neben der systolischen Formänderung der Kammern auf die beim Einströmen des Blutes erfolgende Streckung der gekrümmten großen Arterien zurück. Skoda macht sich folgende Ausführungen Gutbrods zu eigen: „Es ist ein bekanntes physikalisches Gesetz, daß beim Ausflusse einer Flüssigkeit aus einem Gefäße die Gleichmäßigkeit des Druckes, den die Gefäßwandungen durch die Flüssigkeit erleiden, aufgehoben wird, indem an der Ausflußöffnung kein Druck statthat, an der der Ausflußöffnung gegenüberstehenden Wand des Gefäßes aber fortbesteht. Dieser Druck bringt das Segnersche Rad in Bewegung, es verursacht das Stoßen der Schießgewehre, das Zurückspringen der Kanonen usw. Bei der Zusammenziehung der Herzkammern verursacht der Druck, den das Blut auf die der Ausflußöffnung gegenüberstehende Wand ausübt, eine Bewegung des Herzens in der der Ausflußöffnung entgegengesetzten Richtung und diese Bewegung verursacht den Stoß gegen die Brustwand. Das Herz wird mit einer der Schnelligkeit und der Menge des ausströmenden Blutes proportionalen Kraft in der den Arterien entgegengesetzten Richtung gestoßen." In den ersten vier Auflagen seines Lehrbuches läßt Skoda außerdem die Streckung der großen Arterien, sowie die systolische Form und Lageveränderung des Herzens an der Erzeugung des Herzstoßes mitwirken, später gilt für ihn nur noch die Erklärung durch den Rückstoß. Die Gutbrod-Skodasche Rückstoßtheorie hat von Anbeginn an neben Zustimmung lebhaften Widerspruch gefunden. Theoretisch wurde die Erklärung als begründet anerkannt von Ludwig, Fick, Scheiber, Körner. Hiffelsheim kam auf Grund von Versuchen an Tieren und am Modell auch zu der Ansicht: „Le coeur bat parce qu'il recule". Abweichender Ansicht ist vor allem Arnold, der offenbar auf Grund sehr aufmerksamer Beobachtung folgende Meinung vertritt: „Der Herzstoß hat weder während der völligen Diastole der Kammern, noch im Moment der vollkommenen Systole derselben statt, sondern er wird wahrgenommen im Augenblicke der beginnenden Kontraktion des Herzens, in dem Zeitraume, in dem die Kammern noch völlig mit Blut gefüllt sind, wo aber infolge der Systole der Vorhöfe und der beginnenden Kontraktion der Kammern das volle Herz ganz prall und konvex wird, dadurch mit Kraft gegen die Brustwand sich erhebt, und an diese anstößt." Diese Darstellung fand prinzipielle Zustimmung bei Volkmann, Ludwig, Henle und den meisten anderen Physiologen und Klinikern, wie Skoda selbst schreibt. Auch Kiwisch stellte sich auf den Boden der Arnoldschen Lehre und vertrat im besondern den Satz, daß es die systolische Formveränderung des Herzens sei, die den Herzstoß hervorrufe, da das Herz durch den Herzbeutel am Zwerchfell und an der vorderen Brustwand fixiert sei und sich deshalb von der Brustwand nicht zurückziehen könne. In demselben Sinne äußerten sich Hamernjk und Nega. Durch Bamberger wurde dann aber betont, daß nicht nur eine Form-, sondern auch eine Lageänderung der Kammern bei der Systole stattfinde und an der Bildung des Herzstoßes mitwirke. Bamberger konnte bei einem Kranken durch eine Schnittwunde die Herzspitze betasten und so feststellen, daß bei der Systole die Herzspitze von oben nach unten und ein wenig nach links rückte. Mit Kölliker zusammen prüfte er die Frage weiter an Kaninchen. Die beiden Forscher kamen zu dem Schluß, daß eine Rotation des Herzens von links nach rechts, und durch spiralige Drehung und Längsdehnung der großen Gefäße ein Herabrücken des Herzens stattfinde, dagegen wurde keine Hebelbewegung von ihnen beobachtet, wie sie das herausgeschnittene, auf einer Platte liegende Herz ausführt. Versuche von Ludwig zeigten aber, daß doch eine Art Hebelbewegung besteht, die folgendermaßen geschildert wird. „Bei der Diastole bildet die Längsachse des Herzens mit dessen Basis einen stumpfen, nach hinten gehendenWinkel. Diese Achse kommt aber bei der Kontraktion senkrecht auf die Basis zu stehen und so wird die Herzspitze den Zwischenrippenraum, auf den sie sich stützt, etwas nach vorn bewegen“ (Fig. 95). Ludwigs Darstellung fand auch die Zustimmung von Donders und Volkmann, seinen bedeutendsten Fachgenossen. Skodas Rückstoßtheorie wurde von Ludwig diskutiert, aber zurückgewiesen. Alles in allem sieht man, daß die Frage des Herzstoßes von den hervorragendsten Klinikern und Physiologen des vergangenen Jahrhunderts eifrig studiert und lebhaft umstritten worden ist. An Namen, die noch nicht genannt sind, seien hinzugefügt Kornitzer, der den Herzstoß als „oberflächlichen Ausdruck des Pulsus aortae“ erklärte, Scheiber, der die schon von Haller beschriebene hakenförmige Krümmung der Herzspitze in den Vordergrund rückt, Bahr, der besonders die Füllung und Streckung des Aortenbogens betont, Berner (unter Wintrich), der die hebelartige Bewegung des Herzens hervorhebt, Flint, A. Geigel, Chauveau u. a. Eine endgültige Entscheidung der viel verfochtenen und viel verworfenen Rückstoßtheorie Skodas brachte Martius; er wies darauf hin, daß im ersten Teil der Systole und des Herzstoßes überhaupt kein Blut die Kammern verläßt, da die Vorhofsklappen geschlossen, die Semilunarklappen wegen des auf ihnen lastenden arteriellen Druckes aber noch nicht geöffnet sind. Bis durch die Systole ein Druck in den Kammern erreicht

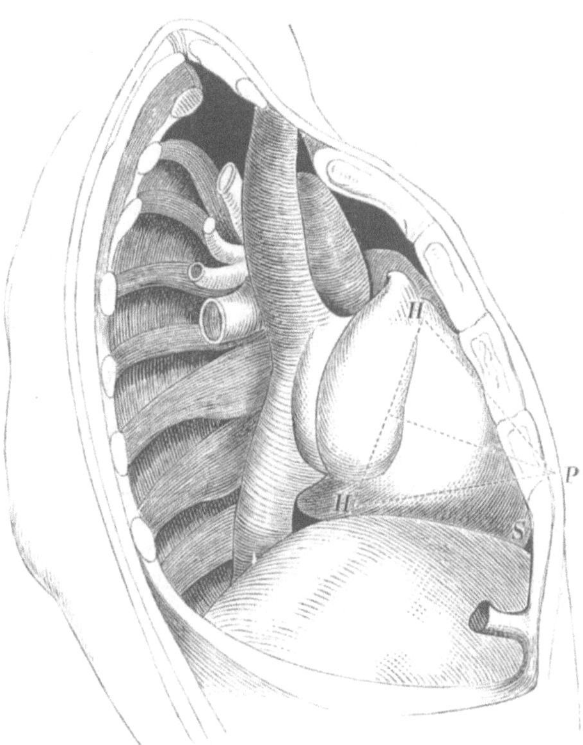

Fig. 95. Systolische Herzbewegung nach Ludwig. Bei der Diastole bildet die Längsachse des Herzens mit dessen Basis einen stumpfen, nach hinten gehenden Winkel. Diese Achse kommt bei der Kontraktion senkrecht auf die Basis zu stehen und so wird die Herzspitze den Zwischenrippenraum, auf den sie sich stützt, etwas nach vorn bewegen, die Herzform aus HHS in HHP übergehen.

ist, der die Höhe des Druckes in der Aorta und der Pulmonalis übersteigt und so imstande ist, die Seminularklappen zu öffnen, vergeht die ziemlich erhebliche Zeit von $^{7}/_{100}$—$^{8}/_{100}$ Sek. (sog. Anspannungs- oder Verschlußzeit). Die Anspannungszeit war den Physiologen schon länger bekannt, sie war unter andern von Marey und Donders beschrieben worden und wurde unter Donders von Rivé zum ersten Male gemessen. Rivé fand ihre Dauer gleich 0,073 Sek. Diese Untersuchungen beweisen die Sorgfalt der oben erwähnten Arnoldschen Beobachtung und erklären auch den Befund Marc d'Espines (daß der Arterienpuls deutlich später fühlbar ist als der Herzstoß), der für ihn die Grundlage der unglücklichen Theorie vom diastolischen Herzstoß wurde.

Indem Martius den Herzstoß registrierte und gleichzeitig die Herztöne markierte, konnte er nachweisen, daß der Beginn der Herzstoßkurve mit dem ersten Ton zusammenfällt. Er gibt auch an, welcher Teil der Herzstoßkurve der Anspannungszeit und welcher Teil der Austreibungszeit entspricht, jedoch ist hier nicht der Ort, diese Einzelheiten zu erörtern, wir werden bei der Besprechung der instrumentellen Untersuchungen der Herztätigkeit darauf näher einzugehen haben.

Was durch die Inspektion, Palpation und graphische Registrierung an Aufschlüssen über die Entstehung des Herzstoßes gewonnen werden konnte, ist in den wesentlichsten Zügen vorstehend geschildert worden. Eine endgültige Klärung des Problems und mancher einander widersprechender Befunde war nicht erzielt worden. Das hat seinen Grund in den damals zu Gebote stehenden Untersuchungsmethoden. Inspektion und Palpation sind subjektive Verfahren, ihre Nachprüfung schwierig, da sie immer nur durch Wiederholung der betreffenden Versuche möglich und dabei von den persönlichen Eigenschaften der Untersucher mehr oder weniger abhängig ist; die objektive Methode der Aufzeichnung des Herzstoßes beim Menschen leidet darunter, daß sie uns wohl über Zeit und Ort der durch die Herztätigkeit hervorgerufenen Erschütterung der Brustwand Aufschluß gibt, dagegen über die einzelnen Komponenten der Herztätigkeit, die zum Herzstoß führen, unmittelbar nichts aussagt. Es war deshalb ein großer Fortschritt, als durch die Vervollkommnung der Technik eine Methode geschaffen wurde, die eine objektive Vorstellung der Herzbewegung gestattete: die Kinematographie. Mit ihrer Hilfe und unter Berücksichtigung der schon vorliegenden Untersuchungen hat Braun eine ausgezeichnete Darstellung der Herzbewegung und des Herzstoßes gegeben und dadurch diese Frage zu einem befriedigenden Abschluß gebracht. Nach den Beobachtungen von Braun findet eine Totalbewegung des freigelegten Herzens beim Hunde nur dann statt, wenn sich das Versuchstier in vertikaler Stellung befindet. Dann ist der einzige fixe Punkt die Aortenwurzel, um die sich bei der Systole der linke Ventrikel mit dem rechten in der Weise nach rechts und oben bewegt, daß jeder Punkt des Herzens hierbei ein Stück eines Kreisbogens zurücklegt, also eine pendelartige Bewegung beschreibt. In horizontaler Lage, sowie bei uneröffnetem Herzbeutel und Rippenfell findet das Herz noch andere Stützpunkte und die geschilderte Bewegung findet nicht statt. Wir haben nun gehört, daß verschiedene Forscher den Herzstoß auf eine Verschiebung des Herzens zurückgeführt haben, die dieses durch die beim systolischen Bluteinfluß erfolgende Streckung des Aortenbogens erfahren sollte. Das ist nach Brauns Aufnahmen nicht richtig, denn die Gegend der Aortenwurzel zeigte eine ganz konstante Lage. Eine Totalbewegung des Herzens ist demnach bei der Entstehung des Herzstoßes nicht beteiligt. Der Herzstoß muß vielmehr zurückgeführt werden auf die Formveränderungen des Herzens und die dadurch erzeugten lokalen Lageänderungen des Organes. Im einzelnen spielt sich der Vorgang in folgender Weise ab. Während im diastolischen Zustand der Querschnitt des Herzens die Gestalt einer Ellipse zeigt, deren großer Durchmesser von rechts nach links, deren kleiner Durchmesser von vorn nach hinten verläuft, nimmt das Herz bei der Systole Kugelgestalt, sein Querschnitt Kreisform an, d. h. der kleine Durchmesser der Ellipse, der Tiefendurchmesser des Herzens, vergrößert sich unter gleichzeitiger Abnahme des Breitendurchmessers. Die Gegend der Herzspitze macht dabei eine besondere, komplizierte Umformung durch. Zunächst wird der im diastolischen Zustande die Spitze bildende Teil rundlicher und stumpfer, gleichzeitig bildet sich, von der Spitze aus nach innen und oben wandernd, eine buckelartige, während der ganzen Systole nachweisbare Vorwölbung der Muskulatur aus, der systolische Herzbuckel, durch den der bereits vergrößerte Tiefendurchmesser des Herzens einen weiteren Zuwachs erfährt. Man hat also am systolischen Herzen zwischen der Herzspitze und dem weiter nach innen und oben liegenden Herzbuckel zu unterscheiden. Neben diesen Veränderungen macht sich an der Vorderfläche des Herzens zwischen der rechten und linken Kammer eine starke Vertiefung der Längsfurche bemerkbar, die wohl darauf beruht, daß bei der Systole jede Kammer für sich der Kugelform zustrebt; da hierbei die Krümmung der Vorderfläche jeder Kammer stärker wird, kommt die gemeinsame Berührungslinie tiefer zu liegen. Die Ausbildung des systolischen Herzbuckels und die Vertiefung der Längsfurche zusammen machen bei der Betrachtung den Eindruck, als ob sich die Herzspitze nach oben umbiege, es ist das die Veränderung, die schon Haller als hakenförmige Krümmung beschrieben hat.

Die geschilderten Formveränderungen, für deren Kenntnis besonders die Studien von Hesse und Krehl von Bedeutung sind, führen nun zu Lageveränderungen einzelner Herzabschnitte. Will man diese Lageveränderungen verstehen, so muß man vor allem feststellen, welche Teile als fixe Punkte des Herzens dienen und in welcher Richtung die Muskelkontraktionen der Herzwand wirken. Als einen festen Punkt am freigelegten hängenden Herzen haben wir schon die Aortenwurzel kennen gelernt. Ein anderer fixer Punkt ist die Kammerscheidewand. „Zu den festen Punkten zweiter Ordnung im Herzen, welche gegen ihre nächste Umgebung zwar unbeweglich, aber beweglich gegen andere Herzstellen sind, dürfen wir wohl mit Recht die Scheidewand zählen, weil sie den nach verschiedenen Richtungen gehenden Gegenwirkungen des rechten und linken Ventrikels ausgesetzt ist und folglich in den jedesmaligen, entsprechenden Querschnitten eine größere Muskelmasse als die rechte und linke Kammerwand für sich zeigt“ (Ludwig). Die oberflächlichen Muskellagen der Vorderfläche des Herzens ziehen nun zu diesem festen Punkt oder besser festen Linie in der Weise, daß an der Spitze die Muskelfasern einen senkrechten, weiter nach oben in zunehmendem Maße einen spitzen Winkel zu der vorderen Längsfurche bilden (Fig. 96). Kontrahieren sich diese Muskeln, so müssen ihre Teile an den Septumwulst heranrücken; am stärksten wird diese Annäherung dort ausfallen, wo die Richtung der Kontraktionswirkung des Muskels in die Richtung der Bewegung fällt, d. h. an der Spitze; je weiter nach oben, um so mehr wird sich neben einer Annäherung, d. h. einer senkrecht zum Septumwulst verlaufenden Bewegung eine nach oben, mehr parallel zum Septumwulst verlaufende Bewegung ausbilden. So entsteht eine Rotationsbewegung des Herzens, die Braun auf Grund seiner kinematographischen Aufnahmen folgendermaßen beschreibt: „Wir sehen sie als eine Bewegung des Spitzenanteiles, bei der alle Punkte desselben gegen den Septumwulst hingezogen werden und sich dabei über links, je nach ihrer diastolischen Lage, an den Rand oder nach vorne hervordrehen, während die auch in der Diastole bereits vorne gelegenen Punkte dem Septumwulst direkt näherrücken. Die Verschiebungsgröße steigt mit der Annäherung der Punkte an die Herzspitze. Die größte Exkursion und die stärkste Achsendrehung erfährt die Spitze.“ Schon Harvey hat diese Rotationsbewegung beschrieben ... videbit .... cor... quasi sese leviter contorquere, und später finden wir sie u. a. bei Haller, Chauveau und Faivre, Hesse, Bamberger, John, Filehne und Penzoldt, Fr. Franck und Wilckens erwähnt. Neben der Rotationsbewegung wird von allen sorgfältigen Beobachtern noch die Hebung des Herzens verzeichnet: Quod erigatur cor et in mucronem sursum se elevet sagt Harvey. Die Erhebung des Herzens ist eine Hebelbewegung (Ludwig), die um das

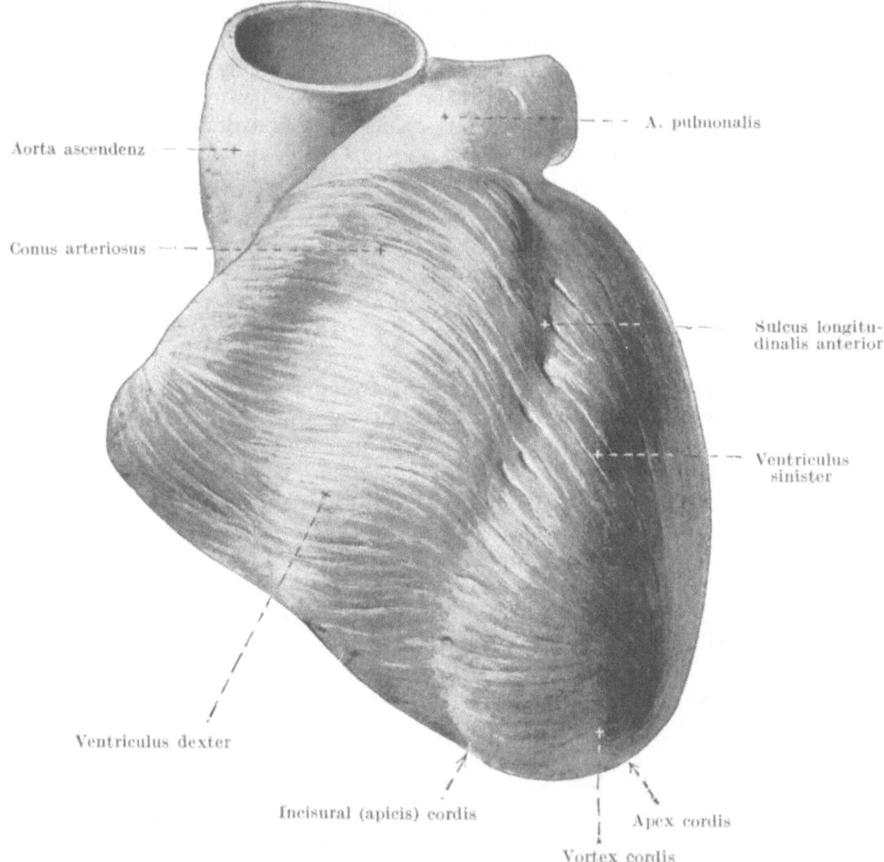

Fig. 96. Oberflächliche Muskelschicht eines maximal kontrahierten Herzens, von oben und vorn (nach Spalteholz).

obere Ende der Kammerscheidewand und die benachbarte, schon als festen Punkt erwähnte Aortenwurzel als Angelpunkt stattfindet und durch die von hier zur Herzspitze ziehenden Muskelfasern bewirkt wird. Das Herz führt dabei eine Schwenkung um seine Querachse aus (Ludwig), die um so größer ausfällt, je schlaffer das Herz in der Pause ist und je tiefer dementsprechend seine Spitze herabsinkt, oder anders ausgedrückt, die Längsachse der Kammern bildet mit der Fläche der Herzbasis in der Diastole einen nach unten spitzen Winkel, der bei der Systole zu einem rechten wird; je spitzer der Winkel, um so größer der Weg, den die Längsachse zurücklegen muß, um in rechtwinklige Stellung zur Herzbasis zu treten. Die viel umstrittene Frage der systolischen

Verkürzung der Kammern — man lese die dramatische Schilderung Senacs von der Kommissionssitzung, in der diese Frage vor einem Forum von Sachverständigen durch den Augenschein entschieden werden sollte — löst Braun dahin, daß die Hebel- und Rotationsbewegung eine Verkürzung vortäusche, daß aber tatsächlich, wie besonders Krehl und Hesse auf Grund ihrer Untersuchungen am systolischen und diastolischen Herzen annehmen, die Länge des linken Ventrikels in Systole und Diastole die gleiche ist.

Zusammenfassend läßt sich sagen: „Die Hebelbewegung ist die dominierende Bewegung des linken Ventrikels. Die Wölbungszunahme, die Bildung des systolischen Herzbuckels und der systolischen Furche, die Verschmälerung und die Rotationsbewegung sind die sie begleitenden, äußeren Merkmale der Systole des linken Ventrikels“ (Braun). Als wichtig muß noch hinzugefügt werden, daß die Ausbildung der genannten Erscheinungen, der Hebel- und Rotationsbewegung, der systolischen Furche und des systolischen Herzbuckels unter sonst gleichen Verhältnissen um so deutlicher ausgesprochen ist, je kräftiger die Kontraktionen der linken Kammer sind.

Im Vergleich zur linken Kammer sind die bei der Systole der rechten Kammer stattfindenden Form- und Lageveränderungen gering. „Wie der linke Ventrikel, so erfährt auch der rechte in den ersten Zeiten der Systole eine Wölbungszunahme seiner vorderen Wand“; danach tritt während der Austreibungszeit eine Abflachung der Wölbung ein, und zugleich verkleinert sich der sagittale und transversale Durchmesser; die Kammer wird flacher, kürzer und schmaler.

Nachdem somit alle wichtigen bei der Herztätigkeit sich abspielenden Bewegungsvorgänge geschildert worden sind, können wir dem Problem näher treten, welche Beziehungen zwischen ihnen und dem äußerlich an der Brustwand wahrnehmbaren Ausdruck der Herztätigkeit, dem Herzstoß, bestehen. Um die Frage zu lösen, müssen wir uns die Lage des Herzens zur Brustwand vergegenwärtigen. Die schräg abfallende Wölbung des Zwerchfells bildet mit der Brustwand einen spitzen Winkel, in dem sich das Herz mit seinem Spitzenanteil hineinschiebt und in dem das Herz vor allem durch den Herzbeutel gehalten wird. Der Herzbeutel zieht von der Brustwand über die vordere, obere und hintere Fläche des Herzens zum Zwerchfell, wird hier an der unteren Fläche des Herzens durch Verschmelzung mit dem Zwerchfell noch verstärkt und kehrt dann schließlich zur Brustwand zurück. Wie ein Riegel durch die über ihn laufende Spange an der Tür, so wird das Herz durch das Perikard an der vorderen Brustwand gehalten. Unterstützt wird das Perikard in dieser Wirkung durch das Zwerchfell und zwar besonders an dem Teil des Herzens, der die ausgiebigsten Bewegungen macht und den Herzstoß erzeugt, an dem Spitzenteil. Hier liegt das Zwerchfell als ein Widerlager an der Rückseite des Herzens und gestattet nicht, daß das Herz sich von der Brustwand entfernt. Wenn nun bei der Systole der Tiefendurchmesser des Herzens wächst, der systolische Herzbuckel vorspringt und sich mit dem Spitzenanteil aufrichtet, so muß dabei das Zwerchfell zurückgedrängt und die Brustwand vorgewölbt werden. Dabei ist es nicht die anatomische Herzspitze, d. h. der am weitesten links und unten liegende Teil des Herzens, der den Herzstoß hervorbringt, sondern der der Brustwand schon während der Diastole anliegende, bei der Systole besonders stark andrängende Abschnitt, in dem sich der Herzbuckel ausbildet. Das ist schon auf Grund der geschilderten Bewegungsvorgänge kaum anders möglich, zum Überfluß aber experimentell nachgewiesen. Braun trug über dem Herzen die vordere Brustwand ab mit Ausnahme der Pleura costalis. Stach er nun eine Nadel in die deutlich ausgesprochene Stelle des Herzstoßes ein, so zeigte sich nach der Eröffnung der Pleura, daß die Spitze der Nadel in einem zwischen Herzspitze und vorderer Längsfurche gelegenen Punkt steckte, der näher der

Längsfurche gelegen war. Diese Beobachtung stimmt überein mit der früheren Darstellung Arnolds und der alten klinischen Erfahrung (Dusch u. a.), daß die Herzdämpfung die Stelle des Herzstoßes um 1—2 cm nach links zu überragen pflegt. In neuerer Zeit wird diese Lehre bestätigt durch die Tatsache, daß bei der Durchleuchtung der Herzstoß innerhalb des Herzumrisses liegt. Um diese für die Praxis, im besondern für die Beurteilung der Herzgröße und die Deutung der Herzstoßkurven wichtige, aber nicht immer genügend berücksichtigte Sachlage zu kennzeichnen, ist es zweckmäßig, die alte Bezeichnung Spitzenstoß aufzugeben und stattdessen vom Herzstoß zu sprechen.

Die Palpation des Herzstoßes

geschieht am besten in der Weise, daß man auf die rechte Seite des Kranken tritt und sich mit der ganz aufgelegten Hand zunächst über den Ort des Herzstoßes unterrichtet. Auch wenn durch die Tätigkeit des Herzens die Brustwand in größerer Ausdehnung erschüttert oder gehoben wird, gelingt es bei diesem Vorgehen in der Regel, eine umschriebene, stärker und rascher als die Nachbarschaft hervortretende Stelle herauszufinden, die dem Herzstoß im engeren Sinne des Wortes entspricht. Ist der Herzstoß nicht sicher zu fühlen, so meldet er sich häufig von selbst bei der Auskultation. Schon Laennec hat die Beobachtung gemacht, daß beim Horchen durch das Stethoskop der Herzstoß besonders deutlich übertragen werde. Es hängt das offenbar damit zusammen, daß für feine Tasteindrücke die Gesichtshaut empfindlicher ist als die an grobe Arbeit und festes Zufassen gewöhnten Hände und Finger; man braucht nur das Hörrohr gegen die Fingerspitzen und dann ans Ohr zu drücken, um sich davon zu überzeugen. Unterstützend kommt hinzu, daß die Bewegung des häufig kleinen Herzstoßbezirkes durch die Ohrplatte des Hörrohrs auf eine große Tastfläche übertragen wird.

Die Lage des Herzstoßes

wird beim Gesunden meist im 5. Zwischenrippenraum zwischen der Mammillar- (Medioklavikular-) und Parasternallinie gefunden. Diese Regel gilt aber nur für den jugendlichen Erwachsenen von normalem Wuchs. Je nach Alter und Körperbau kommen bestimmte Abweichungen vor. Zunächst ist die Fühlbarkeit des Herzstoßes als regelmäßiger Befund nur bis zum 20. Lebensjahre gegeben. Mit zunehmendem Alter nimmt die Fühlbarkeit ab und findet sich im 50. Jahre nur noch bei etwa 40% der Fälle; im hohen Alter ist der Herzstoß dann wieder etwas häufiger fühlbar (Guleke). Dies Verhalten erklärt sich leicht, wenn wir uns daran erinnern, daß für die Ausbildung des Herzstoßes die Lage des Herzens zwischen Brustwand und Zwerchfell von wesentlicher Bedeutung ist. Je mehr das Herz durch eine starke Wölbung des Zwerchfells gegen die Brustwand gedrängt wird, je mehr diese Wölbung der Vergrößerung des Tiefendurchmessers bei der Systole Widerstand entgegensetzt, je flacher der Brustkorb ist, um so deutlicher muß der Herzstoß ausfallen. Wenn mit zunehmendem Alter die Lunge an Elastizität verliert und an Umfang zunimmt, so wird die Wölbung des Zwerchfells flacher und die Brustwand tritt weiter nach vorn. Dadurch wird der Winkel zwischen Zwerchfell und Brustwand größer und der Widerstand des Zwerchfells gegen die systolische Zunahme des Tiefendurchmessers des Herzens geringer. Es kommt hinzu, daß gleichzeitig die Brustwand starrer und dicker und die zwischen Herz und Brustwand sich einschiebende Lungenschicht mächtiger wird. In höherem Alter werden diese Veränderungen zum Teil ausgeglichen durch die Verstärkung des Herzstoßes, die auf der Hypertrophie beruht, zu der das Herz durch die im Alter meist eintretende Blutdrucksteigerung gezwungen wird; auch wird häufig die Brustwand wieder dünner werden durch den Altersschwund der Weichteile.

Die mit dem Alter zunehmende Abflachung des Zwerchfelles beeinflußt aber nicht nur die Fühlbarkeit des Herzstoßes, sondern auch seine Lage. Der Herzstoß rückt tiefer in den 6. Zwischenrippenraum und etwas mehr einwärts, da das Herz aus seiner liegenden Stellung mehr in eine hängende tritt. Im Kindesalter begegnen wir, wie leicht begreiflich ist, dem umgekehrten Verhalten. Die starke Wölbung des Zwerchfells und die geringe Dicke der Brustwand begünstigen die Entstehung eines besonders deutlichen Herzstoßes. Dieser liegt höher als beim Erwachsenen, häufig im 4. Zwischenrippenraum und reicht weiter nach außen in und über die Mammillarlinie, da das Herz eine mehr liegende Stellung einnimmt und beim Kinde relativ größer ist.

Unter sonst gleichen Verhältnissen spielt der Körperbau eine gewisse Rolle für die Lage des Herzstoßes. Bei lang aufgeschossenen Individuen, die häufig, wie früher ausgeführt worden ist, neben allgemeiner Ptose Tiefstand des Zwerchfells zeigen, kann der Herzstoß einen Zwischenrippenraum tiefer und mehr einwärts, bei Leuten mit kurzem gedrungenem Brustkorb und hohem Zwerchfellstand einen Zwischenrippenraum höher und mehr auswärts gefunden werden. Ausgleichend wirkt bis zu einem gewissen Grade auf diese Lageveränderungen des Herzstoßes in dem ersten Falle der schrägere Verlauf der Rippen und die größere Schmalheit des langen Brustkorbes, im zweiten Fall der mehr wagerechte Verlauf der Rippen und die größere Breite des kurzen Brustkorbes. Das soeben beschriebene Verhalten pflegt übereinstimmend im Stehen und Liegen gefunden zu werden. Dagegen kann in linker Seitenlage eine Verschiebung des Herzstoßes bis zur vorderen Achsellinie, d. h. eine Verschiebung um etwa 6 cm beobachtet werden; in rechter Seitenlage ist die Verlagerung des Herzstoßes geringer, sie pflegt 3 cm nicht zu überschreiten. Besonders starke Beweglichkeit zeigende Herzen sind von Rumpf und Determann beschrieben und als Wanderherzen bezeichnet worden. Alle diese Angaben gelten für die gewöhnliche Atmung von mittlerer Tiefe; tiefste Einatmung läßt den Herzstoß häufig in den sechsten, stärkste Ausatmung in den vierten Zwischenrippenraum treten. Für den deutlichen Nachweis der geschilderten Verhältnisse ist Voraussetzung, daß der systolische Herzbuckel in einen Zwischenrippenraum zu liegen kommt. Sehr breite Rippen mit sehr engen Zwischenräumen können die Ausbildung eines deutlich fühlbaren Herzstoßes verhindern, ebenso starke Adipositas, große Brüste, schwere Hautwassersucht u. a.

Verlagerungen des Herzstoßes

können bei regelrecht liegendem und gesundem Herzen dadurch zustande kommen, daß der Brustkorb nicht gleichmäßig gebaut ist. Am häufigsten wird es sich um Verkrümmungen der Wirbelsäule handeln, welche die Wölbung und Neigung der Rippen und den Stand des Brustbeines verändern. Es genügt aber wohl, auf diese Möglichkeit hinzuweisen, um eine falsche Beurteilung der Lage des Herzstoßes in solchen Fällen auszuschließen. In der Regel ist eine ungewöhnliche Lage des Herzstoßes auf Veränderungen der Lage oder Form des Herzens selbst zurückzuführen. Verlagerungen des Herzens können die Lokalisation des Herzstoßes in weitgehendem Maße verändern. Besonders Brust- und Rippenfellentzündungen, die mit einem Erguß einhergehen, führen nach Aufsaugung des Exsudates zur Bildung von Schwarten, die das Herz in die erkrankte Seite hinüberziehen; üben sie gleichzeitig einen stärkeren Zug auf das Zwerchfell aus, so wird durch die Verziehung dieser Unterlage des Herzens eine weitere Veränderung der Herzlage herbeigeführt werden. Auch Herzbeutelentzündungen, die auf die äußere Umgebung übergehen, können eine ähnliche Wirkung ausüben. Ferner sind in Betracht zu ziehen Schrumpfungen der Lunge, wie sie nach ausgedehnten tuberkulösen Prozessen, bei der Heilung von Kavernen oder Abszeßhöhlen zustande kommen. Auch Tumoren, besonders Lymphome des Mittelfellraumes, die auf Bestrahlungen häufig starke Verkleinerungen zeigen, mögen hin und wieder zu Lageveränderungen des Herzens und Herzstoßes Veranlassung geben. Häufiger allerdings werden sie durch Druckwirkungen dazu führen, daß der Herzstoß nach der gesunden Seite verdrängt wird. Stärkere Verdrängungen pflegen durch pleuritische Exsudate und Luftansammlungen im Pleurasack herbeigeführt zu werden; vor allem der Ventilpneumothorax kann zu gewaltigen Verschiebungen führen. Auch Aneurysmen beeinflussen nicht selten die Lage des Herzstoßes. Tumoren, Ergüsse, Auftreibungen des Leibes können ebenfalls unter Änderungen des Zwerchfellstandes den Ort des Herzstoßes verändern, wie überhaupt alle Prozesse, die den Zwerchfellstand beeinflussen (z. B. Asthma, Emphysem, Phrenikuslähmung, Schwangerschaft), in entsprechender Weise die Lage des Herzens und damit des Herzstoßes beeinflussen werden.

Von den Erkrankungen des Herzens selbst, die auf die Lage des Herzstoßes einwirken, stehen in erster Linie die Veränderungen der linken Kammer. Wenn Klappenfehler, Erhöhung des Widerstandes im großen Kreislauf oder andere Ursachen zu einer Vergrößerung des linken Ventrikels führen, so rückt dabei der Herzstoß weiter nach links und unten. Da aber der Herzstoß nicht durch die anatomische Herzspitze hervorgebracht wird, so findet gleichzeitig eine Verschiebung des Herzstoßes innerhalb der Dämpfungsfigur des Herzens statt. Die linke Grenze der relativen Herzdämpfung liegt in solchen Fällen häufig erheblich weiter nach links als der Herzstoß, da eine nach hinten erfolgende Vergrößerung des linken Herzens wohl auf die Dämpfung, aber nicht auf den Herzstoß von Einfluß ist. Hier tritt die von Dusch u. a. betonte Tatsache besonders deutlich hervor, daß der Herzstoß innerhalb der Dämpfungsgrenze des Herzens liegt. Ist nur die rechte Kammer vergrößert, so kann der Herzstoß von ihr ausgehen. In solchen Fällen vermißt man die umschriebene kräftige Vorwölbung der Brustwand, wie sie durch den systolischen Herzbuckel der linken Kammer hervorgerufen zu werden pflegt. Der Herzstoß ist diffus und kann nach meiner Erfahrung für die Inspektion als systolische Einziehung des Zwischenrippenraumes auftreten, genau so wie die von der rechten Kammer verursachte, noch zu besprechende epigastrische Pulsation eine systolische Einziehung zu zeigen pflegt. Wie weit und in welcher Weise im übrigen der Herzstoß durch Vergrößerung eines Abschnittes des Herzens verschoben wird, hängt von den besonderen Verhältnissen des einzelnen Falles ab und läßt sich dann aus den anatomischen Grundlagen meist ohne Schwierigkeiten ableiten. Bei Besprechung der einzelnen Klappenfehler werden wir noch darauf zurückkommen müssen. Ein besonders krasser Widerspruch zwischen der Ausdehnung der Herzdämpfung und der Lage des Herzstoßes findet sich bei Herzbeutelergüssen. Der Erguß dehnt den Herzbeutel mächtig nach allen Richtungen aus und erzeugt eine große Dämpfungsfigur, in der sich der Herzstoß wie eine Insel in einem stetig an Umfang wachsenden Überschwemmungsgebiet erhalt. Ein besonders großer Abstand zwischen linker Dämpfungsgrenze und Herzstoß läßt sich deshalb zur Entscheidung der Frage, ob eine Vergrößerung der Herzdämpfung auf einer Erweiterung des Herzens selbst oder einen Herzbeutelerguß beruht, wohl verwerten. Da aber, wie wir gesehen haben, der Herzstoß stets mehr oder weniger weit von der linken Herzgrenze überragt wird, so ist bei der Beurteilung dieser Erscheinung Vorsicht geboten. Man wird sich nicht nur auf die Lageverhältnisse verlassen, sondern daneben sorgfältig die Ausdehnung der sicht- oder fühlbaren Pulsation berücksichtigen. Bei Herzvergrößerungen wird man im ganzen Bereich der Dämpfung Pulsationserscheinungen, und seien sie auch nur schwach, kaum je vermissen, während bei Herzbeutelergüssen so gut wie keine Herzbewegungen an der Brustwand nachweisbar sind.

Von der Lage und Fühlbarkeit des Herzstoßes sind wir damit zur

Ausdehnung des Herzstoßes

gelangt. Bei der Erörterung dieser Frage wollen wir uns aber nicht auf die Ausdehnung des Herzstoßes im engeren Sinne beschränken, sondern auch die außerhalb des Herzstoßes an der Brustwand nachweisbaren Herzbewegungen berücksichtigen. Die Ausdehnung der an der Brustwand bemerkbaren Pulsationen des Herzens wird naturgemäß vor allem dadurch bestimmt, wie weit pulsierende Teile des Herzens der Brustwand anliegen. Das hängt einmal von der Lage und Größe des Herzens selbst ab, dann aber auch von dem Verhalten der das Herz überdeckenden Lunge, dem Stand des Zwerchfelles, der Wölbung des Brustkorbes und dem Bau der Brustwand. Für die Ausdehnung des Herzstoßes wird von Traube ein Maß von 2,5 cm, von Sahli 2 qcm angegeben, nach C. Gerhardt nimmt er einen Raum ein, der mit 2—3 Fingerspitzen leicht zu überdecken ist. Alle die Umstände, die ganz allgemein die sichtbare und fühlbare Ausprägung des Stoßes eines gesunden Herzens unter physiologischen Verhältnissen beeinflussen (Alter, Zwerchfellstand, Brustkorbwölbung, Breite der Zwischenrippenräume, Dicke der Weichteile usw.), wirken im entsprechenden Sinne auch auf die Ausdehnung im besondern. Genaue zahlenmäßige Angaben haben deshalb nur bedingten Wert und nur größere Abweichungen von der Norm sind als Grundlage weiterer Schlüsse verwendbar.

Eine verringerte Ausdehnung des Herzstoßes werden wir finden bei starker Wölbung des Brustkorbes, geringer Wölbung des Zwerchfelles; tritt hierzu eine Vermehrung des Luftgehaltes der Lunge (Emphysem, Asthma), so verschwindet der Herzstoß häufig ganz. Die Ausdehnung wird deshalb unter sonst gleichen Verhältnissen mit zunehmendem Alter abnehmen. Enge Zwischenrippenräume, Herzbeutel- und linksseitige Brustfellergüsse, Schrumpfungen, die sich infolge dieser Erkrankungen oder aus andern Ursachen ausgebildet haben und das Herz nach hinten ziehen, Geschwülste, die das Herz von der Brustwand durch Druck oder Zug entfernen, werden ebenfalls die Ausdehnung des Herzstoßes beschränken.

Eine vermehrte Ausdehnung, oder, wie man gewöhnlich sagt, eine

Verbreiterung des Herzstoßes beobachten wir einmal, wenn das Herz selbst vergrößert ist. Erweiterungen der linken Kammer lassen den Herzstoß besonders nach außen und unten wachsen, bei Erweiterungen der rechten Kammer dehnt sich der Herzstoß mehr nach oben und außen, gleichzeitig aber auch medianwärts aus. Die fühlbare Pulsation kann dabei für das Auge als systolische Vorwölbung, aber auch als systolische Einziehung auftreten, eine Erscheinung, die aus den geschilderten systolischen Form- und Lageveränderungen des Herzens verständlich wird. Schrumpfungen der Lunge, wie sie sich besonders bei der Ausheilung tuberkulöser Zerfallsherde und als Folge von Pleuritiden einzustellen pflegen, können dazu führen, daß das Herz in größerer Ausdehnung der Brustwand anliegt und dadurch einen verbreiterten Herzstoß liefert. Umgekehrt können aber auch Verdichtungen der das Herz überlagernden Lunge, indem sie die Herzbewegung auf die Brustwand fortleiten, eine Verbreiterung des Herzstoßes bewirken oder, wenn man will, vortäuschen. Ähnlich mögen in seltenen Fällen Geschwulstbildungen wirken. Häufiger wird es vorkommen, daß sie das Herz selbst durch Druck in breiterem Umfange an die Brustwand schieben unter Verdrängung der sonst das Herz überlagernden Lunge; wie überhaupt Verdrängungen und Verziehungen des Herzens selbst oder der ihm benachbarten Teile die Ausdehnung des Herzstoßes in wechselnder Weise beeinflussen können.

Die in der Gegend des Schwertfortsatzes zwischen den beiden Rippen zu beobachtende

Pulsatio epigastrica kann auf verschiedene Weise zustande kommen und sich in verschiedener Weise äußern. Unter sonst normalen Verhältnissen

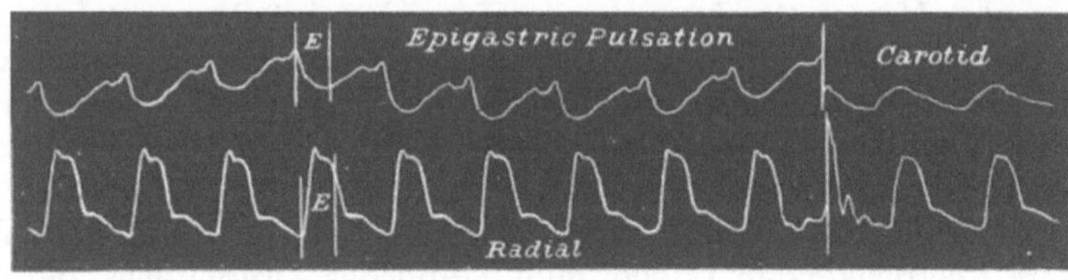

Fig. 97. Epigastrische Pulsation und Radialispuls bei rechtsseitiger Herzerweiterung. Die Kurve der epigastrischen Pulsation zeigt eine herzsystolische Einsenkung (E) und diastolische Vorwölbung nach Mackenzie.

findet man sie bei Leuten mit kurzem Brustbein oder tiefstehendem Zwerchfell. Die Pulsation zeigt entweder eine systolische Vorwölbung und diastolische Einziehung oder das umgekehrte Verhalten (Bamberger, Dusch). Eine systolische Vorwölbung soll dann erfolgen, „wenn das normale oder hypertrophische Herz seine Formveränderung unmittelbar oder durch die Leber der Bauchwand mitteilt, ohne dabei eine bedeutende Ortsveränderung zu machen. Diastolisches Vorwölben und systolisches Einsinken findet sich dagegen, wenn das im Epigastrium mit einem Teil seiner Wand liegende, gewöhnlich hypertrophische Herz bei der Systole eine starke Lokomotion nach links und unten macht“ (Bamberger). Nach C. Gerhardt äußert sich die epigastrische Pulsation durch eine systolische Vorwölbung bei Tiefstand der rechten Herzkammer, sei es, daß allgemeiner Tiefstand des Zwerchfells, zum Beispiel durch Emphysem, sei es, daß durch den Druck des vergrößerten Herzens ein örtlicher Tiefstand des Zwerchfelles die Ursache für den Tiefstand der rechten Herzkammer ist. Häufiger sei die auch bei vielen Gesunden vorkommende systolische Einziehung, deren Erklärung darin zu suchen sein soll, „daß der rechte Ventrikel bei seiner allseitigen Verkleinerung auch den ihm eng anliegenden Herzbeutel und das mit ihm verwachsene Centrum tendineum des Zwerchfells nach aufwärts zieht und daß die Bauchwand die so bewirkte Zunahme des Bauchraumes durch Ein-

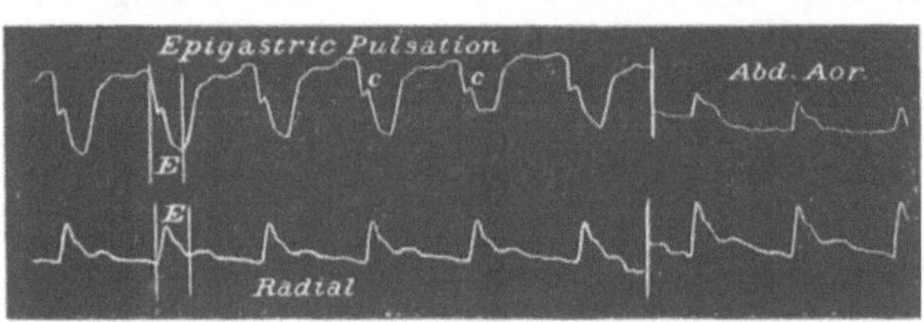

Fig. 98. Herzstoß und epigastrische Pulsation bei hypertrophischem linken Ventrikel (nach Mackenzie).

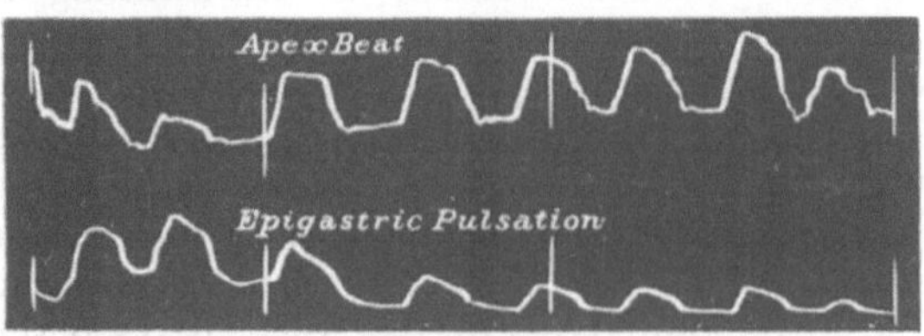

Fig. 99. Epigastrische Pulsation mit Aortenpulszacke c (nach Mackenzie).

sinken ausgleicht". Mackenzie verzeichnete mit seinem Polygraphen systolische Einziehung bei Vergrößerung des rechten Herzens (Fig. 97), systolische Vorwölbung bei Hypertrophie des linken Herzens (Fig. 98); das umgekehrte Verhalten beschreibt Lang unter Beibringung guter Kurven. Die Form der epigastrischen Pulsation ist also noch nicht endgültig geklärt. Nicht zu verwechseln mit dieser Pulsatio epigastrica ist der bei manchen Kranken, besonders solchen mit schlaffen eingesunkenen Bauchdecken, in der Magengrube sichtbare Aortenpuls; zuweilen kann sich der Aortenpuls der vom Herzen verursachten epigastrischen Pulsation beimischen, wie Kurven von Mackenzie beweisen (Fig. 99).

Pulsationen an der oberen Herzgrenze können verschiedene Ursachen haben. Ist die Brustwand sehr dünn und die Zwischenrippenräume weit, so ist es hin und wieder möglich, daß im zweiten linken Interkostalraum die Tätigkeit des linken Vorhofes zum Ausdruck kommt. Rautenberg hat in einem Fall die Pulsation registriert und eine charakteristische Vorhofskurve erhalten. Bei Mitralfehlern ist zu Zeiten stärkerer Dekompensation die Erscheinung häufig besonders deutlich; es tritt dann wohl durch die Blähung des Vorhofes eine deutliche Dämpfung dieser Gegend auf, die in wenigen Tagen nach Besserung der Herztätigkeit ganz zurückgehen kann. Erweiterungen der Pulmonalis bei angeborenen Herzanomalien (ungleichmäßige Teilung des Truncus arteriosus communis, Persistenz des Ductus Botalli) führen links vom Brustbein, Erweiterungen der aufsteigenden Aorta (vor allem Aneurysmen) rechts vom Brustbein zu auffallenden Pulsationen. Den großen Gefäßen anliegende Tumoren können zu fortgeleiteter Pulsation an den genannten Stellen führen.

Neben der Lage und Ausdehnung ist

die Stärke des Herzstoßes

zu berücksichtigen.

Es ist schon gesagt worden, daß auch beim Gesunden der Herzstoß kaum oder nicht nachweisbar sein kann. Die Umstände, die zum Verschwinden des Herzstoßes führen, werden meistens gleichzeitig die Ausdehnung und die Stärke herabsetzen. Von der Ausdehnung ist schon gesagt worden, daß sie kein eindeutiges Zeichen ist. Dasselbe gilt auch für die Stärke, sie ist deshalb nur im Zusammenhang mit den übrigen Untersuchungsbefunden verwertbar. Unter diesem Vorbehalt seien nachstehend die wichtigsten Veränderungen der Stärke des Herzstoßes besprochen. Eine Abschwächung des Herzstoßes trotz ungeschwächter Herzkraft wird beobachtet, wenn die Tätigkeit des Herzens aus nervösen Gründen schwach ausfällt, so bei Schwächezuständen und Ohnmachten [1]).

Tritt im Verlauf von Infektionskrankheiten oder im Kollaps eine Abschwächung des Herzstoßes ein, so ist allerdings neben der Abnahme der Reizstärke eine Änderung der mechanischen Bedingungen der Herztätigkeit in Betracht zu ziehen; das Blut wird infolge von Schädigungen der Vasomotoren im Gefäßsystem (Splanchnikusgebiet) zurückgehalten, die Füllung des Herzens, die An-

[1]) Die Lehre, daß die Herzkontraktion und damit der Herzstoß schwach ausfällt, wenn die Stärke der Innervation sinkt, begegnet theoretischen Bedenken. Nach Bowditsch leistet das Herz eine im Bereich seiner Kraft liegende Arbeit ganz oder garnicht (Alles-oder-Nichts-Gesetz). Die vom Herzen geleistete Arbeit ist also von der Reizstärke, sofern der Reiz uberhaupt hinreichend ist, unabhängig. Der schwache Hersztoß bei Schwachezustanden und noch vielmehr der momentan verstarkte Herzstoß bei einem Schreck oder Aufregung sprechen andererseits dafur, daß die Innervation fur die Stärke des Herzstoßes nicht gleichgültig ist. Wahrscheinlich liegt die Sache so, daß die Schnelligkeit der systolischen Umformung in einem gewissen Maße durch die Innervation bestimmt wird, während die Leistung nachweisbarer Arbeit den mechanischen Bedingungen gehorcht.

fangsspannung und die dadurch bestimmte systolische Herzarbeit nehmen ab, die Kontraktion und damit auch der Herzstoß fallen schwächer aus. Schwäche des Herzmuskels kann ebenfalls zu einer Abschwächung des Herzstoßes führen; so sehen wir bei allgemeiner Schwäche im Verlaufe von erschöpfenden Krankheiten und vor allem bei Infektionskrankheiten, die zu Schädigungen des Herzmuskels führen (Typhus, Scharlach, Diphtherie u. a.), ein Schwächerwerden des Herzstoßes als ungünstiges Zeichen auftreten. Der Satz, daß Herzschwäche zu einer Schwäche des Herzstoßes führt, bedarf aber einer wichtigen Einschränkung. Klappenfehler und Widerstandserhöhungen im großen Kreislauf bewirken Herzhypertrophie und damit eine Verstärkung des Herzstoßes. Selbst wenn in den späten Stadien dieser Erkrankungen das Herz den gesteigerten Ansprüchen nicht mehr genügen kann, wenn also Herzschwäche besteht, kann der Stoß des hypertrophischen, aber insuffizienten Herzens immer noch, verglichen mit der Norm, wesentlich verstärkt sein. In solchen Fällen ist also die absolute Stärke des Herzstoßes kein brauchbarer Maßstab für die Kraft des Herzens, wohl aber läßt sich eine im Verlauf der Krankheit auftretende Abschwächung des Herzstoßes diagnostisch verwerten. Daß alle Vorgänge, die das Herz von der Brustwand entfernen, die Stärke des Herzstoßes vermindern werden, ist leicht verständlich, deshalb führen Emphysem, Asthma, Herzbeutelergüsse, Pneumoperikard, pleuritische Exsudate der linken Seite, manche pleuritische Verwachsungen und Brustkorbdeformitäten zur Abschwächung des Herzstoßes. Vorgänge, die eine Verdickung der Brustwand verursachen, wirken in der gleichen Weise (Fettleibigkeit, starke Brüste, Emphysem und Ödem der Haut, Tumoren und Entzündungen). In allen Fällen ist die Wölbung des Brustkorbes, der Stand des Zwerchfelles, die Lage des Herzens bei der Beurteilung der Stärke des Herzstoßes zu berücksichtigen aus Gründen, die bei der Besprechung der Ausdehnung und Lage des Herzstoßes schon erörtert sind.

Eine Verstärkung des Herzstoßes kann auftreten als Ausdruck einer aus nervösen Gründen verstärkten Tätigkeit des normalen Herzens, so bei allen möglichen Erregungszuständen. Die bei solchen Gelegenheiten auch subjektiv deutlich empfundene Verstärkung des Herzstoßes war schon Homer bekannt: *στήϑεσι πάλλεται ἦτορ ἀνὰ στόμα.* Das Herz schlägt mir bis zum Halse hinauf, sagt Helena, als sie den Tod Hektors erfährt. Steigerung der Herztätigkeit im Fieber, nach körperlichen Anstrengungen, bei Gefäßkrämpfen (paroxysmalen Drucksteigerungen) und akuten Herzerkrankungen machen sich in gleicher Weise bemerkbar. Alle Vorgänge, die das Herz stärker an die Brustwand pressen, wie Tumoren, Ergüsse, Aneurysmen, werden den Herzstoß verstärken. Dünne der Brustwand infolge schwachen Knochenbaues und geringer Entwicklung oder Schwund der Weichteile, breite Zwischenrippenräume werden unter sonst gleichen Verhältnissen den Herzstoß stärker erscheinen lassen; ebenso geringe Wölbung der Brustwand, Hochstand des Zwerchfells, sei es, daß es sich um Besonderheiten des Körperbaues oder um krankhafte Zustände (Schrumpfung der Brustwand, Zwerchfellverwachsungen, Hochdrängung des Zwerchfells durch raumbeengende Prozesse im Leibe, Verkrümmungen der Wirbelsäule) handelt. Auch Verdichtungen des Lungengewebes und Geschwülste können durch Fortleitung der Herzbewegung an einer Verstärkung des Herzstoßes im weiteren Sinne mitwirken. Schließlich und vor allem sind die Ursachen zu nennen, die dauernd eine Steigerung der Herzarbeit und dadurch eine Hypertrophie des Herzens herbeiführen: Steigerung des arteriellen Widerstandes, Klappenfehler, Daueranstrengungen (Sport, schwere Arbeit), idiopathische Herzhypertrophie. Besonders die Hypertrophie des linken Herzens wird von Einfluß auf den Herzstoß sein, da dieser in der Norm von der linken Kammer geliefert wird. Der sorgfältigen Beobachtung der alten Ärzte ist es nicht entgangen, daß die Verstärkung verschiedene Formen zeigen kann. Man unterschied und unterscheidet dementsprechend den einfach verstärkten Herzstoß, den erschütternden Herzstoß und den hebenden Herzstoß (Bamberger). Hierzu muß allerdings bemerkt werden, daß es zwischen den einzelnen Formen fließende Übergänge gibt, ja, daß es nicht einmal möglich ist, eine wirklich scharfe Bestimmung des einfach verstärkten und des erschütternden Herzstoßes zu geben. So erläutert Bamberger den einfach verstärkten Herzstoß überhaupt nicht näher, den erschütternden Herzstoß charakterisiert er wie folgt: die flach auf die Herzgegend aufgelegte Hand erfährt eine kräftige Erschütterung, wie von einem anprallenden festen Körper. Ein faßbarer Unterschied gegenüber dem verstärkten Herzstoß wird hierdurch, wie man sieht, nicht gegeben und wir werden nicht fehlgehen, wenn wir den erschütternden Herzstoß lediglich als die höchste Stufe des einfach verstärkten Herzstoßes auffassen. Fragen wir, welche mechanischen Bedingungen dem verstärkten und erschütternden Herzstoß zugrunde liegen, so hat G. Weber offenbar recht mit der Annahme, daß hierfür die Schnelligkeit der Herzkontraktion maßgebend sei: „Die Erschütterung des Thorax hängt von der Schnelligkeit der Herzkontraktion ab und findet deshalb nicht statt, sobald aus irgend einem Grunde die Bewegung langsam vollzogen wird.“ Eine Bestätigung hat die Annahme Webers später durch die Untersuchungen Fr. Müllers erfahren. Von einem hebenden Herzstoß spricht man, wenn man bemerkt, „daß das Rippengewölbe mit emporgehoben wird“ (G. Weber) und zwar kann das rascher oder langsamer geschehen (Bamberger). Er kommt dadurch zustande, daß das Herz in größerer Ausdehnung und mit größerer Kraft die Brustwand bei der Systole vordrängt; das ist nur möglich bei Hypertrophie des Herzens und zwar Hypertrophie mit und ohne Dilatation (Bamberger). Besteht ein hebender Herzstoß von Jugend auf, so wird die Brustwand über dem Herzen häufig stark vorgewölbt (Voussure); dementsprechend begegnen wir der Voussure besonders bei angeborenen Herzfehlern. Es ist bereits ausgeführt worden, daß die Stärke des Herzstoßes nichts aussagt über die Leistungsfähigkeit des Herzens. Ein starker oder auch hebender Herzstoß kann bei Herzschwäche gefunden werden; dann pflegt ein auffallendes Mißverhältnis zwischen Herzstoß und Puls beobachtet zu werden, der Herzstoß ist verstärkt, der Puls klein und schwach (Senac, l. c. libre IV, Chap. XI). Dieselbe Beobachtung kann man an leistungsfähigen Herzen bei Extrasystolen machen: das vorzeitig sich kontrahierende Herz hat erst wenig Blut wieder gefaßt und kann deshalb nur eine geringe Menge, unter Umständen überhaupt kein Blut in die Arterien werfen, andererseits erlaubt die geringe Füllung der Kammern eine verhältnismäßig rasche und weitgehende systolische Umformung.

Nebenbefunde bei der Untersuchung des Herzstoßes.

Fühlbares Schwirren in der Gegend des Herzstoßes ist zuerst von Corvisart beschrieben worden. Er findet „le fremissement cataire“ (ein Schwirren, wie es die aufgelegte Hand am Rücken einer schnurrenden Katze fühlt), besonders bei Erkrankungen der Mitralklappe. Laennec stimmt ihm darin bei, bemerkt aber schon, daß er häufig Schwirren beobachtet habe in Fällen, die keine organischen Veränderungen der Klappe boten. Im übrigen begnügt er sich mit einer sorgfältigen Beschreibung der Erscheinung, ohne näher auf die Erscheinungsbedingungen einzugehen. Nur das eine betont er: Das Katzenschnurren sei nicht identisch mit dem in derselben Gegend hörbaren Geräusch und könne nicht auf dieselbe Ursache zurückgeführt werden. Mit dieser Ansicht Laennecs stimmen, wie zu erwarten, die späteren Forscher nicht überein. So sagt Bamberger: „Das Katzenschwirren hat im allgemeinen die Bedeutung eines Geräusches, es ist eben nichts, als ein lautes, tastbares Geräusch.“

Dementsprechend läßt es sich überall da nachweisen, wo besonders laute grobe Geräusche hörbar und zugleich günstige Bedingungen gegeben sind für die Übertragung der dem Geräusch zugrunde liegenden Schwingungen fester Teile. Das Katzenschnurren kann systolisch und diastolisch sein und bei jedem Herzfehler vorkommen. Besonders starkes Schwirren beobachtet man z. B. bei Defekten der Kammerscheidewand. Man fühlt es in solchen Fällen am deutlichsten etwa in der Mitte des Brustbeines; da das Herz hier dem Sternum anliegt und der Entstehungsort des Geräusches in nächster Nähe ist, so findet eben ein sehr vollkommener Übergang der Schwingungen auf die Brustwand statt. Das am Aortenostium bei Stenosen entstehende Schwirren wird häufig weit in die Arterien fortgeleitet und kann dann z. B. an den Halsschlagadern leicht nachgewiesen werden. Wenn der übrige Herzbefund keine Klarheit über den Entstehungsort des Schwirrens gibt, wird man gern diese Beobachtung bei der Stellung der Diagnose verwerten. Auch zur Erkennung von Aneurysmen ist fühlbares Schwirren häufig von Bedeutung. Zuweilen kann perikarditisches Reiben ein dem Katzenschnurren ähnliches Schwirren verursachen. Ebenso wie besonders starke Geräusche kann auch ein verstärkter Klappenschluß tastbar sein. Am deutlichsten tritt dieser Befund in Erscheinung, wenn die der Brustwand anliegenden Pulmonalklappen unter erhöhtem Druck geschlossen werden, also bei Mitralstenosen und Persistenz des Ductus Botalli. Der Schluß der Aortenklappen wird selten gefühlt, obwohl er schon unter physiologischen Verhältnissen mit bedeutend größerer Kraft als der Schluß der Pulmonalklappen erfolgt; bei Widerstandserhöhungen im großen Kreislauf kann diese Kraft mehr als verdoppelt sein. Infolge der anatomischen Lage des Aortenostiums sind aber die Fortleitungsbedingungen zur Brustwand so ungünstig, daß ein deutlich fühlbarer Schluß der Aortenklappen doch zu den Seltenheiten gehört.

Verdoppelung des Herzstoßes.

Es kommt vor, daß nach Ablauf der systolischen Vorwölbung des Brustkorbes eine zweite, geringere Vorwölbung folgt, die in den ersten Teil der Diastole fällt. Man fühlt dann unmittelbar nach dem eigentlichen Herzstoß einen zweiten, schwächeren, der als Ausdruck einer besonders rasch erfolgenden diastolischen Erweiterung anzusehen ist. Die hiermit verbundene plötzliche Spannung der Herzwände pflegt mit einem dumpfen Ton einherzugehen, der dem zweiten Herzton auf dem Fuße folgt (protodiastolischer Galopprhythmus). Bei der Besprechung der Herzstoßkurve werden wir auf diese Erscheinung noch zurückkommen müssen. Schließt sich an eine Systole des Herzens nach einem sehr kurzen Zwischenraum eine Extrasystole an, so kann dadurch eine Verdoppelung des Herzstoßes vorgetäuscht werden (Bigeminie). Für die früher vertretene Ansicht, daß eine Verdoppelung des Herzstoßes durch ungleichzeitige Kontraktion der rechten und linken Kammer zustande kommen könne (Hemisystolie Leydens), fehlen beweisende Beobachtungen; es handelt sich in den betreffenden Fällen offenbar um Verwechslungen mit einer der beiden soeben beschriebenen Formen.

Der negative Herzstoß.

Man spricht von einem negativen Herzstoß, wenn bei der Systole nicht eine Vorwölbung, sondern eine Einziehung der Brustwand erfolgt. Diese Erscheinung ist zuerst von Skoda beschrieben und als Zeichen von Herzbeutelverwachsungen gedeutet worden; derselbe Forscher hebt hervor, daß in solchen Fällen häufig ein diastolischer Stoß bemerkt werde. Bei der Diagnose des negativen Herzstoßes muß man sehr vorsichtig sein. Es ist schon gesagt worden, daß infolge der eigenartigen Form- und Lageveränderungen des Herzens bei der Systole in der Nachbarschaft des eigentlichen (d. h. durch den systolischen

Herzbuckel hervorgebrachten und als Vorwölbung gekennzeichneten) Herzstoßes systolische Einziehungen der Zwischenrippenräume als konstante Erscheinung beobachtet werden. Trifft der eigentliche Herzstoß gegen eine Rippe, so kann es vorkommen, daß nur diese systolischen Einziehungen gesehen und als negativer Herzstoß gedeutet werden. Als ganz sicher sollte ein negativer Herzstoß deshalb nur dann angesehen werden, wenn nicht nur die Zwischenrippenräume, sondern auch die Rippen selbst bei der Systole eingezogen werden. Bei der Diastole federn dann die Rippen zurück (Dusch), so daß man den Eindruck eines diastolischen Herzstoßes erhält. In der Tat darf diese Erscheinung, wenn sie deutlich ausgesprochen ist, wohl als sicheres Zeichen von Herzbeutelverwachsungen angesehen werden, sie hat aber zur Voraussetzung, daß das Herz im hinteren Mediastinum durch starke Verwachsungen fixiert ist (Dusch). Ist das nicht der Fall, so braucht selbst eine vollständige Verlötung des Herzbeutels mit der Wand des Herzens keine systolische Einziehung zu machen, wie u. a. Bamberger betont und neuerdings auch graphisch Edens und von Forster nachgewiesen haben. Findet sich an der Stelle des eigentlichen Herzstoßes eine deutliche Einziehung des Zwischenrippenraumes, so beansprucht aber auch diese Erscheinung als mögliche Folge einer Herzbeutelverwachsung unsere Aufmerksamkeit. Da wir als wesentliche Bedingung des Herzstoßes die Zunahme des Tiefendurchmessers des Herzens während der Systole kennen gelernt haben, so ist allerdings diese Einziehung durch eine Obliteration des Herzbeutels auch bei festen rückwärts gelegenen Adhäsionen nicht leicht zu erklären. Nach Gerhardt hat man sich den Mechanismus in folgender Weise vorzustellen: „Die systolische Einziehung kann füglich nur dadurch zustande kommen, daß der sagittale Durchmesser des Ventrikels sich verkleinert; am normalen Herzen nimmt er im Gegenteil bei der Kontraktion zu; bei Herzbeuteladhäsionen ändert sich nun kaum die Form des systolischen, wohl aber die des diastolischen Herzens: es wird durch die Verwachsungen vorn und hinten auseinandergezogen statt wie in der Norm infolge der Weichheit und Beweglichkeit der Wandung sich abzuflachen; somit erklärt sich die systolische Verkürzung des Tiefendurchmessers.“

Literatur.

Andral, Zusätze zu Laennecs Werk. 3. Aufl. 1837.

Aran, A., Manuel pratique des maladies du coeur et des gros vaisseaux, ouvrage destiné à faciliter et à propager l'étude de ces maladies. Paris 1842.

Arnold, Lehrbuch der Physiologie des Menschen. 1842. Zurich.

Bachmann, Die Veränderungen der inneren Organe bei hochgradigen Skoliosen und Kyphoskoliosen. Stuttgart 1899.

Bahr, Zur Erklärung des Herzspitzenstoßes. Virchows Arch. 23. Bd. H. 5. 6. S. 595. 1862.

Bamberger und Kollicker, Beitrage zur Physiologie und Pathologie des Herzens. Virchows Arch. 9. Bd. 5. 338.

Bamberger, Lehrbuch der Krankheiten des Herzens. Wien 1857.

Baumgärtner, Grundzüge der Physiologie. 1842. 2. Aufl. S. 369.

Beau, Traité expérimental et clinique d'auscultation appliquée à l'étude des maladies du poumon et du coeur. Paris 1856.

Berner, Physiologische experimentelle Beiträge zur Lehre von der Herzbewegung. Erlangen 1859.

Bouillaud, Die Krankheiten des Herzens. Übersetzung von Becker 1836. Leipzig.

— Traité clinique des maladies du coeur, précédé de recherches nouvelles sur l'anatomie et la physiologie de cet organe. 2. Tom. Paris 1836. 2ieme edit. 1841.

Brauer, Kurze Diagnostik der Herzbeutelverwachsungen. Fortbildungskurs an der med. Klinik zu Marburg a. L. S. A.

Braun, Über die Untersuchung des Herzens in linker Seitenlage. Zentralbl. f. inn. Med. 28. 1907. H. 1.

— Über Herzbewegung und Herzstoß. Jena 1898.

Burdach, Über den Schlag und Schall des Herzens. Vortrag auf der Naturforscher-Vers. Wien 1832.

Cartesius (Descartes), zitiert nach Senac, Traité de la structure du coeur. I. ibid. II. Chap. v. s. 355. Paris 1749.
Cartwright, Observations on the impulse of the heart. Lancet Dec. 51. Oct. 1852.
Cejka, Bd. 27. 1863. H. 1. S. 89. Zur Diagnostik der Brustkrankheiten.
Chauveau et Faivre, Nouvelles recherches sur la physiologie du coeur. Gaz. méd. Nr. 24. 27. 30. 1856.
— — Recherches expérimentales sur les mouvements et les bruits du coeur, envisagés au point de vue physiologique. Comptes rendus Nr. 11. Sept. 1855. Gaz. méd. Nr. 38. 1855.
Chauveau, La pulsation cardiaque extérieure et ses rapports avec les autres phénomènes du mécanisme du coeur. Journ. d. physiol. 1899. T. 1. 785.
Chevenin-Conqueret, Du choc du coeur. Thèse de Paris. 1857.
Cohen, Die Myodynamik des Herzens und der Gefäße. Berlin 1859.
Determann, Die Beweglichkeit des Herzens bei Lageveränderungen des Körpers. Zeitschr. f. klin. Med. 1900. 40. H. 1.
Doll, Weiteres zur Lehre vom echten doppelten Herzstoß. Berl. klin. Wochenschr. 1905. Nr. 46.
Donders, Physiologie des Menschen. Leipzig 1859.
— Die Bewegungen der Lungen und des Herzens bei der Respiration. Henles und Pfeuffers Zeitschr. Neue Folge III. S. 39. 1852.
Dusch, Lehrbuch der Herzkrankheiten. Leipzig 1868.
Ebstein, W., Leitfaden der ärztlichen Untersuchung mittels der Inspektion, Palpation, der Schall- und Tastperkussion sowie der Auskultation. Stuttgart 1907.
Edens und v. Forster, Zur Diagnose der Herzbeutelverwachsungen. Deutsch. Arch. f. klin. Med. 1914. 115. S. 290.
Eichhorst, Lehrbuch der physikalischen Untersuchungsmethoden innerer Krankheiten. 1889.
Eppinger, Zwerchfell in Nothnagel. 1912.
d'Espine, De la fissure congénitale du sternum. Neufchâtel 1857.
Fick, L., Kompendium der Physiologie (Herzstoß). S. 261. Wien 1860.
Filehne und Penzoldt, Zentralbl. f. d. med. Wissensch. 1879.
Filhos, Recherches sur les mouvements du coeur. Thèse de Paris. Nr. 132. 1833.
Flint, A., A practical treatise on the diagnosis, parthology and treatment of diseases of the heart ibid. 1866.
— Manual of Auscultation and Percussion 1890.
Forget, Études cliniques sur les maladies de coeur. Paris 1844.
Franck, Fr., Travaux du labor. de Marey 1877. S. 225.
v. Frey, Einige Bemerkungen über den Herzstoß. Münch. med. Wochenschr. 1893. Nr. 46.
Friedreich, N., Krankheiten des Herzens. (Virchows Handbuch V. 2.) 2. Aufl. Erlangen 1867.
— Zur Diagnose der Herzbeutelverwachsungen. Virchows Arch. 1864. 29. 3 u. 4.
Geigel, A., Beitrag zur physikalischen Diagnostik mit besonderer Rücksicht auf Form und Bewegung der Brust. Würzburg 1855.
— Lage und Bewegung des Herzens. Würzburger Zeitschr. Bd. 3. S. 178. 1862.
Geigel, R. und F. Voit, Lehrbuch der klinischen Untersuchungsmethoden 1895.
Gendrin, Diagnostik der an den größeren Arterienstämmen vorkommenden Aneurysmen. Zeitschr. der Gesellsch. Wien. Ärzte 1845.
— Leçons sur les maladies du coeur et des grosses artères faites à l'hospital de la Pitié pendant les années 1840—1841, receuillies et publiées sous ses yeux par Mme. E. Colson et Dubreuil-Helion T. 1. Paris 1841—1842. Übersetz. v. Krupp. Leipzig 1842.
Georgopulos, Über die Verschieblichkeit des Herzens und über die Verstärkung des Herzspitzenstoßes in linker Seitenlage. Zeitschr. f. klin. Med. 1912. 74. 355.
Gerhardt, C., Über Herzbewegung. Würzburger Verhandl. 9. Bd. Jahrb. 2. 3. S. 72. 1859.
— Der Stand des Diaphragmas. Phys. diagnost. Abhandl. Tübingen 1860.
— Lehrbuch der Auskultation und Perkussion mit besonderer Berücksichtigung der Inspektion, Betastung und Messung der Brust und des Unterleibes zu diagnostischen Zwecken. Tübingen 1866. 1871, 1890, 1900.
Germain, Recherches sur les mouvements du coeur. Compt. rend. T. 53. p. 471. 1860.
Guleke, Über die Häufigkeit eines sicht- und fühlbaren Herzspitzenstoßes beim Menschen. Inaug.-Diss. Dorpat. 1812.
Gutbrod, Zitiert nach Skoda. Abhandlung über Perkussion und Auskultation 1864.
Guttmann, Historische Mitteilung zur Lehre von der Ursache des Spitzenstoßes. Virchows Arch. 1879. 76. 534.
Haller, Elementa physiologiae. T. II. L. IV. § 5. S. 253. T. II. L. IV. § 3. S. 246 („hakenförmige" Krummung der Herzspitze bei der Systole.)
Hamernjk, Die Grundzüge der Physiologie und Pathologie des Herzbeutels. Prag 1864.

Hamernjk, Das Herz und seine Bewegung. Beiträge zur Anatomie, Physiologie und Pathologie des Herzens, des Herzbeutels und des Brustfelles. Prag 1858.
Harvey, Exercitatio anatomica de motu cordis et sanguinis in animalibus 1628.
Haycraft, The mouvements of the heart within the chest cavity and the cardiogramm. Journ. of physiol. 1891. XII. p. 438.
Heigl, August Wittmanns freigelegtes Herz. Deutsch. Arch. 1889. 45.
Helsingius, Ein seltener Fall von Verdopplung des Herzspitzenstoßes. Fortschr. d. Med. 1905. Nr. 15 und Deutsche med. Wochenschr. 1906.
Hermann, Allgemeine Muskelphysik im Handbuch der Physiologie 1879.
Hesse, Beitrage zur Mechanik der Herzbewegung. Arch. f. Anat. von His und Braune 1880. S. 328.
Heubner, Lehrbuch der Kinderheilkunde 1906.
Hiffelsheim, Le coeur bat parce qu il recule ou recherches théoriques et experimentales sur la cause de la locomotion du coeur. Thèse de Paris 1853.
Hilbert, Über die Ursache des normalen und krankhaften verstärkten Herzspitzenstoßes. Zeitschr. f. klin. Med. 1893. 22.
Hope, Treatise on diseases of the heart and great vessels and on the affections which may be mistaken for them. London 1831 2 d. 1842. 4 the edit. 1848.
Jahn, Deutsch. Arch. f. klin. Med. 1875. 16. Bd.
Kirchner, William Harveys Verdienst um die Entdeckung des Blutkreislaufes. Inaug.-Diss. 78. Berlin.
v. Kiwisch, Eine neue Theorie des Herzstoßes. Prag. Vierteljahrsschr. IX. r. 143. 1846.
Körner, Über die Herzbewegung. Wien. Wochenbl. XIX. 22. 1863.
Kornitzer, Anatomisch-physiologische Bemerkungen zur Theorie des Herzschlages. (Denkschr. d. k. k. Akademie). Wien 1853.
Krehl, Beiträge zur Kenntnis der Fullung und Entleerung des Herzens. Abhandl. d. mathem.-physik. Klasse d. k. sachs. Gesellsch. d. Wissensch. 17. Bd. Nr. 5. X. 341.
Kürschner, Über den Herzstoß. Mullers Arch. S. 103. 1841.
— Artikel „Herz und Herzbewegung“ in R. Wagners Handwörterbuch. 2. Bd. S. 102.
Laennec, Traité de l'auscultation médiate et des maladies des poumons et du coeur. 2. Vol. Paris 1834.
Lang, Über einige durch die Herzaktion verursachte Bewegungen der Brustwand und des Epigastriums. Deutsch. Arch. f. klin. Med. 1912. 108. S. 35.
Levié Versuch einer neuen Erlauterung des Herzstoßes im gesunden und kranken Zustande. Nederl. Lancet IV. p. 1 u. 121. Arch. f. Heilk. VIII. S. 420. 1849.
Leyden, Zwei neue Fälle von ungleichzeitiger Kontraktion beider Herzkammern. Virchows Arch. 1875. 65. 153.
— Ungleichzeitige Kontraktion beider Ventrikel. Virchows Arch. 1868. 44.
— Hemisystolie. Deutsche med. Wochenschr. 1908. Nr. 4.
Leyden und Bassenge, Über ungleichzeitige Kontraktion der beiden Herzventrikel (Hemisystolie). Zeitschr. f. klin. Med. 1907. 64. H. 1/2.
Ludwig, Über den Bau und die Bewegungen der Herzventrikel. Zeitschr. f. rationelle Med. 7. 1849.
— Lehrbuch der Physiologie des Menschen. 2. Bd. 2. Aufl. Leipzig und Heidelberg 1861.
Mackenzie, The study of the pulse. Edinburgh and London 1902.
Martius, Der Herzstoß des gesunden und kranken Menschen. Volkmanns Sammlung klin. Vortrage Nr. 113. 1894.
— Epikritische Beiträge zur Lehre von der Herzbewegung. Zeitschr. f. klin. Med. 1891. 19. S. 109.
— Die diagnostische Verwertung des Herzstoßes. Berl. klinische Wochenschr. 1889. Nr. 42.
Monneret, Traité sur l'ondulation pectorale à l'état physiologique et morbide. Revue med.-chir. de Paris. Sept. 1848. (Sept. Abd.) Dupont. édit.
Müller, Fr., Einige Beobachtungen aus dem Perkussionskurs. Berl. klin. Wochenschr. 32. Bd. 1895. 783.
Müller, I., Herzstoß. Physiologie. B. I. S. 166.
Nega, Beitrage zur Kenntnis der Funktion der Atrioventrikularklappen des Herzens, der Entstehung der Tone und Gerausche in demselben und deren Bedeutung. Habil.-Schrift. Breslau 1852. Caspers Wochenschr. 1851. 42 u. 43.
Niemyer, P., Handbuch der theoretischen und klinischen Perkussion und Auskultation vom historischen und kritischen Standpunkt. Erlangen 1868.
— Physikalische Diagnostik 1874. S. 85.
Ortner, Über Concretio et accretio cordis, Mediastinitis fibrosa partialis und die Entstehung echter systolischer Herzeinziehungen. Med. Klinik 1907. III. Nr. 37.
— Zur Genese und Bedeutung echter systolischer Spitzenstoßeinziehungen und eines abnormen Hochstandes des Aortenbogens in der Incisura sterni. Deutsche med. Wochenschr. 1908. 34. Nr. 15.

Pick, Über das bewegliche Herz (Cor mobile). Wien. klin. Wochenschr. 1889. Nr. 34. 40.
Pigeaux, Traité pratique des maladies du coeur et des maladies de vaisseaux. 2. Vol. Paris 1839—1843.
Rautenberg, Die an der äußeren Brustwand sichtbaren Pulsationen der Vorhöfe. Berl. klin. Wochenschr. 1907. 1478. Nr. 46.
Riegel, Die Diagnose der Perikardialverwachsungen. Volkmanns Sammlung klin. Beitr. Nr. 177. 1879.
Rivé, De sphygmograph on de sphygmographie courve 1866. Utrecht.
Rollet, Über den Einfluß der Korperlage auf die Ergebnisse der Brustuntersuchung. Deutsch. Arch. f. klin. Med. 1877. 19. Bd. 284.
Rosenstein, Deutsch. Arch. f. klin. Med. 1878. XXIII.
Rumpf, Verhandl. d. 7. Kongr. f. inn. Med. 1888. S. 221. Wanderherz.
Sahli, Lehrbuch der klinischen Untersuchungsmethoden 1913. S. 279. Schwellenwertperkussion).
Senac, Traité de la structure du coeur, de son action et de ses maladies. Paris 1749.
Schmidt, Über Herzstoß und Pulskurven. Wien. med. Presse 1889. Nr. 39. 40.
Schreiber, Virchows Arch. 1862. H. 1 u. 2.
Shebbeare, A., Principl. of practice p. 194. (Zit. nach Haller.) Element. physiolog. Vol. 2. Lib. IV. § 5. S. 253. Bern und Lausanne 1778.
Skoda und Polletschka, Über Perikarditis in pathologischer und diagnostischer Beziehung. Österreich. med. Jahrb. 28. Bd. Wien 1839. S. 419.
Skoda, Über die Erscheinungen der Verwachsung des Herzens mit dem Herzbeutel. Zeitschr. d. Wien. Ärzte. April 1852. Sitzungsber. d. k. k. Akad. d. Wissensch. Nov. 1852.
Spalteholz, Handaltlas der Anatomie.
Stern, Diagnostik der Brustkrankheiten. Wien 1877.
Stokes, The diseases of the heart and the Aorta. Philadelphia 1854.
Traube, Praktische Bemerkungen uber den Spitzenstoß des Herzens. Wien. Wochenschr. 12. 1852.
— Symptome der Krankheiten des Respirations- und Zirkulationsapparates. Berlin 1867.
Trautwein, Mechanismus des Herzstoßes. Virchows Arch. 1912. 209. Bd.
Unverricht, Über abwechselnde Zusammenziehung der beiden Herzhälften. Berl. klin Wochenschr. 1890. Nr. 26.
Volkmann, Die Hämodynamik nach Versuchen. Leipzig 1850.
— Über Herztöne und Herzbewegung. Zeitschr. f. rat. Med. 1845. III.
Walshe, W. H., A practical treatise on the diseases of the lungs and heart, including the principles of physical diagnosis. London 1851. 2. Aufl. 1854.
Weber, G., Theorie und Methodik der physikalischen Untersuchungsmethoden. Nordhausen 1849.
Wenckebach, Exsudative und adhasive Perikarditis. Zeitschr. f. klin. Med. 1911. 71.
— Über pathologische Beziehungen zwischen Atmung und Kreislauf. Volkmanns Samml. klin. Vorträge Nr. 465/466.
Williams, Lectures on the physiology and diseases of the chest, including the principles of physical and general diagnosis and their application to the practice. London 1838.
Wilkens, Über die Rotationsbewegungen des Herzens nach einer direkten Beobachtung am lebenden Menschen. Deutsch. Arch. 1873. 12. 233.
Wintrich in Virchows Handb. d. spez. Pathol. u. Therap. 1854.
Zeehuisen, Bijdrage tot de Kennis van den invloed von liggende of staande houding of het physisch anderzoek van het hart. Nederl. Tijdschrift foor Geneesk. 1889. h. 23.
Zehetmayer, Fr., Lehrbuch der Perkussion und Auskultation und ihrer Anwendung auf die Diagnostik der Brustfell- und Lungenkrankheiten, als Leitfaden zum Selbstunterrichte für Ärzte. Wien 1842. 2. Aufl. 1845. 3. Aufl. mit einem Vorwort von Oppolzee 1854.
Ziemssen, Studien uber die normalen Bewegungsvorgänge am menschlichen Herzen, sowie uber die mechanische und elektrische Erregbarkeit des Herzens und des Nervus phrenicus angestellt an dem freiliegenden Herzen der Catharina Serafin. Deutsch. Arch. f. klin. Med. 1881. 30. Bd.
Ziemssen und Maximowitsch, Studien uber die Bewegungsvorgänge am menschlichen Herzen angestellt an dem freiliegenden Herzen des August Wittmann. Deutsch. Arch. f. klin. Med. 1889. 45. Bd.

Die Perkussion des Herzens[1]).

Die Geschichte der Perkussion des Herzens

beginnt mit Auenbrugger: „Sinistrum thoracis latus percussum; sonum dat in priore parte a clavicula incipiendo usque ad quartam costam veram. At ubi cor situm pro parte obtinet, quandam plenitudinem[2]) sonus exhibet manifeste indicans: solidiorem cordis partem ubi locatam vividam resonantiam pro parte obtundere. Weiter sagt er von der Herzerweiterung: „Signum pathognonicum hujus mali est, quod locus (ubi cor situs obtinet) percussus in magna circumferentia carnis percussae sonitum exacte referat." Auenbrugger fand also schon, daß die Herzdämpfung beim Gesunden an der 4. Rippe beginnt und daß bei Erweiterungen des Organes eine starke Vergrößerung der Dämpfung und Zunahme der Intensität der Dämpfung nachweisbar ist. Daß Corvisart die von ihm hochgeschätzte und geförderte Perkussion mit Erfolg bei der Untersuchung des Herzens angewandt hat, braucht kaum bemerkt zu werden. Er selbst sagt darüber: „Tel est même son degré de précision, que souvent j'ai pu déterminer avec exactitude (l'ouverture des cadavres l'a prouvé) le degré de dilatation du coeur, en le mesurant, pour ainsi dire, sur l'étendu des parois de la poitrine, où la percussion faisait entendre un son mal ou seulement obscur." Zurückhaltender äußert sich Laennec: „La percussion elle-même ne donne guère sur les maladies du coeur que des signes confirmatifs et accessoires qui peuvent manquer souvent." Er unterscheidet eine rechte, das untere Brustbein einnehmende Region mit hellem Ton (son très clair) und eine linke, den 4. bis 7. Rippenknorpel umfassende Region, die meist nur leise schallt (résonne assez peu). Herzerweiterung, Herzbeutelergüsse usw. können den Schall der rechten und linken Region dämpfen. Ein wesentlicher Fortschritt wurde erzielt durch die Einführung der mittelbaren Perkussion durch Piorry, da diese, wie früher dargestellt worden ist, besonders für Grenzbestimmungen sehr viel geeigneter ist als die unmittelbare Perkussion Auenbruggers. Piorry unterschied die Dämpfung, die dem der Brustwand unmittelbar anliegenden Teile der Vorderfläche des Herzens entspricht, als absolute Dämpfung von der relativen Dämpfung, die das der vorderen Brustwand nahetretende, aber von ihr noch durch Lunge getrennte Herz verursacht, und empfiehlt, die absolute Dämpfung durch schwache (très légère) Perkussion, die relative Dämpfung durch etwas stärkere Perkussion (un peu plus de force) zu bestimmen. Als Unterstützungsmittel zieht er auch das schon von Laennec berücksichtigte Resistenzgefühl heran und meint: „En tenant compte des sensations que les doigts et l'oreille auront éprouvées on pourra prendre une idée tout-à-fait exacte de la disposition physique du coeur." Die wichtigsten Probleme der Herzperkussion, über die auch heute noch keine völlige Übereinstimmung erzielt worden ist, sind durch die soeben genannten Regeln Piorrys bezeichnet; die Einteilung der Herzdämpfung in eine absolute und relative, die Anwendung der schwachen und starken Perkussion und die Rolle des Widerstandsgefühles.

Die Einteilung der Herzdämpfung in eine absolute und relative wurde, kaum geschaffen, auch schon angegriffen. Bouillaud will nur die absolute Herzdämpfung anerkennen und glaubt, die Größe der absoluten Dämpfung könne bis zu einem gewissen Grade (à un certain point) als Maß der Herzgröße

[1]) Vgl. hierzu die an historischen Notizen reiche Arbeit von Aravantinos.

[2]) Bemerkenswert ist die Bedeutung, in der Auenbrugger plenitudo, die Völle des Tones gebraucht; sie zeigt an, daß der perkutierte Teil voll, nicht leer = lufthaltig ist, ist also gleichbedeutend mit Dämpfung und das Gegenteil von dem, was spater Skoda darunter verstand.

angesehen werden. Seiner Ansicht schlossen sich im Laufe der Zeit nicht wenige Forscher an (Cramer, Andral, Aran, Leichsenring, Biernackie, Östreich u. a.), andere nahmen einen mehr vermittelnden Standpunkt ein (Raciborski, Bamberger, Guttmann, Sticker), die Mehrzahl bekennt sich aber doch zur ursprünglichen Lehre Piorrys, wenn auch die Wertschätzung der absoluten oder relativen Dämpfung nicht immer gleich ausfällt. In der neueren Zeit ist der Wert der relativen Dämpfung und auch die Möglichkeit einer hinreichend genauen Bestimmung immer mehr anerkannt worden. Es ist sehr lehrreich, zu verfolgen, wie ein besonders sorgfältiger und kritischer Beobachter im Laufe der Jahre seine Ansichten über die Frage änderte. Carl Gerhardt schreibt 1858, er vermöge die absolute Größe des Herzens nicht zu bestimmen. 1860 gesteht er andern die Fähigkeit zu, 1864 leugnet er die Möglichkeit, 1871 in der ersten Auflage seines Lehrbuches verharrt er bei dieser Meinung, erkennt aber den großen klinischen Wert an, der einer Bestimmung der relativen Herzdämpfung zukommen würde. In den folgenden Auflagen bestätigen die verschiedenen für die relative Dämpfung angegebenen Maße die Unsicherheit in dieser Frage. Und doch schreibt Gerhardt 1900 in der letzten Auflage seines Buches: „Trotz dieser Unvollkommenheit liefert die Bestimmung der relativen Herzdämpfung (Herzleerheit) viel bessere Anhaltspunkte als die der absoluten für die Beurteilung der wahren Größe des Herzens." Dieses Schwanken ist leicht erklärlich, wenn man bedenkt, daß es bis dahin keine Möglichkeit gab, die Richtigkeit des Perkussionsbefundes am Lebenden durch eine Kontrollmethode zu beweisen. Das Einstechen von Nadeln entlang den Perkussionsgrenzen an der Leiche und deren Kontrolle nach der Eröffnung der Brusthöhle war ein Notbehelf, der im besten Falle über den prinzipiellen Wert, aber nie in dem nötigen Umfange über Meinungsverschiedenheiten der einzelnen Beobachter entscheiden konnte. Es lag deshalb nahe, daß sich besonders vorsichtige Forscher auf die sicher bestimmbare absolute Dämpfung beschränkten und die aus später zu nennenden Gründen weniger sicher bestimmbare relative Dämpfung verwarfen (Fig. 100).

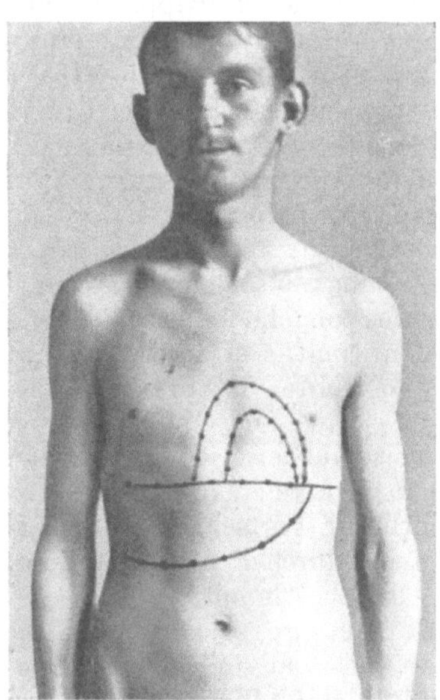

Fig. 100. Absolute und relative Herzdämpfung b. einem gesunden Manne.

Die absolute Herzdämpfung

ist deshalb sicher bestimmbar, weil sie durch den der Brustwand unmittelbar anliegenden, von Lunge unbedeckten Teil des Herzens hervorgerufen wird. Die absolute Herzdämpfung erreicht nämlich dort ihre Grenze, wo die Lunge anfängt, mit anderen Worten, sie gibt die über die Vorderfläche des Herzens verlaufenden Lungengrenzen wieder, wir perkutieren also die Lungengrenzen, wenn wir die absolute Herzdämpfung bestimmen. Daß aber die Abgrenzung des Lungenrandes von benachbarten festen Organen mit hinreichender Genauigkeit möglich ist, darf als ein feststehender Grundsatz der Perkussionslehre angesehen werden. Und doch gilt dieser Grundsatz unbestritten nur für den linken oberen Rand der absoluten Dämpfung. Die rechte Grenze der Dämpfung wird gebildet durch den unterm Brustbein verlaufenden Rand des rechten oberen Lungenlappens. Das Brustbein hat aber, wie schon Piorry betont, die Eigentümlichkeit, bei der Perkussion wie ein Plessimeter als Ganzes zu schwingen, dadurch soll die Abgrenzung einzelner Bezirke verschiedenen Klopfschalles in dem Bereich des Brustbeines unmöglich werden. Verschiedene Untersucher erklären dementsprechend die Bestimmung der anatomischen rechtsseitigen Grenze der absoluten Herzdämpfung für unmöglich und setzen statt dessen ein für alle Mal den linken Sternalrand (Conradi, Guttmann, Eichhorst, Klemperer u. a.). Ihnen stehen andere Untersucher gegenüber (Friedreich, Krönig, Östreich, de la Camp, Vierordt), denen die Abgrenzung auf dem Sternum gelingt. Daß bei richtiger, d. h. auf die Erzeugung diskontinuierlicher Schwingungen gerichteter Perkussion im unteren Teil des Brustbeines die Herzdämpfung nachweisbar ist, kann auch nach unseren Erfahrungen nicht bezweifelt werden; um ganz sicher zu gehen, habe ich den Perkussionsschall des oberen und unteren Brustbeines graphisch aufgenommen und dabei einen eindeutigen Befund erheben können. Fig. 101 zeigt oben den Klopfschall des oberen, darunter den Klopfschall des unteren Brustbeines. Die größere Amplitude und längere Dauer der Schallschwingungen des oberen Brustbeines ist unverkennbar. Auf die von C. Gerhardt und Friedreich empfohlene seitliche Abdämpfung des Brustbeines oder die Anwendung eines besonderen Plessimeters (Schott) kann man bei entsprechender Perkussionstechnik verzichten.

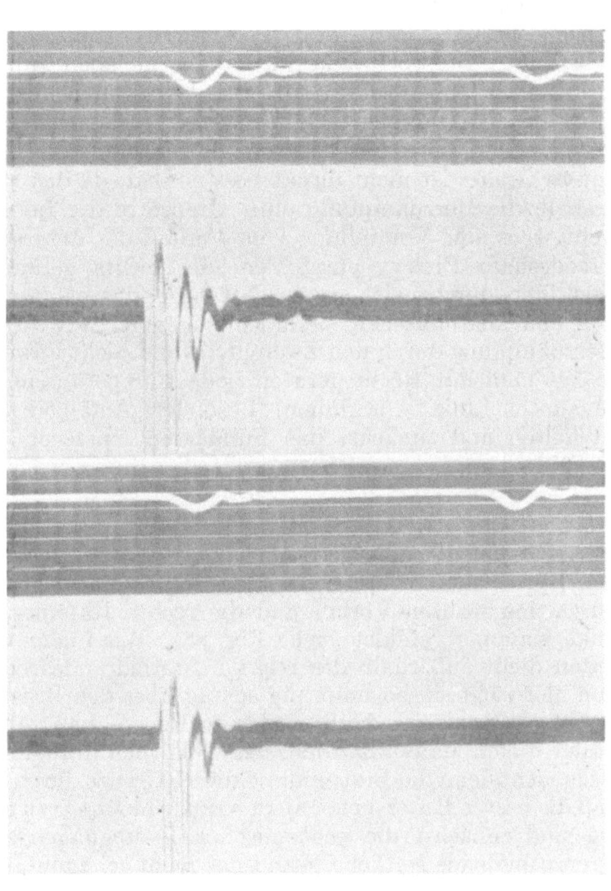

Fig. 101. Perkussionsschall des Brustbeines.

Die Bezeichnung absolute Herzdämpfung für die von Lunge nicht bedeckte Fläche des Herzens ist allgemein bekannt, aber nicht allgemein angenommen. Unter der Herrschaft der unklaren Skodaschen Begriffe wurde von manchen Klinikern die absolute Dämpfung als Herzdämpfung schlechtweg, die relative Dämpfung als Herzleerheit bezeichnet (Skoda, Gerhardt), von anderen umgekehrt die absolute Dämpfung als Herzleerheit (Conradi) oder Herzmattheit (Kobelt), die relative als Herzdämpfung in engerem Sinne. In England unterschied man die absolute und relative Dämpfung auch als oberflächliche und tiefe, in Frankreich die absolute als kleine Dämpfung. Es heißt aber doch wohl den einfachen und klaren anatomischen Verhältnissen zu viel Ehre erweisen, wenn man so ängstlich um Bezeichnungen streitet, nur um Mißverständnisse zu vermeiden, die nach dem ersten Perkussionskurse kaum mehr einem Studierenden unterlaufen werden. Die Ausdehnung der absoluten Herzdämpfung wird bis in die jüngste Zeit verschieden angegeben. Nach Sahli liegt die obere Grenze beim Normalen am oberen Rande der 4. Rippe, nach Gerhardt am unteren Rande der 4. Rippe oder im 4. Zwischenrippenraum. Unsere eigenen Erfahrungen entsprechen mehr der Gerhardtschen Angabe. Der linke Rand geht vom linken Brustbeinrand in der angegebenen Höhe ab, und verläuft bogenförmig nach außen und unten; der Herzstoß bleibt 1—2 Querfinger breit auswärts liegen. Die rechte Grenze zieht vom sternalen Winkel des 4. linken Zwischenrippenraumes bogenförmig nach rechts unten bis zur Medianlinie. Die untere Grenze ist nicht direkt bestimmbar, da das Herz der Leber aufliegt und deshalb die Herzdämpfung ohne Grenze in die Leberdämpfung übergeht. Um wenigstens eine Vorstellung vom Verlauf der unteren Herzgrenzen zu erlangen, hat deshalb Piorry empfohlen, die rechts gefundene untere Lungengrenze nach links durchzuziehen, ein Verfahren, das bis jetzt befolgt wird und tatsächlich den anatomischen Verhältnissen gerecht wird. Da Lage und Form der Herzdämpfung durch den Zwerchfellstand nicht unwesentlich beeinflußt werden, so hat man mit Recht geraten, jede Herzperkussion mit der Bestimmung der genannten Linie zu beginnen. Besonders Anfänger tun gut, sich an diese Regel zu halten und zunächst das Fundament zu legen, auf dem sie das Gebäude der Herzdämpfung errichten wollen.

Die relative Herzdämpfung

legt sich um die absolute in vielen Fällen so gleichmäßig wie eine Schale um den Kern. Ihre rechte Seite wird durch den rechten Vorhof, die oberen Teile durch den rechten Vorhof und die rechte Kammer, die linke Seite durch die linke Kammer gebildet (siehe Fig. 88). Wir finden sie dementsprechend rechts unten dicht außerhalb des rechten Sternalrandes oder in der Parasternallinie; von hier zieht sie bogenförmig schräg über das Brustbein etwa zum Ansatz der 3. linken Rippe und dann wieder im Bogen abwärts zur Gegend des Herzstoßes in der linken Mammillarlinie. Unwillkürlich drängt sich uns nun die Frage auf, was macht denn die Bestimmung dieser Grenze durch die Perkussion so schwierig, daß die besten Untersucher an der Möglichkeit, sie zu finden, verzweifeln konnten. Da sind zunächst die anatomischen Bedingungen zu nennen. Die die rechte Grenze bildende seitliche Wand des nicht sehr umfangreichen Vorhofs ist schon durch eine erhebliche Lungenschicht überlagert. Oben gilt es eine Grenze zwischen dem Herzen und den Stämmen der großen Gefäße, also zwischen zwei Gebilden zu ziehen, die beide, wenn auch dem Grade nach verschieden, zu den soliden Körpern zählen. Links nähern sich Oberfläche des Herzens und Innenfläche des Brustkorbes langsam und stetig wie Schneide und Rücken einer Sichel, deren Blatt durch die zwischengelagerte Lunge gebildet wird; es ist klar, daß hier allmählich der Lungenschall zurücktreten, allmählich der dämpfende Einfluß des Herzens hervortreten muß, daß also die Festlegung einer scharfen Grenze auf Schwierigkeiten stoßen wird. Und doch lehrt die praktische Erfahrung, daß rechts, oben und auch links Grenzen gefunden werden, und zwar Grenzen, die auch dann zusammenfallen, wenn sie von verschiedenen Untersuchern, ja sogar von Untersuchern verschiedener Schule bestimmt werden. Im zweiten Falle können allerdings Differenzen vorkommen, die aber selten erheblich sind und jedenfalls zu einem übereinstimmenden Schlußurteil darüber führen, ob eine Vergrößerung vorliegt oder nicht. Die Untersucher, die auf den Beginn der Schalländerung (Kürzer-, Leiser-, Höherwerden) den Hauptwert legen, finden natürlich sowohl für das normale wie das vergrößerte Herz weitere Grenzen als die Untersucher, die die Grenze dort setzen, wo eine deutliche oder wesentliche Schalländerung nachweisbar wird. Der subjektve Charakter der relativen Herzdämpfung erhellt am besten aus der nebenstehenden Abbildung (Fig. 102), in der die von den verschiedenen Untersuchern angegebenen Grenzen eingezeichnet sind. Eine sehr erwünschte Einschränkung hat die Unsicherheit der subjektiven Messung der relativen Herzdämpfung durch die Einführung der Durchleuchtung, im besonderen der Orthodiagraphie erfahren. Diese ganz objektive Untersuchungsmethode gibt denen recht, die als relative Grenze die Linie annehmen, an der die erste wesentliche Schalländerung

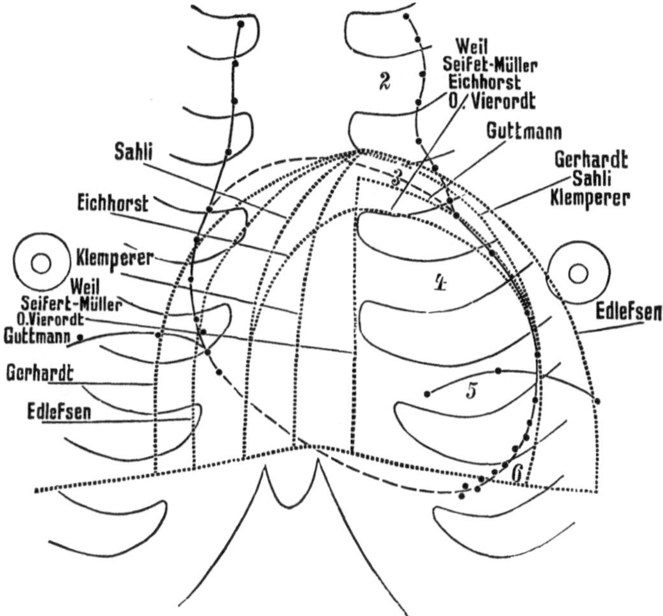

Fig. 102. Orthodiagramm des normal großen und normal gelagerten Herzens eines 24jährigen Arbeiters (zur Zeit Soldat). In das Thoraxskelett sind die Grenzen der relativen Herzdämpfung eingezeichnet, wie sie sich nach den Angaben einer Reihe gangbarer Lehrbücher ergeben (nach Moritz).

eintritt. Was unter wesentlich zu verstehen ist, läßt sich allerdings begrifflich nicht scharf festlegen, aber die Erfahrung lehrt, daß in der Praxis, am konkreten Fall, das Urteil ziemlich übereinstimmend auszufallen pflegt. Dagegen ist es objektiv falsch, zu sagen, die relative Herzdämpfung beginne dort, wo die erste Schalländerung gegenüber dem Lungenschall eintrete; perkutiert man beim Gesunden von der hinteren linken Achsellinie um den Brustkorb nach dem Herzen zu, so ist die erste Schalländerung gewöhnlich schon in der mittleren, spätestens in der vorderen Achsellinie wahrnehmbar. Man hat sich aber gewöhnt, diese „Schalländerung" zu überhören, da die Erfahrungen am Sektionstische eine andere Sprache redeten.

Wir sagten, daß im konkreten Falle das Urteil darüber übereinstimmend auszufallen pflege, wo die erste wesentliche Schalländerung anzunehmen sei. Wenn dem so ist, darf erwartet werden, daß die anatomischen Verhältnisse eine entsprechende Unterlage bieten. Das scheint tatsächlich insofern der Fall zu sein, als etwa von der Mamillarlinie ab das Lungenpolster zwischen Herz und Brustwand eine besonders rasche Abnahme erfährt. Wir erinnern uns nun daran, daß die Dicke einer Lungenschicht, durch die dahinter liegende feste Teile für die Perkussion noch deutlich nachweisbar sind, nach der übereinstimmenden Erfahrung sorgfältiger Forscher nicht über ca. 4 cm beträgt; wird diese Grenze verhältnismäßig rasch überschritten (siehe Fig. 6), so kann wohl eine leidlich scharfe Grenze auftreten, die allerdings immer etwas subjektiv bleiben wird.

Das verschiedene Urteil über den Wert der relativen Herzdämpfung hängt wohl zum Teil davon ab, wie hoch das subjektive Moment bei der Bestimmung von den einzelnen Autoren eingeschätzt wurde, zum Teil dürfte aber auch die nicht einheitliche

Technik der Herzperkussion

daran schuld sein.

Es wurde schon erwähnt, daß Piorry als erster empfohlen hat, die absolute Dämpfung schwach, die relative Dämpfung etwas stärker zu perkutieren. Dieser Empfehlung haben sich die meisten Untersucher angeschlossen, wenn auch die von ihnen gegebene Begründung für dies Verfahren keineswegs immer dieselbe ist.

„Die schwache Perkussion erregt nur in den oberflächlich gelegenen Lungenschichten einen Schall, die allmählich stärker werdende Perkussion dagegen läßt auch den Zustand der tiefer gelegenen Lungenpartien erkennen und kann daher auch die tiefe Perkussion genannt werden“ (Piorry). Man perkutierte die relative Dämpfung stark, „weil nur starke Schwingungen der Brustwand die lufthaltige Lungensubstanz durchdringen und zu dem unter ihr vergrabenen Herzen gelangen können“ (Conradi), weil nur starke Perkussion „den dumpfen Herzton durchtönen“ lassen (Weber), Aufschluss gebe „über die Schallfähigkeit tiefer gelegener Teile“ (Wintrich), „um dadurch auch die von der Brustwand entfernter gelegenen Organteile zum Tönen zu bringen“ (C. Gerhardt) usw. Es wurden dann aber doch Stimmen laut, die behaupteten, daß die relative Herzdämpfung auch oder besser bei schwacher Perkussion gefunden werde (Mazonn, Raciborski, Balfour, Hein, Peterson, Laache, Turban, Goldscheider).

Nach den Untersuchungen der genannten Forscher — und jeder kann sich selbst leicht von der Richtigkeit überzeugen — läßt sich nicht wohl bezweifeln, daß durch schwache Perkussion die relative Herzdämpfung ebenso gut und in der gleichen Form und Ausdehnung bestimmt werden kann wie durch stärkere Perkussion. Daß tatsächlich nicht die Stärke oder Schwäche des Perkussionsschlages, das Laut oder Leise des Perkussionsschalles, das Entscheidende für die Bestimmung der Herzdämpfung ist, wird bestätigt durch die Vorschriften, die aus der täglichen Erfahrung heraus von geübten Untersuchern gegeben worden sind, und nicht die Stärke oder Lautheit der Perkussion betreffen. Gendrin riet, in den Zwischenrippenräumen und nicht auf den (leichter in toto schwingenden) Rippen zu perkutieren, Wintrich empfahl die Kantenstellung des Plessimeters, manche Anhänger der Finger-Finger-Perkussion die Fingerspitzenstellung des Plessimeterfingers.

Heute wissen wir durch die Untersuchungen von R. Geigel, daß allen diesen Vorschriften ein gemeinsames Prinzip zugrunde liegt, sie alle zielen unbewußt auf die Erzeugung von diskontinuierlichen Schwingungen, die, wie früher ausgeführt worden ist, für Grenzbestimmungen unerläßliche Bedingung sind, zielen auf kleine Stoßfläche, kurze Stoßzeit. Bei sonst richtiger Technik kann dies Ziel bei schwacher oder auch stärkerer Perkussion erreicht werden, wir verstehen deshalb, daß beide Perkussionsarten empfohlen worden sind. In welcher Weise das Herz den Schall der überlagernden Lunge beeinflusst — Hemmung der

Schwingungen des Lungengewebes durch die angrenzende weniger schwingungsfähige Masse des Herzens, Verkleinerung des schwingenden Lungenteiles — ist im allgemeinen Teile dargelegt worden. Eine Kritik der soeben angeführten Meinungen von Piorry, Conradi, Weber usw. kann deshalb hier unterbleiben. Die Ansicht, daß nur eine stärkere Perkussion genügende Tiefenwirkung habe, wird durch die Tatsache widerlegt, daß die relative Herzdämpfung auch durch schwache Perkussion richtig bestimmt werden kann. Überschreitet die Dicke der überlagernden Lungenschicht ein gewisses Maß (nach Weil etwa 4 cm), so gelingt es auch starker Perkussion nicht, Schallunterschiede herauszuholen, die sicher diagnostische Schlüsse zuließen. Doch liegt das wohl nicht daran, daß die Stoßwirkung der Perkussion nicht tief genug dringt, sondern es scheinen, sobald dickere Lungenschichten in Schwingungen versetzt werden, Größenunterschiede der betreffenden Lungenteile keine charakteristischen Schallunterschiede mehr zu liefern. Aus welchen physikalischen Gründen, soll dahingestellt bleiben. Daß die Stärke der Perkussion dafür nicht verantwortlich gemacht werden kann, zeigen die Versuche von Moritz, die auch bei leichtester Perkussion der vorderen Brustwand eine Erschütterung der hinteren Lungenteile mit Hilfe der empfindlichen Flamme erkennen ließen. Auch an Skodas Bemerkung, daß es unmöglich sei, wenn man aus dem Kadaver herausgenommene Lungenpartien perkutiere, aus dem verschieden vollen Schalle annäherungsweise die Größe der Lunge zu bestimmen, darf hier erinnert werden.

Einer besonderen Besprechung bedarf die Schwellenwertperkussion. Ewald hatte 1875 leiseste Perkussion zur Bestimmung des Lungenrandes, speziell des rechts vorn unten an die Leber grenzenden Randes empfohlen, Turban vertrat 1904 die Ansicht, „daß es mit der allerleisesten Perkussion, die so leise ist wie nur irgend möglich, um noch für den Untersuchenden wahrnehmbar zu sein, in der Regel gelingt, die wahren Herzgrenzen nach rechts und nach links festzustellen.“ Diese Ansicht wurde von Goldscheider bestätigt und zur Grundlage einer besonderen Perkussionsmethode, der Schwellenwertperkussion, gemacht. Die Schwellenwertperkussion geht von der Voraussetzung aus, es sei leichter nichts von etwas als etwas von etwas mehr oder weniger zu unterscheiden. Für die Bestimmung der absoluten Herzdämpfung könnte man sich wohl vorstellen, daß eine Perkussionsstärke nicht zu schwer zu treffen sein wird, bei der man über dem äußersten Lungenrande noch etwas, über dem Herzen nichts mehr hört und daß diese Schwelle vom Etwas zum Nichts besonders sinnfällig sei. Das Perkussionsergebnis würde hier den tatsächlichen anatomischen Verhältnissen entsprechen, d. h. die Grenze angegeben, wo noch etwas Lunge und nichts mehr von Lunge ist. Die Schwellenwertperkussion hätte hier also einen bestechenden Schein der Exaktheit. Goldscheider benutzt aber die Schwellenwertmethode zur Bestimmung der relativen Herzdämpfung. Dabei muß natürlich eine andere Stärke der Perkussion angewandt werden als bei der absoluten Dämpfung. Welche Stärke, das ergibt sich aus der theoretischen Begründung, die Goldscheider für die Schwellenwertperkussion aufstellt. Er nimmt an, „daß die eben merkliche Schallwahrnehmung welche man bei der leisesten Perkussion des Thorax hat, durch das Mitschwingen der Lunge in ihrer ganzen der Perkussionsstelle entsprechenden Tiefe bedingt ist, so daß also Dämpfung entstehen muß, sobald der Tiefendurchmesser sich infolge der Einlagerung des Herzens zu verkürzen beginnt.“ Die schwächste Perkussion, die eben noch einen Gehörseindruck hervorruft, ist also danach die richtige Stärke. Der Gehörseindruck verschwindet in dem Moment, wo der Tiefendurchmesser durch die Einlagerung des Herzens verkürzt wird. Von maßgebendem Einfluß für den Perkussionsschall ist, so müssen wir hieraus schließen, der Tiefendurchmesser der Lunge an der Perkussionsstelle. Das ist eine neue Lehre, die Goldscheider durch folgendes Raisonnement wahrscheinlich zu machen versucht. Bei der ganz leisen Perkussion soll die transversale Ausbreitung eine sehr geringe sein und es soll die axiale Ausbreitung in die Tiefe bei weitem die transversale überwiegen. Um den Vorzug der axialen Projektion richtig auszunutzen, muß man genau die Perkussionsrichtung festhalten, und zwar soll diese mathematisch eine sagittale Richtung sein. Sobald der von der vorderen zur hinteren Brustwand geschickte Perkussionsstrahl durch das Herz aufgefangen wird, wird die Lunge nicht mehr in ihrer ganzen Tiefe erschüttert und es tritt eine so starke Schallabschwächung ein, daß der vorher noch gerade hörbare Perkussionsschall ganz ausgelöscht wird. Nun hat ja schon Zamminer betont, daß die Richtung der Stoßwellen vorwiegend in der Richtung des erregenden Stoßes liegen werde. Daß aber die Stoßwellen eine so weithegende „axiale Projektion" bewahren, wie sie gefordert werden muß, um Goldscheiders Theorie von der Schwellenwertperkussion annehmbar zu machen, das ist zwar von Goldscheider angenommen, aber bis jetzt nicht bewiesen worden. Auch daß sich die Perkussionserschütterung gerade bei leisester Perkussion relativ mehr in axialer als transversaler Richtung ausbreite, ist bis auf weiteres eine Hypothese. Damit sind die Einwände gegen die Schwellenwertperkussion aber nicht erschöpft. Es ist aus der Physiologie bekannt, daß der Organismus auf Schwellenreize, wie sie oben bei der Schwellenwertperkussion als besonders günstig gepriesen werden, sehr ungleichmäßig reagiert — man denke nur an den wechselnden Effekt von Schwellenreizen auf die Herztätigkeit (Trendelenburg, Arch. f. Anat. u. Physiol., physiol. Abt. 1903, S. 303). — Auch das Weber-Fechnersche Gesetz, nach dem die eben merkliche Zunahme einer Empfindung durch eine um so geringere Reizsteigerung hervorgerufen wird, je geringer der bestehende Reiz ist, hat nur innerhalb bestimmter mittlerer Intensitätslagen eine annähernde Gültigkeit und kann deshalb als Stütze für die Schwellenwertperkussion nicht herangezogen werden. Ferner darf nicht vergessen werden, daß bei nicht allerleisester Perkussion die Änderung des Perkussionsschalles sicher keine einfach quantitative, sondern eine zusammengesetzte qualitative (Stärke, Höhe, Dauer) ist. Auch wenn keine bewußte Differenzierung der einzelnen Komponenten erfolgt, so wird doch der Gesamteindruck eindringlicher sein und zugleich reicher an Unterscheidungsmerkmalen. Die lebensvolle tägliche Übung gibt diesen Einwänden recht und hat durchweg die Schwellenwertperkussion nicht angenommen. Der Wert der Schwellenperkussion besteht vor allem in der Betonung der Tatsache, daß verhältnismäßig leise Perkussion auch tiefergelegene Veränderungen aufdecken kann; sie hat dadurch der zu starken Perkussion entgegengewirkt die wegen der damit verbundenen Vergrößerung der Stoßfläche und Verlängerung der Stoßzeit für Grenzbestimmungen ungeeignet ist. Für die Perkussion der relativen Dämpfung wird jedoch aus den genannten Gründen die eigentliche Schwellenwertperkussion von den meisten Untersuchern abgelehnt (Moritz, Dietlen, Aravantinos, Sahli).

Orthoperkussion. Eine wichtige Rolle für die Technik der Perkussion ist die Vorschrift, senkrecht zur perkutierten Fläche zu klopfen (Laennec, Piorry). Seitz hat experimentell die Wichtigkeit dieser Regel dargetan, indem er ein Stück lufthaltiger, tympanitisch klingender Lunge und ein Stück Leber mit glatter Fläche aneinander legte; perkutierte er die Leber senkrecht zur Berührungsfläche, so verschwand der letzte Rest von Lungenschall bei einer Dicke des Leberstückes von 8—10 cm, perkutierte er die Leber parallel zur Berührungsfläche, so verschwand der Lungenschall schon in einem Abstande von 2,5 cm. Die Fortleitung der Stoßwellen des Perkussionsschlages erfolgt also wohl vorwiegend in der Richtung des Stoßes, wie dies auch Zamminer angenommen hat. Nach Versuchen von Moritz und Goldscheider gilt das aber nicht nur für feste, wenig schwingungsfähige Körper, sondern auch in der Luft scheint die Richtung des Stoßes nicht ganz gleichgültig zu sein.

Die Richtung des Perkussionsschlages, das lehren die täglichen Erfahrungen und die erwähnten Versuche, ist jedenfalls nicht ohne Bedeutung und erfordert sorgfältige Beachtung. Die alte Regel, senkrecht zur Körperoberfläche zu klopfen, ist nun neuerdings von Goldscheider angegriffen worden. Er fordert, daß die Herzsilhouette durch sagittal gerichtete Perkussionsstöße (Orthoperkussion) auf die Vorderwand der Brust projiziert werde, genau so, wie der sagittal gerichtete Röntgenstrahl bei der Orthodiagraphie die Umrisse des Herzens auf die Platte wirft. Bei der rechten Herzgrenze geschieht dies ja seit Beginn der Perkussion, für die linke Herzgrenze ist die Forderung neu. Ist das linke Herz stark verbreitert oder der Brustkorb sehr schmal, so ist es einmal nicht möglich, an der abschüssigen Seitenwand in sagittaler Richtung den Perkussionsstoß zu dirigieren, ferner wird die anfangs in transversaler Richtung beanspruchte Schwingungsfähigkeit der Brustwand immer mehr in die longitudinale Richtung umschlagen und dadurch komplizierende Schalländerungen hervorgerufen werden. Schließlich und vor allem: Die Vergrößerungen des linken Herzens machen sich weniger an der Vorderfläche als an der Seitenfläche und Rückseite des Herzens geltend. Es interessiert uns nun, die Ausdehnung des Herzens nicht nur in der frontalen, sondern vor allem in der sagittalen Richtung kennen zu lernen; das ist durch eine in derselben Richtung, d. h. sagittal wirkende Perkussion nicht oder nur unvollkommen möglich. Die Orthoperkussion strebt ein Bild an, das sich mit dem vom Röntgenstrahl gelieferten Orthodiagramm deckt. Vom klinischen Standpunkte aus ist aber gerade die nicht erschöpfende Darstellung linksseitiger Herzvergrößerungen ein Nachteil der Orthodiagraphie, der durch die bisher geübte Art der Perkussion in glücklicher Weise ausgeglichen wird. Uns liegt nicht so sehr an einem Schatten riß, sondern an einer körperlichen Projektion des Herzens. Die Orthoperkussion hat sich daher ebensowenig wie die Schwellenwertperkussion allgemein einzubürgern vermocht.

Methodik der Herzperkussion.

Nachdem rechts vorn die untere Lungengrenze bestimmt und nach links durchgezogen ist, geht man an die Bestimmung der Herzgrenzen. Ob man zuerst die relative oder die absolute Dämpfung ermittelt, ist gleichgültig. Man kann bei der Perkussion vom Herzen zur Lunge oder von der Lunge zum Herzen vorgehen. Potain empfiehlt, die relative Dämpfung von der Lunge zum Herzen, konzentrisch, die absolute Dämpfung vom Herzen zur Lunge, exzentrisch, zu perkutieren. Östreich und Barié schließen sich dieser Empfehlung an. Seitz hat die Frage im Experiment an dem obenerwähnten Lungenleberpräparat geprüft; perkutierte er parallel zur Berührungsfläche zu dieser hin, so zeigte der Leberschall schon $2^1/_2$ cm vor der Berührungsfläche den Einfluß des Lungenschalles, während bei der Perkussion der Lunge deren Schall nur ganz nahe an der Grenzlinie eine Abschwächung erkennen ließ. Östreich fand an der Leiche, daß die absolute Herzdämpfung bei der Perkussion vom Herzen zur Lunge genauer bestimmt werden konnte. Aravantinos empfiehlt ebenfalls wie F. Kraus die absolute Herzdämpfung exzentrisch, die relative konzentrisch zu perkutieren. Bei schwierigen Grenzbestimmungen habe ich es zweckmäßig gefunden, abwechselnd konzentrisch und exzentrisch vorzugehen und so von beiden Seiten die zweifelhafte Grenzzone immer mehr einzuengen, ein Verfahren, das nicht nur bei der Perkussion des Herzens, sondern bei der Perkussion aller Organgrenzen empfohlen werden darf. Sehr wichtig ist es, stets in bequemer Stellung und Handhaltung die Perkussion vorzunehmen; die linken Herzgrenzen werden am besten von der rechten Seite des Kranken, die rechten Grenzen von der linken Seite des Kranken perkutiert. Man scheue die kleine Mühe nicht, zu diesem Zwecke um das Bett herumzugehen. Schon Laennec stellte sich zur Untersuchung der Kranken bald auf deren rechte, bald auf die linke Seite, wie Piorry erzählt. Am besten markiert man jeden durch die Perkussion bestimmten Punkt als solchen und verbindet dann die einzelnen Punkte. Der Patient kann bei der Untersuchung stehen oder liegen. Bequemer für den Arzt ist die Perkussion des Herzens am liegenden Kranken und zwar in der Rückenlage; sie wird von den meisten Autoren vorgezogen. Die Bestimmung der Herzgrenzen bei vorgebeugter Haltung des Kranken — Drescher, Niemeyer, Seitz, Gumprecht, von Criegern — hat nie Beifall gefunden. Die im Stehen gefundene Herzdämpfung kann sich mit der im Liegen ermittelten decken, in manchen Fällen wird jedoch im Stehen eine schmalere Herzfigur erhalten, und zwar dann, wenn das Zwerchfell erheblich tiefer tritt und dadurch das Herz eine steilere Stellung erhält. Eine genauere Kenntnis dieser Verhältnisse haben wir durch die Röntgenstrahlen erhalten, wir werden deshalb bei der Besprechung der Röntgenuntersuchung des Herzens noch auf diese Frage zurückkommen müssen. Nur ausnahmsweise wird man die Herzdämpfung in Seitenlage des Kranken bestimmen. Absolute und relative Dämpfung rücken bei linker Seitenlage mehr oder weniger nach links, bei rechter Seitenlage nach rechts, doch sind der Verschiebung der rechten Herzgrenze engere Grenzen gesetzt, weil der rechte Vorhof durch die untere Hohlvene und ihre Äste aufs engste mit dem Zwerchfell und der Leber verbunden ist. Von wesentlichem Einfluß auf die Lage und Form der Herzdämpfung ist die Atmung. Bei tiefer Einatmung wird die relative Dämpfung schmaler und länger, auch die absolute tritt tiefer und wird durch die Verschiebung des Lungenrandes wesentlich eingeengt; diese letzte Erscheinung ist in Fig. 64 durch den gestrichelten Bezirk dargestellt. Bei tiefer Ausatmung kommt das Herz durch die Hebung des Zwerchfells in eine mehr liegende Position, die obere Grenze rückt aufwärts, die linke Grenze auswärts; nach oben und links können dabei die Grenzen der normalen Ausdehnung überschritten werden. Dauernder Zwerchfellhochstand kann deshalb eine Herzvergrößerung vortäuschen, die Diagnose einer Herzvergrößerung darf darum immer nur unter sorgfältiger Berücksichtigung des Zwerchfellstandes gestellt werden. Die gewöhnliche oberflächliche Atmung führt dagegen zu keinen perkussorisch nachweisbaren Verschiebungen der Herzdämpfung, sie wird deshalb allgemein, soweit möglich, für die Bestimmung der Herzgrenzen vorgeschrieben. Zumal im Liegen sind die Atemexkursionen gering; da außerdem im Liegen durch die Entspannung der Bauchdecken und die Ausschaltung der im Stehen wirkenden Zug- und Druckkräfte ein möglichst vollkommener Druckausgleich zwischen Brust- und Bauchhöhle stattfindet und infolgedessen das Zwerchfell in eine mittlere Stellung tritt, so bietet alles in allem für die Herzperkussion die ungezwungene Rückenlage des Kranken bei ruhiger Atmung die günstigsten Bedingungen. Nur ganz vereinzelt wird empfohlen, nicht die oberflächliche Atmung, sondern bestimmte Atmungsphasen bei der Herzperkussion zu befolgen, so bestimmt Conradi die relative Dämpfung in der Exspiration, um die überlagernde Lungenschicht möglichst gering zu machen, Goldscheider zieht für die Bestimmung der rechten Herzgrenze in deren oberem Teil tiefe Exspirationsstellung, in dem unteren Teil tiefe Inspirationsstellung, für die Bestimmung der linken Herzgrenze mittlere Atmungsstellung vor, doch soll darauf eine Bestimmung in tiefer Inspirationsstellung folgen. Diese komplizierten Vorschriften Goldscheiders haben sich bis jetzt keine Anerkennung erworben, vielmehr ist mit Recht darauf hingewiesen worden, daß die Bestimmung der Herzgrenzen in verschiedenen Lagen des Organes theoretisch anfechtbar und daß die Verarbeitung der unter verschiedenen Bedingungen gewonnenen Resultate zu einem einheitlichen Bilde praktisch zum mindesten recht schwierig ist (Curschmann und Schlayer).

Bei Frauen können stark entwickelte Brüste die Herzperkussion erschweren. In solchen Fällen ist es zweckmäßig, den linken Arm über den Kopf legen zu lassen; es gelingt dann immer ohne Assistenz und ohne daß die Kranke selbst die Brust hält, die Perkussion durchzuführen. Die Verschiebung der mit dem Blaustift aufgezeichneten Grenzen beim Niederlegen des Armes muß in den Kauf genommen werden, sie wird ja auch nicht vermieden, wenn man die Brust heben läßt oder seitlich verschiebt. Man soll deshalb die gefundene Grenze immer erst aufzeichnen, nachdem die Weichteile in ihre alte Lage zurückgekehrt sind.

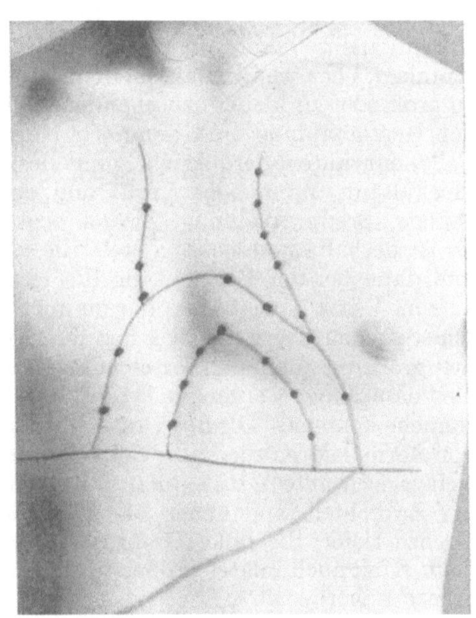

Fig. 103. Dämpfung des Herzens und des Gefäßstammes.

Die Herzdämpfung geht nach oben in die Dämpfung der großen Gefäßstämme (Fig. 103) über, die das Brustbein selbst und zu beiden Seiten einen etwa querfingerbreiten Streifen einnimmt und sich bis zum Schlüsselbein verfolgen läßt. Die Abgrenzung dieser Dämpfung gelingt am besten, wenn man in den Zwischenrippenräumen von den Seiten zum Sternum fortschreitend perkutiert und zwar, wie beim Herzen, die linke Grenze von der rechten Seite, die rechte Grenze von der linken Seite des Kranken. Die Technik sei dieselbe wie bei der Herzperkussion. Fingerspitzenstellung des Plessimeterfingers, kurze, federnde Perkussion (siehe Fig. 41). Die Abgrenzung der großen Gefäße geht auf Piorry zurück, dessen auch die größeren Gefäßverzweigungen erfassenden Befunde aber sicher nicht stichhaltig sind. Andererseits können wir auch den Autoren nicht recht geben, die die Perkussion der großen Gefäße ganz verwerfen (Conradi, Friedreich, Gerhardt). Der zu beiden Seiten des Brustbeines laufende Dämpfungsstreifen ist sicher vorhanden, es fragt sich nur, wie weit er den großen Gefäßen entspricht. Nach unserer Erfahrung werden die der vorderen Brustwand naheliegenden Gefäßteile in der Regel durch die Perkussion richtig umgrenzt, während sich tieferliegende Teile einer sicheren Erkennung entziehen. Erweiterungen der Aorta ascendens (Aneurysmen) und der Pulmonalis (offener Ductus Botalli) lassen sich sehr wohl durch die Perkussion nachweisen und das sollte genügen, um stets die Abgrenzung des sog. Gefäßstammes vorzunehmen. Dagegen darf man nicht erwarten, Erweiterungen, selbst große Aneurysmen des hinteren Aortenbogens und der Aorta descendens zu finden. Für deren Erkennung sind die Röntgenstrahlen unentbehrlich.

Grenzen und Maße der Herzdämpfung.

Die relative Dämpfung trifft beim gesunden Erwachsenen die rechte untere Lungengrenze etwa in der Parasternallinie, zieht von hier in flachem Bogen zum Ansatz der linken 3. Rippe am Brustbein und dann weiter bogenförmig zur Gegend des Herzstoßes. Die absolute Dämpfung trifft die Verlängerung der rechten unteren Lungengrenze in der Medianlinie, zieht von hier in flachem Bogen etwa zum Sternalwinkel des 4. Zwischenrippenraumes und dann weiter bogenförmig nach links unten, wo sie 1—2 querfingerbreit innerhalb des Herzstoßes endigt. Die Maße umfassen bei einem breiten Brustkorb natürlich eine größere Fläche als bei einem schmalen, es wird deshalb empfohlen, neben diesen relativen Maßen oder sogar statt dieser Maße absolute Maße anzugeben. Als solche gelten für die größte seitliche Ausdehnung der relativen Dämpfung von der Medianlinie aus gemessen rechts 3,5—4,5 cm, links 7,5—8,5 cm, die ganze Breite der Dämpfung beträgt demnach 11—13 cm. Bedenken wir aber, daß die Größe des Herzens in einem bestimmten Verhältnis zur Körpergröße und damit auch zum Umfang des Brustkorbes steht, so sagen uns die absoluten Zahlen allein, ohne Angaben über Größe, Gewicht und Brustkorbform des Kranken, eher weniger als mehr darüber, ob die Herzdämpfung als regelrecht, zu groß oder zu klein anzusehen ist. Die soeben angegebenen Größen und Maße der Herzdämpfung sind demnach Durchschnittswerte, die in jedem einzelnen Falle nur unter Berücksichtigung des Gesamtstatus (Alter, Größe, Gewicht, Muskulatur, Mann oder Frau) und der Brustkorbverhältnisse im besonderen (Länge, Breite, Wölbung, Zwerchfellstand) zu sicheren Schlüssen berechtigen. Es ist deshalb zweckmäßig, stets die Grenzen mit dem Blaustift aufzuzeichnen und dann bei der Betrachtung die Herzfigur als Teil des Gesamtbildes aufzufassen. Wir können es uns darum auch versagen, näher auf die geringen Unterschiede einzugehen, die zwischen den Angaben der einzelnen Forscher bestehen; die größeren Meinungsverschiedenheiten über die Ausdehnung der relativen Herzdämpfung werden bei der Darstellung der Röntgenuntersuchung zur Sprache kommen. Die oben angegebenen Grenzen gelten für gesunde Erwachsene von normalem Körperbau. Bei Kindern liegt die obere Grenze höher, die linke weiter nach außen, da einmal das kindliche Herz relativ größer, und außerdem der Zwerchfellstand höher ist. Umgekehrt rückt in höherem Alter die obere Grenze tiefer, die linke Grenze mehr nach innen; die absolute Dämpfung ist beim Kind auch relativ größer, d. h. ihre Grenze liegt der relativen Dämpfungsgrenze näher.

Die Verschieblichkeit der Herzgrenzen

ist eine Erscheinung, die bei der Atmung und bei Lagewechsel hervortritt. Bei tiefer Einatmung rückt nach C. Gerhardt die obere Grenze der absoluten Dämpfung durchschnittlich $2^1/_3$ cm nach unten, die linke Grenze 2 cm nach rechts. Weil gibt für beide Verschiebungen 2—3 cm an. Die relative Dämpfung zeigt eine Änderung ihrer Grenzen in demselben Sinne. In linker Seitenlage fand C. Gerhardt die obere Grenze der absoluten Dämpfung um $1^1/_2$ cm höher, die linke um $3^1/_2$ cm weiter nach links; in rechter Seitenlage die obere Grenze um $1^1/_2$ cm tiefer, die linke Grenze um 2 cm weiter rechts, und rechts vom Sternum zwischen dem 4. bis 6. Rippenknorpel eine bis zur Parasternallinie reichende Dämpfung. Bemerkenswert ist, daß nach Weil eine stärkere Verschieblichkeit beobachtet wird, wenn die Herzdämpfung größer ist, also z. B. bei Herzerweiterungen und ähnlichen Fällen. Deutliche konstante Unterschiede der Dämpfungsgrenzen im Stehen und Liegen lassen sich nicht nachweisen. Mangelnde Verschieblichkeit spricht für Verwachsungen. Betrachten wir nun

die krankhaften Veränderungen der Herzdämpfung

so finden wir Verlagerungen, Verkleinerungen und Vergrößerungen.

Verlagerungen der Herzdämpfung.

Wenn wir von der Dextrokardie beim Situs inversus absehen, so kommen alle Verlagerungen durch krankhafte Vorgänge in der Umgebung des Herzens zustande. Es ist ohne weiteres verständlich und in anderem Zusammenhange schon darauf hingewiesen worden, daß der Zwerchfellstand von wesentlichem Einfluß auf die Lage der Herzdämpfung ist. Alle Prozesse, die das Zwerchfell in die Höhe treten lassen (Meteorismus, Aszites, Schwangerschaft, Geschwülste, Phrenikuslähmung) führen dazu, daß auch die Herzdämpfungen höher rücken, bei allgemeinem Hochstand des Zwerchfelles verbindet sich damit eine Verbreiterung der Dämpfungen nach links, da das Herz in eine mehr liegende Stellung

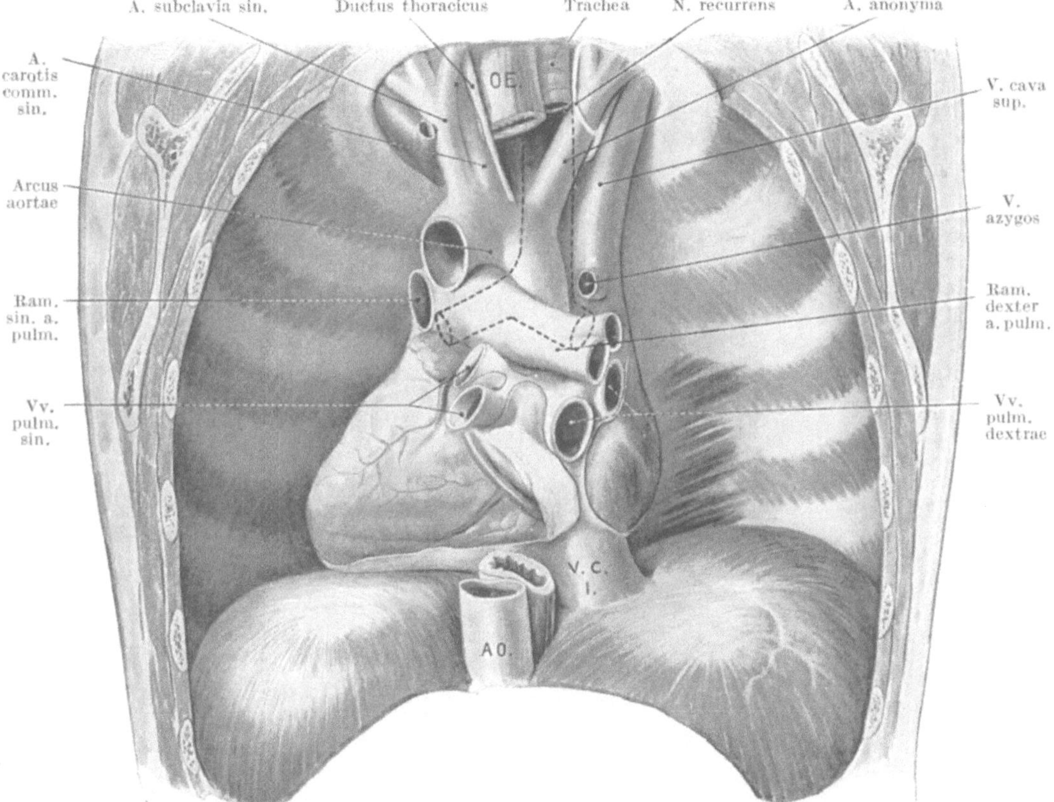

Fig. 104. Herz und große Gefäßstämme in situ von hinten gesehen. Trachea und große Bronchien punktiert. Der Ösophagus und die Aorta descendens sind entfernt worden. Oe Ösophagus; AO Aorta; V. C. J. Vena cava inf. (nach Corning).

tritt. Bei Zwerchfelltiefstand durch Emphysem, Asthma oder als Teilerscheinung allgemeiner Ptose, rücken umgekehrt die Herzgrenzen nach unten und innen. Sehr starke Verlagerungen kommen durch Brustkorbdeformitäten zustande. Ferner ist der Pleuraergüsse zu gedenken, die die Herzdämpfung mehr oder weniger stark nach der gesunden Seite drängen; Ergüsse der linken Seite führen zu stärkeren Verdrängungserscheinungen als solche der rechten Seite. Zum Teil beruht dies darauf, daß das Herz vorwiegend in der linken Brusthälfte liegt. Das kann aber allein die zur Beobachtung kommenden ganz unwahrscheinlichen Verlagerungen nach rechts nicht erklären, denn das Herz ist am Zwerchfell durch den sehr kurzen Stiel der unteren Hohlvene und oben durch die Aortenwurzel so festgelegt, daß eine einfache seitliche Verschiebung des Organes in stärkerem Maße unmöglich ist. Ein Blick auf Fig. 104 wird davon überzeugen. Verschiebungen des Herzens in toto müssen also mit dem Mündungsteil der unteren Hohlvene und der Aortenwurzel als festen Punkten rechnen. Legen wir durch diese beiden Punkte eine Achse, so hängt das Herz daran wie eine Windfahne an ihrer Stange. Ein stark raumbeengender Prozeß der linken Seite, z. B. ein Pneumothorax oder ein Exsudat, drehen denn auch tatsächlich das Herz um diese Achse wie eine Windfahne nach rechts (sog. Pendelbewegung,

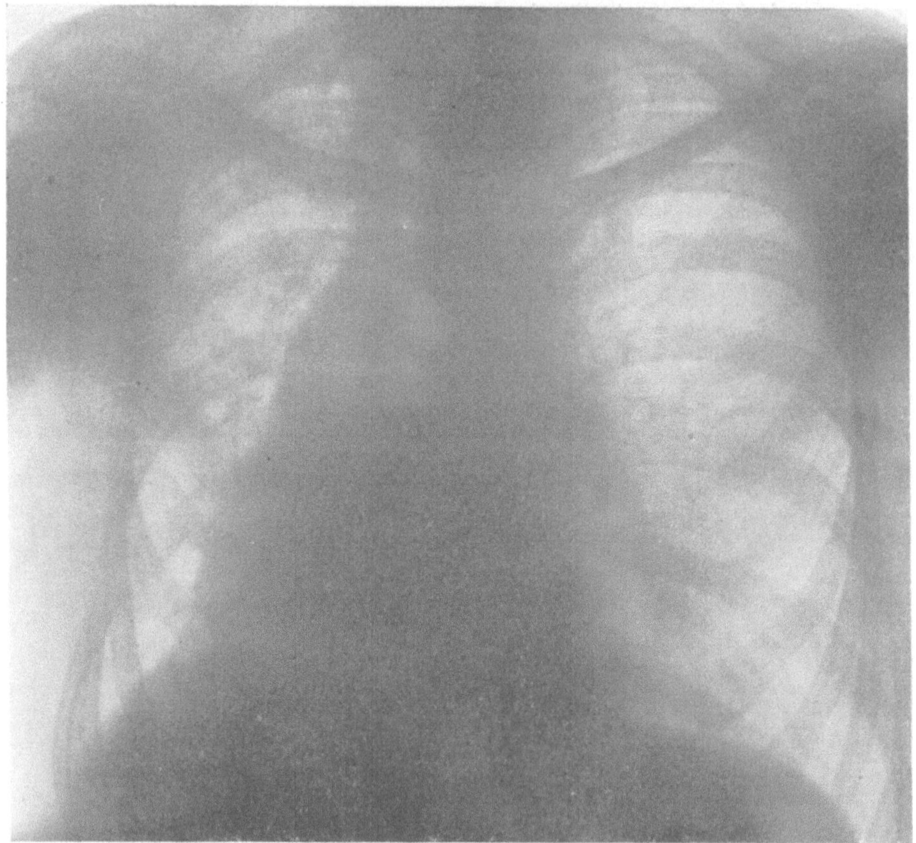

Fig. 105. Verlagerung des Herzens nach rechts durch Verwachsungen.

Ferber). Man betrachte daraufhin Fig. 85; der Herzschatten zeigt da eine weit nach rechts vorspringende, hoch über der Zwerchfellkuppel liegende Spitze, die der tatsächlichen Herzspitze entspricht; der Herzstoß war an entsprechender Stelle in der rechten Seite fühlbar, die Auskultation ergab daselbst den üblichen Rhythmus der Herzspitzentöne. Aber auch bei der Rückbildung von Ergüssen können durch Schwartenbildung erhebliche Verlagerungen hervorgerufen werden, das Herz wird dabei in die erkrankte Seite hineingezogen. Auch dabei kann es zu der soeben beschriebenen Windfahnenbewegung kommen, wie ein von mir beobachteter Fall beweist. Der Patient hatte eine rechtsseitige Schwarte, die aber nur eine geringe Einziehung der betreffenden Brustseite bewirkte.

Infolgedessen mußte an einen Situs inversus gedacht werden, als die Untersuchung ergab, daß die Herzdämpfung an der üblichen Stelle völlig fehlte und statt dessen in der rechten vorderen Achsellinie ein deutlicher Herzstoß mit einem lauten ersten und leisen zweiten Ton nachweisbar war (Fig. 105). Das normale Elektrokardiogramm zeigte aber, daß kein Situs inversus, sondern eine Verlagerung vorlag.

Verkleinerung der Herzdämpfung

finden wir einmal, wenn das Herz selbst kleiner als normal ist. In den meisten Fällen handelt es sich um die Teilerscheinung einer allgemeinen Organhypoplasie, wie sie dem Habitus asthenicus zukommt. Der gleichzeitig vorhandene Tiefstand des Zwerchfells bewirkt, daß das Herz hängt und dem Zwerchfell nur mit einer kleinen Fläche aufliegt. In der Herzdämpfung drückt sich das dadurch aus, daß besonders die linke Grenze einwärts rückt, das Herz ist mittelständig. Wie das Herz, so haben auch die großen Gefäße einen kleineren Umfang, die Dämpfung des Gefäßstammes wird auffallend schmal. Nicht selten begegnet man aber auch bei breitgebauten Leuten einem kleinen Herzen.

Ein Herz von regelrechter Größe gibt eine zu kleine absolute und relative Dämpfung, wenn es in stärkerem Maße von Lunge überlagert ist, also beim Emphysem und Asthma. Für die absolute Dämpfung ist das ohne weiteres verständlich. Die relative Dämpfung wird häufig in solchen Fällen deshalb zu klein gefunden, weil durch die vergrößerte Lunge das Herz weiter von der Brustwand abgedrängt wird; eine deutliche Dämpfung des Herzens, die ja von der Dicke der überlagernden Lunge mit abhängt, tritt infolgedessen später auf als in der Norm, die Herzdämpfung wird kleiner. Sehr erhebliche Verkleinerungen, ja völlige Aufhebung der Herzdämpfung können ferner durch Luftüberlagerung zu stande kommen, z. B. beim Pneumothorax, besonders der linken Seite, Pneumoperikard und mediastinalen Emphysem. Häufig verhindert der laute klanghaltige Schall einer großen Magenblase, daß die Herzdämpfung in dem ihr zukommenden Umfange erfaßt wird, die relative Dämpfung fällt dann zu klein aus, die absolute ist hin und wieder überhaupt nicht deutlich nachweisbar.

Vergrößerung der Herzdämpfung
bei regelrechter Größe des Herzens

wird beobachtet, wenn die Überlagerung des Herzens durch Lunge geringer ist als in der Norm, sei es, daß der Luftgehalt vermindert ist (Atelektase), sei es, daß sich die Lungenränder zurückgezogen haben (Lungenschrumpfungen, pleuritische Verwachsungen). Auch Infiltrationen der dem Herzen anliegenden Lungenteile können eine Vergrößerung der Herzdämpfung vortäuschen oder auch wohl die sichere Abgrenzung der Herzdämpfung unmöglich machen. Je nach der besonderen Lage der Verhältnisse werden nur die absolute oder die relative Herzdämpfung oder auch beide beteiligt sein.

Besonders starke Vergrößerungen der Herzdämpfung können durch Flüssigkeitsergüsse im Herzbeutel hervorgerufen werden. Die dadurch erzeugten Dämpfungsfiguren haben ihre Besonderheiten, auf die näher eingegangen werden muß. Findet im Verlauf einer Perikarditis eine Ausschwitzung in den Herzbeutel statt, so wird sich — eine gleichmäßige Dehnbarkeit des Herzbeutels selbst vorausgesetzt — der Erguß zunächst und vor allem dorthin ausbreiten, wo die Nachbarteile den geringsten Widerstand leisten, d. h. seitlich gegen die nachgiebigen Lungen und nach oben gegen das lockere Gewebe des Mediastinums. Dementsprechend wird eine geringere Verbreiterung der Dämpfung nach rechts und rechts oben, eine stärkere nach links und links oben und ein

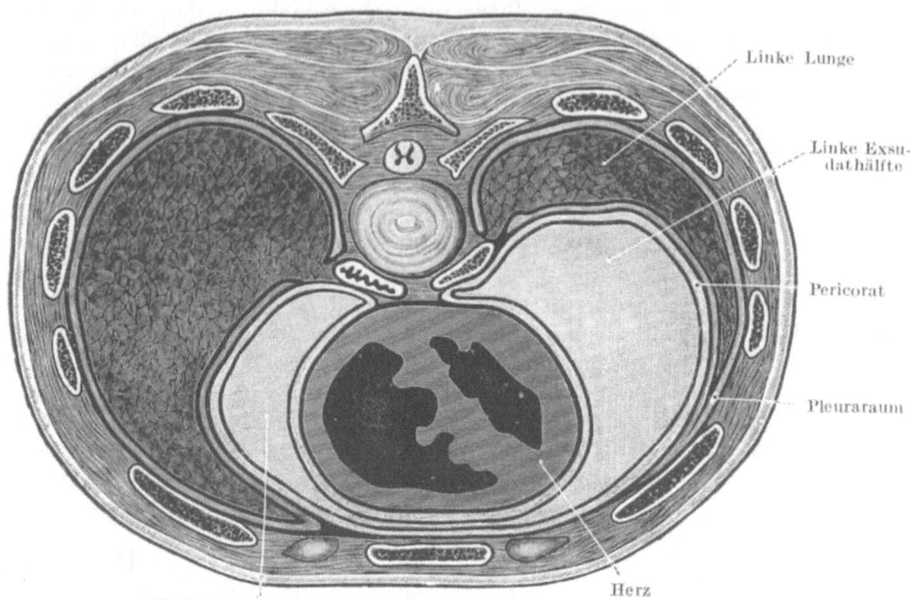

Fig. 106. Frontalschnitt bei einem großen Herzbeutelexsudat (halbschematisch), der den linksseitigen Zwerchfelltiefstand, die Lage des Herzens und der Herzspitze und ihre räumlichen Beziehungen zur rechten und linken Exsudathälfte zeigt (nach H. Curschmann).

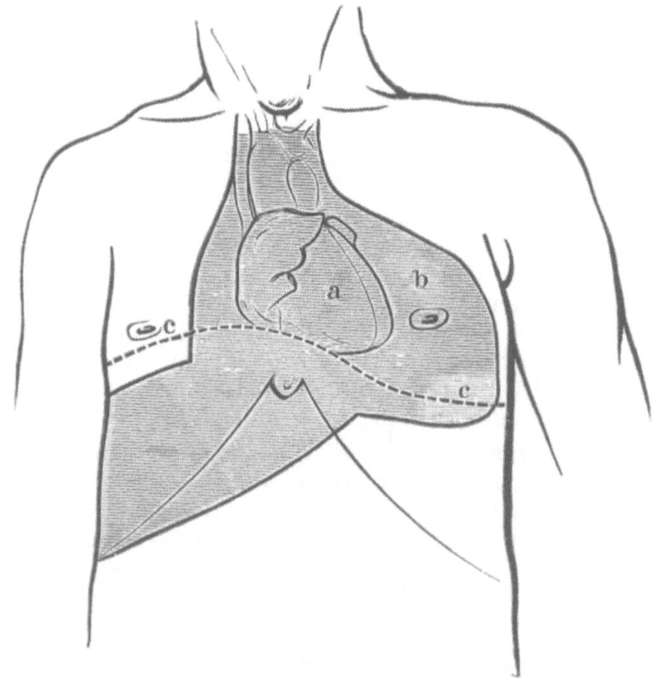

Fig. 107. Querschnitt bei einem großen Herzbeutelexsudat (nach H. Curschmann).

schornsteinförmiger zur Fossa jugularis ansteigender Aufsatz gefunden. Das Zwerchfell leistet schon größeren Widerstand, besonders in seiner rechten Hälfte, die durch die Leber gestützt wird, während die linke Hälfte, unter der die nachgiebige Magenblase liegt, leichter eindrückbar ist. Größere Herzbeutelergüsse dehnen sich infolgedessen besonders auch nach links unten aus und bilden dort eine Schicht unterhalb des Herzens (Fig. 106).

Die nebenstehende Figur gibt eine gute Vorstellung dieser Verhältnisse. Zuweilen ist die Hinabdrängung des Zwerchfells auch an einer Vorwölbung des Epigastriums erkennbar. Ein festes Hindernis dagegen stellen hinten die Wirbelsäule und vorn die knöchernen Teile des Brustkorbes der Ausdehnung des Ergusses entgegen. Hier wird das Verhältnis des Herzens zu seiner Umgebung deshalb nicht geändert und selbst bei erheblichen Flüssigkeitsansammlungen pflegt das Herz der vorderen Brustwand noch anzuliegen, so daß man häufig

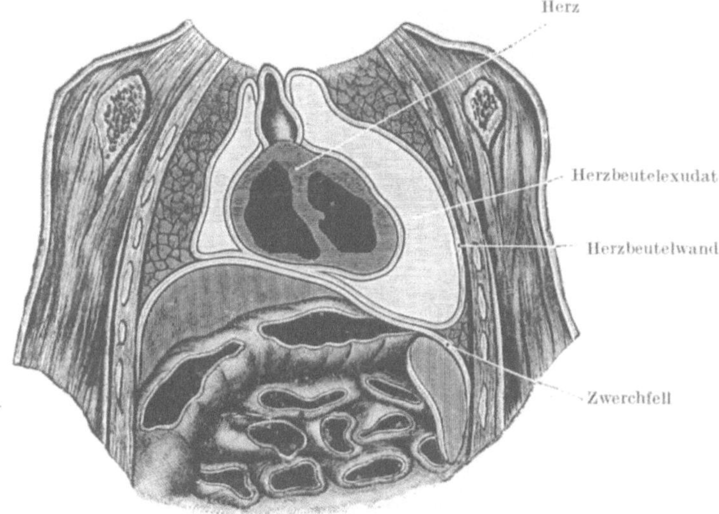

Fig. 108. Herzbeutelerguß mit eingezeichnetem Herzen (nach Curschmann).

an dieser Stelle während des ganzen Verlaufes einer Herzbeutelentzündung Reiben hören kann (Fig. 107), wie überhaupt das Herz selbst in seiner Lage durch den Erguß nicht wesentlich verändert wird (Fig. 108).

Die Dämpfungsfigur nimmt bei Herzbeutelergüssen infolge der geschilderten Verhältnisse häufig eine Art Helmform an, wie dies in Fig. 108 gut zu erkennen ist. Zur Unterscheidung eines Herzbeutelergusses von Herzvergrößerungen kann man C. Gerhardts Beobachtung heranziehen, daß die Dämpfungsfigur eines Ergusses beim Aufsitzen oder Stehen erheblich ($^1/_3$—$^1/_2$) an Umfang zunimmt. Wichtig für die Differentialdiagnose zwischen Erguß und Herzvergrößerung ist ferner das Verhalten der sichtbaren und fühlbaren Pulsation der Herzgegend. Sehr ausgedehnte und starke Dämpfung mit kaum nachweisbarem oder fehlendem Herzstoß und mangelnden Pulsationserscheinungen in den Zwischenrippenräumen sprechen für Erguß, gegen Herzerweiterung. Als Nebenerscheinung größerer Ergüsse beobachtet man Dämpfung über dem linken Unterlappen mit tympanitischem Beiklang und Kompressionsatmen (Bambergersches Symptom); doch findet man dies Symptom auch bei starker Vergrößerung des Herzens selbst.

Vergrößerungen der Herzdämpfung

durch Vergrößerung des Herzens selbst

können beruhen auf einer Volumzunahme des ganzen Herzens oder einzelner Abschnitte.

Damit eine Herzvergrößerung durch die Perkussion erkennbar werde, genügt es nicht, daß die Wanddicke zunimmt. Eine reine Herzhypertrophie macht keine klinisch sicher nachweisbare Vergrößerung der Herzdämpfung, dazu ist die Größenzunahme zu gering. Erst wenn zur Hypertrophie eine Dilatation hinzutritt, wird die Perkussion eine Erweiterung der Herzgrenzen feststellen können, so z. B. bei überdehnten Sportherzen, bei den mit Erweiterung verbundenen Fällen von idiopathischer Herzhypertrophie und Bierherzen. Dabei ist für die Größe der Dämpfung der Grad der Dilatation so gut wie allein maßgebend. Dementsprechend finden wir auch eine Vergrößerung der Dämpfung

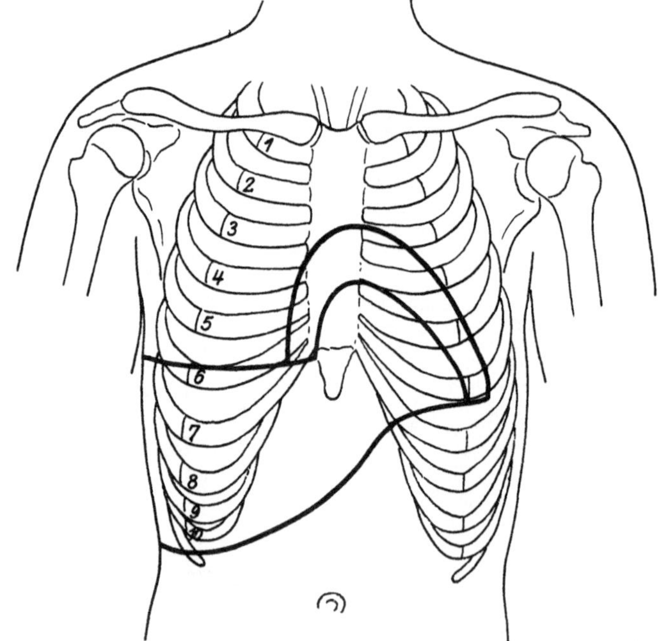

Fig. 109. Herzdämpfung bei Aortenfehler.

bei reiner Dilatation ohne Hypertrophie, so im Verlaufe von Erkrankungen, die zu Schädigungen des Herzmuskels führen, wie Typhus, Gelenkrheumatismus, Scharlach, Diphtherie, Sepsis usw. Die Vergrößerung betrifft natürlich zunächst nur die relative Dämpfung, da aber das erweiterte Herz stärker gegen die Brustwand andrängt, treten vor diesem erhöhten Druck die Lungenränder zurück und die absolute Dämpfung gewinnt ebenfalls an Umfang. Bei tiefer Atmung und Seitenlage kann aber die Druckerhöhung ganz oder zum größten Teil überwunden werden; daraus ergibt sich, daß mit der Vergrößerung der absoluten Dämpfung die Verschiebbarkeit ihrer Grenzen zunimmt (Weil). Die für normale Verhältnisse geltende Regel, daß die absolute Dämpfung im Liegen und Stehen keinen wesentlichen Unterschied zeigt, trifft gleichwohl auch für die vergrößerte Dämpfung zu (Weil).

Vergrößerungen der linken Kammer führen zu einer Verbreiterung der Herzdämpfung nach links, wobei die Dämpfung mit dem Herzstoß gleichzeitig tiefer tritt; die obere Grenze rückt erst in vorgeschritteneren Stadien aufwärts, die rechte Grenze bleibt unverändert (Fig. 109). Wir finden eine Vergrößerung der linken Kammer dann, wenn sie eine vermehrte Arbeit zu leisten hat, der sie nicht gewachsen ist. Erhöhte Widerstände im großen Kreislauf (Arteriosklerose, Hypertonien), erhöhter Widerstand durch Verengerung des Aortenostiums, vermehrte Hubarbeit, wenn infolge schlußunfähiger Aortenklappen ein Teil des geförderten Blutes zurückfließt oder wenn infolge schlußunfähiger Mitralklappen ein Teil des zu fördernden Blutes in den linken Vorhof und dessen Wurzelgebiete entweicht — also Aortenstenosen, Aorteninsuffizienzen und Mitralinsuffizienzen sind die hierher gehörigen Fälle. Bei hochgradigen Vergrößerungen treten über dem linken Unterlappen dieselben Verdrängungserscheinungen wie bei Herzbeutelergüssen auf: Dämpfung mit Tympanie, Kompressionsatmen. Daß bei schweren Mitralinsuffizienzen durch den Rückfluß des Kammerblutes in den vom rechten Herzen regelrecht gespeisten linken Vorhof eine starke Erweiterung dieses Herzteils erfolgen kann, ist klar; es bildet sich dann eine Vorbuchtung der linken oberen Dämpfungsgrenze im 2. linken Zwischenrippenraum aus. Bei rasch einsetzenden Stauungszuständen bin ich wiederholt dieser Dämpfung begegnet; die weit nach links ausladende Form und verschwommene, nicht deutlich fühlbare Pulsation der Dämpfung unterscheidet sie von der Dämpfung, die bei starker Retraktion der Lungenränder durch die Arteria pulmonalis hervorgerufen wird.

Vergrößerungen der rechten Kammer sind in reiner Form selten. Ihre Wirkung auf die Herzdämpfung können wir uns vorstellen, wenn wir uns der anatomischen Verhältnisse erinnern. Die rechte Kammer ruht auf dem von rechts hinten nach links vorn geneigten Zwerchfell (siehe Fig. 88 und 104), mit ihrer vorderen Fläche liegt sie der Brustwand an. Nimmt sie an Umfang zu, so findet sie Widerstand vorn an der unnachgiebigen Brustwand, rechts an der Neigung des Zwerchfells und dem durch die Hohlvenen — besonders durch die untere — fixierten rechten Vorhof, unten an dem durch die Leber gestützten Zwerchfell. Gegenden geringeren Widerstandes sind links die Lunge, oben Lunge und Mittelfellraum und hinten das hintere Mediastinum, nach diesen Richtungen werden sich also die Herzgrenzen verschieben müssen. Die Vergrößerung nach hinten entzieht sich der Perkussion, als nachweisbares Zeichen bleibt demnach eine Erweiterung der Herzgrenzen nach links und oben. Die Ursachen für eine Erweiterung der rechten Kammer sind dieselben wie für die linke Kammer: erhöhte Widerstände für die Austreibung und vermehrte Hubarbeit durch Klappeninsuffizienzen. Praktisch steht die zuerst genannte Ursache im Vordergrunde. Am häufigsten ist zweifellos eine Widerstandserhöhung im Lungenkreislauf durch Dehnung und zum Teil Verödung der Gefäße infolge von Lungenblähung. Da aber in diesen Fällen gleichzeitig das Zwerchfell tiefer und die Lunge weiter über das Herz tritt, so finden Erweiterungen der rechten Kammer nicht den ihnen an und für sich zukommenden Ausdruck in der Form der Herzdämpfung. Ein günstiges Objekt für die uns hier beschäftigende Frage sind dagegen die Fälle von Pulmonalstenose. In der nebenstehenden Figur (Fig. 110) gebe ich eine solche, durch die Sektion bestätigte Beobachtung wieder; neben der Pulmonalstenose bestand allerdings noch ein Defekt der Kammerscheidewand, da aber eine die Größenverhältnisse des Herzens ganz beherrschende starke Hypertrophie und Erweiterung der rechten Kammer gefunden wurde, so kann der Fall doch als gutes Beispiel für die Form und Lageveränderungen gelten, die durch eine Vergrößerung der rechten Kammer geschaffen werden. Man kann fast in allen Lehrbüchern lesen, daß eine Vergrößerung des rechten Herzens zu einer Verbreiterung der Herzdämpfung nach rechts führe. Ein Blick auf unser Röntgenbild zeigt, daß diese Angabe nicht ganz zutreffen kann. Das

Herz hat vielmehr seine Grenzen an den Stellen des geringsten Widerstandes nach links und links oben vorgeschoben, ganz wie dies oben geschildert worden ist. Tritt allerdings zur Vergrößerung der rechten Kammer eine solche des rechten Vorhofs hinzu, dann wird auch die bekannte Verbreiterung der Dämp-

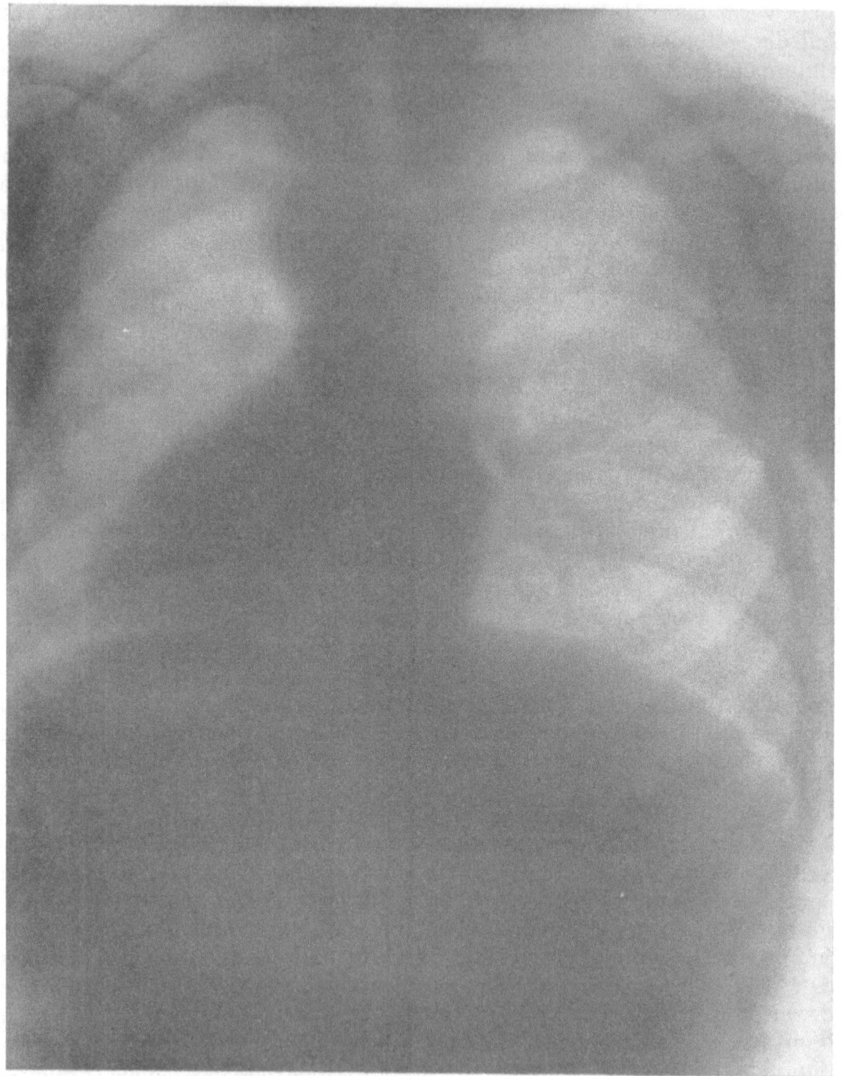

Fig. 110. Röntgenbild bei Vergrößerung des rechten Herzens (Pulmonalstenose).

fung rechts vom Brustbein nicht ausbleiben, wie ein Röntgenbild desselben Falles aus einem späteren, dekompensierten Stadium zeigen mag (Fig. 169). Vergrößerungen einzelner Abschnitte des linken und rechten Herzens müssen naturgemäß Bilder geben, die sich aus den bisher geschilderten Veränderungen zusammensetzen. Eine Schlußunfähigkeit der Mitralklappen führt allerdings zunächst nur zu einer Vergrößerung des ganzen linken Herzens. Tritt aber infolge Versagens des linken Herzens eine stärkere Stauung und dadurch eine Drucksteigerung in dem stromaufwärts liegenden Lungengefäßsystem bis ins rechte Herz auf, so wächst auch die Arbeit der rechten Kammer und diese sowie die in naher Arbeitsbeziehung zu ihr stehende rechte Vorkammer erfahren im weiteren Verlauf eine Hypertrophie und Dilatation. In der Herzdämpfung drücken sich diese Verhältnisse in einer Erweiterung der Grenzen nach links oben und rechts aus und zwar in ziemlich gleichmäßiger Weise; die Dämpfung erhält infolgedessen eine halbkreisähnliche Form (Fig. 111) im Gegensatz zu der langgestreckten bei reinen Vergrößerungen der linken Kammer. Bei der Mitralstenose findet die Stauung im linken Vorhof mit ihrer Rückwirkung auf das rechte Herz in noch höherem Maße statt als bei der Mitralinsuffizienz, infolge der Verengerung des Mitralostiums sinkt aber die Füllung der linken Kammer

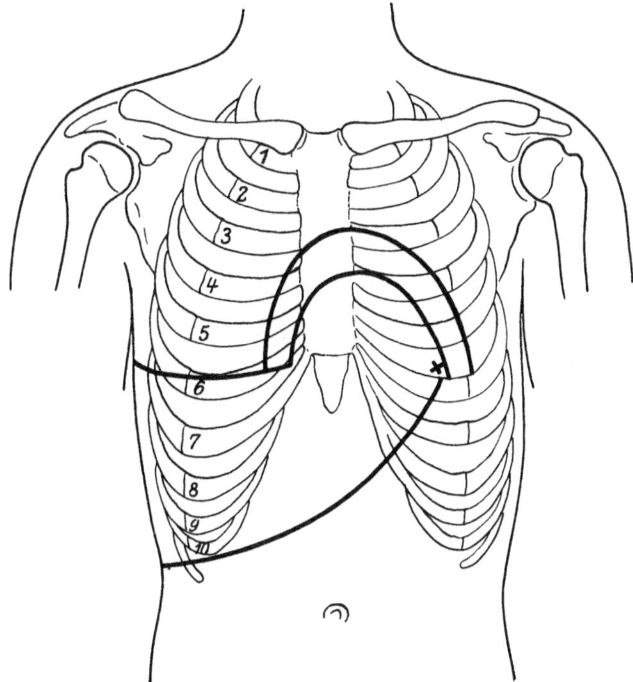

Fig. 111. Herzdämpfung bei Mitralinsuffizienz.

auf das erträgliche Mindestmaß und die Kammer wird von normaler Größe oder kleiner als normal gefunden. Die Dämpfung der Mitralstenose entspricht demnach im wesentlichen dem Bild einer Vergrößerung des rechten Herzens; als charakteristisch tritt hinzu eine Vorwölbung links oben durch den erweiterten linken Vorhof, während die anschließende seitliche linke Grenze mehr flach verläuft und ziemlich steil zur Gegend des Herzstoßes abfällt (Fig. 112).

Im vorstehenden haben wir die Veränderungen der relativen Herzdämpfung betrachtet, die bei den Vergrößerungen des linken und rechten Herzens gefunden werden. Die absolute Herzdämpfung zeigt im ganzen ein parallel gehendes Verhalten, doch ist dieses weniger konstant, da die absolute Herzdämpfung kein Ausdruck der Herz-, sondern der Lungengrenzen ist, die ihrerseits wieder besonderen Bedingungen unterliegen. Seitdem wir in den Röntgenstrahlen eine Kontrolle und zugleich einen Lehrmeister für die perkussorische Bestimmung der relativen Herzdämpfung erhalten haben, ist unsere Technik und unser

Vertrauen zu den damit gewonnenen Ergebnissen immer mehr gefestigt worden, unsere Wertschätzung der relativen Herzdämpfung als eines Maßes der Herzgröße entsprechend gestiegen, die der absoluten Dämpfung gesunken. Eine Erörterung der verschiedenen möglichen Variationen der absoluten Dämpfung kann deshalb unterbleiben. Nur auf die von Östreich hervorgehobene Beobachtung, daß bei Vergrößerungen des Herzens nach rechts der rechte Schenkel der absoluten Dämpfung in seinem unteren Teil treppenförmig vorspringen kann, sei hier der Vollständigkeit halber hingewiesen.

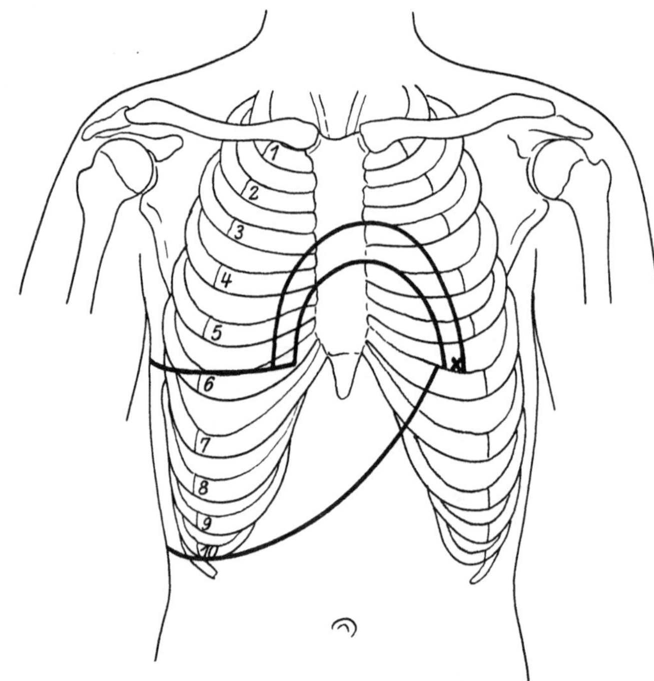

Fig. 112. Herzdämpfung bei Mitralstenose.

Literatur.

Abrams, A new physical sign in dislocation of the heart. Med. Rec. 1900. Sept. 8.
— Cardioptosis. The med. news. 1903. p. 8.
Albers, Die Erkenntnis der Krankheiten der Brustorgane aus physikalischen Zeichen oder Auskultation, Perkussion und Spirometrie. Bonn 1850.
Andral, Beobachtungen über die Krankheiten der Brust. Nach der 2. Ausgabe bearbeitet von Fr. Balling. (Französisches Original Paris 1829.) Lansdeshut 1832.
Andry, Handbuch der Perkussion und Auskultation. Deutsch von Ehrenberg. Leipzig 1845.
Aran, Manuel pratique des maladies du coeur et des gros vaisseaux. Paris 1842.
Aravantinos, Die Perkussion in der Bestimmung der Herzgrenzen. Berlin 1907.
Auenbrugger, Inventum novum ex percussione thoracis humani ut signo abstrusos interni pectoris morbos detegendi. Vindobonae 1761.
— Methode pour connaitre les maladies de poitrine par la percussion. Trad. et commenté par J. W. Corvisart. Paris 1808.
Baas, Phonometrische Untersuchungen der Brust und des Unterleibes im gesunden und kranken Zustande. Deutsch. Arch. f. klin. Med. 11. Bd. S. 9. 1872.
— Doppelplessimeter mit kleiner Platte in senkrechter und seitlicher und großer Platte in wagerechter Ebene. Deutsch. Arch. f. klin. Med. 18. Bd. S. 519. 1876.
— Zur Perkussion, Auskultation und Phonometrie. Stuttgart 1877.
— Versuch einer Erklärung und Einteilung der perkutorischen Wahrnehmungen nach dem akustischen Prinzip der Resonanz und der auskultatorischen nach dem der

Modifikation des Schalles durch Fortpflanzung nach besonderen Schallräumen. Deutsch. Arch. f. klin. Med. 19. Bd. H. 1. S. 130. 44.
Bälz, Beiträge zur physikalischen Diagnostik. Berl. klin. Wochenschr. Nr. 48. S. 1059. 1898.
Bäumler, Über den Einfluß von Anomalien des Brustskeletts auf den Perkussionsschall der Lunge und auf die Lage des Herzens. Münch. med. Wochenschr. S. 1329. 1904.
Balfour, Clinical lectures on diseases of the heart. Edinbourgh med. Journ. 19. Vol. Part. 11. p. 1057. 1874.
Bamberger, Lehrbuch der Krankheiten des Herzens. Wien 1857.
— Über einige kontroverse Punkte der Lehre von den Herzkrankheiten. Würzb. med. Zeitschr. 2. Bd. S. 480—92. 1861.
— Rückantwort an Herrn Prof. Friedreich in Heidelberg. Würzb. med. Zeitschr. Bd. 111. S. 211—20. 1862.
Banti, Studio sulla percussione del cucore Firenze. 1886.
Barié, Traité pratique des maladies du coeur et de l'aorte 2. édit. Paris 1901.
Barth et Roger, Traité pratique d'auscultation suivi d'un précis de percussion. 13. Aufl. Paris 1898.
Bellingham, Tabellarische Übersicht der Diagnostik der Herzkrankheiten durch die Auskultations- und Perkussionserscheinungen. Berlin 1842.
— A treatise on diseases of the lungs and heart. Dublin 1853.
Benczur und A. Jonas, Über Thermopalpation. Deutsch. Arch. f. klin. Med. Bd. 46. S. 19—34. 1890.
Bendersky, Eine neue Modifikation in der Verwendung der physikalischen Methoden zur Untersuchung der inneren Organe, insbesondere des Magens und der Därme. Atti dell' XI. Conrg. med. intern. Bd. 111. S. 149—57. Roma 1894.
Benedikt, Über die Verwendung der Röntgenstrahlen in der inneren Medizin. Ref. in der Wien. med. Presse. Nr. 32. S. 1033. 1897.
Bianchi, Ascoltazione stetocopica della percussione. Ricerche sperimentali intorno alle modificazioni dei suvi resultati per influenza dei liquidi e dei gaz nei viventi et cadaveri. Lo Sperimentale. Settembre 1888.
Biernacki, E.. Zur Revision einiger Kapitel der physikalischen Diagnostik der Brustorgane. Sammlung klinischer Vorträge. Neue Folge. Nr. 154/55. Leipzig 1896.
Billing, Practical observations on diseases of the heart. London 1862.
Bochdalek, Über das Verhalten des Mediastinums zur vorderen Brustwand, zu den Lungen, zum Herzen und Herzbeutel. Prager Vierteljahrsschrift. Bd. 1. S. 1—54. Bd. 4. S. 79—137. 1860.
Botkin, Medizinische Klinik. 1. Heft. Zur Diagnostik, Entwicklungsgeschichte und Therapie der Herzkrankheiten. Berlin 1867.
Bouillaud, Traité clinique des maladies du coeur. 2 Bände. Paris 1835.
Bramwell, Diseases of the heart and thoracic aorta. Edinbourgh 1884.
Braun, Das bewegliche Herz. Wien. med. Presse. 1901. Nr. 23—24. Verl. Hirsch. 1901. 11. 152.
— Über die Untersuchung des Herzens in linker Seitenlage. Zentralbl. f. inn. Med. Nr. 1. S. 1. 1907.
Broadbent, Heart diseases. 3. Edit. London 1900.
Buch, Die Grenzbestimmung der Organe der Brust- und Bauchhöhle, insbesondere auch des Magens und Dickdarms, durch perkussorische Auskultation oder Transsonanz. Deutsch. med. Wochenschr. Nr. 38. S. 655. 1901.
Bucquoy, Lecons cliniques sur les maladies du coeur 4. Edit. Paris 1899.
Busse, Über die Bestimmung der Herzresistenz beim männlichen Geschlecht. Inaug.-Diss. Göttingen 1888.
de la Camp, Zur Kritik der sogenannten modernen Methoden der Herzgrößenbestimmung. Die Therapie der Gegenwart. August. S. 343—50. 1903.
— Zur Methodik der Herzgrößenbestimmung. Verhandlungen des Kongresses für innere Medizin zu Leipzig vom 18. bis 21. April 1904. S. 208—26. Wiesbaden 1904.
— Experimentelle Studien über die akute Herzdilatation. Zeitschr. f. klin. Med. Bd. 51. 1 u. 2. S. 1—79. 1904.
Canstatt, C., Quid physicalis aegrotorum thoracis organorum exploratio praxi attulerit. Erlangen 1844.
Cardinal, Recherche sur l'auscultation plessimétrique. L'Union méd. Nr. 83, 85, 87. 1867.
Charcot, Oeuvres complètes. Tome V. Maladies des Poumons et du système vasculaire. Paris 1888.
Clarus, Die physikalische Untersuchung des Herzens. Leipzig 1845.
Collin, Die Untersuchung der Brust zur Erkenntnis der Brustkrankheiten. Aus dem Französischen von F. J. Bourel. Köln a. Rh. 1828.

Conradi, Über die Lage und Größe der Brustorgane, der Leber und Milz beim gesunden Manne und ihre Bestimmung durch die Perkussion. Inaug.-Abhandl. Gießen 1848.
Corvisart, Essai sur les maladies et les lésions organiques du coeur et des gros vaisseaux. 3. Edit. Paris 1818.
da Costa, Alvarenga, Leçons cliniques sur les maladies du coeur. Traduit du portugais par E. Bertherand. Lissabonne 1878.
Cramer, Die Krankheiten des Herzens. Cassel 1837.
von Criegern, Ergebnisse der Untersuchung menschlicher Herzen mittels fluoreszierenden Schirmes. Verhandl. des 17. Kongr. f. inn. Med. zu Karlsbad 1899. S. 298—311. Wiesbaden 1899.
Curschmann, H. und Schlayer, Über Goldscheiders Methode der Herzperkussion. (Orthoperkussion.) Deutsch. med. Wochenschr. Nr. 50 u. 51. S. 1996 u. 2054. 1905.
Curschmann, Zur Beurteilung und operativen Behandlung großer Herzbeutelergüsse. Deutsche Klin. 1907. Bd. 4.
Davies, Th., Vorlesungen über die Krankheiten der Lungen und des Herzens. Aus dem Englischen von G. Hartmann und W. Kirchhof. Hannover 1836.
— H., A course of lectures on the physical diagnosis of diseases of the chest. The Lancet. Vol. 1. Lecture 111. On percussion. Jan. 19. p. 71. 1850.
Determann, Demonstration der Verschiebung des Herzens bei Lageveränderungen des Körpers mittels des Röntgenverfahrens. Verhandl. des 17. Kongr. f. inn. Med. zu Karlsbad 1899. S. 606—10. Wiesbaden 1899.
Dietlen, Über Größe und Lage des normalen Herzens und ihre Abhängigkeit von physiologischen Bedingungen. Deutsch. Arch. f. klin. Med. Bd. 88. Heft 1—3. S. 558, 122. 1906.
— Die Perkussion der wahren Herzgrenzen. Deutsch. Arch. f. klin. Med. Bd. 88. H. 1—3. S. 286—301. 1906.
— Über Größe und Lage des Herzens und ihre Abhängigkeit von physiologischen Bedingungen. Verhandl. des 23. Kongr. f. inn. Med. S. 267—78. 1906.
Drescher, Über die Perkussion des Herzens in vorgebeugter Körperhaltung. Inaug.-Diss. Gießen 1869.
Duchek, Die Krankheiten des Herzens, des Herzbeutels und der Arterien. Erlangen 1862.
v. Dusch, Lehrbuch der Herzkrankheiten. Leipzig 1868.
Ebstein, W., Zur Lehre von der Herzperkussion. Berl. klin. Wochenschr. Nr. 35. S. 501. 1876.
— Über die Bestimmung der Herzresistenz beim Menschen. Atti dell' XI. Congr. med. internat. Bd. 3. p. 179—90. Roma 1894.
— Die Tastperkussion. Stuttgart 1901.
Edlefsen, Diagnostik der inneren Krankheiten. Wien 1899.
Eichhorst und H. Jakobson, Zur Analyse der Auskultations- und Perkussionserscheinungen. Zentralbl. f. d. med. Wiss. Nr. 17. S. 257. 1873.
Eichhorst, Lehrbuch der physikalischen Untersuchungsmethoden innerer Krankheiten. Bd. 2. Untersuchung des Zirkulationsapparates, der Abdominalorgane und des Nervensystems. 3. Aufl. Berlin 1889.
Engel, Über die Bestimmung der linken Herzgrenze. Münch. med. Wochenschr. Nr. 35. S. 1502. 1903.
Espinasy, Capo, Une nouvelle méthode de cardiométrie clinique. Atti dell' XI. Congr. med. internat. Bd. 3. p. 160—66. Roma 1894.
Ewald, Über einige praktische Kunstgriffe zur Bestimmung der relativen Herz- und Leberdämpfung. Charité Annalen. 11. Jahrg. (1875). p. 191—96. Berlin 1877.
— Über die Bestimmung der rechten Herzgrenze durch auskultatorische Perkussion. Deutsche med. Wochenschr. Nr. 20. S. 353. 1902.
Feletti, Sulle vibrazioni delle costale nella percussione del torace. Riv. clin. di Bologna. Nr. 11. Zitiert nach Hughes. 1882.
— Sulla causa del suono plessico del torace. Riv. clin. di Bologna. Nr. 7 u. 8. Zitiert nach Hughes. 1883.
Ferber, Die physikalischen Symptome der Pleuritis exsudativa. H. S. Marburg 1875.
Forget, Grundriß der Krankheiten des Herzens, der Gefäße und des Blutes. Deutsch von C. Wolf. Gießen 1852.
Fraentzel, Vorlesungen über die Krankheiten des Herzens. Bd. 1. 1889. Bd. 2. 1891. Bd. 3. 1892.
Franke, Die Orthodiagraphie. München 1906.
Friedreich, N., Krankheiten des Herzens in Virchows Handb. d. spez. Pathol. u. Therapie. Bd. 5. 2. Abt. Erlangen 1861.
— Eine Antwort an Herrn Prof. H. Bamberger in Würzburg. Würzb. med. Zeitschr. Bd. 3. S. 131—42. 1862.

Fothergill, The heart and its diseases with their treatment. 2. Aufl. London 1879.
Fritz, Über Thermopalpation und ihre praktische Verwertbarkeit. Inaug.-Diss. Würzburg 1891.
Fuller, Die Krankheiten des Herzens und der großen Gefäße. Übersetzt von Schultzen. Berlin 1864.
v. Gaal, Das Nötigste über Auskultation und Perkussion etc. Wien 1842.
Gaß, Über die Perkussionsverhältnisse am normalen Herzen. Inaug.-Diss. Bonn 1893.
Geigel, A., Lage und Bewegung des Herzens. Würzb. med. Zeitschr. Bd. 3. S. 178—92. 1862.
Geigel und Voit, Lehrbuch der klinischen Untersuchungsmethoden. Bibliothek des Arztes. Stuttgart 1895.
Geigel, R., Die Stärke des Perkussionsschlages. Münch. med. Wochenschr. Nr. 10. S. 459. 1907.
Gendrin, Leçons sur les maladies du coeur et des grosses artères. Tome premier. Paris 1841/42.
Gerhard, Lectures on the diagnosis, pathologie and treatment of the diseases of the chest. Philadelphia 1842.
Gerhardt, C., Untersuchungen über die Herzdämpfung und die Verschiebung ihrer Grenzen bei Gesunden. Arch. f. physiol. Heilk. S. 489—526. 1858.
— Der Stand des Diaphragmas. Tübingen 1860.
— Über einige Formen der Herzdämpfung. Prager Vierteljahrsschrift. Bd. 4. S. 113—25. 1864.
— Lehrbuch der Auskultation und Perkussion. Tübingen 1866. 2. Aufl. 1871. 3. Aufl. 1876. 4. Aufl. 1883. 6. Aufl. 1900.
Gierke, Über die Lage und Größe des Herzens im Kindesalter. Jahrbuch für Kinderheilkunde und physische Erziehung. Neue Folge. Bd. 2. S. 391. 1869.
Goldscheider, Über Herzperkussion. Deutsche med. Wochenschr. Nr. 9 u. 10. S. 333 u. 382. 1905.
Gordon, W., Posture in examination of the heart. The Lancet. Bd. 2. S. 1643. 1905.
Grancher, Technique de la palpation et de la percussion. Paris 1882.
Grasset, Nouvelles recherches sur l'examen phonométrique de la poitrine. Montpellier med. Mars. p. 267. 1874.
Grote, Das Phonendoskop und die Friktionsmethode. Münch. med. Wochenschr. Nr. 10. S. 247. 1897.
— Wie orientieren wir uns am besten über die wahren Herzgrenzen? Deutsche med. Wochenschr. Nr. 13. S. 221. 1902.
Grunmach und A. Wiedemann, Über die aktinoskopische Methode zur exakten Bestimmung der Herzgrenzen. Deutsche med. Wochenschr. Nr. 34. S. 601. 1902.
Grunmach, Über die Leistungen der X-Strahlen zur Bestimmung der Lage und Grenzen des Herzens. Deutsche med. Wochenschr. Nr. 13. S. 459. 1904.
Gumprecht, Über Perkussion des Herzens bei vornübergebeugter Körperhaltung. 67. Versammlung der Gesellschaft deutscher Naturforscher und Ärzte in Lübeck. Deutsche med. Wochenschr. Vereinsbeilage. Nr. 25. S. 166. 1895.
— Über Herzperkusssion in vornübergebeugter Körperhaltung. Deutsch. Arch. f. klin. Med. Bd. 56. S. 490—500. Heft 5/6. 1896.
Günzburg, Perkussion und Auskultation des Herzens. Wien 1844.
Gutbrod, zitiert nach Skoda, Abhandlung über Perkussion und Auskultation. 1864.
Guttmann, Über phonometrische Untersuchungen der Brust und des Unterleibes. Berl. klin. Wochenschr. Nr. 17. 1873.
— Bemerkungen über Herzperkussion. Berl. klin. Wochenschr. Nr. 6. S. 72. 1877.
— Lehrbuch der klinischen Untersuchungsmethoden. 3. Aufl. Berlin 1878.
— Lehrbuch der klinischen Untersuchungsmethoden, herausgegeben von F. Klemperer. Berlin 1904.
— Über die Bestimmung der sogenannten wahren Herzgröße mittels Röntgenstrahlen. Zeitschr. f. klin. Med. Bd. 58. S. 353—75. 1906.
Hamburger, Über die Oberflächenwirkung des Perkussionsstoßes. Münch. med. Wochenschrift. Nr. 47. S. 2283. 1906.
Hamernik, Das Herz und seine Bewegung. Prag 1858.
Handwerck, Über die Bestimmung des Herzumrisses (nach Moritz) und deren Bedeutung für den praktischen Arzt. Münch. med. Wochenschr. Nr. 6. S. 230. 1902.
Hapke, Über die Bestimmung der Herzresistenz bei Kindern. Inaug.-Diss. Göttingen 1893.
Haxall, Dissertation on the importance of physical signs in the various diseases of the abdomen and thorax. Boston 1836.
Hein, Über die beim Perkutieren wahrnehmbaren Tasteindrücke. Sitzungsbericht der Wiener Ärzte. Nr. 4. 1877.

Hein, Über die Bestimmung der Herzgröße mittels Palpation. Allg. Wien. med. Ztg. Nr. 22. S. 214. Nr. 23. S. 227. Nr. 24. S. 236. 1878.
— Über schwache Perkussion und ihre Verwertung. Referat in Schmidts Jahrbücher. 1879. Bd. 184. S. 270. 1879.
— Über die Indikationen der schwachen Perkussion. Allg. med. Ztg. 1879. 20. 21.
Heitler, Die Perkussionsverhältnisse am normalen Herzen. Wien. klin. Wochenschr. Nr. 41. S. 787 u. Nr. 42. S. 815. 1890.
— Bemerkungen zu Herrn Prof. Sées Vortrag „De la distension ou dilatation du coeur". Wien. klin. Wochenschr. Nr. 26. S. 473. 1891.
— Experimentelle Studien über Volumenveränderungen des Herzens. Zentralbl. f. inn. Med. Nr. 26. 1903.
Henschen, Om bestämning af lufthaltige halors utsträckning medelst perkussorisk transsonans. Upsala läkarlförenings förhandlingar. Bd. 23. Heft 6. p. 420—24. 1887/88.
Herz, Eine neue Methode der Thermopalpation. Wien. med. Presse. Nr. 7. S. 197. 1897.
Herz und Th. Hiebel, Über Thermopalpation. Wien. med. Presse. Nr. 7. S. 200. Nr. 8. S. 223. 1897.
Herz, Über den Nachweis der dem Sternum anliegenden Herzteile. Wien. klin. Wochenschr. Nr. 38. S. 990. 1905.
Hesse, Über die jüngsten Fortschritte auf dem Gebiete der physikalischen Diagnostik des Herzens. Fortschritte der Med. Nr. 19. S. 626. Nr. 21. S. 705. 1902.
Hofmann, J., Über auskultatorische Perkussion. Münch. med. Wochenschr. Nr. 35. S. 1384. 1901.
— Über einen praktischen Röntgentisch für orthodiagraphische Aufnahmen in horizontaler und vertikaler Lage des Patienten. Med. Klin. Nr. 9. S. 231. 1907.
Hoffmann, A., Ein Apparat zur gleichzeitigen Bestimmung der Herzgrenzen. Zentralbl. f. inn. Med. Nr. 19. 1902.
— F. A., Über Herzuntersuchung. Deutsche med. Wochenschr. Nr. 17. S. 612. 1904.
Holzknecht, Die röntgenologische Diagnostik der Erkrankungen der Brusteingeweide. Hamburg 1901.
Hope, Von den Krankheiten des Herzens und der großen Gefäße. Übersetzung aus dem Englischen von F. W. Becker. Berlin 1883.
Hoppe, Perkussion und Auskultation in diagnostischer Hinsicht. Berlin 1865.
Hornkohl, Über die Bestimmung der Herzresistenz beim weiblichen Geschlecht. Inaug.-Diss. Göttingen 1887.
Hoskins, Tabellarische Übersicht für den Gebrauch des Stethoskops.
Huchard, Traité clinique des maladies du coeur et de l'aorte. Paris 1899—1905.
Hughes, The clinical introduction to practice of auscultation and other modes of physical diagnosis. London 1854.
— Allgemeine Perkussionslehre. Wiesbaden 1894.
Jacksch, Über Röntgendiagnostik und Therapie innerer Krankheiten. Berl. klin. Wochenschrift. Nr. 14. S. 434. 1905.
Jacobson, Über neuere Untersuchungsmethoden der Schallerscheinungen am Thorax. Berl. klin. Wochenschr. Nr. 2. S. 24. 1876.
Jürgensen, Erkrankungen der Kreislauforgane. Insuffizienz (Schwäche) des Herzens. In Nothnagels Pathologie. Bd. 15. 1. Teil. 1. Abt. Wien 1899.
— Erkrankungen der Kreislauforgane. Endokarditis. In Nothnagels Pathologie. Bd. 15. Teil 1. Abt. 3. Wien 1900.
— Erkrankungen der Kreislauforgane. Klappenfehler. In Nothnagels Pathologie. Bd. 15. Teil 1. Abt. 4. Wien 1903.
Kabierske, Eine neue Perkussionsmethode. Therap. Monatshefte. März. S. 122—28. 1890.
Kantorowicz, Kritik der neuen Methoden der Perkussion. Berl. Klin. Heft 220. 1906.
Karfunkel, Bestimmungen der wahren Lage und Größe des Herzens und der großen Gefäße durch Röntgenstrahlen. Zeitschr. f. klin. Med. Bd. 43. Heft 3 und 4. S. 304 bis 335. 1901.
Katona, Beitrag zur Erkenntnis der Brustkrankheiten mittels des Stethoskops und des Plessimeters. Wien 1837.
Katzenstein, Über eine neue Prüfung des Herzens. Deutsche med. Wochenschr. Nr. 22. S. 870. Nr. 23. S. 845. 1904.
Kirchner, Wie ist bei Untersuchungen, besonders bei Gutachten, die Herzspitze topographisch zu bestimmen? Deutsche med. Wochenschr. Nr. 21. S. 819. 1905.
Kobelt, Beiträge zur Lehre von der Herzdämpfung. Inaug.-Diss. Gießen 1862.
— Über Form und Dimensionen der Herzdämpfung. Arch. d. Heilk. (Wagners Archiv). S. 310—21. Leipzig 1863.
Krehl, Die Erkrankungen des Herzmuskels und die nervösen Herzkrankheiten. In Nothnagels Pathologie. Bd. 15. Teil 1. Abt. 5. Wien 1913.

Kreysig, Die Krankheiten des Herzens. Berlin 1814, 1817.
Krönig, Die klinische Anatomie der Herz-Lungenränder. Verhandlungen des 10. Kongr. f. inn. Med. S. 409—15. Wiesbaden 1891.
— Zur klinischen Anatomie der Lungen-, Herz-, Lungen-Leber und Lungen-Magengrenzen bei Vergrößerung einzelner Herzabschnitte. Berl. klin. Wochenschr. Nr. 13. S. 274. 1899.
Kürt, Über eine indirekte Palpationsmethode des Herzstoßes. Wien. med. Wochenschr. Nr. 24. S. 1115—17. 1904.
— Die Grenzbestimmung des Herzens und seiner Abschnitte mittels indirekter Palpation des Impulses. Wien. klin. Wochenschr. Nr. 14. S. 349. 1905.
Laache, Om Perkussion af Hjertet. Separataftryk af festskrift for Prof. H. Heiberg, Kristiania 1895.
Laennec, De l'auscultation médiate etc. Paris 1819. 2. Edit. 1826.
— Traité de l'auscultation médiate et des maladies du poumon et du coeur. 3. Edit, augmentée de notes par Mériadec Laennec. Bd. 3. Paris 1834.
— Traité de l'auscultation médiate et des maladies des poumons et du coeur. Quatrième Edit. par M. Andral. Bruxelles. 1837.
Latham, Vorlesungen über die Symptome als Zeichen etc. Leipzig 1837.
Lebert, Klinik der Brustkrankheiten. Bd. 2. Tübingen 1873.
Leichsenring, Die physikalische Exploration der Brusthöhle. 2. Aufl. Leipzig 1853.
Leichtenstern, Physikalisch-diagnostische Bemerkungen zu H. v. Luschkas „Lage der Bauchorgane des Menschen". Deutsche Klin. Nr. 26, S. 237. Nr. 27, S. 245. Nr. 28, S. 259. Nr. 29, S. 265. Nr. 30, S. 276. Nr. 33, S. 205. Nr. 34, S. 312. Nr. 35, S. 321. Nr. 36, S. 329. 1873.
— Über einige physikalisch-diagnostische Phänomene. Deutsch. Arch. f. klin. Med. Bd. 21. S. 133—74. 1878.
Lennhof und Levy-Dorn, Untersuchungen an Ringkämpfern. Deutsch. med. Wochenschrift. Nr. 22. S. 869. 1905.
Leo, Zur Perkussion des normalen Herzens. Niederrhein. Gesellschaft für Natur- und Heilkunde in Bonn. Referat in der Deutsch. med. Wochenschr. Nr. 74. S. 1230. 1893.
Levy-Dorn, Zur Untersuchung des Herzens mittels Röntgenstrahlen. Verhandl. des 17. Kongr. f. inn. Med. zu Karlsbad 1899. S. 294—97. Wiesbaden 1899.
Lewinski, Über den gedämpften Perkussionsschall. Zeitschr. f. klin. Med. Bd. 7. S. 632 bis 640. 1884.
Locher, Zur Lehre vom Herzen. Erlangen 1860.
Lüning, Über die Perkussion des Herzens. Inaug.-Diss. Göttingen 1876.
Maillot, Traité pratique de percussion. Paris 1843.
Martius, Methodologie als Einleitung in die Lehre von den Herzkrankheiten. Deutsche Klin. Bd. 4. Abt. 2. S. 1—22. 1907.
Matterstock, Beiträge zur Lehre der Perkussion des Herzens. Festschrift zur 3. Säkularfeier der Alma Julia Maximiliana, gewidmet von der med. Fakultät Würzburg. Bd. 2. S. 247—84. Leipzig 1882.
Mayer und Milcher, Über die topographische Perkussion des kindlichen Herzens. Berl. klin. Wochenschr. Nr. 40. S. 1302 und Nr. 41. S. 1341. 1906.
Mazonn, Die Theorie der Perkussion der Brust auf Grundlage direkter Versuche und zahlreicher Beobachtungen. Prager Vierteljahrsschrift. S. 1—59. 1852.
Meißner, Über Thermopalpation mit besonderer Berücksichtigung der Herzgrenzen. Inaug.-Diss. Göttingen 1893. (Dasselbe in Virch. Arch. Bd. 131. Heft 3. S. 468. 1893.)
Meyer, Über die Lage der einzelnen Herzabschnitte zur Thoraxwand und über die Bedeutung dieses Verhältnisses für die Auskultation des Herzens. Virchows Arch. Bd. 3. 1851.
— Über die Größe und den Grad der normalen Dämpfung in der Präkordialgegend. Ebenda. Bd. 3. Heft 2. S. 399—424. 1851.
— Zur Perkussion des Brustbeins, des Herzens und perikardialer Ergüsse. Charité-Annalen. 2. Jahrg. (1875). S. 385. Berlin 1877.
Moritz, Eine Methode, um beim Röntgenverfahren aus dem Schattenbilde eines Gegenstandes dessen wahre Grenze zu ermitteln (Orthodiagraphie) und die exakte Bestimmung der Herzgröße nach diesem Verfahren. Münch. med. Wochenschr. Nr. 29. S. 992. 1900.
— Über orthodiagraphische Untersuchungen am Herzen. Münch. med. Wochenschr. Nr. 1. S. 1. 1902.
— Methodisches und Technisches zur Orthodiagraphie Deutsch. Arch. f. klin. Med. Bd. 81. Heft 1 und 2. S. 1—33. 1904.
— Über Veränderungen in der Form, Größe und Lage des Herzens beim Übergang aus

horizontaler in vertikale Körperstellung. Zugleich ein 2. Beitrag zur Methodik der Orthodiagraphie, insbesondere zu der Frage, wie die Orthodiagramme auszumesssen seien und welche Körperstellung für die Orthodiagraphie des Herzens zu wählen sei. Deutsch. Arch. f. klin. Med. Bd. 82. Heft 1—2. S. 1—40. 1905.

Moritz, Über die Bestimmung der sog. wahren Herzgröße mittels Röntgenstrahlen. Zeitschr. f. klin. Med. Bd. 59. S. 111—32. 1906.

— Einige Bemerkungen zur Frage der perkutorischen Darstellung der gesamten Vorderfläche des Herzens. Deutsch. Arch. f. klin. Med. Bd. 88. Heft 1—3. S. 276—85. 1906.

— Methoden der Herzuntersuchung. Deutsche Klin. Bd. 2. Abt. 2. S. 453—532. 1907.

Moritz und Röhl, Experimentelles zur Lehre von der Perkussion der Brustorgane. Deutsche Klinik 1909. 95. 457.

Müller, Die Massenverhältnisse des menschlichen Herzens. Hamburg und Leipzig 1883.

Niemeyer, Kritisches zur Technik der mittelbaren Perkussion. Deutsch. Klın. Bd. 25. Nr. 44. S. 405. Berlin 1873.

— Physikalische Diagnostik. Erlangen 1874.

Niemeyer-Seitz, Spezielle Pathologie und Therapie. Berlin 1884.

Östreich, Zeitschr. f. klin. Med. 1898. Bd. 35.

— Zur Perkussion des Herzens. Virchows Arch. Bd. 160. S. 475. 1900.

Östreich und de la Camp, Anatomie und physikalische Untersuchungsmethoden. Berlin 1905.

Ott, Über Perkussion des Herzens. Prager med. Wochenschr. Nr. 34, S. 439. Nr. 35, S. 453. 1899.

— Über Perkussion des Herzens. In Beiträgen zur inn. Med. Herausgegeben von R. v. Jacksch und J. Hernheiser. S. 105—116. Wien 1900.

Otto, Von der Lage der Organe in der Brusthöhle. Breslau 1892.

Paul, Diagnostic et traitement des maladies du coeur. Paris 1883.

Paulsen, Über die Verschiedenheiten des räumlichen Inhalts des Thorax im Stehen und Liegen. Inaug.-Diss. Kiel 1874.

Penzoldt, Untersuchungen über mehrere Erscheinungen am Zirkulations- und Respirationsapparate (Herzbewegung in der Aorta und Radialis, Stimmfremitus, Vesikuläratmen etc.), angestellt an einer Fissura sterni congenita. Deutsch. Arch. f. klin. Med. Bd. 24. S. 513. 1879.

Peter, Traité clinique et pratique des maladies du coeur. Paris 1883.

Peterson, Kliniska studier beträffande de perkussoriska förhallandena öfver hjertat. Upsala läkareförenings förhandlingar. Bd. 25. Heft 1 und 2. p. 71—112. Heft 3 und 4. S. 125—98. (Bd. 2. Heft 7 und 8. S. 329—418. 1891/92.) 1889/90.

Philipp, Zur Diagnostik der Lungen- und Herzkrankheiten mittels physikalischer Zeichen. Berlin 1836.

— Die Lehre von der Erkenntnis und Behandlung der Lungen- und Herzkrankheiten. 2. Aufl. Berlin 1838.

— Die Kenntnis von den Krankheiten des Herzens im 18. Jahrhundert. Berlin 1856.

Piorry, De la percussion médiate etc. Paris 1828.

— Du procédé opératoire à suivre dans l'exploration des organes par la percussion médiate etc. Paris 1831.

— Traité de plessimétrisme et d'organographisme. Paris 1866.

— Über die Krankheiten des Herzens und der großen Gefäße. Aus dem Französischen von G. Krupp. Leipzig 1844.

Plesch, Über ein verbessertes Verfahren der Perkussion. Münch. med. Wochenschr. Nr. 15. S. 620. 1902.

Potain, Clinique médicale de la Charité. Paris 1894.

Raciborski, Neues vollständiges Handbuch der Auskultation und Perkussion. Deutsch bearbeitet von Dr. H. A. Hacker. Leipzig 1836.

Rauchfuß, Zur physikalischen Untersuchung des Herzens im Kindesalter. Gerhardts Handbuch der Kinderkrankheiten. Bd. 4. Tübingen 1878.

Reichmann, Zur Größenbestimmung innerer Organe. Deutsche med. Wochenschr. Nr. 46. S. 799. 1901.

— Weitere Mitteilungen über die Größenbestimmung innerer Organe durch die Stäbchenauskultation. Deutsche med. Wochenschr. Nr. 20. S. 354. 1902.

Rieß, Beiträge zur physikalischen Untersuchung innerer Organe. Zeitschr. f. klin. Med. Bd. 14. 1888.

Ritter, Über Schalleitung und Schallbildung bei der Perkussion des Thorax. Deutsch. Arch. f. klin. Med. Bd. 23. S. 400—13. 1879.

Rosenbach, Beitrag zur Lehre vom Perkussionsschall des Thorax. Deutsch. Arch. f. klin. Med. Bd. 17. S. 609—26. 1876.

Rosenbach, Die Krankheiten des Herzens und ihre Behandlung. Wien und Leipzig 1879.
Rosenstein, Einleitung zu den Krankheiten des Herzens (in v. Ziemssens Handbuch der speziellen Pathologie und Therapie). 2. Aufl. Bd. 6. 1879.
Rummo, Sulla plessimetria cardiaca. Atti dell' XI. Congr. med. internazionale. Bd. 3. p. 190. Roma 1894.
Runeberg, Über perkussorische Transsonanz. Zeitschr. f. klin. Med. Bd. 42. Heft 1—2. S. 81—87. 1901.
Sahli, Die topographische Perkussion im Kindesalter. Bern 1882.
Sansom, Lecture on a method of graphic on the physical signs in the investigation of diseases of the heart. The Lancet. Jan. 19. p. 109. 1889.
— The diagnosis of diseases of the heart and aorta. London 1892.
Schaposchnikoff, Zur Frage über Perikarditis. Mitteil. a. d. Grenzgeb. d. Chir. u. inn. Med. 1897. 11.
Schläfke, Beiträge zur Perkussion des Herzens. Inaug.-Diss. Göttingen 1877.
Schott, A., Beiträge zur physikalischen Diagnostik des Herzens. Zentralbl. f. d. med. Wissenschaften. Nr. 23, 24, 25, 26. 1881.
— Th., Zur akuten Überanstrengung des Herzens. 3. Aufl. Wiesbaden 1898.
Schreiber, Beitrag zur physikalischen Diagnostik der Herzkrankheiten. Deutsch. Arch. f. klin. Med. Bd. 20. Heft 3 und 4. S. 370—82. 1877.
Schrötter, Erkrankungen des Herzbeutels. In Nothnagels Pathologie. Bd. 15. Teil 2. Wien 1904.
Schüle, Die Orthodiagraphie und Perkussion des Herzens. Münch. med. Wochenschr. Nr. 25. S. 1109. 1904.
Schweigger, Zur Theorie der Perkussion. Virchows Arch. Bd. 11. 1857.
Sée, Klinik der Herzkrankheiten. Deutsch von M. Salomon. Hamburg und Leipzig 1890.
Seitz, Die Auskultation und Perkussion der Respirationsorgane. Nebst einer theoretisch physikalischen Einleitung von Fr. Zamminer. 1860.
Selling und Edelmann, Experimentelle Untersuchungen des Perkussionsschalles. Verhandl. des 23. Kongr. f. inn. Med. S. 668—72. 1906.
Siebert, Technik der medizinischen Diagnostik. Erlangen 1844—55.
Simons, Die Schwellenwertperkussion des Herzens an der Leiche. Deutsch. Arch. f. klin. Med. Bd. 88. Heft 1—3. S. 246—75. 1906.
Sinnhuber, Die Erkrankungen des Herzbeutels und ihre Behandlung. Berlin 1911.
Skoda, Abhandlung über Perkussion und Auskultation. Wien 1839. 2. Aufl. 1842 3 Aufl. 1844. 6. Aufl. 1864.
Smith, Über einige neue Methoden zur Bestimmung der Herzgrenzen. Verhandl. d. 18. Kongr. f. inn. Med. zu Wiesbaden. S. 364—73. Wiesbaden 1900.
— Die Funktionsprüfung des Herzens und sich daraus ergebende neue Gesichtspunkte. Verhandl. d. 19. Kongr. f. inn. Med. zu Berlin. S. 167—76. Wiesbaden 1901.
Steel, Medical chronicle XII. 3. Zentralbl. f. klin. Med. Nr. 13. S. 264. 1892.
Steffen, Beiträge zur Lehre von den Herzkrankheiten. Jahrb. f. Kinderheilkunde und physische Erziehung. Neue Folge. Bd. 3. S. 393. 1870.
Stern, Diagnostik der Brustkrankheit etc. Wien 1877.
Sticker, Artikel Perkussion in Eulenburgs Ral-Enzyklopädie. 3. Aufl. Berlin, Wien 1898.
v. Stoffella, Zur Bestimmung der Größenverhaltnisse der linken Herzkammer. Internat. klin. Rundsch. Nr. 18. S. 667. 7. Jahrg. 1893.
Stokes, Die Krankheiten des Herzens und der Aorta. Aus dem Englischen von J. Lindwurm, Würzburg 1855.
Strempel, Beiträge zur physikalischen Diagnostik. Habilitationsschrift. Rostock 1852.
Talma, S., Beiträge zur Perkussionslehre. Zeitschr. f. klin. Med. Bd. 3. 1881.
Testa, Über die Krankheiten des Herzens. Ein Auszug aus dem Italienischen mit Anmerkung von Kurt Sprengel. Halle 1813.
Traube, L., Die Symptome der Krankheiten des Respirations- und Zirkulationsapparates. Berlin 1867.
— Gesammelte Beiträge zur Pathologie und Physiologie. Bd. 1 und 2. (Bd. 3. 1878.) 1871.
Treupel, Orthoperkussion, Orthodiagraphie und relative Herzdämpfung. Ärztl. Ver. in Frankfurt a. M. Sitzung vom 19. März 1906. Ref. in Münch. med. Wochenschr. Nr. 32. S. 8. 1590. 1906.
Treupel, G. und W. Engels, Orthoperkussion, Orthodiagraphie und relative Herzdämpfung. Zeitschr. f. klin. Med. Bd 59 Heft 2, 3 und 4. Festschrift f. Bäumler. S. 141 bis 153. 1906.
Troitzky, J. W., Die normalen Grenzen der großen und kleinen Herzdampfung im Kindesalter. In „Festschrift" in honor of Abraham Jakobi. New-York. S. 217—37. 1900.

Verriess, Communication sur la percussion directe. Bulletin de l'academie royale de médicine de Belgique. IV. Serie. Tome VIII. Nr. 10. S. 71. 1894.
Vierordt, H., Kurzer Abriß der Perkussion und Auskultation. Tübingen 1884.
— Die angeborenen Herzkrankheiten. In Nothnagels Pathologie. Bd. 15. 1. Teil. 2. Abt. Wien 1898.
— Perkussion des Herzens im Lehrbuch der klinischen Untersuchungsmethoden von Eulenburg, Kolle und Weintraud. Bd. 1. S. 644ff. Berlin 1904.
— O., Diagnostik der inneren Krankheiten. 7. Aufl. Leipzig 1905.
Walshe, W. H., A practical treatise on the diseases of the lungs: including the principles of physical diagnosis. 3. Aufl. London 1860.
Weber, G., Theorie und Methodik der physikalischen Untersuchungsmethoden bei den Krankheiten der Atmungs- und Kreislauforgane. Nordhausen 1849.
Weil, A., Über starke und schwache Perkussion. Deutsch. Arch. f. klin. Med. Bd. 17. S. 448. 1876.
— Handbuch und Atlas der topographischen Perkussion. 2. Aufl. Leipzig 1880.
— Über die Oberflächenwirkung des Perkussionsstoßes. Münch. med. Wochenschr. Nr. 5. S. 224. 1907.
Wesener, Medizinisch klinische Diagnostik. 2. Aufl. 1907.
Williams, C. J. B., On the theory and practice of percussion as a mode of diagnosis. The London Med. Gaz. Vol. 19. Jan. 21. p. 609. 1837.
— Die Pathologie und Diagnose der Krankheiten der Brust. Deutsch von H. Velten. Bonn 1838.
— Vorlesungen über die Krankheiten der Brust. Deutsch von Fr. Behrend. Leipzig 1841.
Wintrich, M. A., Beschreibung einer neuen Perkussionsmethode. Berl. med. Zentralztg. Nr. 1. Ref. in Schmidts Jahrbüchern. 1841. Bd. 30. S. 185. 1841.
— Einleitung zur Darstellung der Krankheiten der Respirationsorgane in Virchows Handbuch der spez. Pathol. u. Therapie. Bd. 5. 1. Erlangen 1854.
Zehetmayer, Lehrbuch der Perkussion und Auskultation. 3. Aufl. Wien 1854.
— F., Die Herzkrankheiten. Wien 1845.
Zülzer, Über die perkutorische Transsonanz. Berl. klin. Wochenschr. Nr. 43. 1877.

Die Auskultation des Herzens.

Theorie der Töne und Geräusche am Zirkulationsapparat.

Das Studium der Herztöne beginnt mit Laennec: „Les contractions alternatives des ventricules et des oreillettes, examinées à l'aide du cylindre et en touchant en même la pouls, présentent les phénomènes suivans. Au moment où l'artère vient frapper le doigt, l'oreille est légèrement soulevée par un mouvement du coeur isochrone à celui de l'artère, et accompagné d'un bruit un peu sourd quoi que distinct. L'isochronisme ne permet pas de méconnaître que le phénomène est dû à la contraction des ventricules. Immédiatement après et sans aucun intervalle, un bruit plus éclatant et analogue à celui d'une soupape qui se relève, d'un fouet, ou d'un chien qui lape, annonce la contraction, des oreilettes. Je me sers de ces comparisons triviales parce qu'elles me semblent exprimer, mieux qu'aucune description ne pourrait le faire, la nature du bruit dont il s'agit.“ Laennec kennt also schon den ersten und zweiten Herzton, den ersten führt er auf die Kontraktion der Kammern zurück und bedient sich zu seiner Erkennung der auch heute noch benutzten Hilfsmittel, des Herzstoßes und des Pulsschlages. Er bezeichnet diesen Ton als „bruit“, ein Ausdruck, der sogar dem physikalischen Charakter dieser Schallerscheinung schon gerecht wird und neben der Bezeichnung claquement auch für den zweiten Ton von Laennec angewandt wird. Die unter krankhaften Verhältnissen hörbaren Geräusche nennt er allgemein bruits de soufflet. Der zweite Herzton soll nach Laennec durch die Kontraktion der Vorhöfe hervrogerufen werden. Dieser Irrtum fällt dem Kliniker Laennec zur Last, der über keine genügend anschauliche Kenntnis der Herztätigkeit im Tierexperiment verfügt. Wohl machten ihn die Angaben Albrecht v. Hallers stutzig, er meint dann aber, die Pause nach der Vorhofssystole sei Haller nicht bekannt gewesen, oder von ihm nicht als das normale Verhalten betrachtet, vielmehr nur als gelegentliche Erscheinung beschrieben worden laut folgender Stelle [1]): „Post auricularum constrictionem, celerrime in calido et sano animale, aliquanto lentius in frigido et languente, et nonnunquam satis magno etiam in calidis tempusculo interposito, sequitur ventriculorum contractio." Es ist verständlich, daß schon nach kurzer Zeit Laennecs Irrtum erkannt und berichtigt werden konnte, gleichzeitig bemühte man sich um eine Beantwortung der von Laennec nicht behandelten Frage, in welcher Weise die Herztöne mechanisch zu erklären seien. Freilich war es bereits Laennec durch Arbeiten von Wolleston und Erman bekannt, daß Muskelkontraktionen Geräusche machen können, die den Schallerscheinungen am Herzen ähnlich sind, merkwürdigerweise zieht er diese Beobachtung aber nur zur Erklärung der Herzgeräusche (bruits de soufflet) heran. Nachdem schon verschiedene Ansichten über die Entstehung der Herztöne geäußert waren, stellte auf Grund von Vivisektionen Marc d'Espine 1831 fest, daß der erste Ton durch die Systole, der zweite durch die Diastole der Herzkammern entstehe; die Kontraktion der Vorhöfe sei zu schwach, um einen Ton zu liefern. Damit war wenigstens das zeitliche Verhältnis der Herztöne zur Herztätigkeit geklärt. Die Herztöne faßte er als Muskelgeräusche auf. Aber schon in demselben Jahre ward die Vermutung ausgesprochen, daß die Herztöne mit der Tätigkeit der Herzklappen zusammenhängen möchten. Carswell hörte über einem Aneurysma der aufsteigenden Aorta die Herztöne besonders deutlich, während sie über dem übrigen Herzen nur schwach zu vernehmen waren und brachte diese Erscheinung mit dem Rückstoß des Blutes gegen die Aortenklappen in Zusammenhang.

Rouanet (1832) führte bald darauf den experimentellen Beweis für diese Annahme. Er band ein Glasrohr, das an dem unteren Ende eine mit Wasser gefüllte Blase trug, unterhalb der Aortenklappen in die Herzkammer und befestigte zur Verlängerung der Aorta ein zweites Rohr in deren Stamm. Durch Druck auf die Blase ahmte er dann die Herztätigkeit nach und konnte dabei einen Ton wahrnehmen, der dem zweiten Herzton sehr ähnlich war. Er schloß daraus, daß die Herztöne auf der Spannung von Membranen beruhten, und zwar der zweite Ton auf der im Experiment nachgewiesenen Spannung der Semilunarklappen, während der erste Ton in entsprechender Weise durch Spannung der Kuspidalklappen zu erklären sei. Diese Erklärung Rouanets erhielt 3 Jahre später eine Bestätigung, die kaum noch einen Zweifel darüber zuließ, daß Rouanets Anschauung tatsächlich im wesentlichen zutreffend sein mußte; Bouillaud [2]) fand nämlich, daß die Töne bei Herzkrankheiten verändert waren, wenn die Klappen gelitten hatten. Inzwischen waren aber schon verschiedene neue Theorien über die Entstehung der Herztöne aufgestellt worden. Pigeaux erklärte den ersten Ton durch Reibung des Blutes an den Klappenringen und den Wänden der Kammern und Gefäßstämme, Magendie führte den ersten Ton auf das Anschlagen des Herzens gegen die Brustwand bei der Systole, den zweiten Ton auf das Anschlagen des Herzens gegen die Brustwand bei der Diastole zurück. Piorry meinte, den ersten Ton durch die Kontraktion der linken Kammer, den zweiten Ton durch die Kontraktion der rechten Kammer erklären zu können. Es bestanden also damals 4 Erklärungsweisen, die Bouillaud unterscheidet als théorie du bruit de contraction musculaire, théorie du bruit de frottement, théorie du bruit du choc du coeur contre la poitrine und théorie du jeu des valvules. Er selbst bekennt

[1]) Haller, Element. physiol. Sect. IV. § XXI.

[2]) Man findet allerdings schon bei Laennec die Bemerkung, daß Klappenerkrankungen die Herztöne verändern können, doch wird dieser Zusammenhang von Laennec nicht weiter gewürdigt.

sich zu Rouanets Theorie du jeu des valvules und führt diese sogar dadurch noch weiter, daß er beim ersten Ton das Anschlagen (adossement) der Semilunarklappen an die Gefäßwände, beim zweiten Ton das plötzliche Sinken der Kuspidalklappen mitwirken läßt. So war durch Rouanet und Bouillaud, obwohl die soeben genannten Zusätze wenig glücklich sind, die Auffassung von der Entstehung der Herztöne festgelegt, die alles für die Erklärung der klinischen Befunde leistete, mit den physiologischen und physikalischen Tatsachen im Einklang stand und auch heute im wesentlichen zu Recht besteht. Man sollte glauben, daß diese, nach unserer heutigen Meinung einfache Frage damit in den Grundzügen erledigt gewesen wäre. Das ist aber keineswegs der Fall und es ist lehrreich, zu verfolgen, wieviel bedeutende Forscher in der folgenden Zeit an dem Problem der Herztöne gearbeitet haben, durch wie viel Irrtümer die Lösung des Problems bis zur Erreichung des gegenwärtigen Standes der Kenntnisse hindurch gegangen ist. Kaum ein Kapitel der Medizin ist besser geeignet, als die Geschichte der Herztöne, um zu zeigen, wie wandelbar die Ergebnisse medizinischer Forschung, wie trügerisch die Lehren anerkannter Autoritäten, wie fruchtlos die Arbeit wissenschaftlicher Kommissionen sein können.

In mehreren Arbeiten der 30er und 40er Jahre vertrat Beau die Ansicht, die Herztöne entstünden durch die Tätigkeit der Vorhöfe, der erste Ton sollte durch die Systole, der zweite durch die Diastole der Vorhöfe erzeugt werden. Es ist nicht verwunderlich, daß diese Theorie keinen Boden gewinnen konnte. In England suchten in gemeinsamen Versuchen an großen Tieren (Eseln) Williams und Hope die Entstehung der Herztöne zu klären. Der erste Ton ist nach diesen Forschern ein durch die Kontraktion des Herzens hervorgerufener Muskelton, der zweite Ton wird durch die Anspannung der Semilunarklappen während der Diastole der Kammern hervorgerufen. Später leitete Williams den ersten Ton von den Vibrationen ab, in welche die Vorhofsklappen und die Wände der Ventrikel durch die Anspannung während der Herzkontraktion versetzt würden. Die Frage kam dann vor ein Tribunal von Sachverständigen (Dubliner Comité 1835), von dem festgestellt wurde, daß der erste Ton durch Muskelkontraktion oder durch Reibung des Blutes an der Innenfläche, der zweite Ton durch die plötzliche Anspannung der Semilunarklappen entstehe. Das Londoner Comité erkannte den ersten Ton als Folge der Muskelkontraktion und des Anschlagens des Herzens gegen die Brustwand, den zweiten als Folge des plötzlichen Verschlusses der Semilunarklappen durch den Rückstoß der Blutsäule in den großen Gefäßstämmen. Ein amerikanisches Comité läßt den ersten Ton durch die Vorhofssystole, den Schluß der Kuspidalklappen, das Ausströmen des Blutes aus den Kammern und das Muskelgeräusch der Kammerkontraktion, den zweiten Ton durch den Schluß der Semilunarklappen entstehen. Nach Skoda (1839) müssen 8 Herztöne unterschieden werden, die sich zu dem bekannten Bilde der 2 Töne vereinigen; er nimmt an, „daß die beiden Herzkammern, die Pulmonalarterie und die Aorta jede für sich sowohl den ersten als den zweiten in der Herzgegend vernehmbaren Ton hervorbringen können . . . Der erste Ton in den Ventrikeln entsteht durch das Anschlagen des Blutes gegen die Kuspidalklappeu. Die Spannung, in welche die Klappen durch den Druck des Blutes plötzlich versetzt wird, trägt ohne Zweifel zur Erzeugung des ersten Tones bei . . . Der erste Ton kann aber offenbar zuweilen auch durch das Anschlagen des Herzens gegen die Brustwand entstehen . . . Das Muskelgeräusch des Herzens läßt sich immer nur als ein dumpfer gedehnter Schall annehmen . . . Der in den Arterien synchronisch mit der Pulsation hörbare Ton läßt sich aus der plötzlich vermehrten Spannung der Arterienhäute durch das in dieselben mit Gewalt gepreßte Blut begreifen . . .“ Die Erklärung des zweiten Tones in den Ventrikeln hat größere Schwierigkeiten, meint Skoda. Tatsächlich gibt er auch keine rechte Erklärung. „Der zweite Ton in der Aorta und Pulmonalarterie entsteht offenbar durch den Andrang der in den Arterien enthaltenen Blutsäule gegen die Semilunarklappen nach der Systole der Herzkammern. Das in die elastischen Arterien durch die Kammersystole getriebene Blut wird durch dieselben gepreßt und sobald der Trieb vom Herzen aufgehört hat, notwendigerweise auch gegen das Herz schnell zurückgedrängt." Diese von dem berühmten Wiener Kliniker von der ersten bis zur letzten Auflage seines Lehrbuches vertretenen Lehren sind gleich auf lebhaften Widerspruch gestoßen. Rapp, Kiwisch, Nega treten übereinstimmend — wenn sie auch in der Erklärung des ersten Tones voneinander abweichen — dafür ein, einmal, daß der erste Ton nur in den Kammern zustande komme und über der Aorta und Pulmonalis lediglich fortgeleitet zu hören sei und ferner, daß der zweite Ton nur an den Semilunarklappen zustande komme und über den Kammern lediglich fortgeleitet zu hören sei. Einen vermittelnden Standpunkt nimmt Bamberger ein; der erste Ton soll in den Kammern und Arterien gebildet werden, wie Skoda fordert, der zweite Ton aber nur an den Semilunarklappen. Chauveau (1858) schließt sich seinem Landsmann Rouanet an, betont aber, daß der erste Ton durch den Anschlag des Herzens gegen die Brustwand verstärkt werden könne. In den folgenden Jahren äußerten sich noch verschiedene Forscher zur Sache (Schoemaker, Reid, Markham, Walshe, Bellingham, Halford, Fuller), ohne wesentlich Neues vorzubringen. Dagegen war es ein wirklicher Fortschritt, als Dogiel und Ludwig in ihren von allen früheren Fehlerquellen freien Versuchen zeigen konnten, daß tatsächlich bei der Systole des Herzens ein Muskelton gebildet wird. Eine willkommene Ergänzung wurde durch die Feststellung Guttmanns gebracht, daß dieser Muskelton einen ganz anderen Charakter trägt als der unter normalen Bedingungen hörbare erste Herzton.

Die große Unsicherheit über die Beteiligung der Gefäße an der Bildung des ersten Tones wurde mit einem Schlage beseitigt, als Martius darauf hinwies, daß nicht mit dem Beginn der Kammersystole das Blut in die großen Schlagadern geworfen werde, sondern daß die Austreibung des Blutes erst dann einsetzt, wenn der Druck in den Kammern höher gestiegen ist als der auf den Semilunarklappen lastende Druck, und als gezeigt wurde, daß diese der Austreibungszeit vorausgehende Anspannungszeit eine nicht unerhebliche Dauer hat. Auch über den Moment des zweiten Tones und die Mechanik seiner Entstehung wurde durch die Untersuchungen von Martius Klarheit geschaffen: Um zur Tonbildung hinreichende Schwingungen der Semilunarklappen herbeizuführen, bedarf es einer erheblichen Druckdifferenz oberhalb und unterhalb der Klappen; diese Druckdifferenz kann aus einem Druckzuwachs oberhalb der Klappen durch die elastischen und muskulösen Krafte der Arterien nicht erklärt werden, sondern kann nur in dem Moment gesucht werden, wo die Kammern in die Diastole übergehen, d. h. in dem Moment, wo ein plötzlicher Druckabfall in den Kammern stattfindet. Nicht ein Plus über, sondern ein Minus unter den Klappen bewirkt den zweiten Ton.

Eine ausgezeichnete Darstellung der heutigen Auffassung von der Entstehung der Herztöne gibt R. Geigel. Zunächst wird von ihm daran erinnert, daß physikalisch betrachtet die sog. Herztöne zu den Geräuschen gerechnet werden. Sie entstehen dadurch, daß bei der Herztätigkeit durch plötzliche Druckänderungen die schwingungsfähigen Teile des Herzens aus ihrer Gleichgewichtslage gerissen werden, infolge ihrer Trägheit die dem veränderten Druck entsprechende neue Gleichgewichtslage überschreiten und nun um diese neue Gleichgewichtslage schwingen. Im einzelnen gestalten sich die Vorgänge nach Geigel folgendermaßen. Mit dem Beginn der Systole findet eine rapide starke Drucksteigerung in den Kammern statt, dadurch werden vor allem die Kuspidalklappen, auf denen von den Vorhöfen aus nur ein sehr geringer Druck ruht, rasch in eine neue Gleichgewichtslage geworfen. Da die Kuspidalklappen infolge ihrer Konstruktion und zunächst auch die Semilunarklappen infolge des auf ihnen lastenden arteriellen Druckes geschlossen bleiben, so eilt ferner die Wand der Kammern, die sich kontrahiert, kleiner wird, einer Lage zu, in der sie bei kleinerer Fläche das gleiche Volumen Blut fassen kann, d. h. sie strebt Kugelgestalt an. Schließlich kommen auch die arteriellen Klappen mit steigendem intraventrikulären Druck in eine neue Gleichgewichtslage. Die dem veränderten Druck entsprechende Gleichgewichtslage aller dieser Gebilde wird infolge der Trägheit ihrer Teile zunächst überschritten, die Teile eilen dann wieder zurück und es kommt zu Transversalschwingungen, die eben den ersten Herzton bilden. „Schwingungen der ganzen Umgrenzung eines Ventrikels, der Muskelwand wie auch der Klappen, bilden also den Herzton. Die Amplitude der Schwingungen wird nicht an allen Orten die gleiche und wohl am größten an den zarteren, dünneren Klappen sein. Da der Druck in den Vorhöfen nahezu gleich Null gesetzt werden kann, in den großen Arterien aber sehr beträchtlich ist, so darf man annehmen, daß die Segel der geschlossenen Vorhofsklappen ihre neue Gleichgewichtslage nach einem größeren Wege und also mit einer größeren Endgeschwindigkeit erreichen werden, als die der arteriellen, und daß wohl auch ihre Schwingungen die größte Amplitude aufweisen werden. Es ist demnach wahrscheinlich, daß ein recht beträchtlicher Teil der Stärke des ersten Tones auf Schwingungen der Vorhofsklappen zu beziehen ist."

Über die Entstehung des zweiten Tones ist schon das nötige gesagt worden. Im Beginn der Diastole findet fast momentan eine starke Drucksenkung in den Kammern statt, während in den Arterien ein hoher Druck herrscht; dadurch werden die Semilunarklappen plötzlich abwärts, in eine neue Gleichgewichtslage, gerissen, um die sie infolge der Trägheit ihrer Teile ebenso schwingen, wie dies beim ersten Ton von den Klappen und dem Muskel geschildert worden ist. Klinisch ist für uns wichtig, daß der erste Ton im wesentlichen durch die Schwingungen der Kuspidalklappen, der zweite Ton durch die Schwingungen der Semilunarklappen gebildet wird, so daß wir aus Änderungen der Töne auf Störungen im Spiele der Klappen schließen können. Der durch die Kontraktion des Herzmuskels geleistete Beitrag zum ersten Ton hat nur theoretisches Interesse, da bis jetzt keine zuverlässigen praktischen Schlüsse aus seinem Verhalten haben gezogen werden können. Aus demselben Grunde ist es eine reine Doktorfrage, ob vielleicht das Anschlagen des Herzens gegen die Brustwand einmal an der Bildung des ersten Tones mitwirken mag oder nicht.

Auf Grund dieser Auffassung von der Entstehung der Herztöne läßt sich auch das Verhältnis der Töne zu den Phasen der Herztätigkeit genau festlegen: der erste Ton beginnt mit dem Beginn der Kammersystole, der zweite Ton beginnt mit dem Beginn der Kammerdiastole.

Wir können diese Betrachtung nicht schließen, ohne nochmals auf die alte Streitfrage zurückzukommen, ob bei der Bildung des ersten Tones die Gefäße beteiligt sind, mit andern Worten, ob der erste Ton aus einem Herzton und einem Gefäßton zusammengesetzt ist. Die sog. Anspannungszeit oder Verschlußzeit erklärt, warum im Anfangsteil des ersten Tones kein Gefäßton enthalten sein kann. Aber im Beginn der Austreibungszeit werden durch den plötzlichen starken Füllungs- und Druckzuwachs in den großen Gefäßen deren Wände in eine neue Gleichgewichtslage versetzt, um die sie ebenso schwingen werden, wie die ganze Umgrenzung der Kammern um die mit der Anspannungszeit, und die Semilunarklappen um die mit der Erschlaffung einsetzende veränderte Gleichgewichtslage schwingen. Welcher Anteil diesem Gefäßton an der Bildung und Dauer des ersten Tones vielleicht zukommt, das wird bei der Besprechung der graphischen Registrierung der Herztöne genauer zu untersuchen sein.

Neben den Herztönen (bruits normaux) nahmen von Anfang an das Interesse der Forscher

die Herzgeräusche

(bruits de soufflet) in Anspruch, von denen Laennec je nach dem Charakter unterscheidet le bruit de soufflet proprement dit, le bruit de scie ou de râpe und de bruit de soufflet musical ou sibilant. In der ersten Auflage seines Werkes betrachtet er die Geräusche als Zeichen von Klappenschrumpfungen, in der zweiten Auflage äußert er sich viel zurückhaltender, nachdem er Fälle mit Klappenveränderungen ohne Geräusch und Geräusche ohne Klappenveränderungen kennen gelernt hatte. Er findet nun Geräusche bei Klappenschrumpfung, Hypertrophie und Dilatation des Herzens und fast stets bei Zuständen nervöser Erregung. Als Ursache der Geräusche nimmt er Krampfzustände der Herz- und Gefäßmuskulatur an, läßt aber die physikalische Begründung dieser Ansicht ganz unberührt. Die Erkenntnis, daß alle durch die Perkussion und Auskultation vermittelten Befunde zunächst nur physikalische Erscheinungen sind, und daß schließlich nur ein klares Verständnis dieser physikalischen Erscheinungen uns befähigen kann, um mit überzeugender Begründung Schlüsse aus unsern Befunden auf das Verhalten der untersuchten Organe zu ziehen, diese Erkenntnis tritt überhaupt bei Laennec zurück vor der überwältigenden Fülle der neuen, gebieterisch nach unmittelbarer praktischer Verwertung verlangenden Beobachtungen. Mit der intuitiven Sicherheit des Genies hat Laennec in der kargen ihm vom Schicksal zugemessenen Frist das Gebäude der praktischen Lehre von der Auskultation errichtet und seinen Nachfolgern die Aufgabe überlassen, den theoretischen Teil, den physikalischen Ausbau der Lehre zu schaffen, eine Aufgabe, an der wir bis auf den heutigen Tag zu arbeiten haben.

Eine für die Entstehung zirkulatorischer Geräusche wichtige Bedingung lehrte Corrigan kennen, als er im Versuch zeigte, daß jedesmal da ein Geräusch auftritt, wo eine in einem Röhrensystem strömende Flüssigkeit aus einer engeren in eine weitere Stelle gelangt. Zur Erklärung dieser Erscheinung nimmt er Wirbelbildung in der Flüssigkeit an. Demgegenüber neigen Hope und Bouillaud zu der Annahme, den Geräuschen, speziell den Klappengeräuschen, möchte eine verstärkte — infolge der Verengerungen der Klappenostien — Reibung zugrunde liegen. Als dann Fälle mit Geräuschen, aber ohne Klappenveränderungen bekannt wurden, stellte sich bei genauerer Prüfung heraus, daß in manchen solchen Fällen eine verdünnte Blutbeschaffenheit vorlag, die also, so nahm man an, auch zum Auftreten von Geräuschen Veranlassung geben könne. Auf Grund dieser Beobachtungen kam man zu der Unterscheidung organischer und anorganischer Geräusche. Von Hope und später Vernois wurde dann im Tierexperiment durch starke Blutentziehungen der Zusammenhang zwischen Blutbeschaffenheit und Geräuschen sichergestellt. Hope machte zusammen mit Hall Aderlässe bei Hunden und fand dabei, daß nach genügender Blutentziehung über dem Herzen Geräusche auftraten, die Geräusche verschwanden aber wieder, wenn infolge weiterer Aderlässe der Puls klein und schwach wurde. Er schloß daraus, daß einerseits die Verdünnung des Blutes, andererseits aber auch die Geschwindigkeit der Blutströmung an der Entstehung der Geräusche beteiligt sei. Den Ursprung der Geräusche verlegt er in das Blut selbst: „Aftergeräusche der Klappen werden durch das Aneinanderstoßen der Teilchen des Blutes veranlaßt, wenn dasselbe bei seinem Durchgange durch die Mündung einer Höhle irgend ein Hindernis in seiner freien Fortbewegung findet.“ Der

Zeit nach unterscheidet Hope systolische und diastolische Geräusche und kennt auch schon deren Beziehungen zu den Klappenveränderungen: „Bei einer Verengerung der Mitral- oder Trikuspidalöffnung wird das zweite Geräusch von einem Aftergeräusch begleitet. Wenn die Klappe nicht fest schließt und das Blut zurückstrudeln kann, so hört man neben dem ersten Geräusch ein Aftergeräusch.“ Sehr ins einzelne geht eine etwas spätere Einteilung Gendrins, der Präsystole (die Zeit unmittelbar vor dem ersten Ton), Systole (Moment des ersten Tons), Perisystole (Zeit zwischen erstem und zweiten Ton) und entsprechend Prädiastole, Diastole und Peridiastole unterscheidet. Der praktisch wichtige Begriff der Präsystole und des präsystolischen Geräusches hat sich erhalten, auch von einer Mesodiastole (= Peridiastole) sprechen wir heute noch. Die Perisystole und Prädiastole sind nur theoretische Begriffe, die ihnen entsprechende Zeit ist zu kurz, als daß ihre gesonderte Wahrnehmung sicher möglich wäre.

Eine physikalisch wohlbegründete Erklärung erhielt die obenerwähnte grundlegende Beobachtung Corrigans erst durch Kiwisch (1850). Er stellte Durchströmungsversuche an elastischen Röhren an; durch Kompression erzeugte er an einzelnen Stellen Verengerungen, die zur Bildung von Geräuschen führten. Er sagt darüber folgendes: „Der Strahl, welcher aus der engeren Stelle des Rohres in den erweiterten Teil dringt, wird ebenfalls auf eine gewisse Strecke die Form der verengten Stelle beibehalten, wenn seine Fortbewegungen im erweiterten Teil nicht auf ein erhebliches Hindernis stößt; der Luftdruck bewirkt dann, daß die Wandungen des erweiterten Rohres sich dem engeren Flüssigkeitsstrahle koaptieren, da sie jedoch vermöge ihrer Elastizität dieser Kompression Widerstand leisten, so müßte der Flüssigkeitsstrahl eine Erweiterung erfahren. So wird das Rohr abwechselnd vom Luftdruck komprimiert und durch eigene Elastizität wieder erweitert; es gerät dadurch in eine zitternde Bewegung und diese wird als Geräusch vernommen.“ In der Diskussion, die in der Würzburger physikalisch-medizinischen Gesellschaft dem Vortrag von Kiwisch folgte, bemerkte der Physiker Osann, daß auch oberhalb der erweiterten Stelle, also im engern Röhrenabschnitt, die Wand transversale Schwingungen ausführen müsse. „Durch die mit dem Schwingen der Gefäßwand am weiteren Teil synchron ab- und zunehmende Saugwirkung im Flüssigkeitsstrom fließt von oben bald weniger, bald mehr Flüssigkeit ab, der Druck im oberen Teile schwankt im gleichen Rhythmus und die Folge muß sein, daß auch hier die elastische Wand transversale Schwingungen in eben demselben Rhythmus ausführt“ (zitiert nach R. Geigel). Eine wesentliche Förderung unserer Kenntnisse von den Bedingungen, die zu einer Geräuschbildung führen können, brachten die systematischen Untersuchungen Th. Webers. Er faßt die Ergebnisse in folgenden Sätzen zusammen.

1. Die Geräusche, welche in Röhren wahrgenommen werden, durch welche eine tropfbare Flüssigkeit strömt, hängen unmittelbar von den durch die Bewegung der Flüssigkeit erregten Schwingungen der Röhrenwände ab, keineswegs von der Reibung, welche die Flüssigkeitsteilchen unter sich erleiden. Daher muß man auch schließen, daß die Geräusche in den menschlichen Blutgefäßen nicht von der Friktion der Blutkörperchen abzuleiten sind.

2. Daß die in Röhren strömenden Flüssigkeiten weniger leicht und stark in Schwingungen geraten, als die Röhrenwandungen, muß man darum annehmen, weil die Flüssigkeiten beinahe inkompressibel, die Röhrenwände aber kompressibel und elastisch sind.

3. Die Leichtigkeit, mit welcher Geräusche entstehen, und die Art derselben hängt hauptsächlich von der Gestalt der Röhren und den Eigenschaften ihrer Wände, z. B. ob sie erweiterte oder verengte Stellen haben, ob sie steif

oder ausdehnbar sind, und von der Geschwindigkeit der strömenden Flüssigkeit ab, weniger von der Qualität der Flüssigkeit, z. B. ob diese Wasser oder Quecksilber ist.

4. Rauhigkeiten auf der inneren Oberfläche der Röhren bewirken durch die Vermehrung der Friktion, daß Geräusche leichter entstehen, so daß nur eine geringe Geschwindigkeit der strömenden Flüssigkeit notwendig ist.

5. Geräusche entstehen leichter, wenn die Wandungen dünn, als wenn sie dick sind.

6. Geräusche entstehen leichter in weiteren Röhren, als in engeren, auch wenn das Verhältnis zwischen Dicke der Wandung und Durchmesser der Röhre derselbe ist. Die Geräusche entstehen um so leichter, je größer die Berührungsstelle zwischen Flüssigkeit und Röhre ist.

7. Es ist eine viel größere Stromgeschwindigkeit nötig, damit Geräusche in gläsernen oder messingnen Röhren hervorgebracht werden, als um Geräusche in biegsamen und ausdehnsamen Röhren zu erzeugen, z. B. Kautschukröhren, Därmen, Venen.

8. Quecksilber bringt leichter Geräusche hervor als Wasser, Wasser leichter als Milch, Milch leichter als mit Wasser gemischtes Blut, verdünntes Blut leichter als reines Blut, vollkommene und schwere Flüssigkeiten leichter als zähe und leichte.

9. Sollen Geräusche in Röhren entstehen, die nirgends verengt sind, so muß die Stromgeschwindigkeit viel größer sein, als wenn sie es sind, und die entstandenen Geräusche werden dann nicht nur an einer bestimmten Stelle der Röhre, sondern in deren ganzem Verlaufe vernommen.

10. In Röhren, die an einer Stelle verengt sind, entstehen Geräusche am leichtesten, d. h. zu ihrer Erzeugung ist nur eine sehr geringe Stromgeschwindigkeit nötig. Es lassen sich Regeln über den günstigen Grad der Verengung feststellen. Die entstandenen Geräusche werden am deutlichsten da gehört, wo der Flüssigkeitsstrom aus dem verengten Teile in den weiteren übertritt.

11. Bisweilen sind die Schwingungen der Röhre so stark, daß sie nicht nur mit den Ohren, sondern auch mit den Fingern wahrgenommen werden können und ein Gefühl erregen, das dem ähnlich ist, welches entsteht, wenn Sand durch die Finger läuft.

12. Ein feiner singender oder trillernder Ton wird bisweilen gehört bei verschiedenen Graden der Stromgeschwindigkeit und der Kompression.

13. Wird die Stromgeschwindigkeit mehr und mehr verringert, so tritt eine Grenze ein, von der an der Strom zu langsam ist, um ein Geräusch hervorzubringen.

14. Eine mehr oder verminderte Spannung der Wandung einer Röhre, an deren verengerter Stelle ein Geräusch entsteht, hat wenig Einfluß auf dieses Geräusch.

15. Strömt Flüssigkeit hinlänglich schnell aus einer engen Röhre in eine weite, so entsteht an der Stelle, wo die engere Röhre in die weite mündet, ein Geräusch.

16. Die Geräusche werden in Röhren, die von der Luft oder von Wasser umgeben sind, vorzüglich durch die Röhrenwände fortgepflanzt, und zwar um so besser, je dichter und elastischer die Wände sind. Daher werden selbstschwache Geräusche, die an irgendeiner Stelle einer Messing- oder Glasröhre erzeugt worden sind, an allen Teilen derselben gut gehört, während sie an einer Kautschukröhre nur in den der Ursprungsstelle zunächstliegenden Teilen vernommen werden können.

Aus den Untersuchungen Th. Webers lernen wir, daß bei der Strömung von Flüssigkeit in Röhren die Entstehung von Geräuschen wesentlich beeinflußt wird durch die Gestalt der Röhre (weit oder eng? gleiches oder wechselndes Lumen?), die Beschaffenheit der Wand (glatt oder rauh? dünn oder dick? biegsam oder starr?), die Geschwindigkeit der Strömung und die Qualität der Flüssigkeit (dünnflüssiges oder dickflüssiges Blut?). Bei der Erklärung von Herz- und Gefäßgeräuschen werden deshalb stets alle diese Faktoren berücksichtigt werden müssen.

Daß auch beim Übergang der Strömung aus einer weiteren in eine engere Stelle ein Geräusch entsteht, hat zuerst E. J. M. Nolet nachgewiesen. Das ist leicht zu verstehen. Diesseits der Stenose verlangsamt sich die Strömung, der Druck steigt, das Gefäß und der Eingang der Stenose erweitern sich, es fließt mehr Flüssigkeit ab, darauf sinkt der Druck, die Gefäßwand schwingt nach innen infolge der Elastizität der Wand, die Stenose wird wieder enger und das Spiel beginnt von neuem; alternierende Druckänderungen und Wandschwingungen müssen sich natürlich jenseits der Stenose einstellen. Es wird deshalb stromaufwärts und stromabwärts von der Stenose ein Geräusch auftreten (R. Geigel).

Leider blieb den zutreffenden Erklärungen v. Kiwischs und Th. Webers zunächst die allgemeine Anerkennung versagt. So führten Skoda und mit ihm Bamberger, Friedreich, Duchek u. a. die Herzgeräusche auf Reibung zurück. „Gegenwärtig ist man allgemein noch immer der Ansicht, daß die Geräusche innerhalb der Ventrikel durch Reibung des Blutes an den Kammerwandungen oder Klappen entstehen“ (Skoda 1864). Skoda glaubt „hinzufügen zu müssen, daß Geräusche innerhalb der Herzhöhlen auch durch das schnellere Einströmen eines kleinen Blutstromes in eine ruhende, oder langsamer oder entgegengesetzt bewegte Blutmasse entstehen können.“ Chauveau und Niemeyer vertreten die Oszillationstheorie, nach der die strömende Flüssigkeit selbst (die veine fluide, der tönende Strahl) das Geräusch bilden und die Gefäße nur sekundär in Schwingungen versetzen solle; es entstehe an engen Stellen ein Preßstrahl, durch den „die Blutsäule hinter dem Klappenfehler durch den in rhythmischen Pulsen erfolgenden Ausfluß in eine Reihe von gleichmäßigen (nicht „ungleichmäßigen“ Nega) Oszillationen gerät“. Will man darüber streiten, ob die Geräusche im Blut oder in den Wänden des Gefäßsystems gebildet werden, so muß man nach R. Geigel die Frage in der Form stellen: Sind es stehende Wellen der Wand oder solche des Blutes, die den Schall erzeugen? Schon Th. Weber hat das strömende Blut mit dem Bogen verglichen, der den gespannten Gefäßwänden durch seine Bewegung den Ton entlockt wie der Fiedelbogen den Saiten der Geige. Es ist aber wie der Fiedelbogen so die Blutsäule zu Tonschwingungen möglichst ungeeignet, da nach A. Fick „tropfbar flüssige Körper am schwersten Geräusche zu hören geben und unter ganz besonderen Umständen, die im tierischen Körper sicherlich nie gegeben sind“. Man hat sich vorgestellt, daß die durch Stromhindernisse entstehenden Wirbel der Flüssigkeit — die Heynsius im Laboratorium von Donders durch Bernsteinstaub sichtbar machte — die Träger der Schallschwingungen seien. Daß diese Vorstellung nicht richtig ist, hat R. Geigel durch Versuche nachgewiesen. Er warf die Frage auf, wie groß der Inhalt der Herzkammern denn sein müßte, damit durch Schwingungen des Blutes Geräusche von der ungefähren Höhe des ersten Herztones (diese rund zu 200 angenommen) entstehen könnten; nach seiner Berechnung müßte dazu der Ventrikel rund 24 Liter Blut fassen. Wäre es die bei der Wirbelbildung entstehende innere Reibung, die den Schall liefert, so müßten ferner in zähen Flüssigkeiten leichter Geräusche auftreten als in dünnflüssigen. Das Gegenteil ist aber in allen darauf gerichteten Versuchen nachgewiesen worden (R. Geigel). „Töne“ und Geräusche am Herzen und an den Gefäßen sind demnach in gleicher Weise auf transversale Schwingungen der elastischen Wände des Gefäßsystems zurückzuführen.

Unterschied von Ton und Geräusch am Gefäßapparat.

Es sei daran erinnert, daß physikalisch der Ton auf regelmäßigen, periodischen Schwingungen, das Geräusch auf unregelmäßigen aperiodischen Schwingungen beruht. Vereinigen sich mehrere Töne von konstanter Höhe und Stärke, so entsteht ein Klang. Dagegen entsteht ein Geräusch, wenn die Zahl, Höhe und Stärke der Töne mehr oder weniger schnell und unregelmäßig wechselt. Die Zeitdauer der Schallerscheinung ist insofern dabei wichtig, als ein sehr kurzer Ton von wenigen Schwingungen zu einem kurzen trockenen Schlag oder Knall, also zu einem Geräusch zusammenschrumpft, während andererseits bei einem Knall mit genügender Aufmerksamkeit manchmal undeutlich eine gewisse Tonhöhe erkennbar ist. Es sind also, wie hiernach leicht zu verstehen, alle möglichen Übergänge zwischen Tönen, Klängen und Geräuschen möglich (Fischer). Auch die Herztöne bilden wohl eine Art Grenzfall, immerhin stehen sie doch den Geräuschen ohne Zweifel näher, so daß die ursprüngliche Bezeichnung bruit und Geräusch richtiger wäre. Nun hat die Klinik seit Beginn der Auskultation einen Unterschied zwischen Herztönen und Herzgeräuschen, oder Geräuschen und Aftergeräuschen gemacht, der stets allgemein anerkannt worden ist, also auch tatsächlich begründet sein wird. Wollen wir den Unterschied zwischen dem klinischen Herzton und Herzgeräusch verstehen lernen, so liegt es nahe, zu fragen, ob Verschiedenheiten zwischen den Entstehungsbedingungen der beiden Schallerscheinungen nachweisbar sind, die uns eine befriedigende Erklärung für die klinische Auffassung geben könnten. Das ist in der Tat der Fall. Die Herztöne entstehen, wie wiederholt hervorgehoben ist, durch eine plötzliche kurze Störung der Gleichgewichtslage der schwingenden Teile infolge der im Beginn der Systole und Diastole auftretenden rapiden Druckänderung; die Herzgeräusche zeigen auch meist einen plötzlichen Beginn, aber sie dauern länger, da ihre Ursache, die die tongebenden Wandschwingungen auslösende Blutströmung, von längerer Dauer ist. Wenn diese Blutströmung dem Fiedelbogen verglichen worden ist, der die Wände des Gefäßsystems zum Schwingen bringt wie die Saiten einer Geige und dadurch die Geräusche erzeugt, so können wir die Druckänderung, die die Herztöne erzeugt, dem Ruck vergleichen, durch den beim Piccicato der Finger den Ton hervorbringt. „Beim Ton ist die erste Schwingung allein die stärkste, jede folgende bis zum Verschwinden des Schalles kleiner. Beim Geräusch dagegen wird erst eine ganze Anzahl von annähernd gleichen Schwingungen erzeugt und erst wenn die bewegende Ursache, der Blutstrom, aufhört, erfolgt das Abklingen des Schalls, das Kleinerwerden der Amplituden bis zum Verschwinden“ (R. Geigel). Die Figg. 113 und 114 geben eine annähernde Vorstellung von dem Ablauf der Schwingungen beim Ton und Geräusch. Damit ist aber der Unterschied zwischen Herzton und Herzgeräusch nicht erschöpft.

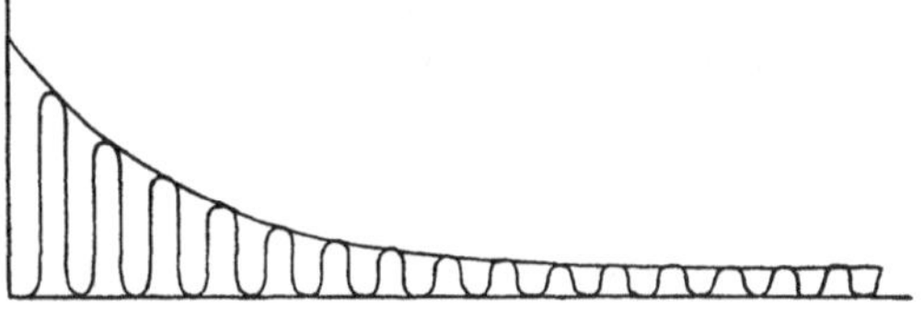

Fig. 113 (nach R. Geigel).

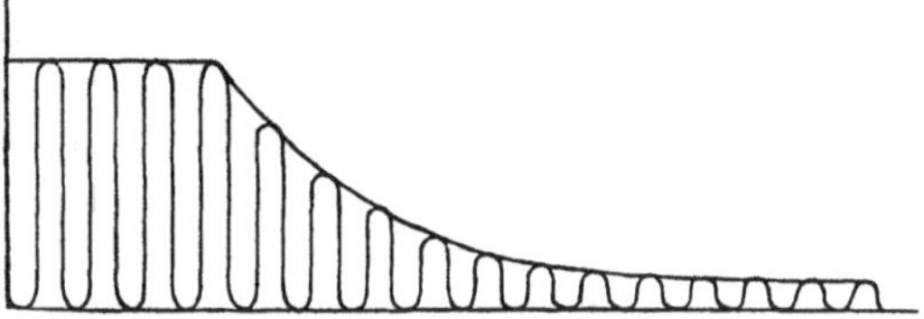

Fig. 114 (nach R. Geigel).

Es kommt vielmehr beiden Schallerscheinungen ein besonderer, meist deutlich ausgeprägter Schallcharakter zu, der für die Herztöne ziemlich konstant ist, für die Geräusche sehr wechselnd sein kann. Während die Eigenschaften der Herztöne durch laut und leise und einige näher charakterisierende Bezeichnungen wie paukend, klingend und dumpf im wesentlichen erschöpft sind, haben wir ein ganzes Register von Geräuschen (hauchend, blasend, sägend, feilend, zischend, weich, scharf usw.). Dieser verschiedene Schallcharakter gibt uns nun sehr wohl die Möglichkeit, einen Ton und ein Geräusch, die gleichzeitig einsetzen, getrennt voneinander wahrzunehmen, ja es scheint mir, theoretisch und praktisch möglich zu sein, ein nach Art des Tones (Fig. 113) ablaufendes Geräusch auf Grund seines eigentümlichen Charakters als Geräusch zu erkennen (Decrescendo-Geräusche) und ebenso wird bei ungleichzeitiger Klappenspannung in der linken und rechten Kammer ein längerer, bei genügend großem Intervalle gespaltener Ton, aber kein Geräusch gehört werden. Andererseits wird es durch die geschilderten Verhältnisse nicht selten zu Übergangsbildern kommen und tatsächlich ist auch ein gewiegter Untersucher häufig nicht imstande, zu unterscheiden, ob noch ein Ton oder schon ein Geräusch vorliegt; man zieht sich dann mit einem „unreinen Ton" aus der Verlegenheit.

Die verschiedenen Arten der Herzgeräusche — sägend, feilend, hauchend, piepend usw. — genießen nicht mehr die frühere Wertschätzung, seitdem man erkannt hat, daß sich daraus keine sicheren Schlüsse auf die Art oder Stärke der Veränderungen ziehen lassen, die den betreffenden Geräuschen zugrunde liegen. Nur eine Unterscheidung ist wichtig, die Unterscheidung zwischen Geräuschen, die durch Membran- oder Wandschwingungen infolge der Blutströmung entstehen und Geräuschen, die durch die Verschiebung kranker Flächen gegeneinander hervorgerufen werden, oder kürzer die Unterscheidung zwischen „Strömungsgeräuschen" und „Reibegeräuschen". Bilden sich im Verlauf einer Herzbeutelentzündung Fibrinniederschläge auf den Herzbeutelblättern, so erfolgt die Verschiebung des Epikards gegen das Perikard nicht mehr gleichmäßig, sondern ruckweise. „Diesen Vorgang kann man eventuell hören, wenn die einzelnen Stöße, welche der bewegte Körper auf seine Umgebung ausübt, stark genug sind, rasch genug erfolgen, um einen wahrnehmbaren Schall zu erzeugen" (R. Geigel). Je nach der Zahl, Größe und Art der Hindernisse und der Schnelligkeit der Bewegung kann das Reiben fein oder grob, höher oder tiefer sein. Sehr feines, weiches Reiben wird zuweilen Klappengeräuschen recht ähnlich sein, so daß aus der Schallerscheinung allein nicht immer eine sichere Diagnose möglich ist; es gibt dann aber andere, später zu besprechende Zeichen, die meist eine Lösung des Zweifels gestatten.

Die klinische Untersuchung der Schallerscheinungen am Zirkulationsapparat

richtet sich zunächst auf

die Herztöne.

Es ist schon gesagt worden, daß als die Hauptquelle der Herztöne die Schwingungen anzusehen sind, in die die Herzklappen durch die Druckschwankungen in den Herzhöhlen versetzt werden. Horchen wir also an den Stellen der Brustwand, denen die Klappen möglichst nahe liegen, so werden wir uns dort am besten über die Beschaffenheit der Herztöne unterrichten und aus dem, was wir gehört haben, über die Tätigkeit der Klappen ein Urteil bilden können. So sollte man denken. Betrachten wir aber die Lage der Klappen und ihre Projektion auf die Brustwand genauer (Fig. 89), dann finden wir die Klappen so dicht bei einander, daß eine gesonderte Auskultation der einzelnen Klappen am Orte ihrer Projektion nicht möglich ist. Nur die Pulmonalklappen und Trikuspidalklappen werden ungefährt am Orte ihrer Projektion auf die vordere Brustwand auskultiert: die Pulmonalklappen im Sternalwinkel des 2. linken Zwischenrippenraumes, die Trikuspidalklappen am Brustbeinansatz der 5. rechten Rippe oder im Sternalwinkel des 5. rechten Zwischenrippenraumes. Die Auskultationsstelle der Mitralklappen liegt an der Herzspitze; dafür lassen sich verschiedene Gründe anführen. Einmal wird die Fortleitung der Klappenschwingungen zur Brustwand durch die feste Wand der linken Kammer begünstigt, ferner ist die Mitralklappe von ihrem Projektionsfelde am 4. linken Rippenknorpel infolge der Zwischenlagerung der rechten Kammer und der Lunge ziemlich weit entfernt; schließlich muß bedacht werden, daß die Stärke des Schalles mit dem Quadrat der Entfernung abnimmt und dementsprechend die Töne der anderen, weiter von der Gegend des Herzstoßes entfernten Klappen sehr viel rascher leiser werden und verschwinden als die Töne der Mitralklappe. Aus dem zuletzt genannten Grunde werden auch die Aortenklappen nicht am Sternalwinkel des 3. linken, sondern des 2. rechten Zwischenrippenraumes untersucht. Ursprünglich sind diese Vorschriften vor allem der praktischen Erfahrung entsprungen, und Hopes und Spittals Anweisungen zur Erkennung der Klappenfehler empfehlen schon im wesentlichen die soeben beschriebenen Auskultationsorte, ohne näher auf die Gründe einzugehen. Will man sich rasch ein Gesamtbild von der Klappentätigkeit machen, so setzt man das Hörrohr auf die Mitte des Brustbeins etwa in der Höhe des 3. Zwischenrippenraumes, hier sprechen alle Klappen mit (Erbscher Punkt).

Der Rhythmus der normalen Herztöne ist verschieden, je nachdem, ob man an der Herzbasis die Aorten- und Pulmonalklappen, oder am unteren Brustbein und in der Herzstoßgegend die Trikuspidal- und Mitralklappen behorcht. An den beiden zuletzt genannten Orten ist der erste, wie wir wissen, vorwiegend von den Kuspidalklappen gebildete Ton lauter als der zweite, von den Semilunarklappen fortgeleitete Ton; im zweiten rechten und linken Zwischenrippenraum umgekehrt der von den Semilunarklappen — die hier dem Hörrohr nahe liegen — gebildete zweite Ton lauter als der erste. In ihrem Charakter unterscheiden sich die ersten Töne von den zweiten dadurch, daß sie tiefer und länger sind (Fig. 115). Die größere Tiefe ist überall deutlich zu hören, die längere Dauer tritt am deutlichsten dort hervor, wo die Töne am lautesten wahrgenommen werden, da Stärke und Dauer unter sonst gleichen Bedingungen Hand in Hand gehen. Aus diesem Grunde werden die ersten Töne an der Herzbasis kürzer gehört als an dem unteren Brustbein oder der Herzspitze, ja unter Umständen auch kürzer als die an und für sich kürzeren zweiten Töne. Unter diesem Vorbehalt mag es berechtigt sein, die Töne über den Kuspidalklappen einem Trochäus ⊥ ∪, die Töne über den Semilunarklappen einem Jambus ∪ ⊥ zu vergleichen.

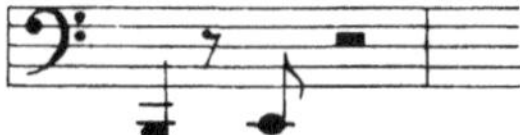

Fig. 115. Rhythmus der normalen Herztöne.

Unter normalen Bedingungen ist es leicht, aus dem beschriebenen Rhythmus den ersten und zweiten Ton zu erkennen und damit den Beginn der Systole und Diastole zu erfahren. Ist man einmal zweifelhaft, so gelingt es meist ohne Schwierigkeit, durch Vergleich des gleichzeitig mit dem ersten Ton erfolgenden Herzstoßes den ersten Ton als solchen zu identifizieren. Es bedarf dazu nicht einer gesonderten Palpation, sondern der durch das Hörrohr übertragene Herzstoß macht sich von selbst genügend bemerkbar; fehlt ein Herzstoß, dann kann die Palpation des Karotispulses an seine Stelle treten, obwohl vom Beginn des ersten Tones bis zum Auftreten des Karotispulses eine nicht ganz geringe Zeit vergeht (etwa 0,1 Sek.). Bei sehr erregter Herztätigkeit und manchen Schwächezuständen des Herzens tritt aber nicht nur eine systolische, sondern auch eine diastolische Vorwölbung der Brustwand auf; ist gleichzeitig die Herztätigkeit stark beschleunigt und gesellen sich vielleicht noch besondere Veränderungen der Herztöne hinzu (Spaltungen, Verdoppelungen, Galopprhythmus, Embryokardie), so kann die Identifizierung der Herztöne äußerst schwierig, ja unmöglich werden.

Stärke und Klangfarbe der Herztöne hängen von mannigfachen Bedingungen ab, die zum Teil unabhängig von der Herztätigkeit sind, zum Teil durch die besonderen Verhältnisse der Herzarbeit selbst bestimmt werden. Will man sich ein Urteil über die Stärke der Herztöne bilden, so muß man zunächst in Betracht ziehen, daß schon beim Gesunden gewisse Unterschiede der Herztöne untereinander bestehen, abgesehen von dem soeben besprochenen Verhalten der ersten zu den zweiten Tönen. So findet man die Töne über dem Auskultationsorte der Trikuspidalis leiser und dumpfer als die Töne an der Herzspitze. Der zweite Pulmonalton unterscheidet sich nach Heitler von dem zweiten Aortenton dadurch, daß er dumpfer, tiefer und gedehnter klingt, der zweite Aortenton sei kürzer und höher. Bei der Auskultation des freigelegten Herzens treffen diese Angaben fraglos zu (Thayer), und werden ohne weiteres durch den höheren Druck in der Aorta, den niedrigeren in der Lungenarterie erklärt. Für die übliche klinische Untersuchung, die die beiden Töne vergleicht, wie sie im zweiten Zwischenrippenraum links und rechts vom Brustbein gehört werden, liegen die Verhältnisse aber anders. Hier hört man über gesunden Herzen gesunder Leute den zweiten Pulmonalton häufig höher, heller und lauter. Das ist leicht erklärlich. Die Pulmonalklappen liegen der Brustwand dicht an, ihre Schwingungen gelangen ohne wesentliche Entstellung zu unserem Hörrohr und Ohr. Die Schallschwingungen der tief in der Brust befindlichen Aortenklappen werden durch die schlecht leitende übergelagerte Lunge abgeschwächt, d. h. leiser und kürzer, ihrer hohen Töne beraubt, genau wie dies für die Fortleitung des Atemgeräusches der Luftröhre und ihrer Äste früher ausgeführt worden ist. Wenn mit zunehmendem Alter der Druck in der Aorta steigt, tritt allmählich der zweite Aortenton mehr hervor, er wird lauter, höher und bei sehr hohem Blutdruck klingend. Als Durchschnittsregel kann man sagen, daß in der Jugend der zweite Pulmonalton, im Alter der zweite Aortenton lauter gehört wird (Lüthje). Creigthon gibt auf Grund von 1000 Fällen an, daß bis zum 20. Jahre der zweite Pulmonalton lauter, vom 20. bis 30. Lebensjahre gleichlaut und vom 50. Lebensjahre an leiser gefunden wird als der zweite Aortenton. Wichtig ist, daß nach Untersuchungen von Wissel in der Pulmonalis eine viel geringere Drucksteigerung genügt, um eine deutliche Verstärkung der Klappentöne herbeizuführen als in der Aorta, eine Erscheinung, die wohl auf die dünnere Beschaffenheit und damit verbundene größere Schwingungsfähigkeit der Pulmonalklappen zurückzuführen ist. Vierordt fand, indem er Holzscheiben zwischen Hörrohr und Brustwand einschob, folgende Stärkeskala (nach abnehmender Stärke geordnet): 1. Mitralton, 2. Pulmonalton, 1. Trikuspidalton, 2. Aortenton, 2. Ton an der Herzspitze, 2. Ton über der Trikuspidalklappe, 1. Ton an der Pulmonalis, 1. Ton an der Aorta (zitiert nach Sahli). Bock hat ein besonderes Differentialstethoskop konstruiert (ein binaurikuläres Stethoskop, das über dem Ansatzstück eine Hohlkugel trägt; in der Hohlkugel befindet sich eine horizontal angebrachte Irisblende, durch die Herztöne und Geräusche abgedrosselt werden können); die Untersuchung mit diesem Instrument ergab als lautesten Ton den 1. Mitralton, danach den 2. Aortenton und schließlich den 2. Pulmonalton. Zu demselben Zwecke sind auch von Hecht, Heßler und Moeli besondere Hörrohre erdacht worden. In zweifelhaften Fällen ist nach meiner Erfahrung die beste Methode die Auskultation mit dem bloßen Ohr.

Änderungen der Stärke der Herztöne werden häufig beobachtet. Schon die Stellung der Kranken ist nicht ganz gleichgültig, im Stehen werden die Töne lauter (Friedreich, Azoulai), wenn auch die Veränderung meist unwesentlich sein dürfte (Schäfer). Die Atmung beeinflußt die Stärke der Herztöne vor allem dadurch, daß sie die Bedingungen für die Fortleitung der Schallschwingungen zur Brustwand ändert. Einatmung läßt durch die vermehrte Zwischenlagerung von Lunge zwischen Herz und Brustwand die Töne leiser werden, Ausatmung lauter. Am deutlichsten hört man die Töne, wenn nach tiefer Exspiration die Atmung angehalten wird; auch für die Erkennung leiser Geräusche ist dieser Zeitpunkt am günstigsten.

Eine Verstärkung der Herztöne kann alle oder nur einzelne Töne betreffen. Alle Töne sind lauter als in der Norm bei gesteigerter Herztätigkeit; sei es, daß diese durch körperliche Anstrengungen oder seelische Erregungen oder erhöhte Reizbarkeit des Herznervensystems (Thyreotoxikosen, Basedow, Herzneurosen) hervorgerufen ist.

Die Verstärkung einzelner Töne ist nicht immer leicht zu erkennen, da wir kein absolutes Maß für die Stärke haben und schon in der Norm, wie oben gesagt, Unterschiede zwischen den verschiedenen Tönen bestehen; man soll deshalb nur dann eine Verstärkung diagnostizieren, wenn diese deutlich ausgesprochen ist.

Am häufigsten hat man zu entscheiden, ob der zweite Pulmonalton verstärkt ist oder nicht; denn seine Verstärkung gilt als ein wichtiges Unterscheidungsmerkmal bei der fast täglich zu beantwortenden Frage, ob ein systolisches Geräusch als Zeichen eines Klappenfehlers (Mitralfehler) gedeutet werden soll, oder ob das Geräusch als akzidentell anzusehen ist. Als Maß für die Stärke des zweiten Pulmonaltons dient uns der zweite Aortenton. Das ist natürlich ein recht unzuverlässiges Maß, da die Töne an und für sich nicht gleich stark sind und außerdem das Stärkeverhältnis der Töne mit dem Alter, dem Lungenvolumen und Blutdruck des Kranken wechselt. Aber damit nicht genug. Wird durch eine nicht schlußfähige Mitralklappe bei der Systole der linken Kammer ein Teil des Kammerinhaltes zurückgetrieben, so gibt es allerdings eine Stauung im linken Vorhof; diese Stauung setzt sich wohl auch bis zu einem gewissen Grade in die Gefäße der Lunge fort, wird dann aber durch Erweiterung dieser Gefäße ausgeglichen und es kommt zunächst nicht zu einer Drucksteigerung im Hauptstamm der Lungenschlagader (H. Straub), also auch nicht zu einer Verstärkung des zweiten Pulmonaltones. Gerade für beginnende, ausgeglichene Fälle von Mitralinsuffizienz, deren Diagnose die Hauptschwierigkeiten macht, ist deshalb mit einer Verstärkung des zweiten Pulmonaltones nicht zu rechnen. Es ist also nicht der Klappenfehler als solcher, der zu einer Verstärkung des zweiten Pulmonaltones führt, sondern der Grad der Stauung in den Lungengefäßen und der hängt im wesentlichen davon ab, ob das linke Herz die durch den Klappenfehler entstehende Mehrarbeit leisten kann oder nicht. Dementsprechend kann jede Erlahmung der linken Kammer mit und ohne Klappenfehler zu einer Verstärkung des zweiten Pulmonaltones führen. Etwas anders, aber doch ähnlich liegen die Verhältnisse bei der Mitralstenose; hier handelt es sich nicht darum, ob die linke Kammer, sondern ob der linke Vorhof der erhöhten Arbeit gewachsen ist. Da seine Muskulatur nur schwach ist, so versagt er verhältnismäßig frühzeitig und deshalb findet man bei Mitralstenosen früh und häufig eine deutliche Verstärkung des zweiten Pulmonaltones. Erhöhte Widerstände im Lungenkreislauf, wie Emphysem, ausgedehnte entzündliche Prozesse, Kompression der Lunge durch Luft- und Flüssigkeitsergüsse im Brustfellraum bewirken auch eine mehr oder weniger bedeutende Verstärkung, vorausgesetzt, daß sie nicht gleichzeitig ungünstigere Bedingungen für die Fortleitung der Pulmonaltöne zur Brustwand schaffen. Offenbleiben des Ductus Botalli führt dazu, daß sich der Aortendruck in die Pulmonalis fortpflanzt; die hierdurch hervorgerufene auffallend starke Verstärkung des zweiten Pulmonaltones kann mit Nutzen bei der Diagnose verwendet werden.

Eine Verstärkung des zweiten Pulmonaltones wird solange bestehen bleiben, als die Kraft der rechten Kammer ausreicht, um die Druckerhöhung in der Lungenarterie zu überwinden. Der zweite Pulmonalton wird wieder leiser, sobald die rechte Kammer erlahmt, er wird aber auch leiser, wenn die Stauung im Lungengefäßsystem durch gesteigerte Arbeit des linken Herzens geringer wird. Änderungen der Stärke des zweiten Pulmonaltones im Verlaufe einer Krankheit können deshalb nur unter Berücksichtigung des Gesamtbefundes verwertet werden.

Eine Verstärkung des zweiten Aortentones läßt auf eine Steigerung der Widerstände im großen Kreislauf schließen, wir begegnen ihr daher bei Arteriosklerosen, Schrumpfniere, manchen Fällen von Polycythämie und den idiopathischen Hypertonien; auch hier ist eine genügende Kraft der linken Kammer selbstverständliche Voraussetzung. Stellt sich in solchen Fällen eine starke Beschleunigung der Herztätigkeit ein, derart, daß Diastole und Systole gleich lang werden und ist die Verstärkung des zweiten Tones so erheblich, daß er an der Spitze ebenso laut gehört wird wie der zweite Ton, dann entsteht ein Rhythmus, der dem gleichmäßigen Schlag eines Pendels verglichen werden kann (Pendelrhythmus). Er gilt, wie aus der soeben gegebenen Entstehungsgeschichte leicht erklärlich, als ungünstiges Zeichen.

Eine Verstärkung des ersten Tones kommt praktisch vor allem an der Mitralis in Betracht. Wir könnten sie erwarten, wenn die Mitralklappen mit größerer Kraft in Schwingungen versetzt werden, also bei Kreislaufstörungen, die mit einer Hypertrophie der linken Kammer einhergehen. Diese Auffassung trifft aber nicht unbedingt zu. Bei der Schlußunfähigkeit der Mitralklappen z. B. wird die systolische Drucksteigerung und damit die Raschheit der Klappenspannung verzögert, da das Blut nach dem linken Vorhof ausweicht; bei der Aorteninsuffizienz sinkt der diastolische Aortendruck abnorm tief und es bedarf nur einer verhältnismäßig geringen systolischen Drucksteigerung in der Kammer bis zum Beginn der Austreibungszeit. Der Druck steigt dann allerdings noch weiter, aber langsamer als in der Norm, da ein Teil des Druckes schon zur Fortbewegung des Blutes verbraucht wird. In beiden Fällen wird das systolische Druckmaximum, jedenfalls wenn nicht völlige Kompensation besteht, später erreicht, die Spannung der Mitralklappen erfolgt langsamer, der von ihnen gelieferte Ton wird leiser. Für die Stärke des ersten Mitraltones ist also nicht die Hypertrophie der linken Kammer maßgebend, sondern die Raschheit, mit der die Klappen in Spannung versetzt werden und der Weg, den sie dabei zurücklegen. Der Weg wiederum wird wesentlich bestimmt durch die Höhe des systolischen Druckanstiegs; diese kann gesteigert sein, wenn der Kammerdruck am Ende der Diastole noch sehr niedrig ist oder wenn das systolische Druckmaximum sehr hoch liegt. Den letzten Fall haben wir bei erhöhtem Widerstand im großen Kreislauf und entsprechend leistungsfähigem hypertrophischen Muskel des linken Ventrikels; deshalb ist der erste Ton des linken Herzens verstärkt bei denselben Erkrankungen, die mit einer Verstärkung des zweiten Aortentones einhergehen (Hypertonien). Den ersten Fall — abnorm niedrigen diastolischen Druck — treffen wir bei der Mitralstenose; bei diesem Klappenfehler erhält die linke Kammer während der Diastole zu wenig Blut, auch die Vorhofsystole mag in vorgeschrittenen Fällen nicht genügen, um die Kammer hinreichend zu füllen und die meist starren Mitralsegel zu stellen.

Bei der Systole werden nun die Klappen sehr rasch und kräftig zurückgetrieben „gestellt“ und gleichzeitig in zunehmendem Maße gespannt oder richtiger in Schwingungen versetzt. Obwohl die linke Kammer bei Mitralstenosen häufig nicht hypertrophisch, ja in manchen Fällen atrophisch ist, wird aus den geschilderten Gründen der erste Ton doch verstärkt gefunden.

Wir haben gesagt, die Stärke des ersten Mitraltones werde bestimmt durch die Raschheit der Klappenspannung und dem von den Klappen dabei zurückgelegten Weg. Es wird aber für den entstehenden Ton nicht gleichgültig sein, ob derselbe Weg von den Klappen zurückgelegt wird aus einem Zustande abnorm niedriger zu normaler Spannung (Mitralstenose), oder aus einem Zustande normaler zu abnorm starker Spannung. Im zweiten Fall werden wir einen höheren Ton erwarten, so wie bei einem Saiteninstrument die Höhe des Tones einer Saite mit deren Spannung steigt. Daher finden wir denn auch den ersten Ton bei Hypertonien häufig nicht nur verstärkt, sondern klingend, klirrend, musikalisch. Noch deutlicher als beim ersten Ton pflegt diese Erscheinung in den betreffenden Fällen am zweiten Aortenton ausgesprochen zu sein.

Hin und wieder wird eine Verstärkung einzelner Töne beobachtet als Folge von Infiltrationen der Lunge, die eine bessere Fortleitung der Töne bewirken können.

Nicht selten haben die ersten Töne, weniger oft die zweiten, einen klanghaltigen oder musikalischen Charakter (Cliquetis métallique); die Erscheinung beruht darauf, daß durch die Herztätigkeit benachbarte Hohlräume (Magenblase, Kavernen, Pneumothorax) mit in Schwingungen versetzt werden. Zuweilen werden dabei so laute Klangerscheinungen erzeugt, daß sie auf Entfernung gehört werden können; das war schon Laennec bekannt und ist auch schon von ihm durch die Erschütterung lufthaltiger Hohlräume erklärt worden. Eine eingehendere Darstellung hat später W. Ebstein gegeben.

Abschwächung der Herztöne

und zwar aller Töne kommt als Zeichen schlechter Fortleitung der Schallschwingungen zur Beobachtung bei Emphysem, Herzbeutelergüssen, Verdickungen der Brustwand, Abdrängung des Herzens von der Brustwand durch mediastinales Emphysem u. a. Sie tritt ferner ein beim Sinken der Herzkraft. Die Stärke der ersten Töne nimmt dabei ab, weil bei der Herzschwäche in den Kammern der systolische Druck sinkt und infolge ungenügender Entleerung der diastolische Druck steigt. Wegen des niedrigeren systolischen Druckes fällt die Spannung der Klappen, wegen des höheren diastolischen Druckes die Exkursion der Klappen geringer aus, der von ihnen gelieferte erste Herzton wird leiser, tiefer, dumpfer. Da bei einer Herzschwäche ferner die in die Arterien getriebene Blutmenge verringert ist, so geht auch der Druck in den großen Schlagadern zurück und die von diesem Druck abhängenden, von den Semilunarklappen gelieferten zweiten Herztöne werden ebenfalls leiser. Sinkt dagegen der Druck in den großen Gefäßen infolge einer Vasomotorenlähmung, so wird zunächst die Stärke des zweiten Tones herabgesetzt; aber auch der erste Ton verliert an Stärke und Höhe, da zur Öffnung der unter geringem Druck stehenden Semilunarklappen eine geringere Höhe des systolischen Kammerdruckes ausreicht. Die Abschwächung erstreckt sich aber nach H. Müller nicht gleichmäßig auf die ersten und zweiten Töne, sondern die Abschwächung der zweiten Töne überwiegt, so daß diese Töne in ausgesprochenen Fällen unhörbar werden und nur die ersten Töne erhalten bleiben (Embryokardie, Kyniklokardie). Schon Stokes hat in Fällen von schwerem Typhus das Verschwinden des einen Herztones beobachtet, aber irrtümlich angenommen, daß der erste Ton fehle.

Eine Abschwächung des zweiten Tones kann nach Sahli, abgesehen von der obenerwähnten Drucksenkung im Arteriensystem, zustande kommen, wenn die bei der Diastole der Kammern erfolgende Senkung des Kammerdruckes geringer ausfällt als in der Norm. Das soll der Fall sein bei Schlußunfähigkeit der Kuspidalklappen, speziell der Mitralis, „weil das in dem Vorhof unter Ventrikeldruck zurückgetriebene Blut im Beginne der Diastole mit Wucht in den linken Ventrikel zurückstürzt, so daß in der Diastole der Unterschied des Druckes zu beiden Seiten der Aortenklappen und damit auch die Anspannung der Aortenklappe geringer wird als in der Norm". Ferner begegnen wir einer Abschwächung des zweiten Aortentones bei der Insuffizienz dieser Klappe, wenn die Segel geschrumpft und verdickt sind und ihre Schwingungsfähigkeit mehr oder weniger eingebüßt haben.

Eine Abschwächung des ersten Tones als hervorstechender Befund wird beobachtet bei der Mitralinsuffizienz. Der Mechanismus dieser Erscheinung wird sehr anschaulich von R. Geigel folgendermaßen geschildert: „Am Herzen entstehen die „Töne", indem die Umgrenzung der Herzhöhlen einer neuen Gleichgewichtslage so rasch zueilt, daß sie diese überschreitet und dann kurze Zeit um sie schwingt. Ist im Beginn einer Herzsystole ein Ostium offen, sei es, daß eine Vorhofsklappe insuffizient oder der Druck in der großen Arterie so klein ist, daß ohne Verschlußzeit sofort die Austreibung des Blutes beginnt, so kann ein erster Herzton meist nicht gebildet werden. Die träge Masse des Blutes wird dann einfach im nämlichen Maße, in dem sich der Ventrikel kontrahiert, zur Öffnung hinausgedrängt, die Bewegung der Wand erfolgt allmählich, nicht mit einem Ruck. Es gehört zur Bildung eines ersten Herztones das Bestehen einer Verschlußzeit." Es hängt natürlich ganz von dem Grade der Insuffizienz ab, ob der erste Ton nur leiser oder ganz unhörbar wird. Man hat gesagt, daß bei sorgfältiger Auskultation ein erster Ton nie ganz vermißt werde. Das ist insofern richtig, als auch nach dem Verschwinden des vom linken Ventrikel erzeugten ersten Tones immer noch an geeigneten Stellen der erste Ton der rechten Kammer hörbar sein wird. Auskultiert man aber über der Herzspitze, so ist es tatsächlich in manchen Fällen nicht möglich, einen ersten Ton zu hören, der sich durch seine Stärke und schärfere Umgrenzung aus dem Geräusch isolieren ließe, das infolge der Mitralinsuffizienz auftritt.

Für die seltenen isolierten Erkrankungen des rechten Herzens gelten dieselben Regeln und Überlegungen, die hier für das linke Herz entwickelt worden sind. Wir können uns deshalb versagen, auf die einzelnen Möglichkeiten einzugehen.

Spaltungen und Verdoppelungen der Herztöne
sind nicht scharf voneinander zu trennen. Gemeinsam ist beiden Erscheinungen, daß durch sie der charakteristische Rhythmus des Herzens, den man als $^2/_4$ Takt bezeichnen kann,
nicht gestört wird. Von Spaltungen spricht man, wenn das Intervall zwischen den Teiltönen sehr kurz, von Verdoppelungen, wenn das Intervall etwas länger ist. Dem persönlichen Ermessen ist hier breiter Spielraum gegeben.

Eine Spaltung oder Verdoppelung des ersten Tones kann entstehen

1. durch ungleichzeitige Spannung der Kuspidalklappen des linken und rechten Herzens,
2. durch ungleichzeitge Spannung der einzelnen Segel der Kuspidalklappen,
3. durch Hinzutritt eines systolischen Gefäßtones zu dem Klappenton.

Eine ungleichzeitige Spannung der Kuspidalklappen des linken und rechten Herzens kann theoretisch beruhen auf ungleichzeitiger Systole der linken und rechten Kammer. Seitdem wir durch die elektrokardiographischen Untersuchungen wissen, daß die Leitung des Kontraktionsreizes zu der linken und rechten Kammer isoliert gestört sein kann, hat die Hypothese einer Spaltung des ersten Tones durch eine ungleichzeitige Systole der beiden Kammern eine gewisse Stütze erhalten. Immerhin fehlen bis jetzt beweisende Beobachtungen. Eine von Grubergritz beschriebene Spaltung der R-Zacke beim präsystolischen Galopprhythmus kann vielleicht hier in Betracht kommen, ist aber nicht überzeugend. Auf Grund einer eigenen Beobachtung kann ich nur sagen, daß bei sicherer Schädigung des linken Reizleitungsschenkels keine deutliche Spaltung des ersten Tones vorhanden zu sein braucht. Eine hin und wieder am Ende der Ausatmung und im Beginn der Einatmung verzeichnete Spaltung des ersten Tones erklärt C. Gerhardt dadurch, daß bei der Ausatmung der Druck im linken Herzen gesteigert und so der Mitralklappenschluß beschleunigt werde. Bei der Mitralstenose kann nach Brockbank eine Spaltung des ersten Tones dadurch zustande kommen, daß beim Beginn der Systole die Klappen der Trikuspidalis schon gestellt sind, die Klappen der Mitralis dagegen wegen ihrer starren Beschaffenheit und der ungenügenden Füllung der linken Kammer noch nicht. Infolgedessen soll die tongebende Spannung der Trikuspidalklappen vor derjenigen der Mitralklappen erfolgen.

Spaltung des ersten Tones durch ungleichzeitige Spannung der einzelnen Segel einer der Kuspidalklappen wird in Betracht kommen bei Mißbildungen, bei Schrumpfungen, Verwachsungen und ähnlichen Veränderungen im Gefolge von Herzklappenentzündungen, die vorwiegend das eine oder andere Segel ergriffen haben, und schließlich bei Störungen in der Anordnung oder Tätigkeit der Papillarmuskeln (Drasche, Brockbank u. a.).

Spaltung oder wohl besser Verdoppelung des ersten Tones durch Hinzutreten eines systolischen Gefäßtones zum Klappenton haben wir zu erwarten, wenn ein besonders großes Schlagvolumen unter kräftigem Druck in die Arterien geworfen wird. Infolge ihrer Trägheit werden die Gefäßwände um die ihnen plötzlich aufgezwungene neue Gleichgewichtslage schwingen und so einen Ton liefern (Landgraf). Da dieser Ton erst nach dem Ablauf der Anspannungszeit, also etwa 0,07—0,08 Sek. nach dem Beginn des ersten Tones auftritt, so erhält man nicht mehr den Eindruck einer gespaltenen einheitlichen Schallerscheinung, sondern den einer Zusammensetzung aus zwei Komponenten, d. h. einer Verdoppelung. Entsprechend dem Orte der Entstehung wird der zweite Teilton verhältnismäßig laut an der Herzbasis gehört werden.

Wichtiger als die Spaltung des ersten Tones mit ihren mehr oder weniger hypothetischen Entstehungsmöglichkeiten ist die Spaltung oder Verdoppelung des zweiten Tones; sie kann entstehen

1. durch ungleichzeitige Spannung der Semilunarklappen des linken und rechten Herzens (A. Geigel),
2. durch ungleichzeitige Spannung der einzelnen Segel der Semilunarklappen,
3. durch stärkere Druckschwankungen in den großen Schlagadern infolge von Elastizitätsschwankungen der Wand.

Spaltung des zweiten Tones durch ungleichzeitige Spannung der Semilunarklappen des linken und rechten Herzens kommt unter verschiedenen Bedingungen vor. Zunächst bei der Atmung (Potain) und zwar am Ende der Einatmung und im Beginn der Ausatmung. Bei der Auskultation hört man an der Aorta den ersten Teilton, an der Pulmonalis den zweiten lauter; es muß danach entweder der Aortenton verfrüht oder der Pulmonalton verspätet eintreten. Welche von beiden Möglichkeiten anzunehmen ist, wird sich entscheiden lassen, wenn man den Einfluß der Atmung auf die Herztätigkeit überlegt. Bei der Einatmung findet durch die Erweiterung des Gefäßsystems der Lunge eine Saugwirkung statt, die den Druck in der Lungenschlagader herabsetzt; dadurch soll der Klappenschluß der Lungenarterie verspätet werden

(Potain, Gerhardt). Diese Erklärung ist sicher falsch. Sie übersieht zunächst, daß durch die Saugwirkung der inspirierenden Lunge auch der Druck im linken Herzen herabgesetzt wird, da dieses weniger Blut erhält; damit sinkt natürlich auch der Druck in der Aorta. Sie übersieht ferner, daß für die Entstehung des zweiten Tones nicht der Druck über den Semilunarklappen, sondern die mit der Kammerdiastole einsetzende Drucksenkung unter den Semilunarklappen in erster Linie maßgebend ist. Es war deshalb ein Fortschritt, als Dehio nicht die Wirkung der Atmung auf den Druck und die Füllung der beiden großen Schlagadern, sondern die Wirkung auf den Druck und die Füllung der beiden Herzkammern zur Grundlage einer neuen Erklärung machte. Er meint durch die Steigerung des Donderschen Druckes werde eine stärkere Füllung des rechten Herzens, durch die Zurückhaltung des vom rechten Herzen kommenden Blutes in der Lunge eine geringere Füllung des linken Herzens hervorgerufen; infolgedessen soll die Diastole der rechten Kammer länger dauern als die der linken und der zweite Pulmonalton soll verspätet einsetzen. Diese Erklärung rechnet aber nicht damit, daß die Herzkammern eine weitgehende Solidarität ihrer Tätigkeit zeigen; so konnte H. Straub kürzlich zeigen, daß im Experiment eine auf wechselnder Füllung des linken Herzens beruhende Rhythmusstörung (Pulsus alternans) dieses Herzabschnittes von dem rechten Herzen mitgemacht wurde, obwohl für das rechte Herz gleichmäßige Füllungsbedingungen bestanden; das linke Herz zwang dem rechten eine für dieses unbegründete Unregelmäßigkeit der Tätigkeit auf oder anders ausgedrückt, obwohl Füllungs- und Arbeitsverhältnisse des rechten Herzens von denen des linken abwichen, bildete sich keine entsprechende selbständige Tätigkeit des rechten Herzens aus. Die ungleichzeitige Spannung der Pulmonal- und Aortenklappen ist vielmehr wohl dadurch zu erklären, daß während der Diastole die bei der Einatmung eintretende stärkere Füllung des rechten Herzens zu einem langsameren Abfall des Druckes in der rechten Kammer und die bei der Einatmung eintretende geringere Füllung des linken Herzens zu einem rascheren Abfall des Drucks in der linken Kammer führt; infolgedessen wird die tongebende Spannung der Pulmonalklappen später, die der Aortenklappen früher erfolgen. Das umgekehrte Verhalten wird bei kräftiger Ausatmung zustande kommen. Analoge unterschiedliche Füllungsbedingungen für das rechte und linke Herz finden wir bei der Mitralstenose und Mitralinsuffizienz. Bei der Mitralstenose stärkere Füllung des rechten, geringere des linken Herzens, dementsprechend Spaltung des zweiten Tones durch frühere Spannung der Aortenklappen; spätere Spannung der Pulmonalklappen; der erste Teilton wird über der Aorta, der zweite über der Pulmonalis lauter gehört. Bei der Mitralinsuffizienz vor allem stärkere Füllung des linken Herzens, infolgedessen Verspätung des zweiten Aortentones.

Spaltung des zweiten Tones durch ungleichzeitige Spannung der Segel der Semilunarklappen kann wohl ebenso wie an den Kuspidalklappen als Folge entzündlicher Vorgänge auftreten, wenn auch der einfachere Bau und die geringere Größe der Semilunarklappen ungünstigere Bedingungen für die Entstehung von Spaltungen bieten dürften. Becher nimmt an, daß durch Druck des Brustbeins auf den Klappenring der Pulmonalis eine Abplattung des Ringes stattfinden könne, infolge deren sich die Klappen aneinander reiben und ungleichzeitig spannen sollen. Zur Stütze dieser Ansicht führt er an, daß neben der Spaltung des Tones ein systolisches Geräusch über der Pulmonalis beobachtet zu werden pflegt, das ziemlich allgemein auf eine Abplattung der Pulmonalis oder des Pulmonalostiums durch den Druck des Brustbeins zurückgeführt wird. Ferner führt Becher für seine Erklärung eine Beobachtung ins Feld, die ich bestätigen kann; man hört nämlich in den betreffenden

Fällen nicht selten neben der Spaltung ein diastolisches Geräusch, das bei der Einatmung mit der Hebung des Brustbeines verschwindet.

Spaltung oder Verdoppelung des zweiten Tones durch stärkere Druckschwankungen in den großen Schlagadern wird nur dann erwartet werden dürfen, wenn eine besonders große Drucksenkung im Arteriensystem durch die Diastole hervorgerufen wird, so daß wiederholt größere Schwingungen der Gefäßwand auftreten, bevor der Gleichgewichtszustand erreicht ist (Aorteninsuffizienz).

Wird der ursprüngliche Rhythmus der Herztöne, der $^2/_4$ Takt, durch das Auftreten neuer Töne gestört, so spricht man von

Galopprhythmus.

Wir unterscheiden einen präsystolischen, protodiastolischen und in seltenen Fällen auch mesodiastolischen Galopprhythmus; diese verschiedenen Formen kann man in folgender Weise versinnbildlichen (Fig. 116a, b, c).

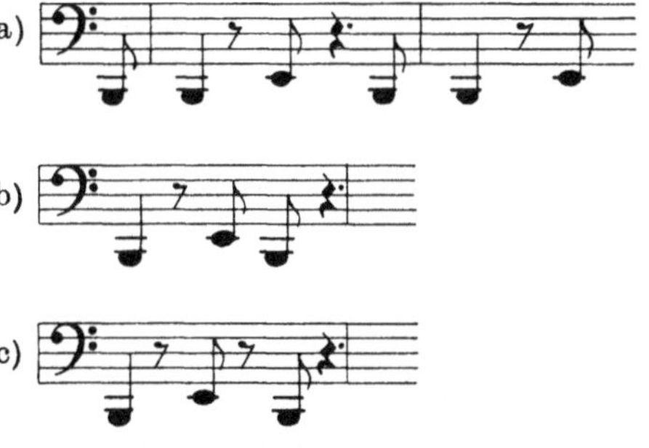

Fig. 116. Galopprhythmus.

Die Erscheinung ist zuerst von Bouillaud beobachtet worden; er bezeichnete sie als bruit de rappel. Von wem die spätere Bezeichnung Galopprhythmus stammt, ist nicht sicher auszumachen. Fraentzel schreibt sie Traube zu. Jedenfalls ist sie gut gewählt und charakteristischer als Bouillauds Trommelwirbel. Nach Fraentzels Erkundigungen bei Sachverständigen der Reitkunst hört man beim Kampagnegalopp einen deutlichen Dreischlag mit dem Akzent in der Mitte „Koch-háp-el", oder beim Galopp der ungerittenen Bauernpferde am Ende „Koch-hap-él". Beide Arten kommen über dem Herzen vor, daneben allerdings die hippologisch unvorschriftsmäßige Abart, daß der Akzent auf dem ersten Ton liegt, wenigstens wenn man über der Herzspitze auskultiert. Horcht man aber beim präsystolischen Galopprhythmus nur an der Herzspitze oder über der Trikuspidalis, beim proto- und mesodiastolischen dagegen über der Herzbasis, so wird man den typischen Rhythmus des Kampagnegalopps feststellen können.

Der präsystolische Galopprhythmus (Fig. 116a) entsteht durch das Auftreten eines überzähligen Tones in der Präsystole, d. h. zur Zeit der Vorhofssystole. Da zu dieser Zeit außer der Vorhofssystole kein Bewegungsvorgang des Herzens stattfindet, der zu einer Tonbildung führen könnte, so kann der präsystolische Galopprhythmus nur durch die Vorhofssystole hervorgerufen sein. Man kann sich vorstellen, daß der Muskelton des sich kontrahierenden Vorhofs und die infolge der Entleerung des Vorhofs in die Kammer erfolgende Spannung der Kammerwand und Kuspidalklappen zusammenwirken, um den präsystolischen Ton zu bilden (Potain). Wenn bei Mitralfehlern eine mehr oder weniger starke Hypertrophie des linken Vorhofs eintritt, so sind die soeben genannten Bedingungen für die Entstehung eines präsystolischen Galopprhythmus natürlich in erhöhtem Maße gegeben. Am günstigsten liegen die Verhältnisse bei der Mitralstenose; die Hypertrophie der Vorhofsmuskulatur sowie der Füllungszuwachs und damit die Spannungszunahme der Kammerteile pflegen besonders groß zu sein. Die miteinander verwachsenen Klappensegel werden schon ihrer „Stellung" einen größeren Widerstand entgegensetzen und dadurch leichter in eine stärkere, tongebende Spannung geraten. Tatsächlich wird denn auch der präsystolische Galopprhythmus vor allem bei Mitralstenosen beobachtet. Es ist verständlich, daß auf Kurven des Herzstoßes dem präsystolischen Galopprhythmus entsprechende Zeichen einer verstärkten Vorhofstätigkeit auftreten können. In einem der folgenden Abschnitte werden wir darauf zurückkommen.

Der protodiastolische Galopprhythmus (Fig. 116b) entsteht durch das Auftreten eines überzähligen Tones im ersten Teil der Diastole und muß, mangels anderer Bewegungsvorgänge des Herzens zu dieser Zeit, auf die Diastole der Kammern zurückgeführt werden. Betrachten wir in Fig. 92 die Kammerdruckkurve und die oberhalb der Kurve eingezeichneten Herztöne, so sehen wir, daß der Druck mit dem Einsetzen der Diastole jäh abfällt. Der Beginn des Druckabfalls und der Beginn des zweiten Tones fallen zusammen. Der beim protodiastolischen Galopprhythmus dicht auf das Ende des zweiten Tons folgende dritte Ton muß danach dem Ende des diastolischen Abfalls der Kammerdruckkurve entsprechen, d. h. dem Augenblick, wo die rapide Entspannung der Kammermuskulatur ihren Abschluß erreicht. Es ist eigentlich auffallend, daß bei dieser rasch ablaufenden Spannungsänderung des Herzmuskels nicht in der Norm ebenso ein Muskelton auftritt, wie bei der ähnlich verlaufenden systolischen Anspannung. Um so weniger ist es zu verwundern, wenn sich bei krankhafter Steigerung des diastolischen Entspannungsvorganges ein solcher Ton einstellt. Das ist einmal der Fall bei Schwäche und Erschlaffung der Herzmuskulatur (Potain). Offenbar besteht bei gesunder Herzmuskulatur eine sehr fein abgestimmte gegenseitige Anpassung zwischen der Ausdehnung der Muskulatur und dem Nachschub des Blutes; diese Anpassung geht in Fällen von Herzschwäche verloren; die Diastole erfolgt „hemmungslos". Der Vorgang spielt sich etwa so ab wie beim Tragen einer schweren Last. Hat man diese mit äußerster Anstrengung bis zuletzt gehalten, so reicht die Muskelkraft nicht mehr aus, um die Last langsam auf den Boden zu setzen; die Last reißt hemmungslos unsern Arm mit sich herunter. Der protodiastolische Galopprhythmus wird dementsprechend gefunden bei Myokarditis, bei Herzfehlern oder Hypertonien im Stadium der Dekompensation, bei erschöpfenden Krankheiten, besonders Infektionskrankheiten usw. Neuere Untersuchungen von Fr. Müller, Gibson, Thayer mit Hilfe graphischer Registrierung der Herztätigkeit und Experimente von Thayer und Mac Callum haben bestätigt, daß der dritte Ton des protodiastolischen Galopprhythmusses dem oben angenommenen Zeitpunkt der Diastole entspricht, es wird aber nicht von allen Forschern Potains Deutung des dritten Tones als eines Muskeltones angenommen. Thayer z. B. hält es für wahrscheinlicher, daß eine bei der hemmungslosen Diastole erfolgende Spannung der Mitral- und Trikuspidalklappen den Ton liefere. Man wird wohl das richtige treffen mit der Annahme, daß ebenso wie beim normalen ersten Herzton ein Klappenton und ein Muskelton gebildet wird. Soviel ist jedenfalls sicher, daß eine krankhafte Nachgiebigkeit der Herzwände nicht immer die Ursache des protodiastolischen Galopprhythmusses ist, denn wir begegnen ihm auch bei ganz muskelkräftigen Herzen und begegnen ihm, wie ich hinzufügen möchte, bei diesen sehr viel häufiger. Vor allem sind es Leute mit leicht erregbarer Herztätigkeit (jugendliche Individuen, Hyperthyreosen), die den Befund bieten, sobald das Herz durch irgendeinen Anlaß zu lebhafterer Tätigkeit angeregt wird. Sehr oft genügt die geringe, zu Beginn der Untersuchung eintretende Erregung; nach kurzer Zeit verschwindet dann wohl die Erscheinung, wird aber durch einige Kniebeugen meist leicht wieder hervorgerufen. Diese Fälle sprechen für Brauers Ansicht, daß eine aktive diastolische Muskeltätigkeit der Erscheinung zugrunde liege. Von Gibson wurde der überzählige Ton des protodiastolischen Galopprhythmus gesunder Personen als dritter Herzton bezeichnet und auf den Schluß der Trikuspidalklappen zurückgeführt. Einthoven gelang es, als er die Herztöne mit seinem Saitengalvanometer aufzeichnete, auch den dritten Ton des protodiastolischen Galopprhythmus darzustellen; seine Ansicht, der Ton beruhe auf Schwingungen der Aortenklappen ist nicht genügend gestützt. Eine besondere Form des protodiastolischen Galopprhythmus wird bei der Mitralstenose beobachtet; man findet ihn nämlich bei diesem Klappenfehler, ohne daß die oben genannten Bedingungen — Herzschwäche oder erregte Herztätigkeit — gegeben zu sein brauchen. Potain wird wohl recht haben, wenn er in diesem Fall den dritten Ton entstehen läßt durch die Spannung der geschrumpften und verwachsenen Mitralklappen, die bei der diastolischen Erweiterung der Kammer zustande kommt. (Claquement de l'ouverture mitrale.)

Wird infolge von Störungen der Reizleitung zwischen Vorhof und Kammer das Zeitintervall zwischen Vorhofs- und Kammersystole verlängert, so rückt die Vorhofssystole in den mittleren Abschnitt der vorausgehenden Kammerdiastole, sind gleichzeitig günstige Bedingungen — derart, wie sie beim präsystolischen Galopprhythmus geschildert worden sind — dafür gegeben, daß die Vorhofssystole einen hörbaren Ton liefert, so kommt es zu einem mesodiastolischen Galopprhythmus (Fig. 116c). Ein präsystolischer Galopprhythmus kann durch einen protodiastolischen abgelöst werden, wenn bei Eintritt von Herzschwäche die Kraft der Vorhofssystole sinkt und die Nachgiebigkeit der Kammerwände steigt.

Hin und wieder kommen überzählige Töne zur Beobachtung, die nicht an eine bestimmte Phase der Herztätigkeit gebunden sind; sie können nach Beobachtungen C. Gerhardts auf Sehnenflecken des Perikards beruhen.

Geräusche über dem Herzen

können innerhalb und außerhalb des Herzens entstehen. Die innerhalb des Herzens entstehenden Geräusche sind stets der Ausdruck von Störungen der Blutströmung; als Ursache dieser Störungen kommen in Betracht auf der einen Seite anatomische Veränderungen der Herzklappen (sog. organische Geräusche), auf der anderen Seite eine Reihe krankhafter Zustände und Vorgänge, die in wechselnder Beteiligung und wechselndem Grade je nach Lage des Falles mitwirken dürften aber als gemeinsames Kennzeichen den Mangel anatomisch nachweisbarer Befunde aufweisen (akzidentelle Geräusche). Zum Verständnis und zur Beurteilung der Geräusche und ihrer zahlreichen Spielarten muß man sich über die besonderen Bedingungen klar sein, die den Geräuschen zugrunde liegen können. Bevor wir auf Ort und Ausbreitung, Zeit, Stärke, Charakter, Bedeutung, kurz auf die speziellen Eigenschaften der Geräusche eingehen, werden wir deshalb gut tun,

die Entstehungsbedingungen der Herzgeräusche

zu betrachten.

Die Entstehung organischer Herzgeräusche.

Die Herzklappen müssen einer doppelten Forderung genügen, sie sollen eine rückläufige Strömung des Blutes verhindern und der vorwärts gerichteten Strömung kein Hindernis in den Weg stellen. Die gesunden Klappen genügen diesen Forderungen in vollkommener Weise. Während der Systole der Kammern schließen die Kuspidalklappen hermetisch und lassen keinen Tropfen Blut zurücktreten, die Semilunarklappen legen sich glatt der Gefäßwand an und lassen das Blut frei passieren; während der Diastole wechseln die Klappen die Rollen, die Semilunarklappen hindern durch hermetischen Schluß einen Rücktritt des Blutes in die Kammern, die breit auseinanderweichenden Kuspidalklappen lassen das Blut ungehindert aus den Vorhöfen in die Kammern einströmen. Wird eine Klappe insuffizient, d. h. schließt sie nicht vollständig zu der Zeit, wo sie ganz geschlossen sein sollte, so wird sich durch die Lücke rückwärts ein Blutstrom drängen, der bei seinem Durchtritt die Klappen und die ihnen benachbarten Teile in Schwingungen versetzt, nach den Gesetzen, die zu Beginn dieses Abschnittes entwickelt worden sind; es entsteht ein Geräusch, ein Insuffizienzgeräusch. Wird eine Klappe stenotisch, d. h. öffnet sie sich nicht vollständig zu der Zeit, wo sie ganz geöffnet sein sollte, so werden in dieser Enge die dem Blutstrom entgegenstehenden Klappenteile und die ihnen benachbarten Teile nach denselben Gesetzen in Schwingungen versetzt werden, es entsteht ein Geräusch, ein Stenosengeräusch. Mechanisch handelt es sich in beiden Fällen um den gleichen Vorgang, Behinderung der Blutströmung durch eine Verengerung der Strombahn, die Einteilung der Geräusche nach Maßgabe der den Klappen obliegenden Aufgabe in Insuffizienz- und Stenosengeräusche bringt also lediglich die klinische Wertung der Erscheinung zum Ausdruck. Ob ein Geräusch einer Insuffizienz oder einer Stenose seine Entstehung verdankt, ist leicht zu entscheiden. Ein Geräusch zeigt die Schlußunfähigkeit oder Insuffizienz einer Klappe an, wenn es zu einer Zeit auftritt, wo die Klappe geschlossen sein sollte. Ein systolisches Geräusch deutet demnach auf eine Insuffizienz der Kuspidalklappen oder Stenose der Semilunarklappen, ein diastolisches Geräusch auf Stenose der Kuspidalklappen oder Insuffizienz der Semilunarklappen. Die weitere Untersuchung hat aus dem Sitz des Geräusches, seiner Ausbreitung, der Herzfigur, dem Puls und anderen in Betracht kommenden Befunden die Diagnose zu stellen, welche Klappe oder welche Klappen erkrankt sind. Darüber wird noch ausführlicher zu berichten sein. Als Laennec die Beobachtung machte, daß deutliche Geräusche über Herzen gehört werden können, bei denen die Sektion völlig gesunde Klappen ergab, da ließ er die Geräusche als Zeichen eines Klappenfehlers fallen. Das Zusammentreffen von Geräuschen, und zwar Geräuschen, die an bestimmte Bezirke der Herzgegend gebunden waren, mit Klappenfehlern, die zu diesen Bezirken enge anatomische Beziehungen hatten, häufte sich aber rasch so sehr, daß schon in den nächsten Jahren nach dem Erscheinen der Arbeit Laennecs an einem gesetzmäßigen Zusammenhange nicht mehr gezweifelt werden konnte. Die nächste Aufgabe mußte es sein, die Entstehung von Geräuschen in solchen Fällen zu erklären, die keine Klappenveränderungen aufwiesen. Diese Aufgabe ist bis auf den heutigen Tag nicht restlos gelöst. Wir wollen sehen, was sich auf Grund unserer gegenwärtigen Kenntnisse mit einiger Sicherheit darüber sagen läßt.

Die Entstehung akzidenteller Herzgeräusche.

Die akzidentellen Herzgeräusche haben mit den anatomischen Veränderungen der Herzklappen nichts zu tun; das liegt schon in ihrer Begriffsbestimmung. Aber durchaus nicht mit der gleichen Sicherheit kann man für ihre Entstehung mangelhafte Muskelkontraktion des Klappenringes, also eine muskuläre Klappeninsuffizienz ausschließen. Im Gegenteil, die Berücksichtigung aller Momente rechtfertigt es zweifellos, in nicht wenigen Fällen solche als das Maßgebende anzusehen. Am überzeugendsten sind wohl die Trikuspidalinsuffizienzen. Wir sehen in solchen Fällen, die meistens schwer dekompensierte Herzen betreffen, daß plötzlich eine starke Stauung der Halsvenen auftritt. Der ganze Hals sieht förmlich aufgebläht aus. Die Venen zeigen eine mächtige mit dem Karotispuls synchrone Pulsation, der auf die Venen aufgelegte Finger wird mit so großer Kraft gehoben, wie wir das sonst nur von arteriellen Pulsen kennen. Über der Trikuspidalis ist ein lautes systolisches Geräusch zu hören. Gleichzeitig pflegt eine Verbreiterung des an und für sich stark dilatierten Herzens nachweisbar zu werden. Gelingt es, die Herzkraft zu heben, so können diese Erscheinungen von einem Tage zum anderen verschwinden.

Gehen wir von diesem wohlbekannten Bilde einer relativen Klappeninsuffizienz des rechten Herzens aus, so fällt es uns schwer zu glauben, daß für die akzidentellen Geräusche über kaum oder nicht vergrößerten Herzen — um solche handelt es sich in der Praxis fast ausschließlich — relative Klappeninsuffizienzen eine wesentliche Rolle spielen können. Und doch gibt es Beobachtungen, die kaum anders als durch eine relative Klappeninsuffizienz zu erklären sind. Ich meine die diastolischen Geräusche bei schweren Anämien. Mir selbst ist ein solcher Fall in Erinnerung, bei dem ein lautes diastolisches Geräusch über der Aorta zu hören war, so deutlich, daß an einer Insuffizienz der Aortenklappen kein Zweifel zu sein schien. Die Sektion ergab normale Klappen. Ähnliche Fälle sind in der Literatur häufiger beschrieben worden.

Neben den relativen Klappeninsuffizienzen werden noch verschiedene andere Entstehungsmöglichkeiten für die akzidentellen Geräusche genannt. So meint v. Romberg „die gleichmäßig über dem ganzen Herzen wahrnehmbaren akzidentellen Schallerscheinungen sind wohl am ehesten durch abnorme Schwingungen der irgendwie veränderten Herzmuskelfasern zu erklären.“ Als solche akzidentelle Schallerscheinungen werden genannt Unreinheit oder Leisheit des ersten Tones oder Geräusche. Ob und wie weit bei einem normalen ersten Herzklappenton ein anomaler Herzmuskelton das Gesamtbild des ersten Herztones zu ändern und einen leisen oder unreinen Ton zu erzeugen vermag, läßt sich wohl nicht sagen. Als Ursache von Geräuschen aber kommen abnorme Schwingungen der Herzmuskelfasern, nach allem, was wir von Muskeltönen wissen, nicht in Betracht.

Von manchen Beobachtern wird angenommen, daß akzidentelle Geräusche zustande kommen können, wenn infolge einer Schwäche der Papillarmuskeln die Segel der Kuspidalklappen unter dem hohen systolischen Druck nach dem Vorhof durchschlagen (Friedreich, London, Hamernijk u. a.). Ein sicherer Beweis für diese Annahme ist aber nie erbracht worden und wird kaum zu erbringen sein.

Beobachtungen von C. Gerhardt, die durch Sektionsbefunde gestützt sind, machen es wahrscheinlich, daß in seltenen Fällen akzidentelle Geräusche durch Sehnenflecke des Perikards hervorgebracht werden können.

Die von der Atmung abhängigen kardiopulmonalen Geräusche sind früher als systolisches Vesikuläratmen beschrieben worden und gehören unter die Lungen-, nicht die Herzgeräusche.

Alle die soeben besprochenen Möglichkeiten gehören aber doch wohl zu den selteneren Fällen.

Bei weitem am häufigsten werden die akzidentellen Geräusche über der Pulmonalis gehört und von den meisten Beobachtern auch in dieses Gefäß verlegt. Die Erklärungen für diese Erscheinung lassen sich in zwei grundsätzlich verschiedene Gruppen teilen. Die eine hält Veränderungen der Strombahn, die andere Veränderungen der Strömung für die primäre Ursache des Geräusches.

Veränderungen der Strombahn als Ursache eines akzidentellen Geräusches über der Pulmonalis und zwar eines systolischen Geräusches werden schon von Latham, Jenner und Friedreich angegeben. Die genannten Forscher fanden, daß bei Kindern und jugendlichen Individuen mit dünnem, biegsamem Brustkorb durch den Druck des Hörrohr auf das Brustbein oder im zweiten linken Zwischenrippenraum ein Geräusch erzeugt werden kann. Die auf diese Weise gesetzte künstliche Stenose der Pulmonalis kann spontan bei Leuten mit flachem Brustkorb durch den Druck des Brustbeins bei tiefer Ausatmung zustande kommen (Quincke, Lüthje, Haenisch und Querner). Die Richtigkeit dieser Erklärung ist leicht zu prüfen, das Geräusch muß bei der Hebung des Brustkorbes während der Einatmung verschwinden. Das ist tatsächlich nicht selten der Fall. Zum Überfluß konnten Thayer und Mac Callum im Experiment nachweisen, daß ein sehr geringer Druck auf dem Conus arteriosus oder die Arteria pulmonalis genügt, um ein Geräusch hervorzurufen.

Neben dem systolischen wird zuweilen auch ein diastolisches Geräusch gehört, wie neuerdings Becher betont und ich bestätigen möchte. Zur Erklärung nimmt Becher an, der Druck des Brustbeins führe zu einer Abplattung des Klappenringes der Pulmonalis, die Segel könnten sich infolgedessen nicht gleichmäßig aneinander legen, es entstehe eine relative Insuffizienz der Klappe; gleichzeitig soll sich in diesen Fällen durch den ungleichmäßigen Schluß der Klappen eine Spaltung des zweiten Pulmonaltones einstellen. Mit der Einatmung verschwinden beide Erscheinungen. Dies Verhalten des diastolischen Pulmonalgeräusches habe auch ich häufig beobachtet und glaube, daß Bechers Erklärung wohl zutreffen dürfte. Eine Spaltung des zweiten Tones als konstante Nebenerscheinung habe ich jedoch nicht gefunden; sie scheint mir bei der geschilderten Entstehungsweise des Geräusches auch nicht unbedingt nötig zu sein.

Veränderungen der Strömung als Ursache eines akzidentellen Geräusches über der Pulmonalis

können gegeben sein durch eine Änderung der Geschwindigkeit oder durch eine Änderung der Konsistenz des strömenden Blutes. Aus den früher wiedergegebenen Untersuchungen Th. Webers wissen wir, daß beide Faktoren von wesentlicher Bedeutung für die Entstehung von Geräuschen sind. Je größer die Geschwindigkeit der Strömung, je geringer die Dichte der strömenden Flüssigkeit, um so leichter die Entstehung von Geräuschen. Am häufigsten finden wir akzidentelle Geräusche über der Pulmonalis chlorotischer junger Mädchen. Nun haben wir bei der Chlorose einmal eine herabgesetzte Konsistenz des Blutes; wenn auch die Verminderung des Hämoglobingehaltes bei dieser Erkrankung im Vordergrunde steht, so findet sich doch daneben meist auch eine Herabsetzung der Erythrozytenzahl und infolge geringerer durchschnittlicher Größe der Erythrozyten ein kleinerer Wert für das Gesamtvolumen der roten Blutkörperchen. Das Blut ist also dünnflüssiger. Aber auch die Geschwindigkeit der Blutstörmung ist bei Chlorosen nach den gasanalytischen Untersuchungen von Plesch erheblich gesteigert, ein Befund, der gut zu den mit der Stromuhr gefundenen erhöhten Werte stimmt, die Weizsäcker im Experiment bei chronischen Anämien beobachtete. Durch diese Feststellungen ist das häufige Vorkommen eines akzidentellen Geräusches bei chlorotischen Mädchen unserem Verständnis näher gerückt, aber doch nicht völlig geklärt. Es bleibt die Frage zu beantworten, warum das Geräusch gerade über der Pulmonalis und nicht über der Aorta entsteht. Da kohlensäurereiches Blut, wie das des rechten Herzens, eine größere Viskosität hat wie das kohlensäurearme Blut des linken Herzens, so könnte man erwarten, das Geräusch über der Aorta und nicht über der Pulmonalis anzutreffen. Erinnern wir uns ferner der Untersuchungen Th. Webers, nach denen die Beschaffenheit der Wand und die Gestalt einer durchströmten Röhre von wichtigem Einfluß auf die Entstehung von Strömungsgeräuschen ist. Da kommen in Betracht für unseren speziellen Fall die Weite der Gefäße sowie die Dicke und Biegsamkeit der Wand. Je enger das aus dem weiten Ventrikel führende Gefäß, um so leichter wird ein Geräusch an dieser physiologischen Stenose entstehen. Nach Vierordt beträgt nun im Mittel der Umfang der Pulmonalis 52,9 mm, der Umfang der Aorta 49,6 mm bei Mädchen im Alter von 17 Jahren. Auch dieser Befund paßt nicht zu der Tatsache, daß die akzidentellen Geräusche ihren Sitz an der Pulmonalis haben. Daraus geht hervor, daß offenbar die Unterschiede der Viskosität des Blutes und der Ausflußöffnungen des rechten und linken Herzens zu gering sind, als daß sie einen bestimmenden Einfluß auf die Entstehung von Geräuschen ausüben könnten. Wir werden so zu der Vermutung gedrängt, daß die Dicke und Biegsamkeit der Wände eine wesentliche Rolle spielen müssen. Die Wand der Pulmonalis ist in der Tat sehr viel dünner und biegsamer und dadurch sehr viel geeigneter zu tongebenden Schwingungen als die Wand der Aorta. Das ist vor allem der Fall bei Individuen, die überhaupt schwache Muskeln und Bänder und dementsprechend wohl auch zarte Gefäße haben, d. h. bei jugendlichen weiblichen Individuen.

Als wesentliche Ursachen des häufigsten akzidentellen Geräusches, das ist des Geräusches über der Pulmonalis bei chlorotischen jungen Mädchen haben wir demnach anzunehmen erhöhte Strömungsgeschwindigkeit des Blutes, Dünnflüssigkeit des Blutes, Zartheit der Gefäßwand.

Die nächste Frage ist, ob immer alle drei Faktoren nötig sind, damit ein Geräusch zustande komme, oder ob schon ein einziger genügt. Die Antwort ist leicht für die Strömungsgeschwindigkeit zu geben. Eine erhöhte Strömungsgeschwindigkeit allein reicht unter sonst normalen Bedingungen aus, um ein akzidentelles Geräusch zu erzeugen. Das beweisen die Geräusche bei Personen beiderlei Geschlechts mit normaler Blutbeschaffenheit, die im Fieber, nach körperlicher Anstrengung, im Erregungszustande oder bei sonstwie gesteigerter Herztätigkeit (Neurosen, Basedow) beobachtet werden. Ob der Blutdruck dabei erhöht oder erniedrigt ist, ist gewiß wichtig, aber nicht entscheidend. Bei Chlorose geht die erhöhte Störmungsgeschwindigkeit mit niedrigem Blutdruck (Bihler, Henschen, Geigel, Sahli, Kühnel u. a.) bei vielen Vasomotorikern mit gesteigertem Blutdruck (Kylin) einher. Ein niedriger Blutdruck wird sicher die Entstehung eines Geräusches befördern, durch Hebung des Blutdruckes können sogar die Geräusche beseitigt oder abgeschwächt werden (Thayer und Mac Callum, Kühnel), aber ein Streit darüber, ob bei akzidentellen Geräuschen der Blutdruck erniedrigt oder erhöht sei, ist müßig, da beides vorkommt und nach Lage der Dinge vorkommen muß. Die große Bedeutung der Strömungsgeschwindigkeit erhellt ferner aus dem Verschwinden von Geräuschen beim Sinken der Herzkraft, während auf der anderen Seite durch sehr hohe Strömungsgeschwindigkeiten das Geräusch zum fühlbaren Schwirren gesteigert werden kann. Vor einer Überschätzung der Strömungsgeschwindigkeit als Ursache von Geräuschen sollten wir aber durch die Erfahrung bewahrt werden, daß trotz starker Steigerung der Herztätigkeit doch nicht bei allen Personen ein Geräusch auftritt. Die noch in die physiologischen Grenzen fallenden Schwankungen der Weite und Wandbeschaffenheit der Gefäße spielen dabei offenbar eine Rolle, die nicht übersehen werden darf.

Kann Dünnflüssigkeit des Blutes allein zu akzidentellen Geräuschen führen? Diese Frage läßt sich zur Zeit nicht sicher beantworten. Thayer und Mac Callum berichten zwar, daß nach großen Aderlässen mit folgender Infusion von Kochsalzlösung akzidentelle Geräusche besonders häufig seien, doch scheint in ihren Versuchen immer gleichzeitig eine Steigerung der Strömungsgeschwindigkeit vorhanden gewesen zu sein. Die klinische Beobachtung gibt uns auch keine zuverlässigen Handhaben zur Entscheidung des Problems. Denn hochgradige Anämien führen immer zu Folgeerscheinungen (Steigerung der Pulsfrequenz, Senkung des Blutdruckes, Schwächung, Dilatation des Herzens), die eine isolierte Beurteilung des Verhältnisses zwischen Anämie und Geräusch unmöglich machen.

Daß aber Dünnflüssigkeit des Blutes unmittelbar und mittelbar die Entstehung von Strömungsgeräuschen in hohem Grade begünstigt, geht aus allen experimentellen Untersuchungen und dem gesetzmäßigen Vorkommen in den betreffenden klinischen Fällen zur Genüge hervor.

Die Zartheit der Gefäßwand allein genügt offenbar nicht, um akzidentelle Geräusche entstehen zu lassen, sonst müßten wohl bei allen Asthenikern Geräusche zu hören sein.

Zusammenfassend müssen wir sagen, daß akzidentelle Geräusche wohl stets auf das Zusammenwirken mehrerer günstiger Bedingungen zurückgeführt werden müssen, die von Fall zu Fall wechseln können und deshalb bei jedem Kranken besonders zu prüfen und gegeneinander abzuwägen sind.

Die Kenntnis und Beachtung dieser Bedingungen ist aber nicht nur deshalb wichtig, weil sie uns die Entstehung akzidenteller Geräusche verstehen läßt, sondern sie liefert uns auch wertvolle Hilfsmittel zur Unterscheidung der akzidentellen von den organischen Geräuschen, da es sich um allgemein gültige Gesetze handelt. Deshalb ist ihre Berücksichtigung auch bei der Beurteilung der durch Klappenfehler verursachten Schallerscheinungen unerläßlich. Das zeigen am besten die Fälle, in denen trotz anatomischer Veränderungen der Klappen durch die Ungunst der übrigen Bedingungen — ungenügende Stromgeschwindigkeit, große Starrheit der in Schwingungen zu versetzenden Teile, ungewöhnlich große Klappendefekte, die zu keiner genügenden Beschränkung der Strombahn führen, — keine Geräusche zustande kommen. Daß bei der endgültigen Differentialdiagnose akzidenteller und organischer Geräusche sämtliche am Kreislaufapparat nachweisbaren Befunde in die Rechnung eingesetzt werden müssen, ist selbstverständlich.

Das Verhältnis der Geräusche zu den Phasen der Herztätigkeit.

Als systolisch wird ein Geräusch bezeichnet, das zwischen dem Beginn des ersten und dem Beginn des folgenden zweiten Tones liegt, als diastolisch, wenn es zwischen dem Beginn des zweiten und dem Beginn des folgenden ersten Tones liegt. Voraussetzung für die richtige Rubrizierung eines Geräusches ist demnach, daß ein erster und zweiter Ton nachweisbar ist. Ein erster Ton ist fast immer vorhanden, wenn nicht über dem linken Herzen, so über dem rechten; meistens wird es gelingen eine Stelle zu finden, wo gleichzeitig erster Ton und Geräusch hörbar sind. Ist das Geräusch so laut, daß es die Töne verdeckt, so gibt der Herzstoß einen guten Anhalt über den Zeitpunkt. Schließlich kann man den Karotispuls zur Feststellung der Phase heranziehen. Handelt es sich um die Unterscheidung sehr kurzer Zeitdifferenzen, dann wird man aber doch hin und wieder zweifelhaft bleiben. Das gilt besonders für die präsystolischen Geräusche. Einen brauchbaren Kunstgriff, um in solchen Fällen den Ton vom Geräusch zu scheiden, hat Gendrin angegeben. Er empfiehlt, das Hörrohr ganz leise aufzusetzen, so leise, daß man das Geräusch nicht mehr hört, dann pflegt der Ton immer noch hörbar zu sein. Legt man jetzt mit ganz langsam steigendem Druck das Ohr fester an das Hörrohr, so tritt allmählich das Geräusch hervor und man kann seine Lage zum Ton festlegen. Ist aber der erste Ton gespalten — und das ist er häufig gerade in demselben Fall, in dem ein präsystolisches Geräusch auftritt, bei der Mitralstenose — dann entsteht eine neue Schwierigkeit, die bis in die letzte Zeit zu widersprechenden Angaben über die Natur des „präsystolischen“ Geräusches der Mitralstenose geführt hat. Es ist schon erwähnt worden, daß Brockbank dies seit Gendrin fast allgemein als präsystolisch anerkannte Geräusch neuerdings für systolisch erklärt hat. Infolge der Verwachsung der Mitralsegel sollen sich diese nicht wie sonst am Ende der Diastole stellen, sie schließen deshalb nicht im Beginn der Systole;

es entsteht ein Geräusch, ein systolisches Geräusch, bis durch das Steigen des Druckes die Mitralsegel mit einem hörbaren Ruck (1. Ton des linken Herzens) zugeworfen werden. Es sei zunächst dahingestellt ob Brockbanks Theorie richtig ist oder nicht; uns genügt es zu zeigen, daß die Beziehungen von Geräuschen zu den Herzphasen nicht immer leicht zu beurteilen sind. Wie könnte sonst über eine so geläufige und feststehende Tatsache, wie es die präsystolische Natur des Mitralstenosengeräusches ist, eine neue Ansicht aufgestellt werden, die ernsthaft zu diskutieren ist (Sahli). Scheinbar im Widerspruch zu dem soeben Gesagten steht es, wenn gelehrt wird, daß auch ohne deutlich hörbare Herztöne der geübte Untersucher die systolische oder diastolische Natur eines Geräusches meist leicht unterscheiden könne. Der typische Rhythmus der Herztöne ist eben in der Regel auch bei Herzgeräuschen deutlich erkennbar, und wenn man auf feinere Einzelheiten, die allerdings sehr wichtig sein können, verzichtet, so kann man den Satz aufrecht erhalten, daß auch ohne Töne aus dem Rhythmus der Geräusche der Zeitpunkt der Geräusche erkannt werden kann. Ist freilich die Herztätigkeit stark beschleunigt, so daß nicht einmal die Herztöne mit Sicherheit identifiziert werden können, dann wird einem das bei den Geräuschen noch weniger gelingen.

Das Verhältnis der Herztöne zu den Geräuschen

ist stets zu prüfen, nicht nur, um die zeitlichen Beziehungen festzustellen, sondern auch um ein Urteil über die Mechanik der Herztätigkeit in den betreffenden Fällen zu erhalten. Häufig hört man neben dem Geräusch den Ton so deutlich hervortreten, daß es keiner Aufmerksamkeit zu dieser Feststellung bedarf. Handelt es sich um die Systole, so beweist ein deutlicher erster Ton, daß die Bedingungen für eine zur Tonerzeugung genügende Druckerhöhung während der Anspannungszeit gegeben sind; daraus läßt sich weiter eine gewisse Vorstellung von der Herzkraft und der Größe des Klappendefekts gewinnen. Aus dem Verhalten des zweiten Tones zu diastolischen Geräuschen der Semilunarklappen läßt sich in entsprechender Weise auf die Ausdehnung der Zerstörungen an diesen Klappen schließen. Der zweite Ton wird ja kaum ganz fehlen, vom ersten behauptet Friedreich das gleiche, doch muß ich auf Grund eigener Erfahrungen sagen, daß bei Mitralinsuffizienzen tatsächlich der 1. Ton fehlen kann, solange man nicht in den Bereich der Töne des rechten Herzens gerät.

Ort und Ausbreitung der Herzgeräusche.

Geräusche der Aortenklappen, systolische und diastolische, werden am lautesten in der Mitte des Brustbeines gehört; Mitralgeräusche am linken Rande des Brustbeins, zwischen der dritten und vierten Rippe, ungefähr drei oder vier Zoll oberhalb des Punktes, wo die Spitze des Herzens anschlägt, Trikuspidalgeräusche in derselben Höhe rechts von der Mitte des Sternums; Pulmonalgeräusche wie die Aortengeräusche in der Mitte des Sternums, sie klingen dem Ohre ganz nahe und unterscheiden sich dadurch von den Aortengeräuschen. Diese von Hope bald nach dem Erscheinen der zweiten Auflage von Laennecs Werk aufgestellten Regeln sind heute noch brauchbar. Fügen wir Naunyns Beobachtung hinzu, daß Mitralgeräusche häufig im zweiten linken Zwischenrippenraum neben dem Brustbein besonders deutlich gehört werden, weil sie hier durch den linken Vorhof gut zur Brustwand geleitet werden, und Littrés Regeln über die Ausbreitung der Geräusche, so ist damit das Wesentliche über die Methodik der Auskultation gesagt. Die erwähnten Regeln Littrés lauten folgendermaßen (zitiert nach Niemeyer): „1. Wenn ein Geräusch von der Herzspitze an in gerader Richtung nach aufwärts zunimmt, über der Mitralklappenstelle am lautesten, von da an wieder schwächer wird, in der Gegend der Lungenarterie ganz verschwunden und den Arterientönen gewichen ist, so ist auf Mitralklappenfehler zu schließen. 2. Wenn das Geräusch zwar schon über der Spitze hörbar, aber nach der Herzbasis zu lauter wird und sich auch noch in der Aorta einerseits und in der Magengrube andererseits hält, so ist auf Aortenklappenfehler zu schließen. 3. Wenn das Geräusch auf beiden Seiten und noch in ziemlicher Entfernung vom Herzen hörbar ist, so liegt der Verdacht auf eine Kombination vor".

Wir auskultieren allerdings in erster Linie die Geräusche an denselben Orten, an denen wir die Herztöne aus früher angegebenen Gründen abhorchen. Da aber nicht alle Geräusche an den Klappen entstehen, so darf nicht unterlassen werden, den Ort zu bestimmen, wo das Geräusch am lautesten ist. Ferner ist für die Deutung des Geräusches von großer Wichtigkeit die Richtung, in der es sich hauptsächlich fortpflanzt. Um diese richtig beurteilen zu können, ist es nötig über die Fortpflanzungsbedingungen im klaren zu sein. Es ist nun eine alte Regel, daß die Fortpflanzung von Geräuschen vorzugsweise in der Richtung des Blutstromes geschehe, und stillschweigend oder ausdrücklich wird häufig daraus geschlossen, daß die Geräusche dem Laufe der Gefäße folgen.

Hierzu bemerkt R. Geigel: „Es ist naiv sich vorzustellen, daß der Schall durch Röhren sich entlang derselben fortpflanzt, wenn sie von gutleitendem Gewebe oder von Wasser umgeben sind, wie er unzweifelhaft den Röhren folgt, wenn sie durch Luft begrenzt sind .... Bei den Geräuschen, die sicher am Herzen entstehen, und die sich ausgezeichnet weit fortpflanzen, z. B. lauten Geräuschen bei Aortenstenose, ist es ganz gleichgültig, wo man in der Peripherie auskultiert, ob gerade über einer Arterie oder nicht. Soll ja doch ein solches Geräusch sogar noch an der Lehne des Stuhls vernehmbar gewesen sein, auf dem der Kranke mit Aortenstenose saß. So mag auch die immer wiederkehrende Lehre zu beurteilen sein, daß ein Geräusch sich am besten in der Richtung fortpflanzt, in der der Blutstrom sich bewegt, der das Geräusch erzeugt. Ein physikalischer Grund dafür ist nicht aufzufinden". Dem scheint die tägliche Erfahrung zu widersprechen, daß Klappengeräusche, wenn man der Stromrichtung des Blutes folgt, tatsächlich in größerer Entfernung von dem Entstehungsort der Geräusche nachweisbar sind als in den anderen Richtungen. Wie ist dieser Widerspruch zu erklären? Nehmen wir ein Beispiel, die Aortenstenose. Beim Durchstrom des Blutes tritt, wie früher ausgeführt worden ist, diesseits und jenseits der Stenose alternierend eine Verengerung und Erweiterung der Strombahn auf. Die Wände der Strombahn führen dabei zu beiden Seiten der Stenose entsprechende Schwingungen aus, die als Geräusch von uns gehört werden. Infolge der Kaliberänderungen der Strombahn erfolgt der Durchtritt des Blutes nicht in einem gleichmäßigen, sondern in einem rhythmisch an- und abschwellenden Strom. Der Rhythmus entspricht den — tongebenden — Wandschwingungen zu beiden Seiten der Stenose. Im weiteren Laufe des Blutes erlöschen die rhythmischen Stromschwankungen infolge ausgleichender Einflüsse (Trägheitsmomente); vorher werden aber größere oder kleinere Strecken der Wände des Strombettes durch die Stromschwankungen des Blutes in Schwingungen versetzt, die dasselbe oder doch ein ähnliches Geräusch liefern, wie wir es an der Stenose selbst hören. So kommt es, daß wir über der Karotis das Stenosengeräusch der Aortenklappen besonders deutlich hören: Es kann „eine Gefäßwand selbst in weiterer Ausdehnung, in größerer Entfernung vom Herzen noch selbst schwingen, primär schwingen, nicht nur den weiter oben gebildeten Schall fortleiten. Dann in der Tat scheint der Schall dem Verlauf der Gefäße zu folgen, ist aber tatsächlich am Ort der Auskultation, in unserem Beispiel in der Karotis, gebildet" (R. Geigel). Gelangen aber auch die Schallwellen des Klappengeräusches als solche bis zu diesem Ort der Auskultation, so scheint mir die Möglichkeit gegeben, daß durch Superposition der Wellen eine Verstärkung der Schallerscheinung eintritt. Insofern würde also der Lehre, daß die Geräusche sich in der Richtung des Blutstromes am besten fortpflanzen, doch eine gewisse praktische Bedeutung zukommen.

Außer dem Verlauf der Gefäße und der Richtung des Blutstromes sind für die Stärke, mit der ein Geräusch in der Gegend seiner Entstehung oder in geringerer oder größerer Entfernung von dieser Gegend gehört wird, von Wichtigkeit die zwischen der Geräuschquelle und dem Auskultationsort liegenden Gewebe. Wo das Herz selbst mit seinen Wänden der Brustwand nahe tritt — in der Mitte des Brustbeins mit dem Conus arteriosus, im unteren Teil mit einem großen Teil der vorderen Wand des rechten Ventrikels, in der Gegend des Herzstoßes mit der Spitze des linken Ventrikels —, da sind besonders günstige Fortpflanzungsbedingungen gegeben. Daß die Klappentöne und Geräusche des linken Herzens so gut an der Herzspitze gehört werden, obwohl diese ziemlich weit von der Geräuschquelle entfernt ist, ist jetzt leicht erklärlich. Die Kammerwände als feste Leiter sorgen für eine gute Fortleitung des Schalles bis zur Wand und werden dabei unterstützt durch die kammerwärts von den Klappen entstehenden, den Schallschwingungen entsprechenden Stromschwankungen.

Auf Grund dieser Überlegungen und unserer anatomischen Kenntnisse ist es im einzelnen Falle nicht schwer, aus dem Sitz und der Ausbreitung des Schalles auf den Ort der Entstehung zu schließen. Die akzidentellen Geräusche der Pulmonalis werden am lautesten über der Auskultationsstelle dieses Gefäßes und des rechten Herzens gehört, nicht so deutlich an der Herzspitze und unterscheiden sich dadurch von den Mitralgeräuschen, die gerade an der Herzspitze gut nachweisbar sind. In schwierigen Fällen kann es zweckmäßig sein, die Befunde durch Crescendo- und Decrescendozeichen symbolisch aufzuzeichnen, in der Art, wie Sahli es in seinem Lehrbuch angibt. (Fig. 117). Sind gleichzeitig systolische und diastolische Geräusche vorhanden, so wird man seine Aufmerksamkeit zunächst den diastolischen zuwenden, da diese verhältnismäßig selten akzidentell und deshalb als Grundlage der Diagnose sicherer sind als die systolischen Geräusche.

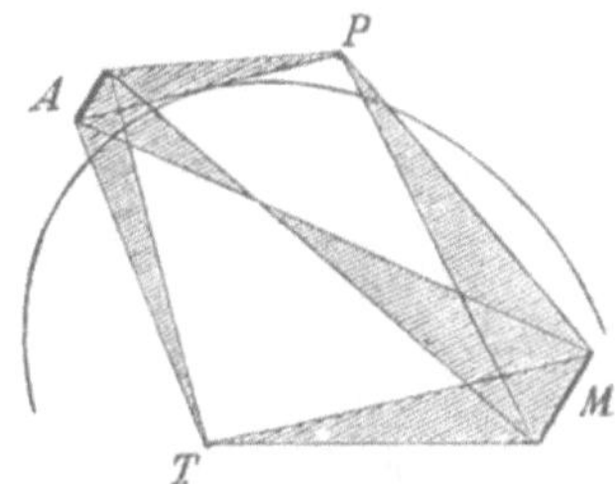

Fig. 117. Graphische Darstellung der Fortleitungsverhältnisse der Herzgeräusche, Puncta maxima und minima (nach Sahli).

Stärke und Charakter der Herzgeräusche

hängen ab von verschiedenen, zum Teil dauernden, zum Teil wechselnden Bedingungen.

Von den dauernden Bedingungen sei zuerst genannt das Verhältnis des Entstehungsortes des Geräusches zum Orte der Auskultation. Je näher beide einander liegen, um so lauter das Geräusch. Daher z. B. die Lautheit der Pulmonalgeräusche, des Geräusches bei Defekten der Kammerscheidewand. In Betracht kommt ferner das Verhalten der Lunge; haben sich ihre Ränder in größerer Ausdehnung zurückgezogen, sei es weil Schrumpfungsprozesse in der Lunge selbst eingetreten sind, sei es weil das vergrößerte Herz die Lunge verdrängt, so werden natürlich die Geräusche lauter zu hören sein als wenn die Lunge in normaler Dicke und Ausdehnung zwischen Herz und Brustwand liegen würde. Derselbe Effekt tritt ein, wenn die übergelagerte Lunge durch Infiltration besser leitend wird. Daß auch die Dicke der Brustwand eine große Rolle spielt, braucht hier wohl nur angedeutet zu werden. Wichtiger als die soeben genannten äußeren Bedingungen sind die im Herzen selbst liegenden, bei Klappenfehlern vor allem die Art und der Grad des Stromhindernisses. Schon die alten Autoren machen darauf aufmerksam, daß die Stärke eines Geräusches durchaus nicht der Stärke der anatomischen Veränderungen zu entsprechen brauche. Bei Stenosen z. B. lehrt die Erfahrung, „daß gerade umgekehrt Aftergeräusche am lautesten sind, wenn die Verengerung unbedeutend ist, dagegen schwach werden, wenn sie einen höheren Grad erreicht“ (Hope). Der Grund ist leicht einzusehen. Für die Stärke eines jeden Stenosengeräusches ist maßgebend das Verhältnis zwischen Grad der Stenose und Strömungsgeschwindigkeit des Blutes. Ist die Stenose zu gering, so entsteht kein Geräusch, weil die Strömung nicht wesentlich behindert wird und deshalb keine Stromschwankungen und Wandschwingungen zustande kommen. Ist die Stenose zu stark, so entsteht kein Geräusch, weil die Strömung zu sehr behindert und ihre Geschwindigkeit so herabgesetzt wird, daß sie keine schallgebenden Wandschwingungen mehr erzeugen kann. Zwischen diesen beiden Extremen gibt es natürlich alle möglichen Übergänge. Für Insuffizienzen gilt sinngemäß dieselbe Überlegung. Auch auf den Charakter des Geräusches wird der Grad des Klappenfehlers nicht ohne Einfluß sein, doch sprechen hier die besonderen anatomischen Verhältnisse — Dicke, Form, Biegsamkeit, Starrheit, Beweglichkeit, Art der Fixation der erkrankten Klappensegel usw. — wohl das entscheidende Wort darüber, ob ein sägendes, feilendes, gießendes, hauchendes, schabendes oder sonst wie geartetes Geräusch entsteht. Eigentümlich klingende Geräusche sollen durch die Spannung abnorm verlaufender Sehnenfäden entstehen können. Weicher Charakter spricht mehr für ein akzidentelles, scharfer Charakter für ein organisches Geräusch.

Bei der Beurteilung dieser Verhältnisse darf aber nicht vergessen werden, daß der Grad und die Form des Stromhindernisses keine konstanten Größen sind. Bei einer Mitralinsuffizienz z. B. können wir uns vorstellen, daß sich mit dem Steigen des Kammerdruckes die Lücke ändert, etwa durch die stärkere Wölbung der gesunden Teile des Segels mehr oder weniger verlegt oder umgekehrt auseinander gezerrt wird. In solchen Fallen werden sich auch Stärke und Charakter des Geräusches während seines Verlaufes ändern. Aber nicht nur die Beschaffenheit des Stromhindernisses, sondern auch der Strom selbst ist eine inkonstante Größe. Bei normalen Klappen strömt im Beginn der Austreibungszeit das Blut mit großer Geschwindigkeit in die Arterie, bald aber sinkt die Stromgeschwindigkeit in steigendem Maße. Im Beginn der Diastole strömt das Blut zuerst langsam, dann mit zunehmender Geschwindigkeit in die Kammern bis eine gewisse Füllung erreicht ist, dann tritt eine steigende Verlangsamung ein, bis durch die Vorhofsystole eine neue kurzdauernde Beschleunigung herbeigeführt wird (H. Straub). Diese Schwankungen der Stromgeschwindigkeit können zu entsprechenden Schwankungen der Geräusche führen, vorausgesetzt, daß das Stromhindernis während der in Frage kommenden Zeit einigermaßen konstant bleibt und daß nicht durch den Klappenfehler selbst besondere Verhältnisse geschaffen werden. Das letzte ist allerdings häufig der Fall. Bei der Mitralinsuffizienz z. B. setzt für diese Klappe die Austreibungszeit schon ein mit dem Beginn der Anspannungszeit. Der rasch steigende Kammerdruck wird mit großer, steigender Geschwindigkeit das Blut durch die Lücke der Mitralklappe treiben und so schon während der Anspannungszeit ein Geräusch von anschwellender Stärke erzeugen. Eine Aorteninsuffizienz wird voraussichtlich zur Folge haben, daß das Blut der Aorta, entsprechend dem Druckablauf in diesem Gefäß, bei der Kammerdiastole mit abnehmender Geschwindigkeit in die Kammer strömt. In diesem Falle hätten wir also ein Decrescendogeräusch zu erwarten, während der Verlauf der diastolischen Kammerfüllung wenigstens zunächst zu einem Crescendogeräusch führen müßte. Je nachdem, ob der Druckablauf in der Aorta oder in der Kammer in der Wirkung überwiegt und je nachdem, ob und wie die Stenose während der Diastole ihre Form ändert, wird ein an- oder abschwellendes, vielleicht auch gleichbleibendes Geräusch entstehen. Man sieht, die Verhältnisse liegen nicht so einfach, daß sich schematisch festlegen ließe, wie dieses oder jenes Geräusch verläuft. Es kommt hinzu, daß sich weder theoretisch noch praktisch wertvolle Ergebnisse aus diesen Feinheiten zu ergeben pflegen; sie haben deshalb nur ein beschränktes Interesse. Schließlich muß gesagt werden, daß es nicht immer leicht ist ein sicheres Urteil über den Ablauf eines Geräusches zu gewinnen. Das präsystolische Geräusch bei der Mitralstenose wird stets als Musterbeispiel eines Crescendogeräusches angeführt. Die graphischen Aufnahmen des Geräusches, auf die wir in einem der nächsten Abschnitte zu sprechen kommen, lassen aber nichts von einem Crescendo erkennen und legen die Vermutung nahe, das Crescendo möge nur durch den anschließenden ersten Ton vorgetäuscht sein.

Von den wechselnden Bedingungen, die von Einfluß auf die Stärke und den Charakter der Herzgeräusche sein können, stehen an erster Stelle Änderungen der durchschnittlichen Stromgeschwindigkeit. Sehen wir von den soeben besprochenen Änderungen ab, die physiologische Erscheinungen einzelner Phasen der normalen Herztätigkeit sind und deshalb als dauernd gegebene Bedingungen bestehen, so haben wir zunächst zu denken an die Beschleunigung der Blutströmung aus den verschiedenen Gründen, die bei den akzidentellen Geräuschen schon erwähnt sind. Latente Klappengeräusche, d. h. solche, die bei normaler Strömungsgeschwindigkeit des Blutes nicht nachweisbar sind, werden hörbar, sobald durch körperliche Bewegung, seelische Erregungen, nervöse Reizzustände auf Grund von Neurosen oder Thyreotoxikosen, oder durch Blutveränderungen (Anämie, Chlorose) die Strömungsgeschwindigkeit gesteigert wird. Das heißt, alle die Einflüsse, die ein akzidentelles Geräusch erzeugen können, bringen auch ein latentes Klappengeräusch zum Vorschein oder steigern ein schon vorhandenes Klappengeräusch. Handelt es sich um einen gut ausgeglichenen leichten Klappenfehler, der noch keine sicheren Veränderungen der Herzform geschaffen hat, so kann deshalb die Differentialdiagnose zwischen akzidentellem und organischem Geräusch schwierig sein. Das gilt in erster Linie für die Mitralinsuffizienz, da das Geräusch dieses Klappenfehlers an der selben Stelle wie die akzidentellen Geräusche, im sternalen Winkel des zweiten linken Zwischenrippenraumes, am deutlichsten ausgesprochen ist. In solchen Fällen ist die Ausbreitung des Geräusches besonders sorgfältig zu prüfen. Tritt gar zu einem echten systolischen Mitralgeräusch ein echtes akzidentelles Pulmonalgeräusch hinzu, dann wird die richtige Deutung der auskultatorischen Erscheinungen häufig unmöglich sein. Mit einer Steigerung der Strömungsgeschwindigkeit wird es auch wohl zusammenhängen, daß Klappengeräusche im Stehen häufig deutlicher sind als im Liegen, doch müssen hier noch andere Verhältnisse — die hydrostatischen Bedingungen, Zwerchfellstand, Lage des Herzens — mitspielen, da zuweilen das umgekehrte Verhältnis beobachtet wird. Als praktische Regel ergibt sich daraus, daß die Auskultation in verschiedener Lage des Kranken vorgenommen werden soll. Das Verschwinden von Klappengeräuschen in schweren Schwächezuständen des Herzens — die andererseits zu relativen Insuffizienzen und dadurch zu neu auftretenden Geräuschen akzidenteller Art führen können —, die Rückkehr der Geräusche mit der Besserung der Herzkraft sind auch auf Änderungen der Strömungsgeschwindigkeit zurückzuführen. Daß auch die Atmung von Einfluß auf die Stärke und Art von Klappengeräuschen sein kann, ist klar. Ich erinnere daran, daß durch die Einatmung zunächst die Füllung der rechten Kammer gesteigert, die Füllung der linken Kammer vermindert, die Pulszahl erhöht, der Blutdruck herabgesetzt wird, alles Vorgänge, die mit Änderungen der Stromgeschwindigkeit verbunden sind. Umgekehrt wie die Einatmung wirkt die Ausatmung. Die stärkere Überlagerung des Herzens durch Lunge während der Einatmung schwächt ganz allgemein alle vom Herzen ausgehenden Schallerscheinungen ab, tiefe Ausatmungsstellung läßt sie besonders deutlich hervortreten.

Reiben über dem Herzen

wird gehört, wenn Rauhigkeiten auf dem Epikard oder der Innenseite des Perikards die glatte Verschiebung des Herzens gegen den Herzbeutel stören. Am häufigsten handelt es sich um entzündliche Auflagerungen, seltener um Sehnenflecke, und wohl nur in Ausnahmefällen um übergroße Trockenheit der Herzbeutelblätter (von Pleischl bei Cholera beobachtet).

Am häufigsten hört man das Reiben an der Herzbasis in der Gegend des Conus arteriosus. Diese Erscheinung ist wohl dadurch zu erklären, daß die im Verlauf einer Perikarditis auftretenden Reibegeräusche hier am längsten gehört werden. Wenn ein größerer entzündlicher Erguß den Herzbeutel vom Herzen schon in weiter Ausdehnung abgedrängt hat, so bleibt das Herz aus früher geschilderten Gründen doch in der genannten Gegend noch in Berührung mit seinem Herzbeutel.

Feines Reiben kann Klappengeräuschen so ähnlich klingen, daß allein aus der Eigenart des Geräusches keine sichere Diagnose möglich ist. Für solche Fälle gibt es eine Anzahl Unterscheidungsmerkmale. Ein schon früh (Gibson, Walshe, Friedreich, Stokes) gefundener Kunstgriff besteht darin, daß man das Hörrohr stärker gegen die Brustwand drückt. Reiben wird dabei lauter. Allerdings trifft das wohl nicht immer zu, z. B. wenn die Brustwand starr oder der Sitz der Reibegeräusche vom Standpunkt des Hörrohres weiter entfernt ist. Beobachter wie Skoda, Bamberger, Biermer haben dies Zeichen deshalb abgelehnt; in geeigneten Fällen kann es gleichwohl von Nutzen sein. Brauchbar ist auch die Erscheinung, daß das betreffende Geräusch einen mehr oder weniger scharf umschriebenen Bezirk einnimmt und vor allem so gut wie nicht fortgeleitet hörbar ist; Fühlbarkeit des Reibens beweist dagegen nichts, da Klappengeräusche ebenso gut, wenn nicht besser fühlbar sein können. Durch Lagewechsel werden perikardiale Geräusche sehr viel stärker beeinflußt als endokardiale; in linker Seitenlage wird ein bis dahin nicht bestehendes Reiben oft am linken Herzrand, in rechter Seitenlage am rechten Herzrand nachweisbar; andererseits kann ein bestehendes Reiben bei Lagewechsel ganz verschwinden. Wenn ein Geräusch dem Ohr sehr nahe klingt, so spricht das für Reiben, jedoch nicht ein „Sehrentferntklingen" gegen Reiben, da Reiben ja auch an der unteren oder hinteren Herzwand entstehen kann. Die Dämpfungsform des Herzens bei größeren Ergüssen kann für die Diagnose verwendet werden, desgleichen die Beobachtung, daß während des Valsalvaschen Versuches endokardiale Geräusche zu, perikardiale Geräusche zuweilen abnehmen. Die Atmung pflegt perikardiale Geräusche stärker und regelloser zu beeinflussen als endokardiale. Das beste Unterscheidungsmerkmal ist aber wohl der eigentümliche Rhythmus des Reibens. Sehr häufig ist er dreiteilig, sog. Lokomotivrhythmus, durch die Systole der Vorhöfe und Systole und Diastole der Kammern; zuweilen vierteilig durch die Systole und Diastole der Vorhöfe und Kammern. Auf der anderen Seite besteht eine gewisse Unabhängigkeit von den Herzphasen, derart, daß vor dem Beginn oder nach dem Ablauf einer Phase oder zwischendurch Geräusche hörbar sind. Ein dem perikardialen Reiben ähnliches Geräusch ist beim Emphysem des Mediastinums beobachtet worden. Vom pleurokardialen Reiben ist bei der Schilderung der pleuritischen Geräusche schon die Rede gewesen.

Literatur.

Alvarenga da Costa, Mémoire sur l'insuftisance des valvules aortiques et considerations générales sur les maladies du coeur, traduit du portugais par Garnier. Paris 1856.
Andry, Manuel de diagnostic des maladies du coeur, précédé de recherches cliniques pour servir à l'étude de ces affections. Paris 1843.
Aran, A., Sur les signes et le diagnostic de l'insuffisance des valvules aortiques. Arch. génér. Nov. 1842.
— Recherches sur le murmur continu vasculaire simple et composé. Arch. génér. Févr. 1843. Übers. von Hamernik in physiol.-pathol. Unters. p. 269.
Azoulay, Des attitudes du corp et principalement de l'attitudes relevées par l'examen, le diagnostic et le prognostic des maladies du coeur. Gaz. des hôpit. 1892. Nr. 126.
Balfour, Note on the position and mechanisme of the haeniz murmur. Reply to the paper by Dr. Russel of Carlisle. Edinb. Med. Journ. 1882. Sept. p. 193.
Bard, Du bruit de galop de l'hypertrophie du coeur gauche; son mécanisme et sa signification clinique. La semaine méd. T. 26. 1906. p. 229.
— De la multiplicité anormale des bruits du coeur. La semaine méd. 1908. T. 28. p. 3.
Barié, Sur la pathogénie du bruit de galop. Le progrès méd. 1880. p. 595.
Bäumler, Über den Einfluß von Anomalien des Brustskeletts auf den Perkussionsschall der Lunge und auf die Lage des Herzens. Münch. med. Wochenschr. Nr. 30. Bd. 51. S. 1329.
Bayer, Weitere Beiträge zur Frage über die Entstehung des 1. Herztones. Arch. f. Heilk. 1870. 11. 157.
— O., Über die Entstehung des ersten Herztones nach Beobachtungen an Menschen unter physiologischen und pathologischen Verhältnissen. Arch. f. Heilk. 10. S. 1. 1869.
Becher, Beitrag zur Kenntnis der akzidentellen diastolischen Herzgeräusche. Deutsch. Arch. f. klin. Med. 1916. 121.
Biach und Chilaiditi, Herzgeräusche und Herzgröße. Wien. klin. Wochenschr. 1911. Nr. 9.
Bihler, Über das Verhalten des Blutdruckes bei chlorotischen Kranken. Deutsch. Arch. f. klin. Med. Bd. 52.
Blacher, Der Galopprhythmus bei der Diphtherie-Myokarditis. 1. Allruss. Kongr. der Kinderärzte in St. Petersburg. 1912. 27.—31. Dez.
Bock, Die Messung der Stärke der Herztöne ein diagnostisches Hilfsmittel. Berl. klin. Wochenschr. 1900. Nr. 23.
— Über die Verwendbarkeit des Differentialstethoskops nach Dr. Bock. Berl. klin. Wochenschrift. 1909. Nr. 12.
Boenheim, Untersuchungen über akzidentelle Herzgeräusche bei jugendlichen Gesunden. Deutsch. Arch. f. klin. Med. 1917. 124. 118.
Bondet, Etude sur la cause et le mécanisme du bruit de souffle cardiaque etc. (contra Parrot). Gaz. méd. de Lyon. p. 8. 1866.
— Etude d'anatomie et de physiologie pathologique sur la cause et le mécanisme des bruits de souffle cardiaques de nature anémique. Gaz. des hôp. 1866. Nr. 135.
Bouchat et Mazel, Sur un cas de souffle diastolique anemique de la base du coeur. Arch. des malad. du coeur. 1913. 3. März.
Bouillaud, Traité clinique des maladies du coeur. Paris 1836. 1841.
Brakyn, On the mecanisme of the sounds of the heart. Lancet. Nov. 24. 1849.
Brauer, Untersuchungen am Herzen. Verhandl. des 21. Kongr. f. inn. Med. Wiesbaden 1904. 187.
Brelet, De l'auscultation dorsale du coeur. Gaz. des hôp. 1912. p. 85. 201.
Bridgman, Notes on a normal presystolic sound. Arch. of internat. Med. 1914. 475. Oct.
Brieger, Über metallisch klingende Herztöne. Charité-Annalen. 1812. 237.
Brockbank, Causation of the double first cardiac sound. The Brit. Journ. 1896. Sept.
— The causation and rhythm of the mitral stenosis. Edinb. Journ. 1899. 3. p. 236.
— The murmurs of mitral disease. Edinburgh und London 1899.
— Brit. med. Journ. 1909. Aug. 28.
Bryan, Über die Herztöne. Lancet. Jan. 1833 und Febr. 1834. (Nach Halford.)
Buchner, Über das Verschwinden der Herzgeräusche und die Entstehung des ersten Herztones. Deutsche Klin. Nr. 4. 1855.
Burdach, Über den Schlag und Schall des Herzens. Vortrag auf der Naturf.-Versamml. in Wien. 1832.
Burney, On the production of a remarcable endocardial murmur accompanied with unusual slowness of the pulse. Lancet 1872. Dec. 28.
Carswell, R., Entstehung des zweiten Herztones. Arch. génér. T. 26. 1831.
Charcelay, Mémoire sur plusieurs cas remarquables de défaut de synchronisme des battements et des bruits des ventricules du coeur. Arch. génér. Dec. 1838.

Clarus, J., Die physikalische Untersuchung des Herzens im gesunden und kranken Zustande. Leipzig 1845.
Cockle, J., On reduplication of the sounds of the heart. Andrews associat. med. Journ. Nr. 177. 178. Mai 1856.
Concato, Salle partizione de Tuoni cardiaci. Riv. clin. di Bologna. 1837. 8. 9.
Corrigan, On the motion and sounds of the heart. Dublin med. transact. New series. Vol. 1. p. 151. 1830.
— On the mecanisme or the bruit de souffle. Dublin. Journ. of med. sc. Nr. 29. Nov. 1836. Arch. génér. Dec. 1836.
Costa, Da, On functional valvular disorders of the heart. Amer. Journ. of med. scienc. 1869. July.
Cowan, On the presystolic murmur. The Glasgow med. Journ. 1898. June 3.
Creighton, S. R., The relative intensity of the seconds sounds at the base of the heart. Med. rec. 1900. Jan. 13.
Cuffer et Barbillion, Nouvelles recherches sur le bruit de galop cardiaque. Arch. génér. de méd. 1887. Febr. u. März.
Curschmann, Über eigentümliche Lokalisation des systolischen Geräusches, besonders bei frischem Mitralfehler. Arb. aus der med. Klinik Leipzig.
Dehio, Die Entstehung und Bedeutung des gespaltenen zweiten Herztones. Petersburger Wochenschr. 1891. Nr. 32.
Dogiel, J. und C. Ludwig, Ein neuer Versuch über den ersten Herzton. Ber. d. math.-physik. Klasse der sächs. Ges. der Wiss. p. 59. 1868.
Drasche, Über Verdoppelung und Spaltung der Herztöne. Wien. Wochenschr. 30. 31. 1855.
Dubliner, Comité, Bericht des. Dublin. Journ. 8. 154.
Duchek, Die Krankheiten des Herzens, des Herzbeutels und der Arterien. Erlangen 1862.
Dulincq, Recherches chronologiques ou rhythmiques sur la série des bruits et des silences normaux du coeur. Thèse d. Paris 1845.
Dumontpallier, Sur le mécanisme des bruits du coeur d'apres les expériences de Mr. Chauveau. Gaz. des hôp. Nr. 125. 1860.
Duroziez et Garnier, Du rhythme pathognomique du rétrécissement mitrale. Ibid. Vit. 1862. Gaz. des hop. 118. 1862. Union. 34. 44. 46. 1863.
Ebstein, W., Über die auf größere Entfernung vom Kranken hörbaren Töne und Geräusche des Herzens und der Brustaorta. Deutsch. Arch. f. klin. Med. Bd. 22.
Eichhorst, Physikalische Untersuchungsmethoden. 1889.
Einthoven, Ein dritter Herzton. Pflügers Arch. 120. 31.
Elliotson, On the recent improvements in the art of distinguishing the various diseases of the heart. London 1830.
Ewart, Clinical lecture on heart sounds and on accurazy in cardiac auscultation. The Lancet 1893. Nr. 27.
Fauvel, M., Mémoire sur les signes stéthoscopiques du rétrécissement de l'orifice auriculoventriculaire gauche du coeur. Arch. génér. Janv. 1843.
Finlayson, On the occurrence of a diastolic murmur of aortic origin apart from aortic incompetency or aneurysm. The Brit. med. Journ. 1885. April.
Fischer, Medizinische Physik. Leipzig 1913.
Fortmann, Über akzidentelle Geräusche am Herzen. Med. Klin. 1917. 13. 531.
Fraentzel, Über Galopprhythmus am Herzen. Zeitschr. f. klin. Med. 1881. 3. 491.
— Vorlesungen über die Krankheiten des Herzens. Berlin 1889. 1. 56.
Friedreich, Krankheiten des Herzens. Erlangen 1867.
Gairdner, Cardiac murmurs without valvular deformity. Andrews Assoc. med. Journ. April 1854. Monthly Journ. p. 76. July 1854.
— On cardiac murmurs. Edinb. Journ. VII. p. 435. 1861.
Geigel, Al., Der gespaltene Herzton. Verhandl. der Würzb. Ges. N. F. Bd. 1. S. 50. 1868.
— R., Die Entstehung der Geräusche in Herz und Gefäßen. Virch. Arch. 1895. 140. 385.
— Entstehung und Zahl der normalen Herztöne. Virch. Arch. 1895. 141. Heft 1.
— Beitrag zur physikalischen Erklärung funktioneller Herzgeräusche. Münch. med. Wochenschrift. 1896.
— Leitfaden der diagnostischen Akustik. Stuttgart 1908.
Gendrin, Leçons sur les maladies du coeur. 1841.
Gerhardt, C., Lehrbuch der Auskultation und Perkussion. 1900.
— D., Über das Kreszendogeräusch der Mitralstenose. Münch. med. Wochenschr. 1912. Nr. 50.
— Über Entstehung und diagnostische Bedeutung der Herztöne. Volkmanns Sammlung klinischer Vorträge. 1898. Nr. 214. N. F.
Gibson, A. G., The significance of a hitherdo undescribed wave in the jugular pulse. The Lancet 1907. Nov. 16. p. 1380.

Giese, Versuche über die Entstehung der Herztöne. Deutsch. klin. Wochenschr. 1871. Nr. 44.
Grabau, Der Schlag und die Töne des Herzens und der Arterien im gesunden und kranken Zustande. Jena 1846.
Gubergritz, Zur Frage nach der Entstehung des Herzgalopps. Deutsch. Arch. f. klin. Med. 1914. 116. p. 538.
Guttmann, Über den gespaltenen diastolischen Herzton bei Stenosen des Ostium atrioventriculare sinistrum. Virch. Arch. 1869. 46. 105.
Haenisch und Querner, Über das akzidentelle Geräusch an der Pulmonalis und dessen Erklärung auf Grund von Röntgenbeobachtungen. Münch. med. Wochenschr. 1917. 64. S. 721.
Halford, Experiments on the action and sounds of the heart. The Lancet. 1857. Jan. Nr. 1.
— On the time and manner of closure of the auriculo-ventricular valves. med. Times. May 1861.
Hamernjk, Beobachtungen über das Vorkommen von Geräuschen in der Herzgegend und ihre wahrnehmbaren Bedingungen. Zeitschr. d. Wien. Ärzte. Okt. u. Nov. Österr. Wochenschr. Nr. 2. 1844.
— Physiologisch-pathologische Untersuchungen über den Mechanismus, nach welchem die venösen und arteriösen Klappen des Herzens geschlossen werden und nach welchem die Töne in der Herzgegend entstehen. Prager Vierteljahrsschr. 16. S. 146. 1847.
— Nachträgliche Bemerkungen über den Mechanismus, nach welchem die Klappen des Herzens geschlossen werden. Ibid. XX. S. 105. 1848.
Hasebroek, Über die Bedeutung der Aorta für die Entstehung von protodiastolischem Vorschleudern der Herzspitze, Galopprhyhtmus und Venenpuls. Zentralbl. f. Herz- und Gefäßkrankheiten. 1914. VI. 259.
Hecht, Zur Semiotik des zweiten Pulmonaltons. Klinische Studie mit Bettelheims und Gärtners Stethophonometer Wien. klin. Wochenschr. 1900.
— Über die physiologischen Herzschallverhältnisse im Kindesalter. Mitteil. d. Ges. f. inn. Med. u. Kinderheilk. in Wien. 1913. XII. 2.
Heitler, Zur Klinik der akzidentellen Herzgeräusche. Verschiedenes Verhalten des Mitral-Trikuspidalostiums bei Herzschwäche. Wien. klin. Wochenschr. 1915. 38. 24.
— Stärke der Herztöne. Wien. klin. Wochenschr. 1894. Nr. 50. 1911. Nr. 24 und 25.
Helmholtz, Über den Muskelton. Verh. d. naturhistor. Vereins zu Heidelberg. Bd. 5. S. 88. 1866. (Auch Dubois Arch. S. 767. 1864.)
Hérard, Des signes stéthoscopiques du rétrécissement de l'orifice auriculo-ventriculaire du coeur et spécialement du bruit de souffle au second temps. Arch. génér. Nov. 1863. (Union. 133. 1853. Févr. 1854.)
Hesselbach, Über die Entstehung des ersten Herztones. Inaug.-Diss. Halle unter Bernstein.
Heßler, Messung der Intensität der Herztöne. Inaug.-Diss. Halle. 1876.
Hochsinger, Über bedeutungslose Geräusche in der Präkordialgegend von Kindern und Jugendlichen. Mitteil. d. Ges. f. inn. Med. und Kinderheilk. 1913. 27. Febr.
Huchard, Semaine med. 1888. Mai 9. Embryokardie.
Jacobson, Über Herzgeräusche. Berl. klin. Wochenschr. 1872. Nr. 1.
Jaksch, Einige Betrachtungen über Insuffizienz der Herzklappen ohne krankhafte Beschaffenheit derselben. Österr. Wochenschr. 27. 28. 1843.
Jaquemier, Du bruit de souffle dans la grossesse. Thèse de Paris. Nr. 446. 1837.
Jenner, On the influence of pressure on the production and modification of palpable vibrations and murmurs, perceptible over the heart and great vessels, larynx and lungs. Med. Times and Gaz. 1856. March.
Johnson, A clinical lecture on triple pericardial sound and on reduplication of the first sound of the heart. Lancet 1876. May 13.
Joseph, G., De causis sonorum cordis. Dissert. historico-physiologica. Vratislaviae. 1851.
— Geschichte der Herztöne vor und nach Laennec bis 1852. Jan. 11. 1852.
Kiwisch, v., Neue Forschungen über die Schallerzeugung in den Kreislaufsorganen. Verhandl. d. physik.-med. Ges. in Würzburg. Bd. 1. S. 6. 1850.
Krehl, Über den Herzmuskelton. Arch. f. Anat. u. Phys. 1889. S. 253.
— Die Erkrankungen des Herzmuskels. 1913.
Kriege und Schmall, Über den Galopprhythmus des Herzens. Zeitschr. f. klin. Med. 1890. 18.
Küchenmeister, Das mittels des Hörrohrs an umschriebener Stelle des Herzens wahrnehmbare metallische Klingen, ein Effekt der in einem gewissen Grade der Durchfeuchtung befindlichen Sehnen der Papillarmuskeln, ein auf Experimente an trockenen und feuchten Saiten begründeter Beitrag zur Lehre von der Auskultation des Herzens. Ibid. 18. 1851.

Küchenmeister, Einige Beiträge zur Lehre von den Herztönen. a) Musikalische Bestimmung. b) Fortleitung derselben und von den Nonnengeräuschen nebst einigen Bemerkungen zu und gegen Valentiners neueste Mitteilungen über Bleichsucht. Deutsche Klinik. 7. 10. 11. 12. 13. 1861.
Kühnel, Klinische Untersuchungen über akzidentelle Herzgeräusche. Inaug.-Diss. Würzburg 1913.
Külbs, Nebengeräusche über der Aorta. Zeitschr. f. klin. Med. 1914. 80. S. 476.
Kürt, Uber Lokalisation der Herzgeräusche am Rücken. Berl. klin. Wochenschr. 1912. 482.
— Zur dorsalen Auskultation des Herzens und der Gefäße. Wien. klin. Wochenschr. 1913. 26. S. 89.
Kußmaul, Angeborene Enge und Verschluß der Lungenarterienbahn. Henle und Pfeifers Zeitschr. XXVI. 12. 99.
Kylin, Akzidentelle Geräusche und Ausdauer bei körperlichen Anstrengungen. Deutsch. Arch. f. klin. Med. 1917. 124.
Laennec, Traité de l'auscultation médiate. 1834.
Latham, Vorlesungen über Herzkrankheiten. Deutsch von Krupp. Leipzig 1847.
Leared, The sounds of the heart in their relation to pathology. Med. Times and Gaz. 1867. Aug. 31. p. 241.
— On the sounds caused by the circulation of the blood. London 1861.
Lemaire, Quatre cas de souffle au second temps à la pointe du coeur, coincidant avec un triple bruit. Union. 41. Avril 1854.
Lépine, Du bruit de galop en général et en particulier dans la néphrite aigue Lyon. méd. 1882. Nr. 34.
Leube, Zur Diagnose der systolischen Herzgeräusche. Deutsch. Arch. 1897. Bd. 57.
Lewis, Die zeitlichen Beziehungen der Herztöne und -geräusche mit besonderer Berücksichtigung der akustischen Phänomene der Mitralstenose. Heart. 1913. IV. 241.
Litten, Über akzidentelle diastolische Herzgeräusche. Deutsch. med. Wochenschr. 1887. 6. Jahrg.
Löffler, Über die Entstehung des zweiten Ventrikeltones. Wochenblatt d. Ges. Wien. Ärzte. VIII. 16. 17. 1862.
London (Skodas Klinik), Vorübergehende Klappeninsuffizienz. Österr. Zeitschr. f. prakt. Heilk. IX. 42. 1863. Jahrb. 121. S. 175.
Ludwig und Dogiel, Ein neuer Versuch über den ersten Herzton. Arb. aus der physiol. Anstalt Leipzig. 1868. S. 78.
Lüthje in Schmidt und Lüthje, Klinische Diagnostik. 1910.
Markham, Diseases of the heart; their pathology, diagnosis and treatment. 2. Edit. London 1860.
— Remarks concerning the diastolic murmur. Monthly Journ. Jan. 1854.
Martius, F., Der Herzstoß des gesunden und kranken Menschen. Volkmanns Sammlung klinischer Vorträge. Nr. 113. 1894.
Masing, Lassen sich die an der Rückenfläche des Thorax hörbaren Herztöne und Herzgeräusche für die Diagnose verwerten? St. Petersburg. med. Wochenschr. 1903. Nr. 19.
Meyer, J., Über die Lage der einzelnen Herzabschnitte zur Thoraxwand und über die Bedeutung dieser Verhältnisse für die Auskultation des Herzens. Virch. Arch. Bd. 3. Heft 2. S. 265. 1850.
Moeli, Zur Messung der Intensität der Herztöne. Deutsche Zeitschr. f. prakt. Med. 1878. Nr. 47.
Mohammed, Mirza, De la valeur diagnostique du bruit de piaulement dans l'endocardite aigue. Thèse de Paris. 1879.
Monneret, Etudes sur les bruits vasculaires et cardiaques. Union. p. 499. 1849. Revue méd. chir. p. 129. Mars. Avr. 1850.
Moritz, Über ein akzidentelles Herzgeräusch. Petersburg. med. Wochenschr. 1893. Nr. 19.
— Methoden der Herzuntersuchung. Deutsche Klin. 4. Abt. 2. S. 529.
Müller, Fr., Über Galopprhythmus des Herzens. Münch. med. Wochenschr. 1906. Nr. 17.
— H., Der Küngelrhythmus der Herztöne, die Kyniklokardie. Volkmanns Samml. klin. Vorträge. 1911. Nr. 197/198.
Naunyn, Über die Gründe, weshalb hin und wieder das systolische Geräusch bei der Mitralinsuffizienz am lautesten in der Gegend der Pulmonalklappen zu vernehmen ist. Berl. klin. Wochenschr. 1868. Nr. 17.
Nega, O. F., Beiträge zur Kenntnis der Funktion der Atrioventrikularklappen des Herzens, der Entstehung der Töne und Geräusche in demselben und deren Bedeutung. Habilitationsschrift. Breslau 1852 (Caspers Wochenschr.). 42. 43. 1851.
Niemeyer, Entwurf einer einheitlichen Theorie der Herzgefäß- und Lungengeräusche. Deutsch. Arch. 1870. 7. 136.
— Handbuch der theoretischen und klinischen Perkussion und Auskultation. Erlangen 1868.

Nolet, Zur Lehre der Gefäßgeräusche. Arch. f. Heilk. 1871.
Offenbacher, Experimentelle Beiträge zur verstärkten Vorhofstätigkeit mit besonderer Berücksichtigung des Galopprhythmus. Arch. f. exp. Pathol. u. Pharmakol. 1914. 77. 1.
Parrot, Etudes sur le siège et le mécanisme des bruits du coeur dits anémiques. Arch. génér. p. 129. Août. 1866 (Jahrb. 132. p. 34).
— Sept observations d'asystolie avec bruit de souffle au premier temps et à la pointe. Arch. génér. Avr. 1865.
Pawinski, Die Entstehung und klinische Bedeutung des Galopprhythmus des Herzens. Zeitschr. f. klin. Med. 1907. 64. Bd. 70.
Perlis, Kasuistischer Beitrag zur Kenntnis der anorganischen präsystolischen Geräusche an der Herzspitze. Inaug.-Diss. II. med. Klin. Berlin 1907.
Perls, Über Weite und Schlußfähigkeit der Herzmündungen und ihrer Klappen. Deutsch. Arch. f. klin. Med. VI. Heft 3. 4. S. 381. 1869.
Pezzi, St., Entstehung der Herztöne. Zeitschr. f. klin. Med. 1912. 75.
Pezzi und Lutenbacher, Sur le mécanisme du rhythme à trois temps de la stenose mitrale. Arch. des malad. du coeur. 1912. V. 329.
Piédagnel, Piorrys Herztöne und Theorie. Union. 11. Dez. S. 588. 1849.
Piorry, Über die Herztöne. Arch. génér. S. 245. Juni 1834.
Pleischl, Perikardiales Reiben bei Cholerakranken. Prager Vierteljahrsschrift. 1851. 1. 105.
Potain, Du bruit de galop. Gaz. des hôp. June 10. Nr. 67.
— Du rhythme cardiaque appelé bruit de galop. Union méd. 1875. Nr. 33. 1876. Nr. 30.
— Clinique méd. de la Charité. Paris 1894.
Prusik, Verschiedene Formen des galoppierenden Rhythmus, ihr Ursprung und ihre klinische Bedeutung. Festschrift für Prof. Thomayer. 1913. 135. Zit. nach Zentralblatt f. Herz- und Gefäßkrankheiten. 1913. V. 422.
Quincke, Beiträge zur Entstehung der Herztöne und Herzgeräusche. 1. Über akzidentelle Geräusche in den Pulsarterien. 2. Zur Entstehung des ersten Herztones. Berl. klin. Wochenschr. 1870. Nr. 21. 22.
Rambaud, Mémoire sur le diagnostic différentiel des maladies organiques des orifices du coeur. Journ. de méd. de Lyon. Août. 1845.
Rapp, Beiträge zur Diagnostik der Klappenaffektionen des Herzens, mit Rücksicht auf die Ansicht von Prof. Canstatt, sowie auf die Skodasche Lehre von den Herztönen etc. Habilitationsschrift Würzburg 1849.
Ringer, On physical examination of the heart. Edinb. Journ. 1860. Sept. p. 249. 1861. Febr. p. 689.
Robinson, Canby, Galopprhythm of the heart. Amer. Journ. of the med. scienc. 1908, May.
Romberg, Krankheiten des Herzens. 1906.
Sahli, Über diastolische akzidentelle Herzgeräusche. Korrespondenzbl. f. Schweiz. Ärzte. 1895. Nr. 2.
— Lehrbuch der klinischen Untersuchungsmethoden. 1915.
Schäfer, Über die Auskultation der normalen Herztöne. Inaug.-Diss. Gießen. 1860.
Schlieps, Über pseudokardiale und kardiale Geräusche im Kindesalter ohne pathologische Bedeutung. Jahrb. f. Kinderheilk. 1912. Bd. 76. Heft 3.
Schmidt, Waarneming van een volgens den stand des ligchaams afwisselend blaasgeluid von het linker haart. Nederl. Weekblad vor Geneesk. 1855. Febr.
Sewall, The clinical significance of reduplication of the heart sounds. 1898. Jan. und July.
Sieveking, On the diagnostic value of murmurs in the pulmonary artery. Lancet 1860. Febr.
Skoda, Über den Herzstoß und die durch die Herzbewegung verursachten Töne. Österr. med. Jahrb. 13. 1838.
— Über unerklärliche Herzgeräusche. Allg. Wien. med. Ztg. 1863. Nr. 34.
Smith, The use of the differential stethoscope in the study of cardiac murmurs Med. record. 1895. July 27.
Spittal, Über die Lokalität der Herzgeräusche. Edinb. Journ. Jan. 1835. S. 138 (nach Philipp).
Stokes, Diseases of the heart and aorta. Philadelphia 1854.
Straub, H., Dynamik des Herzalternans. Deutsch. Arch. f. klin. Med. 1917. 123. Bd. 5/6.
Talma, Experimentell erzeugte anorganische Herzgeräusche. Berl. klin. Wochenschr. 1898. Nr. 47.
— Beiträge zur Theorie der Herz- und Arterientöne. Deutsch. Arch. f. klin. Med. 1874. 15. 77.
Thayer, Observations on the frequency and diagnosis of the Flint murmur in aortic insufficiency. The Amer. Journ. of the Med. Scienc. 1901. Nov.

Thayer and Mac Callum, Experiment. studies of cardiac murmurs. The Amer. Journ. of the Med. Scienc. 1907. Febr.
Thayer, On the early diastolic heart sound (the so called third heart sound). Boston Med. and Surg. Journ. 1908. p. 713—726.
Trautwein, Galopprhythmus und Hemisystole. Virch. Arch. 189. S. 22.
Treupel, Über systolische funktionelle Herzgeräusche. Deutsch. med. Wochenschr. 1915. 51. S. 1511.
Vierordt, Die Messung der Intensität der Herztöne. 1885. Zit. nach Sahli.
Waldenburg, Zur Lehre von den Herzgeräuschen. Charité Annalen. 1877. 4. 319.
Warburton, On the diagnostic value of an accentuated cardiac second sound. Edinb. Journ. June. 1863.
Weber. E. H., Über die Anwendung der Wellenlehre auf die Lehre vom Kreislauf des Blutes, insbesondere auf die Pulslehre. Müllers Arch. 1851. VIII. S. 497.
Weber, Th., Physikalische und physiologische Experimente über die Entstehung der Geräusche in den Blutgefäßen. Arch. f. Heilk. XIV.
— De causis screpitum in vasis sanguiferis observatorum. D. J. Lipsia. 1854.
Weiß, Zur Kenntnis der diastolischen Herzgeräusche. Wien. med. Wochenschr. 1882. Nr. 21.
Weizsäcker, Beitrag zur Frage der Blutgeschwindigkeit bei Anämie. Inaug.-Diss. 1910. Heidelberg.
Wiedemann, Zur Frage des mesosystolischen Galopprhythmus. Zeitschr. f. d. ges. exper. Med. 1914. II. 296.
Williams, Ch., The pathology and diagnosis of diseases of the chest; illustradet especially by a rational exposition of their physical signs with new researches on the sounds of the heart. London 1835.
Wilson, On the diatolic heart sound, which causes spurious reduplication of the second sound at the apex and is sometimes called the third sound of the heart. Clinical transactions. 1901. p. 10.
Wintrich, Fragmente zur physikalischen Diagnostik. I. Über Cannstatts neue Theorie bez. der Diagnose der organischen Fehler an der Valv. biscupidalis des Herzens. Arch. f. Heilk. VIII. p. 10. 1849. II. Über den semiotischen Wert der Geräusche am linken Herzventrikel. Ibid. S. 399.
Wissel, Über den 2. Herzton. Deutsch. Arch. f. klin. Med. 1911. Bd. 102.

Die Aufzeichnung des Herzstoßes

hat das Interesse von Physiologen und Klinikern eine Zeitlang sehr gefesselt da man glaubte, aus der Form der Herzstoßkurve einen sicheren und bequemen Aufschluß über die Phasen der Herztätigkeit, im besonderen über den Beginn der Anspannungszeit, der Austreibungszeit und der Diastole zu erhalten. So schreibt Marey 1863, die Herzstoßkurve gebe wieder: 1. la durée relative des périodes de contraction et de relachement des ventricules; 2. il signale la clôture des valvules auriculo-ventriculaires et sigmoides. Er stützt diese Deutung auf einen Vergleich der Herzstoßkurve des Menschen mit Kurven des Vorhofs- und Kammerdruckes und freigelegten Herzens beim Tiere. In der 2. Auflage seines Buches über die Zirkulation des Blutes finden wir nichts mehr von diesen weitgehenden Schlüssen, statt dessen die Bemerkung: Rien n'est plus varié que les formes de la pulsation du coeur à l'état physiologique. Nach Marey beschäftigten sich besonders mit dem Studium der Herzstoßkurve: Landois, Ott und Haas, Maurer, Malbranc, v. Ziemssen und ter Gregorianz, Grützner, Langendorf, Rosenstein, Gibson u. a. Ein Fortschritt war es, als gleichzeitig mit dem Kardiogramm die Herztöne markiert wurden (Ziemssen, und Maximowitsch, Martius, Edgren, Jaquet und Metzner). Die nebenstehende Fig. 118 gibt das Kardiogramm von einem freiliegenden Herzen wieder (Fall Wittmann aus der Arbeit von Ziemssen und Maximowitsch); der 1. Herzton liegt am Fuß des aufsteigenden Schenkels, der 2. auf dem Plateau der Kurve. Die Lage des 2. Tones wechselt etwas, jedoch fanden Ziemssen und Maximowitsch sie stets vor dem Abfall der Kurve. Frédéricq hat nach den Angaben der verschiedenen Forscher den Moment des 2. Tones, also den Beginn der Kammerdiastole, in die normale Herzstoßkurve des Hundes eingetragen. Es ist erstaunlich, wie große Unterschiede sich dabei ergeben (Fig. 119). Der Grund für diese Unstimmigkeit kann darin liegen, daß die Bestimmung des 2. Tones ungenaù oder die Form der Kardiogramme, auf die die einzelnen Untersucher den 2. Ton bezogen haben, sehr

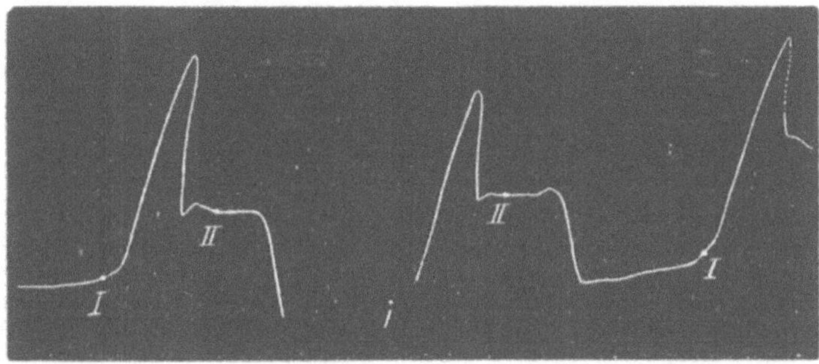

Fig. 118. 1. und 2. Ton an der Herzspitze auf der Rippenwand auskultiert und auf der Herzstoßkurve markiert (nach Ziemssen und Maximowitsch).

wechselnd ist. Da Kontrollversuche zeigten, daß bei der Markierung[1]) der Töne die Fehlergrenze etwa 0,01 Sek. betrug, so müssen diese großen Unterschiede wohl in der wechselnden Form der Herzstoßkurven gesucht werden. Noch unsicherer als die Lage des zweiten Tones, d. h. der Zeitpunkt der Diastole im Kardiogramm ist der Beginn der Austreibungszeit. Auf Grund theoretischer Überlegungen ist er bald hierhin, bald dorthin verlegt worden. Martius meint, die Spitze des Kardiogramms bezeichne den Moment, in dem die halbmondförmigen Klappen sich öffnen und die Austreibungszeit beginne. Wenckebach legt in seinem schematischen Kardigramm den Moment in den aufsteigenden Schenkel, also vor die Spitze. Wir können darauf verzichten, die älteren Ergebnisse im einzelnen wieder zu geben und wollen hier nur die aus neuester Zeit stammende Darstellung Wenckebachs berücksichtigen (Fig. 120).

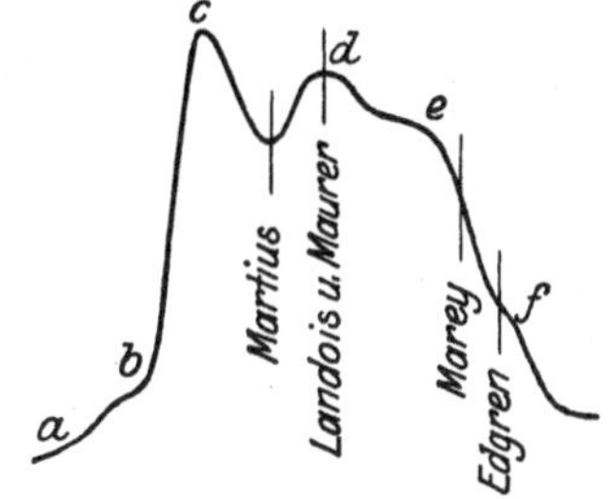

Fig. 119.

Die Herzstoßkurve beginnt mit einer kleinen Zacke (1—2), die der Vorhofssystole entspricht; sie tritt dementsprechend gleichzeitig mit der im Halsvenenpuls durch die Vorhofssystole erzeugten a-Welle auf, von der später noch ausführlicher zu sprechen sein wird. Ist die Leitung des Kontraktionsreizes vom Vorhof zur Kammer gestört und schlägt infolgedessen die Kammer seltener als der Vorhof, so kann man häufig zwischen den großen Zacken des Herzstoßes die kleinen Vorhofzacken beobachten. Die Natur der kleinen A-Zacke im Anfangsteil der Herzstoßkurve darf also als sichergestellt angesehen werden. Ihre Form kann allerdings wechseln. Zuweilen ist der erste Teil, zuweilen die ganze Zacke negativ, wie dies in Wenckebachs Figur durch die gestrichelte und punktierte Linie dargestellt ist; erklärt wird dieses Verhalten durch die Annahme, daß die

[1]) Die Markierung wurde so vorgenommen, daß gleichzeitig mit der Aufzeichnung der Herzstoßkurve die Herztöne auskultiert und von dem Untersucher der akustische Eindruck in irgend einer Weise (Schließung eines elektrischen Kontaktes, Schlag auf die Membran einer Luftkapsel) auf die Kurve übertragen wurde.

Vorhofssystole die Kammer etwas in der Richtung der Basis hinaufzieht. Je nach dem, wie der Trichter bei der Aufnahme liegt, kann die positive oder negative Wirkung der Vorhofsystole allein oder überwiegend zum Ausdruck kommen

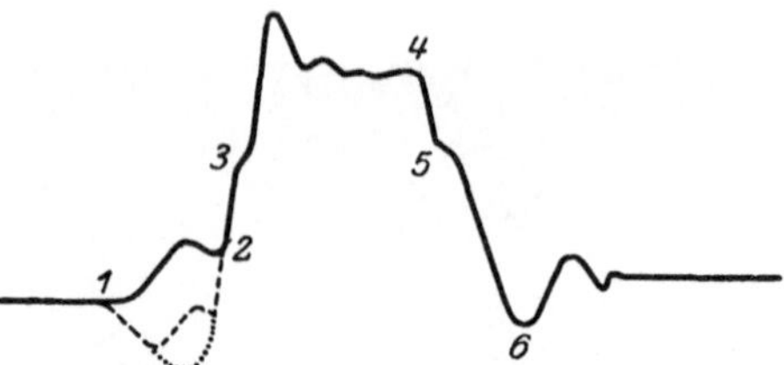

Fig. 120. Vollständiges Kardiogramm, schematisiert. 1—2 Vorhofssystole mit positiver oder negativer A-Zacke oder Kombination beider. 2—3 Anspannungszeit. 3. Öffnung der Semilunarklappen. 4. Ende der Systole (der aktiven Phase des Herzmuskels). 5. Schließungszacke der Semilunarklappen. 6. Ende des Zurückfallens des Herzens. Anfang der diastolischen Füllung der Ventrikel. 2—4 Dauer der Ventrikelsystole. 3—4 Austreibungszeit (nach Wenckebach).

und dadurch eine Zacke oder eine Einsenkung oder beides entstehen. Im letzten Fall geht die Einsenkung der Zacke voraus (Wenckebach). Die Kurve des Herzstoßes im engen Sinn zerfällt in drei Teile, den aufsteigenden Schenkel, das Plateau und den absteigenden Schenkel.

Der Fußpunkt des aufsteigenden Schenkels entspricht dem Beginn der Kammersystole. Darin sind wohl alle Beurteiler einig. Damit stimmt auch überein, daß bei der akustischen Markierungsmethode der 1. Ton mit dem Fußpunkt (unter Berücksichtigung der Fehlergrenzen) zusammenfällt, vorausgesetzt, daß die Herztöne an der Spitze auskultiert werden. Auskultierte man aber an der Herzbasis, so fiel die Tonmarke um 3—5 Hundertstel Sekunden später und rückte damit in einen höheren Abschnitt des aufsteigenden Schenkels, „eine Differenz, die sich wohl durch die Entfernung der Auskultationsstelle von dem Entstehungsorte des Tones erklärt" (Ziemssen). Sehr interessant ist es, daß bei direkter Aufzeichnung der Herztöne dasselbe Verhalten zu beobachten ist. In der nebenstehenden, von mir mit O. Franks-Spiegelkapseln aufgenommenen Kurve (Fig. 121) wurden die Herztöne — es bestand neben dem 1. Ton ein Geräusch, wie die Kurve zeigt — von der Herzbasis abgeleitet; man sieht, daß der Fußpunkt des aufsteigenden Schenkels deutlich früher (0,035 Sek.) als der Beginn des 1. Herztones fällt. Die A-Zacke fehlt in der Kurve, da es sich um einen Fall von Vorhofsflimmern handelt. Bei normaler Vorhofstätigkeit ist die A-Zacke für die Beurteilung des Fußpunktes insofern wichtig, als eine gut ausgeprägte A-Zacke beweist, daß das Herz der Brustwand genügend dicht anliegt, um auch kleine

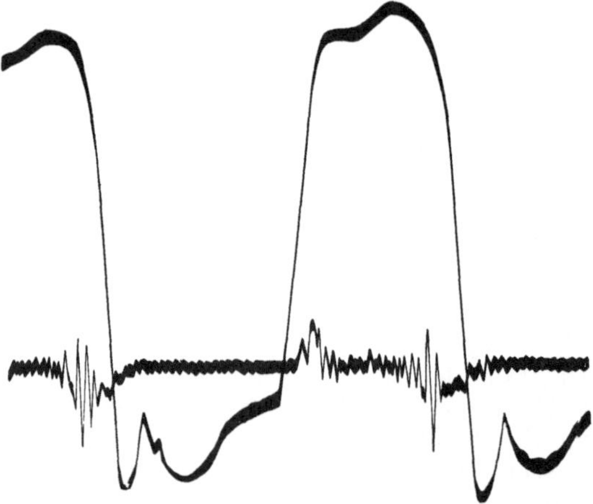

Fig. 121. Herzstoß und Herztöne mit Franks Segmentkapseln aufgenommen.

Änderungen der Lage oder Form des Herzens auf den registrierenden Apparat zu übertragen; sie bietet dadurch die Gewähr, daß der Fußpunkt des aufsteigenden Schenkels nicht verspätet ist (Robinson und Draper).

Im Verlaufe des aufsteigenden Schenkels findet sich in manchen Fällen ein Knick (mit 3 bezeichnet in Fig. 120), die Stelle dieser Knickung soll die Öffnung der Semilunarklappen markieren. Nach dem Anfang der Systole dauert es eine kurze Spanne Zeit (Anspannungszeit), bevor der intraventrikuläre Druck höher gestiegen ist als der Aortendruck. Sobald dies eintritt, stürzt das Blut in die Arterien. Dadurch weicht die Herzspitze einen Augenblick zurück, um dann sofort weiter anzudrücken. Im Kardiogramm ist also 2—3 die Anspannungszeit, der Anfang der Knickung bei 3 der Moment der Öffnung der Semilunarklappen (Wenckebach). Zum Beweis für diese Deutung führt Wenckebach zunächst die Beobachtung an, daß die Höhe und Stärke der Knickung je nach dem Zustande des Herzens und der Zirkulation, namentlich der Herzkraft und dem Blutdruck, wechsele. Ferner falle der Anstieg des Pulses der Arteria pulmonalis, den man hin und wieder im zweiten Zwischenrippenraum registrieren kann, mit dem Knick zusammen. Hiergegen läßt sich folgendes einwenden. Der Wechsel von Höhe und Stärke des Knickes je nach dem Zustande der Herztätigkeit ist vieldeutig und beweist unmittelbar nichts für die Entstehung der Knickung. Auch gegen die Beweiskraft der im zweiten Zwischenrippenraum registrierten und als Puls der Pulmonalarterie gedeuteten Bewegung bestehen Bedenken. Die Möglichkeit, daß die Pulsation nicht von der Arteria pulmonalis, sondern vom Conus arteriosus stammt, ist nicht von der Hand zu weisen, um so weniger, als Wenckebachs Pulmonalpulse tatsächlich größere Ähnlichkeit mit einem Kardiogramm als einem zentralen Puls haben. Die Verspätung des Konuspulses gegenüber der Herzstoßkurve ließe sich zwanglos erklären durch ungenügendes Anliegen des pulsierenden Teiles an der Brustwand und dürfte ziemlich genau der Verspätung entsprechen, die ich bei der Registrierung der „Herztöne“ [1]) an dieser Stelle erhalten habe. Gegen Wenckebachs Deutung sprechen ferner die Untersuchungen von Robinson und Draper sowie Swann und Janvrin, an denen ich teilgenommen habe. Es wurden aufgezeichnet Herzstoß, Karotis und Radialpuls. Aus diesen drei Kurven ist es leicht, die Anspannungszeit zu berechnen, und zwar mit recht großer Sicherheit, wenn man nur die Fälle verwendet, die ganz einwandfreie Kurven liefern. Unabhängig voneinander kommen denn auch die beiden genannten Arbeiten zu dem Resultat, daß vom Beginn des Herzstoßes bis zum Beginn des Karotispulses im Mittel eine Zeit von 0,085 bis 1 Sekunde verfließt. Subtrahiert man von dieser Zeitdauer die Zeit, die die Pulswelle braucht, um von den Semilunarklappen zur Karotis zu gelangen, so erhält man die Anspannungszeit; die Fortpflanzungsdauer von den Semilunarklappen bis zur Karotis ist entsprechend der kurzen Strecke gering und praktisch konstant, sie beträgt etwa 0,015 Sek. Man wird deshalb nicht weit fehlgehen, wenn man das Ende der Anspannungszeit und den Beginn der Austreibungszeit am Kardiogramm dadurch bestimmt, daß man den Fußpunkt des Karotispulses auf der Herzstoßkurve markiert; dann liegt 0,015 Sek. vorher der gesuchte Punkt. Man kann diese Bestimmung noch genauer machen, wenn man für jeden Fall einzeln die Fortpflanzungsdauer der Pulswelle von den Semilunarklappen bis zur Karotis berechnet. Aus den Kurven kann man nämlich ohne weiteres ablesen, wie lang die Pulswelle braucht, um den Weg von der Wurzel der Karotis bis zur Radialis am Handgelenk zurückzulegen. Mißt man die Länge dieses

[1]) Schon hier sei bemerkt, daß diese „Herztöne“ nicht als reine Schallkurve, sondern als Mischung einer Schall- und Erschütterungskurve aufzufassen sind.

Weges beim Patienten, so ergibt eine einfache Rechnung die Fortpflanzungsgeschwindigkeit der Pulswelle. Kennen wir die Strecke von den Semilunarklappen bis zur Karotis — sie ist hinreichend genau mit dem Zentimetermaß abzumessen —, so ist durch die Länge der Strecke und die Fortpflanzungsgeschwindigkeit der Pulswelle die Fortpflanzungsdauer bestimmt. Fig. 122 gibt ein Beispiel. Bei dem betreffenden Kranken betrug die Entfernung von der Karotis bis zur Radialis 60 cm, die Fortpflanzungsdauer der

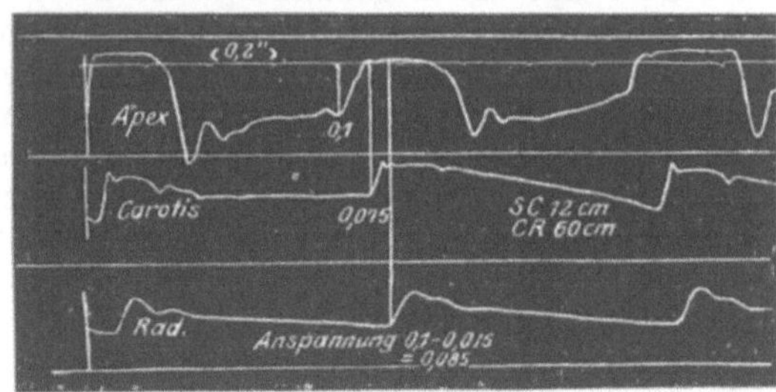

Fig. 122. Berechnung der Anspannungszeit aus Herzstoß- und Arterienpulskurven.

Pulswelle für diese Strecke 0,075 Sek. Dann braucht dieselbe Welle für die 12 cm lange Strecke von den Semilunarklappen bis zur Karotis 0,014 Sek. Zeichnen wir den Fußpunkt der Karotis in das Kardiogramm ein, dann liegt 0,014 Sek. früher der Beginn der Austreibungszeit, das wäre bei unserem Fall im obersten Abschnitt des aufsteigenden Schenkels, dicht oberhalb des Knicks. Da das Intervall zwischen dem Fußpunkt des Kardiogramms und dem Fußpunkt der Karotis 0,1 Sek. beträgt, so ergibt sich als Anspannungszeit 0,1—0,014 Sek. = 0,086 Sek. Statt 0,014 Sek. können wir, weil $^1/_{1000}$ Sek. in den Bereich der Messungsfehler fällt, den oben angegebenen Mittelwert von 0,015 Sek. setzen, ohne an dem praktischen Ergebnis etwas zu ändern. Eine wesentliche, für unsere Frage entscheidende Änderung dieser Verhältnisse tritt unter krankhaften Bedingungen ein. Sobald nämlich die Herzkraft unter ein gewisses Maß sinkt, kann die zur Überwindung des Aortendruckes nötige Erhöhung des Kammerdruckes nicht mehr in der normalen kurzen Zeit erfolgen, die Anspannungszeit wächst auf 0,1—0,12—0,15 Sek. und höher und ihr Ende rückt weit über den aufsteigenden Schenkel in das Plateau der Herzstoßkurve. Eine Anzahl Beispiele gibt Fig. 123[1]) aus einer Arbeit von Robinson und Draper wieder. Auf Grund ihres, an zahlreichen Fällen gewonnenen Materials müssen wir schließen, daß die Form der Herzstoßkurve kein brauchbares Merkmal liefert, um den Zeitpunkt der Semilunarklappenöffnung und damit die Dauer der Anspannungszeit zu bestimmen.

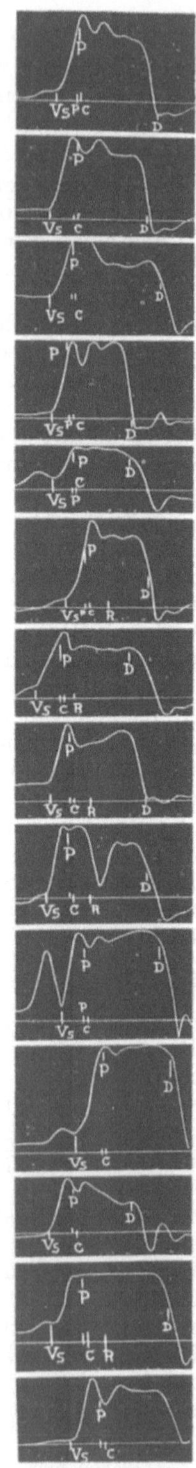

Fig. 123.

[1]) Beginn (P) und Ende (D) der Austreibungszeit, auf der Herzstoßkurve markiert.

Wie der Fußpunkt des Karotispulses unter Berücksichtigung der Fortpflanzungsdauer der Pulswelle die Öffnung der Semilunarklappen und den Beginn der Austreibungszeit mit großer Schärfe anzeigt, so die Inzisur des Karotispulses den Schluß (d. h. die Spannung, nicht die Stellung) der Semilunarklappen und den Beginn der Diastole. Überträgt man den Moment der Karotisinzisur auf die Herzstoßkurve, so liegt etwa 0,015 Sek. früher der Moment der Semilunarklappenspannung. Dieser Punkt liegt meistens im absteigenden Schenkel des Kardigramms und wohl auch nicht selten an der Stelle des Knicks (in der Figur mit 5 bezeichnet), wie die Kurven Wenckebachs beweisen. Aber er liegt nicht immer dort. In der Kurvenreihe von Robinson und Draper finden wir ihn bald höher, bald tiefer und in meiner Kurve (Fig. 121) sehen wir, daß der 2. Herzton noch in die Neigung des Plateaus der Kurve fällt.

Man muß also doch wohl sagen, daß die Kurven des Herzstoßes keinen sicheren Aufschluß über die Phasen der Herztätigkeit liefern; nur der Fußpunkt des aufsteigenden Schenkels kann an guten Kurven als zuverlässiges

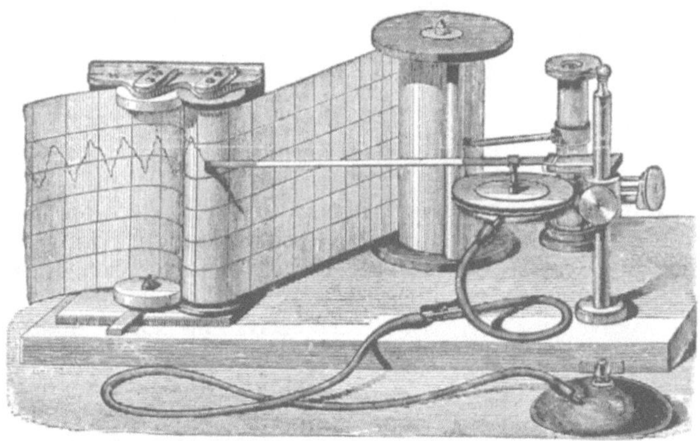

Fig. 124. Mareys Polygraph mit Herzstoßkapsel.

Zeichen des Beginns der Kammersystole angesehen werden. Der Grund, weshalb das Kardiogramm die Herztätigkeit nicht in einer konstanten typischen Form zum Ausdruck bringt, liegt wohl in den besonders komplizierten Entstehungsbedingungen des Herzstoßes; wird er doch gebildet durch die Umformungen eines beschränkten Abschnittes der linken Kammerwand (den systolischen Herzbuckel) und die gleichzeitig erfolgenden Lageveränderungen der linken Kammer, die Hebel- und Rotationsbewegung.

Die Deutung der Herzstoßkurve ist in ein neues Stadium getreten, seitdem mit veränderter Technik Aufnahmen gewonnen worden sind, die sich ganz wesentlich von den gewohnten Bildern unterscheiden. Die bisher besprochenen Kurven werden alle in der Weise hergestellt, daß die Erschütterungen des Herzstoßes durch einen Gummischlauch zu einer flachen Metallkapsel geleitet werden, die mit einer Gummimembran überspannt ist (sog. Mareysche Kapsel). Die Schwingungen der Gummimembran werden durch einen kleinen in der Mitte der Membran angebrachten Stift auf einen leichten Hebel übertragen, der die Schwingungen auf einer vorbeiziehenden Fläche aufzeichnet. Die nähere Anordnung des Apparates ist auf nebenstehender Figur Mareys zu sehen (Fig. 124). Bei der Aufnahme des Herzstoßes war man darauf bedacht, die Gegend der stärksten Vorwölbung möglichst eng umschrieben und isoliert zu erhalten. Marey hat zu diesem Zweck eine besondere Vorrichtung konstruiert, die in der jetzt gebräuchlichen Form durch Fig. 125 veranschaulicht wird. Statt dessen kann man aber auch einen gewöhnlichen kleinen Glastrichter benutzen. O. Frank hat nun die Mareysche Kapsel dadurch sehr verbessert, daß er die Schwingungen der Gummimembran nicht durch einen Hebel aufzeichnet, sondern vermittels eines in sinnreicher Weise an der Membran angebrachten Spiegels (siehe Fig. 126). Der Spiegel wird beleuchtet und der von ihm zurückgeworfene Lichtstrahl verzeichnet auf einer photographischen Platte die durch ein Zelloluidblättchen auf den Spiegel übertragenen Schwingungen der Membranmitte. Der große Vorzug dieser Konstruktion beruht darauf, daß die Membranschwingungen durch einen masselosen Hebel, nämlich den Lichtstrahl, auf der registrierenden Fläche verzeichnet werden. Die durch die Trägheit des Hebelsystems sonst entstehenden Entstellungen werden so auf das geringste Maß eingeschränkt, zugleich kann man durch größere oder geringere Entfernung der photographischen Platte vom Spiegel die Größe der Kurven beliebig steigern oder herabsetzen, ohne daß man die Spannung und damit die Empfindlichkeit der Membran zu ändern bräuchte. Zum Auffangen des Herzstoßes selbst pflegt nun nicht der Mareysche Rezeptor, auch nicht ein einfacher Trichter benutzt zu werden, sondern eine ziemlich große flache Metallkapsel, deren Boden mit einer Gummimembran überspannt ist und einen Durchmesser von etwa 3 cm und mehr hat. Infolge dieser Größe werden häufig nicht nur die durch den Herzstoß bewirkte Vorwölbung des Zwischenrippenraumes, sondern auch die neben der Vorwölbung entstehenden Einziehungen aufgefangen und ferner kommen infolge der großen Empfindlichkeit und geringen Trägheit der Registriervorrichtung auch die den Herztönen entsprechenden Brustwandschwingungen zum Ausdruck. Eine auf diese Weise aufgenommene Herzstoßkurve sehen wir in Fig. 127. Bei ihr brauchen wir uns nicht viel den Kopf über die Lage des 1. und 2. Herztones zu zerbrechen; der Anfang des 1. Tones geht allerdings in der Stoßkurve des Herzens unter, das ist aber kein Verlust, da über den gleichzeitigen Beginn des Herzstoßes und des 1. Tones keine Meinungsverschieden-

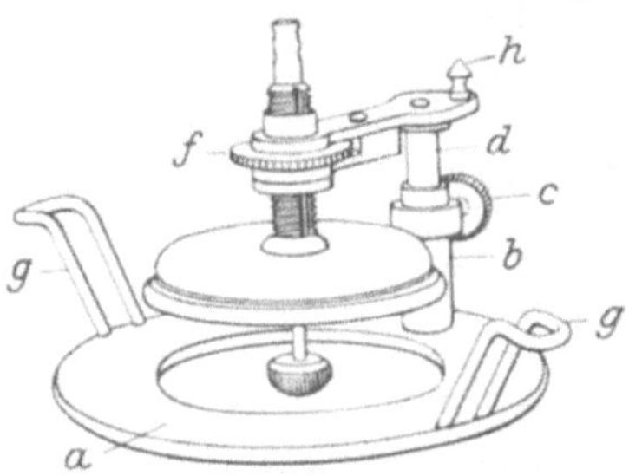

Fig. 125. Kardiograph.

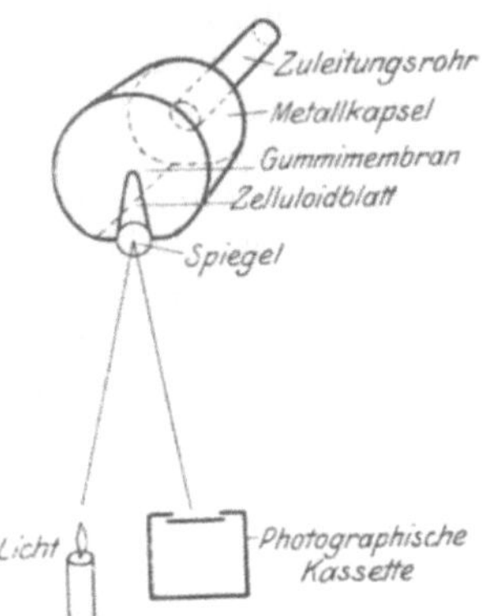

Fig. 126. O. Franks Segmentkapsel.

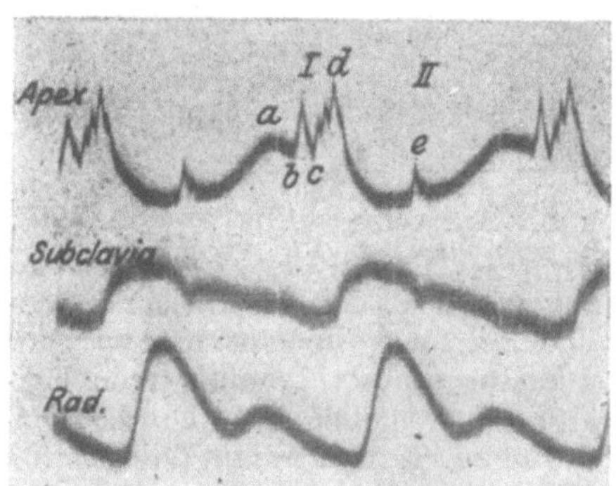

Fig. 127. Kurve des Herzstoßes, der Subklavia und der Radialis, aufgenommen mit Franks Segmentkapsel.

heiten bestehen. Um so deutlicher ist der 2. Ton ausgesprochen. Eine sichere Entscheidung über die Dauer der Anspannungszeit und Austreibungszeit gibt die Kurve unmittelbar nicht, aber sie gestattet uns deren Bestimmung mit leichter Mühe, sobald wir den gleichzeitig aufgenommenen Subklaviapuls zu Hilfe nehmen. Fassen wir den systolischen Teil des Subklaviapulses vom Fußpunkt des aufsteigenden Schenkels bis zur Schneide [1]) der Inzisur in den Zirkel und tragen diese Strecke von der scharf gezeichneten Spitze des 2. Tones (die der Schneide der Inzisur entspricht) rückwärts auf der Herzstoßkurve ab, so haben wir die Grenze zwischen Anspannungs- und Austreibungszeit. Sie fällt in unserem Fall in die Mitte der Strecke c d; für die Anspannungszeit erhalten wir dann einen Wert von 0,077 Sek., eine Zahl, die ganz den Resultaten von Robinson und Draper, Swann und Janvrin und den neuesten Versuchen von Garten entspricht. Diese gute Übereinstimmung bietet zugleich die Gewähr, daß sowohl die soeben angewandte Methode als auch die ganz abweichende Methode der genannten Untersucher vertrauenswürdig ist. Ob weitergehende Schlüsse (Heß, Weitz) aus den neuen Herzstoßkurven, zumal in krankhaften Fällen, Stich halten werden, wird von weiteren Untersuchungen abhängen.

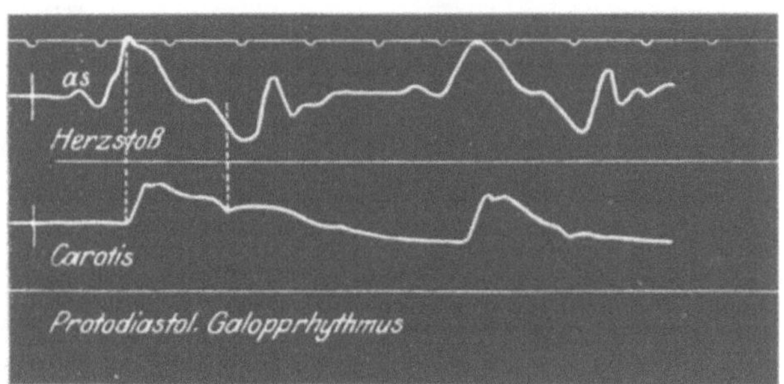

Fig. 128. **Herzstoßkurve bei protodiastolischem Galopprhythmus.**

Als nützlich haben sich Herzstoßkurven beim Studium des Galopprhythmusses erwiesen. Wir haben gehört, daß der 3. Ton beim protodiastolischen Galopprhythmus auf eine krankhafte Steigerung des diastolischen Entspannungsvorganges zurückgeführt wird. Diese Deutung erhält durch das Kardiogramm eine gewichtige Stütze. Schon die normale Diastole ist in ihrem Anfangsteil ein rasch ablaufender Prozeß, wie die Kammerdruckkurve in Fig. 92 zeigt, kein Wunder, daß die dabei erfolgende rasche Volumzunahme der Kammer in der Herzstoßkurve durch eine Zacke zum Ausdruck kommt. Die diastolische Erschlaffung führt ja in ihrem Beginn zu einem Absinken des Kardiogramms, da sich in diesem Moment alle die Veränderungen (systolischer Herzbuckel, Hebel- und Drehbewegung, kugelige Gestalt der Kammer) zurückbilden, die die systolische Vorwölbung verursacht haben. Die gleichzeitige diastolische Volumzunahme des Herzens wirkt an und für sich dem Absinken des Kardiogramms entgegen, steht aber zunächst, was die Bildung des Herzstoßes angeht, hinter der Wirkung zurück, die durch die Rückbildung der systolischen Form- und Lageveränderung hervorgebracht wird. Nachdem diese Rückbildung vollendet ist — in der Herzstoßkurve dürfte dieses Stadium dem tiefsten Punkte des absteigenden Schenkels entsprechen —, kommt die diastolische Vergrößerung der Kammern zur Geltung, das Herz drängt wieder stärker gegen die Brustwand, die Kurve steigt an. Je nach der Schnelligkeit der diastolischen Erweiterung erfolgt der Anstieg langsamer oder rascher, jedoch meist mit einer mehr oder weniger deutlich ausgeprägten Zacke (Fig. 122). Beim protodiastolischen Galopprhythmus nun ist diese Zacke steiler und größer als normal; ihr entspricht der überzählige 3. Ton (Fig. 128). Der präsystolische Galopprhythmus beruht

[1]) Die Schneide entspricht allerdings nicht genau dem Beginn der Diastole, sondern einem etwas späteren Moment, doch darf man diesen Fehler wohl vernachlässigen.

auf einer Verstärkung der Vorhofssystole. Dementsprechend finden wir im Kardiogramm meist eine besonders deutliche a-Welle, deren Natur durch die gleichzeitige Aufnahme des Jugularpulses sicher gestellt werden kann (Fig. 129). Es kann vorkommen, daß eine Verstärkung der Vorhofssystole und der Kammerdiastole gleichzeitig vorliegt, man hört dann einen überzähligen Ton vor dem 1. und nach dem 2. Herzton und erhält eine Kurve, wie sie in Fig. 124 wiedergegeben ist.

Der früher erwähnte Umstand, daß bei vielen Gesunden kein Herzstoß gefühlt wird, erklärt es, daß auch häufig keine gute oder überhaupt keine Herzstoßkurve erhalten wird. In manchen Fällen gelingt es dann in der linken Seitenlage, ein Kardiogramm aufzunehmen. Besondere Aufmerksamkeit ist dabei der Lage der Pelotte oder des Trichters zu widmen. Schon Marey hat darauf hingewiesen und beweisende Kurven dafür gebracht, daß ein positives Kardiogramm negativ werden kann, wenn bei unveränderter Lage des Trichters der Patient die Lage wechselt, weil dann nicht mehr die durch den Herzstoß erzeugte Vorwölbung, sondern die daneben stattfindende Einziehung aufgezeichnet wird. Dasselbe kann vorkommen, wenn der Trichter verrutscht oder nicht richtig aufgesetzt wird. Ein negatives Kardiogramm, das ja als Zeichen von Herzbeutelverwachsung gilt, ist deshalb für diese Diagnose nur mit Vorsicht zu verwerten. Die vom rechten Herzen herrührende Pulsatio epigastrica kann bei der Aufnahme als ein positives oder negatives Kardiogramm auftreten, das keine Besonderheiten darbietet. Wann eine positive und wann eine negative Kurve entsteht, ist noch nicht ganz klargestellt, wie aus den einander widersprechenden Befunden von Mackenzie und Lang hervorgeht.

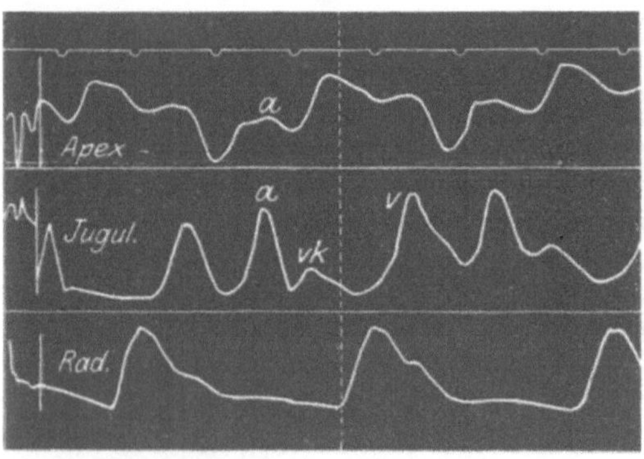

Fig. 129. Herzstoßkurve und Venenpuls bei präsystolischem Galopprhythmus.

Die kardiopneumatische Kurve

entsteht durch „die Bewegung, in welche die in den Respirationsräumen sich befindenden Gasmassen durch die rhythmische, vom Herzen ausgehende Motion versetzt werden“ (Landois). Der Vorgang spielt sich im einzelnen folgendermaßen ab: „Im ersten Zeitmoment der Systole bleibt zunächst das Quantum arteriellen Blutes innerhalb des Thorax unverändert, weil es immerhin eine Zeit lang währt, bis das den linken Ventrikel verlassende Blut in die extrathorakalen Abschnitte abströmt. Während dieses Momentes fährt aber das venöse Blut fort, in den sich ausdehnenden rechten Vorhof einzuströmen. Da somit im ersten Zeitraum der Systole der Blutgehalt des Thorax wächst, so muß die Luftmenge abnehmen, es erfolgt also eine exspiratorische Bewegung. Nun folgt ein Zeitmoment, in welchem der Ventrikel noch kontrahiert ist, in welchem die gedehnten und verlängerten großen Schlagadern des großen Kreislaufs innerhalb des Brustraumes sich zusammenziehen. Hierdurch verläßt mehr arterielles Blut den Thorax, als venöses einströmt. Die Folge hiervon ist eine starke inspiratorische Bewegung in der Lungenluft. Ist die Systole beendigt, so staut das arterielle Blut gegen das Herz hin zurück, zugleich strömt weiter venöses Blut ein, daher wiederum größerer Blutgehalt des Thorax und leichte exspiratorische Bewegung" etc. (Ceradini nach Landois). Die Zustände größerer und geringerer Blutfülle des Herzens hat Ceradini als Auxokardie und Meiokardie bezeichnet. Von Forschern, die sich mit dieser Frage beschäftigt haben, seien noch genannt: Buisson, Voit und Lossen, Bert, Marey, Rosenthal, Kronecker und Meltzer, v. d. Heul, Regnard, Lépine, Delépine, Masso, Martius und in neuerer Zeit Cremer und Matthes, sowie Klewitz. Die Methode hat bis jetzt keine klinische Bedeutung erlangt.

Die Registrierung der Herztöne und Herzgeräusche[1])

wird fast ausnahmslos in der Weise vorgenommen, daß die von der Brustwand abgeleiteten Schwingungen auf eine Membran übertragen werden, deren Bewegungen auf irgend eine Art aufgezeichnet werden. Zur Verwendung gelangen feste Membranen (aus Gummi, Glimmer, Kollodium, Metall u. dgl.) oder flüssige Membranen (aus Seifenlösung).

Von den Registrierungen mit festen Membranen unterscheiden wir

1. Die Methode der direkten Registrierung (Ewald). Die Membran selbst hat eine spiegelnde Fläche, die beleuchtet wird. Die reflektierten Lichtstrahlen werden auf eine photographische Platte geworfen.

2. Die Hebelmethode (Scott, König, Donders, Hensen, Pringsheim). Die Membranschwingungen werden durch einen Hebel auf die Schreibfläche übertragen.

3. Die Spiegelmethode (Barlow, O. Frank, Ohm, Martius, Gerhartz-Ruhmer, Blake, Hermann, Hürthle, Lebedew, Samojloff). Die Membranschwingungen werden auf einen beleuchteten kleinen Spiegel übertragen, die von diesem reflektierten Lichtstrahlen auf eine photographische Platte geworfen.

4. Die Flammenmethode (König, Gerhardt, Marbe, Roos). Die Membranschwingungen werden auf den Gasstrom im Rohr eines Brenners übertragen; der Gasstrom erfährt dadurch Schwankungen, die sich in Zuckungen der Flamme äußern. Diese Zuckungen können im rotierenden Spiegel photographiert werden. Die Schallwellen können auch ohne die Vermittlung einer Membran auf den Gasstrom im Brenner übertragen werden (Forchhammer).

5. Die Interferenzmethode. Auf die Membran wird ein sog. Newtonsches Farbenglas gebracht; bei Beleuchtung entstehen Interferenzringe, die in ihrem Abstand mit den Bewegungen der Membran wechseln und photographiert werden können. Holowinski hat eine Anordnung konstruiert, bei der das Farbenglas auf der Membran eines Telephons angebracht ist, die durch ein auf die Brustwand aufgesetztes Mikrophon in Schwingungen versetzt wird. Andere Interferenzmethoden stammen von Boltzmann und Toepler.

6. Die Mikrophonmethode. Die Schallwellen wirken auf die Membran eines Mikrophons, durch die Membranschwingungen werden Schwankungen im Stromkreis des Mikrophons hervorgerufen, die durch Vermittlung eines Elektromagneten auf eine Mareysche Kapsel (Hürthle), oder direkt auf ein empfindliches Galvanometer (Saitengalvanometer von Einthoven) oder einen sog. Oszillographen (Blondel, Duddell, Bock und Thoma) übertragen werden.

[1]) Eine gute Bearbeitung dieser Frage mit erschöpfender Literaturübersicht bis zum Jahre 1911 gibt das Buch von H. Gerhartz: Die Registrierung des Herzschalles. Unsere Darstellung lehnt sich zum Teil an die Arbeit von Gerhartz an.

Fig. 130a—f. Herztöne.

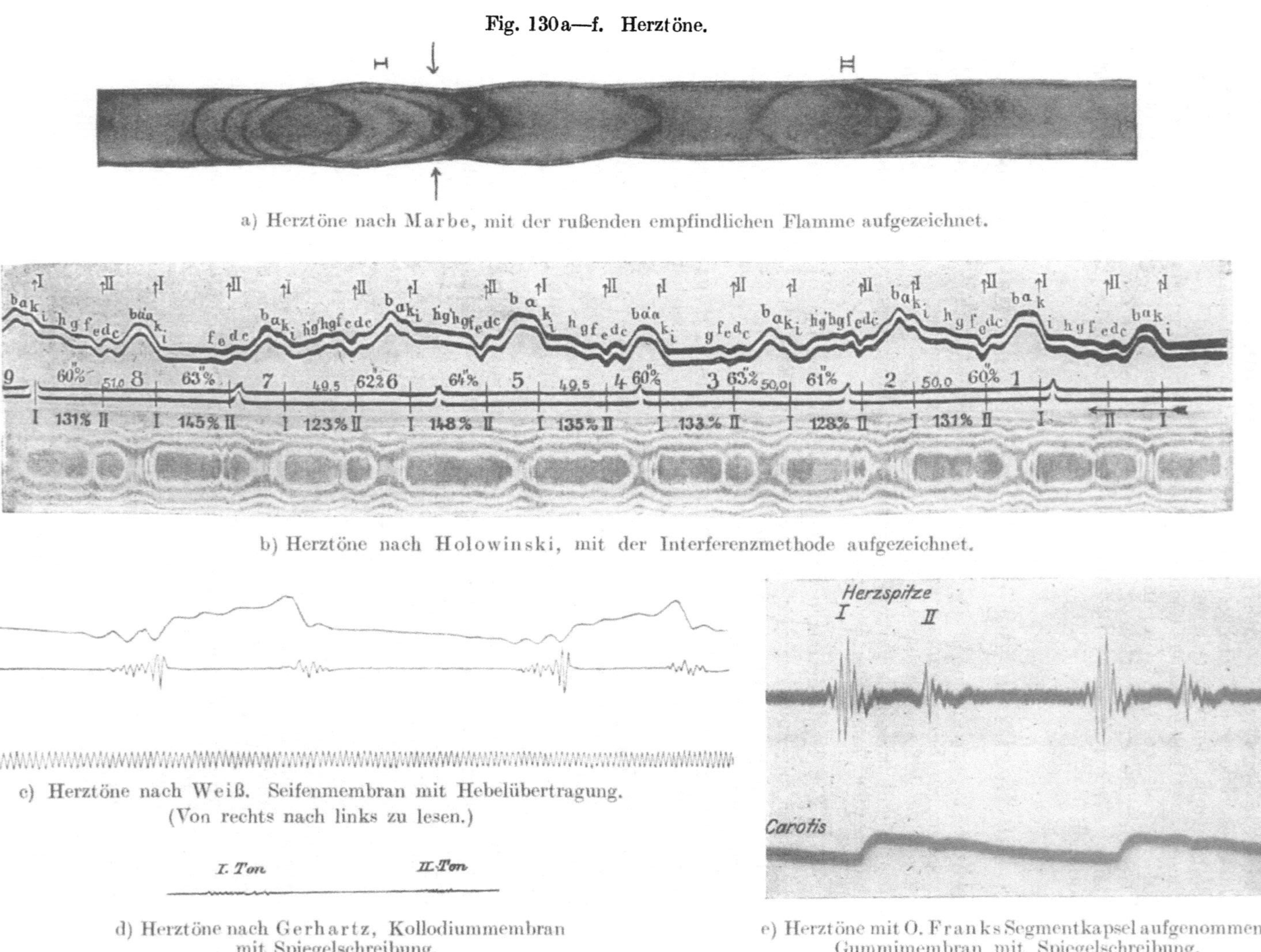

a) Herztöne nach Marbe, mit der rußenden empfindlichen Flamme aufgezeichnet.

b) Herztöne nach Holowinski, mit der Interferenzmethode aufgezeichnet.

c) Herztöne nach Weiß. Seifenmembran mit Hebelübertragung. (Von rechts nach links zu lesen.)

d) Herztöne nach Gerhartz, Kollodiummembran mit Spiegelschreibung.

e) Herztöne mit O. Franks Segmentkapsel aufgenommen. Gummimembran mit Spiegelschreibung.

Registrierungen mit flüssigen Membranen.

1. Die Methode der direkten Registrierung (Taylor, Müller, May und Lindemann). Die von der beleuchteten Seifenmembran reflektierten Lichtstrahlen werden auf eine photographische Platte geworfen. May und Lindemann lassen den Schatten eines Eisenstäbchens auf die Mitte der Seifenmembran fallen und erhalten auf die Weise schärfere Bilder. Garten bringt ein Eisenfeilspänchen in die Mitte der Membran und photographiert mit durchfallendem Licht dessen Bewegungen.

2. Die Hebelmethode. Die Membranschwingungen werden auf einen dünnen Glashebel übertragen, dessen Bewegungen photographiert werden (Weiß).

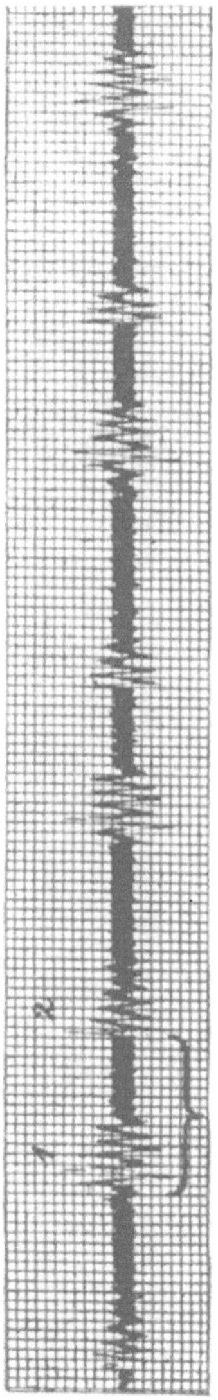

f) Herztöne nach Einthoven. Mikrophon mit Saitengalvanometer.

Im folgenden soll nur auf die Resultate der Methoden näher eingegangen werden, mit denen eingehendere Untersuchungen der Töne und Geräusche des Herzens angestellt worden sind. Zuvor muß aber noch kurz die Frage der Zuleitung erörtert werden. Setzt man einen Trichter auf die Brustwand, der durch einen Gummischlauch mit der registrierenden Membran verbunden ist, oder bringt man die Membran unmittelbar auf die Brustwand, so werden allerdings die Schallwellen der Herztöne und Geräusche, aber auch die Stoßwellen der Herztätigkeit von der Brustwand an den registrierenden Apparat weitergegeben werden. Da die Stoßwellen langsamere Schwingungen haben als die Schallwellen, so kann man die Stoßwellen — wenigstens zum Teil — dadurch ausschalten, daß man im Zuleitungsrohr eine seitliche Öffnung anbringt. Die langsam verlaufenden Stoßwellen gleichen sich durch die Nebenöffnung mit der Luft außerhalb des Zuleitungssystems aus und gelangen so nicht zur registrierenden Membran. Dasselbe kann man erreichen, wenn man den Trichter nicht auf die Brustwand aufsetzt, sondern in einiger Entfernung von dieser anbringt. Gerhartz hat empfohlen, in den Schalltrichter eine Zwischenwand einzufügen, die nur die Schallwellen durchlassen und den Stoßwellen völlig den Weg verlegen soll. Ob die Zwischenwand wirklich diesen Zweck erfüllt, ist aber wohl zweifelhaft. Man kann jedenfalls die angenommene Wirkung der Zwischenwand nicht dadurch beweisen, daß man sagt: wenn eine Tür zufällt, so ist im Nebenzimmer der Knall, nicht aber der Luftzug nachweisbar. Für Luftschwingungen, die eine gewisse höhere Schwingungszahl haben, besitzen wir eben in unserem Ohr einen Registrierapparat von einer nahezu unbegreiflichen Empfindlichkeit. Für langsamere Luftschwingungen fehlt uns ein solcher Apparat, das beweist aber nicht, daß diese Luftschwingungen nicht vorhanden sind. Die Flamme einer Kerze wird durch eine leichte fächelnde Bewegung unserer Hand hin und hergeschleudert, dieselbe Bewegung, auch in verstärktem Maße vor unserem Ohr ausgeführt, wird von uns nicht wahrgenommen, obgleich es keinem Zweifel unterliegen kann, daß das Trommelfell dabei wie die Flamme in Bewegung gesetzt wird. Eine empfindliche Gummi- oder Seifenmembran ,wie sie unsere Apparate für Schallaufnahmen haben, würde aber die Bewegung registrieren. Die Unterscheidung von Stoß- und Schallwellen erfolgt eben nicht durch die Membran unseres Trommelfells, sondern durch den ganzen komplizierten Apparat unseres inneren Ohres und unserer Gehirntätigkeit. Es wäre von einer, unserem Trommelfell vielleicht ähnlichen Membran zu viel verlangt, wenn man fordern wollte, sie allein solle diese Unterscheidung treffen und registrieren. Auf Grund dieser Überlegung müssen wir annehmen, daß wohl alle sog. Herzschallkurven gemischte Stoß- und Schallkurven sind.

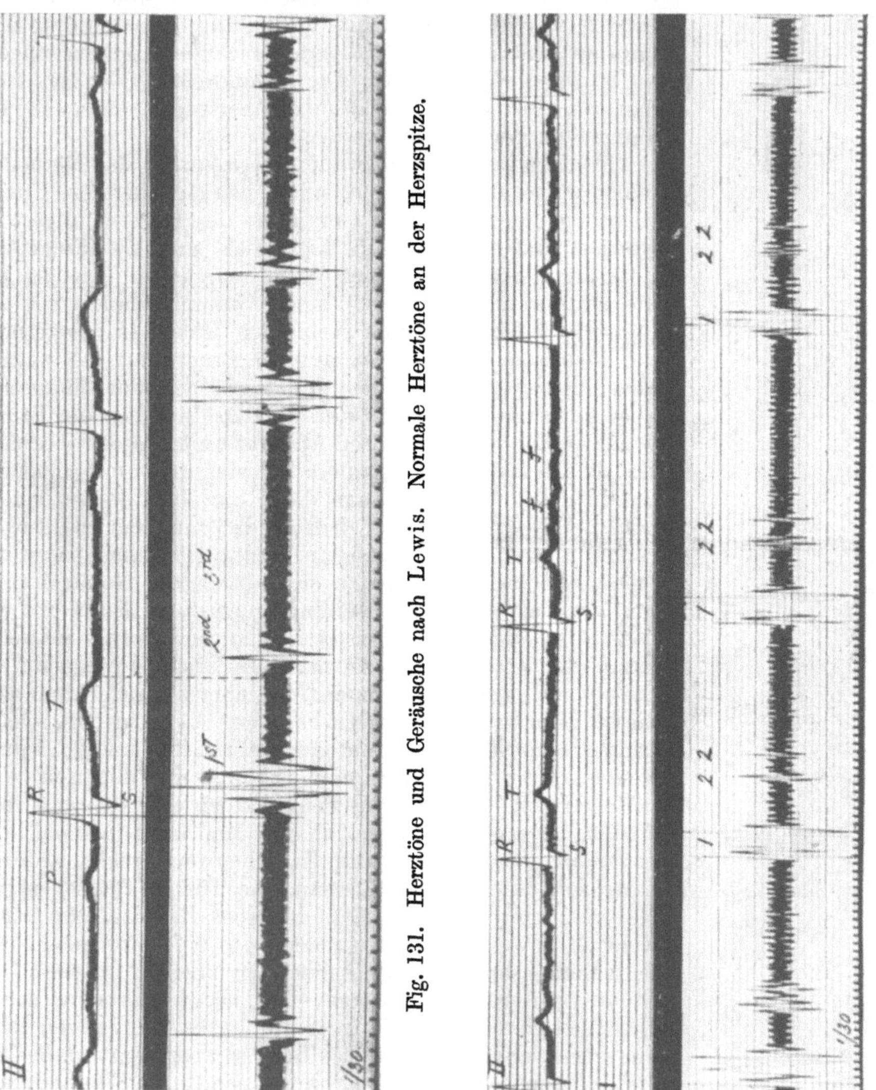

Fig. 131. Herztöne und Geräusche nach Lewis. Normale Herztöne an der Herzspitze.

Fig. 132. Verdoppelung des 2. Tones an der Herzspitze bei Mitralstenose mit Vorhofsflimmern.

Die mit den verschiedenen Methoden gewonnenen Kurven der Herztöne zeigen eine wechselnde Form, wie die hier wiedergegebenen Beispiele erkennen lassen (Fig. 130).

Die Angaben über die Dauer der Herztöne schwanken, und zwar für den 1. Ton zwischen 0,05—0,19, für den 2. Ton zwischen 0,02—0,13 Sek. Die Tonhöhe wird für den 1. Ton zwischen 39,4—80 Schwingungen, für den 2. Ton zwischen 40—86 Schwingungen gefunden. Die für die Bestimmung der Tonhöhe des Perkussionsschalles bestehenden, früher ausführlich erörterten Bedenken gelten natürlich auch für die Tonhöhe der „Töne" des Herzens.

	Mittlere Herztondauer		Mittlere Schwingungszahl der Herztöne	
	1. Ton	2. Ton	1. Ton	2. Ton
Roos	0,05—0,08	0,02—0,04	80?	
Weiß	0,068	0,071	77	86,1
Gerhartz	0,11	0,07	55,2	62,5
Einthoven	0,139	0,079	39,4	47,5
	0,064	0,042		
Lewis	0,12—0,19	0,07—0,13	45—70	40—86

Die Beziehungen der Herztonkurven zum Kardiogramm sind bis jetzt nicht eingehender studiert worden, offenbar wegen der wechselnden Form des Kardiogramms, dagegen sind die Zeitverhältnisse der Herztöne zum Elektrokardiogramm wiederholt bestimmt worden. Der 1. Ton beginnt etwa 0,005—0,026 Sek. nach dem Beginn der R.-Zacke, der 2. Ton 0,00—0,035 Sek. nach dem Ende der T.-Zacke. Der klinische Wert der Herzregistrierung beruht aber weniger auf der Festlegung dieser normalen Werte, als auf den Aufklärungen, die wir über manche krankhaften Schallerscheinungen erhalten. Die folgenden Kurven von Lewis mögen das belegen.

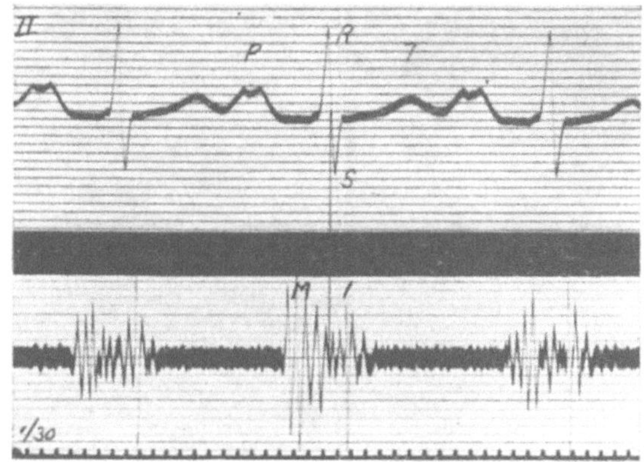

Fig. 133. Präsystolisch-systolisches Geräusch an der Herzspitze bei Mitralstenose.

Fig. 131 zeigt die Töne eines herzgesunden Mannes mit protodiastolischem Galopprhythmus oder wie man jetzt auch sagt, mit normalem 3. Herzton. Fig. 132 stammt von einer Mitralstenose mit Verdoppelung des 2. Tones. Der Unterschied zwischen den beiden Erscheinungen — Galopprhythmus und Verdoppelung — tritt in diesem Falle klar hervor. Fig. 133 ist die Aufnahme eines präsystolischen Geräusches bei Mitralstenose; aus der Kurve ist mit Sicherheit zu entnehmen, daß das Mitralstenosengeräusch tatsächlich präsystolisch ist, und nicht systolisch, wie Brockbank annimmt. Fügen wir hinzu, daß alle von Lewis untersuchten Mitralstenosen ein präsystolisches Geräusch hatten, so darf bis auf weiteres Brockbanks Theorie dadurch als widerlegt angesehen werden. Nicht immer ist das Geräusch bei der Mitralstenose rein präsystolisch, wie wir wissen; es kann auch schon im Anfang der Diastole beginnen. Seltener setzt es in der Mitte der Diastole ein und hat seine größte Stärke in diesem Abschnitt (Fig. 134). Überlegt man, daß die Blutströmung im ersten und letzten Abschnitt der Diastole die höchste Geschwindigkeit hat, so muß diese Tatsache überraschen. Sie beweist, worauf schon hingewiesen ist, daß wechselnde zum Teil entgegengesetzt wirkende Einflüsse für die Entstehung der Geräusche in Betracht kommen, deren Abschätzung im einzelnen Fall meist unmöglich ist. Wir werden dadurch gewarnt, auf der Grundlage theoretischer Überlegungen schematische Regeln über die Herzgeräusche aufzustellen. Die beiden

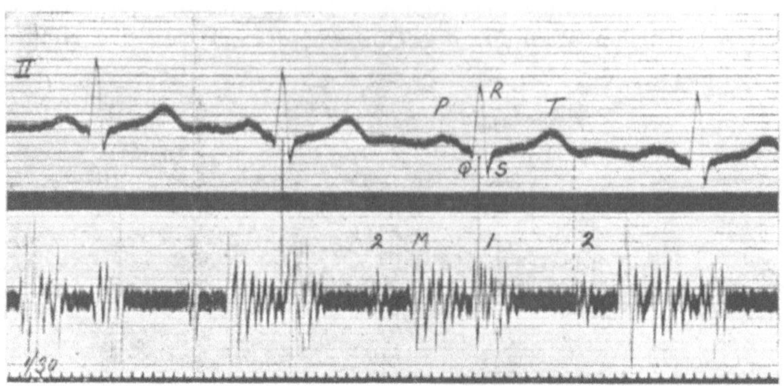

Fig. 134. Mesodiastol-präsystolisches Diminuendo-Geräusch, systolisches Geräusch an der Herzspitze bei Mitralstenose.

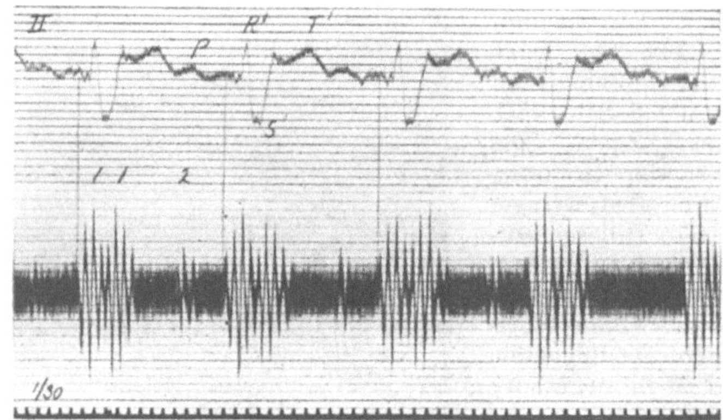

Fig. 135. Verdoppelung des 1. Tones (1. Teil in der Präsystole).

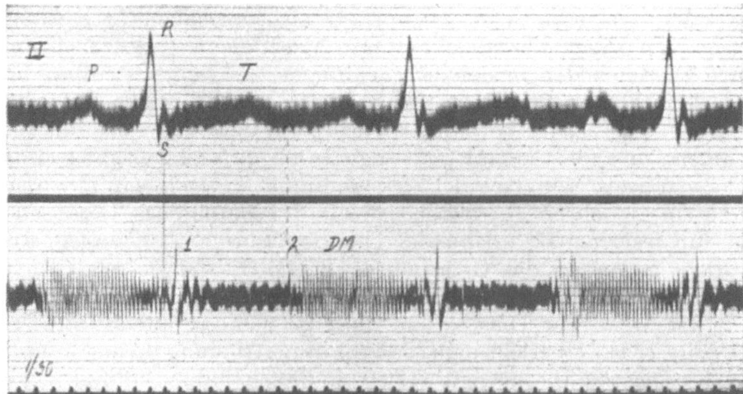

Fig. 136. Musikalisches diastolisches Geräusch bei Aorteninsuffizienz.

folgenden Figuren geben ein systolisches Mitralgeräusch und musikalisches diastolisches Aortengeräusch wieder (Fig. 135—136).

Literatur.

Barret, W. F., The effect of inaudible vibrations upon sensitive flames. Nature. Vol. 16. p. 12. 1877.

Blake, E. W., A method of recording articulate vibrations by means of photography. Natur. Vol. 18. p. 338—340. 1878.

Bock, H., Universal-Registrierapparat, Modell Bock-Thoma. Münch. med. Wochenschr. Jahrg. 57. S. 526—528. 1910.

Boltzmann, L. und Toepler, A., Über eine neue optische Methode, die Schwingungen tönender Luftsäulen zu analysieren. Wissenschaftl. Abhandl. v. L. Boltzmann 1908—1909. Bd. 2. S. 168.

Bramwell and K. Milne Murray, A method of graphically recording the exact time relation of cardiac sounds and murmurs. Brit. med. Journ. 7. Jan. 1888.

Burmester, H., Erläuterung des Universalregistrierapparates, Modell Bock-Thoma zur Registrierung der Herzbewegungen, des Pulses und der Herztöne, sowie des Elektrokardiodiagrammes. München 1911 (Prospekt).

Ceradini, Heidelberger Jahrb. d. Literatur 1869. Nr. 58. S. 912—917.

— Annali univers. di med. etc. 1870. Vol. 211. Milano p. 587—644.

— Der Mechanismus der halbmondförmigen Klappen. Leipzig 1872.

Chauveau, A. et J. Marey, Détermination graphique des rapports du choc du coeur avec les mouvements des oreillettes et des ventricules. Compt. rend 32. p. 32—35. 1862.

Chauveau, A., La pulsation cardiaque extérieure et ses rapports avec les autres phénomènes du mécanisme du coeur. Journ. de physiol. et de path. gén. T. I. 785—805. 1899.

Cremer und Matthes, Congreß f. inn. Med. 1910.

Donders, F. C., Zur Klangfarbe der Vokale. Vorläufige Notiz. Annal. d. Phys. u. Chem. Bd. 123. S. 527—528. 1864.

— On the rhythm of the sounds of the heart. Dublin quarterly Journ. of med. science. Vol. 45. p. 225—242. 1868.

Duddell, Journ. of the institution electrical engineers. Vol. 39. p. 545. 1907. Zit. Edw. Edser, The analysis of sounds in speech. Nature. Vol. 81. p. 533.

Edelmann, M., Mitteilung Nr. 6 aus dem physikalisch mechanischen Institut von Edelmann und Sohn, München.

Edens, E., Pulsstudien. Deutsch. Arch. f. klin. Med. Bd. 100. S. 221. S. 221—286. 1910.

Edens und v. Forster, Zur Diagnose der Herzbeutelverwachsungen. Deutsch. Arch. f. klin. Med. 1914. 115. p. 290.

Edgren, Kardiographische und sphygmographische Studien. Skand. Arch. f. Physiol. Bd. 1. 1889. S. 91.

Einthoven, W. und M. A. J. Geluk, Die Registrierung der Herztöne. Pflügers Arch. Bd. 57. S. 717—639. 1894.

Einthoven, W., Über die Form des menschlichen Elektrokardiogramms. Pflügers Arch. Bd. 60. S. 101—124. 1895.

Einthoven, W. und de Lint, K., Über das normale menschliche Elektrokardiogramm und über die kapillarelektrometrische Untersuchung einiger Herzkranken. Pflügers Arch. Bd. 80. S. 139—160. 1900.

Einthoven, W., Die galvanometrische Registrierung des menschlichen Elektrokardiogramms, zugleich eine Beurteilung des Kapillarelektrometers in der Physiologie. Pflügers Arch. Bd. 99. S. 472—480. 1903.

— Ein neues Galvanometer. Annal. d. Physik. 4. F. Bd. 12. S. 1059—1072. 1903.

— Über einige Anwendungen des Saitengalvanometers. Annal. d. Phys. 4. F. Bd. 14. S. 182—192. 1904.

— Eine neue Methode zur Dämpfung oszillierender Galvanometerausschläge. Annal. d. Physik. 4. F. Bd. 16. S. 20—32. 1905.

— Le télécardiogramme. Arch. internat. de Physiol. 4. F. p. 132. 1906.

Einthoven, W., Weitere Mitteilungen über das Saitengalvanometer. Analyse der Saitengalvanometerkurven, Maße und Spannung des Quarzfadens und Widerstand gegen dieFadenbewegung. I. Teil. Annal. d. Physik. 4. F. Bd. 21. S. 483—515 u. 665—701. 1906.

— Die Registrierung der menschlichen Herztöne vermittelst des Saitengalvanometers. Pflügers Arch. Bd. 117. S. 461—472. 1907.

— Ein dritter Herzton. Pflügers Arch. Bd. 120. S. 33—35. 1907.

— Weiteres über das Elektrokardiogramm. Pflügers Arch. Bd. 122. S. 517—585. 1908.

Einthoven, Flohit und Battaerd, Registrierung der menschlichen Herztöne. Tijdschr. voor Geneesk. 1906. Nr. 12.

d'Espine, Essai de cardiographie clinique. Revue de méd. 1882.

d'Espine, Essai de cardiographie de clinique etc. Revue de méd. T. 2. 1889. p. 19.
Ewald, J. Rich., Zur Physiologie des Labyrinths. 6. Mitteil. Pflügers Arch. Bd. 76. S. 164—169. 1899.
— Zur Physiologie des Labyrinths. 7. Mitteil. Pflugers Arch. Bd. 93. S. 485—500. 1903.
Fahr, On simultaneous records of the heart sounds and the electrocardiogramm. Heart. 1912. 147.
Filehne und Penzoldt, Über den Spitzenstoß. Zentralbl. f. med. Wissensch. 1879. Nr. 27.
Forchhammer, J. G., Das Phonoskop. Tidskrift f. Phys. og Chem. Bd. 8. S. 97—103. (1887). Zit. Beibl. a. Phys. 12. 453—455. 1887.
Frank, O., Die unmittelbare Registrierung der Herztöne. Munch. med. Wochenschr. Jahrg. 51. S. 953—954. 1904.
— Der Puls in den Arterien. Zeitschr. f. Biol. Bd. 46. S. 441—553. 1905.
— Über die „kritischen Randglossen" von Clemens Schäfer zu meinen theoretischen Untersuchungen. Zeitschr. f. Biol. Bd. 55. S. 537—547. 1911.
— Zur Lehre von der erzwungenen Schwingung. Zeitschr. f. Biol. Bd. 56. S. 398—400. 1911.
— Zu den Angriffen K. Hürthles auf meine „Kritik" der elastischen Manometer. Zeitschr. f. Biol. Bd. 55. S. 547—561. 1911.
— Der Hebel des O. Weißschen Phonoskops. Zeitschr. f. Biol. Bd. 55. S. 530—537. 1911.
— Hämodynamik. Leipzig 1911.
Frank, O. und O. Heß, Über das Kardiogramm und den ersten Herzton. Verhandl. d. Kongr. f. inn. Med. Bd. 25. S. 285—291. 1908.
Frederiq, Traveaux du laboratoire. T. 2. 1887—1888. Paris. Liège 1888. La pulsation du coeur chez le chien. p. 37—162.
— Über das Kardiogramm und den Klappenschluß am Anfang der Aorta. Zentralbl. f. Physiol. 1888. Nr. 1.
— Die Deutung des menschlichen Elektrokardiogramms und des Sphygmogramms. Zentralbl. f. Physiol. Bd. 5. S. 582—589. 1891.
— Herzstoßkurven und endokardiale Druckkurve des Hundes. Zentralbl. f. Physiol. Bd. 6. S. 260. 1892.
— Sur la signification du tracé du choc du coeur. Bull. de l'acad. de méd. de Belg. T. 8. p. 34. 1894.
— Vergleich der Stoß- und Druckkurven der rechten Herzkammer des Hundes. Zentralbl. f. Physiol. Bd. 7. S. 764—770. 1894.
— Exploration des battements du coeur par la sonde oesophagienne. Arch. de Biol. VII.
v. Frey, Physiologische Bemerkungen über die Hypertrophie und Dilatation des Herzens. Deutsch. Arch. f. klin. Med. Bd. 46. 1890.
— Über die Beziehungen zwischen Pulsform und Klappenschluß. Verhandl. d. Kongr. f. inn. Med. IX. 1890. S. 346.
— Einige Bemerkungen über den Herzstoß. Münch. med. Wochenschr. Jahrg. 40. S. 865 bis 868. 1893.
v. Frey und Krehl, Arch. f. Anat. u. Physiol. Anat. Abt. 1890.
Garrod, On some points connected with the circulation of the blood etc. Proc. Roy. Soc. XXII. p. 291—293.
Garten, S., Über ein neues Verfahren zur Verzeichnung von Bewegungsvorgängen und seine Anwendung auf den Volumenpuls. Pflugers Arch. Bd. 104. S. 351. 1904.
— Das Saitengalvanometer. In R. Tigerstedts Handb. d. physiol. Methodik. Bd. 2. 3. Abt. Leipzig 1908. S. 428—437.
— Über die Verwendung der Seifenmembran zur Schallregistrierung. Zeitschr. f. Biol. Bd. 56. S. 41—74. 1911.
Gerhardt, C., Über die Verwendung der empfindlichen Flamme zu diagnostischen Zwecken. Deutsch. Arch. f. klin. Med. Bd. 16. S. 1—11. 1875.
Gerhartz, H., Die Aufzeichnung von Schallerscheinungen, insbesondere die des Herzschalles. Zeitschr. f. exper. Pathol. u. Therap. Bd. 5. S. 11 u. 13—18. 1908.
Gibson, Cardiogramm. Journ. of anat. and physiol. XIV. p. 234.
Grützner, P., Einige neuere Arbeiten, betr. die Physiologie der Herztätigkeit und des Kreislaufs. Deutsch. med. Wochenschr. 1890. S. 695.
— Beobachtungen am Herzen einer Frau, welches infolge einer Operation der direkten Untersuchung zugänglich war. Breslauer ärztl. Zeitschr. 1879. Nr. 21.
Grunmach, Über die Pulsgeschwindigkeit etc. Virchows Arch. Bd. 102. 1885.
Henschen, S. E., Die Deutung des Kardiogramms. Abdr. a. Mitteil. a. d. med. Klinik zu Upsala. 2 Bände. Jena 1899.
Hensen, V., Über die Schrift von Schallbewegungen. Zeitschr. f. Biol. Bd. 23. S. 291—302. 1887.
Hermann, Jahresberichte über die Fortschritte der Anatomie und Physiologie. Bd. 17. Literatur 1888. Jahrg. 1889.

Hermann, L., Phonophotographische Untersuchungen. I. Pflugers Arch. Bd. 45. S. 582 bis 592. 1889. Bd. 47. S. 44, 53. 1890.
Hermann, E., Registrierung von Streichinstrumentsklängen mit dem Phonoskop. Zeitschr. f. biol. Techn. u. Methoden. Bd. 1. S. 59—60. 1908—1909.
v. Holowinski, A., Die physikalischen Methoden und Apparate zur Untersuchung physiologischer Wellen. Annal. d. Warschauer Gesellsch. d. Ärzte. 1891. (poln.)
— Physiologische und klinische Anwendungen eines neuen Mikrophons usw. Zeitschr. f. klin. Med. Bd. 23. S. 363. 1893.
de Holowinski, A., Sur la Photographie des bruits du coeur. Arch. de physiol. norm. et path. T. 5. p. 893—897. 1896.
Hürthle, K., Über den Semilunarklappenschluß. Verhandl. d. 9. Kongr. f. inn. Med. 1890. S. 490.
— 1. Mitteil. auf dem Physiol. Kongr. zu Luttich (Zentralbl.) f. Physiol. Bd. 6. S. 398. 1892.
— Über die Erklärung des Kardiogramms mit Hilfe der Herztonmarkierung und uber eine Methode zur mechanischen Registrierung der Töne. Deutsche med. Wochenschr. Jahrg. 19. S. 77. 81. 1893.
— Beiträge zur Hämodynamik. 10. Abh. Über die mechanische Registrierung der Herztöne. Pflügers Arch. Bd. 60. S. 263—291. 1895.
— Über die Verbesserung der Methode zur mechanischen Registrierung der Herztöne und ihre Eregnisse. 73. Jahresber. d. schles. Gesellsch. f. vaterländ. Kultur 1895. (Med. Abt.) S. 81. Breslau 1896.
— Zu unmittelbaren Registrierung der Herztöne. Zentralbl. f. Physiol. Bd. 18. S. 617—619. 1904.
— Die Prufung der Manometer mit Druckschwankungen von bekannter Form. Pflügers Arch. Bd. 137. S. 225—240. 1911.
— Experimentalkritik der Frankschen Theorie der elastischen Manometer. Pflügers Arch. Bd. 137. S. 153—225. 1911.
— Betrachtungen uber die theoretischen und praktischen Bestrebungen, Instrumente zur Registrierung der im Kreislauf auftretenden Druckschwankungen herzustellen. Pflügers Arch. Bd. 137. S. 145—153. 1911.
— Erwiderung an O. Frank. Pflugers Arch. Bd. 141. S. 389—410. 1911.
Joachim, G., Über die Anwendung der Weißschen Registriermethode in der Klinik. Zeitschr. f. biol. Techn. u. Method. Bd. 1. S. 58. 1908—1909.
Joachim, G. und Weiß, O., Registrierungen von Herztönen und Herzgeräuschen beim Menschen. Deutsch. Arch. f. klin. Med. Bd. 98. S. 513—540. 1910.
— — Die Beziehungen der Herztöne und Herzgeräusche zum Elektrokardiogramm. Deutsche med. Wochenschr. Jahrg. 36. S. 2187—2189. 1910.
Kahn, R. H., Beiträge zur Kenntnis des Elektrokardiogramms. Pflügers Arch. Bd. 126. S. 197—225. 1909.
— Weitere Beiträge zur Kenntnis des Elektrokardiogramms. Pfügers Arch. Bd. 129. S. 291—328. 1909.
— Die Lage der Herztöne im Elektrokardiogramm. Pflügers Arch. Bd. 133. S. 597—613. 1910.
— Studien am Phonokardiogramm. Pflügers Arch. Bd. 140. S. 471—491. 1911.
Keyt, Sphygmography and Cardiography. 1887.
Klewitz, Die kardio-pneumatische Kurve. Deutsch. Arch. f. klin. Med. 1918. Bd. 124. S. 460.
Knoll, Über Inkongruenz in der Tätigkeit beider Herzhälften. Wiener Sitzungsber. XCIX. Abt. 3. S. 31.
Koenig, Rud., Die manometrischen Flammen. Annal. d. Physik u. Chem. Bd. 146. S. 161 bis 199. 1872.
Krehl, Über den Druckablauf in den Herzhöhlen und den Arterien. Verhandl. d. Kongr. f. inn. Med. VIII. 1889. S. 327.
Kriege, H. und Schmall, Über den Galopprhythmus des Herzens. Zeitschr. f. klin. Med. 1890. Bd. 18. S. 261ff.
Landois, Zentralbl. f. d. med. Wissensch. 1866. Nr. 12.
— Die Lehre vom Arterienpuls. Berlin 1872.
— Graphische Untersuchungen über den Herzschlag. 1876.
— Herzstoßkurven in Eulenbergs Real-Enzyklopädie. 1887. IX.
— Lehrbuch der Physiologie des Menschen. 7. Aufl. 1890.
Lang, Über einige durch die Herzaktion verursachte Bewegungen der Brustwand und des Epigastriums. Deutsch. Arch. f. klin. Med. 1912. 108. S. 35.
Langendorf, Spitzenstoß. Breslauer ärztl. Zeitschr. 1880.
Lebedew, Pet., Ein Apparat zur Projektion von Schallschwingungen. Journ. d. russ. phys. chem. Gesellsch. Bd. 26. S. 290—293. 1894.
— Phonometer. Journ. d. russ. phys. chem. Gesellsch. Bd. 41. physik. Abt. S. 370—372. 1909 (russ.).

Lewis, The timerelations of heart sounds and murmurs with special reference to the acoustic signs in mitral stenosis. Heart 1912. IV. S. 241 and The quarterly. Journ. of med. 1913.
Mackenzie, The study of the pulse. Edinburgh and London 1902.
Malbranc, Deutsch. Arch. f. klin. Med. Bd. 20. Herzstoß.
Marbe, K., Objektive Bestimmung der Schwingungszahlen Koenigscher Flammen ohne Photographie. Physik. Zeitschr. Bd. 7. S. 543—546. 1906.
— Erzeugung schwingender Flammen mittels Luftübertragung. Physik. Zeitschr. Bd. 8. S. 92—93. 1907.
— Registrierung der Herztöne mittels rußender Flammen. Pflügers Arch. Bd. 120. S. 205 bis 209. 1907.
Marbe, K. und Déguisne, Analogie zwischen Wechselströmen und Schallschwingungen. Physikal. Zeitschr. Bd. 8. S. 200—204. 1907.
Marey, M., Physiologie médicale de la circulation du sang. Paris 1863.
— Mémoire sur la pulsation du coeur. Traveaux du Laborat. de Marey. T. 1. p. 19. 1875.
— La méthode graphique. Paris 1880. Traveaux du Laboratoire.
— La circulation du sang à l'état physiologique et dans les maladies 1881. Paris.
Martens, F. F., Demonstration von Schallschwingungen. Verh. d. phys. Gesellsch. Bd. 9. S. 116—119. 1907.
— Optische Untersuchung schneller und Fouriersche Analyse periodischer Druckschwankungen. Verhandl. d. deutsch. physik. Gesellsch. Bd. 11. S. 63—71. 1909.
— Objektive Darstellung von Schallkurven (Martens-Leppinsche Schallkurven). Berichte über Apparate und Anlagen von Leppin und Masche. 7. Jahrg. H. 1—5. 1910.
Martens, W., Über das Verhalten von Vokalen und Diphthongen in gesprochenen Worten. Untersuchung mit dem Sprechzeichner. Zeitschr. f. Biol. Bd. 25. S. 289. 1889. (Apparat v. Hensen).
Martius, Über normale und pathologische Herzstoßformen. Deutsche med. Wochenschr. Jahrg. 14. S. 241—245 u. 359—361. 1888.
— Graphische Untersuchungen uber die Herzbewegung. I. Zeitschr. f. klin. Med. Bd. 13. S. 327—350. 1888.
— Über normale und pathologische Herzstoßformen. Deutsche med. Wochenschr. 1888. Nr. 13. Dazu Diskussion über den Vortrag des Herrn Martius. Ebenda Nr. 18.
— Die diagnostische Verwertung des Herzstoßes. Berl. klin. Wochenschr. 1889. Nr. 42.
— Weitere Untersuchungen zur Lehre von der Herzbewegung. I. Über die Herztonregistrierung. Zeitschr. f. klin. Med. Bd. 15. S. 536—560. 1889.
— Insuffizienz der Aortenklappen ohne Herzstoß. Deutsche med. Wochenschr. 1889. Nr. 50.
— Epikritische Beiträge zur Lehre von der Herzbewegung. Zeitschr. f. klin. Med. 1891. 19. S. 109.
— Kardiogramm und Herzstoßproblem. Deutsche med. Wochenschr. Jahrg. 19. S. 685—688. 1893.
— Der Herzstoß des gesunden und kranken Menschen. Volkmanns Sammlung klinischer Vorträge Nr. 113. 1894.
Maurer, Über Herzstoßkurven und Pulskurven. Deutsch. Arch. f. klin. Med. Bd. 24.
May, R. und L. Lindemann, Graphische Darstellung des Perkussionsschalles. Münch. med. Wochenschr. Jahrg. 53. S. 810—811. 1906.
— — Graphische Studien über den tympanitischen und den nichttympanitischen Perkussionsschall. Deutsch. Arch. f. klin. Med. Bd. 93. S. 500—534. 1908.
Mosso, Die Diagnostik des Pulses etc. S. 42. Leipzig 1879.
Müller, Ad., Über Flüssigkeitsmembranen. Philos. Inaug.-Diss. Rostock 1904.
Müller, Fr., Einige Beobachtungen aus dem Perkussionskurs. Berl. klin. Wochenschr. Bd. 32. S. 783. 1895.
Ohm, R., Eine Einrichtung für photographische Pulsregistrierung. Münch. med. Wochenschr. Jahrg. 57. S. 1836—1837. 1910.
— Ein Apparat zur photographischen Herztonregistrierung. Deutsche med. Wochenschr. Jahrg. 37. 1432—1433. 1911.
Ott und Haas, Prager Vierteljahrsschr. 1877. Kardiogramm.
Pringsheim, E., Versuche mit einem Phonautographen. Verhandl. d. physikal. Gesellsch. zu Berlin 8. S. 43—46. 1889.
Rautenberg, Die an der äußeren Brustwand sichtbaren Pulsationen der Vorhöfe. Berl. klin. Wochenschr. 1907. 1478. Nr. 46.
Rech, Graphische Untersuchungen über normale und pathologische Herzstoßformen. Inaug.-Diss. Bonn.
Rive, De Sphygmograaf en de sphygmogr. Curve. Utrecht 1866.
Robinson, G. C. and Draper, G., A study of the presphygmic period of the heart. The Archivs of internal Medicine. Vol. 5. p. 168—217. 1910.

Robinson, G. C. and Draper, G., Über die Anspannungszeit des Herzens. Deutsch. Arch. f. klin. Med. Bd. 100. S. 347 bis 369. 1910.

Roos, E., Über objektive Aufzeichnung der Schallerscheinungen des Herzens. Verhandl. d. Kongr. f. inn. Med. Bd. 25. S. 643—652. 1908. Deutsch. Arch. f. klin. Med. Bd. 92. S. 314—336. 1908.

Rosenstein, Herzstoßkurve. Deutsch. Arch. f. klin. Med. 1878. XXIII. S. 84.

Roy and Adami, Heart-beat and Pulse wave. Reprinted from the „Practitioner. Febr. to July 1890. p. 176.

Ruhmer, E., Bekannte Verfahren von photographischer Fixierung von Schallwellen. Berlin 1903. (Nicht im Buchhandel).

Samojloff, A., Graphische Darstellung der Vokale. Le physiologiste russe. Bd. 2. S. 62 bis 69. 1900.

— Zur Vokalfrage. Pflügers Arch. S. 1—26. 1899.

Schäfer, Cl., Kritische Randglossen zu den theoretischen Untersuchungen von O. Frank über Manometer. Pflugers Arch. Bd. 137. S. 250—269. 1911.

— Erwiderung an O. Frank. Pflügers Arch. Bd. 141. S. 410—432. 1911.

Scheiber, Zur Lehre von den Herzbewegungen. Bemerkungen zu Heigels Aufsatz August Wittmans freigelegtes Herz. Deutsch. Arch. f. klin. Med. Bd. 47. 1891.

Sharpe, B. F., An advance in measuring and photographing sounds. U. S. Departem. of agric. weather bureau. Nr. 202. 1899. Zit. Fortschritte d. Physik. Bd. 55. 1. S. 667. 1899.

Swann und Janvrin, A study of the ventricular Systole-Subclavian Interval with a discussion of the presphygmic period. Arch. of inter. Med. 1913. 12. 119.

Thacher, The pulse-wave velocity and ventricular close-time in health. Transactions of the assoc. of americ. physic. Sept. 1888. p. 12.

Toepler, A., Optische Studien nach der Schlierenbeobachtung. Annal. d. Physik u. Chem. Bd. 131. S. 33—55 u. 180—215. 1867.

Toepler und Boltzmann, Über eine neue optische Methode, die Schwingungen tönender Luftsäulen zu analysieren. Annal. d. Physik u. Chem. Bd. 141. S. 321—352. 1870.

Voit und Lossen, Über Druckschwankungen im Lungenraume infolge der Herzbewegungen. Zeitschr. f. Biol. I. S. 207. 1865.

Weiß, O., Die Registrierung der menschlichen Herztöne durch Seifenhäutchen. Arch. f. d. ges. Psychol. Bd. 9. S. 463—467. 1907.

— Schriften d. physikal. ökon. Gesellsch. Königsberg. 48. Jahrg. S. 246. 1907.

— Das Phonoskop, eine Vorrichtung zur Analyse und Registrierung schwacher Schallqualitäten. Med.-naturw. Arch. Bd. 1. 437—445. 1908.

— Die photographische Registrierung der geflüsterten Vokale und der Konsonanten. Sch und S. Zentralbl. f. Physiol. Bd. 21. S. 619—620. 1908.

— Zwei Apparate zur Reproduktion von Herzgeräuschen. Zeitschr. f. biol. Techn. u. Method. Bd. 1. S. 120—125. 1908.

— Über einige Einwände gegen die Verwendung von Flüssigkeitslamellen zur Schallregistrierung. Pflügers Arch. Bd. 127. S. 74—77. 1909.

— Phonokardiogramme. Samml. anatom. u. physiol. Vorträge und Aufsätze. H. 7. Jena 1909. S. 20. ff.

— Erwiderung an O. Frank. Pflügers Arch. Bd. 132. S. 539—544. 1910.

— Nochmalige Erwiderung an O. Frank. Pflügers Arch. Bd. 141. S. 423—427. 1911.

Weiß, O. und G. Joachim, Registrierung und Reproduktion menschlicher Herztöne und Herzgeräusche. Pflügers Arch. Bd. 123. S. 341—386. 1908.

— — Registrierung und Synthese menschlicher Herztöne und Geräusche. Verhandl. d. Kongr. f. inn. Med. Bd. 25. S. 285—291. 1908.

— Die Seifenlamelle als schallregistrierende Membran im Phonoskop. Zeitschr. f. biol. Technik u. Method. Bd. 1. S. 49—57. 1908—1909.

— — Die Beziehungen der Herztöne und Herzgeräusche zum Elektrokardiogramm. Deutsche med. Wochenschr. Jahrg. 36. S. 2187—2189. 1910.

— — Registrierungen von Herztönen und Herzgeräuschen beim Menschen. Deutsch. Arch. f. klin. Med. Bd. 98. S. 513—519. 1910.

Weitz, Über die Kardiographie am gesunden Herzen mit dem Frankschen Apparat. Deutsch. Arch. f. klin. Med. 1917. Bd. 124. S. 134.

— Über die Kardiographie des pathologischen Herzens mit dem Frankschen Apparat, (zugleich ein Beitrag zur Erklärung des Crescendogeräusches bei Mitralstenose). Daselbst S. 155.

Wenckebach, Beiträge zur Kenntnis der menschlichen Herztätigkeit. Arch. f. Anatom. u. Physiol. 1906. S. 297. 1907. S. 1. 1908. Suppl. Bd. S. 53.

— Die unregelmäßige Herztätigkeit und ihre klinische Bedeutung. Leipzig—Berlin 1914.

v. Wyß, Aufzeichnung von Herztönen mit dem Einthovenschen Saitengalvanometer und Untersuchungen über Galopprhythmus. Deutsch. Arch. f. klin. Med. 1910. Bd. 101. S. 1.

Ziemssen, Studien über die normalen Bewegungsvorgänge am menschlichen Herzen, sowie uber die mechanische und elektrische Erregbarkeit des Herzens und des Nervus phrenicus, angestellt an dem freiliegenden Herzen der Katharina Serafin. Deutsch. Arch. f. klin. Med. 1881. Bd. 30.
Ziemssen und Maximowitsch, Studien uber die Bewegungsvorgänge am menschlichen Herzen, angestellt an dem freiliegenden Herzen des August Wittmann. Deutsch. Arch. f. klin. Med. 1889. Bd. 45.

Die Elektrokardiographie.

Aus der Physiologie ist bekannt, daß jeder tätige Muskel einen elektrischen Strom. einen Aktionsstrom liefert; der tätige Teil des Muskels verhält sich dabei

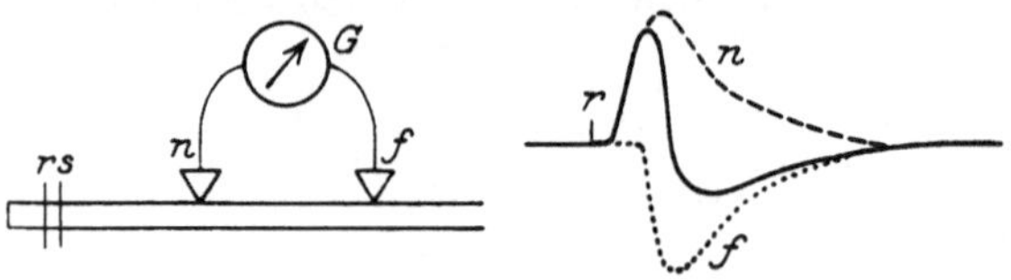

Fig. 137. (Nach Boruttau.) rs Reizstelle, G Galvanometer, n nähere, f entferntere Ableitungselektrode.
r Reizmoment; ausgezogene Kurve: zweiphasischer Aktionsstrom; gestrichelte Kurve n: einphasischer Aktionsstrom = Erregungsablauf an der näheren Elektrode; punktierte Kurve f: zweite Phase = Erregungsablauf an der entfernteren Elektrode; konstruiert durch Subtraktion der beiden anderen Kurven.

zum ruhenden Teil wie der negative Pol eines Elementes zum positiven. In einer Muskelfaser, durch die ein Aktionsstrom hindurchläuft, stelle der Punkt n, in dem der durch Reizung bei rs erzeugte Strom zuerst eintrifft, zunächst den negativen Pol, der andere Punkt f den positiven Pol dar. Mit dem Fortschreiten des Stromes wandert dann die Negativität, bis schließlich f dem negativen, n dem positiven Pol entspricht. Verbindet man zwei Punkte des Muskels leitend mit einem Galvanometer, so fließen, wie dies Fig. 137 zeigt, durch das Galvanometer zwei interferierende monophasische Aktionsströme, aus denen durch Subtraktion eine diphasische Kurve entsteht. Dieser an und für sich einfache Vorgang wird im Leben meist sehr viel komplizierter ausfallen, und zwar aus verschiedenen Gründen. Häufig wird die Erregung in n noch nicht abgeklungen sein, wenn sie f schon erreicht hat; der Aktionsstrom wird nicht von einer Muskelfaser, sondern von zahlreichen, in den verschiedensten Richtungen laufenden Fasern geliefert, die Ableitung erfolgt nicht punktförmig von den Fasern, sondern flächenförmig von vielen Punkten. Beim Menschen in der Ruhe ist nun das Herz der einzige Muskel, der einen leicht nachweisbaren Aktionsstrom liefert; die Ausbreitung dieses Stromes im Körper vollzieht sich der Hauptsache nach in einer Weise, wie sie in Fig. 138 schematisch wiedergegeben ist. Wollen wir den Aktionsstrom des Herzens aufnehmen, so können wir das, wie die Figur lehrt, durch Ableitung

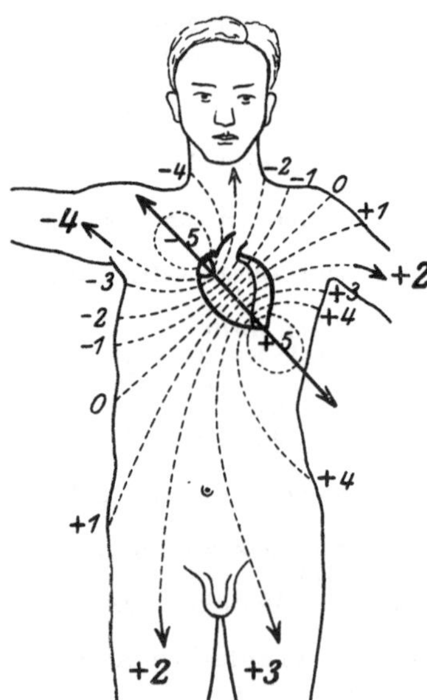

Fig. 138. Schema der Ableitungsmöglichkeiten des menschlichen Basis-Spitze-Elektrokardiogramms von den verschiedenen Extremitäten (nach Nicolai).

des Stromes von den beiden Armen oder einem Arm und dem linken Bein erreichen. Für das Verständnis des so gewonnenen Elektrokardiogramms ist es wichtig zu wissen, daß die Erregung am rechten Vorhof in der Sinusgegend beginnt, dann auf die beiden Vorhöfe übergeht, darauf das Hissche Bündel passiert und schließlich in den Kammern endigt.

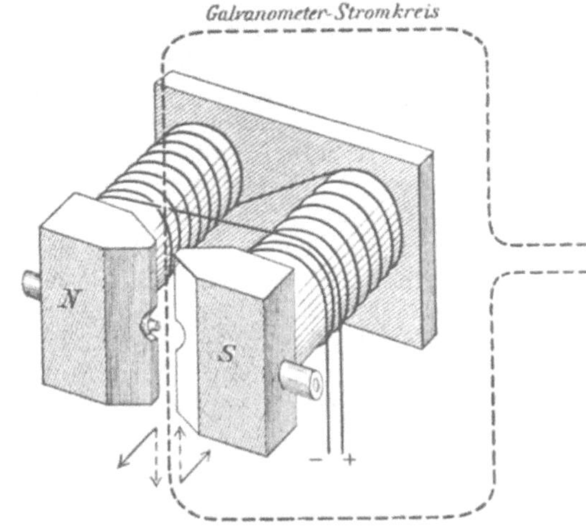

Fig. 139a. Schema des Saitengalvanometers. Das Schema zeigt die Wickelung des (Akkumulatoren-) Stromes, der den Elektromagneten in der Art erregt, daß bei S ein Südpol und bei N ein Nordpol sich entwickelt. Unter diesen Bedingungen wird der in der Richtung des punktierten Pfeiles fließende Galvanometerstrom in der Richtung des ausgezogenen Pfeiles abgelenkt, d. h. bei aufsteigendem Strom wird der Faden nach hinten, bei absteigendem Strom nach vorn abgelenkt (nach Nicolai).

Zur Registrierung des Elektrokardiogramms brauchen wir einen Apparat, der einmal empfindlich genug ist, um die verhältnismäßig geringen Spannungsunterschiede des Aktionsstromes des menschlichen Herzens deutlich wiederzugeben, dann aber auch soweit trägheitsfrei ist, daß er den sehr raschen Potentialschwankungen des Aktionsstromes zu folgen vermag. Diesen Forderungen genügt das von Einthoven angegebene

Saitengalvanometer.

Während bei dem gewöhnlichen, allgemein bekannten Galvanometer der Magnet beweglich in einem feststehenden elektrischen Stromkreis schwingt, steht umgekehrt beim Saitengalvanometer der Magnet fest, und im Kraftfeld des Magneten schwingt beweglich der elektrische Leiter. Als Leiter dient ein dünner ($^{1-2}/_{1000}$ mm im Durchmesser messender) Platinfaden oder ein versilberter Quarzfaden, der zwischen den beiden Polen eines Magneten hindurchgeführt ist. Durchfließt ein Strom den Platinfaden, die Saite, so wird diese nach der Ampèreschen Schwimmerregel abgelenkt (siehe Fig. 139).

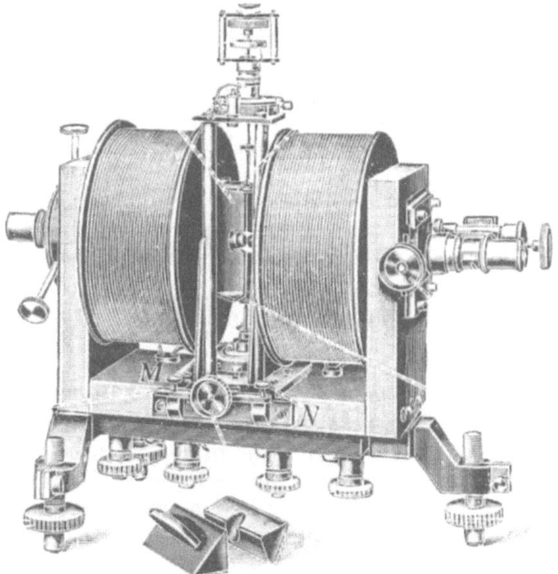

Fig. 139b. Großes Elektromagnet-Saitengalvanometer von Edelmann.

Die Magnete sind durchbohrt zur Aufnahme eines Beleuchtungs- und eines Projektionsmikroskopes, in deren Strahlengang der Faden liegt. Bringt man vor das Okular des Projektionsmikroskopes einen Film, so wird auf diesem die Bewegung der Saite aufgezeichnet. Durch eine Schraube kann die Spannung des Fadens geregelt werden, je geringer die Spannung, um so größer die Empfindlichkeit, um so geringer die Reaktionsgeschwindigkeit. Durch ein mit dem Apparat verbundenes Normalelement läßt sich jederzeit die Empfindlichkeit und die Reaktionsgeschwindigkeit prüfen. Um vergleichbare Aufnahmen zu erhalten, wird in der Regel die Spannung der Saite so gehalten, daß auf einen Spannungsabfall von 1 Millivolt ein Ausschlag der Saite von 10 mm auf der Platte erfolgt. Gleichzeitig mit dem Elektrokardiogramm wird auf der Platte durch einen Zeitschreiber die Zeit in Bruchteilen einer Sekunde notiert.

Der Strom wird vom Patienten in der Weise abgeleitet, daß die Arme bis zum Ellenbogen und das linke Bein etwa bis zur Mitte der Wade in Metallwannen gebracht werden, die mit Kochsalzlösung gefüllt sind. Statt der Wannen können auch metalldurchflochtene Binden benutzt werden. Die Wannen oder Binden werden nun leitend mit dem Saitengalvanometer verbunden. Um den Ruhestrom des Körpers — die zwischen den verschiedenen Körperteilen bestehende Spannungsdifferenz — zu kompensieren, wird ein Kondensator (nach dem Prinzip der Leydener Flasche) zwischengeschaltet oder es wird der Ruhestrom durch einen Stöpselrheostaten ausgeglichen[1]).

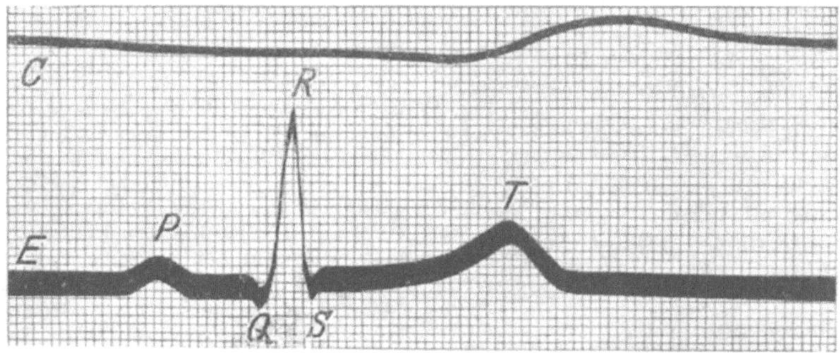

Fig. 140. Normales Elektrokardiogramm nach Einthoven.

Man unterscheidet:

Ableitung I (rechter Arm — linker Arm).
Ableitung II (rechter Arm — linkes Bein).
Ableitung III (linker Arm — linkes Bein).

In der Praxis pflegt man alle drei Ableitungen aufzunehmen, da sie sich ergänzen und in schwierigen Fällen für die Deutung des Elektrokardiogramms nötig sein können.

Das normale Elektrokardiogramm des Menschen

zeigt drei Hauptzacken (Fig. 140), die alle drei als Resultanten der vielen Teilströme aufzufassen sind, die in den zahlreichen Muskelfasern der erregten Herzabschnitte entstehen. Je nach dem Verlauf der einzelnen Muskelfasern und dem Ablauf der Erregung in den einzelnen Muskelfasern werden diese Teilströme sich gegenseitig addieren oder subtrahieren (Nicolai). Das Elektrokardiogramm

[1]) In Deutschland wird wohl ausschließlich das von der Firma Edelmann in München hergestellte Saitengalvanometer benutzt, von dem ein großes und kleines Modell existiert. Eine genauere Beschreibung der ziemlich komplizierten Apparate würde hier zu weit führen. Sie ist in den Prospekten der Edelmannschen Anstalt zusammen mit einer eingehenden Gebrauchsanweisung zu finden. Größere Verbreitung hat neben den Edelmannschen Apparaten nur noch das Cambridge-Modell, das vorwiegend in England gebraucht wird.

ist danach die algebraische Summe vieler Teilelektrokardiogramme. Diese Auffassung ist neuerdings vor allem durch die Untersuchungen von Garten und Sulze gestützt worden. Diese Forscher konnten nachweisen, daß ein vollständiges Elektrokardiogramm mit den typischen Zacken Q R S T von einem eng umschriebenen Herzteil geliefert werden kann und daß dieses Bild wirklich der Ausdruck des lokalen Geschehens, ein Teilelektrokardiogramm, ist und nicht auf Stromschleifen vom allgemeinen Elektrokardiogramm beruht.

Die P-Zacke

stellt den Aktionsstrom der Vorhofssystole dar und erscheint in der Regel als eine kleine, positive Schwankung. Ändert sich der Erregungsablauf in den Vorhöfen, so kann sich auch die Form der Schwankung ändern. Eine diphasische — halb positive, halb negative — Schwankung soll nach Lewis entstehen, wenn der Reiz nicht von dem normalen Ursprungsort, dem Sinusknoten, ausgeht, sondern von der Mündung der unteren Hohlvene oder der Lungenvenen; eine negative Schwankung deutet nach demselben Untersucher darauf hin, daß der Reiz vom Atrioventrikularknoten ausgeht. Rothberger und Winterberg sahen eine positive P-Zacke nach Reizung des linken Akzelerans negativ werden und schließen daraus, daß ein negatives P auf den linken, ein positives auf den rechten Vorhof zu beziehen sei. Die P-Zacke ist durch eine kurze horizontale Strecke getrennt von der großen, steil ansteigenden und steil obfallenden

QRS-Zacke.

Diese ist der elektrische Ausdruck der Kammersystole und gibt wahrscheinlich den Aktionsstrom der systolischen Veränderung der gesamten Kammermuskulatur wieder (Rautenberg, Rothberger).

Eine typische Q R S-Zacke des allgemeinen und der Teilelektrokardiogramme (Garten und Sulze) wird aber nur dann erhalten, wenn die Ausbreitung der Erregung auf dem normalen Wege stattfindet, d. h. den Bahnen des Reizleitungssystems ordnungsgemäß folgt. Bei künstlichen Reizen oder Reizen, die nicht von den normalen Reizbildungsstätten ausgehen (ventrikuläre Extrasystolen) entstehen atypische Formen der Q R S-Zacke. Es muß deshalb angenommen werden, daß die Zuleitung des Reizes durch das Reizleitungssystem prinzipiell verschieden ist von der Zuleitung von Muskel zu Muskel, wie sie wahrscheinlich bei Extrareizen anzunehmen ist. Q und S, die kleinen, nach unten gerichteten, also negativen Spitzen des Q R S-Komplexes hängen nach Untersuchungen von Schneiders (aus Gartens Institut) von dem Verhalten der inneren und äußeren Muskelschichten der Herzspitze ab; die Q-Zacke ist auf die Erregung der Muskulatur im Inneren der Herzspitze, die S-Zacke auf die Erregung der Muskulatur an der Außenwand der Herzspitze zu beziehen. Die Form der R-Zacke wird dadurch bestimmt, daß die Herzbasis vor der Herzspitze in Erregung gerät.

Die T-Zacke,

die sog. Nachschwankung, zeigt einen langsamer ansteigenden und rascher abfallenden Schenkel, sie ist im normalen Elektrokardiogramm positiv, d. h. nach oben gerichtet. Ihre Deutung hat lange geschwankt und Schwierigkeiten bereitet. Neuerdings haben Garten und Sulze gezeigt, daß überall in dem durch punktförmige Ableitung von der Herzoberfläche gewonnenen Teilelektrokardiogrammen neben dem Q R S-Komplex eine typische T-Zacke erhalten wird; sie ist also nicht auf die Erregung eines bestimmten Herzabschnittes zurückzuführen, sondern beruht auf Spannungsunterschieden infolge des ungleichzeitigen Erregungsablaufes in den verschiedenen Muskelfasern und -systemen. Beim normalen Herzen dauert die Erregung der Herzbasis länger an als die Erregung des Spitzenabschnittes, in diesem Falle gibt es eine positive T-Zacke; im umgekehrten Falle eine negative T-Zacke.

In welcher Weise ein ungleichzeitiger Erregungsablauf zu diesen Veränderungen des Elektrokardiogramms führt, wird durch Fig. 141 erklärt. A B C D J stellt die Kurve des Erregungsablaufes an der Herzbasis, E F G H die Kurve des Erregungsablaufes an der Herzspitze dar. Die algebraische Summe dieser beiden Größen ist in den Kurven A B K L D J und A B K L H J wiedergegeben; klingt der Erregungsablauf an der Spitze vor dem der Basis ab, so entsteht, wie das Schema zeigt, eine positive Nachschwankung; klingt der Erregungsablauf an der Basis vor dem der Spitze ab, so wird die Nachschwankung negativ. Diese Erklärung konnte dadurch bewiesen werden, daß bei Erwärmung (die eine Beschleungigung des Erregungsablaufes herbeiführt) der Basis oder Abkühlung (Verzögerung des Erregungsablaufes) der Spitze eine positive Nachschwankung in eine negative übergeführt werden kann (Bayliss und Starling, Garten und Sulze u. a.). Die Kurven sind nichts für das Herz Spezifisches, sondern müssen immer dann entstehen, wenn zwei Aktionsströme von der dargestellten Form zusammentreffen. Garten und Sulze konnten dementsprechend durch eine geeignete Versuchsanordnung auch vom Sartorius des Frosches eine Elektrokardiogramm-Kurve mit positiver oder negativer Nachschwankung erhalten.

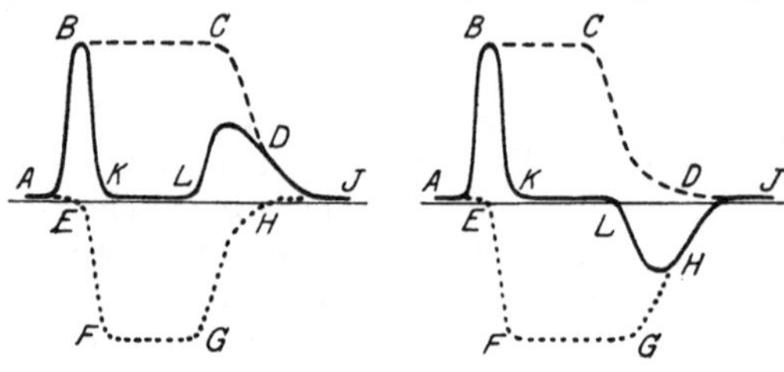

Fig. 141. Die Entstehung des Elektrokardiogramms aus zwei monophasischen Aktionsströmen (nach Boruttau).

Anstatt der hier gebrauchten, von Einthoven vorgeschlagenen Bezeichnungen der Zacken haben Nicolai und Kraus die Buchstaben A, J, F für die Hauptzacken empfohlen, die kleinen Zacken werden durch a (anterior) und p (posterior) unterschieden, z. B. Ja und Jp statt Q und S.

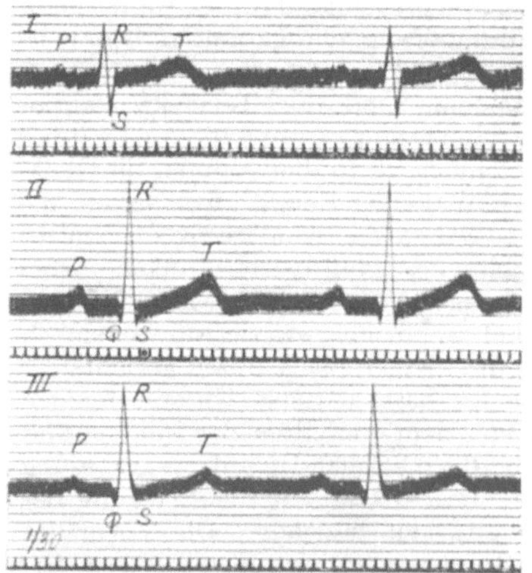

Fig. 142. Normales Elektrokardiogramm in den drei Ableitungen. Die R-Zacke in Ableitung II am größten (nach Lewis).

Die Art der Ausbreitung des Aktionsstromes im Körper, wie sie in Fig. 138 schematisch dargestellt ist, erklärt ohne weiteres, daß bei den verschiedenen Ableitungen das Bild des Elektrokardiogramms verschieden ausfallen muß. In vielen Fällen wird man das in Fig. 142 wiedergegebene Verhalten feststellen können, jedoch gibt es von diesem normalen Typus überraschend große Abweichungen, und zwar bei herzgesunden Leuten (Fig. 143 u. 144). Die nebenstehenden Kurven zeigen dies in sehr anschaulicher Weise und lehren zugleich, daß man mit Schlüssen aus der Form der Zacken sehr vorsichtig sein muß.

Die Form des Elektrokardiogramms und die mechanische Leistung der Herztätigkeit stehen in keinem festen Verhältnis zueinander, aus der Größe der Zacken kann deshalb kein Schluß auf die Kraft der Herzkontraktion gezogen werden. Dafür gibt es verschiedene Beweise. Entzieht man im Experiment der Durchströmungsflüssigkeit das Kalzium, so kommen keine Muskelkontraktionen mehr zustande, und doch liefert das Herz ein typisches Elektrokardiodiogramm. Auch das absterbende Herz, das kaum mehr Kontraktionen erkennen läßt, gibt noch einen Aktionsstrom von ganz beträchtlicher Größe (siehe Kraus und Nicolai Fig. 44). Ferner konnten Rothberger und Winterberg zeigen, daß sich bei Abschwächung oder Verstärkung der Herztätigkeit durch Vagus- oder Akzeleransreizung die Zacken des Elektrokardiogramms nicht gleichsinnig änderten. Bei hohem Vagustonus wurde R größer, P und T kleiner und umgekehrt bei hohem Akzeleranstonus R kleiner und P und T größer. Nur die Nachschwankung, die T-Zacke, scheint nach den klinischen Erfahrungen in einem etwas engeren Verhältnis zur Herzkraft zu stehen, wenigstens wird sie auffallend häufig bei Herzschwäche in Ableitung I und II klein oder negativ gefunden. Es gibt aber „klinisch insuffiziente Herzen mit großer und mäßig großer Finalschwankung (Klappenfehler, schwere Herzneurosen) und klinisch

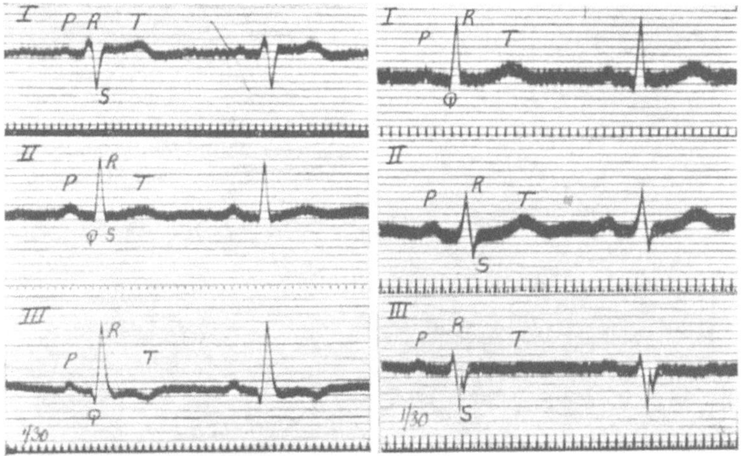

Fig. 143 u. 144. Normales Elektrokardiogramm (nach Lewis).

leistungsfähige Herzen, bei denen die Finalschwankung fast fehlt. Klinisch schwer insuffiziente Herzen mit hoher Finalschwankung und außerordentlich leistungsfähige Herzen mit fehlender Finalschwankung sind bis jetzt nicht beobachtet“ (Nicolai und Simons). Auch nach Rothbergers Untersuchungen (Akzeleransreizung) darf man aus einer negativen Nachschwankung nicht ohne weiteres auf Herzschwäche schließen, sondern muß an die Möglichkeit einer verstärkten Tätigkeit der linken Kammer denken.

Atypische Elektrokardiogramme

entstehen dann, wenn sich das Verhältnis der im Herzen entstehenden Potentialdifferenzen zu den Ableitungsstellen ändert. Wir finden dementsprechend atypische Elektrokardiogramme infolge von:

1. Änderungen der Masse und Größe einzelner Herzabschnitte.
2. Änderungen der Herzlage.
3. Änderungen des Erregungsablaufes im Herzen.

Änderungen der Masse und Größe einzelner Herzabschnitte werden besonders bei Herzklappenfehlern beobachtet. Hypertrophie und Dilatation des rechten Herzens kennen wir u. a. als Folge der Mitral- und Pulmonalstenose. Das Elektrokardiogramm zeigt in Ableitung I R nur angedeutet und S sehr tief, in II ebenfalls R verhältnismäßig niedrig, S tief, in III R am größten und S verhältnismäßig klein (Fig. 145). Genau das gleiche Bild bietet das Elektrokardiogramm eines Kindes in der ersten Zeit nach der Geburt, wie leicht verständlich ist, wenn man sich erinnert, daß im fötalen Kreislauf die Tätigkeit des rechten Herzens überwiegt (Fig. 146).

Das Spiegelbild dieser Elektrokardiogramme wird von den Vergrößerungen des linken Herzens geliefert (Fig. 147). Es darf jedoch nicht verschwiegen werden, daß diese Typen nicht immer kon-

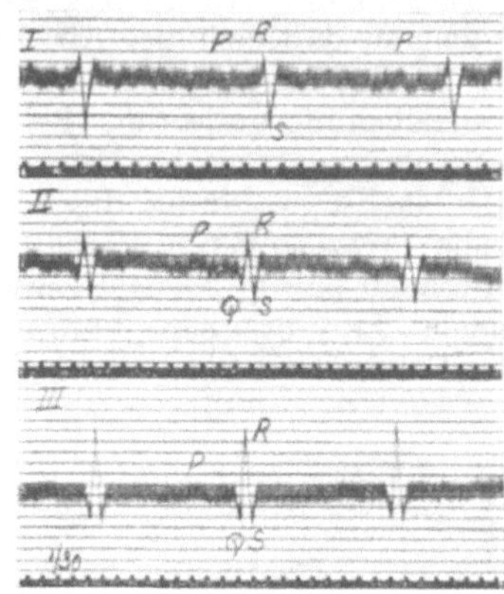

Fig. 146. Elektrokardiogramm eines Neugeborenen 2 Stunden nach der Geburt (nach Lewis).

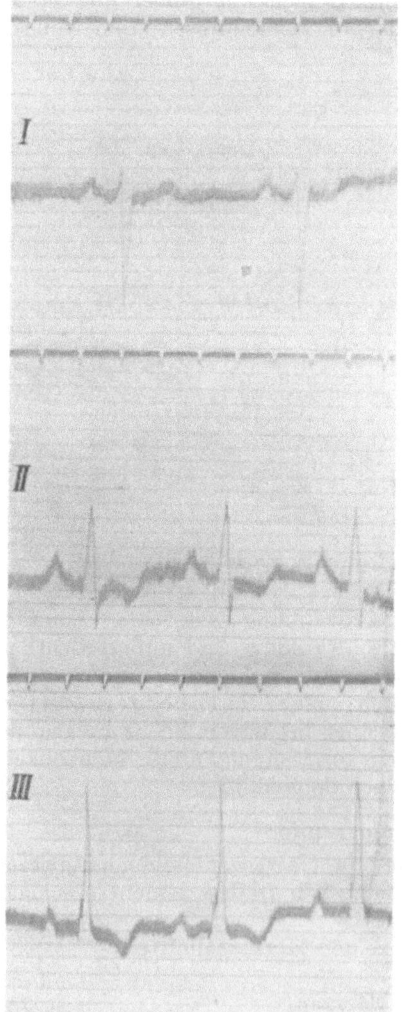

Fig. 145. Elektrokardiogramm bei rechtsseitiger Herzhypertrophie (Mitralstenose).

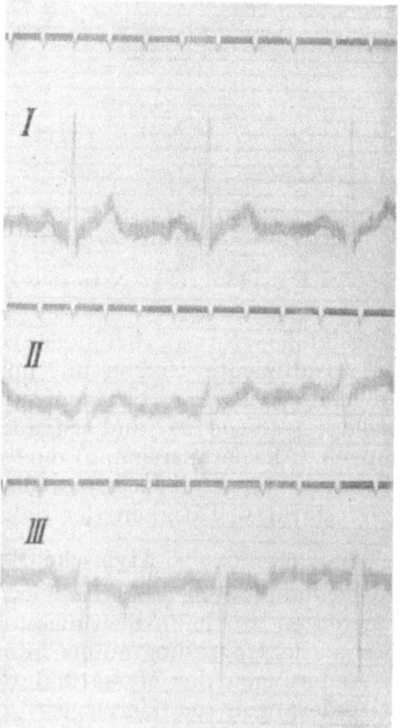

Fig. 147. Elektrokardiogramm bei linksseitiger Herzhypertrophie.

stant sind und deshalb nur mit großer Zurückhaltung für die Diagnose verwertet werden dürfen. Schon Fig. 143 u. 144 lassen erkennen, daß von gesunden Herzen ganz ähnliche Elektrokardiogramme gewonnen werden können. In demselben Sinn spricht die nebenstehende Zusammenstellung von Nicolai (Fig. 148). Die Form des Elektrokardiogramms bei rechtsseitiger und linksseitiger Hypertrophie wird wesentlich durch die Ausbildung der S-Zacke bestimmt; es war deshalb naheliegend der S-Zacke besondere Bedeutung beizumessen. Nicolais Zusammenstellung zeigt aber sehr anschaulich, daß auf die Größe und Lage des Herzens aus der S-Zacke kein sicherer Schluß gezogen werden kann. Da nach den schon erwähnten Untersuchungen von Schneiders die Form der S-Zacke von der Art des Erregungsablaufes in dem Spitzenteil des Herzens abhängt, so nehmen die Befunde Nicolais nicht wunder. Man könnte nun meinen, daß der Form der Zacken überhaupt

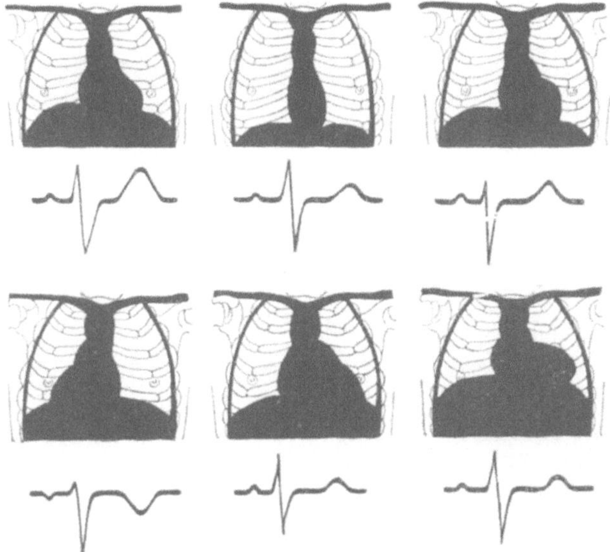

Fig. 148. Schemata nach Röntgenbefunden bei Patienten, deren Elektrokardiogramm eine stark ausgesprochene S-Zacke (Jp-Zacke) aufwies (nach Nicolai).

kein praktischer Wert zukäme. Das ist aber nicht der Fall. Wenn man sich nicht darauf versteift, allein aus den Größenverhältnissen der Elektrokardiogrammzacken in den verschiedenen Ableitungen eine Diagnose abzuleiten, sondern das Elektrokardiogramm zusammen mit den übrigen Untersuchungsbefunden kritisch verwertet, so kann es häufig eine wertvolle Hilfe sein und in zweifelhaften Fällen, z. B. bei der Entscheidung zwischen angeborenen und erworbenen Herzfehlern, den Ausschlag geben. Wir werden darauf noch zurückkommen.

Änderungen der Herzlage können die Form der Zacken des Elektrokardiogramms beeinflussen. Das zeigt am besten die Kurve der Herzen bei Situs viscerum inversus (Fig. 149). In Ableitung I sind sämtliche Zacken invertiert, ein besonders charakteristischer Befund, während Ableitung II und III an und für sich kein auffallendes Merkmal bieten und nur beim Vergleich mit dem normalen Typus ihr abweichendes Verhalten offenbaren. Beim normal liegenden Herzen erhält man fast die gleiche Kurve, wenn man vom rechten Arm und linken Bein oder vom rechten Arm und rechten Bein ableitet. Infolgedessen gibt beim Situs inversus die Ableitung III (linker Arm, linkes Bein) ein Bild, das der Ableitung II vom normalen Herzen entspricht. Für die Entscheidung der Frage, ob ein Situs inversus oder eine Verlagerung des Herzens durch Verwachsung vorliegt, ist das Elektrokardiogramm ein zuverlässiger Richter. Umkehrung sämtlicher Zacken in I kommt nur beim Situs inversus vor. Eine sehr starke Rechtslagerung des Herzens kann wohl die R-Zacke in dem gleichen

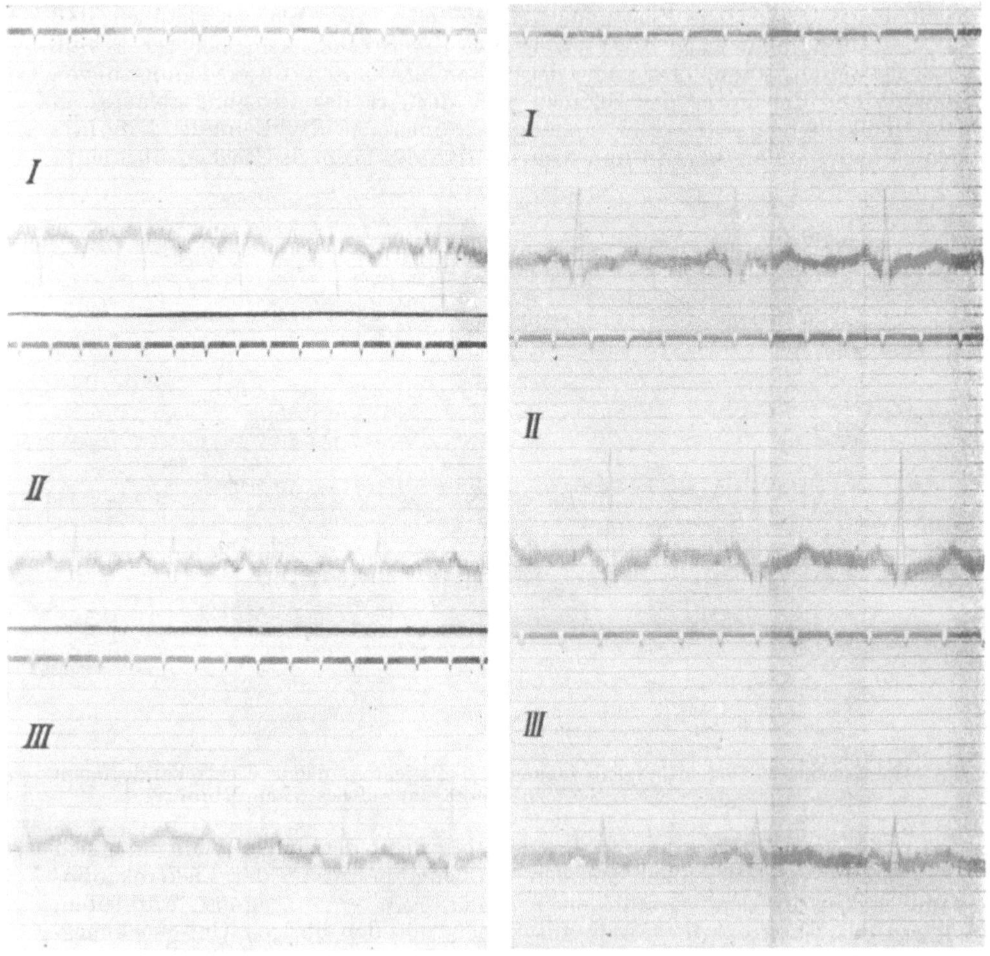

Fig. 149. Elektrokardiogramm bei Situs inversus. Man beachte die Umkehrung aller Zacken in Ableitung I (r. Arm — l. Arm).

Fig. 150. Elektrokardiogramm von einem nach rechts verlagerten Herzen (derselbe Fall wie in Fig. 105).

Sinne wie ein Situs inversus beeinflussen, aber nicht die P und T-Zacke invertieren. In vielen Fällen von starker Verlagerung des Herzens ist aber, wie betont werden muß, kein deutlicher Einfluß, auf die Form der Zacke nachweisbar. Man betrachte z. B. Fig. 150 und frage sich, ob man aus diesem Elektrokardiogramm die Diagnose auf völlige Rechtslagerung des Herzens gestellt hätte (die Röntgenaufnahme des Falles gibt Fig. 105 wieder).

Änderungen des Erregungsablaufes im Herzen führen meistens zu sehr ausgeprägten Umformungen der Hauptzacke des Elektrokardiogramms. Diesem Umstande verdanken wir eine Vertiefung unserer Kenntnisse von der Herztätigkeit, die vor der Einführung der Elektrokardiographie nicht geahnt werden konnte. Wir werden dafür die Beweise in dem Abschnitt über die Unregelmäßigkeiten der Herztätigkeit erhalten.

Nimmt der Aktionsstrom nicht den regelrechten Verlauf vom Sinus über die Vorhöfe, den Atrioventrikularknoten und das Hissche Bündel zu den Kammern, sondern entsteht der Kontraktionsreiz im rechten Reizleitungsschenkel oder

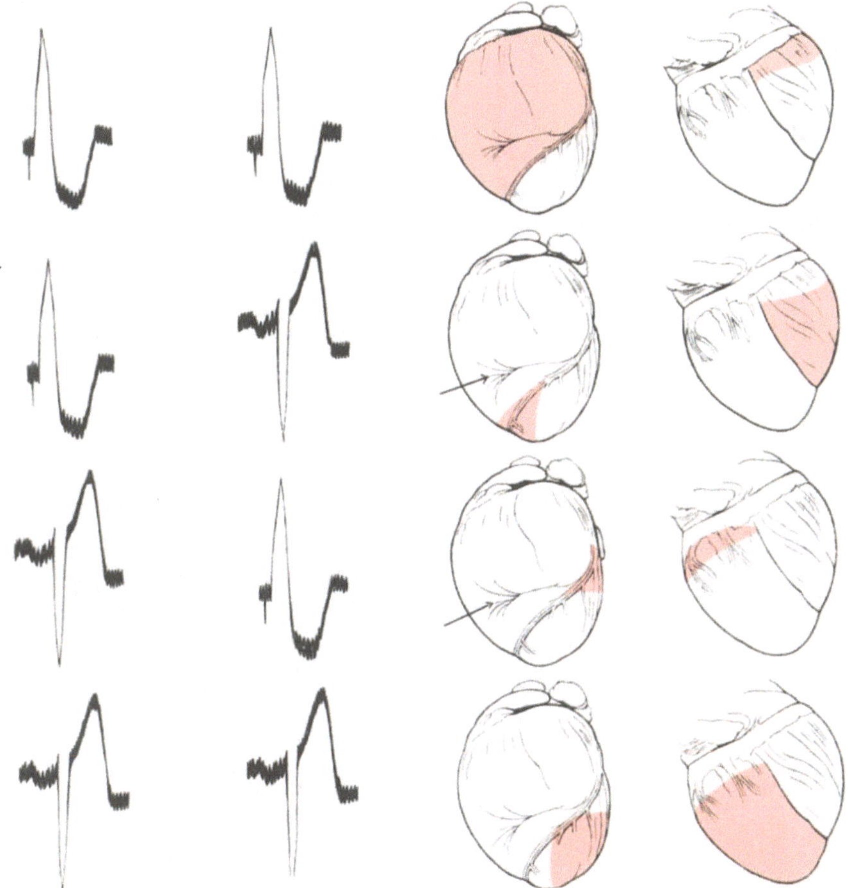

Fig. 151 (nach Rothberger und Winterberg).

bestimmten anderen Teilen der rechten Kammer, d. h. mit anderen Worten, geht eine Extrasystole von einem Bezirke der rechten Kammer aus, so finden wir im Elektrokardiogramm eine nach oben gerichtete R-Zacke, der eine breite, tiefe Senkung folgt (siehe Fig. 151 oberste Reihe). Der QRS-Komplex, oder wie Rothberger und Winterberg sagen, die Vorschwankung, zeigt im Experiment diese Form sowohl bei der Ableitung von den Vorderpfoten (Ableitung I) wie bei der Ableitung Anus-Ösophagus (der Ableitung III beim Menschen vergleichbar). Eine vom linken Reizleitungsschenkel oder bestimmten anderen Teilen der linken Kammer ausgehende Extrasystole führt zu einer Vorschwankung, bei der die R-Zacke nach unten zeigt und von einer breiten hohen

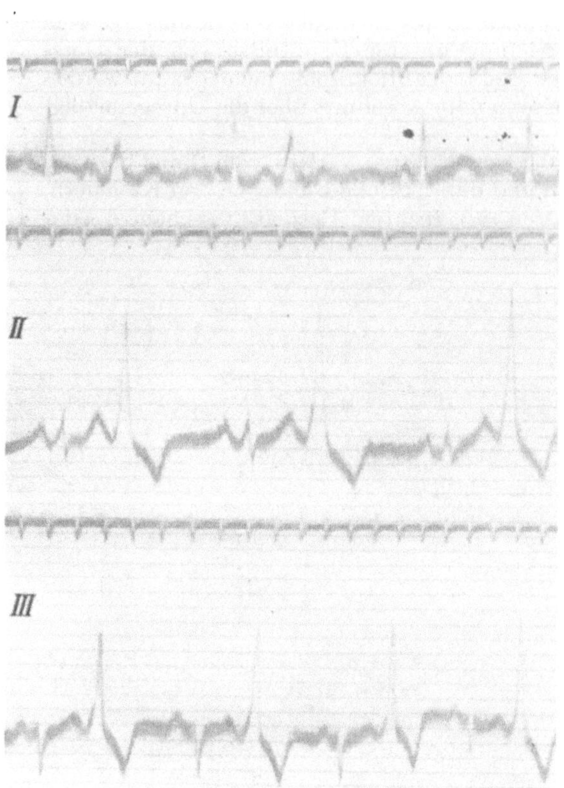

Fig. 152. Extrasystolen vom rechtsseitigen (basalen) Typus.

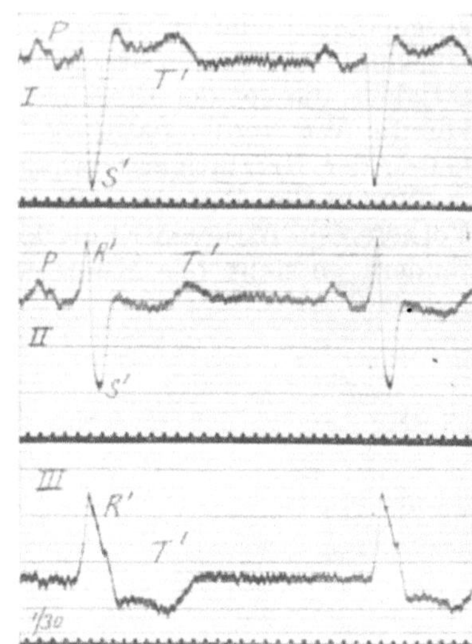

Fig. 154. Elektrokardiogramm bei Leitungsstörung im linken Reizleitungsschenkel (nach Lewis).

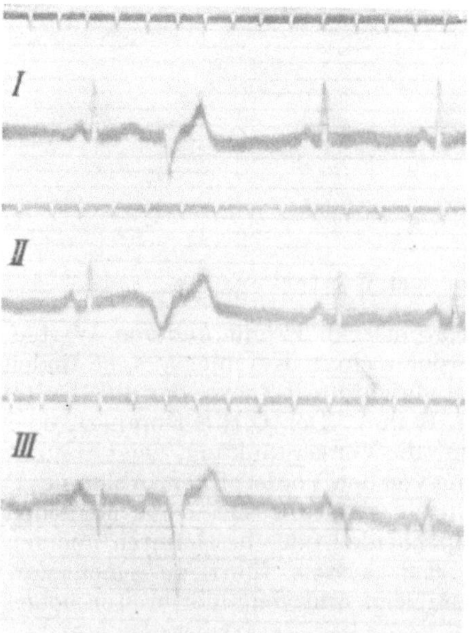

Fig. 153. Extrasystolen vom linksseitigen (apikalen) Typus.

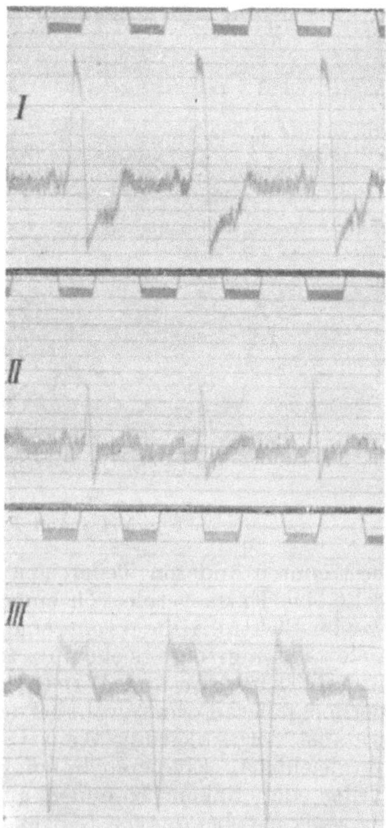

Fig. 155. Elektrokardiogramm bei Leitungsstörung im rechten Reizleitungsschenkel.

positiven Welle gefolgt ist (Fig. 151 unterste Reihe). Die Vorschwankung der ersten Art bezeichnet man als basalen oder rechtsseitigen Typus, die Vorschwankung der zweiten Art als apikalen oder linksseitigen Typus. Die Teile der rechten oder linken Kammer, von denen in der Ableitung von den Vorderpfoten und Anus-Ösophagus eine solche typische Vorschwankung geliefert werden, sind in Fig. 151 rot bezeichnet. Es gibt aber Teile der rechten Kammer, die in der Ableitung von Anus-Ösophagus eine Vorschwankung vom linksseitigen Typus, und Teile der linken Kammer, die eine Vorschwankung vom rechts seitigen Typus liefern (Fig. 151, 2. und 3. horizontale Reihe; die betreffenden Bezirke der Kammer sind rot gezeichnet). Damit nicht genug; das in Fig. 151 wiedergegebene Verhalten gilt nur für Extrasystolen, die von der Oberfläche der Kammern des bloßgelegten Herzens ausgelöst wurden. Wir müssen also mit der Übertragung dieser Befunde auf die Verhältnisse beim Menschen sehr vorsichtig sein. Mit Sicherheit läßt sich aus den Untersuchungen von Rothberger und Winterberg nur das eine sagen, daß zur Beurteilung des Typus einer pathologischen Vorschwankung zum mindesten zwei Ableitungen nötig sind, deren Ebenen senkrecht zueinander stehen. Erhält man dabei Vorschwankungen des gleichen Typus, so darf daraus mit einer gewissen Wahrscheinlichkeit auf die entsprechende Kammer geschlossen werden (Fig. 152, 153).

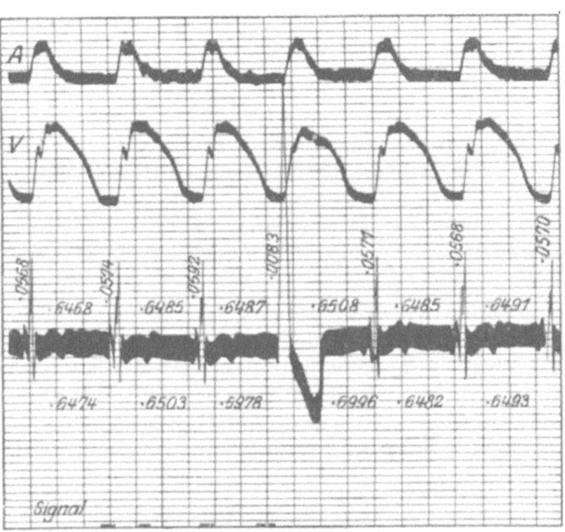

Fig. 156. Atrioventrikuläre Systolen im Tierexperiment (nach Lewis).

Wird ein Reizleitungsschenkel im Experiment durchschnitten oder beim

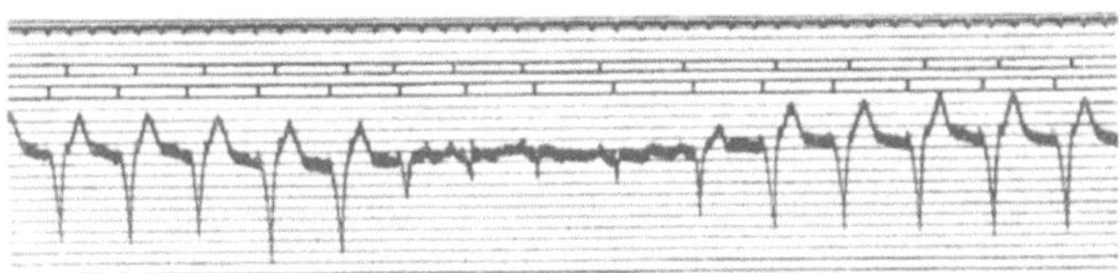

Fig. 157. Atrioventrikuläre Extrasystolen (der Reiz wandert im A. V. Knoten, so daß anfangs R vor P auftritt, dann 5 Schläge P vor R, darauf wieder R vor P.

Menschen durch irgend einen Krankheitsprozeß unterbrochen, dann gelangt der normale Reiz zunächst zu der Kammer, deren Leitungsschenkel unversehrt ist, und diese gerät vor der anderen Kammer in Erregung, genau so, als ob in dieser Kammer ein vorzeitiger Extrareiz entstände. So ist es leicht verständlich, daß bei Unterbrechung des linken Reizleitungsschenkels (Fig. 154) die Vorschwankungen rechtsseitigen und bei Unterbrechung des rechten Reizleitungsschenkels linksseitigen Typus (Fig. 155) annehmen (Rothberger und Winterberg, Eppinger und Rothberger). Das gilt uneingeschränkt aber nur für den Fall, daß der Hauptstamm des einen oder anderen Reizleitungsschenkels unterbrochen ist; sitzt die Unterbrechung an einem der Nebenäste, so kann das Verhalten der Vorschwankung ein wechselvolles Bild bieten, und nicht immer für eine sichere Diagnose genügende Grundlagen geben.

Extrasystolen der Atrioventrikulargegend liefern ein verschiedenes Bild, je nach dem ob der Ursprungsort der Kammer oder dem Vorhofe näher liegt. Fig. 156 u. 157 geben zwei Beispiele; in Fig. 156 geht die Kammersystole der Vorhofsystole voraus und die Vorschwankung zeigt dem entsprechend die Merkmale einer ventrikulären Extrasystole; in Fig. 157 wechselt der Ursprungsort des Reizes, anfangs liegt er den Kammern näher und es entstehen deshalb Vorschwankungen vom Typus ventrikulärer Extrasystolen, allmählich wandert der Ursprungsort des Reizes weiter nach dem Vorhof und es entstehen Vorschwankungen von normaler Form. Extrasystolen der Vorhöfe unterscheiden sich in ihrer Form häufig nicht oder kaum von der Norm, in anderen Fällen

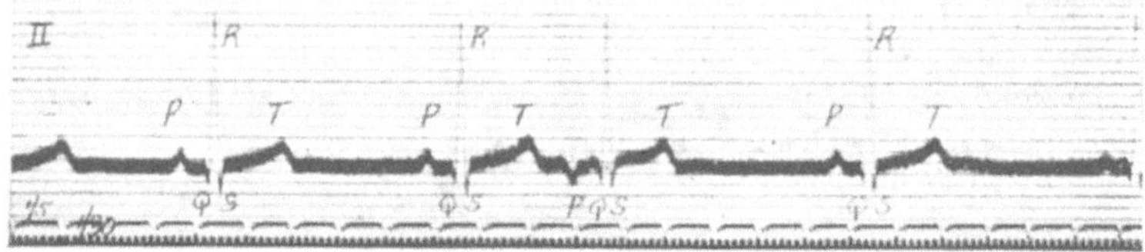

Fig. 158. Aurikuläre Extrasystole (nach Lewis).

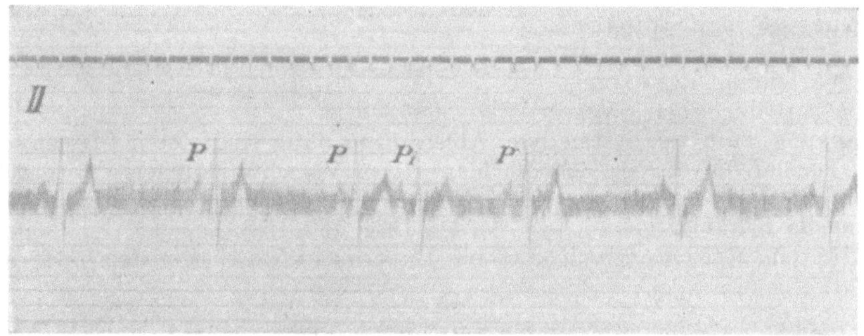

Fig. 159. Aurikuläre Extrasystole.

sind sie negativ und bekunden dadurch ihren anomalen Ursprung (Fig. 158). Tritt eine sehr starke Beschleunigung der Vorhofstätigkeit auf (sog. Flimmern), dann finden wir die ganze Kurve in feinere und feinste oder auch gröbere Zacken aufgesplittert. In dem Abschnitt über die Unregelmäßigkeiten der Herztätigkeit werden wir Beispiele dafür bringen.

Daß die T-Zacke unter Umständen negativ ausfallen kann (und zwar in Ableitung I und II, in Ableitung III ist eine negative T-Zacke nichts Ungewöhnliches, wie Fig. 143 zeigt), ist schon gesagt worden, auch auf die Entstehung dieser Erscheinung und ihre klinische Bedeutung wurde eingegangen, so daß wir darauf hier nicht zurückzukommen brauchen.

Literatur.

Barker, Electrocardiography and Phonocardiography. John Hopkins Hospital Bull. 1910. XXI. Nr. 237.

Baylíß and Starling (1892), On some points in the innervation of the Mammalian Heart. Journ. of Physiol. Vol. XIII. p. 407.
— (1892), On the Electromotive Phenomena of the Mammalian Heart. Intern. Monatsschr. f. Anat. u. Physiol. Bd. IX. H. 7 und Proc. Roy. Soc. London Vol. 50. p. 211.
Bock, Universal-Registrierapparat. Munch. med. Wochenschr. 1910. Nr. 10. 57. S. 526.
Boruttau (1909), Handbuch der gesamten medizinischen Anwendungen der Elektrizität. Leipzig S. 348..
Burmester, Erläuterung des Universal-Registrierapparates Modell Bock-Thoma. München 1910.
Clement, Ernst, Über eine neue Methode zur Untersuchung der Fortleitung des Erregungsvorganges im Herzen. (Physiol. Inst. Gießen.) Zeitschr. f. Biol. 58. S. 110 bis 161. 1912.
Cremer (1905), Das Saitengalvanometer von Einthoven und seine Leistungen. Sitzungsber. d. Gesellsch. f. Morphol. u. Physiol. Munchen. 7. II. 1905.
— (1906), Demonstration der Aktionsströme des menschlichen Herzens. Verhandl. d. Kongr. f. innere Med. München.
— (1906), Über die direkte Ableitung der Aktionsströme des menschlichen Herzens vom Ösophagus und über das Elektrokardiogramm des Fötus. Munch. med. Wochenschr. 1906 Nr. 17. Vgl. Verhandl. d. Kongr. f. inn. Med. 1906.
— (1907), Über das Saitengalvanometer und seine Anwendung in der Elektrophysiologie. Münch. med. Wochenschr. Nr. 11. 1907.
— (1907), Über die Registrierung mechanischer Vorgänge auf elektrischem Wege, speziell mit Hilfe des Saitengalvanometers. Münch. med. Wochenschr. Nr. 33.
— Über die direkte Ableitung der Aktionsströme des menschlichen Herzens vom Ösophagus. Münch. med. Wochenschr. 1906. Nr. 17.
Edelmann jr., Saitengalvanometer. Mitteilungen Nr. 6 aus d. physikal. mechan. Institut von Prof. Edelmann u. Sohn, Munchen.
Egan, Über den Einfluß der Herzlage auf die Größe der Elektrokardiogramm-Zacken. Zeitschr. f. klin. Med. 1914. 79. 544.
Einthoven (1894), Lippmanns Kapillarelektrometer zur Messung schnellwechselnder Potentialunterschiede. Pflügers Arch. f. d. ges. Phys. Bd. 56. S. 528.
— (1895), Über die Form des menschlichen Elektrokardiogramms. Pflügers Arch. Bd. 60. S. 101.
— (1903), Ein neues Galvanometer. Annal. d. Physik. 4. Folge. Bd. 12. S. 1059.
— (1903), Die galvanometrische Registrierung des menschlichen Elektrokardiogramms, zugleich eine Beurteilung der Anwendung des Kapillarelektrometers in der Physiologie. Pflügers Arch. Bd. 10. S. 472.
— (1904), Über einige Anwendungen des Saitengalvanometers. Annal. d. Physik. 4. Folge. Bd. 14. S. 182.
— (1906), Weitere Mitteilungen über das Saitengalvanometer. Analyse der Saitengalvanometerkurven. Maße und Spannung des Quarzfadens und Widerstand gegen die Fadenbewegung. Annal. d. Physik. 4. Folge. Bd. 21. S. 483 u. 665.
— Le télécardiogramme. Arch. int. de Physic. 1906. Bd. 4.
— Saitengalvanometer. Pflügers Arch. 1907. Bd. 117. S. 461.
— Weiteres über das Elektrokardiogramm. Pflügers Arch. 122, 517. 1908.
— Über das Elektrokardiogramm. Verhandl. d. Gesellsch. Deutsch. Naturforscher u. Ärzte zu Cöln. S. 239.
— Neuere Ergebnisse auf dem Gebiete der tierischen Elektrizität. Sammlung wissenschaftl. Vorträge. 2. Heft. Leipzig 1911.
— Über die Richtung und die manifeste Größe der Potentialschwankungen im menschlichen Herzen und über den Einfluß der Herzlage auf die Form des Elektrokardiogramms. Pflügers Arch. 1913. 150. S. 275.
Einthoven und de Lint, Über das normale menschliche Elektrokardiogramm und über die kapillarelektrometrischen Untersuchungen einiger Herzkranken. Pflügers Arch. 1900. 80. S. 139.
Einthoven, Bergansius und Bytel, Die gleichzeitige Registrierung elektrischer Erscheinungen mittels zwei oder mehr Galvanometern und ihre Anwendung auf die Elektrokardiographie. Pflügers Arch. 1910. 164. 167.
Eppinger und Rothberger, Über die Folgen der Durchschneidung der Tawaraschen Schenkel des Reizleitungssystems. Zeitschr. f. klin. Med. 1909. Bd. 70. H. 1.
Eppinger und Störck, Zur Klinik des Elektrokardiogramms. Zeitschr. f. klin. Med. 1910. 71. 157.
Fahr und Weber, Über die Ortsbestimmung der Erregung im menschlichen Herzen mit Hilfe der Elektrokardiographie. Deutsch. Arch. f. klin. Med. 1915. 17. S. 361.
Funaro und Nicolai, Das Elektrokardiogramm der Säuglinge. Zentralbl. f. Phys. 1908. Nr. 2.

Ganter, Zur Analyse des Elektrokardiogramms. Deutsch. Arch. f. klin. Med. 1913. 112. 5/6. 559.

Garten, Elektrophysiologie im Handbuch der physiologischen Methodik. Bd. 2. 3. Abt. S. 317.

Garten und Sulze, Ein Beitrag zur Deutung der T-Zacke des Elektrokardiogramms. Zeitschr. f. Biol. 1916. Bd. 66. 433.

Gotch, F., The succession of events in the contracting ventricle as shown by electrometer records (Tortoise and rabbit). Heart 1909—1910. I. 235—261.

Grau, Über den Einfluß der Herzlage auf die Form des Elektrokardiogramms. (A. Hoffmann, Düsseldorf). Zeitschr. f. klin. Med. 1910. 69. 281.

Groedel und Mayer-Lierheim, Vergleich des Saitengalvanometers und des Oszillographen-Elektrokardiogramms. Berl. klin. Wochenschr. 1911. Nr. 24.

Hering, E., Klinische Verwertung des Elektrokardiogramms. Deutsche med. Wochenschr. 1912. Nr. 46.

— Experimentelle Studien an Säugetieren über das Elektrokardiogramm. Zeitschr. f. experim. Pathol. u. Therapie. 1909. 7. 363.

Heubner, Das Elektrokardiogramm der Säuglinge und Kinder. Monatsschr. f. Kinderheilk. 1908. Nr. 1.

Hoffmann (1909), Die Kritik des Elektrokardiogramms. Verhandl. d. Kongr. f. inn. Med. 1909. S. 614.

Hoffmann, Aug., Funktionelle Diagnostik und Therapie der Erkrankungen des Herzens und der Gefäße. Wiesbaden 1911.

— Über die gleichzeitige Aufnahme des Elektrokardiogramms in mehreren Ableitungen. Zentralbl. f. Herz- u. Gefäßkrankh. 1912. IV. H. 6.

— Die klinische Bedeutung des typischen Kammerelektrokardiogramms. Deutsche med. Wochenschr. 1912. 38. 1531.

— Die Elektrographie als Untersuchungsmethode des Herzens und ihre Ergebnisse. Wiesbaden 1914.

— Das Verhalten zweier Erregungswellen, die sich in den Muskelfasern begegnen. Zeitschr. f. Biol. 1913. Bd. 41. S. 23.

Hoke, Über das Elektrokardiogramm eines Falles von Situs viscerum inversus totalis. Münch. med. Wochenschr. 1911. Nr. 15.

James and Williams, The Electrocardiogramm in clinical Medicin. Amer. Journ. of the Med. Sciences 1910. Nov.

Kahn, R. H., Über das Elektrokardiogramm künstlich ausgelöster Herzkammerschläge. Zentralbl. f. Physiol. Bd. 23. Nr. 14.

— Beiträge zur Kenntnis des Elektrokardiogramms. Pflügers Arch. 126. 129. 1909. 126. 197.

— Zeitmessende Versuche am Elektrokardiogramm. Pflügers Arch. 1910. 132. 209.

Kraus, Nicolai und Meyer, Prinzipielles und Experimentelles über das Elektrokardiogramm. Pflügers Arch. 1913. 155. 2—5. S. 97.

Kraus und Nicolai, Über das Elektrokardiogramm unter normalen und pathologischen Verhältnissen. Berl. klin. Wochenschr. 1907. Nr. 25, 26.

— — Über die funktionelle Solidarität der beiden Herzhälften. Deutsche med. Wochenschr. 1908. Nr. 1.

— — Das Elektrokardiogramm des gesunden und kranken Menschen. 1910.

Lewis, Th., The Electrographic Method and its Relationship to clinical Medicine. Proceedings of the Royal Soc. of Med. April 1911.

— The mechanism of the heart beat. London 1911.

— The human electrocardiogramm. Philosophic. Transact. of the Royal Soc. of London. Ser. B. Vol. 202. S. 351—376.

— Clinical Electrocardiography. London 1913.

Linetzky, Beziehungen des Elektrokardiogramms zum Lebensalter, Blutdruck und Herzgröße. Zeitschr. f. exp. Path. u. Therap. 1911. 9.

Nicolai, Elektrokardiogramm bei Dextrokardie und Lageveränderungen. Berl. klin. Wochenschr. 1911. 2.

— Zur Lehre von der Extrasystole. Verhandl. d. Deutsch. Kongr. f. inn. Med. XXVIII. Wiesbaden 1911.

— Der Elektrokardiograph als Hilfsmittel für die Diagnostik des praktischen Arztes. Deutsch. med. Wochenschr. 1912. Nr. 4 u. 5.

— Über die Ursprungsorte der Extrasystolen. Zentralbl. f. Physiol. Bd. 26. Nr. 2. S. A.

Nicolai, G. F. und Rehfisch, Über das Elektrokardiogramm des Hundeherzens bei Reizung des linken und rechten Ventrikels. Sitzungsber. d. Physiol. Gesellsch. Berlin u. Zentralbl. f. Physiol. Bd. XXII. Nr. 2.

Nicolai-Simons, Zur Klinik des Elektrokardiogramms. Med. Klin. 1909. Nr. 5.

Nicolai und Vögelmann, Die Beziehungen der Form der Initialgruppe des Elektrokardiogramms zu den beiden Herzventrikeln. Zeitschr. f. exp. Pathol. u. Therap. 1914. 17. pl.

Norris, Modern instruments of precision in the study of cardiovascular diesease. Internat. clinics. IV. 21. Serie.
Pribram und Kahn, Pathologische Elektrokardiogramme. Deutsch. Arch. f. klin. Med. 1910. 494. Bd. 99.
Rautenberg, Elektrokardiogramm und Herzbewegung. Berl. klin. Wochenschr. 1910. Nr. 48.
Rothberger und Winterberg, Vorhofflimmern und Arrhythmia perpetua. Wien. klin. Wochenschr. 1909. 22. Nr. 24.
— — Zur Diagnose der einseitigen Blockierung der Reizleitung in den Tawaraschen Schenkeln. Zeitschr. f. Herz- u. Gefäßkrankh. 1913. 5. 9.
— — Über das Elektrokardiogramm künstlich ausgelöster Ventrikelextrasystolen. Zentralbl. f. Herz- u. Gefäßkrankh. 1912. 4. S. 183.
— — Über die experimentelle Erzeugung extrasystolischer ventrikulärer Tachykardie durch Akzeleransreizung. Pflügers Arch. 1911. Bd. 142.
— — Studien uber die Beobachtung des Ausgangspunktes ventrikulärer Extrasystolen mit Hilfe des Elektrokardiogramms. Pflugers Arch. 1913. 154. 571.
— — Physiologie des Kreislaufes im Handbuch der allgemeinen Pathologie, Diagnostik und Therapie der Herz- und Gefaßkrankheiten. Bd. 2. 1. Teil. Leipzig-Wien 1913.
— — Studien uber die Bestimmung des Ausgangspunktes ventrikulärer Extrasystole mit Hilfe des Elektrokardiogramms. Pflugers Arch. 1913. Bd. 154. S. 571.
— — Experimentelle Beiträge zur Kenntnis der Reizleitungsstörungen in den Kammern des Säugetierherzens. Zeitschr. f. d. gesamte experim. Med. 1917. Bd. 5. H. 4/6.
Samojloff, Elektrokardiogramme. Jena. Fischer 1909.
— Elektrokardiogramm bei Situs viscerum inversus. Zentralbl. f. Herz- u. Gefäßkrankh. 1914. VI. S. 201.
Samojloff und Steschinski, Über die Vorhoferhebung des Elektrokardiogramms. Munch. med. Wochenschr. 1909. Nr. 38.
Schneiders, Ein Beitrag zur Kenntnis der Fortleitung des Erregungsvorganges im kunstlich durchbluteten Säugetierherzen. Zeitschr. f. Biol. 1915. 65. 465.
Schrumpf und Zöllich, Saiten- und Spulengalvanometer zur Aufzeichnung der Herzströme. Pflügers Arch. 1918. Bd. 170.
Steriopulo, Berlin. Das Elektrokardiogramm bei Herzfehlern. Zeitschr. f. experim. Pathol. u. Therap. Bd. 7.
Strubell, Zur Klinik des Elektrokardiogramms. Zentralbl. f. Herz- u. Gefäßkrankh. 1912. Nr. 5.
Vögelmann, Der Einfluß des Lebensalters auf die relative Größe der J- und Jp-Zacke. Zeitschr. f. exper. Pathol. u. Therap. 1914. 17. S. 11.
Waller, A., A demonstration on man of electromotive changes accompanyings the heartsbeat. Journ. of Phys. VIII. p. 229.
— On the electromotive changes connected with the beat of the mammalian heart and of the human heart in perticular. Philos. Transaction Royal Soc. London. Vol. 180. p. 169.
Waller, und E. H. Reid, On the action of the excised mammalian heart. Philos. Transactions. London. Vol. 178. p. 215.
Williams, On the cause of the phase difference frequently observed between homonymons peaks of the electrocardiogramm. Amer. Journ. of, Physiol. 1914. 35. 292.
v. Wyß, Beiträge zur Klinik des Elektrokardiagramms. Deutsch. Arch. f. klin. Med. 1911. 103. S. 505.

Gasanalytische Untersuchungen zur Bestimmung des Schlagvolumens

beim Menschen sind besonders von Plesch, Franz Müller, Bornstein, Krogh und Lindhard und Lundsgaard angestellt worden. Das Prinzip der Pleschschen Methode beruht auf folgender Überlegung. „Die Differenz zwischen dem Sauerstoffgehalte des arteriellen und venösen Blutes ist gleich demjenigen Quantum Sauerstoff, welches durch die Respiration ersetzt wird. Kennt man die pro Zeiteinheit verbrauchte Menge Sauerstoff und diejenige Menge Sauerstoff, die nötig ist, um ein bestimmtes Volum venösen Blutes zu arterialisieren, so kann man aus diesen Daten durch einfache Proportion die in der Zeiteinheit umgelaufene Blutmenge berechnen, d. h. das Minutenvolumen ermitteln. Ist M = Minutenvolumen des Blutes, D = Differenz an Sauerstoffgehalt des arteriellen und venösen Blutes in Volumprozenten ausgedrückt und S = Sauerstoffverbrauch des Körpers pro Minute, so verhält sich

$$M : S = 100 : D$$

$$M = \frac{S\ 100}{D}$$

Dividiert man das Minutenvolum durch die Pulszahl, so erhält man das Herzschlagvolum" (zit. nach Plesch in der Technik der speziellen klinischen Untersuchungsmethode).

Das Prinzip der von N. Zuntz, J. Markoff und Franz Müller, sowie von Krogh und Lindhard, Lundsgaard benutzten Stickoxydulmethode ist folgendes: „Die Versuchsperson atmet eine bekannte Menge Stickoxydul während eines bestimmten, sehr kurzen Zeitintervalls ein. Es wird ermittelt, wieviel von diesem Stickoxydul aus der Lungenluft verschwunden ist. Im Gegensatz zu anderen Methoden wird nicht der Gehalt, sondern nur die Aufnahme des körperfremden Stoffes ins Blut bestimmt". Bezeichnet V die in Sekunden vom Lungenblut absorbierte N2ON_2O-Menge, p die mittlere N_2O-Tension in der Lunge während derselben Zeit, a den Absorptionskoeffizienten des N_2O, so ist die in 60 Sekunden vom Herzen ausgeworfene Blutmenge

$$M\,V = \frac{V\,.\,100\,.\,60\,.\,760}{a.\,p.\,t.}$$

(zit. nach Franz Müller in der Technik der speziellen klinischen Untersuchungsmethoden). Auf die Technik im einzelnen kann hier nicht eingegangen werden, ebensowenig auf die Einwände, die gegen die Methode erhoben worden sind. Es sei deswegen auf die Originalarbeiten verwiesen.

Literatur.

Bornstein, Eine Methode zur vergleichenden Messung des Herzschlagvolumen beim Menschen. Pflügers Arch. 1910. 132. S. 307.
— Weitere Untersuchungen uber das Herzschlagvolumen. Zeitschr. f. exper. Pathol. u. Therap. 1913. I. S. 135.
— Das Herzschlagvolumen im Bade. Zeitschr. f. exper. Pathol. u. Therap. 1911. 9.
— Bemerkungen uber die Messung des Herzschlagvolumen. Deutsch. Arch. f. klin. Med. 1912. 106. 205.
Brugsch-Schittenhelm, Technik der speziellen klinischen Untersuchungsmethoden. Berlin-Wien 1914.
Krogh und Lindhard, Pflugers Arch. Bd. 161. 1915. Abderhaldens Handbuch biochem. Arbeitsmethoden 1914.
Loewy und v. Schrötter, Untersuchungen über die Blutzirkulation beim Menschen. Zeitschr. f. exper. Pathol. u. Therap. 1905. I.
Lundsgaard, Untersuchungen über das Minutenvolumen des Herzens bei Menschen. Deutsch. Arch. f. klin. Med. 1916. Bd. 118. S. 361. 1917. Bd. 120. S. 481.
Plesch, Hämodynamische Studien. Zeitschr. f. exper. Pathol. u. Therap. 1909. Bd. 6.
Zuntz, Markoff und Franz Müller, Zeitschr. f. Balneologie. IV. Nr. 14/15.

Die Röntgenuntersuchung des Herzens und der großen Gefäße.

Durchleuchten wir den Brustkorb in der Weise, daß sich die Röntgenröhre im Rücken, der Schirm vor der vorderen Brustwand des Kranken befindet, so erhalten wir von dem Herzen und den großen Gefäßen ein Bild, das leicht zu deuten ist, wenn wir uns der in Fig. 88 dargestellten anatomischen Verhältnisse erinnern. Betrachten wir daraufhin die in Fig. 79 wiedergegebene Aufnahme eines normalen Herzens.

Von der Wölbung des Zwerchfells erhebt sich der Schatten des Herzens und der großen Gefäße; sein größerer Teil, etwa zwei Drittel der Fläche, gehört der linken Brusthälfte an, der Rest liegt in der rechten Brusthälfte. Die rechte

Kante zeigt zwei Bogen, von denen der untere vom rechten Vorhof, der obere von der aufsteigenden Aorta gebildet wird. Der zwischen dem basalen Teil des unteren Randbogens und der Wölbung der rechten Zwerchfellkuppel liegende Winkel ist abgestumpft durch die hier durchtretende untere Hohlvene. Der linke untere Randbogen wird von der linken Kammer, der mittlere von der Pulmonalis, der obere von der Aorta gebildet. In dem Winkel zwischen unterem und mittlerem Randbogen sehen wir einen flachen Schatten, der dem linken Herzohr entspricht.

Bei seitlicher Durchleuchtung erhält man ein Bild vom Sagittalschnitt des Herzens (Fig. 160); die vordere Kante läßt die bogenförmigen Konturen der Kammern, der Pulmonalis und Aorta erkennen, die hintere Kante einen Vorhofs- und Kammerbogen. Zwischen dem hinteren Teil des Kammerbogens und dem Zwerchfell liegt der Schatten der unteren Hohlvene. Die Durchleuchtung im ersten schrägen Durchmesser (linke Brustseite der Röhre, rechte der Platte zugekehrt) gibt ein Bild, wie es in Fig. 161 dargestellt ist.

Am wichtigsten ist ohne Frage die dorsoventrale Durchleuchtung, bei der

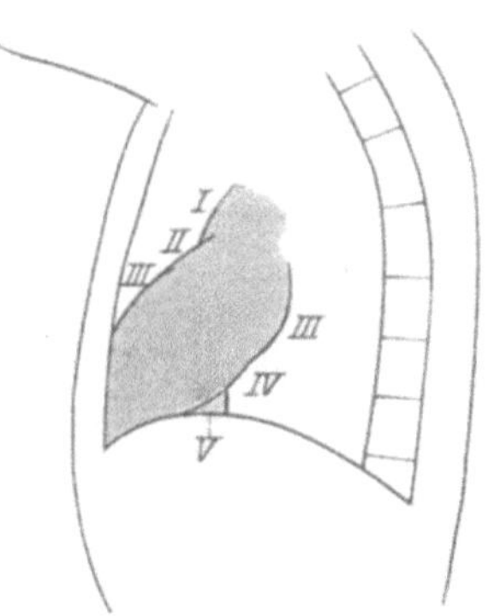

Fig. 160. Sagittalschnitt des Herzens. Oben: I Aortenbogen, II Pulmonalbogen, IV Ventrikelbogen. Unten: III Vorhofsbogen, IV Ventrikelbogen, V Vena cava (nach Groedel).

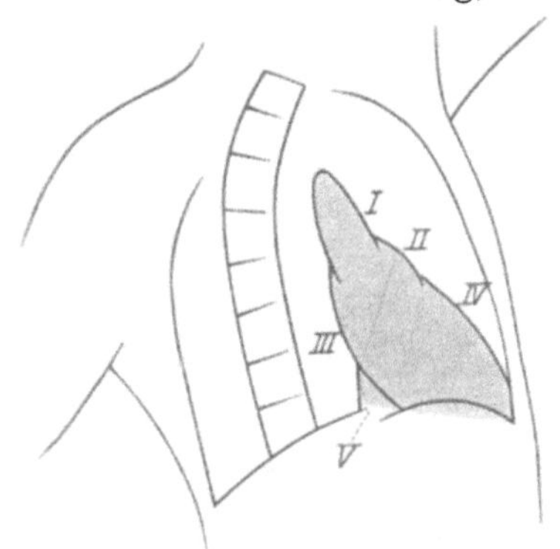

Fig. 161. Diagonalschnitt des Herzens. I Aorta, II Pulmonalbogen, III Vorhofsbogen, IV Ventrikelbogen, V Vena cava (nach Groedel).

wir eine Frontalansicht des Herzens und Gefäßes erhalten, doch ist eine Ergänzung des Bildes durch seitliche oder schräge Durchleuchtung häufig wertvoll oder unentbehrlich.

Das hängende, steilgestellte und mittelständige Herz. Das normale Herz liegt, wie erwähnt, zu einem Drittel rechts und zu zwei Dritteln links von der Medianlinie. Seine Längsachse bildet mit der Längsachse des Brustraumes einen Winkel von etwa 60° (Luschka). Je nach dem Bau des Brustkorbes und dem damit zusammenhängenden Stande des Zwerchfells kann dieser Winkel größer oder kleiner ausfallen, das Herz eine mehr liegende oder hängende Lage einnehmen. Ein Beispiel des hängenden Herzens gibt Fig. 162. Bei lang und schmal gebauten Leuten vom Habitus asthenicus wird häufig ein hängendes Herz gefunden, das auch selbst den Stempel dieses Habitus zu zeigen pflegt. Vergleicht man seine Fläche mit der Fläche eines normalen Herzens, so ist der Flächeninhalt des asthenischen Herzens kleiner als normal. Bei der Durchleuchtung in den verschiedenen Durchmessern kann man sich nun überzeugen, daß die Fläche in allen Durchmessern kleiner als in der Norm gefunden wird oder mit anderen Worten die Masse solcher Herzen ist zu klein. Man darf sich aber nicht verführen lassen, in jedem Fall allein aus der geringeren Breite des hängenden Herzens auch ein kleines Herz zu diagnostizieren, sondern muß stets alle Durchmesser berücksichtigen. Eine Zwischenstellung zwischen dem hängenden und dem schräg gestellten normalen Herzen nehmen die steilgestellten Herzen ein. Sie liegen dem Zwerchfell ziemlich breit auf, so daß nicht der Eindruck des Hängens entsteht, aber der Winkel zwischen der Längsachse des Herzens und der des Brustkorbes ist kleiner als normal; meist kommt dies Bild zustande durch Tiefstand des Zwerchfells (Asthma, Emphysem) bei sonst regelrechten Verhältnissen des Körperbaus. Da die rechte Herzgrenze wenig durch Änderungen des Zwerchfellstandes beeinflußt wird — einmal liegt sie der Mittellinie an und für sich schon ziemlich nahe, so daß schon deshalb keine großen Verschiebungen nach der Mitte zu möglich sind, und dann ist sie nach oben und unten durch die Hohlvenen weitgehend festgelegt — so müssen die verschiedenen Stellungen des Herzens im wesentlichen auf Verschiebungen des linken Herzrandes beruhen. Beim hängenden und steilgestellten Herzen rückt denn auch der linke Herzrand in wechselndem Grade nach der Mitte zu und alle diese Herzen sind deshalb mehr oder weniger mittelständig. Daneben gibt es aber mittelständige Herzen im engeren Sinne: Herzen von normaler Größe, die bei normalem Zwerchfellstand weiter nach rechts und weniger weit nach links reichen als dies in der Norm der Fall zu sein pflegt. Hier handelt es sich um eine primäre Lageanomalie, die vielleicht damit zusammenhängt, daß der wichtigste feste Punkt für die Lage des Herzens, das Foramen venae cavae im Zwerchfell abnorm weit lateral angelegt ist (Fig. 163).

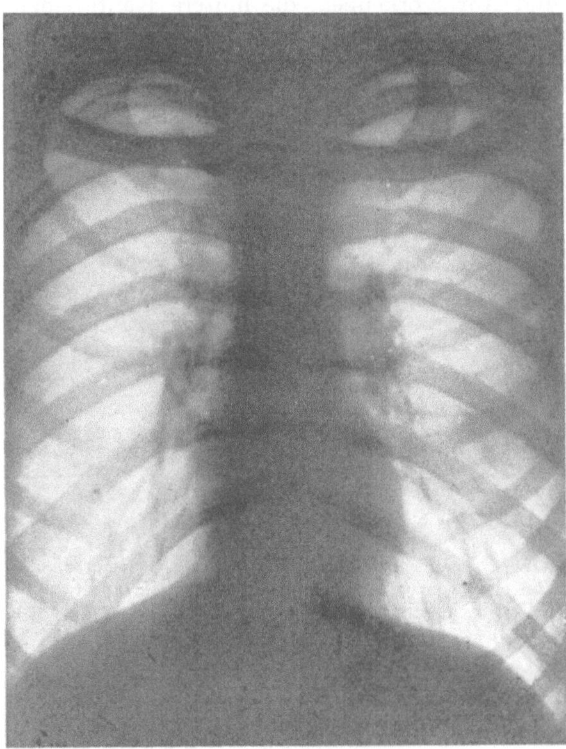

Fig. 162. Hängendes Herz.

Das liegende Herz finden wir besonders bei Leuten mit kurzem Brustkorb; soll in diesem das normal angelegte Herz mit seinem Gefäßstamm Platz finden, so muß das Herz seine gewöhnliche Schrägstellung aufgeben und eine mehr liegende Stellung einnehmen (Fig. 164). Wieder ist es der linke Herzrand, der in erster Linie verschoben wird, er rückt nach außen; auch der rechte Herzrand entfernt sich weiter von der Mittellinie durch stärkere Vorwölbung des rechten Vorhofes, aber im Vergleich zum linken Herzrand ist diese Lageveränderung gering.

Daß die durch Ergüsse, Verwachsungen, Geschwülste herbeigeführten Verlagerungen des Herzens im Röntgenbilde meist sehr anschaulich zum Ausdruck kommen, braucht kaum erwähnt zu werden, zumal da wir schon bei der Besprechung der Röntgenuntersuchung der Lungen verschiedene Beispiele dafür gebracht haben (Fig. 84, 85, 87, 105). Für die Deutung der häufig sehr komplizierten Befunde der Perkussion und Auskultation ist das Röntgenbild in diesen Fällen längst unentbehrlich geworden.

Auch bei Klappenfehlern werden wir das Röntgenbild nicht mehr missen wollen. Die Perkussion von geübter Hand ist ja in den meisten Fällen imstande, mit recht großer Genauigkeit die Herzgrenzen zu bestimmen, aber bei starker Fettleibigkeit, schwerem Emphysem werden die Ergebnisse der Perkussion doch recht unsicher. Da ist die Röntgenuntersuchung nicht mehr eine willkommene Ergänzung der Perkussion, sondern die allein zu einem sicheren Ziel führende Methode.

Nun ist an dieser Stelle ja keine ins einzelne gehende Darstellung der Resultate zu geben, die durch die Röntgenuntersuchung von Herzen mit Klappenfehlern gewonnen worden sind. Wir verweisen vielmehr deswegen auf die einschlägigen Lehrbücher und begnügen uns hier damit, die Haupttypen kurz vorzuführen als Grundlage für die Beurteilung der Röntgenbilder von Herzen mit Klappenfehlern.

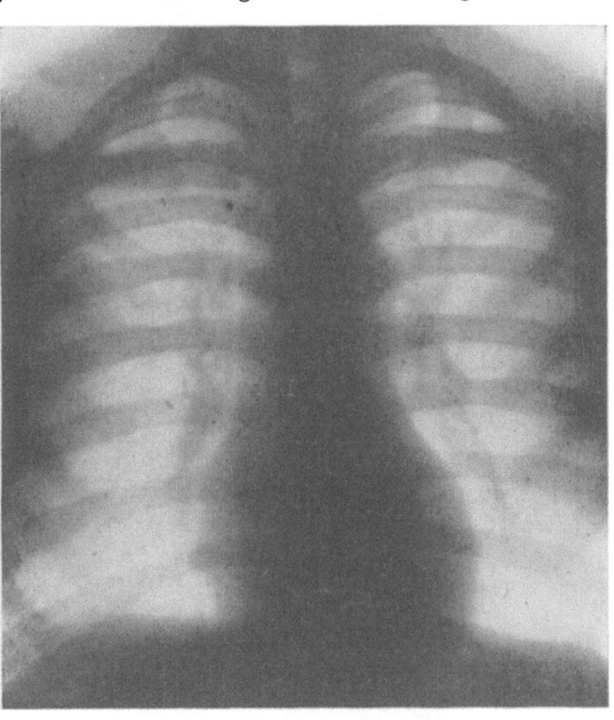

Fig. 163. Mittelständiges Herz.

Bei Aortenfehlern führt die Vergrößerung der linken Kammer zu einer Verbreiterung der Herzfigur nach links, die den Gesamteindruck bestimmt. Der Umriß der linken Kammer verläuft dabei in einem flachen Bogen zu der weit lateralwärts liegenden Herzspitze. Handelt es sich um Fälle, die dekompensiert sind oder waren, so gesellen sich die Zeichen einer Vergrößerung des rechten Herzens hinzu: der Bogen des rechten Vorhofs wölbt sich stärker vor und auch die obere Herzgrenze rückt nach oben (Fig. 165). Bei der Insuffizienz der Aortenklappen ist die Aorta mehr oder weniger verbreitert und zeigt bei der Durchleuchtung eine Verstärkung der Pulsation. Diese Verstärkung fehlt bei der Aortenstenose; eine Verbreiterung kann aber gleichwohl vorhanden sein als Erinnerung an die Entstehungsgeschichte dieses Klappenfehlers; denn in den meisten Fällen wird der Stenose eine Insuffizienz vorausgegangen sein und häufig bis zuletzt mit ihr verbunden sein.

Die Mitralinsuffizienz bewirkt eine ziemlich gleichmäßige Vergrößerung der Herzfigur nach allen Richtungen, nach links, rechts und oben. Der linke Ventrikelbogen fällt sehr viel steiler ab als bei dem Aortenherzen; die Gegend des Pulmonalbogens tritt weiter nach oben und außen und auch die Wölbung

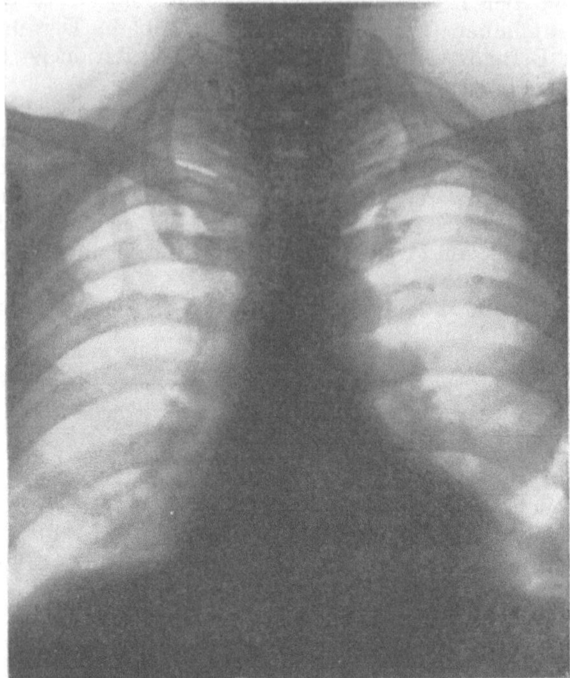

Fig. 164. Liegendes Herz.

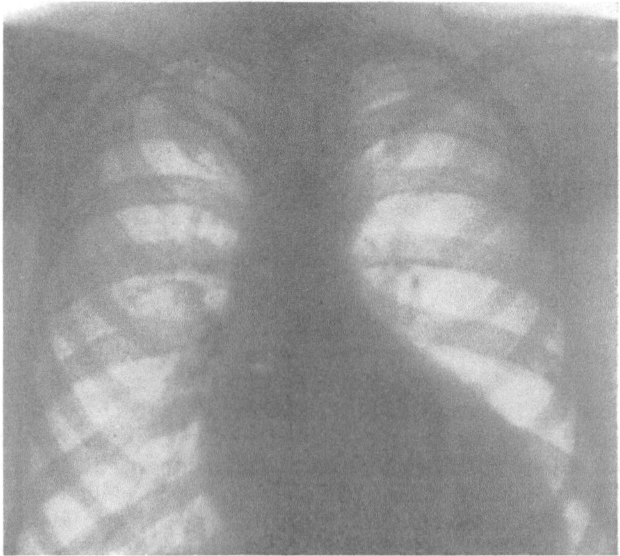

Fig. 165. Herz bei Aortenfehler.

des rechten Vorhofbogens ist stärker ausgesprochen (Fig. 166). Die ganze Figur macht einen gedrungenen Eindruck, der noch dadurch verstärkt wird, daß

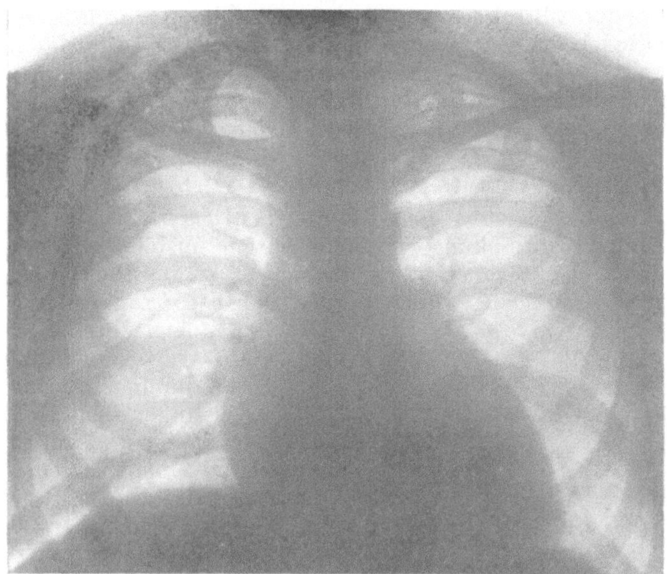

Fig. 166. Herz bei Mitralinsuffizienz.

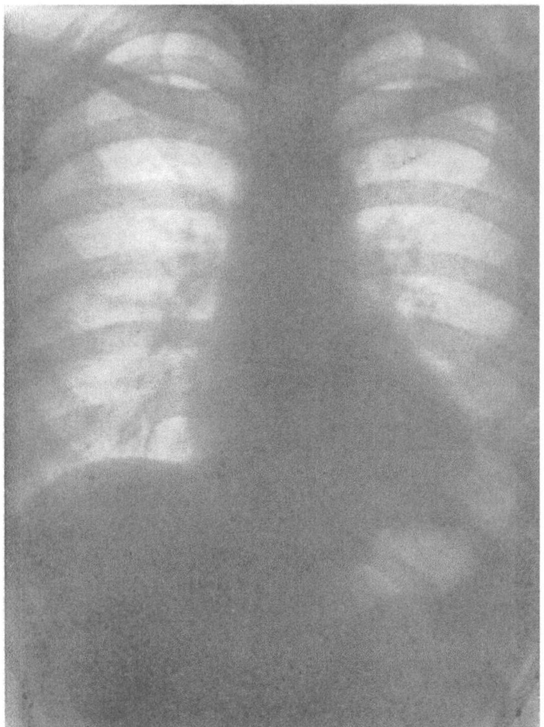

Fig. 167. Herz bei Mitralstenose.

infolge der Verschiebung der Grenzen nach oben der Aortenbogen gewissermaßen mit einem sehr kurzen Halse dem Körper des Herzens aufsitzt.

Die Figur der Mitralstenose ist gekennzeichnet durch verhältnismäßig starkes Vorspringen der Gegend des linken und rechten Vorhofs, der linke Ventrikelbogen tritt im Vergleich damit leicht zurück. Häufig sind die Erscheinungen aber auffallend gering. So gibt Fig. 167 die Aufnahme einer klinisch sicheren, etwa 10 Jahre alten, jedoch bisher völlig kompensierten Mitralstenose wieder.

Von den angeborenen Herzfehlern

begegnen wir am häufigsten dem Offenbleiben des Ductus Botalli. Charakteristisch für diese Erkrankung ist die mächtige Ausbildung des Pulmonalisbogens, die auch der Perkussion zugänglich ist (Gerhardt) und von Zinn zuerst im Röntgenbild nachgewiesen wurde. Die Hypertrophie und Erweiterung der rechten Kammer macht sich daneben bemerkbar durch ein Vorrücken des linken Ventrikelbogens nach oben und außen (Fig. 168).

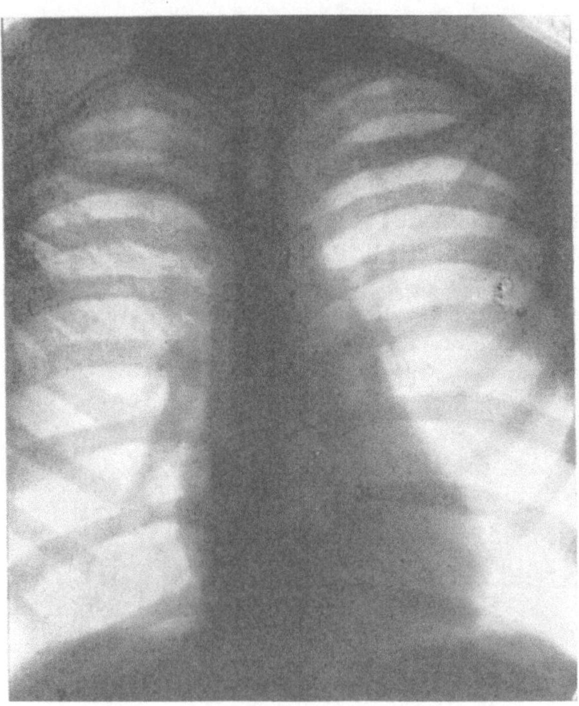

Fig. 168. Persistenz des Ductus Botalli.

Nächst dem Offenbleiben des Ductus Botalli kommt als häufigere Erkrankung besonders die angeborene Pulmonalstenose in Betracht, die meist mit einem Defekt der Kammerscheidewand verbunden ist. Diese Mißbildung führt vor allem zu einer Vergrößerung des rechten Herzens. Ein solcher durch die Sektion bestätigter Fall bei einem 7jährigen Knaben ist in Fig. 169[1]) wiedergegeben.

Über die übrigen, seltener vorkommenden angeborenen Herzfehler müssen die Lehrbücher über Herz- und Gefäßkrankheiten befragt werden.

Mit die stärksten Vergrößerungen der Herzfigur werden durch Herzbeutelergüsse hervorgebracht. Der Herzschatten nimmt dabei fast Kugelgestalt an, nur der Gefäßstamm ragt als kurzer stumpfer Vorsprung nach oben über die Grenzlinie hinaus. So erhält man ein Bild, das in ausgesprochenen Fällen mit einer Zwiebel verglichen werden kann (Fig. 170). Charakteristisch ist das völlige Aufgehen der Herzfigur mit ihren verschiedenen Randbogen in einen ungegliederten massigen kugeligen Schatten.

Das Röntgenbild der großen Gefäße

ist deshalb besonders wichtig, weil die Perkussion über die Gefäße nur wenig sicheren oder auch gar keinen Aufschluß gibt. Die gewöhnliche Form dieser

[1]) Die Aufnahme stammt von demselben Kranken wie Fig. 110, aber aus einer späteren Zeit, wo infolge starker decompensation auch eine mächtige Erweiterung des rechten Vorhofs eingetreten ist.

Gebilde ist schon bei der Schilderung des normalen Röntgenbildes besprochen worden. Die wichtigste Veränderung des Pulmonalbogens, die Erweiterung, haben wir auch bereits kennen gelernt (Fig. 166 u. 168). Bei Stauungszuständen kann infolge der vermehrten Füllung der Schatten der oberen Hohlvene, den man am normalen Bilde meist nur schwach angedeutet findet, stärker hervor-

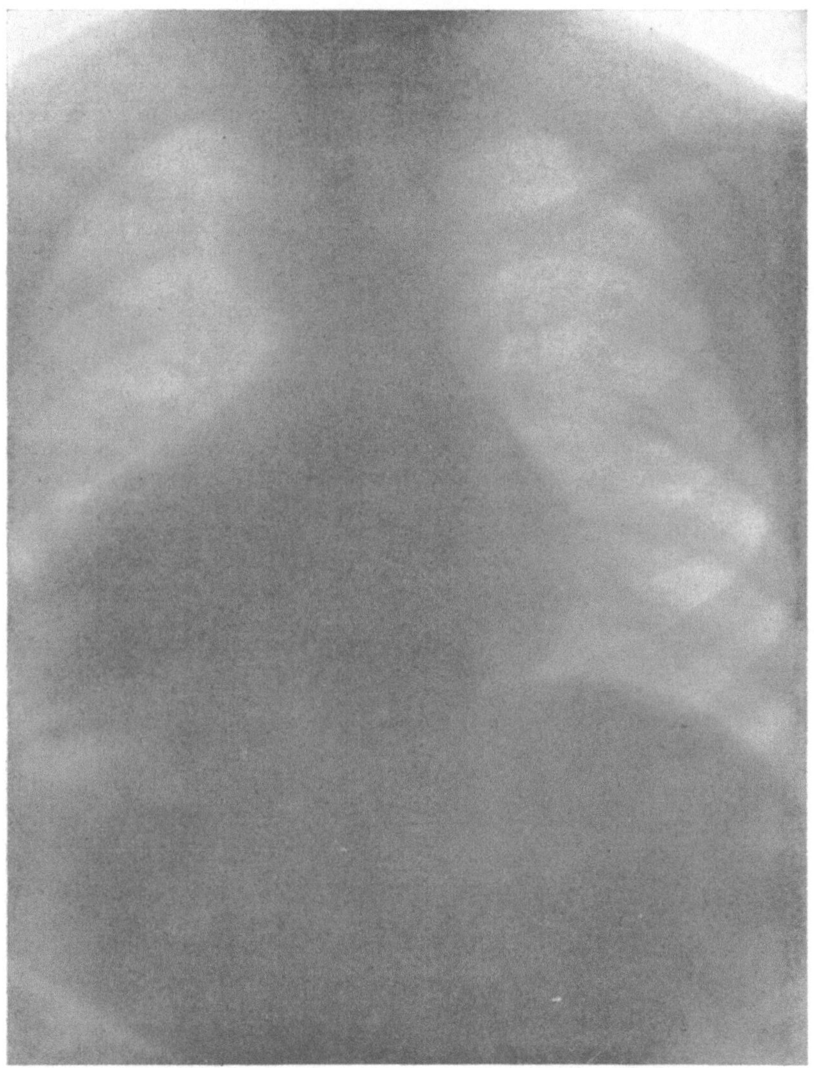

Fig. 169. Pulmonalstenose in dekompensiertem Zustand.

treten und dadurch das Band des Gefäßschattens verbreitern (Fig. 166); man sieht ihn vom Bogen der aufsteigenden Aorta abzweigend leicht geschwungen nach oben und außen verlaufen. Unser Hauptinteresse nimmt die Aorta in Anspruch. Vergleicht man die Figuren 159, 162, mit 164, so sieht man, welch verschiedenes Bild eine an sich gesunde Aorta bieten kann. Ein deutlicher, mäßig stark ausgesprochener rechter und linker Randbogen ist als normaler

Durchschnittsbefund anzusehen. Beim Habitus asthenicus kann die Silhuette des Gefäßstammes so in die Länge gezogen und verschmälert sein, daß die Randbogen fast ganz verschwinden (Fig. 162). Im gedrungenen Brustkorb springen umgekehrt die Randbogen stärker vor, der Gefäßstamm ist breiter als dem Durchschnittsbefunde entsprechen würde. Ein Urteil über die Breite der Aorta darf deshalb immer nur Berücksichtigung des allgemeinen Körperbaues und der Form des Brustkorbes und Herzens im besonderen abgegeben werden. Die seitliche und schräge Durchleuchtung sollte zum mindesten in allen zweifelhaften und verdächtigen Fällen nicht unterlassen werden; sie hilft uns wesentlich bei der nicht immer leichten Entscheidung, ob eine allgemeine oder eine umschriebene Erweiterung des Gefäßes vorliegt. Die Diagnose und genauere Abgrenzung und Lokalisation der umschriebenen Erweiterungen, der Aneurysmen, unendlich schwierig und häufig unmöglich für die klassischen Methoden der physikalischen Untersuchungskunst, ist durch das Röntgenverfahren zu einer verhältnismäßig einfachen Aufgabe geworden (Fig. 171). Sogar über geringere Veränderungen, wie es Kalkablagerungen in der Wand der großen Gefäße sind, erhalten wir zuweilen durch das Röntgenbild Kunde.

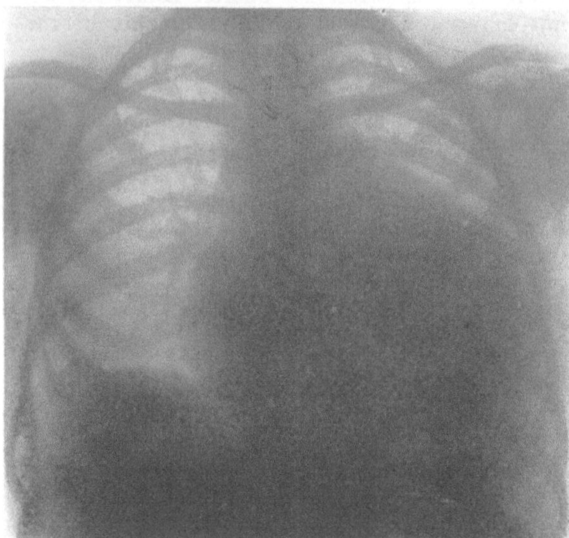

Fig. 170. Herzbeutelerguß.

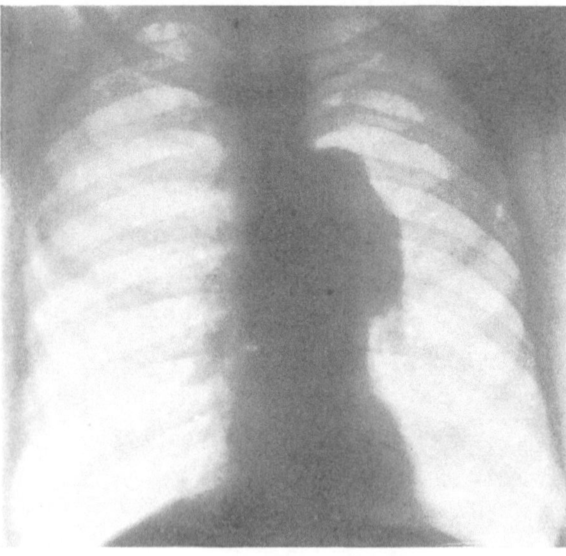

Fig. 171. Aneurysma der Aorta descendens.

Der große unmittelbare Wert des Röntgenbildes besteht in dem Aufschluß, den es über Lage, Größe und Bewegung der durchleuchteten Teile gibt. Mittelbar ist das Röntgenbild uns wertvoll als objektive Kontrolle der durch die Perkussion gefundenen Ergebnisse. Damit soll nicht gesagt sein, daß nicht auch für die Beurteilung der durch Inspektion, Palpation und Auskultation erhobenen Befunde die Röntgenstrahlen häufig von Wichtigkeit seien, aber die Beziehungen zwischen Röntgenbild und Perkussionsfigur sind doch besonders eng, sie verfolgen beide als nächstliegendes Ziel die Abgrenzung der in der betreffenden Körperregion befindlichen anatomischen, normalen oder krankhaften Gebilde.

Die Perkussion des Herzens im besonderen — das unterliegt keinem Zweifel — hat an Leistungsfähigkeit und Sicherheit wesentlich gewonnen, seitdem die Röntgenstrahlen systematisch zur Nachprüfung und Verbesserung der perkussorischen Befunde herangezogen worden sind. Allerdings ist das Röntgenbild des Herzens nicht ohne weiteres mit der Perkussionsfigur vergleichbar, und zwar aus verschiedenen Gründen. Auf der einen Seite gibt das Bild auf der Platte oder dem Schirm die Größenverhältnisse nicht naturgetreu, sondern vergrößert und verzeichnet wieder. Das ist leicht zu verstehen. Die von einem kleinen Punkte, der Antikathode, ausgehenden Röntgenstrahlen bilden einen Kegel divergierender Strahlen. Ein in diesen Strahlenkegel gebrachter undurchlässiger Körper wird ein um so größeres Strahlenbündel ausschalten, einen um so größeren Schatten werfen, je näher er der Strahlenquelle rückt. Fangen wir den Schatten des Körpers, in unserem Falle des Herzens, auf einer photographischen Platte auf, so wird die Vergrößerung ferner wachsen mit der Entfernung der registrierenden Platte von dem zu registrierenden Objekt. Und schließlich werden die Randteile des Objektes stärker vergrößert werden als die zentralen, vorausgesetzt, daß die Mitte des Objektes im zentralen Strahlengang liegt. Ein Blick auf Fig. 172 macht das ohne weiteres klar. Die wahre Breite des Herzens ist C D; im Röntgenbild wird diese Breite nach rechts um die Strecke C A, nach links um die Strecke DB vergrößert. Was hier für die Breite dargestellt ist, gilt natürlich ebenso für die Länge des Herzens. Will man die wahren Größenverhältnisse kennen lernen, so muß man den Zentralstrahl durch eine enge Blende isolieren und ihn durch Verschiebung der Röhre an der Herzgrenze entlang wandern lassen; sein Weg wird durch einen mit der Röhre zwangsläufig verbundenen Zeichenstift auf einem hinter dem Kranken befindlichen Blatt aufgezeichnet. Das ist das Prinzip der von Moritz eingeführten

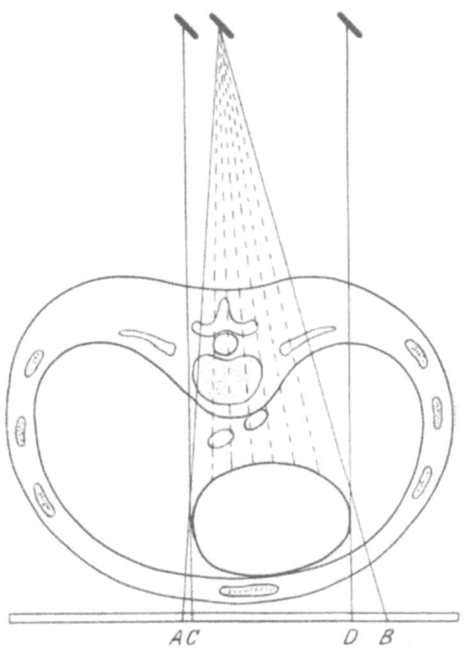

Fig. 172.

Orthodiagraphie.

Man kann die Orthodiagraphie im Stehen, Sitzen und Liegen vornehmen; ein Apparat, der die Aufnahmen in jeder der drei Stellungen gestattet, ist von F. M. Groedel konstruiert worden (Fig. 173 u. 174).

Bevor wir auf die Beziehungen zwischen Orthodiagramm und Perkussionsfigur eingehen, müssen wir uns darüber klar werden, was das Orthodiagramm uns zeigt und wie groß die Genauigkeit der durch das Orthodiagramm vermittelten Grenzen und Zahlen ist. Das Orthodiagramm (Fig. 175) gibt einen

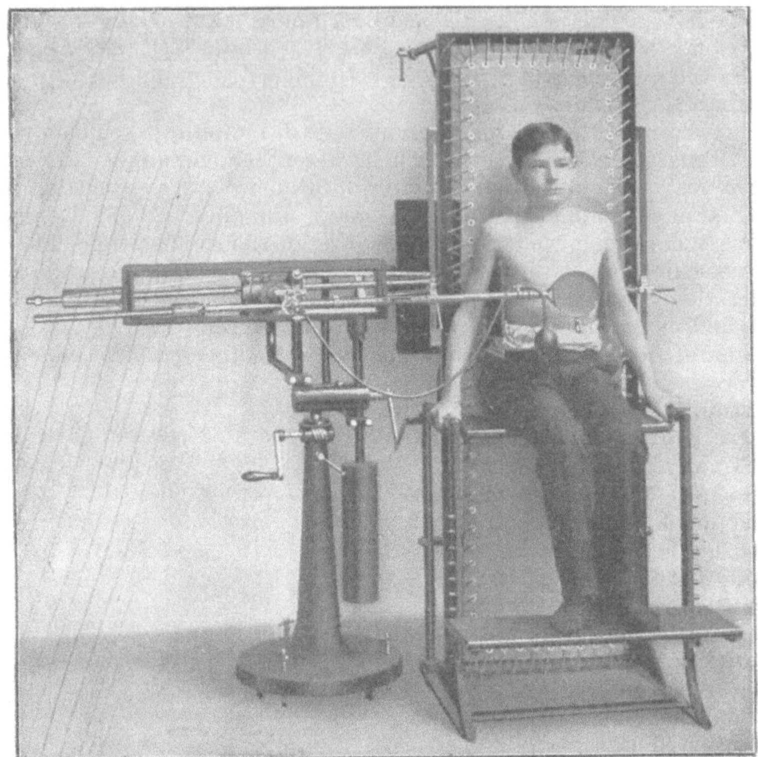

Fig. 173. Vertikalorthodiagraph nach Groedel.

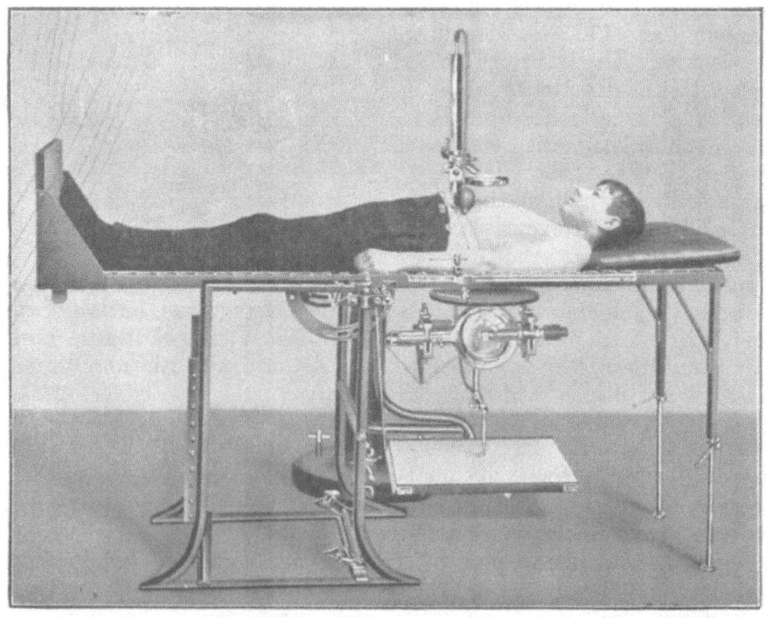

Fig. 174. Orthodiagraph nach Groedel. Aufnahme im Liegen.

Schattenriß des Herzens und der großen Gefäße in natürlicher Größe. Die Maße dieses Schattenrisses, Länge, Breite, schräger Durchmesser, können wir mit dem Zentimetermaß bestimmen. Es wäre aber ein Irrtum anzunehmen, daß auf die Weise die Länge oder die Breite des Herzens, d. h. ihre Höchstwerte gemessen würden. Die Längsachse des Herzens zieht von rechts hinten oben nach links vorn unten, also schräg zur Längsachse des Brustkorbes und schräg zu der Fläche, auf der das Orthodiagramm aufgezeichnet wird. Die Länge des Herzens wird also um einen Bruchteil kleiner gefunden als sie tatsächlich ist. Dieser Bruchteil ist nicht konstant, sondern ändert sich mit der Lage der Längsachse des Herzens. Er wird anders in der Einatmungsstellung als in der Ausatmungsstellung, anders in einem langen als in einem kurzen, anders in einem flachen als in einem tiefen Brustkorb ausfallen. Dasselbe gilt für die Breite des Herzens. Der größte Breitendurchmesser des Herzens steht schräg zur Frontalebene, die im Orthodiagramm gefundene Breite ist deshalb kleiner als die tatsächliche größte Breite des Herzens. Diese Verhältnisse dürften die Erscheinung erklären, daß sich bei Lagewechsel die Größe des Herzens, gemessen am Orthodiagramm, zu ändern scheint, während in Wirklichkeit die Projektion geändert wird. Wenn im Liegen das Orthodiagramm etwas größer gefunden wird als in aufrechter Körperstellung, so dürfte das in erster Linie auf eine Änderung der Herzlage und dadurch verursachte Änderung der Projektion des Herzschattens zurückzuführen sein. Wie weit daneben Anspannung des Herzbeutels, Steigerung des auf das Herz ausgeübten Druckes, Verengerung der Hohlvenen mit Verminderung der dem Herzen zuströmenden Blutmenge, Erhöhung der Pulsfrequenz mit Herabsetzung des Schlagvolumens beteiligt sind, mag unentschieden bleiben. Es ist Regel, bei der Aufnahme des Orthodiagramms den diastolischen Stand der Herzgrenzen zu markieren; der Grad der diastolischen Ausdehnung ist aber nicht konstant, sondern wechselt je nach dem gerade nötigen Schlagvolumen, und das kann innerhalb von Minuten erheblichen Änderungen unterliegen. Noch stärker sind die Verschiebungen der Herzgrenzen infolge von Veränderungen der Lage des Herzens durch die Atmung. Wenn auch nach der Vorschrift die Herzgrenzen am Ende der Ausatmung bei ungezwungener Atmung zu bestimmen sind, so ist hier doch begreiflicherweise eine gewisse Fehlerbreite unvermeidlich; dafür sorgen ungleichmäßige Atmung, wechselnde Füllung des Leibes mit entsprechenden Änderungen des Zwerchfellstandes usw.

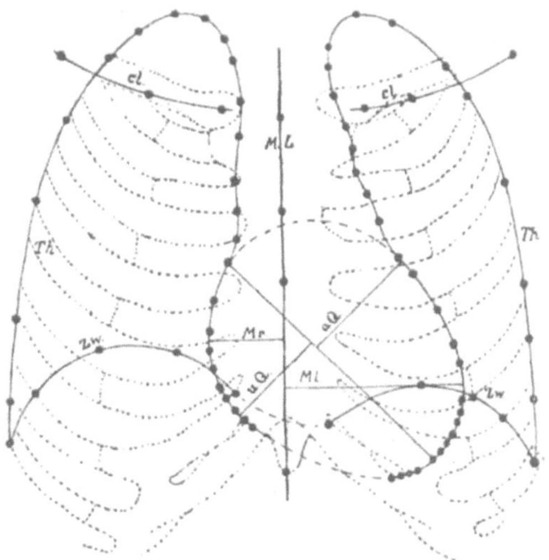

Fig. 175. Orthodiagramm des Herzens (nach Moritz).

Die von der Orthodiagraphie gelieferten Grenzen dürfen also, das geht als Regel aus den soeben angestellten Überlegungen hervor, nicht als Größen betrachtet werden, die auf Millimeter genau sind und aus Unterschieden von wenigen Millimetern dürfen deshalb keine bindenden Schlüsse gezogen werden. Andererseits darf man nicht vergessen, daß dieselben Umstände, die die Genauigkeit der Orthodiagraphie beeinträchtigen, auch die Genauigkeit der Perkussion beeinflussen, sie fallen nicht der Untersuchungsmethode, sondern dem untersuchten Objekt zur Last. Sehen wir von diesen unvermeidlichen Fehlerquellen ab, so arbeitet die Orthodiagraphie fast auf den Millimeter genau und könnte sonach als scharfe Kontrolle der aus technischen Gründen weniger genauen Perkussion betrachtet werden. Bei dem Versuch das Orthodiagramm mit der Perkussionsfigur zur Deckung zu bringen, stoßen wir aber auf eine bisher nicht erwähnte Schwierigkeit: die Wölbung des Brustkorbes führt dazu, daß häufig der dämpfende Einfluß des Herzens bei der Perkussion weiter seitlich reicht, als dem Projektionsbilde entspricht, das durch den sagittalen Strahlengang des Orthodiagraphen entworfen wird (Fig. 176).

Besonders große Unterschiede zwischen Orthodiagramm und Perkussionsfigur werden dann entstehen, wenn der Tiefendurchmesser des Herzens stark vergrößert ist; ob eine Herzerweiterung oder der Herzstoß bis zu der vorderen, mittleren oder hinteren Achsellinie reichen, wird im Orthodiagramm nur unzureichend zum Ausdruck kommen, während die Perkussion diese wichtigen Differenzen in vollem Umfange mit leichter Mühe aufdeckt. Wir sehen daraus, daß beide Verfahren ihre Vorzüge und Schwächen haben, eines ergänzt das andere, beide sind darum nötig.

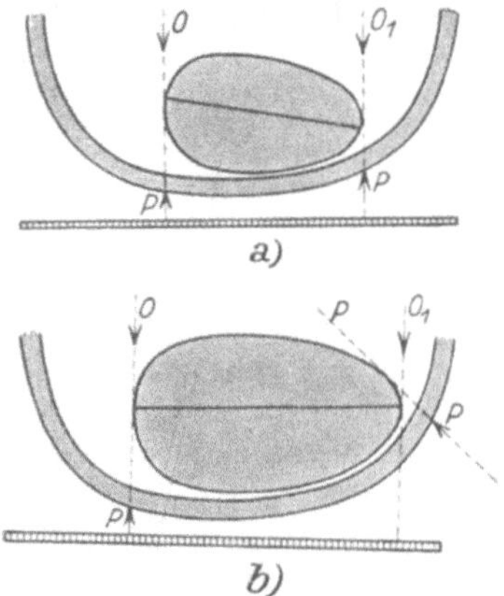

Fig. 176. Projektion des Herzens durch Perkussion (P) und Orthodiagraphie (O).
a bei normalem Herzen, O und P fallen zusammen; b bei vergrößertem Herzen, O und P schneiden sich (nach Groedel).

Die Ausmessung des Orthodiagramms

wird gewöhnlich in der von Moritz empfohlenen Weise ausgeführt. Man bestimmt:

1. den Längsdurchmesser L, vom Vorhof-Cavawinkel zur Herzspitze ziehend;
2. den Querdurchmesser, u. Q + o. Q, den größten senkrechten Abstand der Herzkonturen vom Längsdurchmesser;
3. die Transversaldimension, Mr + Ml, den größten senkrechten Abstand der Herzkonturen von der Medianlinie.

Auf Grund eines umfangreichen Materials werden die in der nebenstehende Tabelle verzeichneten Durchschnittswerte angegeben.

In der Tabelle ist die Körperlänge als Einteilungsprinzip zugrunde gelegt. Die Zahlen zeigen uns, daß die Maße des Orthodiagramms proportional mit der Körpergröße wachsen und bei Männern größer als bei Frauen, im Sitzen kleiner als im Liegen ausfallen. Körperlänge und Geschlecht sind aber nicht die einzigen Größen, die von Einfluß auf die Maße des Orthodiagramms sind. Alter, Gewicht und Beruf (Muskelarbeit) des Individuums kommen daneben in Betracht; mit steigendem Alter, Gewicht und Muskelentwicklung steigen die Maße des Orthodiagramms.

Die Maße der Tabelle I dürften deshalb nicht schematisch als starre Zahlen angesehen werden, sondern müssen sinngemäß unter Berücksichtigung der Körperkonstitution und des Alters auf den einzelnen Fall angewendet werden. Dadurch wird aber dem subjektiven Ermessen ein breiterer Raum gelassen, als für die Sicherheit der Beurteilung wünschenswert ist. Man hat deshalb versucht festere Beziehungen zwischen den Maßen des Orthodiagramms und dem Körperbau herzustellen. So setzen Franke und Groedel die Transversaldimension in Beziehung zum Transversaldurchmesser der Lungen oder des knöchernen Thorax (T D L) und Groedel giebt als Durchschnittswert für junge gesunde Männer 1 : 1,92 an. Dietlen hat gefunden, daß die Fläche der

Durchschnittswerte des Herzorthodiagramms.
Zusammengestellt nach den Tabellen von: Dietlen, Groedel, Otten, Veith (aus Groedels Grundriß).

		Untersuchung im Liegen					Untersuchung im Sitzen					Untersuchung im Stehen			
		Mr.	Ml.	T.	L.	Fl.	Mr.	Ml.	T.	L.	Fl.	Mr.	Ml.	T.	L.
Kinder.	Min.	2,4	5,45	8,2	8,85	43,5	2,0	5,0	7,4	8,0	44	—	—	—	—
I. 102—110 cm	Mittel	**2,6**	**6,1**	**8,7**	**9,3**	**51**	**2,55**	**5,45**	**8,0**	**8,4**	**47**	—	—	—	—
	Max.	2,75	6,7	9,1	9,5	54,5	3,3	6,2	8,4	8,6	49	—	—	—	—
	Min.	2,15	5,85	8,75	9,35	56,5	2,2	5,4	8,4	8,6	51	—	—	—	—
II. 111—120 cm	Mittel	**2,9**	**6,35**	**9,25**	**9,9**	**63,5**	**2,85**	**5,97**	**8,82**	**9,3**	**58**	—	—	—	—
	Max.	3,4	7,0	9,8	10,55	69,5	3,7	6,8	9,8	9,9	64	—	—	—	—
	Min.	2,25	6,0	9,2	9,9	52,5	2,2	5,2	8,2	9,0	54	—	—	—	—
III. 121—130 cm	Mittel	**3,0**	**6,9**	**9,9**	**10,6**	**72,5**	**3,04**	**6,35**	**9,4**	**10,1**	**64**	—	—	—	—
	Max.	3,75	8,25	11,15	12,0	82	3,8	7,5	10,75	11,5	77	—	—	—	—
	Min.	2,45	5,8	9,05	9,8	66	2,1	6,1	8,7	9,3	63	—	—	—	—
IV. 131—140 cm	Mittel	**3,3**	**6,9**	**10,2**	**10,9**	**77**	**3,08**	**6,79**	**9,87**	**10,9**	**72,5**	—	—	—	—
	Max.	4,3	8,05	11,6	12,0	95	4,5	8,3	11,4	12,0	82	—	—	—	—
Männer 15—19 Jahre.	Min.	3,4	7,1	10,6	11,4	78	3,2	7,0	10,5	11,2	—	—	—	—	—
I. 145—154 cm	Mittel	**3,5**	**7,5**	**11,0**	**11,8**	**88**	**3,9**	**7,4**	**11,3**	**11,8**	—	—	—	—	—
	Max.	3,7	7,8	11,2	12,5	96	4,5	8,0	12,0	12,5	—	—	—	—	—
	Min.	3,0	7,4	10,7	12,0	84	3,6	7,2	11,2	11,2	—	—	—	—	—
II. 155—164 cm	Mittel	**3,8**	**8,0**	**11,8**	**12,7**	**96**	**4,4**	**7,9**	**12,3**	**12,4**	—	—	—	—	—
	Max.	4,1	9,3	13,1	14,2	114	5,2	8,3	13,5	13,8	—	—	—	—	—
	Min.	3,4	7,0	11,0	12,5	95	3,9	7,0	11,6	11,3	—	—	—	—	—
III. 165—174 cm	Mittel	**4,2**	**8,2**	**12,4**	**13,6**	**109**	**4,3**	**7,9**	**12,1**	**13,1**	—	—	—	—	—
	Max	5,1	8,8	13,8	15,2	121	4,7	8,5	12,5	14,3	—	—	—	—	—
	Min.	3,6	6,5	10,4	12,7	98	4,0	8,0	12,0	13,6	—	—	—	—	—
IV. 175—182 cm	Mittel	**4,0**	**7,9**	**11,9**	**13,7**	**109**	**4,0**	**8,0**	**12,0**	**13,7**	—	—	—	—	—
	Max.	4,3	8,8	12,4	14,4	125	4,0	8,0	12,0	13,8	—	—	—	—	—
Männer über 20 Jahre.	Min.	3,1	8,2	11,9	12,1	91	4,0	8,0	12,0	12,0	—	—	—	—	—
I. 145—154 cm	Mittel	**3,7**	**8,5**	**12,2**	**13,4**	**103**	**4,7**	**8,4**	**13,1**	**12,9**	—	—	—	—	—
	Max.	4,4	8,8	12,6	14,1	112	5,2	9,2	14,4	14,2	—	—	—	—	—
	Min.	3,3	7,4	11,0	12,3	97	3,5	7,4	12,1	13,0	—	—	—	—	—
II. 155—164 cm	Mittel	**4,2**	**8,7**	**12,9**	**14,0**	**111**	**4,5**	**8,7**	**13,0**	**13,9**	—	**4,1**	**8,3**	**12,4**	**13,7**
	Max.	5,9	10,4	14,5	15,3	130	5,3	9,5	14,1	15,0	—	—	—	—	—
	Min.	3,0	6,8	11,3	12,5	96	3,7	7,2	11,4	12,0	—	—	—	—	—
III. 165—174 cm	Mittel	**4,3**	**8,8**	**13,1**	**14,2**	**117**	**4,5**	**8,7**	**13,2**	**14,0**	—	**4,0**	**8,5**	**12,5**	**13,8**
	Max.	5,7	9,7	15,3	15,9	138	5,6	10,2	14,6	15,3	—	—	—	—	—
	Min.	3,5	8,1	13,1	13,4	111	4,0	7,3	12,0	13,3	—	—	—	—	—
IV. 175—185 cm	Mittel	**4,5**	**9,3**	**13,8**	**14,9**	**131**	**4,7**	**8,5**	**13,2**	**14,2**	—	**4,2**	**8,5**	**12,7**	**14,4**
	Max.	5,8	11,0	15,0	16,2	149	5,4	9,0	13,6	14,7	—	—	—	—	—
Frauen 15—17 Jahre.	Min.	3,3	6,5	10,5	11,9	84	2,5	6,5	9,0	10,5	—	—	—	—	—
I. 145—154 cm	Mittel	**3,5**	**7,5**	**11,0**	**12,4**	**92**	**3,1**	7,0	10,1	11,2	—	—	—	—	—
	Max.	4,0	8,7	12,0	12,8	100	4,0	7,8	11,0	12,0	—	—	—	—	—
	Min.	3,2	7,0	10,3	12,9	86	2,8	6,5	9,0	10,5	—	—	—	—	—
II. 155—164 cm	Mittel	**3,5**	**8,0**	**11,5**	**13,2**	**95**	**3,8**	**7,6**	**11,4**	**12,3**	—	—	—	—	—
	Max.	4,0	8,8	12,5	14,0	104	5,2	8,7	12,7	14,0	—	—	—	—	—
	Min.	2,8	7,0	10,9	12,3	85	4,0	6,6	10,6	10,6	—	—	—	—	—
III. 165—174 cm	Mittel	**3,4**	**7,7**	**11,1**	**12,7**	**92**	**4,1**	**7,0**	**11,1**	**11,8**	—	—	—	—	—
	Max.	3,9	8,5	11,3	13,3	97	4,2	7,4	11,6	13,0	—	—	—	—	—
Frauen über 17 Jahre.	Min.	2,4	7,2	10,3	12,1	86	3,0	6,2	10,1	11,0	—	—	—	—	—
I. 145—154 cm	Mittel	**3,5**	**8,3**	**11,8**	**12,8**	**94**	**3,8**	**8,0**	**11,8**	**13,0**	—	**3,6**	**7,5**	**11,1**	**12,7**
	Max.	4,0	9,2	12,8	13,3	105	4,5	9,3	13,1	13,5	—	—	—	—	—
	Min.	2,6	6,2	10,9	11,7	83	3,2	6,4	10,4	11,5	—	—	—	—	—
II. 155—164 cm	Mittel	**3,5**	**8,5**	**12,0**	**13,3**	**102**	**3,8**	**8,0**	**11,8**	**13,0**	—	**3,6**	**7,6**	**11,2**	**12,9**
	Max.	5,2	10,3	13,7	15,0	116	5,0	9,5	14,3	14,8	—	—	—	—	—
	Min.	3,2	6,8	11,3	12,8	103	3,2	6,5	10,8	12,0	—	—	—	—	—
III. 165—174 cm	Mittel	**3,9**	**8,8**	**12,7**	**13,6**	**109**	**4,0**	**8,1**	**12,1**	**13,2**	—	**3,7**	**8,7**	**11,5**	**13,0**
	Max.	4,5	9,7	12,9	14,0	116	4,5	9,8	14,0	14,5	—	—	—	—	—

Herzsilhouette vom Körpergewicht abhängt; nun interessiert uns ja letzten Endes nicht die Fläche der Herzsilhouette, sondern das Volumen des Herzens. Hätte das Herz Kugelgestalt, so würde sich das Volumen (V) aus der Fläche (F) nach der Formel berechnen $V = F\left(\frac{3}{2}\right)\frac{4}{3\sqrt{\pi}}$. Der bei dieser Rechnung entstehende Fehler ist aber so groß, daß die gefundene absolute Zahl keinen Wert hat. Brauchbar ist dagegen nach R. Geigel dies Volumenmaß des Herzens im Vergleich zum Körpergewicht. Dividiert man den erhaltenen Wert durch die Zahl der Kilogramme des Körpergewichts, so erfahren wir, wieviel Kubikzentimeter Herz treffen auf 1 kg Körpergewicht (Herzquotient HQ). Zur Vereinfachung der Rechnung kann man die Konstante $\frac{4}{3\sqrt{\pi}}$ weglassen, man erhält dann den reduzierten Herzquotienten (rHQ). Nach R. Geigels umfangreichem Material ist ein rHQ von 14—23 bei Erwachsenen als normal anzusehen. Ein rHQ < 14 zeigt ein abnorm kleines Herz an, das aber deshalb nicht minderwertig zu sein braucht. In vielen Fällen wird allerdings bei einem zu kleinem Herzquotienten eine verminderte Leistungsfähigkeit gefunden. Gegen die Verwertung der Herzfläche und der aus ihr abgeleiteten Größen sind Einwendungen von Otten und F. M. Groedel erhoben worden. Um die Fläche des Orthodiagramms berechnen zu können, muß man die obere und untere Herzgrenze ergänzen, da beide nicht unmittelbar beobachtet werden können. Dabei kommen Fehler von 5—10% der Gesamtfläche zur Beobachtung.

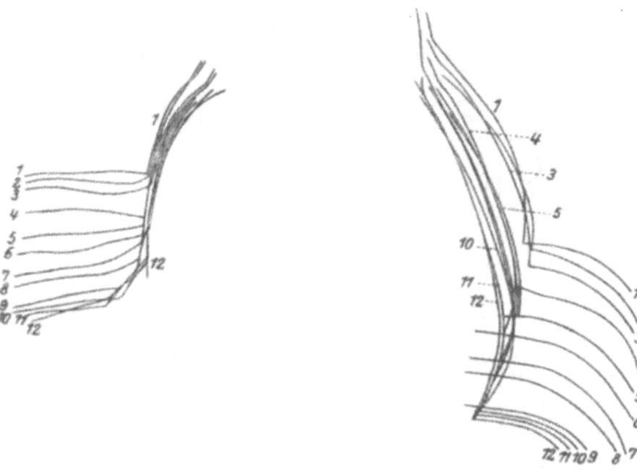

Fig. 177. Verschiebung des Herzens bei forcierter Atmung (nach Groedel).

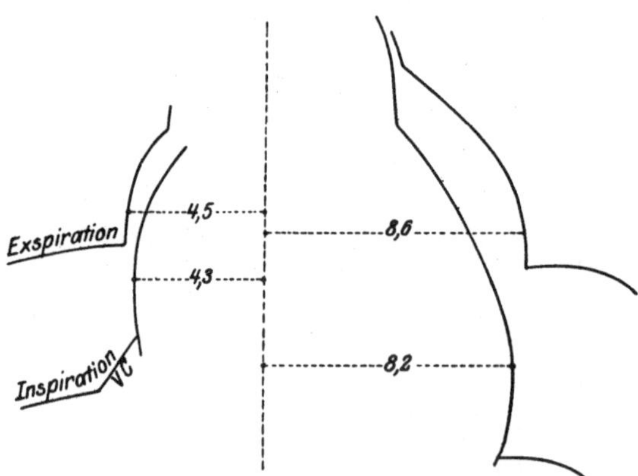

Fig. 178. Phase 1 und 12 aus Fig. 177 (nach Groedel).

Nach allem kommen wir zu dem Schluß, daß das Orthodiagramm, obwohl es uns uns eine ausgezeichnete, in vielen Fällen die beste Auskunft über die Größe des Herzens und vor allem feste Zahlen für Vergleichsuntersuchungen gibt, doch der Ergänzung durch die Perkussion bedarf, daß es stets unter Berücksichtigung des Alters und Körperbaues beurteilt werden sollte, daß es allein nicht zu Schlüssen auf die Leistungsfähigkeit des Herzens berechtigt.

Fernaufnahmen des Herzens,

bei denen die Röntgenröhre in 2 m Entfernung von der Platte aufgestellt ist, sind von A. Köhler eingeführt worden. Die Umrisse des Herzens werden bei dieser Technik um 1—2 mm zu groß gezeichnet, dafür bieten aber die Fernaufnahmen den Vorzug einer ganz objektiven Wiedergabe. Die Ausmessung wird wie beim Orthodiagramm vorgenommen. Als Schattenseiten werden der Methode vorgeworfen die höheren Kosten, Aufnahme in der für manche Herzkranken anstrengenden Stellung tiefster Einatmung, unscharfe Umrisse, sobald die Expositionsdauer $^1/_{20}$ Sek. überschreitet (F. M. Groedel).

Die Kinematographie des Herzens

mit Röntgenstrahlen ist ein teures, und wenn es mit der Elektrokardiographie verbunden wird, recht kompliziertes Verfahren, das für die allgemeine Praxis nicht in Betracht kommt. Es hat aber in der Hand von Groedel interessante Aufschlüsse über die Form und Lageveränderung des Herzens während der Atmung und das Verhalten der Herzkonturen im Verlaufe der systolischen und diastolischen Umformungen ergeben.

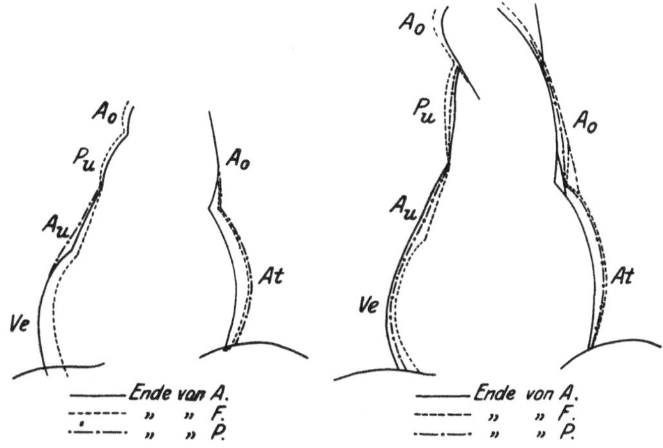

Fig. 179 u. 180. Pulsatorische Pendelbewegung des Herzschattens (nach Th. und F. M. Groedel).

Fig. 177 zeigt die Verschiebungen des Herzens bei angestrengter Atmung in 12 Serienaufnahmen, die während des Ablaufes einer Atmung erhalten wurden, Fig. 178 das Anfangs- und Endstadium der Beobachtungsreihe. Die beiden folgenden Figuren 179 und 180 geben eine Vorstellung von den Verschiebungen des Herzschattens während einer Herzrevolution; das gleichzeitig aufgenommene Elektrokardiogramm gestattete es den Zeitpunkt der verschiedenen Schattenlinien genau festzulegen. Die in der Erklärung Groedels benutzten Buchstaben sind die von Kraus und Nicolai für die Benennung der Elektrokardiogrammzacken empfohlenen: A für die Vorhofszacke, F für die Nachschwankung; P bezeichnet die zwischen dem Ende von F und dem Anfang von A liegende Strecke. Verfolgt man die einzelnen Konturen, so sieht man, daß die beiden Herzränder eine gleichgerichtete Verschiebung von rechts nach links und zurück ausführen (pulsatorische Pendelbewegung des Herzschattens)". Die Pulsationsschläge des Herzens schätzt Groedel nach seinen Serienaufnahmen normalerweise auf 1,5—2 mm beiderseits.

Literatur.

Achelis, Über adhäsive Perikarditis. Über den Verlust der beim Übergang aus der horizontalen zur aufrechten Körperhaltung normalerweise eintretenden Vertikalverschiebung des Herzens. Deutsch. Arch. f. klin. Med. 1914. 115. S. 419.

Achelis, Herz der Tuberkulösen. Deutsch. Arch. f. klin. Med. 1911. 104.
Albers-Schönberg, Die Bestimmung der Herzgröße mit besonderer Berücksichtigung der Orthophotographie (Distanzaufnahme), Teleröntgenographie. Fortschr. Bd. 12. H. 1.
— Über das Röntgenverfahren in der inneren Medizin mit besonderer Berücksichtigung des Herzmeßverfahrens nach Moritz. Ärztl. Ver. Hamburg. 21. Okt. 1902.
Alexander, Ein Fall von Rekurrenzlähmung bei Mitralstenose. Berl. klin. Wochenschr. 1904. Nr. 41.
Arnheim, Ein Fall von angeborener Pulmonalstenose sowie Bemerkungen über die Diagnose des offenen Ductus Botalli. Berl. klin. Wochenschr. 1905. Nr. 8.
— Persistenz des Ductus Botalli. Berl. klin. Wochenschr. 1903. Nr. 27.
Arnsperger, Die Röntgenuntersuchung der Brustorgane. Leipzig 1909.
Bauer und Helm, Röntgenbefunde bei Kropfherz. Deutsch. Arch. f. klin. Med. 1912. 109.
Becker, Die Analyse des Elektrokardiogramms mittels der Röntgenkymographie. Deutsch. Arch. f. klin. Med. 1914. 113.
Bittorf, Ein Fall von offenem Ductus Botalli. Münch. med. Wochenschr. 1903. Nr. 41.
— Die Bedeutung des linken mittleren Herzschattenbogens. Fortschr. a. d. Geb. der Röntgenstr. Bd. 9. H. 1.
de la Camp, Kongenitale Herzleiden. Die deutsche Klinik am Eingange des 20. Jahrhunderts.
Cowl, Diagnostik und Untersuchungsmethoden mittels Röntgenstrahlen. Urban u. Schwarzenberg. Berlin 1903.
Determann, Beweglichkeit des Herzens in toto bei Lageveränderungen des Körpers. 17. Kongr. f. inn. Med. 1899 (Kardioptose). Zeitschr. f. inn. Med. 1900. 122.
Dietlen, Orthodiagraphie und Teleröntgenographie als Methode der Herzmessung. Münch. med. Wochenschr. 1913. Nr. 32.
— Die Röntgenuntersuchung von Herz, Gefäßen und Perikard. In Rieder-Rosenthal, Lehrb. d. Röntgenkunde. I. A. Barth. Leipzig 1913.
— Ergebnisse des medizinischen Röntgenverfahrens für die Physiologie. Ergebn. d. Physiol. 1910. 10.
— Über Größe und Lage des normalen Herzens. 23. Kongr. f. inn. Med. 1906.
— Orthodiagraphische Beobachtungen über Herzlagerung bei pathologischen Zuständen Münch. med. Wochenschr. 1907. Nr. 1.
— Orthodiagraphische Untersuchungen über pathologische Herzformen und das Verhalten des Herzens bei Emphysem und Asthma. Münch. med. Wochenschr. 1908. Nr. 34.
— Über Herzdilatation bei Diphtherie. Münch. med. Wochenschr. 1905. Nr. 15.
— Über die klinische Bedeutung der Veränderungen am Zirkulationsapparat, insbesondere der wechselnden Herzgröße bei verschiedener Körperhaltung (Liegen und Stehen). Deutsch. Arch. f. klin. Med. 1909. 97. S. 32.
— Über Größe und Lage des normalen Herzens und ihre Abhängigkeit von physiologischen Bedingungen. Deutsch. Arch. f. klin. Med. 1907. 88. 55.
— Die Perkussion der wahren Herzgrenzen. Deutsch. Arch. f. klin. Med. 1906. Bd. 88. S. 299.
Ebert und Stuertz, Abnorme Gestalt des linken mittleren Herzschattenbogens bei Herzgesunden. Deutsch. Arch. f. klin. Med. 1912. 107.
v. Elischer, Über Moment-Röntgenbilder des gesunden und kranken Herzens in verschiedenen Phasen seiner Tätigkeit. Zeitschr. f. klin. Med. 1912. 75. 45.
Gött und Rosenthal, Über ein Verfahren zur Darstellung der Herzbewegung mittels Röntgenstrahlen (Röntgenkymographie). Münch. med. Wochenschr. 1912. Nr. 38.
Groedel, Anonyma und Subklavia im Röntgenbild. Fortschr. Bd. 18. H. 3.
— Ist die sog. absolute Herzdämpfung mit Hilfe der Röntgenstrahlen nachweisbar? Fortschr. auf d. Gebiet d. Röntgenstrahlen XIX. SA. S. 437.
— Zur Ausgestaltung der Orthodiagraphie. Münch. med. Wochenschr. 1906. Nr. 17.
— Orthoröntgenographie. Arch. of the Roentgen. Ray. 1907. Nr. 88 u. 89.
— Die Orthoröntgenographie. J. F. Lehmann. München 1908.
— Die Röntgendiagnostik der Herz- und Gefäßkrankheiten. H. Mensser. Berlin 1912.
— Die röntgenanatomische Situsuntersuchung des Herzens und der großen Gefäße. Zweck, Bedeutung und seitherige Leistungen dieses Verfahrens. Deutsch. Arch. f. klin. Med. III. 1. 2. 1913.
— Das normale Thoraxbild in Groedels Grundriß und Atlas der Röntgendiagnostik in der inneren Medizin. 1914.
— Röntgenkinematographische Studien über Herzgröße und Herzlage. Zeitschr. f. klin. Med. 1911. 72.
— Röntgenkinematographische Studien über den Einfluß der normalen Respiration auf Herzgröße und Lage. Zeitschr. f. klin. Med. 1911. 72. S. 310.
Groedel, Theo und Groedel, F. M., Studien über den Ablauf der Herzbewegung mittels kombinierter röntgenkinematographischer und elektrokardiographischer Aufnahmen. 84. Vers. d. Naturf. u. Ärzte 1912 und Deutsch. Arch. f. klin. Med. 1912. Bd. 109.

Groedel, Theo und Groedel, F. M., Die Technik der Röntgenkinematographie. Deutsch. med. Wochenschr. 1913. Nr. 17.
— — Herzsilhouette bei angeborenen Herzkrankheiten. Deutsch. Arch. f. klin. Med. 1911. 103.
Grunmach, Über die Leistungen der X-Strahlen zur Bestimmung der Lage und Grenzen des Herzens. Deutsche med. Wochenschr. 1904. Nr. 13.
Hegler, Über postmortale Elektrokardiogramme. Biol. Verein. Hamburg. Sitzg. 15. 10. 1912.
Hoffmann, Ein Apparat zur gleichzeitigen Bestimmung der Herzgrenzen in Verbindung mit den Orientierungspunkten und -Linien der Körperoberfläche. Zentralbl. f. inn. Med. 1902. Nr. 19.
Holzknecht, Die röntgenologische Diagnostik der Erkrankungen der Brusteingeweide. Hamburg 1901.
Huismans, Der Telekardiograph, ein Ersatz des Orthodiagraphen. Münch. med. Wochenschr. 1913. Nr. 43.
Karfunkel, Bestimmung der wahren Lage und Grenzen des Herzens und der großen Gefäße mittels Röntgenstrahlen. Zeitschr. f. klin. Med. 1901.
— Über orthodiagraphische Untersuchungen am Herzen. Münch. med. Wochenschr. 1902. Nr. 5.
Kreuzfuchs, S., Die Lage des Herzens im Röntgenbilde. Zeitschr. f. Herz- u. Gefäßkrankh. Bd. 4. 1912.
— Neues Verfahren der Herzmessung. Münch. med. Wochenschr. 1912. 19.
Lippmann und Quiring, Röntgenuntersuchung der Arterienerkrankungen. Fortschr. d. Röntg. 29. Heft. 4.
Moritz, Methodisches und Technisches zur Orthodiagraphie. Deutsch. Arch. f. klin. Med. 81.
— Methoden der Herzuntersuchung. Deutsche Klinik 4. Abt. 2.
— Über die Bestimmung der sog. wahren Herzgröße mittels Röntgenstrahlen. Zeitschr. f. klin. Med. 59. Heft 1.
— Über Tiefenbestimmungen des Orthodiagraphen und deren Verwendung, um etwaige Verkürzungen bei der Orthodiagraphie des Herzens zu ermitteln. Fortschr. Bd. 7.
— Röntgenuntersuchung des Herzens. 19. Kongr. f. inn. Med. 1901.
— Über orthodiagraphische Untersuchungen am Herzen. Münch. med. Wochenschr. 1902. Nr. 1.
— Über die Bestimmung der Herzgrenzen nach Smith mittels des Phonendoskopes. Münch. med. Wochenschr. 1903. Nr. 31.
— Über Veränderungen in der Form, Größe und Lage des Herzens beim Übergang aus horizontaler in vertikale Körperstellung, zugleich ein zweiter Beitrag zur Methodik der Orthodiagraphie, insbesonders zu der Frage, wie die Orthodiagramme auszumessen seien und welche Körperstellung für die Orthodiagraphie zu wählen sei. Deutsch. Arch. f. klin. Med. 1905. 82.
— Einige Bemerkungen zur Frage der perkutorischen Darstellung der gesamten Vorderfläche des Herzens. Deutsch. Arch. f. klin. Med. 1906. 88.
— Zur Frage der Perkussion des rechten Herzrandes. Deutsche med. Wochenschr. 1908. Nr. 9.
Otten, Die Bedeutung der Orthodiagraphie für die Erkennung der beginnenden Herzerweiterung. Deutsch. Arch. f. klin. Med. Bd. 105. 1912.
Rieder, Die Untersuchung der Brust mit Röntgenstrahlen in verschiedenen Durchleuchtungsrichtungen. Fortschr. Bd. 6. Heft 3.
Rieder und Rosenthal, Lehrbuch der Röntgenkunde 1913.
Rumpf, Orthodiagraphie des Herzens und Thoraxverschiebung. 26. Kongr. f. inn. Med. 1909.
Schieffer, Über den Einfluß des Militärdienstes auf die Herzgröße. Deutsch. Arch. f. klin. Med. Bd. 92. H. 5 u. 6.
Schwarz, Die Röntgenuntersuchung des Herzens und der großen Gefäße. F. Deuticke. Wien-Leipzig. 1911.
Vaquez et Bordet, Le coeur et l'aorte, etudes de radiologie clinique. Baillère et fils. Paris 1913.
Zinn, Zur Diagnose der Persistenz des Ductus arteriosus Botalli. Berl. klin. Wochenschr. 1898. Nr. 20.

Die Untersuchung des Arterienpulses

ist eine uralte Kunst. Ihre

Geschichte [1])

reicht über $2^1/_2$ Jahrtausende vor Christi Geburt zurück. Um das Jahr 2639 soll in China der dritte König des Reiches Hoam-Ty mit dem Arzte Lipe eine Pulslehre ausgearbeitet haben. Die Adern führen Blut und Hauch, sie werden an 11 verschiedenen Stellen gefühlt; die Untersuchung pflegt während 9 Atemzügen vorgenommen zu werden, auf jeden Atemzug kommen normal 4—5 Pulsschläge. Jeder Puls wird dreimal untersucht, nämlich mit schwachem, mittlerem und starkem Druck; der Puls wechselt nach Alter, Geschlecht, Konstitution, Jahreszeiten und Krankheit. Im ganzen kommen so um 200 verschiedene Pulsformen zustande, die sich miteinander verbinden können. Der Puls allein setzt den erfahrenen Arzt in den Stand Diagnose, Prognose und Therapie zu bestimmen, kein Wunder, daß seine Prüfung oft Stunden in Anspruch nahm. Wir überspringen zwei Jahrtausende und kommen zum Vater der Medizin, Hippokrates. Dieser kühle Beobachter unterscheidet nur einige wenige, dafür aber heute noch brauchbare Pulsformen: *ψαίρων* languidus, *βληχρός* debilis, *ὀξύς* celer, *ἀειρόμενος* elatus hebend, *ἐλλείπων* deficiens, *πυκνότατος* frequentissimus, *νώθρος* rarus, *μέγιστος* maximus, *τρομώδης* tremulus, flatternd. Auffallenderweise werden Arterien und Venen noch nicht von ihm unterschieden, das geschieht erst durch Praxagoras, der sich auch schon Gedanken über das heute noch umstrittene Problem der selbständigen Tätigkeit der peripherischen Gefäße macht. Er nimmt mit Asklepiades und Philotimus eine solche an, während Erasistratos die Pulsation der Gefäße als eine vom Herzen auf die Gefäße übertragene Bewegung erklärt; der zuletzt genannte Forscher machte ferner bereits die wichtige Beobachtung, daß der Puls in den dem Herzen näherliegenden Gefäßabschnitten früher auftritt als in den entfernteren Abschnitten. Herophilos hält ebenfalls den Puls für eine den Arterien vom Herzen mitgeteilte Bewegung und beschäftigte sich besonders mit der Systole und Diastole der Gefäße; die zeitlichen Verhältnisse dieser beiden Vorgänge werden von ihm durch Notenbeispiele versinnbildlicht. Seine Lehre ist in der *Σύνοψις περὶ σφυγμῶν* des Rufus von Ephesus dargestellt. Hier ist auch schon die Rede von der Größe und Füllung des Pulses, vom schnellenden und vom raschen Puls (*σφυγμὸς ταχύς* und *σφυγμὸς πυκνός*). Bei weitem am ausführlichsten von allen Forschern des Altertums behandelt Galen den Puls. Er führt die Pulsbewegung einmal wie Archigenes auf ein Aufspringen, dann aber auch und vor allem auf eine Erweiterung der Schlagadern zurück, und teilt sie in vier Phasen ein (distentio, quies externa, contractio, quies interna).

Am Puls unterscheidet Galen Größe, Art der Bewegung (celer und tardus), Art des Schlages (stark und schwach), Konsistenz (hart und weich), die Ruhepausen (frequens und rarus), die Fülle (voll und leer), Ordnung und Unordnung, Äqualität und Inäqualität, Rhythmus. Der weitere, sehr ins einzelne gehende Ausbau, den Galen seiner Pulslehre zu teil werden ließ, mußte infolge der ungenügenden physiologischen und anatomischen Grundlagen zu zahlreichen Fehlern führen, die durch die ganze folgende Zeit bis Harvey ihren Einfluß ausübten. Durch Harvey wurde eine klare und experimentell wohl begründete Lehre von der Blutzirkulation geschaffen, die für alle folgende Untersuchungen über den Puls bis auf den heutigen Tag die Grundlage bildet.

[1]) Siehe besonders Häser, Geschichte der Medizin 1853. — Neuburger und Pagel, Handbuch der Geschichte der Medizin. 1902. — Landois, Die Lehre vom Arterienpuls. Berlin 1872. Ozanam, La circulation et le pouls. Paris 1886.

Die Inspektion des Arterienpulses

beschränkt sich auf einige wenige besondere Fälle. Die normale Pulsation der Arterien ist bei dünnen Hautdecken überall da sichtbar, wo die Schlagadern oberflächlich liegen — so der Puls der Karotiden am Halse, der Radialpuls am Handgelenk — und bedarf keiner weiteren Erwähnung. An denselben Stellen ist naturgemäß jede Steigerung der Pulsation am ersten zu sehen (Karotidenschlagen bei aufgeregter Herztätigkeit oder Aorteninsuffizienz); bei sehr hohen Graden setzt sich der Puls bis in die feineren Gefäße fort und man sieht ein abwechselndes Erröten und Erblassen der Kapillarbezirke. Besonders deutlich ist diese Erscheinung am Nagelbett, ferner an der Stirn, zumal, wenn man durch einen Strich mit dem Fingerknöchel oder dem Stiel des Perkussionshammers künstlich einen Streifen stärkerer Gefäßfüllung hervorruft, auch an den Gaumenbogen und am Augenhintergrund ist dieser Kapillarpuls meist gut zu erkennen. Er kann bei jeder verstärkten Herztätigkeit, vor allem wenn gleichzeitig die peripherischen Gefäße erweitert sind (Fieber), vorkommen, findet sich aber als sehr ausgesprochene Erscheinung in erster Linie bei Aorteninsuffizienzen und erklärt sich hier aus der großen Blutmenge, die bei jeder Systole mit großer Kraft in die Arterien hineingeworfen wird und bei der Diastole infolge des doppelten Abflusses abnorm rasch aus den Arterien entweicht.

Aneurysmen führen zu Pulsationen am Brustkorb oder in den Schlüsselbeingruben; eine Pulsation in der Kehlgrube kann wohl auch ohne Erweiterung der Aorta durch Hochstand des Bogens zustande kommen, wenn das Jugulum eingesunken ist. Nach Verletzungen oder anderen Schädigungen der Gefäßwand kann allerorten eine Pulsation entstehen, sei es, daß ein mit der Arterie zusammenhängendes abgekapseltes Hämatom (Aneurysma spurium) an dem Arterienpuls teilnimmt oder daß eine Verbindung zwischen Arterie und Vene entstanden ist (Aneurysma arteriovenosum) und die Vene, dem hohen arteriellen Druck nachgebend, besonders deutliche Pulsationen darbietet. Auch arterielle Angiome können sichtbare Pulsation zeigen. Verengerungen des Aortenbogens, die mit Vorliebe in der Gegend des Isthmus aortae sitzen, verraten sich durch starke Erweiterungen und lebhaftes Schlagen zahlreicher Hals- und Brustwandarterien (C. Gerhardt).

Die Palpation des Arterienpulses.

Die Eigenschaften des Pulses, die sich uns bei der Betastung zu erkennen geben, finden sich in einer auch heute noch brauchbaren Weise geschildert und eingeteilt bei Haller und Senac, wenn wir von noch früheren Forschern absehen. Haller nennt an Qualitäten des Pulses frequens und rarus, celer und tardus, magnus und parvus, durus und mollis, aequalis und inaequalis, plenus und inanis, fortis und debilis, regularis und irregularis (intermittens, inciduus, dicrotus, coturnisans). Senac berücksichtigt Größe, Stärke, Härte, Frequenz und Regelmäßigkeit. Auch die Beschaffenheit der Arterienwand wird vor allem von Haller schon gebührend gewürdigt. Im folgenden soll das Verhalten der Arterienwand zunächst besprochen werden, darauf werden wir zu den einfachen und schließlich zu den zusammengesetzten Pulsqualitäten übergehen.

Die Beschaffenheit der Gefäßwand

muß deshalb besonders sorgfältig geprüft werden, weil sie von wesentlichem Einfluß auf die Erscheinungen ist, welche durch die der Herztätigkeit entsprechenden Schwankungen der Blutströmung in den Schlagadern hervorgerufen werden oder anders ausgedrückt, weil das, was wir als Puls bezeichnen, ein Produkt aus der Bewegung der Gefäßwände und des Blutes ist. Wird z. B. in zwei Arterien von gleicher Weite aber ungleicher Weitbarkeit die gleiche

Blutmenge getrieben, so wird in der Arterie mit leichter Weitbarkeit eine geringere Druckerhöhung eintreten als in der weniger nachgiebigen Arterie, es entstehen zwei wesentlich verschiedene Pulsarten. Schon bei der gewöhnlichen Betastung erhalten wir eine gewisse Vorstellung von der Beschaffenheit der Wand, wir fühlen, ob sie glatt oder uneben ist. Wenn im höheren Alter der gleichmäßige Bau der Arterienwand durch fleckweise auftretende sklerotische Herde und Kalkablagerungen gestört wird, so ist bald hier, bald dort eine derbere Stelle fühlbar; häufen sich diese arteriosklerotischen Herde, dann kann das Gefäß dem tastenden Finger den Eindruck einer Gänsegurgel darbieten. In anderen Fällen ergreift der sklerotische Prozeß gleichmäßig die Gefäßwand in größerer Ausdehnung, das Gefäß wird dann hart und starr, bleibt aber eben. Daneben findet man häufig, daß die Arterie nicht wie beim Gesunden gerade, sondern geschlängelt verläuft. Diese Erscheinung wird darauf zurückgeführt, daß die Arterienwand ihre ursprüngliche Elastizität verloren hat und infolge dessen gedehnt worden ist; die mit jedem Pulsschlag erfolgende systolische Längsdehnung des Gefäßes wird bei der Diastole nicht völlig ausgeglichen und bildet sich schließlich als Dauerzustand aus. Aus demselben Grunde werden die Gefäße in solchen Fällen auch erweitert gefunden. Es muß jedoch bemerkt werden, daß die Schlängelung und Erweiterung fehlen können und zwar dann, wenn die Sklerosierung die Arteriolen mehr oder weniger verschont und deshalb zu keiner Blutdrucksteigerung führt. Die Arteriosklerose ist ein launischer Prozeß, der nicht selten lokal auftritt, man sollte deshalb aus der Sklerose eines oder auch mehrerer Gefäße nicht bedingungslos auf eine allgemeine Arteriosklerose schließen.

Es ist nun häufig schwierig, an dem unter erheblichem Druck gefüllten Gefäß zu sagen, wie weit der Widerstand, den unser Finger beim Tasten empfindet, von der Gefäßwand als solcher ,wie weit er von dem im Innern des Gefäßes herrschenden Blutdruck herrührt. Will man sich von der Beschaffenheit der Wand genau unterrichten, so muß man die Arterie so stark mit dem Finger zusammendrücken, daß distal kein Puls mehr fühlbar ist und nun prüfen, welcher Druck nötig ist, um das Gefäß ganz zu verschließen (Verschlußdruck des Gefäßsystems). Allerdings kann das zentralwärts verschlossene Gefäß durch Kollateralen von peripherwärts unter Druck gefüllt werden; man hat deshalb empfohlen, durch einen zweiten Finger diesen Zufluß zu verhindern und zwischen den beiden Fingern den Widerstand der Gefäßwand zu bestimmen. Dies Verfahren ist aber nicht zweckmässig. Das zwischen den beiden Fingern eingeschlossene Gefäßstück ist kurz, das in ihm enthaltene Blut kann nicht entweichen und steigert den Verschlußdruck in unberechenbarer Weise. Es kommt hinzu, daß es sehr schwierig ist gleichzeitig mit den Fingern derselben Hand einen starken Druck ausüben und zart zu palpieren. Auch wenn man beide Hände gebraucht, gelingt das Experiment meist nicht nach Wunsch. Unterdrückt man aber instrumentell, durch einen Schlauch oder eine Recklinghausensche Manschette, den ganzen arteriellen Zufluß zur Radialis, so kann man in ausgezeichneter Weise den Verschlußdruck prüfen. Da man heutzutage wohl bei jeder Untersuchung der Kreislauforgane den Blutdruck mißt, so sollte man stets diese Gelegenheit benutzen, um sich über die Wandbeschaffenheit der Radialis zu unterrichten. Welche Werte durch instrumentelle Untersuchungen für den Verschlußdruck gefunden worden sind, wird später mitzuteilen sein.

Die Zahl des Pulses

kann große Schwankungen zeigen. Kein Wunder daher, daß schon frühzeitig die Beziehungen der Pulszahl zu den verschiedensten Bedingungen eifrig studiert worden sind. So finden wir bei Haller unter Zitierung zahlreicher älterer

Forscher ausführliche Erörterungen über den Einfluß des Alters, Temperaments, Geschlechtes, Körperbaues, der Tageszeit, des Schlafes, der Nahrungsaufnahme, Muskeltätigkeit, des Himmelstrichs und der Jahreszeit, des Fiebers und mannigfacher Erkrankungen.

Vom Alter wissen wir, daß die Pulszahl in der Kindheit am höchsten ist, bis zum 25. Lebensjahr abnimmt und vom 60. Jahre an wieder etwas steigt. Eine Übersicht über die Mittelzahlen gibt die folgende Tabelle (nach Landois).

Jahre	Pulsschläge mittel	Beobachter	maximum minimum
0	140	Haller, Vierordt, Berthold	165. 104.
0	130 – 140	Elsasser, J. Müller, Burdach, Suchier	
0	136	Quetelet	
0	134	Floyer	
1	134	Volkmann, Guy, Nitsch	
1	120—130	Piorry	
1	132	Vierordt, Landois	
1	124	Berthold	
2	110	Vierordt, Berthold	
2	100	Piory	
3	108	Vierordt, Landois	
3	90—100	Piorry	
5	105—106	Floyer	
5	100	Vierordt	
5	90	Steffen	
5	88?	Quetelet	100. 73.
7	90	Boissier, Piorry	
7	95	Budge	
10	91	Vierordt	
11	90	Hamberger	
10 – 13	80	Nick	
10—15	78	Quetelet	98. 60.
15	92	Floyer (beim Weibe)	
15	83	Vierordt	
15—20	69,5	Quetelet	90. 57.
20	74	Vierordt	
23	71	Vierordt, Landois	
20—25	60	Nick	
20—25	69,7	Quetelet	98. 61.
20 – 25	80—70	Budge	
25—30	71	Quetelet	90. 59.
25—50	65 – 75	Budge	
30—50	70	Kepler, Boissier, Quetelet, Landois	112. 56.
40 – 50	72	Vierordt	
60	73—75	Vierordt	
80	79—80	Volkmann, Landois	
82	95	Suchier	
87	86—92	Suchier	

Die Körpergröße pflegt im umgekehrten Verhältnis zur Größe der Pulszahl zu stehen, wie zuerst B. Robinson gefunden hat. Volkmann hat für das Verhältnis zwischen Körpergröße und Pulszahl folgende Formel aufgestellt $\frac{p}{p_1} = \frac{l_1 \cdot {}^5/_9}{l \cdot {}^5/_9}$, in der p und p_1 die mittlere Pulsfrequenz, l und l^1 = die Körperlänge bedeuten. Rameaux gibt eine andere Formel $\frac{p_1}{p} = \sqrt{\frac{l}{l_1}}$. Czernecki hat auf Veranlassung von Landois das Rameauxsche Gesetz in einer größeren Anzahl von Fällen berechnet und findet durchschnittlich Übereinstimmung der berechneten und beobachteten Pulszahl. Da aber die Pulszahl gleichzeitig von mannigfachen anderen Bedingungen abhängt, so können diese Feststellungen keinen besonderen Wert beanspruchen.

Das Geschlecht zeigt seinen Einfluß in der Weise, daß die Pulszahl beim weiblichen Geschlecht etwas höher zu sein pflegt, und zwar um etwa 5—10 Schläge. Schon im Mutterleibe soll dieser Unterschiede nachweisbar sein. Nach Preier werden geboren bei einer Frequenz unter 135 $^2/_3$ Knaben und $^1/_3$ Mädchen, bei einer Frequenz über 145 war das Verhältnis umgekehrt.

Die Tageszeit wird schon deshalb zu gewissen Schwankungen der Pulszahlen führen, weil auch die Temperaturen, die in engem Zusammenhang mit der Pulsfrequenz stehen, solche Schwankungen darbieten. Nach Budge beginnt die Pulszahl zwischen 3 und 6 Uhr morgens zu steigen (61) bis sie zwischen 8 und $11^1/_2$ Uhr ein Maximum (74) erreicht; sie fällt dann wieder bis etwa 2 Uhr. Von 3 Uhr ab beginnt eine neue Steigerung, die zwischen 6—8 Uhr die größte Höhe zeigt (70). Darauf erfolgt ein Rückgang bis Mitternacht (54), eine neue Steigerung bis 2 Uhr, dann Abfall, bis die erste Tagessteigerung einsetzt. Suchier und Landois konnten diese Angaben bestätigen. Von anderen Autoren, die Beobachtungen über diese Frage angestellt haben, seien genannt: Rye, Schwenke, Bryan, Robinson, Senac, Haller, Guy.

Im Schlaf sinkt die Pulszahl (Haller, Grützmann, Suchier, Baerwindt, Vogel, Allix, Czerny, Klewitz). Der zuletzt genannte Untersucher fand beim Gesunden eine durchschnittliche Frequenzabnahme von 20 Schlägen; kompensierte Klappenfehler verhalten sich wie gesunde Herzen, bei dekompensierten Herzfehlern fällt die Frequenzabnahme geringer aus oder fehlt, ja zuweilen tritt eine Frequenzsteigerung ein. Nervöse Tachykardien gehen zurück, organische gehen nicht zurück, Pulsunregelmäßigkeiten verschwinden als Regel im Schlafe nicht.

Nahrungsaufnahme steigert die Pulszahl, Fasten setzt sie herab. Guy fand nach dem Mittagsmahl eine Vermehrung um 8—20 Schläge. Die Größe und Zusammensetzung der Mahlzeit ist dabei von nicht unerheblichem Einfluß, ebenso der Zustand des Körpers. Haller konnte an sich selbst beobachten, daß im gesunden Zustande nur eine geringe Zunahme der Pulsfrequenz eintrat, dagegen im geschwächten Zustande der Rekonvaleszenz eine Steigerung um 10—12 Schläge, und Floyer betont schon, daß der Puls um 16—20 Schläge steige, wenn man zum Frühstück geistiges Getränk (Potus fermentatus) zu sich nehme.

Temperatur. Erhöhung der Temperatur, sowohl der Außen- als der Körpertemperatur, bewirkt eine Zunahme der Pulszahl. Da Nahrungsaufnahme die Körpertemperatur und wie wir soeben gehört haben auch die Pulszahl steigert, so haben wir nach den Mahlzeiten ein regelrechtes Fieber (febris a prandio Gerhard van Swietens), ein Verdauungsfieber. Gewöhnlich wird angegeben, daß auf 1 Grad Temperatursteigerung eine Vermehrung der Pulszahl um 8 Schläge komme, jedoch bringen die verschiedenen Erkrankungen soviel besondere Bedingungen mit sich, daß diese Regel sehr viele Ausnahmen erleidet, deren genauere Erörterung ins Gebiet der speziellen Pathologie gehört. Über den Einfluß der Außentemperatur gehen die Angaben auseinander. Haller schreibt darüber: Aestate et circa aequatorem, pulsus frequentiores sunt, ad 120 usque. In calida parte orientis pulsus in minuto primo vulgo sunt 100. In Jamaicae insulae incolis perpetuus sudor regnat, neque nitidissima virgo tangi potest, quin lento glutine manus inviscetur. Cum caeli calore pulsuum frequentia minuitur. Andererseits ist nach Nicolai bei einem und demselben Menschen der Puls im Winter frequenter als im Sommer. Über den Einfluß des

Luftdruckes wird ziemlich einstimmig berichtet, daß stärkere Herabsetzung die Pulszahl steigert, Steigerung die Pulszahl herabsetzt. Die gewöhnlichen

Schwankungen des Luftdruckes haben wohl keine sicher nachweisbare Wirkung, ebensowenig wie die geringen Schwankungen der Tagestemperatur.

Der psychische Zustand des Untersuchten, sowohl seine Gemütsart im allgemeinen als besonders augenblickliche Stimmungen können die Pulszahl mehr oder weniger stark beeinflussen. Phlegmatische Menschen sollen einen langsamen Puls, um 60, haben, cholerischen schreibt schon Kepler einen Puls von 80 Schlägen zu. Der höhere Puls der Frauen ist auch vielleicht ein Ausdruck des Temperaments. „Die lebhafte Natur der Frauen ist es, die ihren Puls rascher schlagen läßt; der scharfsichtige Kepler schätzte ihn im Mittel auf 80 Schläge" (Haller). Daß Zorn, Schreck, Angst, Scham, geistige Anstrengung die Pulszahl in die Höhe treiben können, ist seit langem bekannt und braucht hier nur erwähnt zu werden.

Die Erregbarkeit des Nervensystems im allgemeinen kann, sie braucht aber nicht der Erregbarkeit des Herznervensystems (ob inatam quasi pruriginosam teneritudinem gewissermaßen wegen einer angeborenen kitzligen Zartheit; Haller) im besonderen zu entsprechen, so daß man bei der Beurteilung der Pulszahl auch diesen Punkt mit in Rechnung stellen muß.

Schließlich haben wir zu erwähnen, daß Muskeltätigkeit die Pulszahl in weiten Grenzen verändern kann. Schon die Körperhaltung macht sich in der Höhe der Pulsfrequenz bemerkbar, je nachdem die Muskulatur in größerem oder geringerem Grade in Anspruch genommen wird. Damit soll jedoch nicht gesagt sein, daß die verschiedene Beanspruchung der Muskeltätigkeit im Liegen, Sitzen und Stehen der einzige Grund für die Pulsdifferenzen sei, die unmittelbaren und mittelbaren (z. B. durch mechanische und reflektorische Einwirkungen von den Atmungsorganen aus) Änderungen der Druck- und Strömungsverhältnisse u. a. werden sicher mitsprechen (Landois). Zieht man das Mittel aus den alten Beobachtungen von Robinson, Guy, Hohl u. a., so erhält man im Stehen 89, im Sitzen 79, im Liegen 77 Pulse in der Minute (Nicolai). Die Steigerung der Pulszahl nach Muskelarbeit ist altbekannt und wird häufig als Maß der Leistungsfähigkeit des Herzens angesehen. Bis zu einem gewissen Grade ist das gewiß richtig. Wenn die Pulsfrequenz nach einer mäßigen Körperbewegung, etwa 10 Kniebeugungen, unverhältnismäßig stark in die Höhe geht, sagen wir auf 130 Schläge und mehr, so wird die Leistungsfähigkeit eines solchen Herzens zunächst als minderwertig angesehen werden müssen. Aber der Versuch sagt nichts darüber aus, ob das Herz infolge eines Mangel an Übung, infolge einer Übererregbarkeit seines Nervensystems oder infolge krankhafter Schwächung seiner Muskulatur mit einer so starken Schlagfrequenz antwortet. Im ersten Fall ist eine rasche Besserung des Resultates wahrscheinlich, im zweiten Fall unter Umständen möglich, im dritten zunächst nicht zu erwarten. Zu berücksichtigen ist außerdem die Dauer der Pulssteigerung, das Verhalten der Atmung, psychische Erregung usw., so daß auch bei möglichst sorgfältig abgemessener Arbeitsleistung die Pulszahlen allein kein brauchbarer Maßstab für die Leistungsfähigkeit sind. Die folgenden Zahlen (nach Nicolai) können deshalb auch nur eine annähernde Vorstellung der in Betracht kommenden Werte geben.

Pulsfrequenz	bei absoluter Körperruhe	60
„	für gewöhnlich	70
„	nach einem Spaziergang	100
„	nach längerem Geschwindschritt	140
„	nach schnellem Laufen	150

Überblicken wir die bisher genannten, altbekannten Bedingungen, so geht daraus hervor, daß das Herz kein unabhängiger Herrscher des Körpers, sondern ein durch zahlreiche enge und zum Teil sehr verwickelte Wechselbeziehungen zu den übrigen Funktionen gebundener Diener des Organismus ist. Das wird im folgenden noch klarer zutage treten, wo wir die Wirkung krankhafter Vorgänge auf die Schlagfolge zu untersuchen haben.

Der rasche und langsame Puls, Pulsus frequens und rarus.

Man hat gesagt, die Bezeichnungen rascher und langsamer Puls seien zweideutig, sie könnten eine rasche oder langsame Folge der einzelnen Pulse, aber auch einen raschen oder langsamen Anstieg der einzelnen Pulswelle bedeuten, und man hat deshalb wohl den Pulsus frequens und rarus durch häufig und selten oder rar verdeutscht. Der Sprachgebrauch ist über diese theoretischen Bedenken aber längst hinweggegangen, allgemein werden die einfachen Bezeichnungen rasch und langsam nur auf die Schlagfolge bezogen.

Die Ursachen für die Entstehung des raschen wie des langsamen Pulses können außerhalb des Herzens oder im Herzen selbst liegen.

Der rasche Puls aus Ursachen, die außerhalb des Herzens liegen.

Giftwirkungen verschiedener Art können zur Pulsbeschleunigung führen. Von körperfremden Giften ist am bekanntesten das Atropin; es lähmt den Hemmungsnerven des Herzens, den Vagus, die Wirkung der Nn. accelerantes gewinnt die Oberhand und der Pulsschlag wird beschleunigt. Koffein führt durch unmittelbare Reizung der beschleunigenden Apparate, Alkohol in noch nicht völlig geklärter Weise zu einer Vermehrung der Pulszahl. Von körpereigenen Stoffen wirken das Sekret der Schilddrüse und der Nebennieren steigernd auf die Schlagfolge.

Steigerungen des Stoffwechsels pflegen einherzugehen mit einer Erhöhung der Strömungsgeschwindigkeit des Blutes, die vom Herzen außer durch größere durch häufigere Kontraktionen geleistet wird. Der rasche Puls im Fieber ist wohl sicher zum Teil in dieser Weise zu erklären; dementsprechend besteht eine gewisse Gesetzmäßigkeit zwischen der Höhe des Fiebers und der Pulszahl, einem Grad Temperatursteigerung entsprechen acht Pulsschläge. Zahlreiche Abweichungen von dieser Regel — verhältnismäßig hohe Pulszahlen bei Tuberkulose, Scharlach, verhältnismäßig niedrige Zahlen beim Typhus — machen es aber wahrscheinlich, daß neben der Steigerung des Stoffumsatzes Giftwirkungen mitspielen, die je nach der Art der Erkrankung ihren besonderen Einfluß auf die Pulsfrequenz ausüben. Sicher ist dies so bei der Basedowschen Krankheit, die sehr viel höhere Pulszahlen macht, als der Steigerung des Stoffwechsels entsprechen würde, und deshalb oben unter Giftwirkungen schon erwähnt ist. Daß im Hochgebirge die Verbrennungsvorgänge im Körper erhöht sind, ist bekannt, die gleichzeitige Erhöhung der Pulsfrequenz ist aber wohl nur zum Teil unmittelbar darauf zu beziehen. Die Hauptursache für den raschen Puls im Hochgebirge dürfte vielmehr die (der Stoffwechselsteigerung allerdings zugrunde liegende)

Herabsetzung der Sauerstoffzufuhr sein. Für diese Auffassung spricht die Beobachtung Mossos, daß die Frequenzsteigerung in größeren Höhen durch Sauerstoffatmung rückgängig gemacht werden kann. Ob freilich nicht außerdem die Herabsetzung des Luftdruckes von Einfluß auf die Pulszahl ist, bedarf noch weiterer Untersuchungen. Auch der rasche Puls bei Anämien und Chlorosen dürfte vorwiegend auf den Sauerstoffmangel des Blutes zurückzuführen sein; da das Blut weniger Sauerstoff enthält, muß die Strömungsgeschwindigkeit gesteigert werden, um die Gewebe in der Zeiteinheit mit der nötigen Sauerstoffmenge zu versorgen. Die Steigerung der Strömungsgeschwindigkeit wird wieder zum Teil durch häufigere Pumpenschläge, durch raschere Herztätigkeit erreicht. Nach schweren Blutungen sind neben der Sauerstoffarmut für den raschen Puls

Drucksenkungen im Gefäßsystem verantwortlich zu machen. Ungenügende Füllung der Gefäße, sei es, daß die zu Gebote stehende Blutmenge zu klein oder das Fassungsvermögen der Gefäße zu groß ist (Vasomotorenlähmung im Kollaps), sind für das Herz ein Ansporn zu gesteigerter und beschleunigter Tätigkeit, ein Ansporn, der dem Herzen vor allem von den für ungenügende Versorgung sehr empfindlichen, herzregulierenden Zentren des Zentralnervensystems zugeht.

Der Einfluß der zentripetalen Herznerven, des Vagus und Akzelerans, ist im Experiment ausgiebig studiert worden. Ausschaltung des zentralen Vaguseinflusses durch Durchschneidung, Reizung der Akzeleransfasern bewirkt Beschleunigung der Schlagfolge. Dieselbe Wirkung ist beim Menschen zu erwarten. So gibt es Fälle, in denen Geschwülste im Mediastinum (Teschenmacher) oder Aneurysmen (Quincke) mit starker Pulsbeschleunigung einhergingen und es ist möglich, daß hier eine Drucklähmung des Vagus vorgelegen hat.

Der rasche Puls aus Ursachen, die im Herzen selbst liegen.

Herzschwäche kann der Grund sein, daß die Ventrikel sich bei der Systole weniger vollkommen entleeren als in der Norm; die mit einem Schlage beförderte Blutmenge wird dadurch kleiner. Soll das in der Zeiteinheit beförderte Blutvolumen trotzdem auf der Höhe gehalten werden, so muß die Schlagzahl gesteigert werden. Theoretisch kann dies Volumen auch dadurch aufrecht erhalten werden, daß das Herz in der Diastole mehr Blut faßt, sodaß trotz herabgesetzter systolischer Verkleinerung das Schlagvolumen gleich bleibt oder sogar vergrößert wird. Die Erfahrung lehrt aber, daß das Herz in Schwächezuständen die Förderung der angeforderten Blutmenge vor allem durch Steigerung der Schlagfrequenz zu leisten versucht. Da das Herz sich selbst ernährt, so muß natürlich jede ungenügende Sauerstoffversorgung oder Durchblutung des Körpers auch die eigene Leistungsfähigkeit des Herzens mindern. Ungenügende Sauerstoffversorgung und Durchblutung erhöht daher die Pulsfrequenz nicht nur durch Reizung der herzregulierenden Zentren des Zentralnervensystems, sondern auch durch ihre Wirkung auf die im Herzen selbst liegenden Apparate.

Man sieht, zwischen den einzelnen Gruppen von Ursachen, die die Pulsfrequenz beeinflussen, enthüllen sich immer wieder fließende Übergänge. Alle Funktionen des Körpers stehen eben in so enger Wechselwirkung, daß jede Einteilung unzulänglich sein muß. Wenn gleichwohl hier der Versuch gemacht wird, die Fülle von Tatsachen nach allgemeinen Gesichtspunkten zu ordnen, so ist dies einmal geschehen, um die Darstellung kürzer und übersichtlicher zu machen, dann aber auch deshalb, weil gerade der Versuch die verwickelten Vorgänge zu trennen die vielen zum Teil tiefer liegenden Zusammenhänge erst bloßlegt. Der hieraus entspringende Gewinn rechtfertigt dann selbst eine so schlechte Einteilung, wie die hier zugrunde gelegte sein mag.

Der rasche Puls als Zeichen der Herzschwäche bei Klappenfehlern ist allgemein bekannt und anerkannt, so daß man meinen könnte, es sei mit einer Erwähnung der Tatsache genug getan. Dem ist aber nicht so, denn die Schlagzahl kann allerdings in diesen Fällen ein ziemlich zuverlässiger Maßstab für die Leistungsfähigkeit des Herzens sein, sie muß es aber nicht. Sehen wir von den Unregelmäßigkeiten ab, die ihrerseits ganz abweichende Pulszahlen begründen können, so wird die Frequenz in auffallender Weise durch die Art des Klappenfehlers bestimmt. Mitralfehler und Aorteninsuffizienzen gehen mit erheblichen, meist der Herzkraft entsprechenden Pulststeigerungen einher, sobald eine Dekompensation eintritt, während bei Aortenstenosen der Puls gewöhnlich auch dann noch langsam bleibt, wenn starke Atemnot und das Auftreten von Ödemen schon eine starke Herzschwäche beweisen. Wie Aortenstenosen verhalten sich auch die Hypertonien. Beiden Fällen gemeinsam ist der große Widerstand, der der systolischen Entleerung der linken Kammer entgegensteht. Dieser Widerstand ist offenbar ein wesentlicher Grund für die niedrigen

Pulszahlen, wenn auch der innere Zusammenhang zwischen den beiden Entscheidungen noch nicht hat klargelegt werden können.

Steigerung der Reizbildung und Reizbarkeit im Herzen als Ursache eines raschen Pulses ist aus dem Tierexperiment wohlbekannt. Am isolierten Herzen wird z. B. durch lokale Erwärmung des Sinusknotens, d. h. des normalen Schrittmachers der Herztätigkeit, eine Pulsbeschleunigung herbeigeführt. Es dürfte nicht unwahrscheinlich sein, daß Entzündungsvorgänge oder andere Reizzustände dieser Gegend, beim Menschen in dem gleichen Sinne wirken. Bei der Besprechung der unregelmäßigen Herztätigkeit wird noch ausführlicher auf diese Frage einzugehen zu sein, wir können uns deshalb hier mit diesem kurzen Hinweis begnügen.

Der langsame Puls aus Ursachen, die außerhalb des Herzens liegen.

Giftwirkungen verschiedener Art können zur Pulsverlangsamung führen. Von körperfremden Giften ist am bekanntesten die Digitalis, die durch Vagusreizung die Schlagfrequenz herabsetzt. Damit beim Menschen die üblichen therapeutischen Gaben eine Pulsverlangsamung erzeugen können, bedarf es allerdings bestimmter krankhafter Veränderungen des Herzens (Hypertrophie mit Insuffizienz), die die peripherischen Vagusendigungen gewissermaßen für die Digitaliswirkung sensibilisieren (Edens). Eine geringe Herabsetzung der Pulszahl werden ferner die meisten Narkotika in geeigneten Gaben herbeiführen. Von körpereigenen Stoffen wirkt die Galle, wenn sie infolge von Abflußbehinderungen ins Blut tritt, pulsverlangsamend.

Herabsetzung des Stoffwechsels geht mit einer Herabsetzung der Pulszahl einher; das zeigen schon die von den Mahlzeiten abhängenden Tagesschwankungen der Pulsfrequenz. Ferner spricht in diesem Sinne die Pulsverlangsamung zu Beginn der Rekonvaleszenz nach akuten fieberhaften Erkrankungen. Auch der verhältnismäßig langsame Puls in Fällen von Hypothyreoidismus (Myxödem) ist hier zu erwähnen, wenn auch die unmittelbare Wirkung, die die Verminderung der Schilddrüsensekretion auf die motorischen Apparate des Herzens hat, wohl höher als die Herabsetzung des Stoffwechsels angeschlagen werden muß. Genau genommen wird es sich um einen Circulus vitiosus handeln: Die Verminderung der Schilddrüsensekretion setzt Stoffwechsel und Herztätigkeit herab, die Herabsetzung des Stoffwechsels führt ihrerseits wieder zu einer Verminderung der Herztätigkeit und die Verminderung der Herztätigkeit zu einer Herabsetzung des Stoffwechsels.

Steigerung der Sauerstoffzufuhr, wie sie beim Aufenthalt unter höherem Luftdruck stattfindet, ist nach den Beobachtungen zahlreicher Forscher mit einem Sinken der Pulszahl verbunden. Auch hier ist, wie beim Steigen der Pulszahl unter niedrigerem Luftdruck, noch nicht sicher nachgewiesen, welchen Einfluß die Senkung des Luftdrucks an sich, also abgesehen von der Senkung des Sauerstoffpartialdruckes hat.

Drucksteigerungen im arteriellen Gefäßsystem bewirken einen langsamen Puls. Erst wenn die Herzkraft erheblich nachläßt und bereits Atemnot und Stauungen aufgetreten sind, pflegt sich als Zeichen übler Vorbedeutung eine mehr oder weniger deutliche Zunahme der Pulszahl einzustellen. Wir können dies Verhalten bei der Aortenstenose und bei den Hypertonien studieren, die infolge von Arteriosklerose, bestimmten Formen von Nierenentzündung und Polyzythämie und wohl auch infolge von Störungen der inneren Sekretion (Klimakterium) beobachtet werden.

Der Einfluß der zentripetalen Herznerven auf die Entstehung eines langsamen Pulses dürfte fast immer auf eine Vagusreizung hinauslaufen. Wir wissen, daß häufig ein leichter Druck auf den rechten oder linken Vagus genügt, um eine deutliche Pulsverlangsamung herbeizuführen, und benutzen diesen Umstand in vielen Fällen, um uns über die Vagusreizung zu unterrichten. Drüsenschwellungen oder andere Tumoren, die auf den Vagus drücken, können zu einer dauernden Bradykardie führen; ich selbst sah eine solche von 38 Schlägen infolge des Druckes krebsiger Drüsen, die in der Gegend des rechten Kieferwinkels der Karotis und dem Vagus anlagen.

Der langsame Puls aus Ursachen, die im Herzen selbst liegen.

Herabsetzung der Reizbildung oder der Reizbarkeit und dadurch Pulsverlangsamung kann im Experiment durch Abkühlung des Sinusknotens erzeugt werden. Für die ziemlich seltenen Pulsverlangsamungen, die bei geschädigten Herzen meist neben allgemeinen Insuffizienzerscheinungen und häufig nach Überanstrengungen beobachtet werden, dürfen vielleicht Störungen der Reizbildung und Reizbarkeit, unter Umständen auch der Reizleitung angenommen werden, die den durch Abkühlung erzeugten im Prinzip entsprechen. In manchen Fällen findet man eine dauernde Bradykardie — sagen wir von etwa 50 Schlägen — bei völlig gesundem und leistungsfähigem Herzen als individuelle Eigentümlichkeit.

Der regelmäßige und unregelmäßige Puls (Pulsus regularis und irregularis) ist bis vor wenigen Jahren nach rein äußerlichen Merkmalen eingeteilt worden (Pulsus intermittens, inciduus, deficiens, bigeminus, trigeminus, alternans usw.). Über die Entstehungsbedingungen herrschte völliges Dunkel, so daß Riegel noch 1898 sagen konnte, daß jede Pulsunregelmäßigkeit auf einem Mißverhältnis zwischen der Kraft des Herzens und der dem Herzen obliegenden Arbeit beruhe. Erst die Venenpulsschreibung und die Elektrokardiographie haben in das Chaos Ordnung gebracht. Da zum vollen Verständnis der verschiedenen Formen unregelmäßiger Herztätigkeit die Kenntnis der Venenpulsschreibung nötig ist und da die Arrhythmien heute ein grosses und schwieriges Kapitel für sich bilden, so soll ihre Darstellung einem späteren besonderen Abschnitt vorbehalten bleiben.

Der schnellende und träge Puls (Pulsus celer und tardus).

Die Bezeichnungen schnellend und träge, celer und tardus, geben ein Urteil ab über die Schnelligkeit, mit der der palpierende Finger gehoben wird. Bei der Prüfung des Pulses wird der Finger mit einem gewissen Druck aufgesetzt, einem Druck, der niedriger ist als der durch die Systole des Herzens in der Radialis erzeugte Maximaldruck. Die Schnelligkeit, mit der der Druck des palpierenden Fingers durch die systolische Steigerung des Blutdruckes überwunden wird, ist natürlich maßgebend für die Schnelligkeit, mit der der Finger gehoben wird. Schnellend und träge sind also Urteile über die Schnelligkeit des Druckanstieges in der Arterie.

Der schnellende Puls (Pulsus celer) wird vor allem dann gefunden, wenn rasch ein großer Druckanstieg erfolgt. Das typische Beispiel dafür ist der Puls der Aorteninsuffizienz. Bei der Systole des Herzens wird eine besonders große Blutmenge besonders rasch in die Arterien geworfen; dieBlutmenge ist besonders groß, weil sie sich zusammensetzt aus der normalen Füllung des Herzens und der regurgitierten Masse; der Einstrom des Blutes erfolgt besonders rasch, weil das Blut mit großer Kraft (infolge der Hypertrophie des Herzens) gegen einen geringen Widerstand ausgetrieben wird. Daß ein großer und schneller Füllungszuwachs in den Arterien einem großen und schnellen Druckanstieg günstig sein muß, bedarf keines weiteren Beweises.

Der träge Puls (Pulsus tardus) wird vor allem dann gefunden, wenn langsam ein geringer Druckanstieg erfolgt. Träg ist der Puls der Arteriosklerosen, weil das Blut gegen den hohen Druck in den Gefäßen nur langsam ausgetrieben wird. Träg ist auch der Puls der Aortenstenose, weil durch das verengerte Aortenostium nur langsam die Füllung der Arterien stattfindet.

Wir haben gesagt, daß der schnellende und träge Puls von der Schnelligkeit des Druckanstieges abhängen. In den soeben gegebenen Beispielen ist aber neben der Schnelligkeit noch eine andere Bedingung gewissermaßen eingeschmuggelt worden. Wir haben die Größe des Druckanstiegs mit in Betracht gezogen. Ist das nun eine unerläßliche oder nur eine begünstigende Bedingung? Die Tatsache, daß die Klinik einen schnellenden Puls eigentlich nur bei der Aorteninsuffizienz kennt, scheint mir dafür zu sprechen, daß die Größe des Druckanstiegs wesentlich für die Entstehung des schnellenden Pulses ist, denn eine so gewaltige systolische Drucksteigerung wie bei der Aorteninsuffizienz kommt sonst nicht vor. Neben der Größe des Druckanstiegs spielt aber wohl noch ein anderer günstiger Umstand mit: die Drucksteigerung findet in einem schlaffen Gefäß statt und führt infolgedessen zu einer ungewöhnlich starken Erweiterung des Gefäßes. Beide Umstände vereint haben eine besonders große Hebung des palpierenden Fingers zur Folge. Der Weg, den der Finger zurücklegt, ist eben für die Empfindung einer schnellenden oder trägen Bewegung deshalb nicht gleichgültig, weil unser Tastempfinden uns komplexe Eindrücke vermittelt, deren Auflösung nach theoretischen Prinzipien praktisch nur unvollkommen oder nicht gelingt. Zeit und Weg werden in unserem Fall bei der Pulsprüfung nicht scharf unterschieden; daher kommt es, daß wir in den Krankenbeobachtungen immer wieder als geradezu einheitlichen Begriff den Pulsus celer et altus erwähnt finden. Damit kommen wir zu einer neuen Eigenschaft des Pulses:

Der hohe und niedrige Puls (Pulsus altus und humilis)

gibt an, wie schon der Name sagt, ob die Hebung des Fingers bei der Palpation hoch oder niedrig ausfällt; der hohe und niedrige Puls ist also ein Urteil über den Weg, den der palpierende Finger unter dem Einfluß der Pulswelle zurücklegt. Dieser Weg hängt einmal davon ab, wie groß der systolische Füllungszuwachs ist, ferner davon, welchen Durchmesser und welche Wandspannung die Arterie vor dem Auftreten des Füllungszuwachses hat. Um das richtig zu verstehen, müssen wir uns daran erinnern, daß der palpierende Finger mit einem gewissen Druck aufgesetzt wird. Die Hebung des Finger wird also zum Teil dadurch bestimmt werden, wie weit der Finger die Arterie zusammendrückt. Deshalb muß man mit verschieden starkem Druck palpieren, wie die Chinesen es schon vor 4 Jahrtausenden getan haben; bei einem bestimmten Druck wird die Hebung des Fingers am stärksten empfunden werden und es ist nun lediglich Sache der Übung zu entscheiden, ob diese Hebung das Prädikat hoch oder niedrig oder mittel zu erhalten hat. Man sollte denken, eine einfache Überlegung müsse uns auch sagen, wie groß der Druck sein muß, bei dem die größte Hebung stattfindet. Durch die Systole des Herzens wird eine bestimmte Blutmenge plötzlich in die Arterien geworfen, Druck und Füllung und Durchmesser steigen rasch an bis zu einem Maximum. Von diesem Maximum fallen Füllung, Druck und Durchmesser des Gefäßes durch Abfluß nach der Peripherie langsam zu einem Minimum ab. Folgt der Finger diesem Abfall gerade bis zu diesem Minimum, so wird die systolische Druckzunahme von ihrem ersten Anfang an bis zum erreichbaren Maximum den Finger heben, es wird die größte Hebung des Fingers stattfinden. So könnte man denken. Die pulsatorische Erweiterung der Gefäße ist aber so gering, daß sie für die Pulshöhe nicht sehr viel ausmacht. tatsächlich palpieren wir ja auch nicht in der soeben angenommenen Weise, sondern wir drücken stärker, so daß die Gefäßwand zum Teil durchgedrückt wird. Wir müssen uns deshalb etwas näher mit der Rolle beschäftigen, die die Gefäßwand für die Pulshöhe spielt. Lassen wir eine Arterie blutleer laufen, so klappt sie nicht zusammen, sondern bewahrt ihre Röhrenform, und zwar eine Röhrenform von bestimmtem Durchmesser, die sog. Nullform. Die Kraft, mit der diese Arterie die Nullform anstrebt, wird als Wanddruck bezeichnet (Christen). Man könnte nun meinen, die größte Hebung des Fingers, die größte Höhe des Pulses würde dann erhalten, wenn die Arterie ganz komprimiert würde. Der Weg des Fingers wäre dann gleich dem ganzen Durchmesser des Gefäßes zur Zeit des Minimaldruckes zuzüglich der meist sehr geringen pulsatorischen Vergrößerung des Durchmessers. Diese Überlegung wäre richtig, wenn der zur Überwindung des Wanddruckes erforderliche äußere Druck in allen Kompressionsgraden gleich dem Wanddruck wäre, oder anders ausgedrückt, wenn der Widerstand der Gefäßwand gegen ihre Durchbiegung gleich wäre der Kraft, mit der das Gefäß seine Nullform anstrebt. Für einen Muskel ist es aber nicht dasselbe, ob seine Kontraktion durch ein Gewicht gebrochen oder ob das Gewicht durch die Kontraktion des Muskels gehoben wird. Untersuchungen von William und Melvin sprechen dafür, daß für normale und normal gespannte Arterien bei völliger Kompression der Kompressionsdruck größer ist als der Wanddruck, dagegen scheinen bei annähernd halber Kompression des Gefäßes die beiden Größen ziemlich gleich zu sein. In solchen Fällen findet die größte Hebung des Fingers oder der Pelotte des Pulsschreibers deshalb dann statt, wenn die Arterie auf die Hälfte ihrer gewöhnlichen Weite zusammengedrückt wird. Bei völliger Kompression würde die Differenz zwischen Kompressionsdruck und Wanddruck für die Hebung verloren gehen. Wichtig ist, daß bei starr gespannten oder starrwandigen Gefäßen die größte Hebung erhalten wird bei völliger oder fast völliger Kompression.

Da wie erwähnt die pulsatorische Erweiterung des Gefäßes meist zu gering ist, als daß sie von wesentlichem Einfuß auf die Höhe des Pulses werden könnte, so müssen nach unserer Darstellung die Weite des Gefäßes zur Zeit des minimalen Druckes und der Wanddruck für die Höhe des Pulses eine wichtige Rolle spielen. In sehr engen, stark kontrahierten Gefäßen sind die Bedingungen für einen hohen Puls am ungünstigsten, in weiten, stark gespannten Gefäßen günstig. In weiten, schlaffen Gefäßen mag die auf Kosten des geringen Wanddrucks zu setzende geringere Pulshöhe durch eine stärkere pulsatorische Erweiterung des Gefäßes ausgeglichen werden.

Einen hohen Puls finden wir bei der Aorteninsufizienz und manchen Fällen von Arteriosklerose und anderen Hypertonien, vorausgesetzt, daß Herzkraft und Schlagvolumen groß sind.

Einen niedrigen Puls (Pulsus humilis) beobachten wir bei engen oder stark kontrahierten Gefäßen (manche Arteriosklerosen, Nephritiden, Bleikolik, Schüttelfrost), besonders wenn das Schlagvolumen infolge von Herzschwäche oder starker Pulsbeschleunigung klein ist; auch nach schweren Blutungen, im Kollaps, bei Ohnmachten ist der Puls niedrig.

Es ist klar, daß es uns an und für sich wenig interessiert, ob unser Finger durch die Pulswelle viel oder wenig gehoben wird, sondern daß uns viel mehr an den aus der Hebung des Fingers möglichen Schlüssen auf die Blutzirkulation liegt. Da aber die Höhe des Pulses, wie wir gesehen haben, von verschiedenen Bedingungen abhängt, so haben alle Schlüsse aus dieser Pulsqualität nur bedingte Gültigkeit und ihr klinischer Wert ist nicht sehr groß. Infolgedessen wird der Höhe des Pulses in den Lehrbüchern auch nur geringe Aufmerksamkeit geschenkt; häufig wird der Pulsus altus gleichbedeutend mit Pulsus magnus, der Pulsus humilis gleichbedeutend mit Pulsus parvus gebraucht.

Der große und kleine Puls (Pulsus magnus und parvus).

Magnus pulsus erit, in quo arteriae diameter quam maxima redditur, sagt Haller. „Man unterscheidet .... die Größe des Pulses (Pulsus magnus-parvus), nämlich die Höhe der Pulswelle" sagt Gerhardt. „Die Größe der vom Finger getasteten ... Pulswelle ist weniger abhängig von der pulsatorischen Erweiterung des Arterienrohres als von dem Unterschied zwischen dem Druckzuwachs während der systolischen Füllung und der Druckabnahme während der diastolischen Entleerung des Arterienrohres" (Friedr. Müller). „Große und kleine Pulse, Pulsus altus und Pulsus parvus. Gemeint ist damit die Volumschwankung" (Christen).

Man sieht, die Ansichten über das Wesen des großen und kleinen Pulses sind geteilt. Fragen wir, was ursprünglich wohl als groß und klein bezeichnet worden ist, so ist das zweifellos die Volumschwankung. In diesem Sinne spricht Hallers Begriffsbestimmung und auch Senacs Beschreibung des großen Pulses: „Si le coeur à chaque contraction pousse beaucoup de sang dans les artères, ou s'il le pousse fortement et rapidement, si en même temps les parois de ces vaisseaux obéissent, elles s'écarteront beaucoup de leur axe; cet écartement forme le pouls qu'on appelle grand". Dennoch kann die physiologische Volumschwankung, d. h. die Differenz zwischen dem systolischen und dem diastolischen Volumen eines begrenzten Arterienstückes bei diesen Definitionen nicht gemeint sein, wie besonders Christen hervorhebt; denn diese Volumschwankung ist ja sehr gering und einer Messung nicht zugänglich. Sie wird auch beim Pulsfühlen gar nicht zu messen versucht, der Finger wird vielmehr mit einem gewissen Druck, der die Arterie einbiegt, aufgesetzt und aus dem hierbei gewonnenen Gefühlseindruck schließen wir auf die Volumschwankung oder vielmehr auf den der Volumschwankung zugrunde liegenden Füllungszuwachs, denn letzten Endes suchen wir ja nicht Aufschluß über die pulsatorischen Veränderungen des Arterienrohres, sondern über die sie erzeugende Herztätigkeit. Wonach beurteilen wir nun die Größe des Pulses? Die Größe des Druckzuwachses ist kein zuverlässiges Maß für die Größe des Pulses. Ein normaler, ja sogar kleiner Füllungszuwachs wird in einer engen, aber starren Arterie (Arteriosklerose) einen sehr großen Druckzuwachs hervorbringen aber keinen großen Puls. Die pulsatorische Erweiterung der Arterie ist es auch nicht (wie wir soeben gehört haben), nach der wir die Größe des Pulses bemessen. Von großem Einfluß für den Gefühlseindruck des großen und kleinen Pulses dürfte dagegen die Höhe des Pulses sein, so daß die alte Gleichsetzung von groß und hoch einen sehr berechtigten Kern hat. Andererseits kann ein hoher Puls doch wohl nicht einem großen bedingungslos gleichgesetzt werden. Ein normaler Füllungszuwachs wird in einem weiten, stark gespannten Gefäß einen hohen Puls erzeugen, wir werden aber vermeiden, weil die Kleinheit der Volumschwankung nicht dazu passen würde, ihn als groß zu bezeichnen, so wenig, wie man ein hohes oder schmales Haus als groß zu bezeichnen pflegt. Die Größe des Pulses ist vielmehr eine aus dem Verhältnis der Höhe zur Weite, Füllung und Spannung der Arterie zusammengesetzte Tastempfindung.

Ein wichtiger Fortschritt auf diesem Gebiet ist es, daß die früher ganz von der subjektiven Schätzung abhängende Beurteilung der Pulsgröße jetzt zahlenmäßig bestimmt werden kann; darüber wird später noch eingehend zu berichten sein.

Der große Puls (Pulsus magnus) wird gefunden, um einige praktische Beispiele zu nennen, bei der Aorteninsuffizienz, im Fieber, bei körperlichen Anstrengungen und seelischen Erregungen, bei manchen Fällen von Arteriosklerose und Hypertonien, bei starken Pulsverlangsamungen (Leitungsstörungen), Kohlenoxydvergiftungen u. a.

Der kleine Puls (Pulsus parvus) wird beobachtet bei Herzschwäche, Stenosen der Klappenostien, Kollaps, Schüttelfrost, bei manchen Fällen von Arteriosklerose.

Der volle und leere Puls (Pulsus plenus und inanis).

„Die Bezeichnungen voll und leer beziehen sich nicht auf die einzelne Pulswelle, sondern auf den mittleren Füllungszustand der Arterie, und sind in dieser Bedeutung ohne weiteres verständlich.

Der volle Puls (Pulsus plenus) ist uns bekannt bei Vollblütigkeit, bei manchen Fällen von Arteriosklerose und Schrumpfnieren, im Fieber usw. Dagegen sind der große Puls der Aortensinuffizienz wie der kleine bei der Aortenstenose beide nicht sehr voll" (C. Gerhardt).

Der leere Puls (Pulsus inanis) findet sich nach schweren Blutverlusten bei Wasserverarmung des Körpers (Dysenterie, Cholera), bei Überfüllung des Splanchnicusgebietes im Kollaps, bei Ohnmachten, infolge von Vasomotorenschädigungen bei Infektionskrankheiten, bei Herzschwäche.

Der harte und weiche Puls (Pulsus durus et mollis).

Duritatem in pulsu esse aiunt, quoties arteria non fluidi adeo corporis sensum, sed solidi potius bacilli ictum pulpae tangentis digiti imprimit — man nennt einen Puls hart, wenn er nicht so sehr den Eindruck erweckt, daß ein flüssiger Körper als vielmehr daß ein solider Stab gegen die Fingerbeere anschlägt. Diese Schilderung Hallers gibt sehr anschaulich die beim harten Puls wahrzunehmende Empfindung wieder. Auch über die Ursachen des harten Pulses macht derselbe Forscher noch heute zutreffende Angaben: Ejusmodi, pulsus fit, quando arteria rigida et tensa et sanguis viscidus und concretioni proximus est et a corde vehementer urgetur . . . quando arteria valde solida, vehementer contracta, digitum duriter percutit et tamen cordi potenter resistit, ut parum dilatetur".

Wir finden hier alle wichtigen Bedingungen versammelt: starre Wandung, starke Kontraktion, hoher Widerstand der Gefäße, starker Druck vom Herzen aus. Wir prüfen die Härte des Pulses in der Weise, daß wir den Druck schätzen, der zur Unterdrückung des Pulses nötig ist. Müssen wir stark drücken, so sprechen wir von einem harten, müssen wir nur wenig drücken, von einem weichen Puls. Welcher Bruchteil unseres Fingerdruckes zur Überwindung des Innendruckes, welcher zur Überwindung des Wanddruckes aufgewandt wird, bleibt dabei unentschieden. Eine annähernde Vorstellung davon können wir uns aber machen, wenn wir herzwärts die Arterie komprimieren und dadurch den Innendruck ausschalten, wie dies schon weiter oben empfohlen worden ist. Selbst bei großer Übung ist die Schätzung der Härte und Weichheit eines Pulses schwierig; seitdem eine einfache Methode zur zahlenmäßigen Bestimmung des Druckes angegeben ist, verläßt man sich deshalb nicht mehr auf das unsichere Urteil des tastenden Fingers, sondern nimmt, zum mindesten in allen zweifelhaften und wichtigen Fällen, die Messung des Blutdruckes vor. Die zur Messung gebrauchten Apparate und die Technik der Messung werden später für sich dargestellt werden, auf einen Punkt muß jedoch schon hingewiesen werden. In der Arterie herrscht ja nicht ein Druck, sondern ein beständiger Druckwechsel. Mit dem Beginn der systolischen Füllung des Gefäßes steigt der Druck rasch an, erreicht im Verlauf der Systole sein Maximum und fällt dann langsam ab, bis er am Ende der Diastole sein Minimum erreicht. Meßbar sind von diesem Druckablauf die beiden Extreme, der systolische oder Maximaldruck und der diastolische oder Minimaldruck. Welchen Druck nehmen wir nun zum Maßstab unseres Urteils, wenn wir mit dem tastenden Finger die Härte oder Spannung des Pulses prüfen? In erster Linie offenbar den maximalen Druck, denn die als Methode der Druckprüfung empfohlene Unterdrückung des Pulses mißt den maximalen Druck. Daneben pflegt man sich aber durch schwächeren Druck auch eine Vorstellung von der Höhe des minimalen Drucks und damit von der Druckdifferenz zu bilden. Spricht man allgemein von der Härte doer Weichheit des Pulses, so ist also dies Urteil auf den maximalen Druck zu beziehen.

Der harte Puls (Pulsus durus) findet sich, wenn hoher Widerstand in den Gefäßen und eine entsprechende Herzkraft zusammen kommen. Der Widerstand kann gesteigert sein durch anatomische Verengerung der Gefäßbahn (Arteriosklerose) oder durch Kontraktionszustände der Arterien, die ihrerseits vorübergehend (Schüttelfrost, Bleikolik) oder dauernd (Nephritis, Polyzythämie, Hypertonien infolge von Störungen der inneren Sekretion, z. B. im Klimakterium) sein können. Zum Teil gehen die verschiedenen Formen fließend ineinander über.

Der weiche Puls (Pulsus mollis) findet sich, wenn geringer Widerstand in den Gefäßen oder geringe Herzkraft oder beides vorliegt. Der Widerstand kann gering sein infolge des anatomischen Baues der Gefäße (schwache Entwicklung der Gefäßwandschichten bei asthenischen Individuen) oder infolge einer Herabsetzung des Kontraktionszustandes, die ihrerseits vorübergehend (Fieber, toxische Erschlaffung bei Infektionskrankheiten wie Diphtherie u. a.) oder dauernd (Addison) sein kann.

Der gleiche und ungleiche Puls (Pulsus aequalis und inaequalis).

Größe und Spannung der einzelnen Pulse können nur dann gleich sein, wenn die einzelnen Schläge in regelmäßigen Abständen einander folgen. Das bedarf keiner weiteren Ausführung. Jeder unregelmäßige Puls ist infolgedessen auch inäqual, es kommt aber auch vor, daß ein regelmäßiger Puls inäqual ist (Pulsus alternans). Näheres wird darüber in dem Abschnitt über die unregelmäßige Herztätigkeit zu sagen sein.

Zum Schluß ist zu besprechen

der starke und schwache Puls (Pulsus fortis und debilis).

Die Bezeichnungen stark und schwach geben unser Urteil über die Energie des Pulsstoßes wieder, Stärke und Schwäche des Pulses sind deshalb besonders wichtige Bestimmungen, weil sie uns als Maß dienen für die Herzarbeit, die in dem untersuchten Gefäßgebiet geleistet wird. Unser Urteil über die Stärke des Pulses setzt sich zusammen aus der Schätzung der Größe und der Schätzung der Spannung. Aus der Größe des Pulses schließen wir auf den systolischen Füllungszuwachs, d. h. auf das Schlagvolumen des Herzens, aus der Spannung des Pulses auf den Druck, den die Kraft des Herzens durch die Austreibung seines Schlagvolumens entgegen dem Widerstand der Arterien in diesen erzeugt. Die Stärke des Pulses oder schärfer ausgedrückt die Energie des Pulsstoßes ist gleich dem Produkt aus Volumen und Druck ($E = VP$). Unter Pulsstoß verstehen wir dabei nach Christen die Gesamtheit derjenigen mechanischen Vorgänge, die das Volumen eines begrenzten Arterienstückes von seinem diastolischen Minimum auf sein systolisches Maximum bringen.

Der starke Puls (Pulsus fortis) findet sich, wenn die Spannung oder der Füllungszuwachs oder beides gesteigert sind, also bei allen Hypertonien mit guter Herzkraft, bei der Aorteninsuffizienz, bei körperlicher Anstrengung, seelischer Erregung. Ist die Spannung gesteigert, der Füllungszuwachs dagegen herabgesetzt (z. B. infolge einer Beschleunigung der Herztätigkeit), so braucht natürlich kein kräftiger Puls zu entstehen, ebensowenig bei gesteigertem Füllungszuwachs und herabgesetzter Spannung, das folgt ohne weiteres aus der oben gegebenen Begriffsbestimmung der Pulsstärke.

Der schwache Puls (Pulsus debilis) findet sich unter den umgekehrten

Bedingungen wie der starke, also bei allen Drucksenkungen, zumal wenn gleichzeitig der Füllungszuwachs, sei es infolge Herzschwäche, sei es infolge von Tachykardie klein ausfällt.

Neuerdings ist es möglich, die Energie des Pulsstoßes zahlenmäßig zu messen. Der große Wert einer solchen Bestimmung leuchtet ohne weiteres ein. Die Methodik wird in einem späteren Abschnitt dargestellt werden.

Einige allgemeine Regeln über das Pulsfühlen.

Bei der Beurteilung des Pulses bedenke man stets, daß die einzelnen Qualitäten außer vom Zustande des Herzens und der Gefäße von zahlreichen allgemeinen Bedingungen abhängen. Deshalb ist oben auf die mannigfachen Beziehungen des Pulses zu Größe, Alter, Geschlecht, Konstitution, Stimmung, Ruhe, Bewegung usw. hingewiesen worden. Wie häufig wird aus dem kleinen raschen Puls asthenischer Individuen, besonders Frauen, auf eine ungenügende Herzkraft geschlossen und doch halten diese Herzen langwierige und schwere Krankheiten ohne Zeichen von Ermüdung aus. Umgekehrt kann der kräftige und langsame Puls bei Aortenstenosen und Blutdrucksteigerungen eine gute Herzkraft vortäuschen, und doch zählt die Lebensdauer des betreffenden Herzens nur noch nach Wochen. Man achte darauf, daß sich der Patient in bequemer Lage befindet, daß er den Atem nicht anhält, sondern ruhig weiter atmet. Man lenke die Aufmerksamkeit des Kranken von der Untersuchung des Pulsschlages ab durch einige gleichgültige Fragen und bedenke, daß zu Beginn der Untersuchung der Puls rascher schlägt. Stets soll man den Puls an beiden Händen prüfen, durch eine Geschwulst oder Verengerung einzelner Gefäßabgänge (Aneurysmen) kann der Puls rechts und links verschieden ausfallen (Corvisart); solch ein Pulsus differens ist deshalb mit Recht als wichtiges Symptom geschätzt. Dabei hüte man sich vor Täuschungen, die durch eine hohe Teilung, der Radialis erzeugt werden. Huc forte referas pulsum in una manu maximum qui in altera non percipiatur, weiß schon Haller zu berichten.

Wenn man sorgfältig alle in Betracht kommenden Einflüsse abschätzt, dann wird man sich vor den Irrtümern schützen können, die einstmals Celsus den skeptischen Ausspruch tun ließen: „Credam ego pulsui, rei fallacissimae?

Literatur.

Allix, Etude sur la physiologie de la première enfance. 1867.

Baerwind, De physiologia pulsus. Inaug.-Diss. Frankfurt 1844.

Binz, Geschichtliches über das Zählen des Pulses. Deutsch. med. Wochenschr. 1898. S. 640.

Bryan, Robinson, Treatise of the animal Economy. 1734. S. 180.

Christ, H., Über den Einfluß der Muskelarbeit auf die Herztätigkeit. Deutsch. Arch. f. klin. Med. 53. 102.

Christen, Die dynamische Pulsuntersuchung.

Colrat, Recherches sur la circulation arterielle. Lyon méd. 1891. Nr. 51. p. 179.

Corrigan, Edinburg Medical and Surgical Journal April 1832. Corrigans Puls bei Aorteninsuffizienz.

Corvisart, Essay sur les maladies et les lésions organiques du coeur et des gros vaisseaux- publié sous ses yeux par C. H. Horeau. Paris 1806. 2. édit (v. Callein) 1813. 3. édit. 1918.

Czernecki, Nach Landois Lehre vom Arterienpuls. 1872.

Czerny, Jahrb. f. Kinderheilk. 33. 1.

Dalquen, Die Schwankungen der Pulsfrequenz im gesunden Zustande. Gießener Inaug-Diss. 1888.

Duchek, Untersuchungen über den Arterien puls. Zeitschr. d. k. k. Gesellsch. d. Ärzte zu Wien 1862.

Ehrhardt, Jodocus, De pulsibus. Inaug.-Diss. Jena 1761.

Edens, Die Digitalisbehandlung. 1916.

Fischer und Schlayer, Arteriosklerose und Fühlbarkeit der Arterienwand. Deutsches Arch. f. klin. Med. 1909. 98.

Floyer, J., The physic. pulsewatch.
Frey, Aus der Praxis. Virchows Arch. 1887. I. 219.
Fürst und Soetbeer, Experimentelle Untersuchungen über dic Beziehungen zwischen Füllung und Druck in der Aorta. Deutsche med. Klin. 90. 1907.
Geigel, Die Pulsfrequenz im Stehen und Liegen. Deutsch. Arch. f. klin. Med. 1910. 99. 31.
Gerhardt, C., Pulsus paradoxus einer Seite. Ungleiche Pulszahl der Armarterien. Berl. klin. Wochenschr. 1897. Nr. 1.
Glaesner, Klinische Untersuchungen über den Kapillarpuls. Deutsch. Arch. f. klin. Med. 1909. 97. 83.
Grützmann, De pulsuum in hominibus sanis secundum varias dies partes variis mutationibus. Inaug.-Diss. Halle 1831.
Guy, W., On the Effects produced upon the pulse by Change of Posture. Guys Hospita Reports 3. 92. 1838.
— Artikel „Pulse" in Todds Encyclopaedia 4. 184. 1852.
— Todds Cyclopaedia of anat. and physiol. IV. 1852.
Haller, Elementa physiologiae. Bern et Lausanne 1778.
Hamernjk, Physiologisch pathologische Untersuchungen über die Erscheinungen an den Arterien und Venen und die quantitativen Verhältnisse des Blutes im Verlaufe verschiedener Krankheiten. Prag 1847.
Hauenschild, De Pulsu duro et molli. Inaug-Diss. Jena 1782.
Harvey, Exercitatio anatomica de motu cordis et sanguinis in animalibus. 1628.
Heilbut, Über Pulsdifferenz. Tübinger Dissertation. 1850. S. 16.
Heller, R. Mager, W. v. Schrötter, R., Über das physiologische Verhalten des Pulses bei Veränderungen des Luftdruckes. Zeitschr. f. klin. Med. 33. 341—380. 34. 129—165. 1897.
Herringham und Womach, The resistance of arteries to external pressure Brit. med. Journ. 1908. II. p. 1614.
Hohl, Die geburtshülfliche Exploration. Halle 1855.
Hürthle, Beziehungen zwischen Druck und Geschwindigkeit des Blutes im Arteriensystem. Berl. klin. Wochenschr. 1912. 17.
— Über Förderung des Blutstroms durch den Arterienpuls. Deutsche med. Wochenschr. 1913. 39. S. 588.
— Über die Beziehungen zwischen Druck und Geschwindgikeit des Blutes im Arteriensystem. Berl. klin. Wochenschr. 1912. 49. 773.
Jakoby, C., Zur Frage der mechanischen Wirkungen der Luftdruckerniedrigung auf den Organismus. Deutsche med. Wochenschr. Nr. 1. 1907. S. 17.
Janeway, An experimental study of the resistance to Compression of the Arter al Wall. The Arch. of intern. Med. 1910. VI. p. 586.
Jürgensen, Beobachtungen über Kapillarpuls. Zeitschr. f. klin. Med. 1914. 81. S. 36.
Kepler, Astronomie III.
Klewitz, Der Puls im Schlaf. Deutsch. Arch. f. klin. Med. 1913. 112. 1/2. 38.
v. Kövösy, Studien über Puls- und Atmungsfrequenz. Deutsch. Arch. f. klin. Med. 101. 1910. 267.
Landé, Über die Palpabilität der Arterien. Deutsch. Arch. f. klin. Med. 1914. 116. S. 295.
Langewog, Über den Einfluß der Körperlage auf die Frequenz der Herzkontraktionen. Deutsch. Arch. f. klin. Med. 1900. 58. 268.
Lichtenfels und Fröhlich, Beobachtungen über die Gesetze des Ganges der Pulsfrequenz und der Körperwärme. Denkschr. der k. k. Akademie d. Wissensch. zu Wien 1852.
Lissauer, Über den Puls während des Fastens. Arch. f. gemeinsch. Arbeit. 1863.
Loewy, A., Untersuchungen über die Respiration und Zirkulation bei Änderung des Druckes usw. Berlin 1895.
Loewy, A., T. Loewy und L. Zuntz, Über den Einfluß der verdünnten Luft und des Höhenklimas auf den Menschen. Arch. f. d. ges. Physiol. Bd. 66. 1897. S. 477.
Lorain, Le pouls, ses Variations et ses formes diverses, dans les maladies. Paris 1870.
Mercier, Influence du séjour dans les grandes altitudes sur le nombre de pulsations cardiaques. Compt. rend. de la soc. de biol. 1894.
Meyer, Artur, Rückläufiger Radialpuls. Münch. med. Wochenschr. 1902. Nr. 16.
Müller, Fr. in Seifert-Müllers Taschenbuch der med. klin. Diagnostik.
Naunburger, Arterienrigidität im Kindesalter. Münch. med. Wochenschr. 1911. 5.
Nick, Über die Bedingungen der Häufigkeit des Pulses. Tübingen 1826.
Nicolai in Nagels Handbuch der Physiologie des Menschen. 1909.
Nitsch, De ratione inter pulsus frequentiam et corporis altitudinem habita. Diss. Halae 1849.
Parry, Experimentaluntersuchungen über die Natur, Ursache und Verschiedenheit des arteriösen Pulses. Hannover 1817.
Preger, Spezielle Physiologie des Embryo. 1885. Leipzig.

Putzig, Änderung der Pulsfrequenz durch die Atmung. Zeitschr. f. exper. Pathol. u. Therap. 1912. 11.
Quetelet, Sur l'homme et le développement de ses facultés. 1836.
Quincke, Über Kapillarpuls und zentralen Venenpuls. Berl. klin. Wochenschr. 1890. Nr. 12.
Reichmann, Die inspiratorische Verkleinerung des Pulses. Zeitschr. f. klin. Med. LIII. 1904. S. 112.
Riegel, Über die respiratorischen Änderungen des Pulses. Berl. klin. Wochenschr. 1876. Nr. 26.
— Über Arrhythmie des Herzens. Volkmanns Sammlung klin. Vorträge. 227. 1898.
Rameaux, Les lois suivant lesquelles les dimensions du corps déterment la capacité et les mouvements fonctionels des poumons et du coeur. Bruxelles 1857.
Rochler, De pulso magno et parvo. Inaug.-Diss. Jena 1790.
Schapiro, Klinische Untersuchungen über den Einfluß der Körperstellung und Kompression peripherer Arterien auf die Herztätigkeit. Wratsch 2. Nr. 10, 11, 13 u. 30. 1881. (Russisch).
Schlesinger, Die Bewegungsphänomene in der Mund- und Rachenhöhle bei Insuffizienzen der Aortenklappen. Wien. klin. Wochenschr. 1900. Nr. 40.
Schultheß, Modellversuche über die Bedingungen der Pulshöhe. Zentralbl. f. Herz- u. Gefäßkrankh. 1912. IV. Nr. 10.
Semerau, Beiträge zur Lehre vom Pulsus paradoxus. Deutsch. Arch. f. klin. Med. 1914. 115. S. 608.
Senac, Traité de la structure du coeur. Paris 1749.
Stäubli, Über den physiologischen Einfluß des Höhenklimas auf den Menschen. Ober-Engadiner med. Festschr. 1910.
Straßburger, Über den Einfluß der Aortenelastizität auf das Verhältnis zwischen Pulsdruck und Schlagvolumen des Herzens. Deutsch. Arch. f. klin. Med. 1907. Bd. 91.
Struth, J., Sphygmica ars super 1200 annos perdita. Basil 1555.
van Swieten, Comment. in H. Boerhavii aphorismos de cognoscendis et curandis morbis. T. I. p. 680.
Vierordt, Anat. und physiol. Daten und Tabellen 1906.
Vivenot, Über den Einfluß des verstärkten und verminderten Luftdrucks etc. Med. Jahrb. der k. k. Gesellsch. der Ärzte zu Wien. 1865. S. 207 und Virchow Bd. 34.
Vogel, Lehrbuch der Kinderkrankheiten. 1867.
Volkmann, Hämodynamik nach Versuchen. 1850. S. 427ff.
William and Melvin, The estimation of diastolic blood-pressure in man. Heart 1914. Vol. 2.
Wolff, O. J. B., Charakteristik des Arterienpulses. Leipzig 1865.
Ziemssen, Über den Pulsus differens und seine Bedeutung bei Erkrankungen des Aortenbogens. Deutsch. Arch. f. klin. Med. 1890. 46.
Zuntz, N., A. Loewy, Fr. Müller, W. Caspari, Höhenklima und Bergwanderungen in ihrer Wirkung auf den Menschen. Berlin, Leipzig usw. 1906.
Zuntz und Schumburg, Studien zu einer Physiologie des Marsches. Berlin 1901. S. 34—39.

Die Auskultation der Arterien.

Beim gesunden Menschen hört man an den größeren Arterien, die dem Herzen nahe liegen, also über der Subklavia und unteren Karotis, meistens zwei Töne, die als fortgeleitete Herztöne aufgefaßt werden müssen. Dafür spricht, daß diese Töne in Stärke und Charakter mit den Tönen an der Herzbasis übereinstimmen (Weil). Drückt man das Höhrrohr etwas stärker gegen die Arterie, so entsteht an Ort und Stelle ein neuer Ton, ein Druckton, daneben pflegt außerdem ein Druckgeräusch aufzutreten. Druckton und Druckgeräusch entsprechen der Herzsystole, sind systolisch [1]). Die Theorie der Entstehung der

[1]) Da die Herzsystole durch die in die Arterien geworfene Blutmenge die Arterien erweitert, so kann man auch sagen (Weil), daß die Drucktöne und Geräusche diastolisch sind, d. h. während der Erweiterung, der Diastole der Arterien auftreten. Mit Rücksicht auf den Umstand, daß die den Tönen und Geräuschen zugrunde liegenden Strömungsänderungen ursprünglich durch die Herztätigkeit und nicht durch die Tätigkeit der Arterien erzeugt werden, sollen hier aber die Ausdrücke systolisch und diastolisch stets im Sinne von herzsystolisch und herzdiastolisch gebraucht werden.

Drucktöne und Geräusche braucht hier nicht erörtert zu werden, da alles Nötige darüber schon früher gesagt worden ist.

Beim kranken Menschen können neue Schallerscheinungen zu den soeben genannten hinzutreten. Wird die Gefäßwand sehr rasch und stark gespannt oder entspannt, so kann sie selbst in tongebende Schwingungen geraten. Das ist vor allem der Fall bei der Aorteninsuffizienz, bei der über den größeren Arterien und zwar auch in größerer Entfernung vom Herzen z. B. über der Kruralis zwei Töne gehört werden (Traubes Doppelton). Nach Friedreich und Schreiber beruht aber der Traubesche Doppelton nicht immer auf Schwingungen der Arterienwand, es soll vielmehr der 1. Ton auch in den Venen entstehen können, und zwar dadurch, daß bei einer Insuffizienz der Trikuspidalklappen durch den Druck der Kammermuskulatur eine große Blutmenge plötzlich in die großen Venen hineingeschleudert wird; in diesem Fall soll der systolische Venenton vor dem systolischen Arterienton kommen, weil für das durch die Trikuspidalklappen zurückströmende Blut die Anspannungszeit wegfällt. Traube selbst beschreibt einen Fall, in dem nur der eine Ton exakt systolisch war, „der andere fiel zwar in die Zeit der Ventrikulardiastole, aber erst in das Ende derselben, so daß man ihn als präsystolischen Ton bezeichnen mußte". Wahrscheinlich war dieser präsystolische Ton solch ein Venenton, der also nicht präsystolisch sondern protosystolisch von Traube hätte genannt werden müssen. In der Regel wird aber der Doppelton über den Arterien durch die raschen Spannungsänderungen der Arterienwände erklärt werden müssen. Durch Druck mit dem Hörrohr wird dieser Doppelton in ein Doppelgeräusch umgewandelt (Durosiez).

Der Doppelton ist nicht so häufig, wie man nach seiner Erwähnung denken sollte; Traube fand ihn „in nur wenigen Fällen von Insuffizienz der Aortenklappen"; in den gewöhnlichen Fällen von Aorteninsuffizienz läßt die Kruralis nur einen systolischen Ton hören. Das ist leicht erklärlich. Selbst wenn die diastolische Entspannung der Arterienwand verhältnismäßig schnell erfolgt, so wird die Schnelligkeit doch stets hinter der Schnelligkeit der systolischen Spannung zurückstehen; die letzte muß deshalb günstigere Bedingungen für die Entstehung eines Tones bieten. Damit hängt es auch zusammen, daß man immer nur einen Ton hört, wenn man sich die Hand eines Kranken mit Aorteninsuffizienz über die Ohrmuschel legen läßt (Hohlhandpochen, Volarton).

Nicht selten werden unter krankhaften Bedingungen Geräusche über den größeren Arterien gehört. Wie bei den Tönen kann es sich dabei um fortgeleitete Klappengeräusche handeln. Am häufigsten genannt wird die Fortleitung des Geräusches von Aortenstenosen, doch sei daran erinnert, daß es sich in diesem Falle nicht um eine reine Fortleitung des Geräusches handelt, sondern die am Aortenostium entstehenden, dem Geräusche zugrunde liegenden Stromschwankungen setzen sich in die großen Arterien fort und bringen auch deren Wände zu tongebenden Schwingungen. Es handelt sich also bei diesen Geräuschen um die Addition des Klappengeräusches mit echten Gefäßgeräuschen. Ist das Geräusch sehr stark, so kann es auch als Schwirren gefühlt werden. Allgemeine Bedingungen, die zum Auftreten von Gefäßgeräuschen führen können, sind Dünnflüssigkeit des Blutes, Schlaffheit der Gefäßwände, Steigerung der Strömungsgeschwindigkeit des Blutes, wir finden dementsprechend systolische Gefäßgeräusche bei Anämien und Chlorosen, wenn die Erythrozytenzahl unter 2,5 Millionen und der Hämoglobingehalt unter 35—40% liegt (Goldstein), im Fieber, beim Basedow. Dabei kann es vorkommen, daß die Geräusche nur über Gefäßen geringen Kalibers gehört werden (A. temporalis, occipitalis, maxillaris); in solchen Fällen muß angenommen werden, daß die dickere Wandung der Karotiden die Entwickelung des Geräusches verhindert.

Auch lokale Störungen der Zirkulation geben nicht selten Veranlassung zu Gefäßgeräuschen, so wird das Fontanellengeräusch der Kinder auf einen Kampf der Karotis mit der Enge ihres Knochenkanales im Felsenbein zurückgeführt (Jurasz), das unter dem Schlüsselbein häufig hörbare Geräusch durch Kompression der Subklavia zwischen Schlüsselbein und Brustkorb erzeugt. An der Lungenspitze können Pleuraverwachsungen nach Rühle Gefäßgeräusche herbeiführen. Verengerungen der Gefäße durch den Druck von Tumoren oder endarteriitische Wucherungen, Erweiterungen durch Aneurysmen sind ebenfalls in Betracht zu ziehen. Auch das Uterin- oder Plazentargeräusch wird durch die Erweiterung der betreffenden Arterien erklärt.

Literatur.

Alvarenga, Du double souffle crural dans l'insuffisance aortique. Union médical. 1863. Nr. 76 u. 77.

Andral, Essai d'hématologie pathologique. 1843.

Bamberger, Über Doppelton und Doppelgeräusch in der Arteria cruralis. Deutsch. Arch. f. klin. Med. Bd. 19. 1877.

Bamberger, Weitere Beobachtungen über Doppelton und Doppelgeräusch in der Kruralarterie. Deutsch. Arch. f. klin. Med. 1878. Bd. 21.

Bock, C. E., Vortrag über Puls- und Gefäßgeräusche. Schmidts Jahrb. Juli 1830.

Borsutzky, Über das Vorkommen eines Kruralarterien-Doppeltones bei Nichtherzkranken. Inaug.-Diss. Würzburg.

Bouillaud, Traité clinique des maladies du coeur, précédé de recherches nouvelles sur l'anatomie et la physiologie de cet organe. T. 2. Paris 1836. 2. edit. 1841.

Chauveau, Etudes pratiques sur les murmures vasculaires ou bruits de souffle et sur leur valeur seméilogique. Gaz. de Paris 1858. Nr. 16, 17, 18, 20, 22, 23, 31, 37, 38.

Conrad (Seitz), Zur Lehre über die Auskultation der Gefäße. Inaug.-Diss. 1860.

Depaul, Traité théorique et pratique d'auscultation obstétricale. Paris 1840.

Duroziez, Du double souffle intermittent crural comme signe de l'insuffisance aortique. Arch. génér. de méd. 1861. p. 417 u. 588.

Eichhorst, Lehrbuch der physikalischen Untersuchungsmethode. 1889.

Fischer, J. D., Observations on cerebral auscultations. Amer. Journ. of med. Science. T. 22. p. 277. Aug. 1838. (Gaz. méd. p. 22. 1834, erste vorläufige Mitteilung nach the medical magazine. Nr. 15. 1833.)

Fischl, Zur Auskultation der Kruralgefäße. Prag. med. Wochenschr. 1881. Nr. 45—46.

Fraentzel, Über zwei eigentümliche Phänomene bei Insuffizienz der Aortenklappen. Berl. klin. Wochenschr. 1807. Nr. 44—45.

Friedreich, Über Doppelton an der Kruralarterie. Deutsch. Arch. f. klin. Med. Bd. 21.

— Über pathologische Erscheinungen am Gefäßapparat. Deutsch. Zeitschr. f. prakt. Med. 1874. Nr. 50.

— Beiträge zur physikalischen Untersuchung der Blutgefäße. Deutsch. Arch. f. klin. Med. 1881. 29. 256.

Geigel, R., Leitfaden der diagnostischen Akustik. 1908.

Gerhardt, C., Lehrbuch der Perkussion und Auskultation. 1900.

Goldstein, Zur Entstehung der Gefäßgeräusche, insbesondere derjenigen des Schädels. Zeitschr. f. klin. Med. 1917. 1/2.

Hamernjk, Physiologisch pathologische Untersuchungen. Prager Vierteljahresschr. 1847.

Hampeln, Über den Volarton. Deutsch. med. Wochenschr. 1904. Nr. 49.

Harpe, de la, Nouvelles recherches sur le bruit de souffle et des artères. Arch. génér. III. Mars 1838.

Hennig, C., Über die bei Kindern am Kopfe und am oberen Teil des Rückgrates wahrnehmbaren Geräusche. Arch. f. Heilk. S. 411. 1856.

Henoch, Kopfgeräusche in Beiträgen zur Kinderheilkunde. S. 170. Berlin 1861.

Heynsius, Bydrage tot eene physische Verklaring van de abnormale Geruischen in het vaatstelsel Nederl. Lancet. 3. Ser. LV. p. 20.

Immermann, Striktur beider Hauptäste der Lungenarterie in ihren ersten Verzweigungen infolge chronischer interstitieller Pneumonie. Z. u. Zs. Deutsch. Arch. f. klin. Med. Bd. 5. S. 235. 1868.

Kahler, Zur Entstehung der Subklaviargeräusche. Prag. Vierteljahrsschr. f. prakt. Heilk. 1877.

Kirkes, On arterial murmurs in incipient phthisis. med. T. and Gaz. 17. Mai 1862.

Kiwisch, Neue Forschungen über die Schallerzeugung in den Kreislaufsorganen. Verhandl. d. Würzburg. med. Gesellsch. 1850.

Laennec, R. T. H., Traité de l'auscultation médiate des maladies des poumons et du coeur. Vol. 2. Paris 1834.
Landois, Die Lehre vom Arterienpuls. 1872.
Loewit, Zur Entstehung des Kruralarteriendoppeltones. Prag. med. Wochenschr. 1879.
Matterstock, Die auskultatorischen Erscheinungen der Arterien mit besonderer Berücksichtigung der Herzkrankheiten. Deutsch. Arch. f. klin. Med. 1878. Bd. 22.
Moens, Die Pulskurve. Leiden 1878.
Niemeyer, Handbuch der theoretischen und klinischen Perkussion und Auskultation vom historischen und kritischen Standpunkt. Erlangen 1868.
Nolet, Zur Lehre der Gefäßgeräusche. Arch. d. Heilk 1871. H. 1. 24.
Palmer, On subclaviar murmur. Lancet I. 14. 1864. (Schmidts Jahrb. CXXIII. p. 40.
Parrot, Etudes sur le siège, le mécanisme et la valeur séméilogique des murmurs vasculaires inorganiques de la region du cou. Arch. génér. p. 649. Juin 1867. (Jahrb. CXXXV. S. 167).
Pigeaux, Traité pratique des maladies du coeur et des maladies de vaisseaux. T. 2. Paris 1839—1843.
Preußendörfer, Zur Genese des Kruralarterien-Doppeltones. Berl. klin. Wochenschr. 1879.
Pribram, Beitrag zur Lehre vom Kruraldoppelton. Prag. Zeitschr. f. Heilk. 1890. 5/6.
Raciborsky, A., Précis pratique et raisonné de Diagnostic, contenant l'inspection, la mensuration, la palpation, la dépression, la percussion, l'auscultation, l'odoration etc. Paris 1837.
Rosenstein, Krankheiten des Herzens in Ziemssens Handb. d. spez. Pathol. u. Therap. 1879. VI. S. 71.
Sahli, Lehrbuch der klinischen Untersuchungsmethode. 1913.
Schreiber, Entstehung und Bedeutung der Doppeltöne im peripheren Gefäßsystem. Deutsch. Arch. f. klin. Med. Bd. 28. 1881. 243.
Seelye, An undescribed arterial murmur. N. Y. Reccord 1887. 5. Nov.
Senator, Zur Kenntnis der Schallerscheinungen an den peripheren Arterien. Berl. klin. Wochenschr. 78.
Skoda, Abhandlung über Perkussion und Auskultation. 1864.
Soulier, Du fremissement arteriel. Gazette de Lyon. 1867.
Steffen, Über Kopfgeräusche. Journ. f. Kinderkrankh. p. 263. 1862.
Talma, Beiträge zur Theorie der Herz- und Arterientöne. Deutsch. Arch. f. klin. Med. 1874. Bd. 15.
Traube und Fräntzel, Über zwei eigentümliche Phänomene bei Insuffizienz der Aortenklappen. Berl. klin. Wochenschr. 44. 1867.
Traube, Gesammelte Beiträge zur Pathologie und Physiologie 1878. III. 1. 81.
Tripier, Recherches cliniques sur la souffle céphalique chez les artères. Revue de méd. 1881. Febr. März. p. 109, 192.
Vernois, Etudes physiologiques et cliniques pour servir à l'histoire des bruits des artères. Th. de Paris No. 478. 1837.
Vierordt, Die Lehre vom Arterienpuls in gesunden und krankhaften Zuständen. 1855.
Weil, Die Auskultation der Arterien und Venen. Leipzig 1875.
Winternitz, Über Doppelton und Doppelgeräusch in der Arteria cruralis. Deutsch. Arch. f. klin. Med. 1878. Bd. 21.
Wintrich, in Virchows Handb. d. spec. Pathol. u. Therap. 1854.
Wolff, Charakteristik des Arterienpulses. Leipzig 1865.

Die Sphygmographie.

Die Aufzeichnung des Arterienpulses wurde zunächst im Tierexperiment an dem bloßgelegten Gefäß versucht (Hales, Poiseuille, Ludwig, Fick). Dann wurden auch Apparate konstruiert, die am unversehrten Körper die Pulsbewegung verzeichnen, so von Hérisson, Chelius, Vierordt, Naumann, Longuet, Valentin, Marey, Czermak, Landois, Dudgeon, Frey, Riegel, Francke, Grunmach, Strauß, Uskoff u. a. Es kann hier nicht auf die verschiedenen Apparate und Methoden eingegangen werden, sondern wir müssen uns damit begnügen, die wichtigsten Modelle zu erwähnen, es sind das der Sphygmokardiograph von Jaquet, der Polygraph von Mackenzie, der Sphygmograph von O. Frank und Petter, sowie die Segmentkapseln von O. Frank.

Der Sphygmokardiograph von Jaquet (Fig. 181) ist wohl am weitesten verbreitet. Es ist ein sehr kompendiöser Apparat, der neben der Aufnahme des Radialpulses die Registrierung zweier weiterer Kurven (Venenpuls, Herzstoß oder Karotis usw.) gestattet. Die Radialkurve allein gibt keine weitreichenden Aufschlüsse und so lang die Pulsschreibung sich auf die Verzeichnung dieses Pulses beschränkte, war sie tatsächlich klinisch nicht viel mehr als ein interessanter Zeitvertreib, wenn auch zugegeben werden soll, daß eine ebenso mühevolle wie scharfsinnige Analyse schließlich zu wichtigen Ergebnissen geführt hat (Wenckebach). Die Pulsschreibung wird heute in der Klinik vorwiegend benutzt zur Aufklärung unregelmäßiger Herztätigkeit, dazu sind aber mindestens zwei Kurven nötig (Arterien- und Venenpuls). Aus diesem Grunde sind in der Praxis nur Apparate in Gebrauch, die diese Möglichkeit bieten. Der Apparat

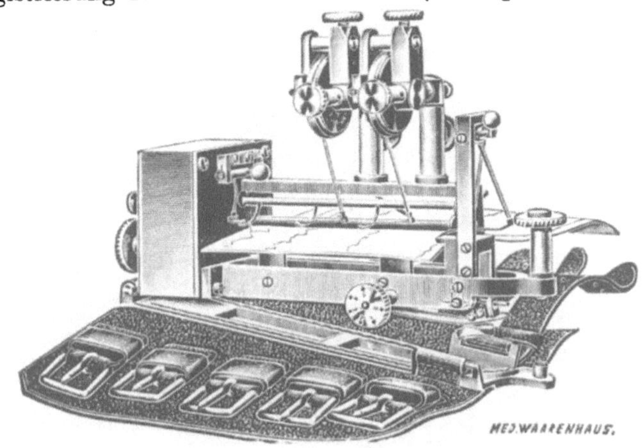

Fig. 181. Sphygmokardiograph.

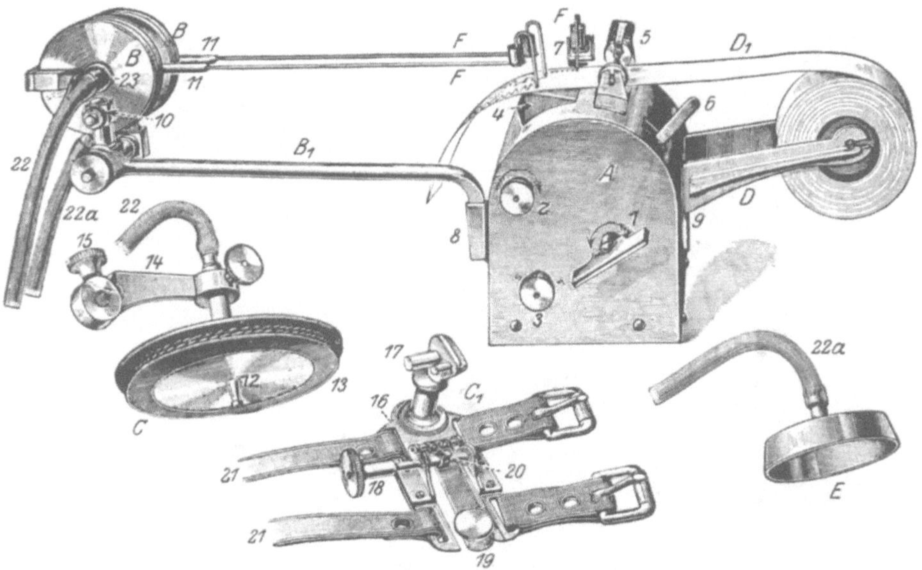

Fig. 182. Polygraph mit Tintenschreibung.

von Jaquet zeichnet seine Kurven auf berußtem Papier, die berußten Streifen müssen stets neu hergestellt werden und sind verhältnismäßig kurz. Das sind zwei Nachteile, die vermieden werden durch den Polygraphen von Mackenzie, der mit Tinte Kurven von beliebiger Länge schreibt (Fig. 182). Dafür ist dieser Apparat bedeutend größer und die von ihm gezeichneten Kurven weniger getreu (die Registriervorrichtung hat größere Trägheit). Seine Kurven, die Radialiskurven im besonderen sind deshalb zum Studium von Feinheiten nicht geeignet.

Der Sphygmograph von Frank und Petter (Fig. 183) ist in allen seinen

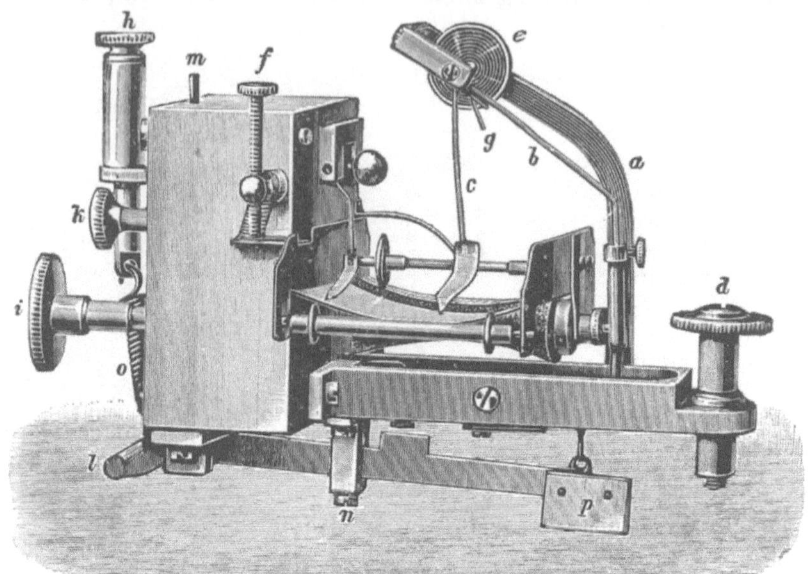

Fig. 183. Sphygmograph von Frank und Petter.

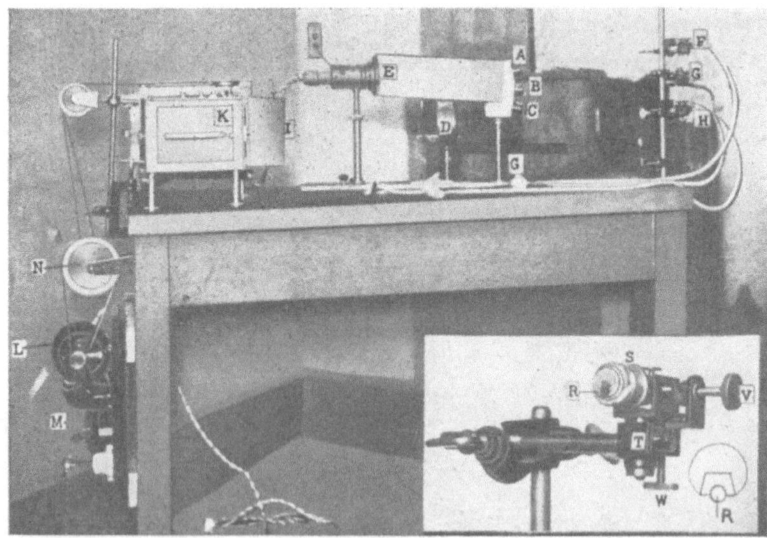

Fig. 184. Vollständige Apparatur für Pulsaufnahmen mit O. Franks Segmentkapseln (nach Wigger). A.B.C. Linsen, D. Zeitschreiber, E. Nernstlampe, F.G.H. Segmentkapseln, K. Photographisches Kymographion, L.M.N. Motor zum Kymographion.

Teilen mathematisch durchgerechnet und bietet Gewähr für eine fehlerfreie Wiedergabe des Radialpulses. Die Segmentkapsel Franks ist der vollendetste Apparat zur Pulsregistrierung (siehe Fig. 184 und auch Fig. 121). Durch Verwendung mehrerer Kapseln können gleichzeitig Aufnahmen verschiedener Pulse gemacht werden. Infolge der großen Empfindlichkeit treten zahlreiche Feinheiten zutage, die bei der Verwendung anderer Methoden nicht zum Ausdruck kommen. Die Eigenschwingungszahl des Systems ist so hoch, daß alle Betracht kommenden Bewegungsvorgänge getreu wiedergegeben werden. Die Anordnung des Apparats geht aus Fig. 184 hervor, sie läßt aber auch zugleich erkennen, daß es sich um einen ziemlich komplizierten Apparat handelt, der nur im klinischen Betriebe Verwendung finden wird.

Auf die Einzelheiten der verschiedenen Instrumente kann hier nicht eingegangen werden. Das Prinzip des Registrierungsvorganges ist einfach: die Bewegungen einer auf das pulsierende Gefäß aufgesetzten Pelotte werden entweder durch ein Hebelsystem unmittelbar auf den Schreibhebel oder durch Luftleitung auf eine Gummimembran übertragen; die Ausschläge der Gummimembran werden bei den älteren Apparaten durch einen starren Schreibhebel auf der Schreibfläche, bei Franks Segmentkapsel durch einen als Schreibhebel dienenden Lichtstrahl — der den großen Vorzug hat masselos zu sein — auf der photographischen Platte aufgezeichnet.

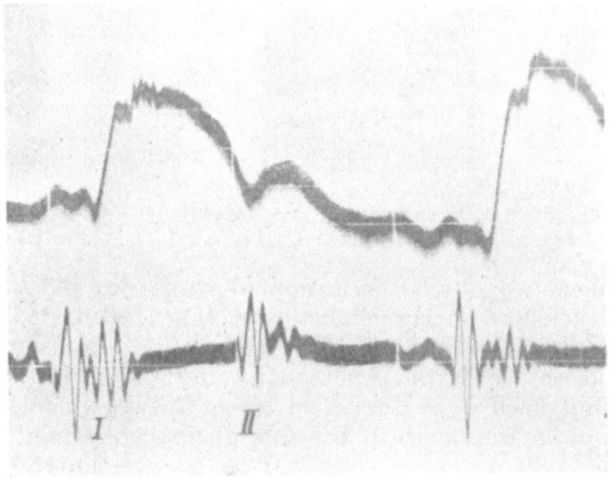

Fig. 185. Zentraler Puls, aufgenommen an der A. subclavia mit Franks Segmentkapsel; unten Herztöne.

Wir unterscheiden einen zentralen und einen peripherischen Puls.

Der zentrale Puls wird in der Aorta und ihren großen Ästen gefunden. Beim Menschen erhalten wir ihn auch bei der Registrierung des Pulses der Subklavia; er zeigt an den mit Franks Segmentkapsel aufgenommenen Kurven folgende Einzelheiten (Fig. 185).

Die Vorhofswelle, eine kleine Zacke infolge der Drucksteigerung, die durch die Vorhofskontraktion in der Aorta erzeugt wird; ob die durch die Vorhofssystole hervorgerufene intraventrikuläre Drucksteigerung zu einer leichten Hebung der Aortenklappen und dadurch zu der betreffenden Welle des zentralen Pulses führt, oder ob ein äußerer Druck der sich kontrahierenden Vorhöfe auf die Aortenwurzel die Vorhofswelle des Aortenpulses erzeugt, muß dahingestellt bleiben.

Die Vorschwingung folgt der Vorhofswelle; es ist eine kürzere Zacke, die ihrer Zeit nach der Anspannungszeit des Herzens entspricht. Sie beruht auf den brüsken Vorstoßen der Aortenklappen infolge der starken raschen Steigerung des Kammerdruckes; der darauf folgende rasche Abfall ist ein Ausdruck der Trägheit der in Bewegung gesetzten Massen und elastischen Systems.

Die Anfangsschwingung. In dem Augenblick, wo sich die Aortenklappen öffnen, findet ein rapider Druckanstieg der Kurve des Aortenpulses statt. Die Trägheit des schwingenden Systems führt dazu, daß nach der Erreichung einer gewissen Druckhöhe die Schwingungen des elastischen Systems über das der Druckhöhe entsprechende Maß hinausgehen, um allerdings gleich darauf wieder zurückzuschwingen. So wird infolge der Eigenschwingungen des in

Bewegung gesetzten Systems der aufsteigende Schenkel des Aortenpulses durch eine kleine Zacke unterbrochen.

Von jetzt ab beginnt der systolische Hauptteil der Aortendruckkurve. Sein Verlauf wechselt nach der Menge und Geschwindigkeit der einströmenden Blutmenge und dem in der Aorta herrschenden Widerstand; unter sonst gleichen Bedingungen steigt bei hohem Widerstand die Druckkurve während der ganzen Dauer der Systole, bei niedrigerem Widerstand wird das Druckmaximum früher erreicht und der Druck verläuft nun plateauartig und langsam abnehmend bis zu dem Augen-

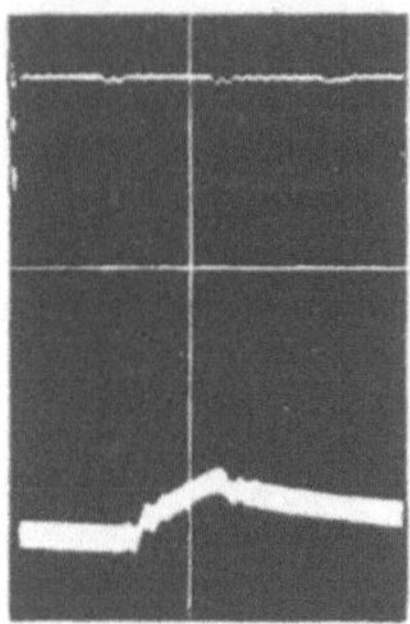

Fig. 186. Druckkurve in der Aorta bei hohem Blutdruck (nach O. Frank).

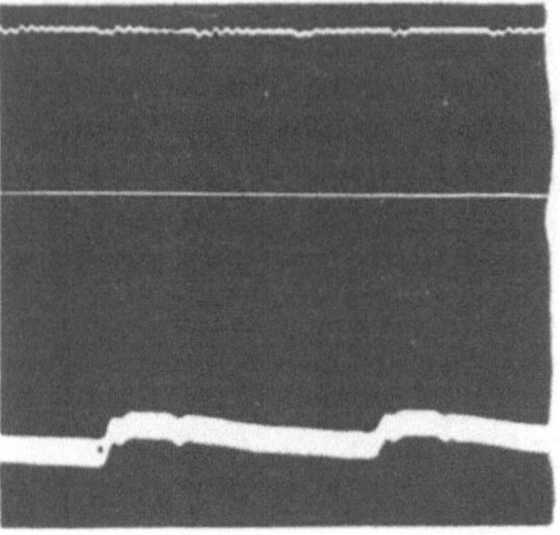

Fig. 187. Druckkurve in der Aorta bei niederem Blutdruck (nach O. Frank).

blick, wo durch die Kammerdiastole ein plötzlicher Druckabfall der Aortendruckkurve herbeigeführt wird (Fig. 186 u. 187).

Die Inzisur entsteht dadurch, daß der stetige durch Abfluß in die Peripherie bewirkte Druckabfall eine plötzliche Steigerung erfährt, indem das Blut nach dem Herzen zu einen Ausweg findet. In dem Augenblick nämlich, wo die Kammern in Diastole übergehen, erfolgt eine erhebliche Drucksenkung unter den Semilunarklappen, die Klappen weichen rasch und ziemlich ausgiebig nach der Gegend der Drucksenkung aus und der Aortendruck erfährt eine entsprechende Senkung. Die Trägheit des schwingenden Systems führt zur Entstehung von Nachschwingungen, ähnlich wie bei der Anfangsschwingung.

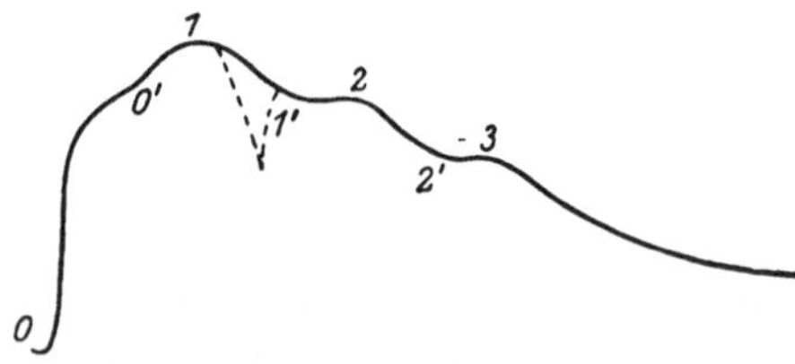

Fig. 188. Reflexionserhebungen (1., 2., 3.) im zentralen Puls nach O. Frank).

Diese Grundform des arteriellen Pulses erfährt einige kleine Änderungen durch Reflexionswellen, die sich teils an der Bifurkation, teils am Eintritt der Karotiden in die Schädelbasis bilden und von O Frank in der nebenstehenden Skizze wiedergegeben sind (Fig. 188).

Wesentlich verschieden von dem zentralen Puls ist

der peripherische Puls.

In ihm fehlen die zahlreichen Feinheiten des Druckablaufes so gut wie ganz, die Vorschwingungen sind verschwunden, die Schwingungen nach der Inzisur desgleichen, an die Stelle der Inzisur ist eine langgezogene Einbiegung getreten, der Einbiegung folgt eine stärker hervorspringende Welle, die sog dikrotische Welle, die besonderen gleich zu erwähnenden Einflüssen ihre Entstehung verdankt Bemerkenswert ist ferner, daß nach O Frank der Druckunterschied zwischen dem Maximum und Minimum beim zentralen Puls geringer ist als beim

Fig. 189. Pulskurven, aufgenommen mit dem Apparat von **Frank** und **Petter**.

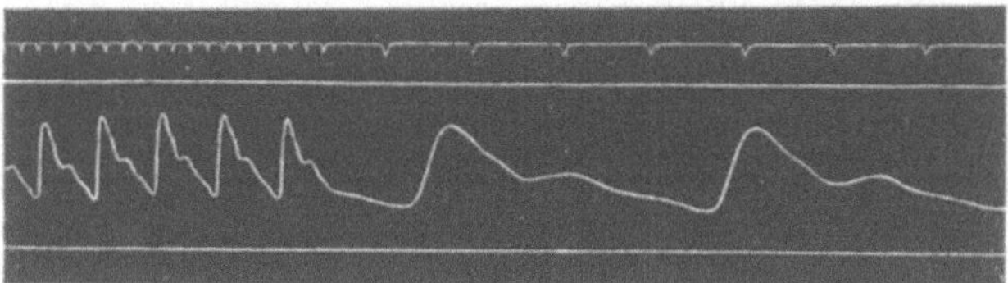

a) normaler Puls.

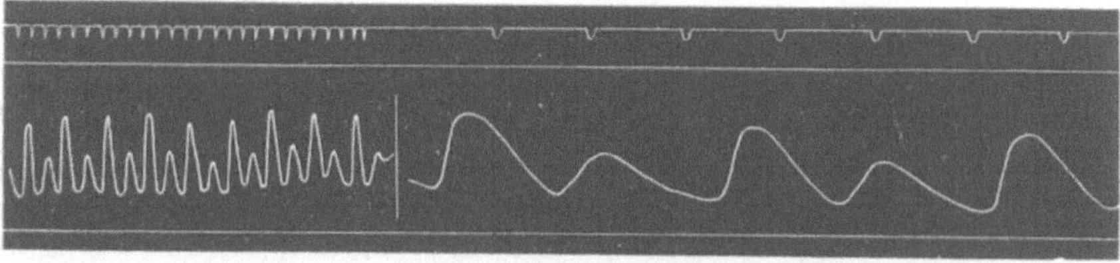

b) dikroter Puls.

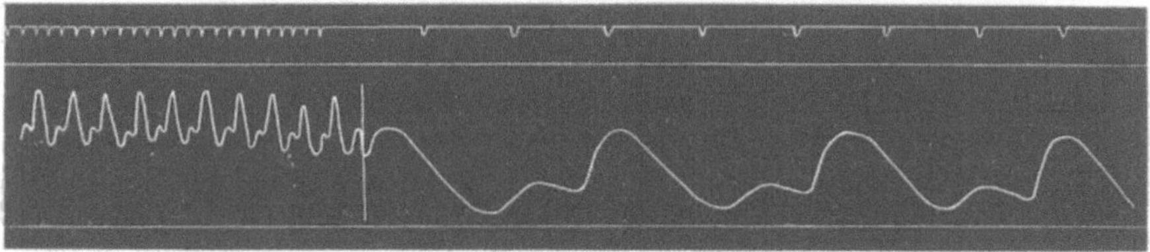

c) überdikroter Puls.

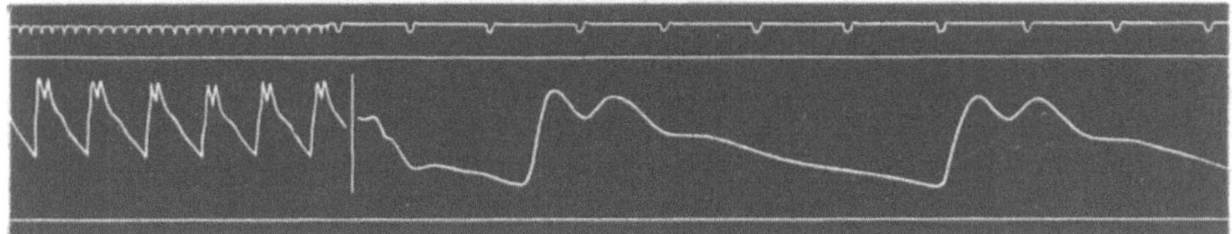

d) gespannter Puls.

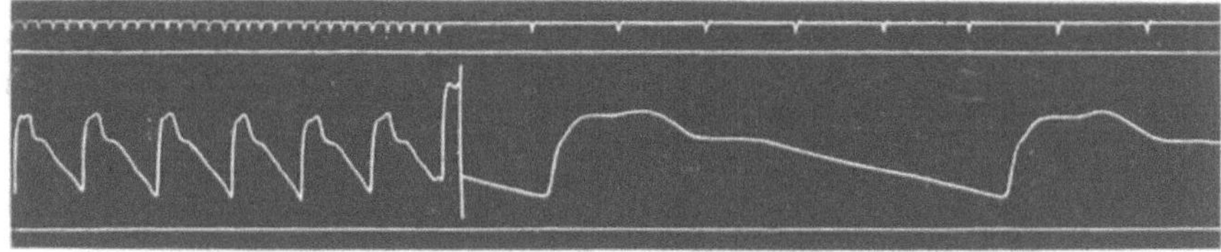

e) Puls bei Aortenstenose.

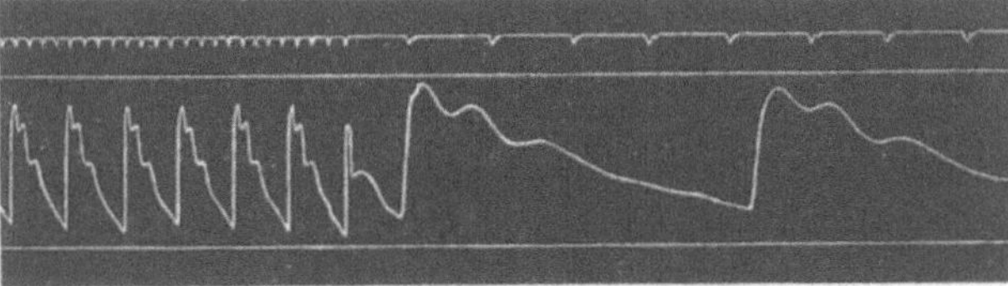

f) Puls bei Aorteninsuffizienz.

peripherischen Puls. An Kräften, die an dieser Umwandlung des zentralen Pulses in die peripherische Form beteiligt sind, kommen in Betracht

1. Reibung und Teilung des Flüssigkeitsstromes,
2. Interferenz der zentrifugalen Wellenzüge mit reflektierten zentripetalen Wellenzügen,
3. Eigenschwingungen des elastischen Systems.

Durch Reibung und Teilung des Flüssigkeitsstromes allein kann nur die Größe der Wellen verkleinert, sonst aber keine Änderung des Druckablaufes herbeigeführt werden.

Die Eigenschwingungen des elastischen Systems, d. h. hier des Arteriensystems von der Aortenwurzel bis zur Peripherie, werden wie ein unzureichendes Manometer die Neigung haben, die kurzen Schwingungen des zentralen Pulses auszulöschen und an ihre Stelle die trägeren Eigenschwingungen des Systems zu setzen; dadurch sind weitgehende Änderungen der Kurvenform möglich.

Die Interferenz zentrifugaler und zentripetaler Wellen wird vonwesentlicher Bedeutung sein für die genannten Besonderheiten des Druckablaufes in den peripherischen Gefäßen (die Steigerung der Druckdifferenz, die Umbildung der Inzisur, die Ausbildung der dikrotischen Welle). Die Form des peripherischen Pulses, wie sie umstehend und in Fig. 127 zu finden ist, gibt verhältnismäßig ein einfaches Bild. Je nach dem Alter des Individuums wechselt das Bild etwas, in der Jugend sind die Charakteristika des zentralen Pulses besonders stark verwischt, im Alter sind sie besonders gut erhalten.

Es gibt eine sehr ausgedehnte Literatur über die Form des peripherischen Pulses beim Gesunden und Kranken. Aber die ganze Literatur krankt an dem Übelstande, daß ihr keine genaue Kenntnis des zentralen Pulses, d. h. der Grundform des Pulses, aus der sich unter besonderen Bedingungen die peripherische Form erst entwickelt, zu Gebote stand. Schon aus diesem Grunde haben diese Untersuchungen fast ausschließlich historisches Interesse. Es kommt hinzu, daß man aus der Pulsform Größen zu erschließen suchte, die man jetzt durch direkte Methoden sehr viel sicherer erfährt (Füllung und Spannung des Pulses). Immerhin haben sich auch jetzt noch einige Pulsformen in der klinischen Zeichenlehre erhalten, die nebenstehend in typischen Beispielen abgebildet seien. Die Aufnahmen sind sämtlich von mir mit dem Sphygmographen von O. Frank und Petter gemacht worden (Fig 189).

a) Normaler Puls;
b) dikroter Puls, gekennzeichnet durch größere Höhe der dikrotischen Welle, pflegt ein Zeichen niedrigen Druckes, besonders im Fieber zu sein;
c) überdikroter Puls, eine Steigerung der vorhergenannten Erscheinung;
d) gespannter Puls bei Nephritis, gekennzeichnet durch starke Ausprägung einer frühzeitigen Reflexionswelle im systolischen Hauptteil;
e) träger Puls bei Aortenstenose;
f) Pulsus celer et altus bei Aorteninsuffizienz.

Literatur.

Anstie, The sphygmograph in english medical practice. The Lancet 1866. S. 671. 1867. S. 485.
Baker, A new form of sphygmograph. Brit. med. Journ. 1867. S. 604.
Bayol, Le pouls vu au sphygmographe. Thèse de Montpellier 1869.
Berntein, Sphygmophotographische Versuche. Fortschritte der Med. 1890. Nr. 4. S. 130.
— Über die sekundären Wellen der Pulskurve. Sitzungsber. d. Naturf.-Gesellsch. zu Halle. 1887.
Bordier, De l'emploi du sphygmographe dans l'étude des agents thérapeutiques. Bull. de thérap. 1868. T. 74. p. 105.
Broca, Emploi du sphygmographe dans l'étude de tumeurs aneurysmales. Gaz. des hôp. 1861.

Brondgeest, Waarnemingen van gebreken van het hart en de slagadern in verband met de anwending van den sphygmograaf. Nederl. archief voor Genees en Naturkunde. 1865. I. p. 39.
— Beitrage zur Kenntnis des Arterienpulses. Arch. f. holland. Beitr. 1861. III. S. 110.
Brösamlen, Die Bedeutung der Pulsuntersuchung für die Bemessung des Herzschlagvolumens. Deutsch. Arch. f. klin. Med. 1916. 119, 492.
Buisson, Quelques recherches sur la circulation du sang à l'aide des appareils enregistreurs. Gaz. méd. de Paris 1861. Nr. 20.
Burdon-Sandersou, Lecture on the characters of the arterial pulse. Brit. med. Journ. 1867. II.
— Handbook of the Sphygmography. London 1867.
— On the arterial pulse. Med. Times and Gaz. 1867. 6. April.
— On the characters of the arterial pulse. Brit. med. Journ. 1867. 13. 20. 27. Juli.
— Arterial pulsation. Brit. med. Journ. 31. Aug.
Burdon-Sanderson und Anstie, On the application of the physical methods to the exploration of the movements of the heart and pulse in disease. The Lancet 1866. p. 517. 1867. p. 170.
Christen, Die Füllung des Pulses und das Pulsvolumen. Deutsch. Arch. f. klin. Med. 1915. Bd. 117. S. 111.
Cousin, Essai sur le sphygmographe. These de Strassburg. 1864.
Czermak, Sphygmische Bemerkungen. Wien. med. Sitzungsber. Mathem. naturwiss. Klasse. 2. Abhandl. 47. 1863. S. 438.
Divers, The causes of the events in arterial pulsation. Brit. med. Journ. 1867. II. p. 96.
Du Bois-Reymond, Ein neuer Sphygmograph. Berl. klin. Wochenschr. 1910. Nr. 25.
Duchek, Untersuchungen über den Arterienpuls. Zeitschr. d. k. k. Gesellsch. d. Ärzte zu Wien. 1862.
Edens, Pulsstudien. Deutsch. Arch. f. klin. Med. 1910. 100.
— Pulsstudien. (2. Mitteilung.) Deutsch. Arch. f. klin. Med. 104. 911.
Edgren, Kardiographische-sphygmographische Studien. Skandin. Arch. 1889. I. S. 91.
Eulenburg, Sphygmographische Untersuchungen über den Karotidenpuls im gesunden und kranken Zustande. Virchows Arch. Bd. 45.
— Sphygmographische Untersuchungsergebnisse bei Krankheiten der Nervenzentra. Berl. klin. Wochenschr. 1868. Nr. 28.
Fick, Über die Form der Blutwelle in den Arterien. Zentralbl. f. med. Wochenschr. 50. 1864.
— Ein neuer Blutwellenzeichner. Arch. f. Anat. u. Physiol. 1864. S. 583.
— Die Geschwindigkeitskurve in der Arterie des lebenden Menschen. Untersuchungen aus dem phys. Lab. zu Zürich. 1869.
— Über den Dikrotismus des Pulses. Pflüger 49. 1891. 105.
Frank, O., Der Puls in den Arterien. Zeitschr. f. Biol. 46. 1905. 441.
— Die Registrierung des Pulses durch einen Spiegelsphygmographen. Münch. med. Wochenschr. 1903. Nr. 42.
— Hämodynamik. Leipzig 1911.
Frank, O. und Petter, Ein neuer Sphygmograph. Zeitschr. f. Biol. 1907. 49. 70.
Fraser, The effects of rowing in the circulation as shown by examination with the Sphygmograph. The Journ. of anat. and physiol. 1869. III.
Frey, Die Untersuchung des Pulses und ihre Ergebnisse in gesunden und kranken Zuständen. Berlin 1891.
Friberger und Veiel, Über die Pulsform in elastischen Arterien. Deutsch. Arch. f. klin. Med. 107. 1912. S. 268—279.
Friberger, Über die Pulswellengeschwindigkeit bei Arterien mit fühlbarerWandverdickung. Deutsch. Arch. f. klin. Med. 107. S. 280—295. 1912.
Goldscheider, Über Dikrotie bei Aorteninsuffizienz. Zeitschr. f. klin. Med. 1906. 59.
Grunmach, Über den Polygraphen. Berl. klin. Wochenschr. 1876. Nr. 33.
Hartsborn, On a new method of sphygmographic observation. Amer. Journ. of the med. science. 1868. S. 287.
Hasebroek, Über die Dicrotie des Arterienpulses nach Versuchen mit ihrer künstlichen Erzeugung in elastischen Röhren. Pflüger 1912. 146. S. 417.
Hawskley, The sphygmograph. The Lancet 1867.
Haynes-Walton, Examination by the Sphygmograph in a case of axillary aneurysma. The Lancet 1866. p. 176.
Hewlett, Reflexionen der primären Pulswelle im menschlichen Arm. Deutsch. Arch. f. klin. Med. 1914. 116. H. 3—4.
Hoorweg, Über die Blutbewegung in den menschlichen Arterien. Pflüger. 1889. 46. S. 115.
Hoorweg, Periphere Reflexion des Blutes. Arch. f. Physiol. 1905. S. 598.
Jaquet, Der Sphygmokardiograph. 19. Kongr. f. inn. Med. Wiesbaden 1901.

Jaquet, Zur Technik der graphischen Pulsregistrierung. Münch. med. Wochenschr. 1902. Nr. 2.
— Zur Technik der Pulsregistrierung. Korrespondenzbl. f. Schweiz. Ärzte. 1910. Nr. 3.
Koschlakoff, Untersuchungen über den Puls mit Hilfe des Mareyschen Sphygmographen. Virchows Arch. 1864. 30. S. 149.
Landois, Die normale Gestalt der Pulskurve. Reichert und du Bois Arch. 1864. S. 77.
— Über die normale Gestalt der Pulskurven und einige charakteristische Veränderungen derselben bei Krankheiten der Gefäße und des Herzens. Berl. klin. Wochenschr. 1864. Nr. 35.
— Anakrotie und Katakrotie der Pulskurven. Zentralbl. f. med. Wissenschaft. 1865. Nr. 30.
— Zwei verschiedene Ursachen der katakroten Erhebungen an den Pulskurven. Zentralbl. f. d. med. Wissensch. 1869. Nr. 48.
— Das Gas-Sphygmoskop. Zentralbl. f. d. med. Wissensch. 1870. Nr. 28.
— Beiträge zur Pulslehre. Pflügers Arch. 1902. 91. S. 509.
Levy, Über die Bedeutung des dikroten Pulses nach Versuchen mit Amylnitrit. Zeitschr. f. klin. Med. 1910. 429.
Longuet, Nouveau sphygmographe. Bull. de l'acad. de méd. 1868. T. 33. p. 962.
Lorain, Etude de médicine clinique faites avec l'aide de la méthode graphique et des appareils enregistreurs. Le pouls, ses variations et ses formes diverses dans les maladies. Paris 1870.
Lüdin, Über den anakroten Puls an der Arteria carotis und Arteria subclavia bei Aorteninsuffizienz. Zeitschr. f. klin. Med. 1914. 80. S. 488.
Maragliano, Il dicrotismo ed il policrotismo. Riv. clin. di Bologna 1875. Nr. 6.
Marey, Recherches sur le pouls au moyen d'un nouvel appareil enregistrateur le Sphygmographe. Paris 1860.
— Circulation du sang. 1881.
Moens, Der erste Wellengipfel in dem absteigenden Schenkel der Pulskurve. Pflügers Arch. 1879. Bd. 20.
Müller, O. und Weiß, Über die Topographie, die Entstehung und die Bedeutung des menschlichen Sphygmogrammes. Deutsch. Arch. f. klin. Med. 105. 1912. S. 320.
Müller, O. und Blanche Forster, Zur Frage des Herzschlagvolumens. Zeitschr. f. exper. Pathol. u. Therap. 1913.
Müller, O. und Th. Oesterlen, Zur Frage des Herzschlagvolumens. Zeitschr. f. exper. Pathol. u. Therap. 1913. 12. H. 3.
Müller, O. und Vöchting, Zur Frage des Herzschlagvolumens. Deutsch. Arch. f. klin. Med. 1913. 110. 389.
Naumann, Beiträge zur Lehre vom Puls. Zeitschr. f. ration. Med. 1863. Bd. 18. 193.
v. Noorden, Über Beziehungen zwischen Pulsbildern und Herzklappenfehlern. Charité-Annal. 1890. XV.
Ockel, Der Ablauf des Aortenpulses bei kleinen Tieren. Inaug.-Diss. München 1913.
Petter, Die Leistungen des Sphygmographen. Zeitschr. f. Biol. 1908. 51. S. 335 u. 354.
Piper, Der Verlauf und die wechselseitigen Beziehungen der Druckschwankungen im linken Vorhof, linker Kammer und Aorta. Arch. f. Anat. u. Physiol. 1913.
— Über die Aorten- und Kammerdruckkurven. Arch. f. Anat. u. Physiol. 1913.
Rheinbold, Über ein Sphygmoskop. Berl. klin. Wochenschr. 1907. Nr. 6.
Rivé, De Sphygmograph on de sphygmographie courve. 1866. Utrecht.
Sawyer, On the application of Mareys sphygmograph to the radial artery of the wrist. Med. times and Gazette. 1868. II. p. 2.
Schmidt, Über Herzstoß und Pulskurve. Wien. med. Presse. 1889. Nr. 39. 40.
Schammer, Vergleichende Prüfung der Pulswellenzeichner von Ludwig und A. Fick. Inaug.-Diss. Dorpat 1867.
Scott, Alison, A description of a new Sphygmoskop. Philos. mag. and Journ. of Science. XII. Nr. 80.
— The application of the Sphygmoscop or Cardioscope in estimating the pulsations and movements of the heart and arteries, with reference to the cardiac sounds in cases of diseases and health. The Lancet. 1856. Nov.
Strauß und Fleischer, Über die klinische Bedeutung des turgosphygmographischen Pulsbildes. Berl. klin. Wochenschr. 1908. Nr. 23.
Stürsberg, Sphygmographische Befunde bei Verengerung der Aorta am Isthmus. Deutsch. Arch. f. klin. Med. 1912. 106.
Tachau, Experimentelle Kritik eines neuen von A. Fick konstruierten Pulswellenzeichners. Inaug.-Diss. Zürich 1864.
Uskoff, Der Sphygmograph. Zeitschr. f. klin. Med. 1908. 66. H. 1/2. S. 90.
Vaschide et Laby, La technique sphygmographique. Revue de méd. 1904. 24.

Veiel, Über die Bedeutung der Pulsform. Untersuchungen mit dem O. Frankschen Spiegelsphygmographen an gesunden und kranken Menschen. Deutsch. Arch. f. klin. Med. 105. S. 249—319. 1912.
— Die Vorzüge des O. Frankschen Spiegelsphygmographen für die Aufzeichnung der Pulsform. Münch. med. Wochenschr. 1910. Nr. 15.
— Zur Technik der Kombination von Elektrokardiographie und Sphygmographie. Deutsch. med. Wochenschr. Jahrg. 40. Nr. 13. S. 638—639. 1914.
Vierordt, Die Lehre vom Arterienpuls im gesunden und kranken Zustande, gegründet auf eine neue Methode der bildlichen Darstellung des Pulses. Braunschweig 1855.
— Die Anforderungen an den Sphygmographen. Arch. d. Heilk. 1863. IV. 513.
— Die Pulskurven des Hämodynamometers und des Sphygmographen. Arch. f. physiol. Heilk. 1857. Neue Folge. Bd. 1. 552.
— Die Erscheinungen und Gesetze der Stromgeschwindigkeit des Blutes. Frankfurt 1858.
Weber, Dikrotie des Pulses. Deutsch. Arch. f. klin. Med. 1912. 108.
Wiggers, Modern aspects of the circulation in health and disease. Lea and Febiger. Phila. and New York. 1915.
Wittich, Prüfung des Mareyschen Sphygmographen. Amt. Bericht d. Naturf.-Vers. zu Hannover 1865.
Wolff, Über fehlerhaftes Pulszeichnen. Prager Vierteljahrsschr. 1871.
— Charakteristik des Arterienpulses. 1865.
Wunderlich, Über den Sphygmograph von Marey. Arch. f. Heilk. 1861. S. 94.

Sphygmomanometrie, Blutdruckmessung.

Die Sphygmographie in der üblichen Art der Ausführung gibt vor allem den Ablauf der zirkulatorischen Druckänderungen in den Gefäßen wieder, Das ist aber nur ein geringer Bruchteil der Vorgänge, die am Puls der Arterien beteiligt sind und uns interessieren. Wir möchten nicht nur den Ablauf der Druckänderungen, sondern die absoluten Druckwerte selbst kennen und möchten wissen, welche Schwankungen der Blutfüllung und der Strömungsgeschwindigkeit den Druckänderungen zugrunde liegen Die zur Beantwortung dieser Fragen ersonnenen Methoden sind die Sphygmomanometrie, die Plethysmographie und die Tachographie.

Die Sphygmomanometrie sucht die Änderungen des Druckes in den Arterien zahlenmäßig zu bestimmen.

Das Grundprinzip aller Methoden der Blutdruckmessung ist das gleiche: es wird auf die Arterien von außen ein Druck ausgeübt und gemessen, der dem Blutdruck gleich ist, oder richtiger den Hauptphasen des Blutdruckes: denn der Blutdruck ist ja keine konstante, sondern eine beständig wechselnde Größe. Er erreicht seine maximale Höhe während der Systole, wenn das Blut der linken Kammer in die Arterien hineingeworfen wird und die Arterienwände in einen Zustand erhöhter Spannung versetzt; dieser systolische oder maximale Blutpruck ist also gleich dem Druck, den die Arterienwand zur Zeit der stärksten Füllung des Gefäßes auf die Blutsäule ausübt. Durch den Abfluß des Blutes in die peripherischen Gefäße sinkt die Gefäßwandspannung und damit der Blutdruck mehr oder weniger rasch ab, bis durch die nächste Systole eine neue Drucksteigerung hervorgerufen wird. Unmittelbar vor dieser neuen Drucksteigerung, also am Ende der Diastole hat demnach der Blutdruck seinen geringsten Wert. Was wir bei der Blutdruckmessung zu bestimmen suchen, sind diese beiden Grenzwerte: der systolische oder maximale und der diastolische oder maximale Blutdruck.

Drei Wege stehen offen für die Erkennung des Zeitpunktes, in dem der äußere Druck den Grenzwerten des Blutdruckes gleich ist,

1. die subjektiven Empfindungen, die durch die Einwirkung des äußeren Druckes hervorgerufen werden;
2 die Änderungen des Pulses, die durch die Einwirkung des äußeren Druckes hervorgerufen werden;

3. die Änderungen des äußeren Druckes, die durch die Einwirkung des Pulses hervorgerufen werden.

Drei Teile finden wir bei allen Apparaten wieder, mit denen diese Beobachtungen angestellt werden, es muß vorhanden sein

1. eine Vorrichtung zur Erzeugung des äußeren Druckes;
2. eine Vorrichtung zur Übertragung des äußeren Druckes auf die Gefäße;
3. eine Vorrichtung zur Messung des äußeren Druckes.

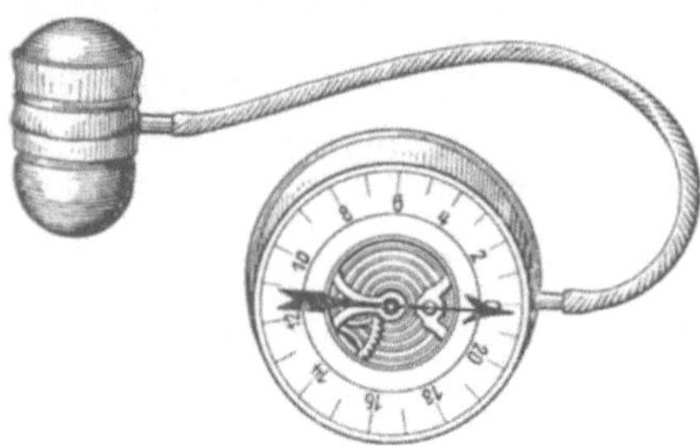

Fig. 190. Sphygmomanometer von v. Basch.

Es wird zweckmäßig sein, zunächst eine kurze Übersicht über die Haupttypen der verschiedenen Modelle zu geben und dann auf die Theorie und Praxis der Blutdruckmessung einzugehen.

Die nächstliegende Überlegung, sobald man überhaupt auf den Gedanken kam einen Apparat zur Messung des Blutdruckes zu konstruieren, mußte es sein, so vorzugehen wie bei der Palpation, d. h. den äußeren Druck zu bestimmen, der zur völligen Kompression der Arterie nötig ist. Das Merkmal dafür, daß die Kompression vollständig komprimiert sei, lag auf der Hand: das Verschwinden des Pulses distal von der komprimierten Stelle. Auf diesem Prinzip sind folgende Methoden aufgebaut:

Vierordt, der erste, der überhaupt die unblutige Blutdruckmessung geübt hat, bestimmte das Gewicht, das gerade zur Unterdrückung des Pulses genügt.

Waldenburg ersann für diesen Zweck eine Pulsuhr. Durch Hebelübertragung wird eine Pelotte gegen die Arterie gedrückt; durch Zahnradübertragung werden gleichzeitig zwei Zeiger in Bewegung gesetzt, von denen der eine auf einer Skala den Arteriendurchmesser, der andere die Pulsspannung verzeichnet.

Weisz, Frey und Stillmark konstruierten Blutdruckmesser, bei denen der Pelottendruck wie bei den römischen Wagen durch Belastung eines Hebelarmes bestimmt wird.

Francke arbeitet mit einer Art Federwage.

Basch hat ein sehr praktisches und handliches kleines Instrument ersonnen (Fig. 190). Der Puls wird durch eine Gummipelotte unterdrückt; der zur Unterdrückung aufgewandte Druck wird von einem Manometer angegeben, das mit der Pelotte verbunden ist.

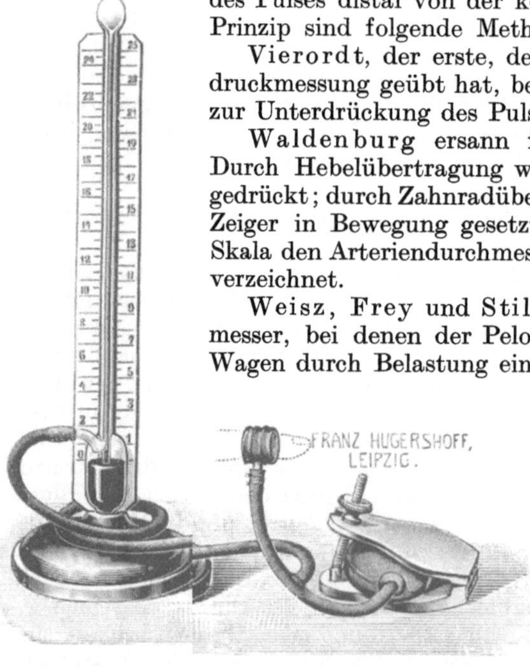

Fig. 191. Tonometer von Gaertner.

Gärtner macht eine Fingerspitze blutleer durch Überstreifen eines straffen Gummifingers und legt eine aufblasbare, mit einem Manometer verbundene Manschette um das Mittelglied desselben Fingers. Man senkt nun den Manschettendruck und bestimmt den Augenblick, in dem die Fingerbeere sich wieder rötet (erubeszitorisches Verfahren (Fig. 191).

Riva-Rocci machte die Manschette breiter und legt sie um den Oberarm (Fig. 192). Der maximale und minimale Blutdruck wird aus dem Verhalten des Radialpulses bei steigendem oder sinkendem Druck bestimmt. Damit sind wir zu dem Verfahren gelangt, das sich in der Klinik am besten bewährt hat. Es vereinigt verschiedene wichtige Vorzüge; die Methode gestattet den maximalen und minimalen Blutdruck zu messen, die Messung erfolgt an einer großen Arterie, die lokalen vasomotorischen Einflüssen weniger unterworfen ist als die Fingergefäße, die Messung ist besonders sicher, weil eine umfassende Kompression der Gefäße stattfindet, nicht ein einseitiger Druck wie bei der Pelottenmethode, Technik und Apparatur[1]) sind einfach und schließlich ist es die Methode, die die besten Ergebnisse liefert.

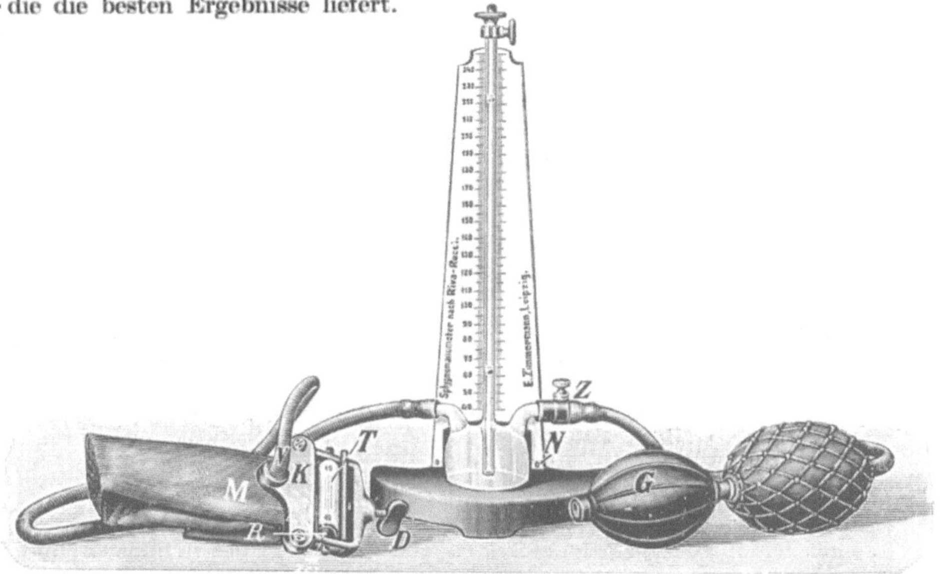

Fig. 192. Blutdruckmesser nach Riva-Rocci.

Die Änderungen des Pulses,

die durch die Einwirkung des äußeren Druckes hervorgerufen werden,

hat man in verschiedener Weise geprüft. Am nächstliegenden und einfachsten ist das palpatorische Verfahren. In dem Augenblick, wo bei steigendem Manschettendruck der Radialpuls verschwindet oder bei fallendem Manschettendruck der Radialpuls gerade fühlbar wird, messen wir den maximalen oder systolischen Druck (Riva-Rocci). Die erste fühlbare Verkleinerung des Radialpulses bei steigendem Druck (Straßburger) oder der Augenblick, wann die Radialpulswelle wieder zu ihrer vollen Höhe zurückkehrt, geben den minimalen oder diastolischen Druck an (Fr. Müller). Während die Bestimmung des maximalen Druckes auf diesem Wege leicht und sicher gelingt, stößt die Bestimmung des minimalen Druckes auf Schwierigkeiten; unser Tastgefühl ist nicht fein genug, um die geschilderten Veränderungen der Pulswelle zuverlässig zu erkennen. Was lag näher, als an die Stelle des tastenden Fingers den Sphygmographen zu setzen?

Das sphygmographische Verfahren ist von Janeway, Masing, Sahli, Schultheß u. a. angewandt worden. Es hat aber nicht die daran geknüpften Erwartungen erfüllt. Einmal fallen die Unterschiede der Pulse nicht so scharf aus, wie es wünschenswert wäre — die während der Druckmessung stattfindende venöse Stauung verändert die Lage des Pulsschreibers und macht

[1]) Der Apparat kommt in verschiedenen Formen in den Handel. Am zweckmäßigsten scheint mir das von O. Neubauer angegebene Modell zu sein. Es wird von der Firma Frohnhäuser in München hergestellt.

die Kurven unzuverlässig — und dann haben direkte Druckmessungen von Müller und Blauel ergeben, daß der Minimaldruck um 28% zu hoch gefunden wurde. Von verschiedenen Untersuchern wurde statt des Sphygmographen eine zweite Manschette um den Arm gelegt und die in dieser stattfindenden Druckschwankungen registriert (Bing, Muenzer, L. Frank). Da die so gewonnenen Tonogramme schon an und für sich weniger getreu sind als die mit einem guten Sphygmographen aufgenommenen Pulskurven, so mußte auch diese Methode versagen.

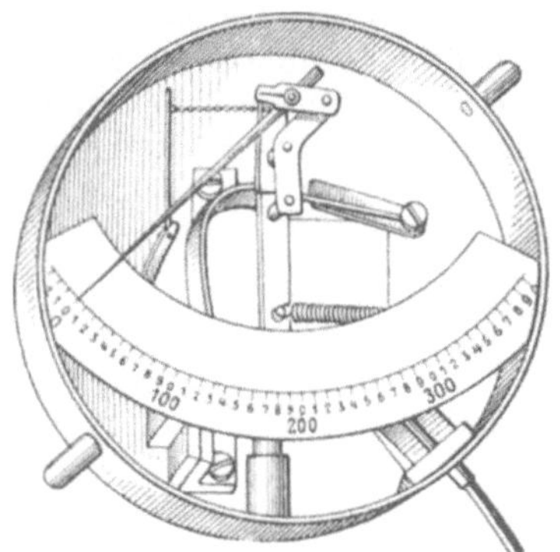

Fig. 193. Tonometer nach v. Recklinghausen.

Das plethysmographische Verfahren von Hallion und Comte mißt nur den maximalen Druck. Das Volumen eines Fingers wird plethysmographisch registriert, es steigt, solange durch den Manschettendruck der venöse Rückfluß gehindert und der arterielle Zufluß noch nicht aufgehoben ist. Wenn das Volum konstant bleibt, ist auch die Arterie verschlossen, der Maximaldruck erreicht.

Das auskultatorische Verfahren ist von Korotkow, Krylow, Ettinger, Fellner, Fischer empfohlen worden. Man horcht bei sinkendem Druck die A. cubitalis ab. Dann findet man der Reihe nach Folgendes (Ettinger):

1. einen kurzen systolischen Ton (in dem Augenblick beginnend, wo die erste Pulswelle die Wand der Arterie zu tönenden Schwingungen bringt, Zeichen des maximalen Blutdrucks);
2. ein Geräusch neben oder anstatt des Tones;
3. einen lauten Ton anstatt des Geräusches;
4. einen leisen Ton anstatt des lauten Tones (Zeichen des minimalen Blutdruckes);
5. Verschwinden des Tones.

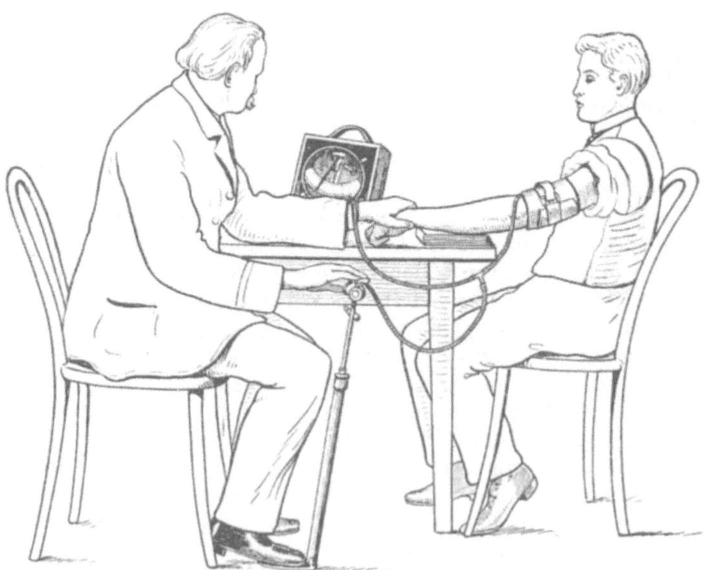

Fig. 194. Blutdruckmesser nach v. Recklinghausen.

Das Verfahren ist fast ebenso bequem und einfach wie die Palpation und gibt, auch für den minimalen Druck, meistens recht scharfe Grenzen. In der Klinik hat sich daher die Methode rasch eingebürgert, über die von ihr gelieferten Ergebnisse wird später noch zu reden sein.

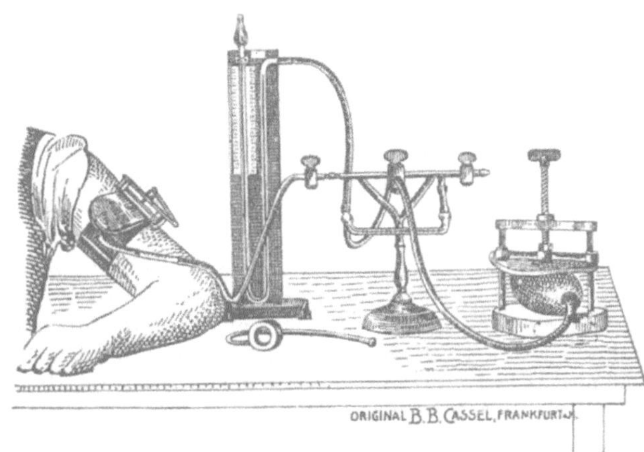

Fig. 195. Blutdruckmesser von Pal.

Die Änderungen des äußeren Druckes,

die durch die Einwirkung des Pulses hervorgerufen werden, sind zur Bestimmung des Blutdruckes von verschiedenen Untersuchern herangezogen worden. Mit jedem Pulsschlag wird ein bestimmtes Blutvolumen in die Arterien gepumpt. Sobald sich die Manschette mit einem bestimmten Druck dem Arm und den Gefäßen anlegt, wird mit jedem Pulsschlag durch die Füllung der Arterien die Wand der Manschetten in derselben Weise gehoben werden wie beim einfachen Pulsfühlen der tastende Finger. Der dabei von der Pulswelle auf die Manschette ausgeübte Druck muß zu entsprechenden Schwankungen, Oszillationen, des in der Manschette herrschenden Druckes führen. Aus der Größe dieser Oszillationen, die an einem Manometer beobachtet oder auch graphisch registriert werden können, hat man versucht den maximalen und minimalen Blutdruck zu bestimmen; diese Methode wird als das oszillatorische Verfahren bezeichnet. Es wurde zuerst von Marey angewandt; er steckte den Vorderarm in einen mit Wasser gefüllten Zylinder, der mit einem Quecksilbermanometer verbunden war, und stellte den Druck fest, bei dem die größten Ausschläge des Manometers auftraten. Anstatt des Vorderarmes wählte er später die Finger, ein Verfahren, in dem ihm Mosso folgte. Äußerlich dem Verfahren Mareys ähnlich, aber auf einer grundsätzlich verschiedenen Überlegung aufgebaut ist Hürthles Methode. Hürthle bringt wie Marey den Vorderarm in einen wassergefüllten Plethysmographen, macht aber vorher den Arm durch eine Esmarchsche Binde blutleer und sperrt die Blutzufuhr durch eine Binde oder Manschette am Oberarm ab. Wird nun die Binde gelöst, so verdrängt das in den Vorderarm dringende Blut einen Teil der Plethysmographenflüssigkeit. An einem Manometer läßt sich der hierbei von den Armgefäßen ausgeübte Druck sowie die in ihnen stattfindenden Druckschwankungen ablesen. Eine Schreibvorrichtung gestattet es außerdem,

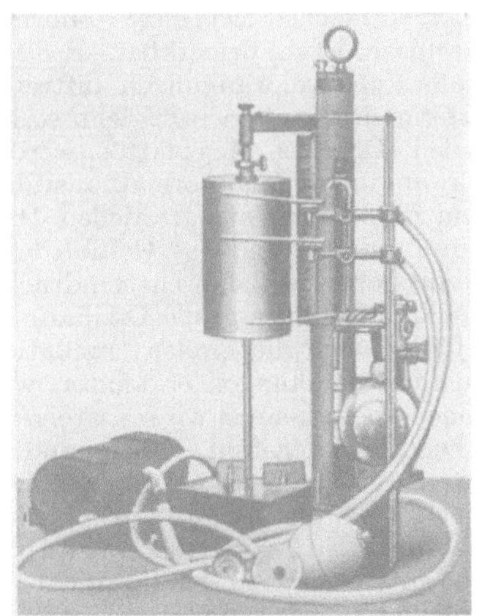

Fig. 196. Blutdruckmesser von Erlanger.

die Druckschwankungen aufzuzeichnen. An die Stelle des unhandlichen Plethysmographen trat nach ihrer Einführung durch Riva-Rocci die hohle Gummimanschette. Die Beobachtung der Oszillationen am Quecksilbermanometer (Gumprecht, Stanton, Janeway) ist wegen der Trägheit der Quecksilbersäule unzuverlässig, bessere Ergebnisse erhält man mit Federmanometern (v. Recklinghausen, Pachon), auch die Schwankungen einer kleinen Flüssigkeitssäule in einer Kapillarröhre (Hill und Bernard, Oliver, Pal) liefern befriedigende Resultate. Eine graphische Registrierung geben die Apparate von Erlanger, Gibson, Münzer u. a. Nebenstehend seien die Apparate von Recklinghausen, Pal und Erlanger abgebildet, um eine Vorstellung von dem betreffenden Verfahren zu geben (Fig. 194—196).

Die subjektiven Empfindungen,

die durch die Einwirkung des äußeren Druckes hervorgerufen werden, sind zuerst von v. Frey zur Bestimmung des Blutdruckes benutzt worden. Seine Methode ist äußerst einfach. Er läßt die Hand oder den Arm in Quecksilber tauchen, dann fühlt man seinen eigenen Puls, und zwar da, wo die Quecksilbersäule dem Blutdruck das Gleichgewicht hält. v. Frey fand bei sich zwischen der 2. und 3. Phalanx 10—11 cm Hg, an der Wurzel der 1. Phalanx 12—13 mm Hg, für die Radialis am Proc. styloideus 15—16 mm Hg. Bei der Blutdruckmessung mit der Gummimanschette fühlt man den eigenen Puls unter der Manschette klopfen. Bei fallendem Manschettendruck soll der Beginn dieses Gefühls dem systolischen, das Ende dem diastolischen Druck entsprechen.

Zu erklären ist die Erscheinung in folgender Weise: Ist der Manschettendruck so weit gesunken, daß während der Diastole die Arterie noch vollkommen zusammengedrückt, durch die systolische Drucksteigerung aber völlig entfaltet wird, so machen sich diese abnorm großen pulsatorischen Volumschwankungen für unser Gefühl bemerkbar. Bei weiterer Drucksenkung werden so lang abnorm große Volumschwankungen auftreten, als der Manschettendruck den minimalen Arteriendruck überwiegt, denn so lang wird das Arterienrohr zur Zeit des minimalen Druckes abgeplattet werden und dementsprechend größere Volumschwankungen als normal ausführen. Sobald der Manschettendruck gleich dem minimalen intraarteriellen Druck ist, hört die Vergrößerung der Volumschwankungen und das Gefühl des Klopfens auf. Würde man gleichzeitig die Oszillationen des Manschettendruckes aufschreiben, so müßten mit dem Beginn des Klopfgefühles große Oszillationen einsetzen und mit dem Ende des Klopfgefühles auch die großen Oszillationen aufhören. „Die Druckzone der großen Volumschwankungen erkannten wir am Tonometer durch die großen Oszillationen und erkennen wir sensatorisch durch das den großen Oszillationen parallel gehende Klopfgefühl. Obere und untere Grenze der beiden Phänomene entsprechen dem maximalen (systolischen) und minimalen (diastolischen) Pulsdruck“ (Recklinghausen). Leider ist das Klopfgefühl kein zuverlässiger Maßstab. Nach v. Recklinghausen wird die obere Grenze, nach Erlanger die untere Grenze häufig nicht angegeben, wenn man als Kriterium der Druckwerte das soeben geschilderte Verhalten der Oszillationen zugrunde legt. Ob aber die oszillatorische Bestimmung die Druckwerte richtig angibt, ist wieder eine Frage für sich, auf die wir noch zurückkommen werden.

Die Messung des maximalen oder systolischen Blutdruckes

ist nach den Anweisungen, die man gewöhnlich in den Lehrbüchern findet, leicht und sicher auszuführen. Man steigert den Druck in der Manschette und notiert die Druckhöhe, bei der der Radialpuls verschwindet oder man stellt einen Überdruck in der Manschette her und bestimmt bei fallendem Druck die Druckhöhe, bei der der Radialpuls gerade fühlbar wird. Dabei wird man finden, daß der bei steigendem Druck gefundene Wert etwas höher ist als der bei fallendem Druck. Nach O. Müller und Blauel soll dieser Unterschied darauf beruhen, daß bei steigendem Druck der Enddruck in der Brachialis, d. h. der Seitendruck in der Subklavia, bei fallendem Druck der Seitendruck in der Brachialis gemessen werde. Der Unterschied ist meist nicht sehr groß, bei hohem Blutdruck kann er aber doch ziemlich erheblich (z. B. 10 mm Hg) sein. Das wird einen veranlassen die Messung noch einmal vorzunehmen. Wir stellen wieder Überdruck her und bestimmen bei fallendem Druck wieder die Druckhöhe, bei der der Radialispuls gerade fühlbar wird. Zu unserer unangenehmen Überraschung finden wir jetzt einen Unterschied von sagen wir, 20 mm Hg. Messen wir weiter in der angegebenen Weise, so kann man nach meiner Erfahrung Drucksenkungen von 250 auf 200 mm Hg erleben. v. Recklinghausen protokolliert, wenn auch selten, Druckschwankungen von 20 und auch 42 cm H_2O. Solche Differenzen können natürlich nicht in der von O. Müller und Blauel angegebenen Weise erklärt werden. Sie sollen nach v. Recklinghausen „jedenfalls darauf zurückzuführen sein, daß der Blutdruck zu Beginn der Messung infolge der Erregung des Patienten oder infolge der vorhergegangenen körperlichen Anstrengung gesteigert gewesen sei“. Diese Erklärung ist leicht nachzuprüfen. Wenn der Druck nach wiederholten Messungen auf eine bestimmte Höhe zurückgegangen ist, dann messe man einmal am anderen Arm und man wird dann zuweilen finden, daß hier der Druck so hoch ist, wie am ersten Arm zu Beginn der Messungen. Will man ganz sicher vorgehen, so kann man um beide Arme eine Manschette legen und, nachdem an dem einen Arm so lang Messungen ausgeführt sind, bis ein konstanter Druckwert erhalten wird, nun an beiden Armen gleichzeitig messen. Das Ergebnis wird in manchen Fällen dasselbe sein, am ersten Arm niedrigerer Druck als am zweiten. Da muß also an Ort und Stelle durch die Prozedur der Messung eine Änderung des Blutdruckes herbeigeführt sein. Was kann das sein? Bevor wir Antwort auf diese praktisch wichtige Frage zu geben versuchen, müssen wir uns überlegen, welche Bedingungen bei der angegebenen Art der Blutdruckbestimmung von Einfluß auf das Ergebnis sein können.

Die Manschette.

Die ursprünglich von Riva-Rocci empfohlene Manschette war 5—6 cm breit, damit wurde der maximale Blutdruck im Mittel gleich 140—150 mm Hg bestimmt. v. Recklinghausen verbreiterte die Manschette auf 12—13 cm und fand nun den Druck 20—30 mm Hg niedriger. Die Breite der Manschette ist also von wesentlichem Einfluß auf die Bestimmung des Blutdruckes. Der Grund dafür ist leicht einzusehen (Christen). Bei der Bestimmung des maximalen Druckes ist unter der Manschette die Arterie zur Zeit des minimalen Druckes völlig zusammengedrückt, blutleer; am oberen Manschettenrand ist die Arterie gefüllt, ihre Blutsäule befindet sich dort in Ruhe. Nun erfolgt bei der Herzsystole ein rascher Druck- und Füllungszuwachs. Dieser strebt den unter dem Manschettendruck stehenden komprimierten Arterienabschnitt zu entfalten und die bisher am oberen Manschettenrand ruhende Blutsäule hineinzupressen. Dabei muß die Trägheit der Arterienwand mit allen ihren anliegenden Teilen und die Trägheit der Blutmasse überwunden werden. Das erfordert Zeit und zwar um so mehr Zeit, je länger der komprimierte Arterienabschnitt, d. h. je breiter die Manschette ist. So kann es kommen, daß der systolische Druckzuwachs bei einer breiten Manschette schon wieder zurückgeht, bevor die komprimierte Arterie entfaltet ist und ein Puls unterhalb der Manschette auftritt, während bei einer schmalen Manschette Zeit und Druck zur Entfaltung der Arterie und Erzeugung eines Pulses genügen würden. Ferner wird in dem zunächst engen Rohr der sich entfaltenden Arterie ein gewisser Teil des dynamischen Pulsdruckes durch vermehrte Reibung verbraucht werden, und zwar wieder um so mehr je breiter die verengte Stelle oder was dasselbe ist, je breiter die Manschette. Hätte die Manschette nur die Arterie zu komprimieren und wäre die Arterienwand ein schlaffes Gebilde, das ohne wesentlichen Druckaufwand zusammengedrückt werden könnte, so müßte deshalb jede Manschette den maximalen Innendruck zu niedrig angeben, und zwar müßte der Fehler um so größer sein, je größer die Manschettenbreite. Nun hat aber der Manschettendruck nicht nur den arteriellen Innendruck zu überwinden, sondern ein mehr oder weniger großer Teil des Manschettendruckes wird verbraucht zur Überwindung des Widerstandes, den die Weichteile des Armes einschließlich der Arterienwand der Deformation durch den Manschettendruck entgegensetzen. Der Druck, bei dem der Radialpuls erlischt, enthält also einmal den zur Überwindung des Innendruckes, dann aber auch den zur Deformation der Weichteile aufgewandten Betrag; es ist ein Bruttowert. Welche Manschettenbreite am getreuesten den Wert angibt, um den es uns zu tun ist, nämlich den arteriellen Innendruck, läßt sich zunächst nicht sagen. Es war deshalb ein wichtiger Fortschritt, als O. Müller und Blauel durch einen Vergleich der Manschettenmethode mit der unmittelbaren Druckmessung an der geöffneten Arterie feststellen konnten, daß die breite Manschette v. Recklinghausens den wirklichen Werten näherliegende, ja recht naheliegende Zahlen gibt; während die schmale Manschette einen Wert lieferte, der etwa 40% zu hoch war, betrug der Fehler mit der breiten Manschette etwa +7 bis 9%. Man könnte ja nun daran denken, die Manschette noch breiter zu machen, um noch bessere Näherungswerte zu erhalten. Dem steht aber der anatomische Bau des Armes entgegen. Da der Oberarm eine konische Form hat, so würde eine noch breitere Manschette sich nicht genügend anlegen und dadurch nicht zur Wirkung kommen. Die Praxis hat sich demnach für die Manschette von 12—13 cm Breite entschieden (Fig. 197).

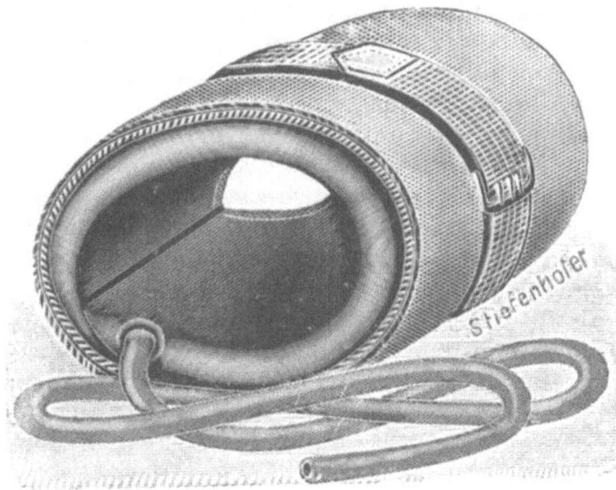

Fig. 197. Manschette nach v. Recklinghausen.

Aus dem Gesagten gehen ohne weiteres einige praktische Regeln hervor. Die Manschette muß dem Arm gleichmäßig anliegen; zu dem Zweck ist es häufig nötig, sie leicht konisch zu wickeln. Die Manschette darf nicht von vorneherein so straff angelegt werden, daß schon vor dem Aufblasen eine Behinderung der Zirkulation eintritt. Die Manschette darf nicht so lose angelegt werden, daß ihre Randteile nicht voll zur Wirkung kommen. Daß die Messung in Herzhöhe stattfinden muß, um hydrostatische Druckdifferenzen zu vermeiden, braucht wohl kaum gesagt zu werden. Sehr wichtig ist das Verhalten der Weichteile. Jeder, der einmal versucht hat, einen gespannten Bizeps einzudrücken, weiß was für ein gewaltiger Druck dazu nötig ist; es ist deshalb darauf zu achten, daß die Muskulatur völlig entspannt ist.

Wenn wir nun, unter Berücksichtigung aller dieser Vorsichtsmaßregeln darangehen, palpatorisch den Blutdruck zu bestimmen, sind wir dann sicher, daß in dem Augenblick die Arterie völlig komprimiert und der Bruttowert des maximalischen Druckes erreicht ist, wo kein Puls mehr fühlbar ist? Da müssen wir gestehen, unbedingt sicher sind wir nicht. Wir wissen aus dem Abschnitt über die Pulsschreibung, daß in der Peripherie die zentralen Druckschwankungen durch Reibung und Interferenz mit reflektierten Wellen stark nivelliert werden. Unter der Manschette können vielleicht auch die Druckschwankungen soweit nivelliert werden. daß distal kein Puls mehr fühlbar ist und doch noch eine Strömung stattfindet. Zwei neuere Beobachtungen weisen jedenfalls darauf hin daß ohne Pulserscheinung in der Radialis eine Blutströmung möglich ist, die sogar auf die Dauer zur ausreichenden Ernährung der von der Arterie versorgten Gebiete genügt (Fahr, Cohn). Andererseits sprechen experimentelle Erfahrungen von William und Melvin dafür, daß es sich hier nur um sehr geringe Druckwerte handeln kann, die für die Praxis nicht in Betracht kommen. Immerhin scheint mit Rücksicht auf diese Verhältnisse der Vorschlag Ehrets zweckmäßig zu sein, den Puls bei der Blutdruckmessung nicht am Handgelenk, sondern in der Ellenbeuge zu prüfen, vorausgesetzt, daß er dort gut fühlbar ist.

Wir kommen jetzt auf die oben erwähnte Erscheinung zurück, daß im Verlauf mehrerer, unmittelbar nacheinander gemachter Bestimmungen der Blutdruck erheblich an dem untersuchten Arm sinken kann. Bei sorgfältiger Technik unter Beobachtung der geschilderten Regeln kann das nicht an der Apparatur, auch nicht an der palpatorischen Bestimmung oder an Änderungen des allgemeinen Blutdruckes (man denke an die Kontrolle des Druckes am anderen Arm) liegen. Ebenso fehlt jeder Anhalt dafür, daß die großen Weichteile irgendwie die Druckhöhe in der angegebenen Weise beeinflussen könnten.

So bleibt nur eine Größe übrig, deren Bedeutung bis jetzt nicht näher untersucht worden ist,

die Arterienwand.

Lassen wir eine Arterie leer laufen, so behält sie ihre Röhrenform. Um diese Röhre zu einem flachen Band zusammenzudrücken, bedarf es eines gewissen Druckes, der bei der Blutdruckmessung in dem sog. maximalen Druck mit enthalten ist, wie bereits gesagt worden ist. Es fragt sich nun, ob der zum Verschluß des Arterienrohres nötige Druck eine konstante oder wechselnde Größe ist. Wir haben schon kurz daran erinnert, daß ein kontrahierter Muskel seiner Durchbiegung einen gewaltigen Widerstand entgegensetzt, deshalb soll ja die Armmuskulatur bei der Messung entspannt sein. Das kann jederzeit willkürlich gemacht werden. Was wir aber nicht willkürlich entspannen können, das ist die Muskulatur der Arterien. Wir dürfen annehmen, daß sich diese durch jeden Pulsschlag in Tätigkeit gesetzte Muskulatur dauernd in Arbeitsbereitschaft befindet, d. h. in einem Spannungszustand, den wir vom sprungbereiten Tier oder von uns selbst aus solchen Augenblicken kennen, wo in Erwartung einer plötzlich auszuführenden Bewegung alle Muskeln gespannt sind. Würde in einem solchen Moment ein schweres Gewicht auf den Betreffenden fallen, er würde den plötzlichen Druck aushalten, während dasselbe Gewicht bei nicht gespannter Muskulatur den Mann zusammendrücken würde. Die Arbeitsbereitschaft der Arterienmuskulatur, ihr Tonus, beruht auf den ständigen und vor allem ständig wechselnden Spannungsreizen, die durch die Füllung und deren Schwankungen hervorgerufen werden. Je nach dem Verhalten der Füllung kann der Tonus und damit der Verschlußdruck der Arterie als solcher größer oder geringer sein. Je stärker die Füllung, je häufiger und größer die Füllungsschwankungen, um so stärker wird unter sonst gleichen Bedingungen der Spannungszustand, der Tonus der Arterienmuskulatur sein. Wird die Arterienmuskulatur den durch die Füllung erzeugten Spannungsreizen entzogen, indem durch eine Gummimanschette unter einem stärkeren Außendruck die Arterie mehr oder weniger komprimiert und der Füllungsdruck nun von der Manschettenwand aufgefangen wird, so sinkt der Spannungszustand der Arterienmuskeln und zwar um so mehr, je länger oder je häufiger die Arterienwand von der Wirkung des Füllungsdruckes entlastet wird. Entsprechend sinkt der Wert des maximalen Blutdruckes, bis nach möglichster Entspannung der Arterienwand ein konstanter Wert erreicht wird.

Diese Erklärung wäre eine Hypothese, wenn nicht in Untersuchungen von William, Kesson und Melvin experimentelle Unterlagen vorlägen. So dürfen wir den Tonus der Gefäßwand als gesicherte Größe bei der Blutdruckmessung einsetzen. Daß es sich um eine Größe von wechselndem Wert handelt, geht aus der soeben gegebenen Darstellung ohne weiteres hervor. Auch der Weg zur Messung dieser Größe ist gezeigt worden. Nun dürfen wir aber nicht annehmen, daß nach Erreichung konstanter Werte der Verschlußdruck, d. h. der zur Überwindung des Widerstandes der Gefäßwand erforderliche Druck gleich Null geworden wäre. Ein gewisser, nicht meßbarer Rest, wird stets übrig bleiben, aber dieser Rest ist gering, er wird etwa dem Druck entsprechen, der zur Kompression einer erschlafften Arterie nötig ist und der, wie aus experimentellen Untersuchungen bekannt ist, nur wenige Millimeter Quecksilber beträgt (Janeway und Park, William und Kesson). Ungefähr ebenso hoch (5—10 mm Hg) ist der Betrag, um den bei jugendlichen Gesunden der Maximaldruck bei wiederholter Messung zu sinken pflegt. Auffallend, aber nach den erwähnten Untersuchungen nicht zu bezweifeln ist es, daß sklerotische Arterien keinen nennenswert erhöhten Verschlußdruck geben. Wesentliche Steigerungen des Verschlußdruckes sind daher stets auf eine Steigerung des Tonus der Arterienmuskulatur zurückzuführen. Daß Steigerungen des Gefäßtonus nicht nur auf die Füllungs- und Druckverhältnisse zurückgeführt werden dürfen, sondern häufig die Folge einer erhöhten Reizbarkeit der Vasomotoren sein können, mag hier nur erwähnt werden; damit hängt zusammen, daß ein während der Messung sinkender Druck klinisch anders zu beurteilen ist als ein Druck, der nicht deutlich zurückgeht.

Dieser letzte Punkt führt uns zu der Frage, ob die geschilderte Beeinflussung des Gefäßtonus durch die Manschettenkompression bei der Blutdruckmessung als ein gesetzmäßiges Verhalten anzusehen ist oder nicht. Die Antwort haben wir schon vorausgenommen; es gibt Fälle, in denen die beschriebene Drucksenkung kaum oder nicht vorhanden ist. Ja, zuweilen findet man, daß während der Messungen der Druck steigt. Hier führen wohl meistens die mit der Messung verbundene Aufregung und unangenehme Empfindungen zu einer Steigerung des Blutdruckes, der die senkende Wirkung überwiegt. Vergleichende Messungen am anderen Arm geben in solchen Fällen näheren Aufschluß. Man sieht, daß eine sorgfältige Bestimmung des maximalen Blutdruckes und kritische Verwertung der dabei erhobenen Befunde nicht einfach eine bestimmte Zahl liefern, sondern wichtige Einblicke gewähren in das Spiel der Kräfte, die am Kreislaufapparat tätig sind. Systematische klinische Untersuchungen der soeben dargestellten Verhältnisse werden berufen sein, unsere Kenntnisse auf diesem Gebiet noch weiter zu vertiefen. de Vries Reilingh hat sich schon eingehender mit der Frage beschäftigt und eine besondere Methode, die im Original nachgelesen werden muß, angegeben, um den Widerstand der Arterienwand zahlenmäßig zu bestimmen. Er findet als mittleren Wert 19 mm Hg, der höchste Wert wurde bei chronischer Nephritis mit 48 mm Hg beobachtet.

Der Wunsch, recht genaue Werte des Blutdruckes zu erhalten, hat eine große Reihe von Arbeiten und Apparaten entstehen lassen, die sich zum größten Teil in dem Streben begegnen, möglichst zuverlässige

Kriterien des Blutdrucks

zu schaffen. Wir haben die verschiedenen zu diesem Zweck empfohlenen Verfahren schon kennen gelernt. Die Palpation und Auskultation der Arteria cubitalis pflegen fast übereinstimmende Resultate zu geben; das sphygmographische und plethysmographische Verfahren arbeiten unter komplizierteren Bedingungen und dementsprechend mit mehr Fehlerquellen. Janeway selbst hat denn auch die von ihm zuerst empfohlene sphygmographische Blutdruckbestimmung wieder fallen lassen; die plethysmographische Methode hat sich überhaupt keinen weiteren Eingang in die Technik der Blutdruckmessung verschaffen können. Wir haben also nur die palpatorische und auskultatorische Methode einerseits und die oszillatorische andererseits gegeneinander abzuwägen. v. Recklinghausen, der sich am eingehendsten mit der oszillatorischen Blutdruckmessung beschäftigt hat, gibt die Regel: „Die untere Grenze, bei welcher die großen Oszillationen beginnen, ist gleich dem minimalen (diastolischen) Pulsdruck, d. h. gleich dem Druck in der Arterie im Tiefpunkt des Pulses, die obere Grenze derselben bezeichnet den maximalen (systolischen) Pulsdruck“ und begründet diese Regel in folgender Weise. „Die von der Manschette eingeschlossenen Arterien, Arteria brachialis, profunda, humeri usw., dehnen sich bei jeder Pulssystole etwas aus, bei jeder Pulsdiastole werden sie wieder etwas enger. Diese kleinen Volumschwankungen übertragen sich durch die Weichteile des Armes hindurch auf die Luft in der Manschette und im Manometer und bewirken dort die besprochenen kleinen Oszillationen.

Wenn wir nun den Druck in der Manschette steigern, so kommt ein Punkt, wo der Druck in der Manschette eben so hoch oder noch ein wenig höher ist wie der minimale Pulsdruck, d. i. wie der Pulsdruck im Moment, wo er am geringsten ist. Dann wird die Arterie in diesem Moment platt zusammenfallen, ebenso wie ein dünnwandiger Schlauch zusammenfällt, sobald der Außendruck den Innendruck übersteigt. Da nun aber im Ablauf der Pulsrevolution der Druck in der Arterie rasch wieder ansteigt, so wird bald der Innendruck wieder höher sein als der Außendruck, und zufolge dessen dehnt sich die Arterie wieder zum vollen Rohr mit kreisförmigem Querschnitt aus. Die Arterie bildet also im Verlauf der gleichen Pulsrevolution bald ein volles rundes Rohr, bald ein leeres plattes Band. Die Volumschwankungen sind also sehr bedeutend, viel bedeutender als vorhin, wo die Gestalt der Arterie nur zwischen einem etwas weiteren und einem etwas engeren Rohr hin- und herschwankte. Dementsprechend sind auch die Ausschläge am Manometer viel größer; wir beobachten die großen Oszillationen.

Steigern wir den Druck in der Manschette noch weiter, so wird derselbe während eines größeren Teiles der Pulsrevolution höher sein als der Druck in der Arterie, und dementsprechend wird die Arterie länger kollabiert bleiben und nur kürzere Zeit ein offenes Rohr bilden; immer aber werden die Volumschwankungen groß sein.

Übersteigt aber endlich der Druck in der Manschette auch den Druck auf der Höhe der Systole, d. i. den maximalen Pulsdruck, so wird die Arterie dauernd zusammengefallen bleiben. Von diesem Momente an werden dann die Volumschwankungen wieder klein sein, ja sie würden ganz fehlen, wenn nicht folgender Umstand in Betracht käme: derjenige Abschnitt der Arterie, welcher unter dem oberen Rand der Manschette liegt, ist nicht dem vollen Druck der Manschette ausgesetzt und fällt daher nie ganz zusammen, wenn auch die Mittelpartien der Arterie längst völlig kollabiert sind. In diese Randpartie schlägt daher der Puls immer noch hinein, und die dadurch bewirkten kleinen Volum- und Druckschwankungen übertragen sich auf die Luft der Manschette und des Manometers“.

Nach dem, was kurz vorher über die Rolle der Arterienwand bei der Blutdruckbestimmung gesagt worden ist, kann diese Überlegung v. Recklinghausen nicht ganz richtig sein. In dem Augenblick, wo der Manschettendruck gleich dem minimalen Innendruck der Arterie ist, werden allerdings die größten physiologischen Volumschwankungen der Arterie auf die Manschette übertragen und dementsprechend große Druckoszillationen in der Manschettenluft hervorgerufen werden, aber nicht die größten Oszillationen. Die Oszillationen werden vielmehr zunächst mit steigendem Manschettendruck weiter zunehmen, denn mit steigendem Manschettendruck wird die Arterie zur Zeit des minimalen Innendrucks mehr und mehr abgeplattet, d. h. der kreisrunde Querschnitt in einen ovalen umgewandelt. Da das Fassungsvermögen eines Rohres bei kreisrundem Querschnitt am größten ist und beim Übergang zu einem ovalen Querschnitt um so mehr abnimmt, je größer der Unterschied des größten und kleinsten Durchmessers ist, so müssen die systolischen Volumschwankungen der Arterie und entsprechend die Druckoszillationen der Manschettenluft mit zu nehmender Abplattung steigen. Die größten Oszillationen sollte man dann erwarten, wenn der Manschettendruck so hoch gestiegen ist, daß die Arterie zur Zeit des minimalen Druckes zu einem platten, lumenlosen Band zusammengedrückt wird. Das ist aber nicht der Fall. Wie schon bei der Palpation des Pulses ausgeführt worden ist, ist für die völlige Kompression des Arterienrohres ein gewisser Überdruck nötig, der für die Hebung des Fingers oder, auf die hier vorliegenden Verhältnisse übertragen, für die Hebung der komprimierenden Manschettenwand verloren geht. Bei der Blutdruckmessung kommt hinzu, daß die Größe der Druckschwankungen in der Manschettenluft nicht nur durch die Größe der Volumschwankungen des Arterienrohres bestimmt wird, sondern auch und zwar in wesentlichem Grade dadurch, in welcher Ausdehnung die Volumschwankungen des Arterienrohres auf die Manschette übertragen werden. Ich erinnere an das, was über den Einfluß der Manschettenbreite gesagt worden ist. Wir können uns ohne Zwang vorstellen, daß bei einer breiten Manschette der kurzdauernde systolische Druckzuwachs nicht genügt, um den ganzen durch die Manschette komprimierten Arterienabschnitt zu entfalten, wenn auch die Höhe des Druckzuwachses zur Entfaltung an und für sich ausreichen würde. Die Entfaltung des komprimierten Arterienabschnittes hängt eben nicht nur von Höhe des systolischen Druckzuwachses, sondern auch von der Dauer seiner Einwirkung ab, und die ist kurz. Die experimentellen Untersuchungen von William und Melvin zeigen denn auch in der Tat, daß die größten Oszillationen des Manschettendruckes dann auftreten, wenn der kurze Durchmesser des komprimierten Arterienrohres etwa halb so groß ist wie der Durchmesser des nicht abgeplatteten Gefäßes zur Zeit des Minimaldruckes. Das gilt aber nur für Arterien mit normalem Tonus. Bei Arterien mit hohem Tonus gibt eine stärkere, je nach dem Widerstand der Arterienwand wechselnde Abplattung des Gefäßes, die größten Oszillationen. Auf jeden Fall geht aber aus diesen Beobachtungen hervor, daß die großen Oszillationen bei fallendem Druck erst dann auftreten, wenn der Manschettendruck unter den Bruttowert des maximalen Blutdruckes gesunken ist. Will man also aus der Größe der Oszillationen den maximalen Blutdruck bestimmen, so hat man die letzte Ablesung vor dem Auftreten der großen Oszillationen zu nehmen. Bedingung für einen genauen Wert ist es, daß eine plötzliche Größenänderung der Oszillationen nachweisbar ist. Eine solche fehlt aber meistens. Bei allmählich sinkendem Druck steigt natürlich entsprechend allmählich die systolische Volumzunahme und die Entfaltung der Arterie. Allerdings gibt es eine schmale Zone von Druckwerten, wo die Größenzunahme der Oszillationen besonders rasch erfolgt. Sie liegt da, wo der Manschettendruck anfängt unter dem Bruttowert des maximalen Druckes zu sinken, denn hier wird schon eine kleine Drucksenkung zur Entfaltung eines verhältnismäßig großen, neuen Abschnittes der Arterie führen.

Es mag hier vorausgenommen werden, daß ähnliche Verhältnisse in der Gegend des minimalen Druckes vorliegen. Die systolische Volumzunahme des Arterienrohres ist verhältnismäßig gering; sobald die Manschettenwand der Arterie nicht mehr zur Zeit ihres Minimalvolumens unmittelbar anliegt, ja schon etwas vorher, muß deshalb der durch die systolische Volumzunahme auf die Manschette ausgeübte Druck sehr rasch sinken und infolgedessen eine rasche Größenabnahme der Oszillationen stattfinden. Freilich darf hier ein Umstand nicht vergessen werden, der in entgegengesetztem Sinne wirkt; es befinden sich unter der Manschette ja nicht nur die Arteria brachialis, sondern außerdem kleinere Arterien, deren Minimaldruck unter dem der Arteria brachialis liegt. Diese Gefäße werden deshalb auch dann noch große — d. h. natürlich im Verhältnis zum Volumen der betreffenden Gefäße — Volumschwankungen auf die Manschette übertragen, wenn der Manschettendruck schon unter dem Minimaldruck der Arteria brachialis gesunken ist. Die untere Grenze der großen Oszillationen wird dadurch weniger scharf.

Vergleichen wir nun die Bestimmung des maximalen Blutdruckes durch das oszillatorische und palpatorische Verfahren. Da das oszillatorische Kriterium des maximalen Druckes, das Auftreten der großen Oszillationen, in dem Augenblick beginnt, wo die Arterie allerdings die größten Volumschwankungen ausführt, aber noch nicht der ganze unter der Manschette liegende Gefäßabschnitt entfaltet wird, da andererseits das palpatorische Kriterium — die Fühlbarkeit des Kubital- oder Radialpulses — in dem Augenblick beginnt, wo der ganze unter der Manschette liegende Arterienabschnitt entfaltet wird, so muß das oszillatorische Verfahren höhere Werte geben als das palpatorische. Diese theoretische Folgerung wird durch die Praxis bestätigt (siehe die Protokolle v. Recklinghausen). Nun ist aber schon der palpatorisch gefundene Wert nach Müller und Blauels Untersuchungen an der eröffneten Arterie 7—9% zu hoch; das oszillatorische Verfahren vergrößert diesen Fehler noch. Da der Apparat zur oszillatorischen Messung komplizierter und teurer, das oszillatorische Kriterium jedenfalls nicht schärfer als das palpatorische, und der oszillatorisch gefundene Wert des maximalen Druckes weiter entfernt ist von dem tatsächlichen Wert als der palpatorische, so ist für die Messung des maximalen Blutdruckes das oszillatorische Verfahren weniger empfehlenswert.

Zum Schluß noch ein Wort über die Bewertung der palpatorischen und auskultatorischen Bestimmung des maximalen Blutdruckes. Es ist schon gesagt worden, daß sie fast übereinstimmende Resultate ergeben, ein kleiner Unterschied wird in der Regel aber doch gefunden, und dieser Unterschied ist bemerkenswerterweise konstant: die Palpation gibt einen etwas niedrigeren Wert als die Auskultation. Wie ist dieser Unterschied zu erklären? Die Palpation setzt für den maximalen Druck den Wert an, bei dem der erste Puls distal von der Manschette fühlbar ist, die Auskultation setzt für den maximalen Druck den Wert an, bei dem der erste Ton distal von der Manschette hörbar ist. Der Ton soll entstehen durch die plötzliche Spannung der erschlafften Arterienwand an der Stelle der Auskultation. Diese Erklärung ist falsch und zwar aus folgenden Gründen. Einmal, wir können uns nicht vorstellen, daß eine Füllung der Arterie, die genügt zu einer kräftigen tongebenden Spannung der Wände, für die Palpation nicht nachweisbar sein sollte. Sodann, wie will man die sonderbare Reihenfolge der Schallerscheinungen erklären, die bei fallendem Druck in der Arteria cubitalis auftreten? Zuerst wird ein Ton, dann ein Geräusch und schließlich wieder ein Ton gehört und ganz zum Schluß hört man nichts mehr. Man sollte doch denken, wenn die ersten Blutmengen unter dem unteren

Manschettenrande passieren, daß sie wohl zur Erzeugung eines Stenosengeräusches genügen könnten, aber nicht zu einer solchen Füllung der Arterie, daß deren Wände in tongebende Schwingungen geraten. Später, wenn eine größere Blutmasse unter der Manschette durchdringt, würde dieser starke Füllungszuwachs die schlaffen Wände der noch nicht genügend gefüllten Arterie leicht in tongebende Schwingungen versetzen können, bis schließlich mit zunehmender Füllung des Gefäßes die Spannungsdifferenzen der Gefäßwände zu gering für eine Tonbildung werden. Bei dieser Erklärungsweise, die den anerkannten Ansichten über die Entstehung von Tönen und Geräuschen in den Arterien entsprechen dürfte, bliebe dann noch die Frage zu lösen, wie und wo der erste Ton entsteht. Die schon erwähnte Tatsache, daß zuerst der Ton und dann der Puls in der Arteria cubitalis, d. h. dicht unterhalb des unteren Manschettenrandes nachweisbar wird, gibt hierfür einen wichtigen Fingerzeig: der erste Ton entsteht offenbar nicht in der Arteria cubitalis, sondern in dem von der Manschette bedeckten Teil der Arteria brachialis. Wenn der Manschettendruck soweit gesunken ist, daß während der Systole gerade der ganze unter der Manschette liegende Gefäßabschnitt entfaltet, aber noch kein Blut über die Manschette hinaus in die peripherische Arterie getrieben wird, dann kann sehr wohl durch die rasche systolische Drucksteigerung der Abschnitt des Gefäßes mitsamt der anliegenden Manschettenwand in tongebende Schwingungen versetzt werden, der zur Zeit des minimalen Druckes mit entspannten Wänden unter der Manschette liegt. Der so erzeugte Ton wird fortgeleitet an der Arteria cubitalis gehört. Für die Bestimmung des maximalen Druckes ist hiernach die auskultatorische Methode in der bisher geübten Weise ebensowenig empfehlenswert, wie die oszillatorische, da sie beide zu hohe Werte geben. Nimmt man aber als den Zeitpunkt des maximalen Druckes den Wert an, bei dem das systolische Geräusch einsetzt, so erhält man in erfreulicher Übereinstimmung dieselbe Zahl wie bei der palpatorischen Bestimmung.

Wir kommen damit zu dem Schluß, daß das beste Verfahren zur Messung des maximalen oder systolischen Druckes das palpatorische Verfahren oder das auskultatorische in der hier angegebenen Art der Ausführung ist.

Die Messung des minimalen oder diastolischen Blutdruckes.

Was über den Einfluß der Manschettenbreite und des Gefäßwandtonus auf den maximalen Blutdruck gesagt worden ist, gilt natürlich im Prinzip auch für den minimalen Druck und braucht deshalb hier nicht wiederholt zu werden. Wir haben uns vielmehr nur mit der Frage zu beschäftigen, welches Verfahren zur Bestimmung des minimalen Blutdruckes am geeignetsten ist und welches die Kriterien zur Erkennung des minimalen Blutdruckes bei den verschiedenen Verfahren sind.

Die sphygmographische Bestimmung des minimalen Blutdruckes ist von ihren eigenen Schöpfern Janeway und Sahli aufgegeben worden. Offenbar verwischt die bei der Messung unvermeidliche venöse Stauung durch Änderung des Pelottendruckes die Kurve so sehr, daß sichere Ablesungen nicht möglich sind. Mit der plethysmographischen Methode sind bis jetzt, mit Ausnahme von de Vries Reilingh, keine klinischen Versuche zur Messung des minimalen Blutdruckes gemacht worden. Die Palpation in der üblichen Form versagt vollkommen; man versuche einmal bei steigendem Druck den Augenblick zu bestimmen, wo der Radialpuls anfängt kleiner zu werden, oder bei fallendem Druck den Augenblick, wo der Radialispuls seine ursprüngliche Größe wieder erreicht. Es gelingt nicht. Unser Tastgefühl reicht für so feine Unterschiede nicht aus. So bleiben nur noch zwei Methoden, die für die Bestimmung des minimalen Blutdruckes in Betracht kommen: die oszillatorische und die auskultatorische Methode. Es ist bereits gesagt worden, daß die Oszillationen schon anfangen kleiner zu werden, wenn der Manschettendruck den minimalen Innendruck noch übersteigt; denn die größten Oszillationen finden ja statt, wenn durch den Manschettendruck die Arterie soweit zusammengedrückt ist, daß der kurze Durchmesser des Arterienquerschnittes gleich oder (bei wenig nachgiebigen Gefäßen) kleiner als die Hälfte des großen Durchmessers ist. In dem Augenblick, wo überhaupt keine Kompression der Arterie mehr stattfindet, wird dann häufig eine rasche und stärkere Abnahme der Oszillationsgröße wahrgenommen. Der minimale Blutdruck ist demnach anzusetzen bei fallendem Druck mit dem ersten Wert nach dem Aufhören der großen Oszillationen. Leider ist diese Grenze nicht immer mit wünschenswerter Schärfe erkennbar aus früher angeführten Gründen. Gehen wir nun zur auskultatorischen Methode über. Der erste Ton entsteht, wie wir gesehen haben, durch Wandschwingungen des unter der Manschette liegenden Arterienabschnittes und auch wohl der Manschette selbst, das Geräusch ist ein Stenosengeräusch am unteren Manschettenrand zeigt den Blutdurchtritt am unteren Manschettenrande an, sein Beginn entspricht dem maximalen Druck. Der nun folgende zweite Ton ist zurückzuführen auf besonders ausgiebige Schwingungen der Arterienwand, die folgendermaßen zu erklären sind. Ist der Manschettendruck soweit gesunken, daß die Arterie bei der Systole ganz frei entfaltet wird, daß andererseits während der Zeit des minimalen Druckes die Arterie noch bis zu einem gewissen Grade zusammengedrückt ist (Zeit des Flottierens der Arterienwand nach Marey, Zeit der größten Oszillationen), so muß der distal von der Manschette liegende Teil der Arterie eine verminderte Füllung erhalten, weil während der Diastole ein Teil des Blutes durch die Manschette zurückgehalten wird Die damit einhergehende starke diastolische Entspannung und starke systolische Spannung der Arterienwand bietet ganz dieselben Bedingungen, die bei der Aorteninsuffizienz zum Auftreten des Arterientones führen Sobald die Arterie nicht mehr durch die Manschette komprimiert und der Blutstrom nicht mehr durch den Manschettendruck behindert wird, mit anderen Worten, sobald der Manschettendruck gleich dem minimalen Blutdruck ist, verschwindet der laute Ton. Es bleibt jetzt nur noch ein leiser Ton, der durch das Anschlagen der Arterie gegen die Manschette während der systolischen Erweiterung zu erklären ist. Je nach dem Grade der Erweiterung hält dieser leise Ton längere oder kürzere Zeit an. Der minimale Blutdruck ist demnach bei fallendem Druck mit dem ersten Wert anzusetzen, der nach dem Verschwinden des lauten Tones abgelesen wird, bei steigendem Druck mit dem letzten Wert, der vor dem Auftreten des lauten Tones abgelesen wird. Das Verfahren gibt zum mindesten eine ebenso scharfe Grenze wie das oszillatorische und ist diesem gleichwertig, hat aber den Vorzug, daß es mit der einfachsten Apparatur ausgeführt werden kann. Es gibt keine recht befriedigenden Resultate in den Fällen, wo schon spontan Arterientöne vorhanden sind (Aorteninsuffizienz) oder wo der Puls so klein ist, daß auch unter dem Einfluß des Manschettendruckes keine deutlichen Töne entstehen. Ob in diesen Fällen das oszillatorische Verfahren bessere Ergebnisse liefert, bedarf noch der Untersuchung. Der Augenblick des Lauter- oder Leiserwerdens des Tones ist auch palpatorisch an der Arteria cubitalis nachweisbar (Ehret), es findet in diesem Augenblick eine entsprechende plötzliche Zunahme oder Abnahme der Pulsgröße statt.

Die Blutdruckwerte.

Der Wert des maximalen Blutdruckes beim gesunden Menschen schwankt zwischen 110—140 mm Hg in der Ruhe, palpatorisch oder auskultatorisch gemessen bei 12 cm breiter Manschette. Der minimale Druck, auskultatorisch bestimmt, liegt etwa 50 mm Hg tiefer. Bei Frauen sind die Werte etwas kleiner. Der Druckunterschied zwischen dem maximalen und dem minimalen Druck wird als Amplitude bezeichnet. Kinder von 2—3 Jahren haben einen maximalen Druck von etwa 80 mm Hg; er steigt dann allmählich im Laufe der Jahre und in gewisser Abhängigkeit von der Körpergröße und dem Körpergewicht. Jenseits des 40. Lebensjahres pflegt der Blutdruck langsam zuzunehmen, eine erheblichere Erhöhung der Zahlen wird häufig bei Frauen zur Zeit und nach dem Eintritt der Menopause beobachtet, doch ist es im einzelnen Falle sehr schwer bestimmte Angaben darüber zu machen, wieweit die Druckzunahme als physiologische Alterserscheinung, wie weit sie als Zeichen krankhafter Veränderungen (Arteriosklerose) anzusehen ist. Wie denn überhaupt die soeben genannten Zahlen nur als grobe Mittelwerte zu betrachten sind, die durch die alltäglichsten Ursachen wesentlich verändert werden können (Aufregung, Schreck, Ruhe und Bewegung, Nahrungsaufnahme, Atmung, Pulszahl usw.). Auf Unterschiede von einigen Millimetern Quecksilber im Verlauf einer Behandlung oder nach Badekuren, Klimawechsel u. dgl. darf deshalb kein zu großes Gewicht gelegt werden. Stärkere Steigerungen findet man bei Arteriosklerose, bestimmten Nierenleiden, Bleivergiftung, Gefäßkrämpfen (z. B. Schüttelfrost), Polyzythämie, es kommen aber, wie ich auf Grund eigener Erfahrung sagen kann, auch erhebliche dauernde Blutdrucksteigerungen vor (220 mm Hg), ohne daß die sorgfältigste klinische Untersuchung und anatomische Prüfung (mikroskopische Untersuchung von den Nieren und Gefäßen aller Kaliber und Körperteile) irgend einen Anhaltspunkt zur Erklärung solcher Hypertonien erbrächte. Eine Erniedrigung des maximalen Blutdrucks kennen wir im Verlaufe von Infektionskrankheiten, im Kollaps, bei Addisonscher Krankheit, Kachexien, Tuberkulosen, starken Blutverlusten und Durchfällen. In den meisten dieser Fälle sind als Ursache des krankhaft veränderten Blutdrucks Änderungen des Widerstandes im großen Kreislauf anzusehen; einen Schluß auf die Herzkraft aus der Höhe des Blutdrucks darf nur mit großer Vorsicht gezogen werden, so z. B. wenn bei einem Kranken unter Stauungserscheinungen der Blutdruck sinkt oder wenn ein hoher Druck ohne Erscheinungen von Kreislaufschwäche vom Herzen aufgebracht wird.

Besondere Aufmerksamkeit hat die Druckamplitude auf sich gezogen. Man sagte sich: je größer die mit jeder Systole in die Arterien getriebene Blutmenge, um so größer muß die Druckamplitude ausfallen, die Amplitude ist also ein Maß für das Herzschlagvolumen. Diese Folgerung ist natürlich falsch, wie schon aus den Ausführungen hervorgeht, die wir bei der palpatorischen Schätzung der Pulsspannung gemacht haben. Wenige Kubikzentimeter in ein ganz gefülltes starres Rohr gepreßt, werden eine Drucksteigerung, eine Druckamplitude erzeugen, die genügt, um das Rohr zu sprengen, und wenn dieses aus Eisen wäre. Dieselbe Flüssigkeitsmenge in ein Rohr von gleichem Kaliber aber mit nachgiebigen Wänden gepreßt, wird eine kaum nachweisbare Drucksteigerung hervorbringen. Dasselbe Schlagvolumen wird also in einer Arterie mit starker Wandspannung eine große Amplitude und in derselben Arterie, aber bei geringer Wandspannung, eine kleine Amplitude entstehen lassen. Gewiß, hat man gesagt, das ist richtig, aber die Wandspannung der Arterie ist kein absoluter Wert, sondern hängt von dem in der Arterie herrschenden Druck ab. Habe ich zwei Patienten, bei denen der minmale Druck und also auch die Wandspannung gleich ist, und finde ich bei dem einen eine Amplitude von 40, bei dem anderen eine Amplitude von 80 mm Hg, so darf ich daraus schließen, daß bei dem zweiten das Schlagvolumen entsprechend größer ist. Dieser Schluß wäre richtig, wenn beide Arterien von Natur gleich weit, wenn ihre Wände gleich gebaut und ihre Reaktion auf den Füllungsreiz gleich stark wäre, oder anders ausgedrückt, wenn es zwei elastische Schläuche von demselben Stück und nicht zwei lebende mit Muskeln und Nerven ausgestattete Gefäße von verschiedenen Menschen wären. Ja, nicht einmal bei demselben Menschen kann aus Änderungen der Amplitude desselben Gefäßes ein unbedingt bindender Schluß gezogen werden, weil die Dehnbarkeit der Gefäßwand (man denke z. B. an das Sinken des Gefäßwandtonus im Fieber) wechseln kann. Darüber hilft auch nicht die Feststellung Straßburgers hinweg, daß in der menschlichen Aorta für gleiche Druckhöhen die Amplitude dem Herzschlagvolumen proportional ist, oder anders ausgedrückt, daß das Verhältnis des Druckzuwachses zum Gesamtdruck (der sog. Blutdruckquotient) als Maß des Volumzuwachses betrachtet werden darf. Denn die Aorta ist ein Gefäß von elastischem Typus, während die für die Blutdruckmessung in Betracht kommende Arteria brachialis muskulären Typus hat. Der Widerstand der Aortenwand geht infolgedessen tatsächlich, wie dies Straßburger gefunden hat, dem Innendruck ziemlich parallel, während die Arteria brachialis je nach dem Kontraktionszustand oder Tonus der Muskulatur bei gleichen Druckhöhen sehr verschiedene Widerstandswerte geben kann.

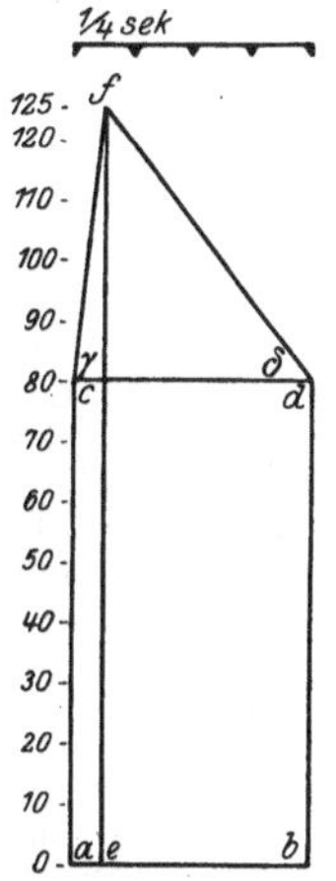

Fig. 198. Absolutes Sphygmogramm nach Sahli.

Das absolute Sphygmogramm (Sahli).

Das gewöhnliche Sphygmogramm ist im wesentlichen eine Kurve vom Druckablauf des Arterienpulses, jedoch eine unvollständige Kurve, denn es gibt wohl Auskunft über den Zeitpunkt der einzelnen Druckschwankungen, aber nicht über deren absolute Größe. Nehmen wir aber aus der Pulskurve das Zeitmaß der Blutdruckphasen und aus der Blutdruckbestimmung das absolute Größenmaß, so kann man daraus ein Sphygmogramm konstruieren, das uns ein vollkommeneres Bild des Druckablaufes gibt, als es jede Methode für sich liefern könnte. Im Sphygmogramm entspricht der Fußpunkt des aufsteigenden Schenkels dem minimalen, die Spitze des aufsteigenden Schenkels dem maximalen Druck. Trägt man diese beiden Punkte in ein Koordinatensystem ein, dessen Abszisse die Zeit, dessen Ordinate den Druck darstellt, so erhält man ein Dreieck (c d f), dessen Winkel γ und δ ein Maß für die Schnelligkeit des Druckanstieges und -abstieges sind. Das absolute Sphygmogramm Sahlis ist also eine den tatsächlichen Verhältnissen möglichst nahekommende symbolische Darstellung der Spannung und Zelerität des Pulses. (Fig. 198).

Der Druck in den kleinen Arterien und Kapillaren.

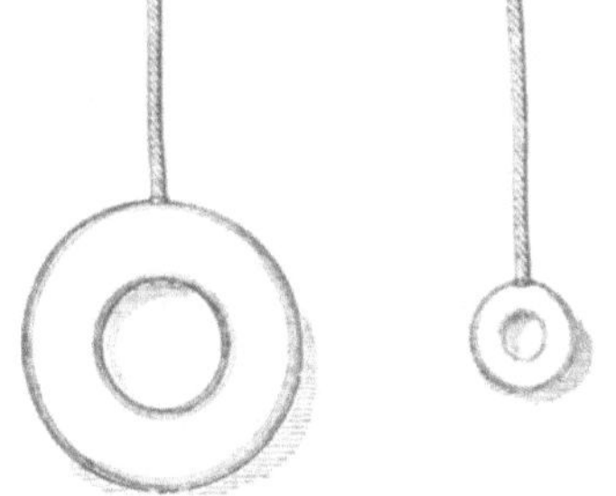

Fig. 199. Gelochte Gummibeutel, der größere zur Venendruckmessung, der kleinere zur Kapillardruckmessung (nach v. Recklinghausen).

Die Messung des Druckes in den Fingerarterien wird mit Hilfe des schon beschriebenen Gärtnerschen Tonometers ausgeführt; der so gefundene maximale Druck schwankt zwischen 90—100 mm Hg. Die Zuverlässigkeit der Methode ist gering, da in den kleinen und kleinsten Gefäßen schon durch die Prozedur der Messung infolge vasomotorischer Einflüsse starke Schwankungen hervorgerufen werden können. Für die Messung des Kapillardruckes sind verschiedene Verfahren angegeben worden. v. Kries legt eine Glasplatte auf die Haut und belastet sie solange mit Gewichten, bis die Haut erblaßt. v. Basch benutzt ein Glaskästchen, das auf die Haut aufgekittet wird; dann steigert man den Druck in dem Kästchen bis die Haut erblaßt. Recklinghausen empfiehlt statt dessen einen hohlen, aufblasbaren Gummiring, auf den eine Glasplatte gedrückt wird (Fig. 199).

Die große Selbständigkeit des Kapillardruckes, die aus geringfügigen Ursachen zu unübersehbaren Unterschieden in den verschiedenen Körpergebieten führen kann, und die großen Kaliberdifferenzen der bei der Untersuchung in Betracht kommenden Gefäße, sind der Grund, daß die Werte nur als gröbste Schätzungen angesehen werden dürfen. v. Recklinghausen fand bei Messung in Herzhöhe 60—100 cm Wasser, Tigerstedt gibt 33 mm Hg als Durchschnittswert an.

Literatur.

v. Basch, Experimentelle und klinische Untersuchungen über den Kapillardruck. Virchows Arch. 1902. II. 124.

— Neue sehr vereinfachte Form des Sphygmomanometers. Wien. med. Presse 1895. Nr. 4.

— Fünfzehn Jahre Blutdruckmessung. Wien. med. Woche. 1896. Nr. 15.

— Ein Metall-Sphygmomanometer. Wien. med. Woche. 1883. Nr. 22.

— Der Sphygmomanometer und seine Verwendung in der Praxis. Berl. klin. Wochenschr. 1887.

— Über die Messung des Blutdruckes am Menschen. Zeitschr. f. klin. Med. 2. 1880.

Basler, Druck in den kleinsten Blutgefäßen. Pflügers Arch. 1912. 147.

Bing, Ein Apparat zur Messung des Blutdrucks beim Menschen. Berl. klin. Wochenschr. 1907. 22.

Bogomolez, Blutdruck in den kleinen Arterien. Pflügers Arch. 1911. 141.

Briegel, Über die Messung des diastolischen Blutdruckes beim Menschen. Münch. med. Wochenschr. 1906. Nr. 26. 53. S. 1246.

Bröcking, Funktionsprüfung der Arterien. Zeitschr. f. exper. Pathol. u. Therap. 4. S. 222.

Christaller, Über Blutdruckmessungen von Menschen unter pathologischen Verhältnissen. Inaug.-Diss. Berlin 1881.

Ehret, Über eine einfache Bestimmungsmethode des diastolischen Blutdruckes. Münch. med. Wochenschr. 1909. Nr. 12.

— Palpation des diastolischen Blutdruckes. Münch. med. Wochenschr. 1911. Nr. 5.

Erlanger, J., A new Instrument for determining the maximum and the minimum bloodpressure in man. The John Hopkins Hosp. Rep. 12. 1904.

Ettinger, Die auskultatorische Methode der Blutdruckmessung und ihr praktischer Wert. Wien. klin. Woche. 1907. Nr. 33.

Ewald, Zur Methode der Messung des peripherischen Widerstandes in einer Arterie. Arch. f. (Anat. u.) Physiol. 1899. S. 245.

Fantus und Stähelin, Blutdruck während der Erholung von Muskelarbeit. Zeitschr. f. klin. Med. 1910. 70.

Fellner, Neuerung zur Messung des systolischen und diastolischen Druckes. Kongr. f. inn. Med. 1907. S. 404.

— Pulsdruckmessung bei Herz- und Nierenkranken. Deutsch. Arch. f. klin. Med. 1907. Bd. 88. Nr. 1.

Fellner und Rudinger, Tierexperimentelle Studien über Blutdruckmessungen. Zeitschr. f. klin. Med. 1905. 57. H. 1—2.

Féré, Francillon et Papin, Note sur les modifications de la pression artérielle sous l'influence des conditions capables d'interrompre la manifestation de la fatigue. Compt. rend. de la Soc. de Biol. 1901. 53. p. 823.

Fick, Über den Druck in den Kapillaren. Pflügers Arch. 1888. 42. S. 482.

Fischer, Die auskultatorische Blutdruckmessung im Vergleich mit der oszillatorischen v. Recklinghausens und ihr durch die Phasenbestimmung bedingter Wert. Deutsche med. Woche. 1908. Nr. 26.

Fleischer, Turgo-tonographische Pulsdruckbestimmungen. Berl. klin. Wochenschr. 1907. Nr. 35. S. 1109.

Frank, L., Blutdruckmessung nach Uskoff. Zeitschr. f. exper. Pathol. u. Therap. 1911. 9.

v. Frey, Eine einfache Methode, den Blutdruck am Menschen zu messen. Chirurg. Beiträge. Leipzig 1896. S. 79.

— Die Untersuchung des Pulses. Berlin 1892.

Fürst und Soetbeer, Experimentelle Untersuchungen über die Beziehungen zwischen Füllung und Druck in der Aorta. Arch. f. klin. Med. 1907. H. 1 u. 2.

Gaertner, Über das Tonometer. Münch. med Wochenschr. 1904. Nr. 12, 13.

— Über einen neuen Blutdruckmesser (Tonometer). Wien. med. Presse. 1899. Nr. 26.

Gaisböck, Die Bedeutung der Blutdruckmessung für die Praxis. Deutsch. Arch. 1905. 83. H. 3 u. 4.
Glaeßner, Klinische Untersuchungen über den Kapillarpuls. Deutsch. Arch. 1909. 97. S. 84.
Gräupner und Siegel, Über funktionelle Untersuchung der Herzarbeit. Zeitschr. f. exper. Pathol. u. Therap. 1906. III.
Groedel, Theo und Franz Kisch, Über den Wert der Blutdruckmessung mittelst des Sphygmomanometers von Riva-Rocci und seine Kombination mit Kontrollapparaten. Münch. med. Wochenschr. 1904. H. 16.
Hayashi, Vergleichende Blutdruckmessungen von Gesunden und Kranken mit den Apparaten von Gaertner, Riva-Rocci und Frey. Inaug.-Diss. Erlangen 1903.
Hensen, Physiologie und Pathologie des Blutdruckes. Arch. f. klin. Med. Bd. 67. 1900. S. 436.
Herz, Das neue Modell meines Blutdruckmessers. Wien. klin. Woche. 1911. Nr. 37.
Hill, Arterial pressure in man while sleeping, resting, working, bathing. Journ. of Phys. 1898. 22. p. 26.
Hill and Flack, The accurazy of the obliteration method of mensuring arterial pressure in man. Journ. of physiol. 38. Proceedings 1909.
Hirsch, Vergleichende Blutdruckmessungen mit dem Sphygmomanometer von Basch und dem Tonometer von Gaertner. Deutsch. Arch. 1901. 70. 3/4.
Hoepfner, Das Sekundenvolumen des Herzens bei gesunden und kranken Menschen. Deutsch. Arch. f. klin. Med. 1907. H. 5 u. 6.
Horner, Der Blutdruck des Menschen. Wien-Leipzig. P. Perles. 1913.
Horner, Blutdruckmessung mit Sphygmoskop Pal. Deutsche med. Woch. 1907. S. 753. Bd. 33.
Hürthle, Beiträge zur Hämodynamik. Pflügers Arch. 49. 1891. 29.
— Über eine Methode zur Registrierung des arteriellen Blutdrucks beim Menschen. Deutsche med. Woch. 1896. Nr. 574.
Jaffe, Beobachtung mit der Pulsuhr von L. Waldenburg. Virchows Arch. 1882. 90. 33.
Janeway, The clinical study of the blood-pressure. New York and London 1904.
— Some Observations on the Estimation of Blood-pressure in Man. New York Univ. Bull. of the Med. Sciences. I. 1901. p. 105.
— A new portable sphygmomanometer. Med. 1904. 27. Aug.
Janeway and Park, An experimental study of the restistance to compression of the arterial wall. Arch. of the intern. Med. 1910. VI. 586.
Jaquet, Zur graphischen Registrierung des Blutdrucks beim Menschen. Münch. med. Wochenschr. 1908. 55. S. 445.
Jellinik, Über den Blutdruck des gesunden Menschen. Zeitschr. f. klin. Med. 1900. 39. 5/6. S. 447.
John bei Volhard, Über die Technik und klinische Bedeutung der Messung des systolischen und diastolischen Blutdruckes. Deutsch. Arch. f. klin. Med. 1908. H. 5 u. 6.
Kleberger, Über die Beziehungen des erhöhten Blutdruckes zu physikalischen Zustandsänderungen des Blutes. Zeitschr. f. exper. Pathol. u. Therap. 1916. 18. 251.
Klemperer, F., Über Methodik und Bedeutung der Blutdruckmessung. Münch. med. Wochenschr. April 1907.
Kolb, Ein neuer Blutdruckmesser und seine Anwendung am Krankenbett. Münch. med. Wochenschr. 1912. Nr. 43. (Kompendiöser Taschenapparat).
Korotkow, Berichte der kaiserl. militärärztlichen Akademie. Petersburg 1905. S. 395 u. 1906. S. 284.
v. Kries, Über die Bestimmung des Mitteldruckes durch das Quecksilbermanometer. Arch. f. Anat. u. Physiol. 1877. S. 418.
Krone, Das Verhalten des Blutdruckes bei Muskelarbeit. Münch. med. Wochenschr. 1908. Nr. 2.
Krylow, Berichte der kaiserl. militärärztlichen Akademie. Petersburg 1906. Nr. 2—4.
Külbs, Pathologie des Blutdrucks. Deutsch. Arch. f. klin. Med. 89. S. 457. 1907.
Külbs und Brustmann, Untersuchungen an Sportsleuten. Zeitschr. f. klin. Med. 1913. 77. 5/6. 438.
Landerer, Zur Frage des Kapillardruckes. Zeitschr. f. klin. Med. 1913. 78. 1/2.
Loeper, Maurice, La tension artérielle pendant la digestion. Arch. d. malad. du coeur. d. vaiss. et du sang 5. S. 225—231. 1912.
Mac William, J. A. E. Kesson and G. Spencer Melvin, The conduction of the pulse wave and its relation to the estimation of systolic blood-pressure. (Physiol. laborat. univ., Aberdeen.) Heart. Vol. 4. Nr. 4. p. 393—408. 1913.
Mac William, J. A. and G. Spencer Melvin, The estimation of diastolic blood pressure in man. (Physiol. laborat., Aberdeen.) Heart. Vol. 5. Nr. 2. p. 153—196. 1914.
Magnus, R., Über die Messung des Blutdrucks mit dem Sphygmographen. Zeitschr f. Biol. 1896. XV. S. 178.

Marey, Moyen de mesurer la valeur manométrique de la pression du sang chez l'homme. Compt. rend. 87. Nr. 21. 1878.
— La circulation du sang à l'etat physiologique et dans les maladies. Paris 1881.
Moritz, Blutdruck bei Körperarbeit gesunder und kranker Individuen. Deutsch. Arch. f. klin. Med. 77. 339. 03.
Morris, Observations on the blood pressure in disease. Med. News. 1905. Jan. 14.
Müller, O., Die unblutige Druckmessung und ihre Bedeutung für die praktische Medizin. Med. Klinik. 1908. H. 2—4.
Müller, O. und Blauel, Zur Kritik des Riva-Roccischen und Gartnerschen Sphygmomanometers. Deutsch. Arch. f. klin. Med. 1907. 91. 517.
Münzer, Apparat zur graphischen Blutdruckbestimmung und Pulsaufnahme. (Sphygmo-Tonograph.) Zentralbl. f. Herzkrankheiten. 1910. Nr. 9.
— Apparat zur objektiven Blutdruckmessung; gleichzeitig auch ein Beitrag zur Sphygmo-Turgographie. Münch. med. Wochenschr. 1907. Nr. 37.
— Über Blutdruckmessung und ihre Bedeutung nebst Beitragen zur funktionellen Herzdiagnostik. Zeitschr. f. exper. Pathol. u. Therap. 1097. Bd. 4. S. 134.
— Zur graphischen Blutdruckbestimmung und Sphygmobolometrie nebst Beiträgen zur klinischen Bewertung dieser Untersuchungsmethode. Med. Klinik. 1908. Nr. 14, 15, 16.
— Objektive Blutdruckmessung. Münch. med. Wochenschr. 1907. Nr. 37. 54. S. 1809.
— Apparat zur objektiven Blutdruckmessung. Münch. med. Wochenschr. 1907. Nr. 37.
Neu, Experimentelle und klinische Blutdruckuntersuchungen mit Gärtners Tonometer. Verhandl. d. naturhistor. med. Verein Heidelberg 1902. Neue Folge. VII. 2. S. 211.
Pal, Ein Sphygmoskop zur Bestimmung des Pulsdruckes. Zentralbl. f. inn. Med. 1906. Nr. 5.
Raff, Blutdruckmessungen bei Alkoholikern und funktionellen Neurosen unter Ausschluß von Kreislaufstörungen. Deutsch. Arch. f. klin. Med. 1913. 112. 3/4. 209.
v. Recklinghausen, Unblutige Blutdruckmessung. Schmiedebergs Arch. 1906. Bd. 55.
— Praktische Anleitung zu einer Messung des arteriellen Blutdrucks beim Menschen. Med. Klinik. 1910. Beiheft 8.
— Was wir durch die Pulsdruckkurve und die Pulsdruckamplitude über den großen Kreislauf erfahren. Schmiedebergs Arch. 1906. Bd. 56.
— Über Blutdruckmessung beim Menschen. Arch. f. exper. Pathol. u. Therap. 46. 1901. S. 78.
Riva-Rocci, Su di un metodo per misurare nell' uomo la diminuzione di pressione sanguigna dalle grandi alle piccole arterie. Clin. med. ital. 1900. p. 652.
— La tecnica della sfigmomanometria. Gazetta med. di Torino. 1887.
— Un nuovo sfigmomanometro. Torino 1896.
Rolleston, H. D., On the systolic blood-pressure in the arm and leg in aortic incompetence. Heart 4, p. 83—86. 1912.
Rosen, Über die Verwendbarkeit des v. Baschschen Sphygmomanometers zu Blutdruckmessungen an Tieren. Inaug.-Diss. Dorpat 1891.
Rumpf, Blutdruck und Schmerz. Münch. med. Wochenschr. 1907. Nr. 4. 54. S. 153.
Sahli, Über das absolute Sphygmogramm. Deutsch. Arch. f. klin. Med. 1904. Bd. 81.
— Über kompendiöse leicht transportable Taschenquecksilbermanometer zu klinischen Zwecken, speziell zur Sphygmomanometrie, nebst Bemerkungen über eine Verbesserung der Riva-Roccischen Manschette. Deutsche med. Wochenschr. 1904. Nr. 48
Salaghi, Sphygmomanometrie. Arch. génér. de méd. 1906. Nr. 40. Biol. Zentralbl. 1907 Nr. 537.
Schilling, Über Blutdruckmessungen. Münch. med. Wochenschr. 1906. Nr. 23.
Schreiber, Über den Einfluß der Atmung auf den Blutkreiskauf. Schmiedebergs Arch. Bd. 10.
Schrumpf und Zabel, Psychogene Labilität des Blutdruckes. Münch. med. Wochenschr. 1911. Nr. 37.
Schultheß, Eine neue Sphygmophotographie zur Blutdruckmessung und Herzprüfung, kontrolliert durch Modellversuche. Zentralbl. f. Herz- u. Gefäßkrankh. 1915. VII. 197.
— Das Sphygmometer, ein neuer Apparat zur Prüfung der Herzfunktion. Korrespondenzbl. f. Schweiz. Ärzte 1911. Nr. 14.
Sterzing, Vergleichende Blutdruckmessungen mittels der palpatorischen und auskultatorischen Methode. Deutsche med. Wochenschr. 1909. Nr. 43.
Stillmarck, Ein neuer Blutdruckmesser. Berl. klin. Wochenschr. 1907. 44. S. 692.
Strassburger, Blutdruck u. Gefäßtonus bei Wasserbädern, Deutsch. Arch. f. klin. Med. 1904. Bd. 54.
— Weitere Untersuchungen über Messung des diastolischen Blutdrucks beim Menschen. Deutsch. med. Wochenschr. 1908. Bd. 34. Nr. 2 u. 3.
— Messung des diastolischen Blutdrucks. Zeitschr. f. klin. Med. 1904. Bd. 54.
— Über den Einfluß der Aortenelastizität auf das Verhältnis zwischen Pulsdruck und Schlagvolumen des Herzens. Deutsch. Arch. f. klin. Mediz. 1907. 91. Bd.

Stursberg, Über das Verhalten des systolischen und diastolischen Blutdruckes nach Körperarbeit. Deutsch. Arch. f. klin. Med. 1907. 90.
— Ein Apparat zur graphischen Blutdruckbestimmung. Münch. med. Wochenschr. 1909. Nr. 11. S. 562.
Tigerstedt, Der arterielle Blutdruck. Ergebn. d. Physiol. von Asher-Spiro. 1907. Bd. 6.
— Lehrbuch der Physiologie des Kreislaufs. Leipzig 1893.
Vaschide et Lahy, La technique de la mesure de la pression sanguine partièculirement chez l'homme. Arch. génér. de méd. 1902. VIII. p. 349, 480, 607.
Vries, Reilingh, D. de, Zur Blutdruckmessung. Zeitschr. f. klin. Med. 77. 1913.
— Die Bestimmung des Widerstandes der Arterienwand als klinische Untersuchungsmethode. Zeitschr. f. klin. Med. 1916. 83. 251.
— Die Blutdruckmessung. Munchen. 1918.
Waldenburg, Die Pulsuhr, ein Instrument zum Messen der Spannung, Füllung und Größe des menschlichen Pulses. Berl. klin. Wochenschr. 1877. Nr. 14. 17, 18.

Die Sphygmobolometrie und Energometrie.

Die Arbeitswerte des Pulses zahlenmäßig zu bestimmen, ist zuerst von Sahli vorgeschlagen und zur Grundlage einer neuen Untersuchungsmethode des Pulses gemacht worden, der Sphygmobolometrie. Apparat und Methode

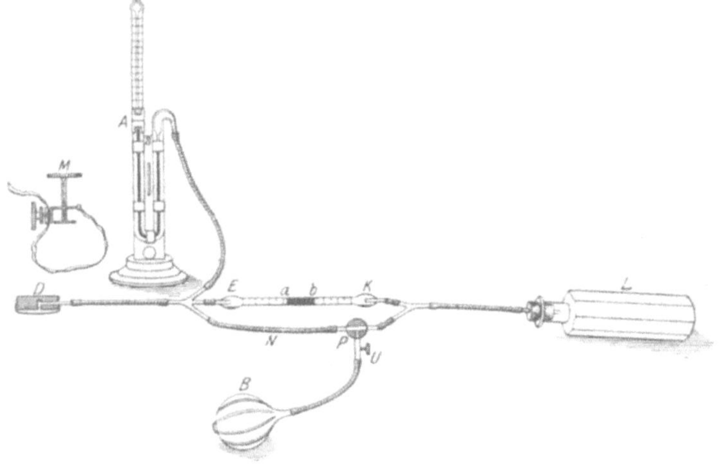

Fig. 200. Sphygmobolometer nach Sahli.

werden von Sahli in seinem Lehrbuch, das ja in aller Hände ist, eingehend beschrieben. Ich gestatte mir aus seiner Darstellung die Hauptpunkte herauszugreifen, wegen der Einzelheiten muß ich auf das Original verweisen.

„Mit der Feststellung des Blutdrucks sind wir, selbst wenn wir neben dem maximalen auch den sogenannten minimalen Blutdruck bestimmen, noch weit davon entfernt, über die Qualität der Zirkulation ein Urteil fällen zu können. Der Blutdruck ist bloß der Intensitätsfaktor (das Potential) für die Beurteilung der Zirkulation. Die Stromgröße ist aber praktisch von viel größerer Bedeutung . . . Und da für die Beurteilung der menschlichen Zirkulation der arterielle Puls die einzige der direkten Beobachtung zugängliche Bewegungserscheinung ist, aus welcher wir alle unsere Schlüsse, soweit sie nicht bloß indirekter Natur, d. h. allgemein klinischer Natur sind, ziehen müssen, so ist für die menschliche Zirkulationslehre neben der systolischen Drucksteigerung, welche die Arterie durch den Puls erfährt (Maximaldruck, Intensitätsfaktor), auch das Pulsvolumen als Extensitätsfaktor von großer Bedeutung. Es ist die Aufgabe der Sphygmobolometrie über diese Verhältnisse klaren und exakten Aufschluß zu geben.“

Die Zusammensetzung und Handhabung des Apparates wird folgendermaßen geschildert:

„A-Manometer, welches bei B mit der volumbolometrischen Vorrichtung durch einen Schlauch in Verbindung gesetzt wird.

Diese bolometrische Zusatzvorrichtung besteht aus folgenden Bestandteilen, welche durch gabelige Glaszwischenstücke und dickwandige Schläuche mit einander verbunden sind. (Fig. 200.) D ist die den Puls auffangende eigenartig geformte Pelotte, welche aus einem der Länge nach ausgehöhlten festen Gummipflöckchen besteht, dessen Höhlung luftdicht mit einer schlaffen, in die Höhlung versenkten Gummimembran abgeschlossen ist und durch eine Bohrung mit dem pneumatischen System kommuniziert, E das auf beiden Seiten offene Indexvolumeter oder die Indexkapillare. Die letztere enthält in den beiden endständigen Ampullen oder Reservoirs E und K etwas gefärbten Alkohol, aus welchem nachher in dem kapillaren Teil ein Index gebildet wird, der die Pulsationen aufnimmt. Durch die in der Figur sichtbare fischreusenartige Einrichtung dieser beiden Ampullen, welche dadurch zustande kommt, daß die zur Verbindung mit den Nachbarteilen dienenden endständigen Röhrchen bis in die Mitte der Ampullen hineinragen, wird das Ausfließen der Flüssigkeit in jeder Stellung des Instrumentes verhindert. Die Kapillare K ist nach Hunderstel ccm geteilt, und zwar im Interesse der leichteren Ablesung der oft sehr schnellen Indexausschläge, so, daß nur von 5 zu 5 Hundertstel ccm ein Teil strich angebracht ist. . . . L ist eine 50 ccm fassende, mit Luft gefüllte gewöhnliche Arzneiflasche, B ist ein ventilloser dickwandiger Gummiballon, N ein die beiden Enden der Kapillare verbindender Schlauch, in welchen ein T-Hahn mit der in der Figur schematisch erkennbaren Bohrung eingeschaltet ist. In U befindet sich ein Abflußhahn, dieser hat nicht bloß den Zweck das System zu entleeren, sondern auch bei Luftverlusten den Ballon neu zu füllen. Dies geschieht beim Öffnen des Hahnes automatisch durch die Expansionskraft der Ballonwand. Die Zusammmenstellung dieser Teile geht aus der Figur hervor. M ist eine mit zwei Schraubenvorrichtungen versehene Manschette aus starrem, repsartigem Stoff. . . .

Wenn man die Pelotte D in der Längsrichtung auf die Arteria radialis auflegt und mittels der Manschette sehr fest aufschnallt, so daß die Arterie in die Längsaushöhlung derselben zu liegen kommt, hierauf bei offenstehendem Hahn P aus einer der Ampullen E oder K etwas von dem gefärbten Alkohol durch Neigung der Kapillare in die letztere einfließen läßt, so daß sich ein mehrere Zentimeter langer, in der Figur sichtbarer Index bildet, und nun das System mittels des Ballons unter zunehmendem Drucke mit Luft füllt, so fängt, sobald man den Schlauch N und den Ballon durch Schrägstellung des T-Hahnes P bis zum Anschlag absperrt, der Index in zunehmendem Maße zu pulsieren an. Durch Geradstellung des Hahnes P bei gleichzeitigem Gegendruck auf den Ballon kann man mittels der letzteren den Druck im System beliebig steigern oder vermindern.

Die Ausschläge nehmen dann bei einem bestimmten Druck (O p t i m a l d r u c k), eine maximale, ziemlich erhebliche, an der Skala ablesbare Größe an (O p t i m a l a u s s c h l ä g e), um dann von da ab bei weiterer Lufteinfüllung, bzw. bei weiterer Druckzunahme im System wieder an Größe abzunehmen. Oft bekommt man die maximalen oder optimalen Ausschläge nicht bloß bei einer einzigen Druckhöhe, sondern in einem mehr oder weniger ausgedehnten Druckbereich. Mit Rücksicht auf die spätere Besprechung der Pulsarbeit wird der höchste Druck, bei welchem man die optimalen Indexausschläge bekommt, als Optimaldruck bezeichnet, da man dabei den höchsten aus dem Pulse herauszuholenden Arbeitswert erhält. Die allmähliche Steigerung der Indexausschläge bei zunehmendem Druck beruht darauf, daß durch den zunehmenden Außendruck die eingedrückte

Arterienwand in immer höherem Maße mobilisiert wird, so daß sich die Pulswelle in zunehmendem Maße auf das pneumatische System überträgt. Die Erscheinung, daß die optimalen Ausschläge dann oft eine Zeitlang bei weiterer Steigerung des Druckes konstant bleiben (Optimaldruckbereich), beruht darauf, daß nun in zunehmendem Maß das Eindringen der Pulswelle unter die Pelotte durch den äußeren Gegendruck behindert wird, wodurch der Pulsvergrößerung entgegengewirkt wird. Eine Zeitlang halten sich oft diese beiden entgegengesetzten Einwirkungen das Gleichgewicht (konstanter Optimalausschlag trotz steigenden Druckes) bis schliesslich die Behinderung des Zutrittes der Welle zur Pelotte überwiegt, wobei die Ausschläge dann immer kleiner werden. Daß sie auch bei den höchsten Druckwerten niemals ganz verschwinden, das beruht darauf, daß an den proximalen und distalen Randteilen der Pelotte durch die Spannung der Pelottenmembran ein Teil des pneumatischen Druckes durch diese getragen wird und ausserdem infolge der Richtungsänderung der sich hier immer etwas ausbauchenden Pelottenwand nach dem Gesetz des Parallelogrammes der Kraft auch bei hochgradig gesteigertem Druck nur eine sehr kleine Druckkomponente senkrecht auf die Arterie wirkt, so daß unter diesen Randteilen der Pelotte die Arterie auch bei den höchsten Manometerdrucken nur wenig belastet wird und infolgedessen hier die Pelotte der Übertragung des Pulses zugänglich bleibt. . . .

Die so unter Aufsuchung des Optimaldruckes an der Skala gemessenen „optimalen“ Indexausschläge sind samt dem zugehörigen Optimaldruck das eigentliche Messungsresultat, auf welches sich die weiteren Schlüsse aufbauen. Die Indexausschläge geben, wie ich nachgewiesen habe, in absolutem Maße (ccm) und korrekt die systolische Volumzunahme des unter der Pelotte liegenden Teils der Radialarterie. Die so gefundenen Werte werden als optimal gestautes Pulsvolumen oder klinisches Pulsvolumen bezeichnet. Die Bezeichnung optimal gestautes Pulsvolumen hat dabei den Sinn, daß man damit gewissermaßen die beste Ausbeute an Pulsvolumen, welcher auch die beste Ausbeute an Pulsenergie oder Pulsarbeit entspricht, bezeichnen will, die man durch die gewählte Versuchsanordnung in einem gegebenen Falle aus einem Pulse herausholen kann. . . .

Die Volumbolometrie gibt also direkt und in anschaulicher Weise in absolutem Maße die Größe des optimal gestauten Pulsvolumens der Radialis. Aus dieser Größe und aus dem zugehörigen Optimaldruck läßt sich dann die Arbeit oder der Energiegehalt des einzelnen Radialpulses berechnen nach der Formel $A = v . P . 13{,}6$, worin A die berechnete Arbeit in Grammzentimetern, v das gefundene Pulsvolumen in Kubikzentimetern und P der Optimaldruck, bei welchem der letztere bestimmt wurde, in Zentimetern Hg und endlich 13,6 das spezifische Gewicht des Quecksilbers ist. . . Wenn der Optimalausschlag nicht nur bei einem ganz bestimmten Druck, sondern in einem gewissen Druckbereich gefunden wird, ist der höchste Druck, bei welchem die Ausschläge noch optimal gefunden werden, als Optimaldruck in die Formel einzusetzen. Dies ist deshalb erforderlich, weil dadurch der höchste — offenbar in diesem Falle tatsächlich auch vorhandene — Arbeitswert erhalten wird. Durch Multiplikation des direkt abgelesenen optimalen Einzelpulsvolumens der Radialis mit der Pulsfrequenz pro Minute erhält man das Minutenpulsvolumen der Radialis oder die Minutenzirkulationsgröße der Radialis.

Durch Multiplikation der Einzelpulsarbeit der Radialis mit der Pulsfrequenz pro Minute erhält man endlich die Minutenpulsarbeit der Radialis.“

Die ausgedehnten Erörterungen über die theoretischen Grundlagen und die zum Teil stark auseinandergehenden Ansichten über die praktischen Ergebnisse der Sphygmobolometrie mögen in den Originalabhandlungen nachgelesen werden. Unser Literaturverzeichnis gibt eine vollständige Aufstellung der in Betracht kommenden Veröffentlichungen.

Angeregt durch Sahlis Untersuchungen hat Christen auf eigenen Wegen einen Apparat konstruiert, das Energometer. (Fig. 201.) Das Energometer beantwortet folgende zwei Fragen:

1. Wie groß ist, bei einem beliebig gewählten Manschettendrucke, die systolische Volumzunahme der unter der Manschette liegenden Arterien?
2. Wie groß ist die vom Puls hierfür geleistete Arbeit?

„Während man bisher die Druckschwankung gemessen und registriert hat, welche der Puls in einer pneumatischen Manschette hervorbringt, wird mit Hilfe des Energometers das Blutvolumen gemessen, welches diese Schwankung hervorbringt." Zu diesem Zwecke wird eine aufblasbare Gummimanschette, wie sie zur Blutdruckmessung benutzt wird, um den Arm (oder das Bein) gelegt und langsam aufgepumpt durch die Pumpe F. Der in der Manschette entstehende Druck wird an einem trägheitsfreien Manometer in cm H_2O abgelesen. Soweit ist der Vorgang genau der gleiche wie bei der allgemein bekannten Blutdruckmessung. Von einem gewissen Manschettendruck ab wird die systolische Volumzunahme der unter der Manschette liegenden Arterien einen Druck auf die sie umspannende Manschette ausüben, und den in der Manschette herrschenden Druck steigern. Diese Drucksteigerung kann am Manometer abgelesen werden. Mit steigendem Manschettendruck wird eine immer größere Menge des bei der Systole in die Arterien geworfenen Blutvolumens von der Manschette aufgefangen werden, wird dementsprechend durch jede Systole eine immer größere Drucksteigerung in der Manschettenluft, ein größerer Ausschlag des Manometers erfolgen. Wird aber der Druck in der Manschette jetzt noch weiter gesteigert, so können die distalen Abschnitte der unter der Manschette liegenden Arterien nicht mehr durch den systolischen Druckzuwachs entfaltet, nicht mehr gefüllt werden, das auf die Manschette wirkende Blutvolumen wird kleiner. Bei noch höherem Druck tritt überhaupt kein Blut mehr unter die Manschette, die systolische Füllungswelle brandet an der Klippe des oberen Manschettenrandes, das Manometer verzeichnet nur noch ganz geringe oder gar keine Druckschwankungen mehr. Auch diese Erscheinungen sind alle von der einfachen Blutdruckmessung her bekannt. Neu ist aber der Gedanke und der von Christen angegebene Weg, das Blutvolumen zu messen, das die systolischen, am Manometer ablesbaren Druckschwankungen hervorbringt. Das geschieht in einer ebenso sinnreichen wie einfachen Weise. Bei einem Manschettendruck von 197 cm H_2O werde z. B. durch den systolischen Füllungszuwachs der Druck auf 203 cm gesteigert. Wird nun in der graduierten Spritze Z, die gleichzeitig mit dem Manschettenraum und dem Manometer in Verbindung steht, der Stempel vorgeschoben, bis der Druck von 203 cm als untere Grenze der systolischen Druckschwankungen erreicht ist, so läßt sich an der Spritze ablesen, ein wie großes Volumen nötig war, um den Druck von 197 auf 203 cm zu steigern. Das Volumen sei 1,2 ccm. Dies Volumen mußte gegen einen Anfangsdruck

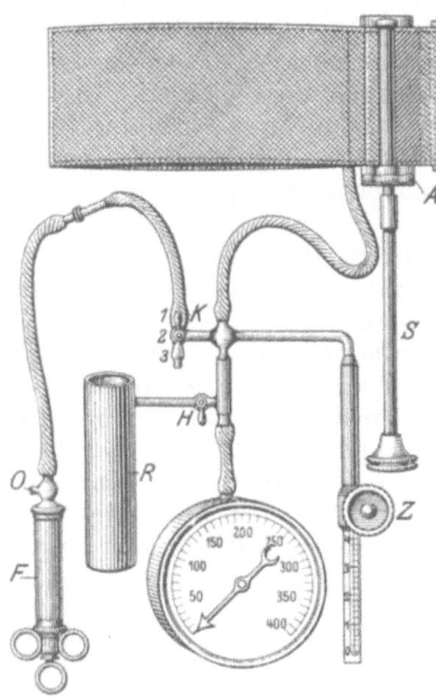

Fig. 201. Christens Energometer.

von 197 cm H_2O, gegen einen Enddruck von 203 cm H_2O, im Durchschnitt gegen einen Druck von 200 cm H_2O gefördert werden, die hiezu nötige Energie E beträgt demnach $1{,}2 \times \frac{197 + 203}{2} = 240$ g cm. Trägt man in einem Koordinatensystem, dessen Abszisse den Druck und dessen Ordinate das zugehörige Volumen bedeutet, die Volumina als Punkte ein, so ist die Verbindungslinie dieser Punkte die Volumkurve der Pulsstauung; trägt man statt des Volumens die Energien ein, so erhält man die Energiekurve der Pulsstauung (Fig. 202).

Um die Berechnung der Energiewerte zu ersparen, hat Christen in das Koordinatensystem ein Hyperbelschema konstruiert, das automatisch die Energiewerte angibt. (Fig. 203). Multipliziert man den Energiewert des einzelnen Pulsstoßes mit der Pulszahl in der Minute, so erhält man die Leistung der Pulsarbeit.

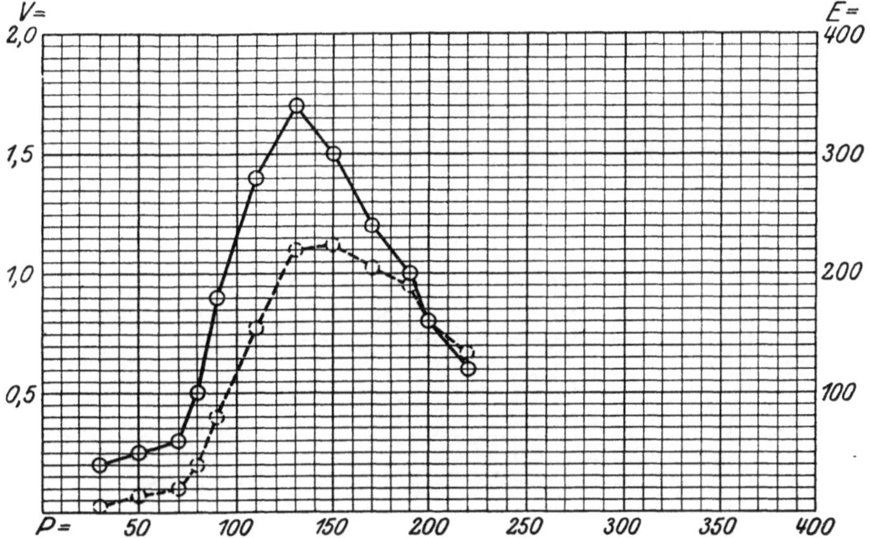

Fig. 202. Dynamische Pulsdiagramme nach Christen. Volumkurve ausgezogen, Energiekurve gestrichelt.

Als Mittelwerte für das Füllungsvolumen, Energie und Leistung fand Drouven bei gesunden jungen Männern (Kriegsschülern) V = 1,3 . E = 151, L = 188, für Kriegsteilnehmer stellen sich nach Spickschen die Zahlen höher, nämlich V = 1,47 ccm, E = 184 grcm, L = 228,6 grcm.

In den Fällen von Drouven und Spickschen handelt es sich um Personen von normalem Körperbau; will man bei stärkeren Abweichungen von der Norm ein Urteil über die dynamischen Pulswerte gewinnen, so kann man deshalb die genannten Zahlen nicht ohne weiteres als Maßstab nehmen. Man muß vielmehr Pulsfüllung und Energie des Pulsstoßes in Beziehung zum Körpergewicht setzen. Die so gefundenen Werte werden von Christen als spezifische Füllung und spezifische Hebung des Pulses bezeichnet und folgendermaßen definiert. Die spezifische Füllung des Pulses ist gleich der absoluten Füllung (ausgedrückt in ccm) dividiert durch das Körpergewicht (ausgedrückt in Meterzentnern). Die spezifische Hebung ist gleich der Energie des Pulsstoßes (ausgedrückt in gcm) dividiert durch das Körpergewicht (ausgedrückt in Meterzentnern). Auf die Energometer-Werte unter besonderen Bedingungen (nach Arbeit, unter dem Einfluss von Medikamenten oder Bädern, bei Erkrankungen usw.) kann hier nicht eingegangen werden, es sei dafür auf die „Dynamische Pulsuntersuchung“ Christens verwiesen. In dem Buche wird auch ausführlich die Rolle der

Arterienwand bei der Bestimmung der Energiewerte des Pulses besprochen. Bei der Füllung eines elastischen Schlauches wird die Hauptarbeit allerdings durch die Füllpumpe geleistet, ein — wenn auch geringer — Bruchteil aber vom Wanddruck des Schlauches geliefert. Was im Energometerexperiment, wie es oben beschrieben ist, bestimmt wird, ist der Bruttowert der Füllarbeit; er

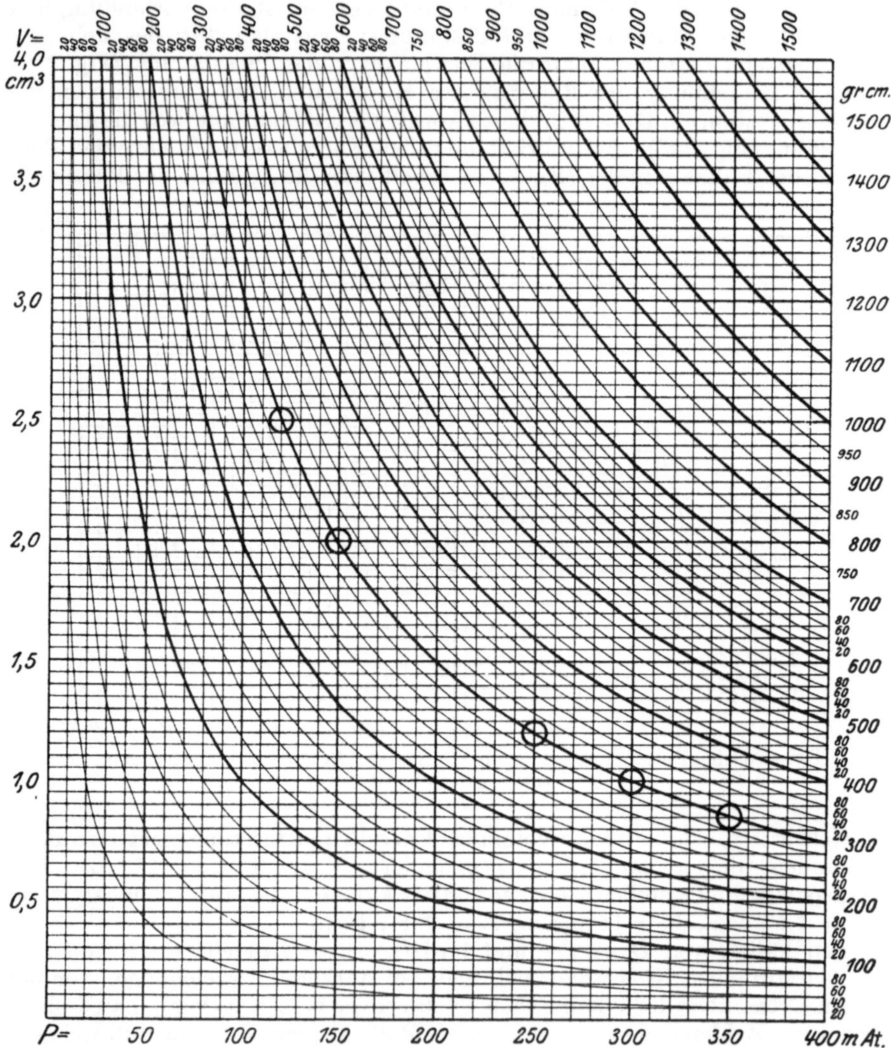

Fig. 203. Hyperbelschema zur automatischen Multiplikation von Druck und Volumen (nach Christen).

ist gleich der Gesamtenergie, die vom Pulsstoß einerseits und vom Wanddruck andererseits geliefert wird. Der Nettowert der Füllarbeit ist gleich demjenigen Anteil, den der Pulsstoß ohne Mitberechnung des Arbeitsanteiles der elastischen Arterienwand vollbringt. Christen zeigt nun, daß die Nettoarbeit für die Vervollständigung der Füllung eines teilweise gefüllten Arterienstückes gleich ist dem Produkt aus der Volumzunahme und der Differenz zwischen dem Manschettendruck und dem halben Anfangswerte des Wanddruckes. Um diese

Nettoarbeit bestimmen zu können, müssen wir außer der Volumzunahme und dem Manschettendruck, die sich beide unmittelbar aus dem Energometerexperiment ergeben, den Wanddruck kennen. Wie dieser aus der Volumkurve der Pulsstauung berechnet werden kann, muß in der Darstellung Christens nachgelesen werden.

Sphygmobolometrie und Energometrie liefern ohne Zweifel objektive Werte, wo bisher die Palpation nur subjektive Schätzungen zuließ. Diese Werte haben einmal ihre Bedeutung als solche, dann aber auch als Kontrolle der Palpationsbefunde. Der häufige Vergleich der Befunde, die einerseits durch die Sphygmobolometrie oder Energometrie, andererseits durch die Palpation erhoben werden, wird unsere Finger feinfühliger machen, genau wie dies die Blutdruckmessung für die palpatorische Bestimmung der Pulsspannung getan hat. Besonders wichtig ist es, daß sehr viel genauer als bisher beurteilt werden kann, in welcher Weise und in welchem Umfange eine durch Arbeit hervorgerufene Steigerung der Blutzirkulation geleistet wird. Wir haben freilich bis jetzt gewußt, daß der eine die Mehrforderung vorwiegend durch Erhöhung der Pulszahl, der andere mehr durch Steigerung der Pulsgröße bestreitet. Die Untersuchungen von Drouven und Spickschen zeigen uns nun, daß wir außerdem zwischen einer sparsamen und einer verschwenderischen Bestreitung zirkulatorischer Forderungen unterscheiden müssen. Eine starke Erhöhung der Pulszahl oder der Pulsenergie wird z. B. häufig zu keiner so großen Gesamtleistung führen, als wenn Pulszahl und Pulsenergie gleichzeitig in mittlerem Grade gesteigert sind. Im letzten Falle haben wir ein Kreislaufsystem mit der Neigung zu überschießender Arbeit. Es ist gewiß von hohem Interesse durch systematische Untersuchungen die klinische Wertung solcher bis dahin nicht sicher faßbarer Fälle auszuarbeiten.

Literatur.

Brösamlen, Die Bedeutung der Pulsuntersuchung für die Bemessung des Herzschlagvolumens. Deutsch. Arch. f. klin. Med. 1916. Bd. 119. 492.

Christen, Die Pulsdiagnostik auf mathematisch-physikalischer Grundlage. Zeitschr. f. exper. Pathol. u. Therap. Bd. 6.

— Über die Anwendung zweier physikalischer Gesetze auf den Blutkreislauf. Zeitschr. f. exper. Pathol. u. Therap. 1916. 7. 783.

— Neue Wege in der Pulsdiagnostik. Zeitschr. f. klin. Med. 71. Bd. H. 3/6. S. A.

— Tachogramm, Pulsvolumen und Schlagvolumen. Zeitschr. f. exper. Pathol. u. Therap. 1911. 9. S. A.

— Das logarithmische Differentialmanometer. Deutsche med. Wochenschr. 1911. Nr. 14.

— Über die Verwendung des Sphygmographen für Energiemessungen am Puls. Schweiz. Rundschau f. Med. 1911. Nr. 48.

— Dynamische Pulsdiagnostik. Zeitschr. f. klin. Med. 1911. 73.

— Die neue Methode der dynamischen Pulsdiagnostik ohne Mathematik dargestellt. Münch. med. Wochenschr. 1911. Nr. 15.

— Die dynamische Pulsdiagnostik auf dem Sterbelager. Zentralbl. f. Herz- u. Gefäßkrankh. 1912. IV. H. 12.

— Neue Untersuchungen über Pulsmechanik. Wien. med. Wochenschr. 1912. Nr. 15.

— Die neue Methode der dynamischen Pulsdiagnostik. Zeitschr. f. klin. Med. Bd. 73. H. 1/2. S. A.

— Zur Kritik der Energometrie und der Sphygmobolometrie. Zeitschr. f. klin. Med. 1912. 74. H. 5/6.

— Eine Vereinfachung d, dynamischen Pulsdiagnostik. Münch. m. Wochenschr. 1913. Nr. 25.

— Neue Experimente zur dynamischen Pulsdiagnostik. Deutsch. Arch. f. klin. Med. 1913. 110, 382.

— Wort und Sache in der dynamischen Pulsdiagnostik. Deutsch. Arch. f. klin. Med. Bd. 114. 5/6. 1914.

— Die dynamische Pulsuntersuchung. Leipzig 1914.

Drouven, Untersuchungen mit dem Christenschen Energometer. Deutsch. Arch. f. klin. Med. 1913. 112. 157.

Dubois, Sphygmobolometrische Untersuchungen bei Gesunden und Kranken. Deutsch. Arch. f. klin. Med. 1916. 120. 79.

Dunkan, Untersuchungen mit dem Energometer von Christen. Deutsch. Arch. f. klin. Med. 1913. 112. 183.

Hapke, Experimentelle und klinische Untersuchungen über Kreislaufsdiagnostik mit dem Energometer. Münch. med. Wochenschr. 1913. 60. Nr. 27. S. 1473.

Hartmann, Untersuchungen mit dem neuen Sphygmobolometer nach Sahli. Deutsch. Arch. f. klin. Med. 1915. Bd. 117. S. 86.

Katzenstein, Energometrische Betrachtungen bei verschiedenen inneren Krankheiten. Zentralbl. f. Herz- u. Gefäßkrankh. 1916. VIII. Nr. 13.

Lipowetzky, Sphygmobolometrische Untersuchungen am Gesunden und Kranken mittels des Sahlischen sphygmobolographischen Verfahrens. Deutsch. Arch. f. klin. Med. 1913. 109. S. 498.

Müller und Brösamlen, Über die Eignung der Sphygmobolometrie resp. Sphygmovolumetrie zur Bemessung der Systolengröße resp. des Minutenvolumens. Deutsch. Arch. f. klin. Med. 1917. Bd. 124.

Reinhart, Über die Eignung der Sphygmovolumetrie zur Bemessung der Systolengröße. Deutsch. Arch. f. klin. Med. 1918. Bd. 127. 3/4.

Sahli, Die Sphygmobolometrie, eine neue Untersuchungsmethode der Zirkulation. Deutsche med. Wochenschr. 1907. Nr. 16/17.

— Über den weiteren Ausbau der Sphygmobolometrie oder energetischen Pulsdiagnostik. Deutsch. med. Wochenschr. 1910. Nr. 47.

— Der weitere Ausbau der Sphygmobolometrie. Zeitschr. f. klin. Med. 1910. 72. 1.

— Über die Verwendung moderner Sphygmographen, speziell des Jaquetschen, zu sphygmobolometrischen Untersuchungen. Korrespondenzbl. f. Schweiz. Ärzte. 1911. Nr. 16.

— Weitere Beiträge zur Kritik der Sphygmobolometrie und zur Verbesserung ihrer Methodik. Zeitschr. f. klin. Med. 1912. Bd. 74. H. 3/4.

— Verbessertes und vereinfachtes klinisches Sphygmobolometer, zugleich ein Taschensphygmobolometer. Deutsch. Arch. f. klin. Med. 1912. 107. H. 1.

— Weitere Vereinfachungen und Verbesserungen der pneumatischen Sphygmobolometrie, Verkleinerung der Energieverluste und Umgehung der jedesmaligen Eichung, nebst Beiträgen zur Kritik der dynamischen Pulsuntersuchung. Deutsch. Arch. f. klin. Med. 1913. 112. 1/2. 125.

— Über die Volummessung des menschlichen Radialpulses, die Volumbolometrie, zugleich eine neue Art der Arbeitsmessung des Pulses. Deutsch. Arch. f. klin. Med. 1914. 115. p. 124.

— Über die richtige Beurteilung der Volumbolometrie und die Art ihrer klinischen Verwendung. Deutsch. Arch. f. klin. Med. 1917. Bd. 122. 11.

— Lehrbuch. 1919/20.

Schrumpf, Blutdruckuntersuchungen und Energometerstudien im Hochgebirge bei Herz- und Kreislaufstörungen. Deutsch. Arch. f. klin. Med. 1914. 113. 5/6. 466.

Schultheß, Sphygmobolometrische Untersuchungen. Deutsch. med. Wochenschr. 1908. Bd. 34. Nr. 22, 23.

Schrumpf, Pulsdynamische Studien bei Veränderungen der Aorta, mit besonderer Berücksichtigung der Frühdiagnose der Präsklerose. Zeitschr. f. kl. Med. 1918. Bd. 85. 1/2.

Spickschen, Funktionsprüfung des Kreislaufs bei Kriegsteilnehmern. Zentralbl. f. Herz- u. Gefäßkrankheiten. 1919. Nr. 23 u. 24. 1920. Nr. 1.

Die Plethysmographie

sucht die zirkulatorischen Volumänderungen zu bestimmen. Die Idee dieser Methode stammt von Piégu. Dieser Forscher bemerkte, als er die Arterien eines Beines injizierte, das sich in einem Gefäß mit warmen Wasser befand, daß der Spiegel des Wassers in dem Maße stieg, wie die Injektionsmasse eindrang. Ihm war ohne weiteres klar, daß am Lebenden bei jedem Pulsschlag die gleiche Erscheinung auftreten müsse. So konstruierte er einen Apparat, der in der Folge von Chelius, Fick, Buisson, Mosso, Francois Franck, Marey, O. Frank u. a. verbessert wurde. Das Prinzip der Methode ist außerordentlich einfach. Der zu untersuchende Körperteil, z. B. ein Arm, wird in einen mit Wasser gefüllten Zylinder gebracht. Die mit jedem Pulsschlag in den Arm eindringende Blutmenge vergrößert das Volumen des Armes und verdrängt dadurch eine entsprechende Wassermenge, die in ein Steigröhrchen ausweicht. Bringt man in dem Steigröhrchen einen Schwimmer an oder verschließt das Steigröhrchen durch eine Gummimembran, so können mit leichter Mühe durch einen Schreibhebel die Ausschläge des Schwimmers oder der Gummimembran aufgezeichnet werden. Aber nicht nur die pulsatorischen Volumschwankungen sind auf diese Weise studiert worden, sondern auch die Änderungen des Volumens, die durch die Atmung, Lageveränderung, Muskeltätigkeit, Temperatureinwirkungen, psychische Einflüsse, Vasomotorenreizung herbeigeführt werden können. Von unmittelbarer Bedeutung für die Praxis sind die Arbeiten von O. Müller und Veiel, Straßburger, Schott, Max Mayer über die Wirkung von Bädern verschiedener Art auf die Blutverteilung; bei diesen Untersuchungen werden auch die Volumschwankungen innerer Organe durch besonders gebaute Plethysmographen-Onkometer aufgezeichnet (Fig. 204).

Ganz neuerdings hat Ernst Weber die Plethysmographie zur Grundlage einer aussichtsreichen Methode der Funktionsprüfung des Kreislaufs gemacht. Weber nimmt bei der zu untersuchenden Person das Plethysmogramm des rechten Armes und die Atmungskurve auf, während er mit dem Fuße des gut fixierten linken Beines Arbeit leisten läßt (Fig. 205). Selbst bei so völlig lokalisierter Muskelarbeit, wie es die des linken Fußes ist, findet eine Änderung der Blutverteilung im ganzen Körper statt. Die Blutfülle des Gehirns und der äußeren Körperbezirke (mit Ausnahme der äußeren Kopfteile) nimmt zu, die Blutfülle der äußeren Kopfteile und der Bauchorgane nimmt ab; das Plethysmogramm des rechten Armes wird danach ein Ansteigen der Kurve (positive Kurve) zeigen. (Fig. 206). Diese Umlagerung wird nicht nur durch eine Verstärkung der Herzarbeit herbeigeführt, sondern auch durch eine aktive, von den Gefäßzentren des Zentralnervenorgans herbeigeführte Erweiterung oder Verengerung der betreffenden Gefäßgebiete. Bewiesen wird diese Annahme durch die Beobachtung Webers, daß analoge Änderungen der Blutverteilung durch die bloße Vorstellung der entsprechenden Arbeit hervorgerufen werden können. Bei Ermüdung ändert sich die beschriebene Gefäßreaktion in verschiedener Weise, es kann sogar eine völlige Umkehr der normalen Reaktion auftreten (negative Kurve); bemerkenswert ist, daß nach geistiger Arbeit die Ermüdungsreaktion rascher auftritt und sehr viel länger anhält als nach körperlicher Arbeit. In allen Fällen betrifft die normale oder umgekehrte Gefäßreaktion immer sämtliche Blutgefäße des Körpers gleichzeitig. Die Erklärung dieser Erscheinung wird von E. Weber wie folgt gegeben. Nach allgemeiner Ermüdung führt die Wirkung der Ermüdungsstoffe auf die Gefäßzentren zu einer Umkehrung von deren Reaktion. Nach lokaler Emüdung einer einzelnen Muskelgruppe

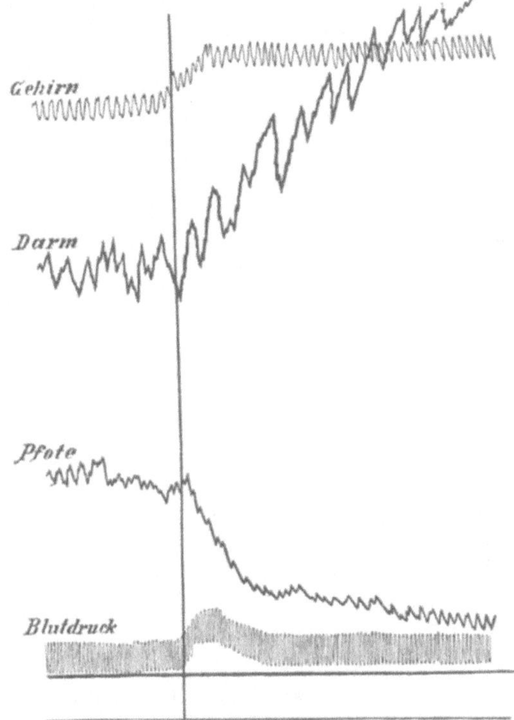

Fig. 204. Bad von 20° C beim Hunde. Unten Blutdruckkurve mit einem Hürthleschen Federmanometer geschrieben, dann Pfotenplethysmogramm, dann Onkometerkurven des Darmes und des Gehirns. Der senkrechte Strich bezeichnet den Beginn des Bades (nach O. Müller, Med. Klinik 1908).

ist die ins Blut gelangende Menge von Ermüdungsstoffen nicht genügend zu einer allgemeinen Umstimmung des Gefäßzentrums; sie führt aber zu einer lokalen Erschöpfung der zu der betreffenden Muskelgruppe gehörenden Hirnrindenzone, die nun umgekehrte Impulse zum Vasomotorenzentrum im verlängerten Mark schickt. Auf die Tätigkeit einer noch nicht ermüdeten Muskelgruppe tritt zu dieser Zeit eine normale Gefäßreaktion ein. Der ungünstige Einfluß, den bei einer umgekehrten Gefäßreaktion die Verengerung aller Muskelgefäße auf die Muskelarbeit und Herztätigkeit ausüben muß, braucht nicht weiter auseinandergesetzt zu werden. Eine Umkehr der Gefäßreaktion findet sich außer nach Ermüdung bei Gehirnerschütterung, nach Narkosen, in manchen Fällen von Diabetes und Chlorose und ist hier als Ausdruck krankhafter Einwirkungen (mechanisch, toxisch, nutritiv) auf die Funktionsrichtung der Gefäßzentren im Gehirn aufzufassen. Bei Herzkrankheiten kann ungenügende Arterialisierung der betreffenden Hirnteile in demselben Sinne wirken. Im Versuch

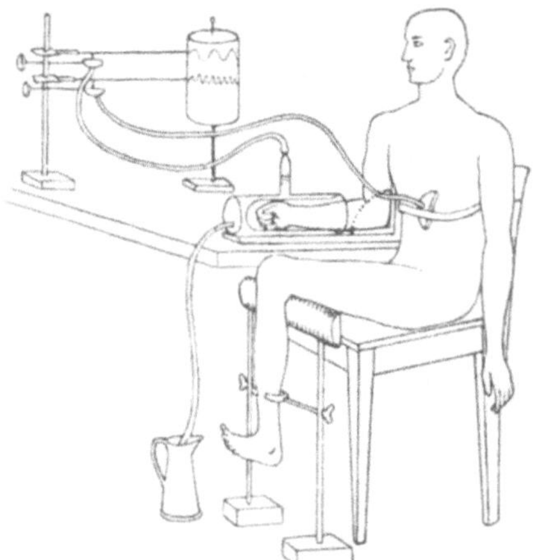

Fig. 205. Plethysmographie nach Ernst Weber.

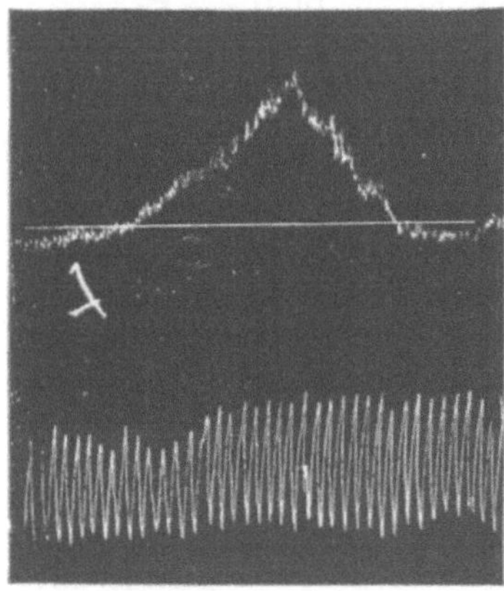

Fig. 206. Normale plethysmographische Kurve bei, × Beginn der Fußbewegungen (nach Dünner).

äußert sich die Umkehrung der Gefäßreaktion dadurch, daß unter dem Einflusse der Arbeit das Plethysmogramm des Armes absinkt statt anzusteigen. Ein solches negatives Plethysmogramm ist, wenn bestimmte Fehlerquellen ausgeschlossen werden, bei Herzleidenden als Insuffizienzerscheinung zu deuten, es findet sich daher bei organischen Erkrankungen und abnormer Kleinheit des Herzens, beruht auf ungenügender Sauerstoffversorgung des Gehirns und kann dementsprechend durch Sauerstoffeinatmung in eine positive Kurve umgewandelt werden. Rein nervöse Herzaffektionen geben nie negative Kurven. Webers Methode ist deshalb wertvoll zur Scheidung organischer von nervösen Herzleiden. Besteht eine Schwäche des rechten Herzens, so beobachtet man eine besondere Kurvenform, die träge abfallende Kurve; sie ist dadurch gekennzeichnet, daß sie nach Beendigung der Muskelarbeit langsamer als beim Gesunden zur Anfangshöhe absinkt. Nachträglich ansteigende Kurven treten bei Herzhypertrophie auf; da die Herzhypertrophie sich aus einer Insuffizienz entwickelt, so bleibt infolge dieser Insuffizienz eine Neigung zu umgekehrter Gefäßreaktion bestehen, die erst im Verlaufe der Prüfung durch die gesteigerte Arbeit des hypertrophischen Herzens ausgeglichen und dann mit einen über das Ziel hinausschließenden Kraftaufwand des Herzens überstimmt wird. Diese Neigung zu einer Umkehrung der Gefäßreaktion, d. h. zur Gefäßverengerung, ist ihrerseits wieder von Einfluß auf die Entwicklung der Hypertrophie, da sie erhöhte Widerstände schafft. Auch die Wirkung therapeutischer Maßnahmen läßt sich nach Webers Methode prüfen.

Von Albert Müller ist die Plethysmographie zur Bestimmung des Herzschlagvolumens benutzt worden. Er legt um den Arm zwei Manschetten, von denen die obere so stark aufgeblasen wird, daß der Druck den systolischen Maximaldruck übersteigt; in der unteren wird ein Druck hergestellt, der den venösen Rückfluß völlig hindert, den arteriellen Zufluß aber ungehindert läßt (etwa 50 mm Hg). Wird der Arm nun in einen Plethysmographen gebracht und der Druck in der oberen Manschette plötzlich gelöst, so steigt die Kurve des Plethysmogramms ruckweise mit jedem Pulsschlag an, bis der Druck in den Venen den Druck in der unteren Manschette übersteigt. Außerdem wird der mittlere Blutdruck und das Körpergewicht bestimmt. Aus diesen Werten berechnet Müller dann Schlagvolumen und Herzarbeit in einer Weise, die in der Originalarbeit nachgelesen werden muß. Die Methode ist besonders von Christen angegriffen worden. Von Hewlett und von Zwaluenberg ist eine ähnliche Methode angegeben worden.

Literatur.

Buisson, Thèse inaugurale. Paris 1862.
Chelius, Vierteljahrsschr. f. d. prakt. Heilkunde von d. mediz. Fakultät in Prag. 1850. XXV.
Christen, Kritik des Albert Müllerschen Schlagvolumens. Deutsch. Arch. f. klin. Med. 1909. 97. 190.
Dünner, Plethysmographische Untersuchungen. Zeitschr. f. klin. Med. 1918. Bd. 85. 1/2.
Fick, Die Geschwindigkeitskurve in der Arterie des lebenden Menschen. Untersuchungen aus dem physiol. Laboratorium d. Züricher Hochschule. I. Wien 1869. S. 51.
Fleischer, Fingerplethysmographie. Berl. klin. Wochenschr. 1908. Nr. 44.
Franck, Fr., Le volume des organes dans ses rapports avec la circulation du sang. Traveaux du laboratoire de Marey. II. p. 15. 1876.
— Etude du pouls total des extremités au moyen d'un sphygmographe volumétrique. Arch. de physiol. norm. et path. 1890. p. 118.
Geisler-Zybell, Plethysmographische Untersuchungen bei körperlicher Arbeit. Münch. med. Wochenschr. 1910. S. 1537.
Hellendall, Funktionsprüfung der Arterien. Zeitschr. f. klin. Med. 1912. 74.
Hewlett and van Zwaluenburg, Amer. Journ. of physiol. 1905. XIV. 287.
Marey, Circulation du sang. 1881.
Mosso, Diagnostik des Pulses. 1879. Leipzig.
Müller, Über Schlagvolumen und Herzarbeit. Deutsch. Arch. f. klin. Med. 1909. Bd. 96. 1—2.
Müller, O., Funktionsprüfung der Arterien. Deutsche med. Wochenschr. 1906. 32. S. 1531—1597.
Müller, O. und Veiel, Beiträge zur Kreislaufsphysiologie des Menschen, besonders zur Lehre von der Blutverteilung. Volkmanns Sammlung klin. Vorträge 606/608 u. 630/632. Leipzig 1910. 5. 1911.
Piégu, Compt. rend. d. I. Académ. des sciences. 1846. 22. p. 682.
v. Romberg und Otfried Müller, Über Bedeutung und Technik der plethysmographischen Funktionsprüfung gesunder und kranker Arterien. Zeitschr. f. klin. Med. 1912. 75. 93.
Weber, E., Plethysmographische Untersuchungen bei körperlicher Arbeit. Münch. med. Wochenschr. 1910. 57. 1891.
— Der Einfluß psychischer Vorgänge auf den Körper. Berlin 1910.
— Über eine neue Untersuchungsmethode bei Herzkrankheiten. Zeitschr. f. exper. Pathol. u. Therap. 1916. Bd. 18.

Die Tachographie

sucht die Änderungen der Strömungsgeschwindigkeit des Blutes zu bestimmen. Fick nahm zu diesem Zweck mit einem Plethysmographen die Volumschwankungen des Vorderarmes auf. Unter der zutreffenden Voraussetzung, daß der Abfluß aus den Venen mit einer konstanten Geschwindigkeit erfolge, hat er dann rechnerisch aus der Volumpulskurve die Geschwindigkeitskurve der arteriellen Blutströmung konstruiert. Fließt nämlich das Blut aus der Vena axillaris mit gleichmäßiger Geschwindigkeit ab, so muß eine regelmäßig mit dem Puls wiederkehrende Volumvermehrung dadurch erklärt werden, daß die Geschwindigkeit der Blutbewegung in der Arterie regelmäßig entsprechend anwächst. Fick fand nun, daß in $^1/_{20}$ sec. 227 cbmm Blut mehr durch die Arterie als durch die Vene strömt Damit ist aber noch nichts über das absolute Maß der mittleren Geschwindigkeit gesagt, weil der Nullpunkt der Kurve fehlt. Aus einem Vergleich mit den Resultaten, die Chauveau mit dem Hämotachoskop beim Pferde gewonnen hat, glaubt Fick für seine Kurven einen ähnlichen Nullpunkt annehmen zu dürfen. Beim Menschen würde darnach die in 1 Sek. durch die a. axillaris strömende Blutmenge 2 ccm betragen. Kries versuchte nun die Geschwindigkeitskurve unmittelbar zu registrieren auf Grund folgender Überlegung: „Denken wir uns die Hand und einen Teil des Armes nach Art der plethysmographischen Methode in einen Zylinder eingeschlossen, diesen aber mit Luft gefüllt und durch eine Öffnung mit der äußeren Luft kommunizierend, so muß bei den Volumschwankungen durch diese Öffnung abwechselnd Luft hinausgetrieben und wieder eingesogen werden. Bei hinreichend weiter Öffnung enstspricht offenbar die Stärke des Luftstromes der Geschwindigkeit, mit welcher das Volumen des Armes zu- oder abnimmt; somit ist auch leicht zu übersehen, daß die Stärke des Luftstromes nichts anderes darstellt als den jeweiligen Überschuß der arteriellen über die venöse Stromstärke; den positiven und negativen Werten dieses Überschusses entsprechen die positiven und negativen Werte der Stärke des Luftstromes, d. h. die Richtung desselben aus dem Zylinder heraus oder in ihn hinein. Druckschwankungen finden hier im Innern des Zylinders, da er mit der atmosphärischen Luft in offener Verbindung steht, nur in minimalem Betrage statt. Dafür entsteht nun die Aufgabe, die Stärke des Luftstromes zur Anschauung zu bringen und aufzuzeichnen. Hierzu eignet sich nun (ich übergehe eine Reihe von Versuchen, die nicht zu befriedigenden Resultaten geführt haben) in hervorragender Weise die Gasflamme. Die Höhe einer solchen (und namentlich auch ihres leuchtenden Teiles) hängt nämlich von der Geschwindigkeit des Ausströmens ab“. Die prinzipielle Anordnung des Tachographen nach v. Kries ist aus Fig. 207 ersichtlich, ein auf diese Weise gewonnenes Tachogramm zeigt Fig. 208. Das Bild eines von der Subklavia aufgenommenen, sog. zentralen Tachogramms in der Ruhe und nach Arbeit gibt die folgende Abbildung wieder (Fig. 209).

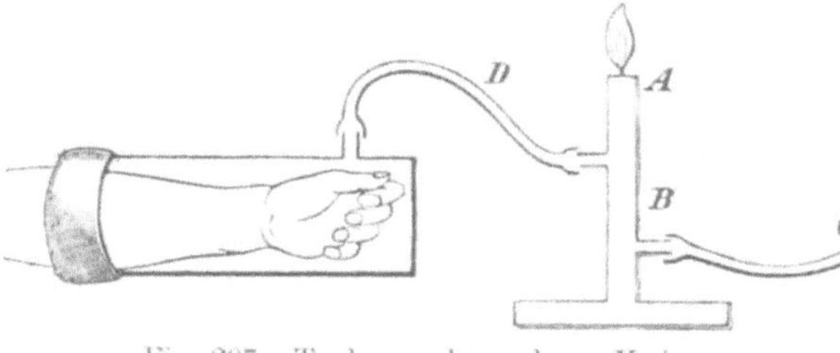

Fig. 207. Tachograph nach v. Kries.

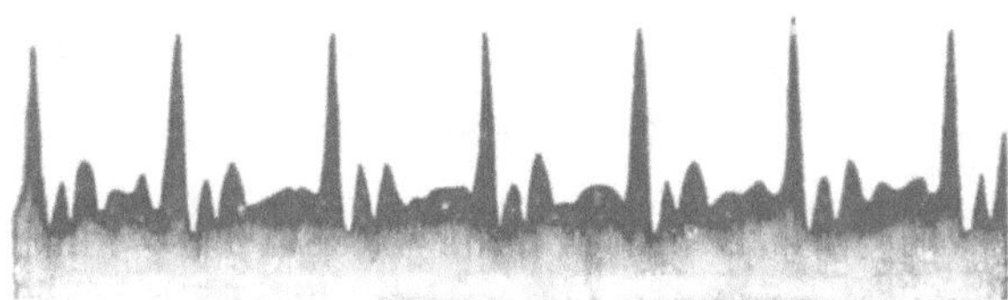
Fig. 208. Tachogramm nach v. Kries.

Eine andere Form des Tachographen ist neuerdings von O. Frank konstruiert und theoretisch durchgearbeitet worden. Er beschreibt seinen Apparat wie folgt: „Das von mir konstruierte Instrument besteht aus einer Plethysmographenkapsel, in die der Körperteil eingeführt wird. Sie besitzt zwei Öffnungen. Die eine Öffnung A dient zur Verbindung des Plethysmographenraumes mit einer sehr empfindlichen optischen Kapsel (Herztonkapsel), die andere Öffnung C kann durch einen Hahn oder in anderer Weise abstufbar verschlossen werden. Ist die Seitenöffnung geschlossen, so schreibt die Kapsel Volumschwankungen auf, ist sie genügend offen, so schreibt die Kapsel die ersten Differentialquotienten der Volumschwankungen, also bei dem

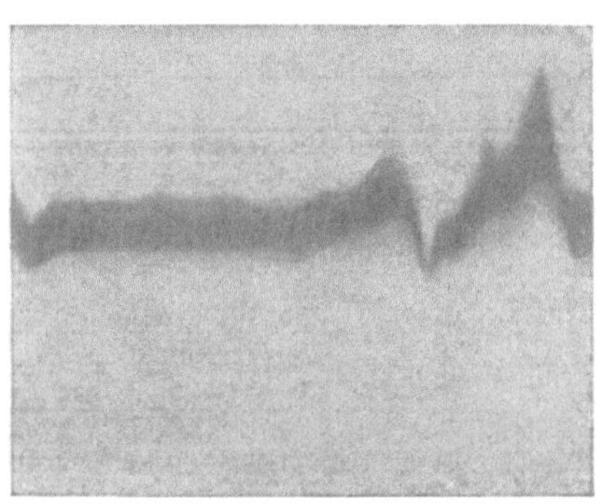

Fig. 209a. Zentrales Tachogramm eines gesunden Menschen in der Ruhe. Von rechts nach links zu lesen

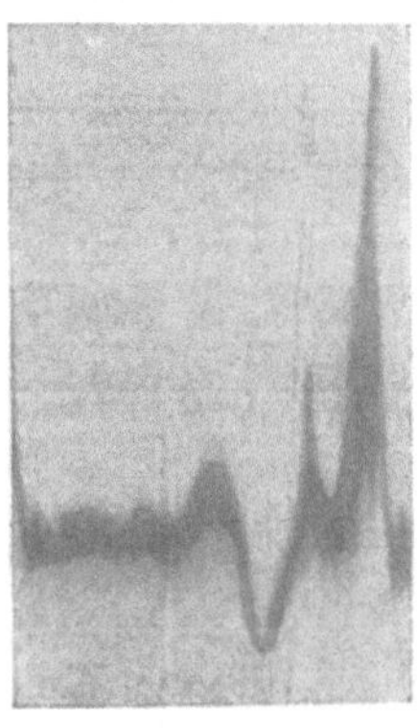

Fig. 209b. Zentrales Tachogramm nach 10 Kniebeugen von der gleichen Person wie Fig. 209a aufgenommen. Von rechts nach links zu lesen

(nach O. Müller und Veiel).

Plethysmographen die Kurve der Einströmungsgeschwindigkeit auf.“ (Fig. 210.) In der Kritik der Methode betont Frank, „daß die Geschwindigkeitskurve um so weniger treu von der Herztonkapsel aufgeschrieben wird, je stärker die Änderungen der Geschwindigkeit im Verhältnis zu der Größe der Geschwindigkeit selbst sind, also um so rascher die Geschwindigkeitsänderungen sich abspielen. Rasche Änderungen der Stromgeschwindigkeit, d. i. der Geschwindigkeit, mit der sich das Volumen des Körperteils ausdehnt, werden nicht mehr treu aufgeschrieben, sondern in diesem Falle werden die Kurven den Volumänderungen selbst, also nicht der abgeleiteten plethysmographischen Kurve entsprechen. Kommen solche rasche Änderungen neben langsamen vor, so wird die Kurve weder rein die ursprüngliche Volumkurve selbst noch rein die Stromgeschwindigkeit darstellen, sondern eine Mischung dieser beiden Funktionen. Diese Überlegung ist theoretisch für die Anwendung ähnlicher Verfahren von der höchsten Wichtigkeit. Nur von relativ langsamen Volumänderungen wird man also die richtige tachographische Kurve erhalten können.“ Die Tachographie hat bis jetzt keine weiter reichende klinische Bedeutung gewonnen, so daß wir uns auf die hier gemachten Angaben beschränken können. Erwähnt sei nur noch in diesem Zusammenhange eine von Fellner angegebene Methode zur Messung der Stromgeschwindigkeit. Fellner macht den Arm der Versuchsperson blutleer durch eine von den Fingern ausgehende feste Umwickelung. Am oberen Rande der Wickelung wird um den Oberarm eine Recklinghausensche Manschette gelegt und so stark aufgeblasen, daß sicher der arterielle Maximaldruck überschritten ist. Nachdem die Wickelung entfernt ist, wird plötzlich die Manschette

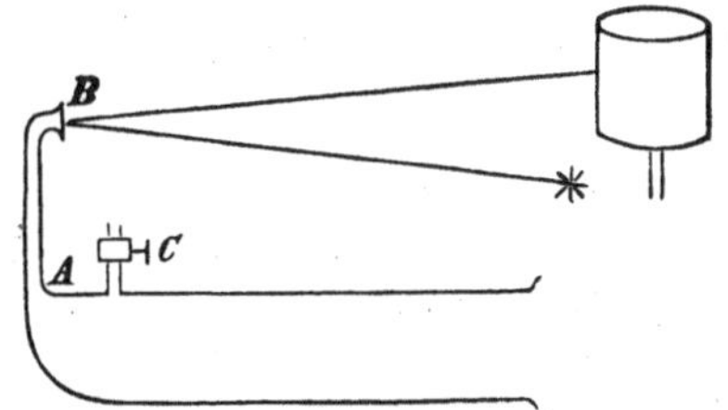

Fig. 210. Tachograph nach O. Frank.

gelöst und die Zeit bestimmt, die von der Lösung der Manschette bis zur Rötung der Fingerbeeren verstreicht. Aus dem Weg und der Zeit wird dann die Strömungsgeschwindigkeit des Blutes bestimmt. Dies Verfahren gibt aber keine zuverlässigen Werte, da die als Maßstab benutzte Füllung der Kapillaren der Fingerbeere durch vasomotorische Einflüsse unberechenbaren Schwankungen unterworfen ist — man denke an die häufigen Krampfzustände dieser Gefäße, die durch Kälte und Druck hervorgerufen werden — und die Strömung bis zur Erreichung der Fingerbeere nicht als gleichmäßig angesehen werden kann, weil sie in Gefäßen von verschiedenem Kaliber verläuft.

Literatur.

Abele, Zur Methode der Flammentachographie. Arch. f. d. ges. (Anat. u. Physiol. 1892. S. 22.

Christen, Tachogramm, Pulsvolumen und Schlagvolumen. Zeitschr. f. exper. Pathol. u. Therap. 1911. Bd. 9.

Fellner, Das Pulsometer. Deutsche med. Wochenschr. 1909. Nr. 5.

Fick, Die Geschwindigkeitskurve in den Arterien des lebenden Menschen. Untersuchungen a. d. physiol. Laborat. d. Züricher Hochschule. 1869. S. 51.

Frank, O., Hamodynamik. Leipzig 1911.

Garten, Über ein neues Verfahren zur Verzeichnung von Bewegungsvorgängen und seine Anwendung auf den Volumenpuls. Pflügers Arch. 1904. Bd. 104. S. 351.

Hewlett and Zwaluwenburg, The rate of blood flow in the arm. Heart 1909. I. 22.

Kries, v. Über ein neues Verfahren zur Beobachtung der Wellenbewegung des Blutes. Arch. f. Anat. u. Physiol. 1887.

— Ein Verfahren zur quantitativen Auswertung der Pulswelle. Berl. klin. Wochenschr. 1887. Nr. 32.

— Studien zur Pulslehre. Freiburg 1892.

— Über eine Methode zur Beobachtung der arteriellen Blutströmung beim Menschen. Zeitschr. f. exper. Pathol. u. Therap. 1911. 9.

Landois, Das Gassphygmoskop. Zentralbl. f. d. med. Wissensch. 1870. Nr. 28.

Müller, A., Die graphischen Methoden im Handbuch der allgemeinen Pathologie, Diagnostik und Therapie der Herz- und Gefäßerkrankungen. Leipzig-Wien 1912.

Müller, O. und Veiel, Beiträge zur Kreislaufsphysiologie des Menschen. Volksmann klin. Vorträge. 606/8. 633/32.

Pletnew, Arbeit und normales Tachogramm. Zeitschr. f. exper. Pathol. u. Therap. 1909. 6.

Die Untersuchung des Venenpulses.

Die Inspektion des Venenpulses

war schon Galen bekannt, er erwähnt sie bei einem Fall von schweren Kopfschmerzen in seinen Kommentarien zum Hippokrates (Vol. III. Kap. XVII). Lancisi (Kap. VI, prop. LVII) lehrt uns den gleichzeitig mit der Kammersystole auftretenden Venenpuls als Zeichen einer rechtsseitigen Herzerweiterung kennen: si vero hujus modi Venarum jugularium pulsatio virum vel mulierem corripiat nulla de caetera obstructione aut chlorosi affectos, diuque perseveret cum reliquis signis dilatatorum cordis cavorum, Medicus tuto de illarum partium Aneurysmate poterit pronunciare. Auch die Erklärung der Erscheinung gibt Lancisi. In dem blutüberfüllten und erweiterten rechten Herzen sanguis ex dextero Ventriculo non solum in Pulmones per Venam Pulmonicam impellatur, sed cum prae nimia copia, tum etiam ob non satis clausum ostium Venae cavae per illius rimas hiantes rursum per universum tractum Venae cavae superioris repellitur ac repercutitur. Heute bezeichnen wir das als Kammervenenpuls infolge relativer Trikuspidalklappeninsuffizienz. Daneben kennt Lancisi auch schon den besonders nach Steigen auftretenden Venenpuls chlorotischer Mädchen. Wir sind durch die Aufzeichnung des Venenpulses scharfsichtiger geworden und sehen, allerdings im Liegen, einen deutlichen Jugularispuls fast bei jedem Menschen. Es ist eine Undulation im Winkel zwischen

Schlüsselbein und lateralem Rand des Kopfnicker oder auch zwischen den beiden Ansätzen des Kopfnickers. Fehlt einmal der Jugularispuls, so kann man ihn in den meisten Fällen durch Tieferlegen des Rumpfes hervorrufen. Bei größerer Übung kann man häufig auch die einzelnen Wellen erkennen und dabei feststellen, daß der Beginn des Jugularispulses dem Karotispuls um eine kleine Zeitspanne vorausgeht. Bei der Einatmung pflegen die Venen zusammenzusinken, bei der Ausatmung anzuschwellen. Anschwellung bei der Einatmung soll für eine Herzbeutelverwachsung sprechen. Eine starke Füllung der Halsvenen, meist ohne Zeichen von Pulsation, spricht für ein Hindernis der Entleerung; am häufigsten findet man die Erscheinung bei größeren Kröpfen, dann auch bei Mediastinaltumoren, Pleuraergüssen. Dabei kann es zu ausgedehnten Erweiterungen kommen, wie früher schon erwähnt worden ist. Das auffallendste Bild wird bei Trikuspidalinsuffizienzen beobachtet. Der ganze Hals sieht wie aufgeblasen aus infolge der gewaltigen Überfüllung der tiefliegenden Venen; die mehr oberflächlich gelegenen Venen zeigen eine starke systolische Pulsation. Da angeborene Trikuspidalklappenfehler sehr selten sind, so handelt es sich fast ausnahmslos um eine relative Trikuspidalklappeninsuffizienz infolge starker Überdehnung des rechten Herzens, wie Lancisi und vor ihm Homberg dies beschrieben haben. Die Pulsation kann sich bis in die Armvenen fortsetzen (Homberg). Bessert sich der Zustand, so kann in wenigen Stunden die ganze Schwellung und Pulsation verschwinden.

Die Palpation des Venenpulses

ergibt in solchen Fällen einen Druck, der dem arteriellen gleichkommen kann. D. Gerhardt erzählt, daß Gewichte bis 300 g am Halse von der Vena jugularis interna gehoben wurden. Die fühlbare Pulsation der Hohlvenen unterscheidet diesen echten Insuffizienzpuls von den Pulsen, die infolge ungenügender Vorhofstätigkeit (Vorhofsflimmern) nur eine systolische Welle zeigen und deshalb bei der graphischen Aufnahme dasselbe Bild wie die echten Insuffizienzpulse geben. Außer dem echten Trikuspidalinsuffizienzpuls sind alle Venenpulse kaum oder nicht fühlbar, auch wenn die sichtbare Pulsation sehr lebhaft ist. Geringe Trikuspidalinsuffizienzen brauchen keinen Kammervenenpuls zu geben, wie Experimente von Rihl beweisen, der Venenpuls wird in entsprechenden Fällen auch nicht fühlbar sein. Der fühlbare Jugularispuls infolge einer Schlußunfähigkeit der Trikuspidalis ist deshalb wohl nur zu einem Teil auf den ungenügenden Klappenschluß, zu einem anderen Teil aber auf die starke allgemeine Stauung zurückzuführen. Da nun wie gesagt, die Trikuspidalisinsuffizienzen fast ausnahmslos eine Folge stärkster Stauungszustände sind, so darf die Fühlbarkeit des Venenpulses in praxi doch als ausschlaggebendes Zeichen für die Trikuspidalinsuffizienz angesehen werden. Immerhin muß die Möglichkeit offen gelassen werden, daß geringe Trikuspidalisinsuffizienzen auch bei schwerer Stauung keinen fühlbaren Venenpuls geben.

Die Auskultation der Venen.

Über den Halsvenen wird häufig ein Geräusch gehört, ein kontinuierliches Sausen; es ist dem Geräusch eines Kreisels (im Volksmund auch Nonne genannt) ähnlich und wird deshalb als Kreisel- oder Nonnengeräusch oder Nonnensausen bezeichnet (franz. bruit de diable). Die erste Beschreibung finden wir bei Laennec; er verlegt das Geräusch in die Arterien und versuchte sogar diesen chant des artères durch Notenbeispiele zu versinnbildlichen. Hin und wieder kam ihm allerdings der Gedanke, dies verschwommene Geräusch ohne deutliche diastolische Ruhepause möchte seinen Sitz in den Venen haben. Die Beobachtung, daß das Geräusch zu Zeiten rhythmisch und gleichzeitig mit dem Karotispuls auftrat, veranlaßte ihn aber schließlich, dem arteriellen Ursprung den Vorzug zu geben. Als Ursachen zieht er in Betracht Krampfzustände der Arterien oder eine besondere Beschaffenheit des Blutes und entscheidet sich für die erste Annahme. In der folgenden Zeit beschäftigten sich mit dem Problem Pigeaux, Gendrin, Spittal, Hope, Elliotson, Williams, Bouillaud u. a., ohne daß ein wesentlicher Fortschritt in der Erkenntnis der Erscheinung gemacht wurde. O. Ward gelang dann der Nachweis, daß das Geräusch in den Venen entstehe, durch einen sehr einfachen Versuch; er zeigte, daß das Geräusch verschwand, wenn man die Vena jugularis komprimierte. Eine interessante Erweiterung dieser Beobachtung war es, als Bock nachwies, daß Nonnensausen auch in mehr peripherisch gelegenen Venen auftreten könne; er hörte in einem Fall von aneurysmatischer Erweiterung der Arteria cruralis gleichzeitig Nonnensausen und ein arterielles Geräusch; das letzte verschwand nach der Unterbindung der Arterie. Die Entstehung des Geräusches ist besonders durch Hamernik geklärt worden. Er wies einmal nach, daß durch die eigenartige allseitige Anheftung der Drosselvene hinter dem Sternoklavikulargelenk eine natürliche, der Geräuschbildung günstige Erweiterung der venösen Strombahn gegeben ist. Ferner schloß er aus dem häufigen Vorkommen des Geräusches bei blutarmen Personen, daß die in den Gefäßen strömende Blutmenge von Bedeutung sei und schließlich aus der inspiratorischen Verstärkung des Geräusches, daß die Strömungsgeschwindigkeit eine wichtige Rolle spiele. Damit sind tatsächlich die wichtigsten auch heute noch gültigen Bedingungen für die Entstehung des Nonnengeräusches genannt, zumal wenn wir den Begriff Blutarmut im klinischen Sinne als Armut an roten Blutkörperchen oder Blutfarbstoff nehmen und die schwierige Frage der Blutmenge beiseite lassen. Wir finden also die Bedingungen Webers für die Entstehung von Geräuschen auch beim Nonnensausen wieder, wie ohne weiteres zu erwarten, da es sich um allgemein gültige physikalische Bedingungen handelt: Form der Strombahn, Strömungsgeschwindigkeit und Konsistenz der strömenden Flüssigkeit; wir haben nur noch die große Schwingungsfähigkeit der dünnen Venenwände als besonders begünstigenden Faktor hinzuzufügen. Nach C. Gerhardt ist Nonnensausen bei etwa 40% aller Personen zu hören, fehlt es, so kann es fast stets durch Drehung des Kopfes, bei der eine stärkere Kompression der Venen infolge von Muskel- oder Fasziendruck stattfindet, hervorgerufen werden. Sehr lautes Nonnensausen ist auch meist fühlbar, als ein feines Reiben. Durch angestrengte Ausatmung, starken Druck auf die Venen, kann das Geräusch zum Verschwinden gebracht werden. Es tritt nicht auf bei schweren Stauungszuständen, weil diese durch eine allgemeine Erweiterung der Strombahn die natürlichen Unterschiede der Weite ausgleichen und außerdem mit einer Verlangsamung der Strömungsgeschwindigkeit einhergehen. Der schon von Laennec bemerkte rhythmische Charakter des Nonnensausens dürfte darauf beruhen, daß die benachbarten Arterien durch ihre Pulsation die Strömung in den Venen beeinflussen.

Venentöne sind bei Trikuspidalinsuffizienz beschrieben worden (Bamberger, Friedreich) und müssen zurückgeführt werden auf Schwingungen der Venenwände oder Venenklappen; neben dem Ton oder statt des Tones kann auch ein Geräusch gehört werden.

Literatur.

Apolant, Über das Nonnengeräusch. Inaug.-Diss. Berlin 1870.

Bamberger, Beobachtungen über den Venenpuls. Würzburg. med. Zeitschr. 1863. IV. S. 232.

Bergeon, Des causes et du mécanisme du bruit de souffle. Paris 1868. Récens. v. P. N. Jahrb. CXLIII. p. 124

Bertin, Traité des maladies du coeur (redigé par Bouillaud). Paris 1824.
Bock, Vortrag über Puls- und Gefaßgeräusche. Schmidts Jahrb. Juli 1850.
Bouillaud, Traité clinique des maladies du coeur. Paris 1836 u. 1841.
Canstatt, C., Klinische Rückblicke und Abhandlungen. 1. Heft. S. 121 u. 154ff. Erlangen 1848.
Cejka, Beobachtungen über das Nonnengeräusch. Prag. Vierteljahrsschr. 26. Ergänz.-Bd. S. 3. 1850.
— Weitere Beobachtungen über das Nonnengeräusch. Prag. Vierteljahrsschr. 26. Ergänz.-Bd. 1850.
Chauveau, Etudes pratiques sur les murmures vasculaires ou bruits de souffle et sur leur valeur seméilogique. Gazette méd. 1858.
Corrigan, On the mecanisme of the bruit de soufflet. Dublin Journ. of med. Science. 1836. Nr. 29. Nov.
Elliotson, On the recent improvements in the art of distinguishing the various diseases of the heart. London 1830.
Geigel, A., Über den Venenpuls. Würzburg. med. Zeitschr. 1863. IV. S. 332.
Gendrin, M. A. N., Leçons sur les maladies du coeur et des grosses artères, faites à l'hôpital de la Pitié pendant les années 1840, 1841 receuillées et, publiées sous ses yeux par Mm. E. Colson et Vubreuil-Helion. T. I. Paris 1841—1842. (Unvollendet.) Übersetzt v. Krupp. Leipzig 1842.
Hamernik, Physiologische Untersuchungen über die Erscheinungen an den Arterien und die quantitativen Verhältnisse des Blutes im Verlaufe verschiedener Krankheiten. Prag 1847.
Heynsius, Bijdrage tot eene physische Verklaring van de abnormale Geruischen in het vaatstelsel. Nederl. Lancet. Me. Ser. IV. p. 20.
Homberg, Adnexa historiae Academiae scientiarum Parisiensis anni 1704. p. 159.
Hope, Treatise on diseases of the heart and great vessels and on the affections, which may be mistaken for them. London 1831. 2 d. edit. 1842. 4 th edit. 1848.
Kiwisch, Neue Forschungen über die Schallerzeugung in den Kreislauforganen. Verhandl. d. physiol. med. Gesellsch. in Würzburg. 1850. I. S. 6.
Küchenmeister, Über das Nonnengeräusch in der Jugularis interna und seinen Wert bei Rekrutierungen, über sein Vorkommen in der Kruralvene bei Männern und in einigen äußeren Halsvenen bei einer Struma sowie im Anfange des Emphysems pulmon. vesic. Zittau 1850.
— Nachtrag zur Lehre vom Nonnengeräusch. Deutsche Klinik 1867.
Laennec, Traité de l'auscultation mediate. 1819, 1826, 1834.
Liman, Sendschreiben über das Nonnengeräusch. Deutsche Klinik. 20. 1850.
Marey, Physiologie médicale du sang. Paris 1863.
Monneret, Sur les bruits veineux continus du coeur. Gaz. méd. de Paris. 1867. Nr. 35, 36.
Oppolzers Vorlesungen über spezielle Pathologie und Therapie, bearb. u. herausgegeb. v. Stofella. Bd. 1. Erlangen.
Parrot, Etude sur les sièges, le mécanisme et la valeur sémiologique des murmures vasculaires inorganiques de la region du coeur. Arch. gén. d. méd. 1867. p. 649.
— Etude clinique sur le siège et le mécanisme des bruits cardiaques dits anémiques. Gaz. des hôp. 1866. Nr. 102.
Pigeaux, Traité pratique des maladies du coeur et des maladies des vaisseaux. Paris 1839—1843.
Potain, Des mouvements et des bruits qui se passent dans les veines jugulaires. Compt. rendus de la Gaz. des hôp. p. 252. 28. Mai 1867.
Richter, Blutarmut und Bleichsucht. 1854.
— Über Nonnengeräusch. Schmidts Jahrbi2d. 67. S. 243.
Scheele, Über einige seltene Nonnengeräusche. Festschr. f. Leyden. Vorschr. Hirsch. 1902. II. 132.
Skoda, J., Abhandlung über Perkussion und Auskultation. Wien 1839. 1. Aufl. 1864. 6. Aufl.
Spittal, A treatise on auscultation illustrated by cases. Edinburgh 1830.
Ward, London med. Gaz. 1837. Vol. 20. p. 5.
Williams, V., On the sounds produced by the action of the heart. Edinb. med. Journ. Vol. 26. p. 477. Okt. 1829.
Wintrich, Sendschreiben etc. über das Nonnengeräusch. Deutsche Klinik 20. 1850.

Die Messung des Blutdrucks in den Venen
(Sphygmomanometrie).

Die ursprüngliche Methode besteht darin, die betreffende Vene mit Gewichten bis zur völligen Kompression zu belasten (A. Frey). v. Basch benutzte den schon beschriebenen Apparat zur Messung des Kapillardruckes auch zur Bestimmung des Venendruckes, v. Recklinghausen in gleicher Weise seine Gummipalotte (Fig. 211). Der Manometerstand, bei dem unter steigendem Druck die Vene zusammensinkt oder unter fallendem Druck sich entfaltet, gibt den Venendruck an. Die Messung muß in Herzhöhe erfolgen oder, wenn die Stelle der Messung höher oder tiefer als das Herz liegt, die hydrostatische Druckdifferenz auf den gefundenen Venendruck in Anrechnung gebracht werden. Oliver und Sewall empfehlen zur Kompression der Vene ein Federmanometer. In besonders einfacher Weise bestimmt Gärtner den Venendruck, im besonderen den Druck in den Handvenen; er läßt die Hand heben, bis die Venen des Handrückens anfangen sich zu entleeren, und mißt den Höhenunterschied zwischen Hand und Herz. Unter der Voraussetzung, daß die Venen sich zum rechten Vorhof wie Manometerröhren zu ihrem Reservoir verhalten, gibt der Höhenunterschied den Druck in den Handvenen in Zentimetern Wasser an. Nun können aber die Venen nicht mit den Röhren eines Flüssigkeitsmanometers verglichen werden, da sie geschlossen sind und ihre Füllung nicht nur vom Druck im rechten Vorhof, sondern auch vom arteriellen Druck und vom Verhalten des Kapillarsystems abhängt.

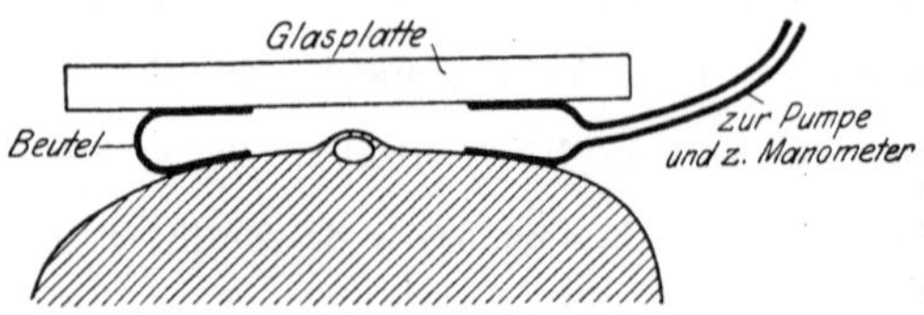

Fig. 211. Venendruckmessung. Schematischer Schnitt. Die Dimensionen der Glasplatten sind 135 × 55 × 5 mm (nach v. Recklinghausen).

Am sichersten ist es zweifellos, den Venendruck auf blutigem Wege zu messen. Macht man eine intravenöse Kochsalzinfusion, indem man eine Kanüle in die Vene einführt und nun aus einem Glasgefäß durch einen Schlauch die Kochsalzlösung einfließen läßt, so läuft der Schlauch nicht vollständig leer, sondern der letzte Abschnitt des Schlauches bleibt gefüllt. Wie weit dieser Abschnitt reicht, kann man leicht bestimmen, wenn man an passender Stelle einen Teil des Schlauches durch eine Glasröhre ersetzt. Der Höhenunterschied zwischen dem Flüssigkeitsmeniskus in der Glasröhre und der Einstichstelle der Nadel gibt den Venendruck in cm H_2O an. Natürlich muß auch dieser Druckwert

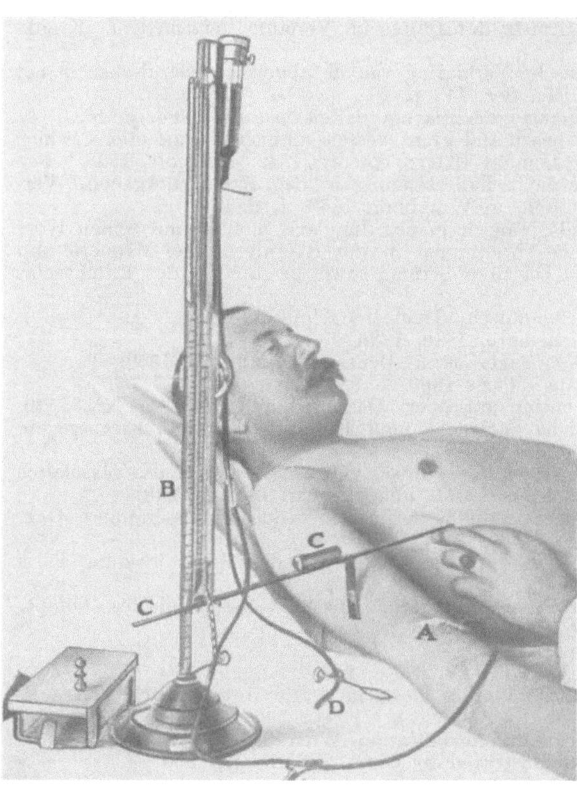

Fig. 212. Venendruckmessung nach Moritz und v. Tabora.

auf Herzhöhe umgerechnet werden. Die Idee, den Venendruck auf diese Weise zu bestimmen, stammt von Moritz und von Tabora; sie haben einen besonderen, praktischen Apparat für den Zweck konstruiert (Fig. 212). Als Mittelwerte werden von Moritz und Tabora 40—80 mm H_2O für die Vena mediana angegeben; als höchster Wert wurden bei schwerer Stauung 320 mm H_2O gefunden.

Über die mit den verschiedenen Methoden gewonnenen Ergebnisse gibt die folgende kleine Tabelle Auskunft (nach Norris).

	in Herzhöhe cm HO
Sewall	4,6—5,2
v. Basch	8,8
v. Recklinghausen	14—26
Hooker-Eyster	3—10
Frank und Reh	1—6
Howell	4—13
Moritz und Tabora . . .	1,1—8,7

Eine wesentliche klinische Bedeutung hat die Messung des Venendrucks bis jetzt nicht gewonnen.

Literatur.

Basch, Ein Apparat zum Messen des Venendruckes am Menschen. Wien. med. Presse. 1904. Nr. 20.
Clark, A study of the diagnostik and prognostik significance of venous pressure observations in cardiac disease. The arch. of intern. med. 1915. 16. p. 587.
Frank und Reh, Zeitschr. f. exper. Pathol. u. Therap. 1912. X. 241.
Frey, Über Venendruckmessung. Münch. med. Wochenschr. 1904. Nr. 13.
— Über die Bedeutung der Venendruckmessung bei der diätetisch-physikalischen Behandlung der Kreislaufstörungen. Deutsch. Arch. 1902. 73. p. 511.
Gaertner, Die Messung des Druckes im rechten Vorhof. Münch. med. Wochenschr. 1903. Nr. 47.
Hooker and Eyster, Bull. Johns Hopkins Hosp. 1908. Vol. 19. 274.
Kornfeld, Experimenteller Beitrag zur Lehre vom Venendruck bei Fehlern des linken Herzens. Zeitschr. f. klin. Med. 1892. 21. 171.
Meinertz, Über das Venenphänomen. Zeitschr. f. exper. Pathol. u. Therap. 1908. V. S. 173.
Moritz und v. Tabora, Über eine Methode beim Menschen, den Druck in oberflächlichen Venen exakt zu bestimmen. Deutsch. Arch. f. klin. Med. 1910. Bd. 98.
Oliver, A mode of determining the venous blood pressure in man. Journ. of Phys. 1898. 23. p. 5.
v. Recklinghausen, Unblutige Blutdruckmessung. Arch. f. exper. Pathol. u. Pharm. 1906. Bd. 55.
Sewall, Journ. Amer. med. Assoc. 1906. p. 1279.

Die Sphygmographie des Venenpulses[1]).

Die Aufnahme des Venenpulses erfolgt in der Weise, daß ein etwa 3—4 cm weiter Trichter auf die Gegend der lebhaftesten Venenpulsation am Halse aufgesetzt wird und durch eine Schlauchleitung die Pulsationen einer Mareyschen Kapsel oder Frankschen Segmentkapsel zugeleitet werden. Ohm empfiehlt statt des Trichters mit Schlauchleitung ein Stäbchen, das unter einem gewissen Druck auf die Vene gelegt wird; an dem winklig abgebogenen freien Ende des Stäbchens befindet sich ein Spiegel, dessen Bewegungen durch einen von dem Spiegel reflektierten Lichtstrahl aufgezeichnet werden, doch sind gegen diese Methode von H. Straub begründete Bedenken geltend gemacht worden. Während in den Arterien die Druckschwankungen groß, die Volumenschwankungen klein

[1]) Zur Orientierung sei besonders auf die Arbeiten von Mackenzie, Wenckebach und Rihl verwiesen.

sind, sind in den Venen wegen der großen Nachgiebigkeit der Wand umgekehrt die Druckschwankungen klein und die Volumenschwankungen groß. Damit die mit sehr geringen Druckunterschieden einhergehenden Volumenänderungen getreu registriert werden, bedarf es einer sehr empfindlichen Kapsel, die zugleich eine genügend hohe Eigenschwingungszahl haben muß. Am besten entspricht diesen Forderungen O. Franks Segmentkapsel, mit der die nebenstehende Kurve (Fig. 213) aufgenommen worden ist. Nun genügt es nicht, nur die — im wesentlichen den Füllungs- und Druckschwankungen des rechten Vorhofs entsprechende — Venenkurve zu registrieren, sondern zur sicheren Deutung brauchen wir daneben eine Kurve der Kammertätigkeit. Am geeignetsten ist zweifellos für diesen Zweck die Karotispulskurve, und zwar aus folgenden Gründen. Die Karotis liegt der Jugularis unmittelbar an, infolgedessen kommt bei der Aufnahme der Jugulariskurve stets auch die Karotispulsation zum Ausdruck. Haben wir neben der Jugulariskurve gleichzeitig eine reine Karotispulskurve zum Vergleich vor uns, so sind wir imstande aus der Form und dem Zeitpunkte mit Sicherheit zu bestimmen, welche Zacken des Jugularispulses fortgeleitete Karotispulsationen sind. Ferner gibt der Karotispuls genauen Aufschluß über den Augenblick zweier wichtiger Phasen der Kammertätigkeit, nämlich über den Beginn der Austreibungszeit und den Beginn der Diastole; sie entsprechen dem Fußpunkt des Karotispulses und seiner Inzisur. Die betreffenden Vorgänge erfolgen natürlich am Herzen etwas früher, da eine gewisse Zeit vergeht, bis sich der am Herzen stattfindende Bewegungsvorgang bis zur Karotis fortpflanzt, aber diese Zeit ist sehr kurz und fast konstant, sie beträgt um 0,015 Sek.

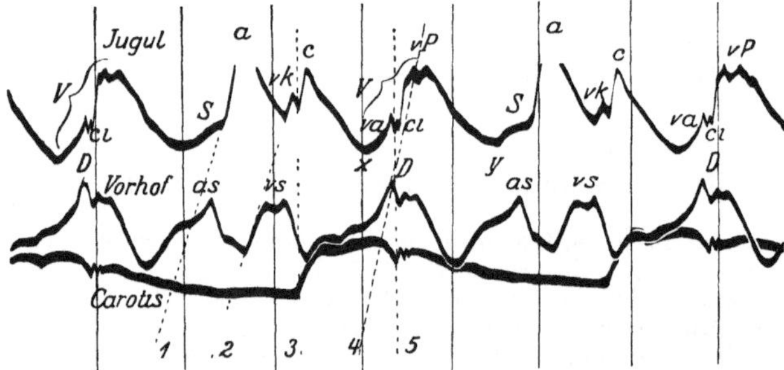

Fig. 213. Kurve der Jugularis, des linken Vorhofs und der Karotis (aufgenommen mit Franks Segmentkapseln).

Betrachten wir jetzt unsere Kurve (Fig. 213). Da sehen wir, daß

der Jugularispuls

aus drei Hauptwellen besteht, die mit a, c und v bezeichnet sind.

Die a-Welle geht der Karotiswelle um 0,1—0,2 Sek. voraus. Über ihre Natur sind sich alle Untersucher einig: die a-Welle verdankt der Vorhofssystole ihre Entstehung. Die Frage, ob die Welle als Stauungs- oder als Rückflusserscheinung oder als beides aufzufassen ist, ist allerdings noch nicht endgültig entschieden. Manche Forscher nehmen an, daß bei der Vorhofssytole die Mündung der oberen Hohlvene durch Muskelwirkung verschlossen werde; der venöse Zufluß zum rechten Vorhof würde dadurch plötzlich unterbrochen und die Stauung des Blutes als die genannte a-Welle in Erscheinung treten. Nach andern soll der Verschluß der Hohlvene nicht vollkommen sein, so daß ein Teil des Blutes aus dem rechten Vorhof in die obere Hohlvene und ihre Äste entweichen kann. Es ist nicht ganz gleichgültig, welcher Auffassung man sich anschließt, denn im ersten Fall würde die Größe der a-Welle nur einen Schluß auf die Größe und Geschwindigkeit des herzwärts gerichteten venösen Blutstromes, im zweiten Fall auch auf die Größe und Kraft der Vorhofssystole gestatten. Eine sichere Entscheidung dieser Frage ist für den Menschen bis jetzt nicht möglich gewesen.

Da aber ganz abnorm große a-Wellen entstehen, wenn die Vorhofssystole gleichzeitig mit einer Kammersystole erfolgt, wenn also das Blut des Vorhofs nicht in die Kammer entleert werden kann (atrioventrikuläre Extrasystolen, Vorhofspfropfung bei Tachycardie), so darf man wohl annehmen, daß ein Rückfluß von Blut in die Hohlvene infolge der Vorhofssystole wenigstens möglich ist. Im Tierexperiment ist nach Rihl ein Rückfluß des Vorhofsinhaltes als normale Erscheinung anzusehen. Die a-Welle ist die wichtigste Welle des Venenpulses, da sie die einzige ist, die allein von der Vorhofstätigkeit abhängt. Bei der Aufnahme ist zu beachten, daß das Anhalten der Atmung in einzelnen Fällen die Welle zum Verschwinden bringen kann; man nehme deshalb, sobald Zweifel über die Anwesenheit der a-Welle auftauchen, die Registrierung zur Kontrolle auch bei oberflächlicher Atmung vor.

Die c-Welle des menschlichen Venenpulses ist eine fortgeleitete Karotispulsation. Der Beweis dafür ist leicht zu erbringen. Die c-Welle und der Karotis puls erfolgen genau gleichzeitig und es gibt keinen anderen Bewegungsvorgang am Herzen, der zu dieser Zeit eine Welle hervorrufen könnte. Die Größe der c-Welle pflegt dementsprechend mit der Größe der Karotispulsation übereinzustimmen und besondere Eigentümlichkeiten der Karotispulsation (Schwirren) wiederzugeben.

Die vk-Welle ist eine kleine zwischen der a- und der c-Welle liegende Zacke, die aber nur an guten Kurven deutlich ausgebildet gefunden wird. Wollen wir wissen, wie diese Zacke zu erklären ist, so fragen wir uns am besten, was denn zwischen dem Ende der Vorhofssystole (Ende der a-Welle) und dem Beginn der Austreibungszeit (Beginn der c-Welle) für Bewegungsvorgänge am Herzen stattfinden, die die vk-Welle erzeugen könnten. Da kommt nur eine Phase der Herztätigkeit in Betracht, die Anspannungszeit. Die bei der Anspannung des Herzmuskels erfolgende Lage- und Formveränderung des Herzens und Vortreibung der Atrioventrikularklappen in die Vorhöfe, führt zu Druck- und Volumenschwankungen in den Vorhöfen, die sich auf der Seite des rechten Herzens in der geschilderten kleinen vk-Zacke des Jugularispulses geltend machen. Die vk-Welle hängt also mit dem Schluß der Ventrikelklappen zusammen und dürfte ihre Bezeichnung vk (Ventrikelklappenschluß)-Welle wohl mit Recht tragen.

Die X-Senkung. Nachdem der rechte Vorhof bei der Systole seinen Inhalt mehr oder weniger entleert hat, erweitert er sich; das Venenblut stürzt in das sich öffnende Reservoir, Füllung und Druck in der Jugulariskurve sinken und die a-Welle steigt von ihrer Höhe ab. Soweit ist alles sehr einfach. Nun wird die Senkung aber durch die vk-Welle und die c-Welle unterbrochen und erst von dem Gipfel der c-Welle ab senkt die Kurve sich endgültig und zwar in recht erheblicher Weise (X-Senkung). Es drängt sich jetzt die Frage auf, welcher Teil der zwischen dem Gipfel von a und der Sohle von X liegenden Senkung auf die Wirkung der Vorhofsdiastole, welcher Teil vielleicht auf die Wirkung anderer Vorgänge zurückgeführt werden muß. Diese Frage läßt sich entscheiden, wenn man eine Venenpulskurve betrachtet, in der die Wirkung der Vorhofstätigkeit allein studiert werden kann, d. h. wo die Vorhofstätigkeit nicht in festem Verhältnis zu der Kammertätigkeit steht, also beim Herzblock (Fig. 230). Da sieht man, daß dem Gipfel der a-Welle eine Senkung folgt, die allerdings tiefer reicht als der Fußpunkt des aufsteigenden Schenkels der a-Welle, aber doch nur um eine bescheidene Strecke. Eine wirklich tiefe X-Senkung dagegen beobachten wir nur dort, wo eine Kammersystole auftritt. Wir dürfen danach wohl sagen, der Abfall der a-Welle bis zur vk-Welle ist eine Folge der Vorhofsdiastole, der weitere Abfall bis zum tiefsten Punkt der X-Senkung eine Folge der Kammersystole. Wahrscheinlich wird die X-Senkung vorwiegend durch das systolische Hinabsteigen der Atrioventrikulargrenze (Knoll, Riegel,

Keith) und die bei der Austreibung eintretende intrathorakale Drucksenkung (Meiokardie) hervorgerufen (Rihl).

Die v-Welle. Die senkenden Bedingungen (Vorhofsdiastole, Kammersystole) gehen allmählich in ihrer Wirksamkeit zurück, der Zufluß aus der Peripherie gewinnt die Oberhand, die Kurve des Venenpulses steigt wieder an (v-Welle). Wir haben die v-Welle also als eine Stauungswelle anzusehen. Eine kleine Zacke im aufsteigenden Schenkel der v-Welle (ci-Zacke), stimmt nach Form und Zeit so genau mit der Karotisinzisur überein, daß die Bedeutung der ci-Zacke als Fortleitung der Karotisinzisur nicht bezweifelt werden kann. Die ci-Zacke zeigt uns an, daß die Kammerdiastole vor etwa 0,015 Sek. begonnen hat, denn soviel beträgt die Fortpflanzungsdauer von Bewegungsvorgängen des Herzens bis zur Karotis. Die Fortpflanzungsdauer von Bewegungsvorgängen des Herzens durch das Venensystem ist infolge der Schlaffheit der Venenwandungen sehr viel größer, wohl um 0,06 Sek. Die Kammerdiastole kann sich deshalb erst später in der Kurve des Venenpulses geltend machen, sie entspricht der Höhe der v-Welle. Beweisend für diese Auffassung ist die häufig zu beobachtende Spaltung des Gipfels der v-Welle, die der Spaltung der D-Welle des Vorhofspulses entspricht. Ist die v-Welle eine Stauungswelle, so ist zu erwarten, daß ihr Auftreten von allgemeinen Stauungszuständen wesentlich beeinflußt werden wird. Das ist bis zu einem gewissen Grade auch der Fall. Je stärker die Stauung, um so früher beginnt die v-Welle, um so kleiner wird die x-Senkung (s. Fig. 214). Man muß sich aber hüten, zu weitgehende Beziehungen zwischen der Form der X-Senkung und dem Grade der venösen Stauung konstruieren zu wollen, denn die Form der X-Senkung hängt ja nicht nur von dem Zeitpunkt und der Form der v-Welle, sondern in erheblichem Maße auch von der Kammersystole ab. So ist es zu erklären, daß trotz starker Stauung große X-Senkungen bestehen können, wenn eine bedeutende Erweiterung des rechten Herzens bestimmenden Einfluß auf die Venenpulskurve gewinnt (Edens).

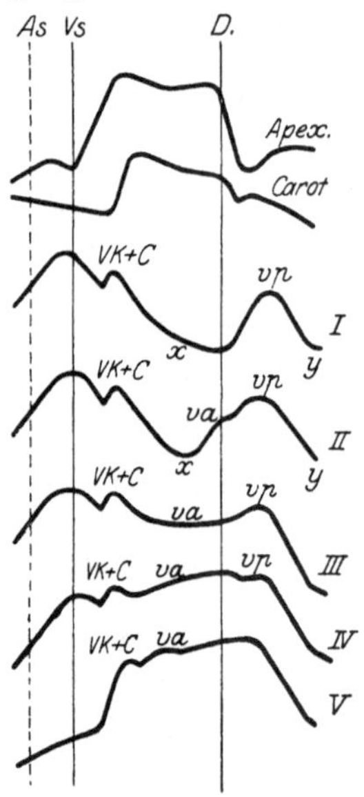

Fig. 214. Verhalten der X-Senkung bei zunehmender Stauung (Schema).

Die Y-Senkung ist das der v-Welle folgende Tal und eine Wirkung der Kammerdiastole Bei langsameren Pulsen kann es vorkommen, daß die entlastende Wirkung der Kammerdiastole hinter die Wirkung des peripherischen Zuflusses zurücktritt, unter diesen Umständen tritt eine zweite Stauungswelle (S-Welle) auf, die häufig einen ziemlich steilen und hohen Anstieg zeigt und dann schon bei der einfachen Betrachtung kenntlich sein kann.

Der Vorhofpuls

ist besonders von Frédériq, Saroléa, Martius, Minkowski u. a. studiert worden. Die erste klinisch brauchbare Bearbeitung stammt von Rautenberg. Die Technik der Aufnahme ist einfach. Eine 4 mm dicke (äußerer Durchmesser) Schlundsonde wird an ihrem unteren Ende abgeschnitten und dann eine kleine Gummiblase (von etwa 1,6 cm Durchmesser) darüber gebunden. Das andere Ende der Sonde ist durch einen Gummischlauch mit einer Schreibkapsel (Frankscher Segmentkapsel oder Mareyscher Kapsel) verbunden. Schiebt man die Sonde bis etwa 7—8 cm oberhalb der Kardia oder 34 cm jenseits der Zahnreihe vor, so liegt der Ballon gerade dem linken Vorhof an und pflegt das durch besonders lebhafte Pulsationen des Schreibhebels zu verraten. Unter Umständen kann es zweckmäßig sein durch ein Seitenventil den Ballon etwas stärker aufzublasen; die Schreibkapsel muß dann vor zu starker Belastung durch Einschaltung eines zweiten Ballons geschützt werden, wie Edens vorgeschlagen hat.

Der Vorhofspuls zeigt wie der Halsvenenpuls drei Hauptwellen, eine Welle als Ausdruck der Vorhofssystole (as-Welle), eine Welle als Ausdruck der Kammersystole (vs-Welle), und eine Stauungswelle (D-Welle). Die Deutung dieser Wellen kann durch gleichzeitige Aufnahme der Herztöne gesichert werden (Fig. 215).

Die as-Welle ist eine Folge der Systole des linken Vorhofes und pflegt bei richtiger Lage des Ballons eine deutliche Zacke mit folgender Senkung darzustellen. Der Beginn der as-Welle ist nicht immer ganz scharf, da die Füllung des Vorhofes die Kurve schon vorher ansteigen läßt — wir begegnen hier demselben Vorgang, der im Halsvenenpuls zur Bildung der S-Welle führt und auch für die Ausbildung eines scharfen Fußpunktes der a-Welle nicht günstig ist.

Die vs-Welle ist eine Folge der Systole der Kammern. Ihre Form zeigt bei Benutzung empfindlicher Segmentkapseln eine weitgehende Übereinstimmung mit den kombinierten Stoß- und Tonkurven, die von der äußeren Brustwand gewonnen werden können und den Zeitpunkt des 1. und 2. Herztones angeben.

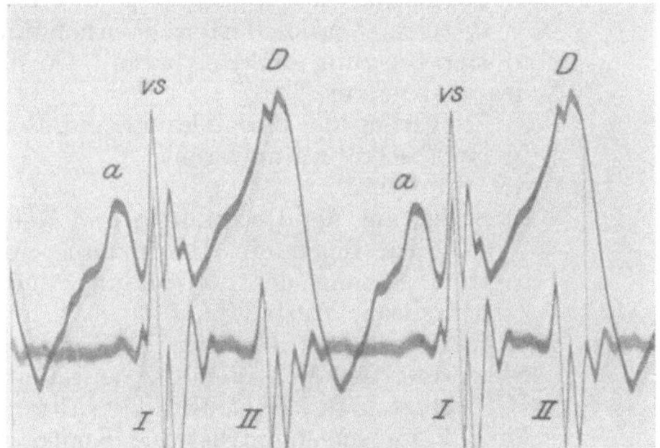

Fig. 215. Puls des linken Vorhofs und Herztöne (aufgenommen mit Franks Segmentkapseln).

Die D-Welle entspricht der v-Welle des Halsvenenpulses, sie ist wie diese eine Stauungswelle und fällt im Moment derKammerdiastole ab. Der Gipfel der D-Welle kann eine sattelförmige Einsenkung tragen, die mit der Spannung der halbmondförmigen Klappen zusammenhängen dürfte und fortgeleitet auch am Gipfel der v-Welle des Jugularispulses sichtbar sein kann.

Die Hauptbedeutung der Venenpulsschreibung beruht in den Aufschlüssen, die sie uns über die verschiedenen Formen der unregelmäßigen Herztätigkeit geliefert hat und liefert. Sie ist eine ebenso einfache wie wohlfeile Methode, die von dem praktischen Arzt sogar in den ambulanten Fällen angewendet werden kann, wie die Untersuchungen Mackenzies beweisen. Die Elektrokardiographie ist ihr freilich in mancher Beziehung überlegen, leidet aber andererseits unter der sehr viel komplizierteren nicht transportablen Apparatur und dem höheren Preis.

Beide Methoden werden deshalb bis auf weiteres berufen sein, einträchtig an der Vervollkommnung unserer Kenntnisse von den Kreislaufsstörungen mitzuwirken. Im folgenden mag eine kurze Darstellung der unregelmäßigen Herztätigkeit und deren Analyse auf Grund der geschilderten Untersuchungsmethoden Platz finden.

Die unregelmäßige Herztätigkeit.

Es sind verschiedene Einteilungen der unregelmäßigen Herztätigkeit vorgeschlagen worden. Wir wollen als Einteilungsprinzip die von Engelmann aufgestellten Kardinaleigenschaften des Herzens zugrunde legen und unterscheiden dementsprechend

unregelmäßige Herztätigkeit durch

I. Störungen der Reizbildung und Reizbarkeit
  1. des Sinus
    a) Steigerung der Reizbildung und Reizbarkeit, regelmäßige und unregelmäßige Tachykardie, vorzeitige Systolen.
    b) Steigerung des Einflusses beider großen Herznerven auf Reizbildung und Reizbarkeit, Schwankungen des Tonus von Reizbildung und Reizbarkeit (wechselnder Rhythmus).
    c) Herabsetzung der Reizbildung und Reizbarkeit (Bradykardie).
  2. der Vorhöfe
    a) Steigerung der Reizbildung und Reizbarkeit (aurikuläre Extrasystolen, Vorhofsflattern, Vorhofsflimmern);
    b) Herabsetzung der Reizbarkeit (Ausfälle, Dissoziationen);
  3. des av-Knotens
    a) Steigerung der Reizbildung und Reizbarkeit (AV Automatie).
    b) Herabsetzung unbekannt.
  4. der Kammern
    a) Steigerung der Reizbildung und Reizbarkeit (ventrikuläre Extrasystolen, Bigeminie, Polygeminie, Automatie);
    b) Herabsetzung der Reizbildung und Reizbarkeit (einzelne und periodische Ausfälle).

II. Störungen der Kontraktilität.
  1. Steigerung der Kontraktilität (Alternans durch Digitalis).
  2. Herabsetzung der Kontraktilität (Alternans bei insuffizienten Herzen unvollkommene und frustrane Kontraktionen).

III. Störungen der Leitung.
  1. Unregelmäßige Herztätigkeit durch Steigerung der Leitung (sinuventrikuläre Leitung): Interferenzen.
  2. Unregelmäßige Herztätigkeit durch Herabsetzung der Leitung (Wenckebachsche Perioden, Block.).

Störungen der Reizbildung und Reizbarkeit des Sinus.

Bei den in normaler Schlagfolge arbeitenden Herzen wird das Tempo der Herzschläge vom Sinus vorgelegt, da unter regelrechten Verhältnissen Reizbildung und Reizbarkeit der Sinusgegend am höchsten entwickelt sind. Vom

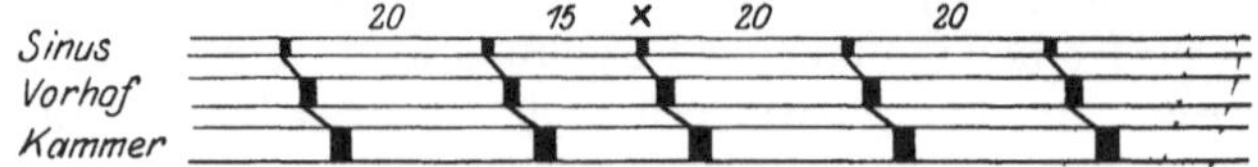

Fig. 216. Schema einer vorzeitigen, vom Sinus ausgehenden Systole.

Sinus zur Herzspitze nimmt die Fähigkeit des Herzens zur Reizbildung und Reizbarkeit stetig ab; dadurch ist die Gewähr geleistet, daß die Reihenfolge der Kontraktionen von Vorhöfen und Kammern nach Möglichkeit aufrecht erhalten wird. Die vom Sinus ausgehenden Ursprungsreize der Herztätigkeit treten in regelmäßigen Abständen auf. Es kann aber vorkommen, daß ein Reiz vorzeitig erfolgt (s. Fig. 216), der nächste schließt sich dann an den vorzeitigen

Reiz im gewohnten Abstand an. Beträgt die Zeitdauer zweier normaler Schläge z. B. 40/20 Sek., so ist die Zeitdauer des vorzeitigen Schlages zuzüglich dem nachsten normalen Schlage geringer (in unserem Beispiel 35/20 Sek.), oder wie man sich auszudrücken pflegt, die vorzeitige Sinussystole wird nicht von einer kompensatorischen Pause gefolgt. Ist dagegen die Diastole der vorzeitigen Systole so verlängert, daß die Summe des vorzeitigen und des ihm folgenden Schlages zusammen gleich der Dauer von zwei normalen Pulsschlägen ist, so wird diese Verlängerung als kompensatorische Pause bezeichnet [1]). Durch Häufung vorzeitiger Sinussystolen kann es zu einer mehr oder weniger starken Beschleunigungen der Herztätigkeit kommen (Sinustachykardien).

Reizbildung und Reizbarkeit der Sinusgegend dürften je nach dem eigenen

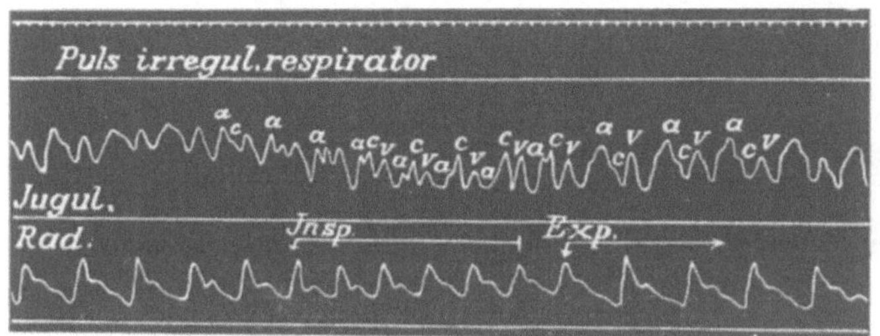

Fig. 217. Respiratorische Arrhythmie.

Tonus der reizbildenden und reizempfangenden Stätten und je nach dem steigernden oder hemmenden Einfluß der großen Herznerven gewisse Schwankungen zeigen. Praktisch erkennen wir diese Schwankungen an der Neigung zu stärkerer Pulsbeschleunigung oder Verlangsamung auf verhältnismäßig geringe Ursachen (wechselnder Rhythmus). Bei jugendlichen Individuen und nach Infektionskrankheiten ist die Erscheinung eine gewohnte Eigentümlichkeit des Pulses; bei nervösen Zuständen des Herzens ist sie nicht selten. Besonders deutlich pflegt der wechselnde Rhythmus bei tiefer Atmung hervorzutreten (Beschleunigung bei der Einatmung, Verlangsamung bei der Ausatmung): respiratorische Arrhythmie, Fig. 217.

Herabsetzung der Reizbildung und Reizbarkeit des Sinus führen zu einer Verlangsamung der Herztätigkeit (Bradykardie). Wir kennen solche Pulsverlangsamung im Ikterus, als Hirndruckerscheinung oder Folge von Vagusreizung, bei Erschöpfungszuständen u. a.

Störungen der Reizbildung und Reizbarkeit der Vorhöfe.

Werden durch einen krankhaften Vorgang, z. B. durch einen kleinen Entzündungsherd in der Wand eines Vorhofes hier die Reizbildung oder Reizbarkeit oder beide Eigenschaften gesteigert, so kann es vorkommen, daß sieh an dieser

Fig. 218. Schema einer aurikulären Extrasystole.

Stelle ein Ursprungsreiz für die Herztätigkeit bildet, bevor der normale vom Sinus kommende Ursprungsreiz eingetroffen ist. Wir haben dann eine aurikuläre Extrasystole. Wie das nebenstehende Schema 218 zeigt, ist die auri-

[1]) Näheres über diese sehr schwierige Frage siehe F. B. Hofmann. Zeitschr. f. Biol. 1915. Bd. 66. S. 293.

kulare Extrasystole von einer kompensatorischen Pause gefolgt. Fig. 219 zeigt ein Beispiel von aurikulären Extrasystolen, die regelmäßig einem normalen Schlag folgen (Bigeminie durch aurikuläre Extrasystolen). Häufen sich die aurikulären Extrasystolen, so kann es zu einer aurikulären Tachykardie kommen (Fig. 220), die als Vorhofsflattern bezeichnet zu werden pflegt, wenn

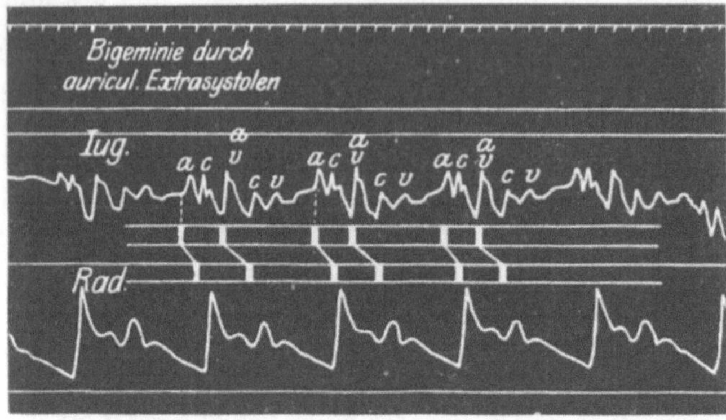

Fig. 219. Bigeminie durch aurikuläre Extrasystolen.

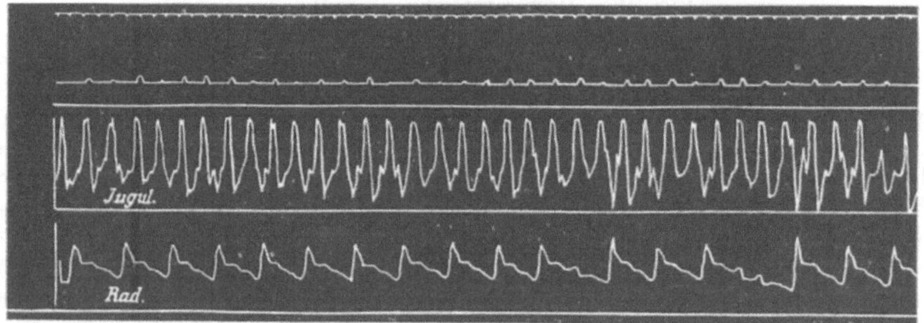

Fig. 220. Vorhofsflattern (Venenpuls).

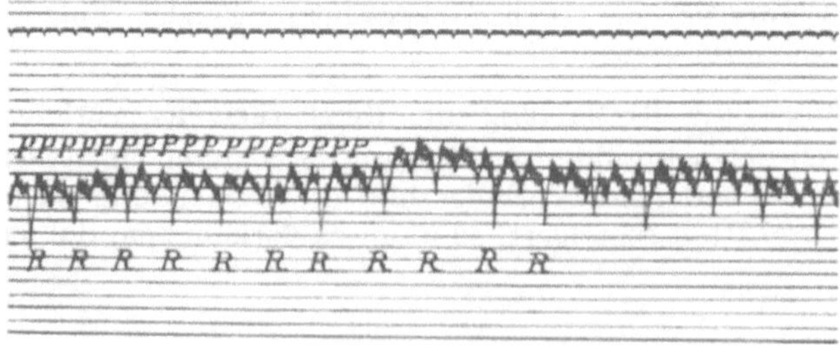

Fig. 221. Vorhofsflattern (Elektrokardiogramm).

die Frequenz zwischen etwa 200—350 Schlägen liegt (Fig. 221). Wird die Zahl der krankhaften Reize des Vorhofes noch weiter gesteigert, so sind keine deutlichen systolischen Kontraktionen mehr möglich, die Vorhöfe geraten ins Flimmern (Fig. 222), das auch in der Venenpulskurve gut erkennbar sein kann (mit + bezeichnete Stelle). Hin und wieder tritt eine deutliche a-Zacke im Venenpuls auf als Zeichen, daß ausnahmsweise ausgiebigere Kontraktionen zustande kommen können (unreines Schlagen). Die Kammern pflegen beim Vorhofsflimmern rasch und unregelmaßig zu schlagen; es hangt das damit zusammen, daß den Kammern zahlreiche unregelmäßige Reize von geringer und außerdem wechselnder Stärke zugehen. Ist die Leitung zwischen Vorhof und Kammer geschädigt (sei es durch myokarditische Herde, sei es durch Digitalis), so schlagen

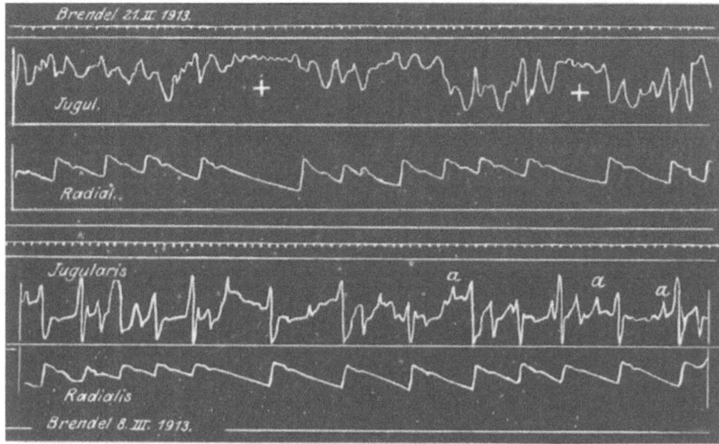

Fig. 222a. Vorhofsflimmern.

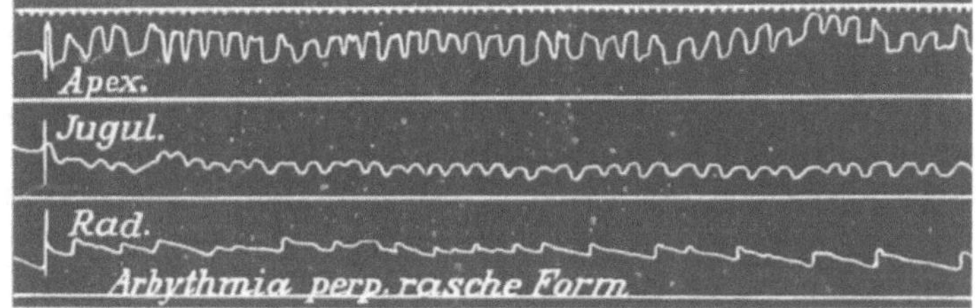

Fig. 222b. Vorhofsflimmern mit rascher Kammertätigkeit.

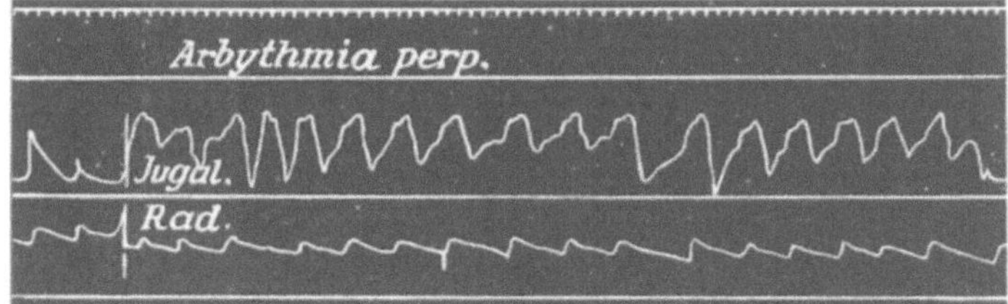

Fig. 222c. Vorhofsflimmern mit langsamer Kammertätigkeit.

die Kammern langsamer (Fig. 222c). Die Form des Venenpulses beim Vorhofsflimmern ist vor allem durch das Fehlen der a-Wellen gekennzeichnet, das Bild wird beherrscht von einer mehr oder weniger plumpen vk+c-Welle (Fig. 222c). Im Elektrokardiogramm (Fig. 223) vermissen wir die P-Zacke, statt dessen zeigt die Kurve eine feinere oder gröbere Aufsplitterung infolge der zahlreichen Aktionsströme der flimmernden Vorhöfe. Das Vorhofsflimmern wird auch als Arrhythmia perpetua bezeichnet. Eine Herabsetzung der Reizbarkeit der Vor-

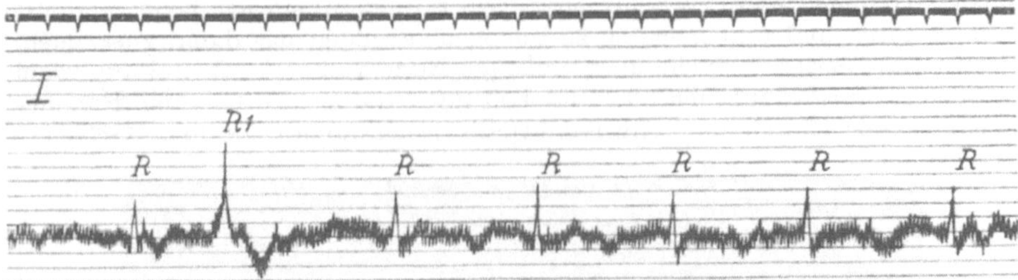

Fig. 223. Vorhofsflimmern im Elektrokardigramm.

höfe wird sich darin äußern, daß unvermutet ein normaler Sinusreiz nicht durch eine Vorhofs- und gegebenenfalls auch Kammersystole beantwortet wird. Diese Fälle sind selten. Fig. 224 gibt ein Beispiel.

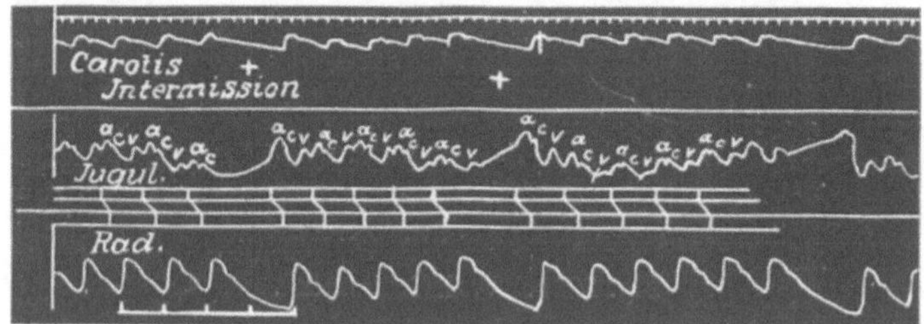

Fig. 224. Ausfall von Systolen infolge einer Störung der Reizbarkeit.

Störungen der Reizbildung und Reizbarkeit des AV-Knotens.

Genau wie ein krankhafter Herd in der Vorhofswand zu einer aurikulären, so kann ein entsprechender Prozeß in der Gegend des Atrioventrikularknotens zu einer atrioventrikulären Extrasystole führen; sie ist gekennzeichnet durch das

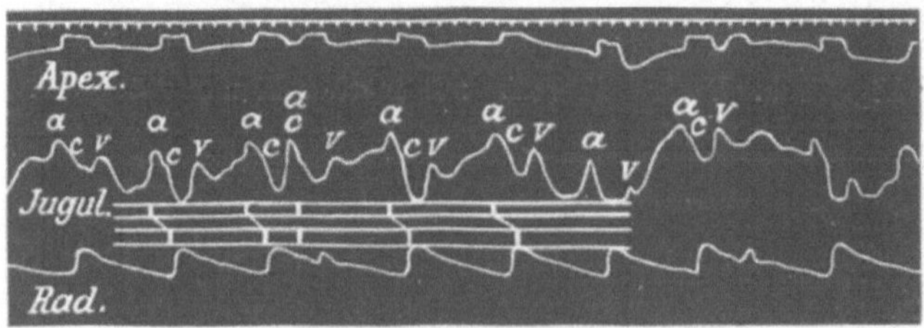

Fig. 225. Atrioventrikuläre Extrasystole.

vorzeitige gleichzeitige Auftreten einer Vorhofs- und Kammersystole (Fig. 225). Zuweilen übernimmt der AV-Knoten bei Reizzuständen auch die Führung des Herzrhythmus (atrioventrikuläre Automatie). Rhythmusstörungen durch eine Herabsetzung der Reizbildung oder Reizbarkeit des AV-Knotens sind unbekannt.

Störungen der Reizbildung und Reizbarkeit der Kammern

äußern sich in derselben Weise wie an den Vorhöfen. Durch Steigerung kann es zu einzelnen ventrikulären, aber auch zu gehäuften ventrikulären Extrasystolen, schließlich zu ventrikulärer Tachykardie kommen. Wenn bei verhältnismäßig langsamer Schlagfolge zwischen zwei normale Herzschläge ein Extraschlag eingeschaltet ist, so spricht man von einer interpolierten Extrasystole.

Besondere Bedingungen können vorliegen bei der Bigeminie durch ventrikuläre Extrasystolen (Edens und Huber). Herabsetzung der Reizbarkeit der Kammern kann zu sporadischen oder periodischen Ausfällen von Kammersystolen führen.

Störungen der Kontraktiliität oder vielleicht besser noch des Kontraktionsablaufes liegen dem Pulsus alternans zugrunde (Fig. 226). Ein befriedigendes Verständnis dieser Pulsform ist in neuerer Zeit durch eine Arbeit von H. Straub geschaffen worden.

Alternans tritt im Experiment wie in der Klinik am häufigsten bei insuffizienten Herzen auf. In solchen Fällen konnte Straub beim Herz- Lungenpräparat an Druckkurven folgende Beobachtungen machen. Kann das erlahmende linke Herz die ihm von rechts zuströmende Blutmenge nicht mehr ganz auswerfen, so tritt eine Überfüllung der linken Kammer ein. Die rasch wachsende Anfangsfüllung führt bei dem versagenden Muskel dazu, daß der zur Austreibung des Blutes nötige Druck langsamer erreicht wird, die maximale Druckhöhe sinkt, die Austreibung erfolgt langsamer und vor allem auch die diastolische Erschlaffung. Der rechtzeitig eintreffende normale nächste Kontraktionsreiz trifft das Herz, bevor die Diastole beendet ist, d. h. bevor eine

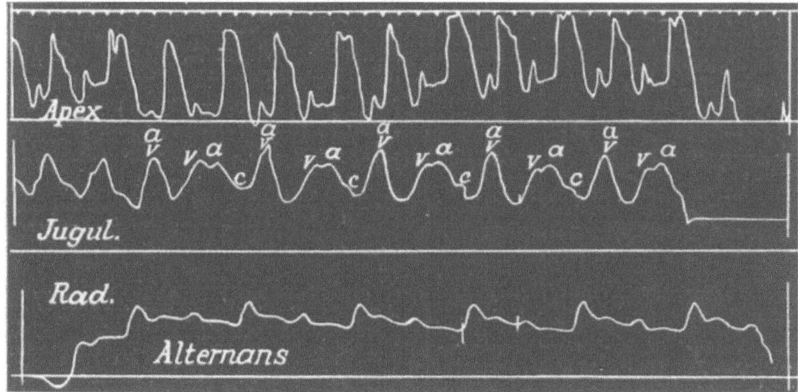

Fig. 226. Pulsus alternans.

genügende Füllung der Kammern möglich und wahrscheinlich auch bevor eine genügende Kontraktionsfähigkeit des Herzmuskels erreicht ist. Die nun einsetzende Kontraktion — dem kleinen Puls des Alternans entsprechend — zeigt einen noch langsameren Druckanstieg als die vorhergehende Kontraktion, gleichwohl wird das Druckmaximum früher erreicht, da es erheblich erniedrigt ist. Diese Erniedrigung des Druckes führt weiter dazu, daß der diastolische Aortendruck nur wenig überschritten und nur eine geringe Blutmenge in die Aorta geworfen wird; dementsprechend ist die Austreibungszeit nur sehr kurz. Der jetzt folgende diastolische Druckabfall — die Erschlaffung des Herzmuskels — erfolgt allerdings noch langsamer als bei der vorhergehenden Systole, erreicht aber doch früher einen tieferen Wert, da der Abfall früher und von einer geringeren Druckhöhe aus erfolgt. Füllung und Erholung des Herzens ist beim Eintreffen des nächsten Reizes deshalb weiter vorgeschritten als bei der vorhergehenden Kontraktion und es erfolgt eine Systole des ersten Typus, ein großer Puls usw. Das aus den Kurven konstruierte Arbeitsdiagramm ergibt, daß die Mehrarbeit des großen Pulses die Minderarbeit des kleinen Pulses nicht auszugleichen vermag; je hochgradiger der Alternans, desto geringer der Effekt an äußerer Arbeit. Das zur Vervollständigung der Untersuchung aufgenommene Tachogramm der Kammerbasis zeigt, daß die Einströmungsgeschwindigkeit nach den großen Pulsen, die Ausströmungsgeschwindigkeit während der kleinen Pulse geringer ist. Alternans kommt aber auch bei suffizienten Herzen vor, und zwar nach Extrasystolen und bei hohem arteriellen Widerstande, wenn gleichzeitig die Pulsfrequenz hoch ist. Die einer Extrasystole folgende Systole hat ein besonders großes Schlagvolumen zu befördern und einen durch die Größe des Schlagvolumens verursachten erhöhten Druck zu überwinden. Das führt zu einer längeren Dauer dieser Systole, zu einer Verbreiterung ihrer Druckkurve. Ist die Frequenz so hoch, daß die nächste Kontraktion vor der völligen Erschlaffung der Kammer einsetzt, so entstehen dadurch dieselben Verhaltnisse wie bei der zweiten kleinen Systole des Alternans eines insuffizienten Herzens. Dadurch, daß die Druckhöhe der großen Pulse von Schlag zu Schlag bis zur ursprünglichen Höhe sinkt, verschwindet der Alternans allmählich wieder. Auch wenn der arterielle Widerstand sich stark steigert und gleichzeitig hohe Pulsfrequenz besteht, kann es zum Alternans kommen und zwar wieder deshalb, weil durch den hohen Druck der Druckablauf verbreitert wird und infolge der hohen Frequenz ein neuer Reiz vor Vollendung der diastolischen Erschlaffung einsetzt. Schließlich ist noch des Alternans zu gedenken, der durch Digitalis oder wie Digitalis wirkende Körper (Antiarin, Glyoxylsäure) hervorgerufen werden kann. Diese Mittel haben eine kontraktionsfördernde Wirkung, dementsprechend wird der Druckanstieg beschleunigt und, was für die Entstehung des Alternans wichtig ist, der Druckabfall, die diastolische Erschlaffung verlangsamt. Zumal bei hoher Frequenz und wenn ein hoher arterieller Widerstand hinzukommt, ist deshalb bei der Digitalisanwendung Gelegenheit gegeben, daß der Kontraktionsreiz vor Beendigung der Diastole einsetzt und nun zu dem Wechselspiele des alternierenden Pulses führt.

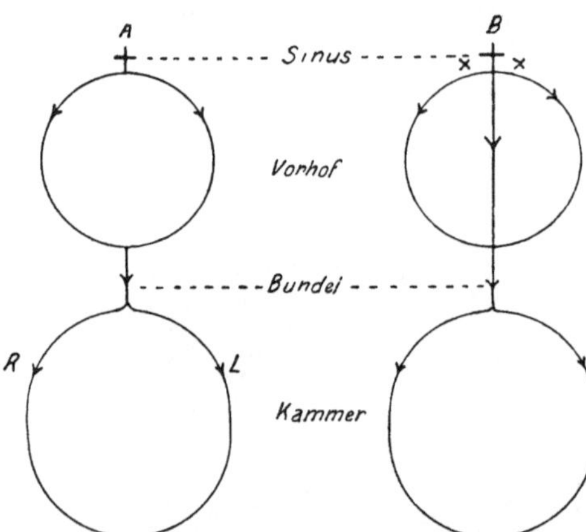

Fig. 227. Verschiedener Erregungsablauf der Reizleitung im Saugetierherzen (hypothetisch). A. Erregung vom Sinus ausgehend ausschließlich über die Vorhöfe (gewöhnliche Vorstellung). B. Erregung vom Sinus aus sowohl über die Vorhöfe als auch direkt zum Ventrikel (sinuventrikulare Erregung) nach Wenckebach.

Wir sehen also aus der Arbeit Straubs, daß dem Alternans mechanisch stets dieselbe Störung des Druckablaufs zugrunde liegt, daß dagegen die Ursache verschieden sein kann, der Pulsus alternans demnach klinisch nicht einheitlich aufzufassen ist.

Unvollständige und frustrane Kontraktionen als Zeichen herabgesetzter Kontraktilität können bei starker Herzschwäche wohl vorkommen; sie dürfen nicht mit den extrasystolischen unvollständigen oder frustranen Kontraktionen verwechselt werden, bei denen ein Puls sehr klein ausfällt oder gar nicht zustande kommt, weil infolge der Vorzeitigkeit der Extrasystole die Kammer zu wenig gefüllt ist, um einen regelrechten Puls zu erzeugen.

Störungen der Leitung

sind recht häufig; in der Regel handelt es sich um Störungen zwischen den Vorhöfen und Kammern, seltener um Störungen zwischen Sinus und Vorhof. Als eine Art Steigerung der Leitung kann man es auffassen, wenn der Reiz vom Sinus nicht auf dem gewöhnlichen Wege über den Vorhof den Kammern zugeht, sondern den unmittelbaren Weg über die Vorhofsscheidewand nimmt und Vorhöfe und Kammern dann mehr oder weniger gleichzeitig zur Kontraktion bringt (sinuventrikuläre Leitung Wenckebachs, Fig. 227). Herabsetzung der Leitung zwischen Vorhof und Kammer pflegt zu einer charakteristischen Periodenbildung des Radialpulses zu führen, wie Wenckebach zuerst nachgewiesen hat. Die die Dauer der Überleitung bestimmenden Kräfte werden

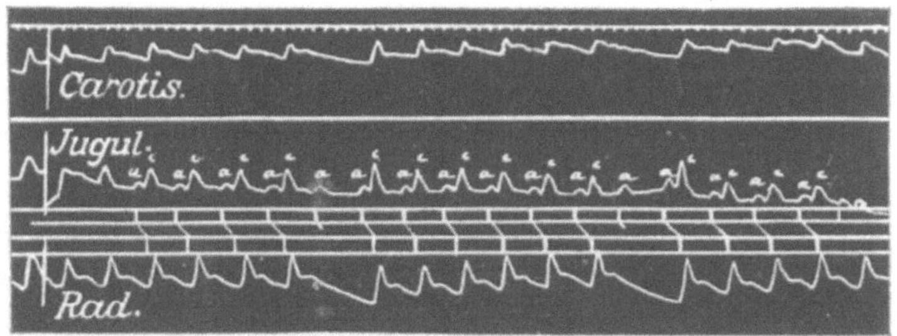

Fig. 228. Leitungsstörung

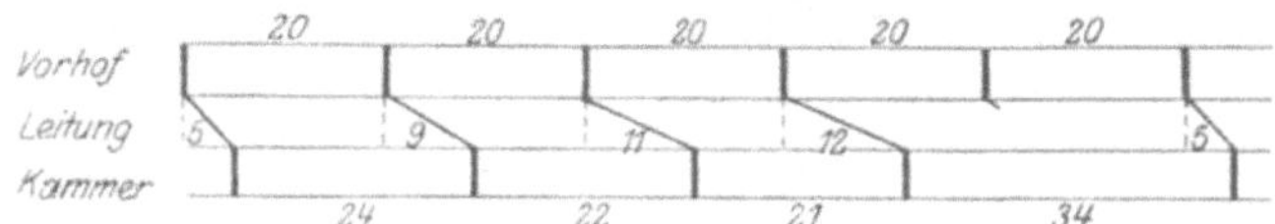

Fig. 228 a. Schema der Leitungsstörung (modifiziert nach Wenckebach).

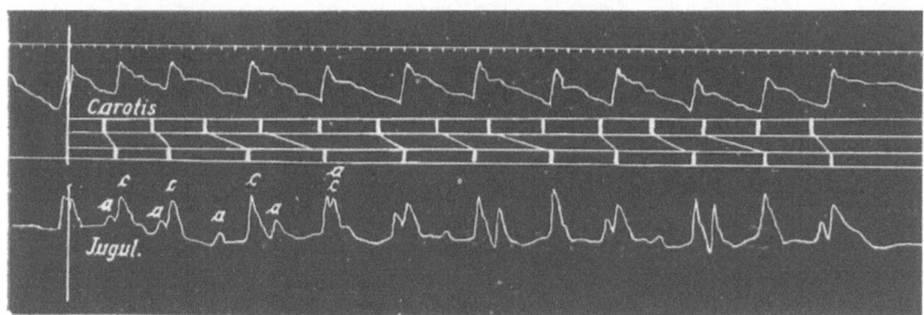

Fig. 229. Leitungsstörung.

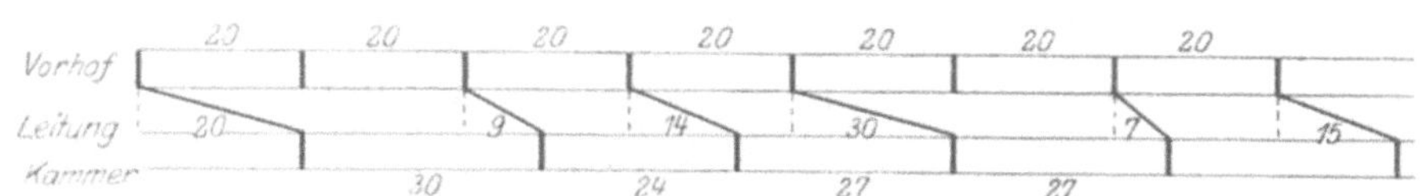

Fig. 229 a. Schema der Leitungsstörung.

durch die erste Überleitung in besonders hohem Grade verbraucht, die zweite Überleitung verlängert allerdings wiederum die Überleitungszeit etwas, aber verhältnismäßig weniger als die erste Überleitung. Schließlich werden aber doch die der Überleitung zugrunde liegenden Kräfte so sehr erschöpft, daß ein Reiz überhaupt nicht mehr übergeleitet wird, und es fällt eine Kammersystole aus (Fig. 228 u. 228 a). Es gibt aber Fälle, in denen die Periodenbildung des

Radialpulses ein anderes Verhalten zeigt, wie folgendes Beispiel dartun mag (Fig. 229). Schon ein Blick auf die Kurve zeigt, daß die Dauer der Überleitungszeit nicht nur absolut, sondern auch relativ wächst. Im Schema 229a, das sich den Zeitverhältnissen der Originalkurve anschließt, treten diese Verhältnisse noch deutlicher hervor. Auf die Theorie der Leitungsstörung soll hier nicht genauer eingegangen werden, doch sei darauf hingewiesen, daß die Ansichten über diesen Punkt geteilt sind (Wenckebach, H. Straub). Ist die Leitung zwischen Kammer und Vorhof völlig unterbrochen, so spricht man von Herzblock. In diesem Falle schlagen die Kammern in ihrem eigenen regelmäßigen meist langsameren Tempo völlig unabhängig von den Vorhöfen (Fig. 230). Zuweilen, wenn Störungen in der Reizbildung oder Reizbarkeit der Kammern

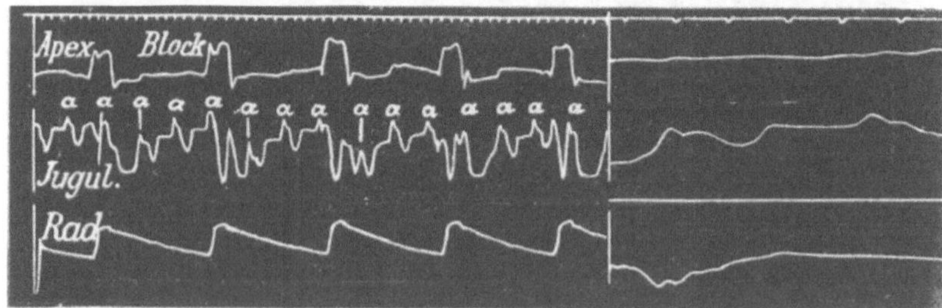

Fig. 230. Block.

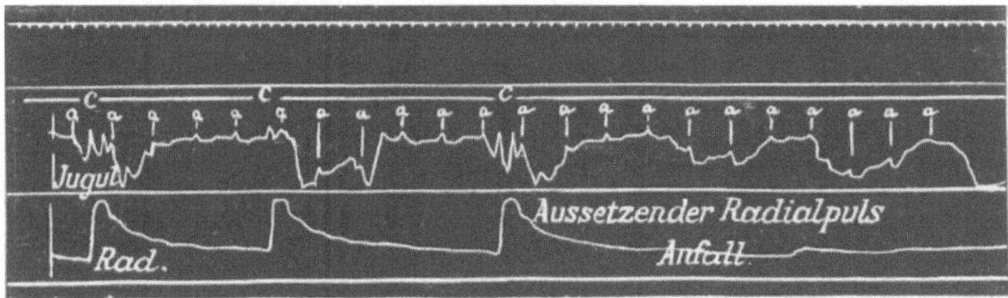

Fig. 231. Adams-Stokesscher Anfall.

hinzutreten, kann es aber auch zu längerdauernden Stillständen der Kammertätigkeit kommen; infolge der ungenügenden Durchblutung des Hirns bei solchen Stillständen stellen sich meist gleichzeitig Anfälle von Schwindel und Bewußtlosigkeit ein, sog. Morgagni-Adams-Stokessche Anfälle (Fig. 231).

Die vorstehende kurze Darstellung der unregelmäßigen Herztätigkeit kann und soll nichts weiter sein als eine Übersicht über die wichtigsten Arrhythmieformen. Ein tieferes Eindringen in das Gebiet ist nur an der Hand der Original arbeiten möglich, von denen in erster Linie Wenckebach, Die unregelmäßige Herztätigkeit und Lewis, Der Mechanismus des Herzschlages empfohlen seien; wer Auskunft über die Behandlung der unregelmäßigen Herztätigkeit sucht, wird sie bis zu einem gewissen Grade in der Digitalisbehandlung von Edens finden.

Literatur.

Albrecht, E., Die Atmungsreaktion des Herzens. Jena 1910.
Bamberger, Beobachtungen über den Venenpuls. Würzburger med. Zeitschr. 1864. 4. S. 232.

Bard, L'intersystole et les chevauchements pathologiques des systoles. Lyon méd. 1900. Nr. 20, 21.
— Les charactères du pouls veineux dans les hypertrophies du coeur gauche. La semaine méd. 1908. Juni.
— De l'origine et de a signification de l'onde protosystolique du pouls veineux des jugulaires. Arch. des maladies du coeur. 1. 1908. Nr. 6.
— De l'engistrement graphique du pouls veineux des jugulaires chez l'homme. Journ. de physiol. 1907. VIII. p. 454.
Basch, Herzrhythmik und Herzarrhythmie. Arch. f. Physiol. Bd. 101. Nr. 12. 1904.
Bechmann, The interpretation of the venous Pulse. The americ. Journ. of the med. Sciences. Nov. 1908.
Blumenfeldt und Putzig, Experimentelle elektrokardiographische Studien über die Wirkung der Respiration auf die Herztätigkeit. Pflügers Arch. 1914. 155. S. 443.
Bondi und Müller, Experimentelle Trikuspidalinsuffizienz. Wien. klin. Wochenschr. 1911. Nr. 28.
Brandenburg und Hoffmann, Wo entstehen die normalen Bewegungsreize im Warmblüterherzen? Med. Klinik 1912.
Chauveau et Marey, Appareils et experiences cardiographiques. Mém. de l'acad. de méd. 1863. 26. 268.
Cowan and Ritchie, Coupled rhythms of the heart. Quarterly Journ. of Med. 1910. Vol. 4.
Cushny, A. R., On the interpretation of Pulse tracings. Journ. of physiol. Vol. 21. 1899. Journ. of exper. Med. Vol. 2. 1897.
Cushny and Edmunds, Paroxysmal irregularity of the heart and auricular fibrillation. Studies in Pathologic. Aberdeen 1906.
Cushny and Grosh, The veinous pulse. Journ. of the Amer. med. Assoc. Oct. 1907. 1254.
Edens, Pulsstudien. Deutsch. Arch. f. klin. Med. 1910. Bd. 100. 1911. Bd. 103.
Edens und Wartensleben, Die S-Welle im Jugularispuls. Deutsch. Arch. f. klin. Med. 1911. Bd. 104.
Edens, Die Digitalisbehandlung. Berlin-Wien 1916.
Flack, M., An investigation of the sino-auricular node of the mamalian heart. Journ. of Physiol. Vol. 4. 1910.
Franck, Fr., Lésions experiment. des valv. tricuspid. Gazette hebdom. de méd. et chirur. II. T. 19. p. 350.
— Mouvements des veines du cou en rapport avec l'action de la respiration et du coeur. Gaz. hebdom. de méd. et chir. II. serie T. 19. 1882. p. 172, 156, 221, 255. Bd. 19
— Variations de la vitesse du sang dans les veines sous l'influence de la systóle de l'oreillette droite. Arch. de physiol. norm. et path. 1890. p. 347.
Frédériq, Recherches sur la respiration et la circulation. Arch. de biol. T. VII. Paris 1887. Zentralbl. f. Physiol. 1908. 298. Nr. 10. S. auch Arch. des maladies du coeur. 11. 165.
— La seconde ondulation positive du pouls veineux. Arch. intern. de Physiol. 15/6. 07.
— L'onde de contraction systolique des oreillettes du coeur du chien. Arch. intern. d. physiol. 1913. 13. 2.
Freund, H. A., Klinische und pathologisch anatomische Untersuchungen über Arrhythmia perpetua. Deutsch. Arch. f. klin. Med. Bd. 106. 1912.
v. Frey und Krehl, Untersuchungen über den Puls. Arch. f. (Anat.) u. Physiol. 1890. S. 31.
Friedreich, Über den Venenpuls. Deutsch. Arch. f. klin. Med. 1865. I. p. 241.
Gaisböck, F., Klinische Untersuchungen über das Aussetzen des Pulses bei tiefer Atmung und bei forzierter Muskelaktion. Deutsch. Arch. f. klin. Med. Bd. 110. 1913.
Ganter und Zahn, Experimentelle Untersuchungen an Säugetierherzen über Reizbildung und Reizleitung usw. Pflügers Arch. Bd. 145. 1912.
Garten, Beiträge zur Lehre vom Kreislauf. Zeitschr. f. Biol. 1915. 66. 23.
Gaskells Arbeiten. Arch. de physiol. et pathol. 1888. p. 56—68. (Übersicht).
Gerhardt, D., Einige Beobachtungen am Venenpulse. Arch. f. exper. Pathol. u. Therap. 1902. 47. 250.
— Verhandl. d. deutsch. Kongr. f. inn. Med. 1912.
— Klinische Untersuchungen über den Venenpuls. Arch. f. exper. Pathol. u. Therap. 34. 1894.
— Über die diagnostische Bedeutung des diastolischen Venenkollapses. Zeitschr. f. klin. Med. 1898. 3/4.
— Beiträge zur Lehre von der Arrhythmia perpetua. Deutsch. Arch. f. klin. Med. 1916. 118. 562.
— Klinische und anatomische Beiträge über Adam-Stokessche Krankheit und Vagusbradykardie. Deutsch. Arch. f. klin. Med. 1912. 106. 462.
Gibson, A. G., The significiance of a hitherto undescribed wave in the jugular pulse. The Lancet 1907. Nr. 16. p. 1380.
Gottwalt, Der normale Venenpuls. Pflügers Arch. 25. 1880.

Haberlandt, Das Herzflimmern, seine Entstehung und Beziehung zu den Herznerven. Jena 1914.
Hay, Graphic methods in heart disease. London 1909.
Heer de, J. L., De dynamica van het Zoogdierhart. Ac. proefschrift. Utrecht 1912. Auch Pflügers Arch. Bd. 148. 1912.
Hering, H. E., Über den Pulsus irregularis perpetuus. Deutsch. Arch. f. klin. Med. 1908. 94. S. 185.
— Über die vordiastolische Welle a d, eine neue Welle des Venenpulses. Pflüger. 1913. 149. 594.
— Die Unregelmäßigkeiten des Herzens. 23. Kongr. f. inn. Med. München. 1906.
— Nachweis, daß die Verzögerung der Erregbarkeitsüberleitung zwischen Vorhof und Kammer des Säugetierherzens in Tawaraschen Knoten erfolgt. Pflügers Arch. 1910. 131. 572.
— Das Wesen des Herzalternans. Münch. med. Wochenschr. 1908.
— Die nomotope und heterotope Automatie des Herzens. 28. Kongr. f. inn. Med. 1911.
Hirschfelder, Graphic methods in the study of cardiac diseases. The amer. Journ. of the med. scienc. 1906.
— Some Variations in the form of the venous pulse. John Hopkins Hospit. Bullet. 1907. Nr. 18. 195.
Hoffmann, A., Die Arrhythmie des Herzens im Elektrokardiogramm. Münch. med. Wochenschr. Nr. 44. 1909.
— Funktionelle Diagnostik und Therapie der Erkrankungen des Herzens und der Gefäße. Wiesbaden 1911.
— Die Unregelmäßigkeiten des Herzschlages. Jahreskurse f. ärztl. Fortbildung. Bd. 4. 1913.
Hoffmann, F. B., Allgemeine Physiologie des Herzens. In Nagels Handb. d. Physiologie des Menschen. 1904.
Janowski, Das Ösophagokardiogramm, seine Erklärung und Bedeutung. Zeitschr. f. klin. Med. Bd. 70. H. 3/4. S. A.
Keith, An account of the structions concerned in the production of the jugul. pulse. Journ. of anat. and physiol. 42. Okt. 1907.
— The anatomy of the valvular mechanism round the venous orifices of the right and left auricles. Proceedings of the anatomical society. Journ. of Anatomy. Vol. 37. 1902.
Knoll, Beiträge zur Lehre von der Blutbewegung in der Vene. Arch. f. d. ges. Physiol. 1898. 62. u. 63.
Koch, Über die Bedeutung der Reizbildungsstellen (kardiomotorische Zentren) des rechten Vorhofs beim Säugetierherzen. Pflügers Arch. 1913. 151. S. 279.
— Die Orte der Reizbildung und Reizleitung im menschlichen Herzen. Zeitschr. f. exper. Pathol. u. Therap. 1914.
Koch, W., Zur Anatomie und Physiologie der intrakardialen motorischen Zentren des Herzens. Med. Klin. 1912.
Krehl und Romberg, Über die Bedeutung des Herzmuskels und der Herzganglien für die Herztätigkeit des Säugetiers. Zeitschr. f. exper. Pathol. u. Therap. 1892. 30.49.
Külbs, Das Reizleitungssystem im Herzen. Berlin 1913.
Leube, Relative Mitral-Tricuspidal-Insuffizienz. Zeitschr. f. klin. Med. 57. S. 199. 1905.
Lewis, Th., Mechanism of the heart beat. London 1911.
— Observations upon a curious and not uncommon form of extreme acceleration of the auricle. Auricular flutter. (Univ. coll. hosp. med. school.) Heart 4. S. 171—219. 1912.
Mackenzie, J., The study of the pulse. Edinburgh and London 1902.
— Diseases of the heart. Third. edition. London 1913.
Marey, La circulation du sang à l'état physiologique et dans les maladies. Paris. Masson. 1881.
Martius, Graphische Untersuchung über die Herzbewegung. Zeitschr. f. klin. Med. 1888. H. 5/6.
Minkowski, Die Registrierung der Herzbewegungen am linken Vorhof. Deutsche med. Wochenschr. 1906. Nr. 31. p. 1248. Bd. 32.
Moritz, F., Über ein Kreislaufmodell als Hilfsmittel für Kreislauf und Unterricht. Deutsch. Arch. f. klin. Med. Bd. 66. S. 349.
Muskens, L. J. J., De verlangzaamde geleiding in de hartspier en haar belang vooren juist begrip van de onregelmatigheden in den hartslag. Ned. Tijdssch. v. geneeskunde. 1902. II.
— Bijdrage tot de kennis van den zenuw invloed op de hartswerking. De genese van den pulsus alternans. Versl. Kon. Ac. v. Wetenschappen. Amsterdam 1907.
Neumann, Über Venenpuls und Trikuspidalinsuffizienz. Deutsch. Arch. f. klin. Med. 1914. 114. S. 484.

Nicolai, Die Unregelmäßigkeiten des Herzschlags. 1912.
Ohm, Venenpuls und Herzschallregistrierung als Grundlage für die Beurteilung der mechanischen Arbeitsleistung des Herzens. Berlin 1914.
Piersol, An observation on the jugular pulse of Man. Amer. Journ. of the med. Sciences. 1908. June.
— Remarques sur le pouls jugulaire chez l'homme. Amer. Journ. of the Med. Sciences 1908.
Piper, H., Über den Venenpuls und über die Beziehungen zwischen venösem Blutdruck und intrathorakalem Druck. Arch. f. Anat. u. Physiol. Abteil. 1913. H. 3/4. S. 380.
Pletnew, Le soulèvement a du phlébogramme. Berl. klin. Wochenschr. 1908. 11.
Potain, Mémoires de la soc. méd. des hôpit. 1868.
Rautenberg, Neue Methode der Registrierung der Vorhofspulsation vom Ösophagus aus. Deutsche med. Wochenschr. 1907. Nr. 9.
— Die Registrierung des Vorhofpulses von der Speiseröhre aus. Arch. f. klin. Med. 1907. 91.
— Die Pulsation des linken Vorhofs und ihre Deutung. Berl. klin. Wochenschr. 1907. Nr. 21.
— Die Wirkung der Digitalis auf den Vorhof. Deutsche med. Wochenschr. 1907. Nr. 39.
— Die an der äußeren Brustwand sichtbare Pulsation des Vorhofes. Berl. klin. Wochenschr. 1907. Nr. 46.
— Die Analyse der Extrasystole im Bilde des Vorhofpulses. Münch. med. Wochenschr. 1907. Nr. 50.
— Die Vorhofspulsation beim Menschen, ihre Registrierung und die bisherigen Resultate ihrer Erforschung. Volkmanns Sammlung klin. Beiträge 1909. Nr. 557/558.
Riegel, Über die diagnostische Bedeutung des Venenpulses. Sammlung klin. Vorträge. Nr. 227. 1883.
— Über Arrhythmie des Herzens. Volkmanns Sammlung klin. Beiträge. 227. Leipzig 1898.
Rihl, Über das Verhalten des Venenpulses unter normalen und pathologischen Bedingungen. Zeitschr. f. exper. Pathol. u. Therap. 1909. Bd. 6.
— Experimentelle Untersuchungen über den Ausdruck des Flimmerns der Vorhöfe im Venenpuls. Zeitschr. f. exper. Pathol. u. Therap. 1910. Bd. 8.
— Vorhofstachysystolie. Zeitschr. f. exper. Pathol. u. Therap. 1911. 9.
— Atrioventrikuläre Automatie mit Bradykardie. Zeitschr. f. exper. Pathol. u. Therap. 1911. 9.
— Klinische Beobachtungen über Verstärkung des Kammeralternans und Abschwächung der Kammerkontraktion durch Vagusreizung. Zeitschr. f. exper. Pathol. u. Therap. 1912. XI. S. 341.
— Über das Verhalten des Venenpulses bei Flimmern der Vorhöfe des Säugetierherzens mit Rücksicht auf den Venenpuls beim Pulsus irregularis perpetuus. Zeitschr. f. exper. Pathol. u. Therap. 1910. VII.
— Hochgradige Vorhoftachysystolien mit Überleitungsstörungen und elektiver Vaguswirkung. Zeitschr. f. exper. Pathol. u. Therap. 1911. IX.
Ritchie, Further observations on auricular flutter. Quart. Journ. of med. Bd. 7. Nr. 25. S. 1—12. 1913.
Robinson and Draper, A study of the presphygmie period of the heart. Arch. of the internal Med. Vol. 5. 1910.
Romeis, Beiträge zur Arrhythmia perpetua. Deutsch. Arch. f. klin. Med. 1914. Bd. 114. S. 580.
Roth, Über den Venenpuls beim diastolischen Vorschleudern der Herzspitze. Zentralbl. f. Herz- u. Gefäßkrankh. 1914. VI.
Rothberger und Winterberg, Über den Pulsus irregularis perpetuus. Wien. klin. Wochenschr. 1910. 22. Nr. 51.
— — Elektrokardiogramm bei Vorhofflimmern. Pflügers Arch. Bd. 131. 1910.
— — Über das Elektrokardiogramm künstlich ausgelöster ventrikulärer Extrasystolen. Zentralbl. f. Herz- u. Gefäßkrankh. 1912. IV. S. 185.
— — Über den Einfluß von Strophantin auf die Reizbildungsfähigkeit der automatischen Zentren des Herzens. Pflügers Arch. 1913. 150. S. 217.
— — Über Vorhofsflimmern und Vorhofsflattern. Pflügers Arch. 1914. 160. S. 42.
— — Über die Entstehung und die Ursache des Herzflimmerns. Zentralbl. f. Herz- u. Gefäßkrankh. 1914. VI.
— — Über die Verstärkung der Herztätigkeit durch Kalzium. Pflügers Arch. 1911. 142. 523.
— — Vorhofflimmern und Arrhythmia perpetua. Wien. klin. Wochenschr. 1909. 22. 839.
— — Über Extrasystolen mit kompensatorischer Pause bei Kammerautomatie und über die Hemmungswirkung der Extrasystole. Pflügers Arch. 1912. 146. 385.
— — Die experimentelle Erzeugung extrasystolischer-ventrikulärer Tachykardie durch Akzeleranzreizung. Pflügers Arch. 1911. 142. 461.
— — Über die Beziehungen der Herznerven zur atrioventrikulären Automatie. Pflügers Arch. 1910. 135. 559.

Rothberger und Winterberg. Über die Beziehungen der Herznerven zur Form des Elektrokardiogramms. Pflügers Arch. 1910. 135. 506.
Sarolea, La pulsation cardiooesophagienne chez l'homme. Bull. de l'acad. royal de Belg. 1889.
Schmidt-Nielsen, Le prétendu synchronisme de la systole des deux oreillettes. Arch. internat. de physiol. 1907. IV. p. 417.
Schönberg, S., Über Veränderungen im Sinusgebiet des Herzens bei chronischer Arrhythmie. Frankfurt. Zeitschr. f. Pathol. Bd. 2. 1908.
— Weitere Untersuchungen des Herzens bei chronischer Arrhythmie. Ibid. 1909.
Straub, H., Interpolierte ventrikuläre Extrasystolen und Theorie der Reizleitung. Münch. med. Wochenschr. 1918. Nr. 24.
— Über partiellen Sinusvorhofblock beim Menschen. Deutsch. med. Wochenschr. 1917. Nr. 44.
Straub und Kleemann, Partieller Herzblock mit Alternans. Deutsch. Arch. f. klin. Med. 1917. Bd. 123. 3.
Swann and Janvrin, A study of the ventricular Systole-Subclavian interval, with a discussion of the Presphymie Period. Arch. of Intern. Med. Aug. 1913. XII. S. 117.
Tabora, D. v., Über Herzalternans und seine Beziehungen zur kontinuierlichen Herzbigeminie. Münch. med. Wochenschr. 1903. Nr. 14.
Veiel und Kapf, Studien über den Venenpuls. Deutsch. Arch. f. klin. Med. 1914. 113. 5/6. 494.
Volhard, F., Über ventrikuläre Bigeminie ohne kompensatorische Pause. Zeitschr. f. klin. Med. Bd. 53. 1904.
Wenckebach, K. F., Zur Analyse des unregelmäßigen Pulses. IV. Über den Pulsus alternans. Zeitschr. f. klin. Med. Bd. 44. 1901.
— Die Arrhythmie als Ausdruck bestimmter Funktionsstörungen des Herzens. Leipzig 1903.
— Beiträge zur Kenntnis der menschlichen Herztätigkeit. Arch. f. Anat. u. Physiol. I. 1906, 1907, 1908.
— Über pathologische Beziehungen zwischen Atmung und Kreislauf. Volkmanns Vortr. Serie XVI. Nr. 461. 1907.
— Beobachtungen bei exsudativer und adhäsiver Perikarditis. Zeitschr. f. klin. Med. Bd. 71. 1910.
— Über eine kritische Frequenz des Herzens bei paroxymaler Tachykardie. Deutsche Arch. f. klin. Med. Bd. 101. 1910.
— The effects of digitalis on the human heart. Brit. med. Journ. 1910.
Young and Hewlett, The normal pulsation within the oesophagus. The Journ. of med. Recherch. 16. 1907. 3.
Zwaluwenburg and Agnev, Some details of the auricular pressure curves of the dog. Heart. 1912. 3. p. 343.

Physikalisch-diagnostische Symptomengruppen.

Die nachstehenden kurzen Skizzen sollen die verschiedenen, infolge der systematischen Behandlung auseinandergerissenen Krankheitserscheinungen zu Bildern zusammenraffen, wie die Praxis sie uns täglich zu bieten pflegt. An einigen Beispielen soll die Synthese einer klinischen Krankheitseinheit aus den zahlreichen diagnostischen Bausteinen durchgeführt werden, um der Darstellung dieses Buches einen möglichst engen Anschluß an die tägliche Arbeit am Krankenbette zu geben. Irgendwelche Vollständigkeit wird nicht erstrebt, die ist in den Lehrbüchern der speziellen Pathologie dieses Gebietes zu suchen.

Die Herzklappenfehler.

Das Herz ist eine Pumpe, die Klappen ihre Ventile; ein Defekt an einer Klappe ist wie der Fehler eines Pumpenventils als ein mechanisches Problem aufzufassen, dessen Folgen nach physikalischen Gesetzen erschlossen werden können. Das Herz ist aber keine seelenlose Maschine von gegebener Größe und Leistungsfähigkeit, sondern sie ist wie eine Maschine in den Händen eines klugen Arbeiters, sie schafft je nach der ihr obliegenden Arbeit einmal in rascherem, ein anderes Mal in langsamerem Tempo, bald vergrößert, bald verkleinert sie die Kolbenschläge, aber stets arbeitet das Herz so, daß es sich seiner Aufgabe am besten anpaßt. Wir stehen hier vor einer automatischen Regulieruug mechanischer Tätigkeit, die unsere größte Bewunderung erweckt und mit angespannter Aufmerksamkeit beobachtet werden muß, um uns zum Verständnis der verschiedenen Störungen der Herztätigkeit Zugang zu verschaffen.

Das Herz hat eine bestimmte Blutmenge gegen einen bestimmten Widerstand auszuwerfen. Darin sind die beiden wichtigsten Bedingungen für die Herzarbeit gegeben: die im Herzen befindliche Blutmenge, d. h. die Füllung oder Belastung des Herzens, und der in der Aorta herrschende Widerstand oder wie man diesen Widerstand auch nennen kann, die Überbelastung, d. h. die Belastung, die über die von der Füllung ausgeübte Belastung vom Herzen gehoben werden muß. Unter sonst gleichen Verhältnissen haben diese Bedingungen folgenden Einfluß auf die vom Herzen geförderte Blutmenge, das sog. Schlagvolumen des Herzens. Das vom Ventrikel ausgeworfene Blutvolum steigt mit Zunahme, sinkt mit Abnahme der Belastung (Füllung, Anfangsspannung); steigt mit Abnahme und sinkt mit Zunahme der Überbelastung (Widerstand). Natürlich gibt es eine Grenze, wo eine Steigerung der Füllung und damit der Anfangsspannung keine Steigerung des Schlagvolumens mehr macht, weil die Grenze der absoluten Kraft des Herzmuskels erreicht ist. Mit dem Umstand, daß zu Beginn der Kammersystole ein hoher Druck auf den Semulinarklappen lastet, hängt noch eine Besonderheit der Herzkontraktion zusammen, die nicht unerwähnt bleiben darf. Bis zur Öffnung der Semilunarklappen tritt kein Blut aus den Kammern aus, die Muskelfasern der Kammern steigern während dieser Zeit wohl ihre Spannung, aber sie verkürzen sich nicht; mit anderen Worten, während der Anspannungszeit vollführt der Herzmuskel eine isometrische Zuckung. Sobald die Semilunarklappen sich öffnen, strömt das Blut aus, die Herzfasern verkürzen sich, ohne bedeutende Spannungsänderung; der Muskel vollführt der Hauptsache nach eine isotonische Zuckung. Eine wichtige Rolle spielt ferner bei der Herztätigkeit · das sog. Restblut. Die Kammern treiben bei jeder Systole ihren Inhalt nicht völlig in die großen Gefäße, sondern ein gewisser Rückstand, das Restblut, bleibt in den Kammern. Die Menge des Restblutes wechselt nach den besonderen Arbeitsbedingungen; Verringerung der diastolischen Füllung setzt die Menge des Restblutes herab, Steigerung der diastolischen Füllung steigert die Menge des Restblutes. Auch die Höhe des Widerstandes, der Überbelastung, ist von Einfluß auf das Restblut. Wir haben schon gehört, Erhöhung der Überbelastung vermindert das Schlagvolumen; nun wird aber gleichzeitig durch Erhöhung der Überbelastung die Menge des Restblutes und damit die Füllung des Herzens gesteigert. Steigerung der Füllung aber steigert das Schlagvolumen. Eine Steigerung der Überbelastung muß also gleichzeitig das Schlagvolumen steigern und herabsetzen. Halten sich beide Einflüsse die Wage, und das wird bei leistungsfähigen Herzen der Fall sein, so bleibt das Schlagvolumen das Gleiche, aber es geht von einer größeren Anfangsfüllung aus. Erhöhung der Arbeitsanforderung an das Herz, sei es durch Steigerung der Füllung oder des Widerstandes, trägt die Bedingung ihrer Erfüllung also in sich; so ist es erklärlich, daß das Herz sich unmittelbar und augenblicklich auf wechselnde Ansprüche einstellen kann, daß es eine weitgehende Anpassungsfähigkeit für die von ihm verlangten Arbeitsleistungen hat. Betrachten wir in diesem Zusammenhange die Vorhofssystole, so leuchtet ein, daß nicht nur die durch sie vermittelte Stellung der Klappen und die möglichst vollständige Füllung der Kammern, sondern auch die damit gleichzeitig erfolgende Steigerung der Anfangsspannung für die Arbeitsleistung der Kammern von wesentlicher Bedeutung ist; wir verstehen, daß eine nicht rechtzeitig einsetzende Vorhofssystole oder gar ein Ausfall der Vorhofskontraktionen (Flimmern) die Leistungsfähigkeit der Kammern in bedeutendem Maße beeinträchtigen muß.

Mit steigendem Widerstand wird der Anstieg und Abstieg der Kammerdruckkurve steiler, die Anspannungszeit dementsprechend kaum oder nicht verlängert, dagegen steigt die Dauer der Austreibungszeit mit steigendem Widerstand und steigender Füllung, eine Tatsache, die vielleicht von Bedeutung für die Erklärung der klinischen Beobachtung ist, daß Hypertonien und Aortenstenosen mit auffallend langsamem Puls einherzugehen pflegen. Hat das Herz längere Zeit eine erhöhte Arbeit zu leisten, so nehmen die Teile an Masse zu, denen die Mehrarbeit zufällt, es tritt Hypertrophie ein. Die Wirkung der Hypertrophie auf die Arbeitsweise des Herzmuskels kann man sich in doppelter Weise vorstellen: entweder das hypertrophische Herz erreicht von einer niedrigeren Anfangsspannung aus den gleichen Enddruck wie ein nicht hypertrophisches oder aber es wird ein höherer Enddruck erreicht als beim nichthypertrophischen Herzen, jedoch von einer höheren Anfangsspannung aus. Kann der Herzmuskel die von ihm geforderte Arbeit nicht mehr bewältigen, dann entleeren sich die Kammern ungenügend, d. h. das Restblut steigt, der bei der Systole erreichte maximale Druck sinkt und der ganze Druckablauf wird träger: das Blut staut sich im Herzen. Dabei muß sich das Herz erweitern, oder was dasselbe heißt, es muß die Anfangsspannung zunehmen. Da aber Steigerung der Anfangsspannung zu einer Steigerung der Herzarbeit führt — so lang die Anfangsspannung nicht eine Überdehnung des Herzens hervorruft — so ist die Herzerweiterung bis zu einem gewissen Grade als Kraftquelle und Kompensationsvorgang gegenüber gesteigerten Anforderungen zu betrachten.

Eine einmalige größere Arbeit wird vom Herzen geleistet durch seine Reservekraft, d. h. durch die Steigerung an äußerer Arbeit, die über das Durchschnittsmaß auf Grund vermehrter Anfangsspannung und -füllung, vermehrten Widerstandes und vermehrter Schlagzahl aufgebracht werden kann. Eine dauernde Arbeitsvermehrung führt zur Hypertrophie und Dilatation, deren Wirkung auf die Arbeit des Herzens schon angedeutet worden ist. Die Gesamtwirkung der unter diesen Umständen tätigen Kräfte wird als Kompensation bezeichnet, ihr Versagen als Dekompensation.

Nachdem wir so die wichtigsten Begriffe aus dem Gebiet der Dynamik des Herzens kennengelernt haben, wie sie vor allem durch O. Frank und nach ihm für klinische Zwecke von Moritz und H. Straub entwickelt worden sind, wollen wir zur Besprechung der wichtigsten Klappenfehler übergehen.

Die Aortenstenose.

Wird im natürlichen Kreislauf oder am Herzlungenpräparat plötzlich eine Aortenstenose herbeigeführt, so tritt zunächst als primäre, vorübergehende Folge eine starke Erweiterung der linken Kammer durch Steigerung des systolischen Rückstandes ein mit bedeutender Verminderung des Schlagvolumens. Sehr bald erreichen die Schlagvolumina der linken Kammer aber wieder ihre alte Größe. Eine erhebliche Erhöhung der Anfangsfüllung und -spannung in der linken Kammer und dem linken Vorhof bleibt jedoch bestehen als Kraftquelle für die durch die Stenose erforderte Mehrarbeit. Die Pulsamplitude des Aortenpulses ist während der Stenose verringert. Das rechte Herz zeigt, solange Kompensation besteht, keine Veränderungen seiner Arbeitsform als unmittelbare Folge der Aortenstenose. Die durch den Klappenfehler dem großen Kreislauf entzogene Blutmenge sammelt sich im linken Herzen und in der Lunge. Die Aortenstenose führt also im Versuch primär zu einer Erweiterung des linken Herzen; diese Erweiterung bietet die Grundlage für die Leistung der Arbeitssteigerung, die durch den Klappenfehler hervorgerufen wird. Ganz im Gegensatz zu diesem Befund lehrt die Klinik, daß reine Aortenstenosen Schulbeispiele für solche Klappenfehler seien, bei denen nur eine Hypertrophie ohne Dilatation auftrete. Diese Auffassung bedarf auf Grund der neuen experimentellen Untersuchungen nun wohl einer Korrektur. Wir müssen annehmen, daß auch bei der klinischen Aortenstenose zunächst eine Erweiterung eintritt, mag sie auch gering sein. Gleichzeitig setzt aber infolge der Arbeitssteigerung eine Hypertrophie des linken Herzens ein, die das Herz offenbar befähigt, ohne erhebliche Steigerung der Anfangsfüllung lange Zeit hindurch und in weitgehendem Maße die Mehrarbeit zu bewältigen.

Freilich hat wie gesagt die Entwicklung der Hypertrophie stets eine entsprechende Steigerung der Anfangsfüllung und -spannung als Vorläufer zur Voraussetzung, doch bleibt diese gering. Erst wenn die Hypertrophie an der Grenze des unter diesen Bedingungen Möglichen angelangt ist, tritt eine stärkere Erweiterung des Herzens mit weiterer Erhöhung der Anfangsspannung und -füllung als neue Kompensationsmöglichkeit auf den Plan, die aber klinisch nicht sehr gern gesehen wird, da sie den Anfang vom Ende bedeutet. Wir haben danach bei der Aortenstenose zunächst die Zeichen einer leichteren, später die Zeichen einer bedeutenden Vergrößerung des linken Herzens mit Massenzunahme zu erwarten. Die Herzfigur ist besonders nach links unten, d. h. in ihrem Längsdurchmesser vergrößert, der Herzstoß rückt nach unten und außen, ist erschütternd und auch hebend. Man hört an der Herzbasis, zumal über dem Brustbein in der Höhe des Ansatzes der 3. Rippe (Erbscher Punkt), ein auffallend lautes systolisches Geräusch, das in seiner Ausbreitung vorwiegend den großen Gefäßstämmen der Aorta folgt. In der Regel hat das Geräusch eine Stärke, die es fortgeleitet über dem ganzen Herzen hörbar macht. In den Halsschlagadern ist das Geräusch nicht selten auch als Schwirren fühlbar, doch hüte man sich durch zu starken Druck mit dem Finger oder Hörrohr künstlich Schwirren zu erzeugen. Ist der 1. Herzton deutlich, so kann man zuweilen wahrnehmen, daß das Geräusch, etwas später einsetzt (um die Dauer der Anspannungszeit = etwa 0,07—0,08 Sek.) als der erste Ton (v. Noorden). Der Radialpuls ist in ausgesprochenen Fällen klein und träg, seine Schlagzahl niedrig. In den späteren Stadien des Herzfehlers ist auch das rechte Herz an den Folgen der veränderten Zirkulationsverhältnisse weitgehend beteiligt.

Die Aorteninsuffizienz.

Eine plötzlich gesetzte Aorteninsuffizienz im Herzlungenpräparat bewirkt nach H. Straub eine erhebliche Zunahme der Pulsamplitude des Aortenpulses (Pulsus altus et celer). Das Schlagvolumen der linken Kammer kann um die Hälfte des ursprünglichen Schlagvolumens (in den Versuchen Straubs um 56%) vergrößert werden. Die Kraft zur Beförderung dieser vermehrten Blutmenge erhält das linke Herz durch Erhöhung der Anfangsfüllung und Anfangsspannung; jedoch ist diese Erhöhung im Vergleich zur Aortenstenose erstaunlich gering und wird nicht, wie bei der Aortenstenose, durch Steigerung der Restblutmenge erreicht. Das rechte Herz zeigt, solange Kompensation besteht, keine Veränderungen seiner Arbeitsverhältnisse, der Blutgehalt der Lunge wurde nicht vermehrt. Die zum Ausgleich einer Aorteninsuffizienz erforderliche Mehrarbeit wird demnach sehr leicht durch eine geringfügige Erweiterung (Steigerung der Anfangsspannung und -füllung) des linken Herzens ohne Steigerung der Restblutmenge aufgebracht. Diese Befunde stehen wieder mit der üblichen klinischen Lehre in Widerspruch, daß bei der Aorteninsuffizienz besonders ausgesprochene Erweiterungen des linken Herzens das Bild beherrschen. Zum guten Teil stützt sich die klinische Lehre wohl auf die Überlegung, daß bei der Aorteninsuffizienz ein erheblich vergrößertes Schlagvolumen befördert und daß deshalb eine entsprechende Erweiterung der linken Kammer erwartet werden müsse. Wer aber am Röntgenschirm den geringfügigen Unterschied zwischen systolischer und diastolischer Herzgröße gesehen hat, wird, wie H. Straub bemerkt, den geringen dilatierenden Einfluß eines vergrößerten Schlagvolumens richtig einzuschätzen wissen. Sehr gut paßt dagegen zu den Ergebnissen des Tierexperimentes die klinische Erfahrung, daß Aorteninsuffizienzen sehr leicht und für lange Zeit auffallend gut kompensiert werden. Viele Jahre hindurch kann die Hypertrophie der Herzmuskulatur die Mehrarbeit ohne ungewöhnliche Heranziehung erhöhter Anfangsfüllung und -spannung, d. h. ohne wesentliche Herzerweiterung bewältigen. Kommt es zu diesem letzten Mittel, so muß bedacht werden, daß gerade bei der Aorteninsuffizienz mit kleinen Steigerungen der Anfangsspannung und -füllung viel erreicht werden kann. Dieser langsame Verlauf führt schließlich dazu, daß die äußerste Grenze der überhaupt möglichen Erweiterung erreicht wird. Dann ist aber aus dem Herzen auch gar nichts mehr herauszuholen und damit übereinstimmend lehrt die klinische Erfahrung, daß das Ende von Aorteninsuffizienzen meist nach Art einer Katastrophe über die Kranken hereinzubrechen pflegt.

Die Herzfigur der Aorteninsuffizienz wird beherrscht durch die Erweiterung des linken Herzens. Da eine Hypertrophie ohne Dilatation keine deutlichen Veränderungen der Herzdämpfung gibt, so wird man anfangs keine sichere Vergrößerung der Herzfigur nachweisen können. Allmählich treten aber die Erscheinungen einer Vergrößerung des linken Herzens hervor, später, zur Zeit schwerer Dekompensation, wird auch das rechte Herz in Mitleidenschaft gezogen. Der Herzstoß rückt mehr und mehr nach außen und unten, in den 6., ja in den 7. Zwischenrippenraum bis zur vorderen, mittleren oder auch hinteren Achsellinie; dabei wird häufig die ganze Gegend des Herzstoßes vorgewölbt (voussure). Der Herzstoß ist hebend, verbreitert. Daß aus der Stärke des Herzstoßes kein zuverlässiger Schluß auf die Herzkraft gezogen werden kann, braucht wohl kaum gesagt zu werden. Schon den älteren Forschern war ja der Widerspruch zwischen starkem Herzstoß und schwachem Puls als schlechtes Zeichen bekannt. Das Röntgenbild bestätigt die durch die Perkussion gefundene Vergrößerung des linken Herzens und zeigt außerdem häufig eine deutliche Erweiterung des Brustteils der Aorta; nicht selten entspricht dieser Erweiterung eine Schallabschwächung über und neben dem Brustbein. Bei der Auskultation hört man über dem Sternalwinkel des zweiten und dritten rechten Zwischenrippenraumes und dem benachbarten Teil des Brustbeins ein diastolisches Geräusch, das an der angegebenen Stelle am lautesten zu sein und von hier aus nach den verschiedenen Richtungen abzunehmen pflegt. Die Stärke des Geräusches ist sehr wechselnd, häufig hört man es im Stehen besser als im Liegen; über den Umfang des Klappenfehlers sagt die Stärke und der Charakter des Geräusches nichts Vertrauenswürdiges aus. Der zweite Aortenton kann fehlen, er kann aber auch zu hören, ja verstärkt sein. Sehr oft ist neben dem diastolischen ein systolisches Geräusch wahrnehmbar, das zum Teil auf Veränderungen der Aortenklappen (Rauhigkeiten, Starrheit) ohne eine irgendwie in Betracht kommende Stenose zurückzuführen sein mag, das zum Teil aber auch auf wirklichen Stenosen beruhen wird. Der Radialpuls ist altus et celer; Hohlhandpochen, Karotidenschlagen, Kapillarpuls an Stirn, Fingernageln, Gaumenbogen, Augenhintergrund; Traubescher Doppelton, Durosiezsches Doppelgeräusch, Auf- und Absteigen des Kehlkopfes infolge Zuges des stark pulsierenden Aortenbogens an der Bifurkation (Oliver-Cardarellisches Symptom); in späteren Stadien Leber- und Milzvergrößerung, zuweilen pulsierend; schließlich das Bild allgemeiner Herzschwäche aber mit auffallend geringer Neigung zu wassersüchtigen Anschwellungen; Atemnot und Zyanose der blassen Haut; das sind die Erscheinungen, die im Vordergrunde des Krankheitsbildes stehen.

Die Mitralstenose.

Eine plötzliche Verengerung der Mitralklappe bewirkt im Tierversuch eine sehr starke Drucksteigerung im linken Vorhof; soll ein normaler Kreislauf aufrecht erhalten werden, so muß der Druck so hoch steigen, daß er die regelrechte Blutmenge in die linke Kammer treibt.

Die Arbeitsbedingungen der linken Kammer ändern sich unter diesen Umständen nicht. Sehr bemerkenswert ist, daß sich die starke Druck- und Füllungszunahme im linken Vorhof wohl in die Lungenvenen, aber nicht über das Kapillarsystem der Lunge hinaus in die Arteria pulmonalis oder gar in das rechte Herz geltend macht, so weit die bis jetzt vorliegenden Versuche ein Urteil gestatten (H. Straub). Die klinische Lehre, daß sich die Druckerhöhung im linken Vorhof bei der Mitralstenose in das rechte Herz fortsetze und zu der Herzhypertrophie führe, die bei Mitralstenosen das rechte Herz darzubieten pflegt, bedarf also noch weiterer Forschung. Es ist wohl möglich, daß die Beteiligung des rechten Herzens nicht zu Beginn des Leidens, aber doch verhältnismäßig früh eintritt. Denn die Möglichkeit durch Hypertrophie die Arbeitsvermehrung zu bewältigen, wird ja für den linken Vorhof nur ziemlich kurze Zeit gegeben sein, da jede Hypertrophie ihre innere Grenze in der Masse der ursprünglich vorhandenen Bausteine hat; die Bäume würden sonst ja in den Himmel wachsen, wenn man es von ihnen verlangen würde.

Für die Mitralstenose ist besonders wichtig die Erweiterung der Herzfigur in der Gegend des linken Vorhofes. Die linke Kammer braucht theoretisch überhaupt keine Veränderungen zu zeigen. Es kann aber wohl vorkommen, wenn infolge des Klappenfehlers die körperliche Bewegungsfähigkeit und damit die Anforderungen an die linke Kammer sehr eingeschränkt werden, daß die linke Kammer atrophisch gefunden wird. Umgekehrt wird man in Fällen, wo normale Lebensbedingungen inne gehalten werden konnten, eine normale linke Kammer, in Fällen, wo eine Mitralinsuffizienz vor oder neben der Mitralstenose angenommen werden muß, eine Vergrößerung der linken Kammer antreffen (D. Gerhardt). Eine Erweiterung der Herzfigur nach rechts ist vorzugsweise auf eine Dehnung des rechten Vorhofs zu beziehen, eine Vergrößerung der rechten Kammer wird man aus dem Vorrücken der linken und oberen Grenze sowie aus dem Verhalten der epigastrischen Pulsation erschließen. Der Herzstoß liegt in leichten Fällen an normaler Stelle, in schwereren Fällen ist er ein oder mehrere Zentimeter nach außen verlagert. Sehr bezeichnend ist das über dem Herzstoß fühlbare Schwirren (fremissement cataire Laennecs). Die Auskultation ergibt an der Herzspitze meist einen auffallend lauten ersten Ton, einen zweiten Ton und ein dem Schwirren entsprechendes diastolisches Geräusch. Dieses Geräusch entsteht entweder gleichzeitig mit dem zweiten Ton und überdauert den zweiten Ton um eine gewisse Zeit (protodiastolisches Geräusch) oder es setzt vor dem ersten Ton mit dem Beginn der Vorhofssystole ein (präsystolisches Geräusch); bald ist nur das eine, bald nur das andere, bald beide Geräusche hörbar. Über den Charakter des Geräusches (ob crescendo oder decrescendo) streiten, bringt uns kaum weiter, denn einerseits liegen die mechanischen Bedingungen der Blutströmung, wie früher schon erwähnt, recht kompliziert, andererseits ist der subjektive Gefühlseindruck wenig zuverlässig. Ein Geräusch, das mit einem Ton endigt (das präsystolische), macht z. B. sehr leicht den Eindruck eines Crescendogeräusches, auch wenn die graphische Aufnahme von diesem Crescendo nichts erkennen läßt (Lewis). Diese Tatsache wird auch von D. Gerhardt durch eine hübsche Beobachtung bestätigt. In einem Fall von Vorhofsflimmern bei Mitralstenose bestand ein protodiastolisches Geräusch (natürlich, denn ein präsystolisches, auf der Vorhofssystole beruhendes Geräusch ist bei Vorhofsflimmern nicht möglich); setzte nun einmal, was bei der unregelmaßigen Kammertätigkeit leicht möglich war, der erste Ton vor dem Ablauf des protodiastolischen Geräusches ein, so entstand der Eindruck, als ob der letzte Teil des Geräusches vor dem Ton an Stärke zunehme. Häufig ist das Mitralgeräusch besonders deutlich im 2. oder 3. linken Zwischenrippenraum hörbar, offenbar weil das an der Brustwand dicht anliegende linke Herzohr die Schallerscheinung besonders gut fortleitet. Hier und an der Herzspitze hat das Geräusch seine größte Stärke. Es muß bemerkt werden, daß das Geräusch oft so leise ist, daß es besonderer Kunstgriffe bedarf, um es hörbar zu machen (Kniebeugen oder andere Bewegung, Husten u. dgl.). Eine sehr konstante Erscheinung der Mitralstenose ist die Verstärkung des 2. Pulmonaltones. Die Erklärung dieser Erscheinung ist jedoch nicht ganz einfach. In vorgeschritteneren Fällen, wo eine Drucksteigerung in der Arteria pulmonalis angenommen werden darf, ist eine Verstärkung des 2. Pulmonaltones ja selbstverständlich. Aber in geringfügigen, gut kompensierten Fällen ist eine Verstärkung nicht ohne weiteres begründet; mir scheint auch, daß tatsächlich in solchen Fällen eine wirklich deutliche Verstärkung häufig fehlt, zumal wenn man in Betracht zieht, daß der 2. Pulmonalton bei jüngeren Personen an und für sich schon etwas lauter ist als der 2. Aortenton. Verdoppelung des 2. Tones, kleiner, rascher, häufig unregelmäßiger Puls (Vorhofsflimmern), starke Neigung zu Stauungserscheinungen (Ödemen, Zyanose, Lungeninfarkten, Stauungsblutungen, Venenüberfüllung) vervollständigen das Bild der Mitralstenose in seinen Hauptzügen.

Die Mitralinsuffizienz.

Durch eine Mitralinsuffizienz im Versuch werden die Arbeitsverhältnisse des rechten Herzens nicht verändert, solange Kompensation herrscht. Anfangsfüllung und -spannung werden im linken Vorhof sehr stark erhöht. In Versuchen von H. Straub wurde das Schlagvolumen der linken Kammer um 52% des Ausgangswertes, die Menge des Restblutes um 78% des ganzen Schlagvolumens, die Anfangsfüllung um 130% des Schlagvolumens gesteigert. Diese gewaltige Beanspruchung der Kraft des linken Ventrikels wird nur zum geringeren Teil zur Beförderung des erhöhten Schlagvolumens benötigt, der größere Teil wird verbraucht zum Ausgleich der sehr ungünstigen Arbeitsbedingungen, die durch die Mitralinsuffizienz geschaffen werden. Wir haben schon gesagt, daß beim gesunden Herzen der erste Teil der Kammersystole zu einer sehr rasch erfolgenden Spannungszunahme und einer rapiden Steigerung des intraventrikulären Druckes verwendet wird; wir bezeichnen diesen Teil als Anspannungszeit oder Verschlußzeit, weil während der Zeit alle Klappen geschlossen sind. Die Kammermuskulatur kontrahiert sich um die von ihr umfaßte inkompressible Blutmasse ohne die Möglichkeit sich zu verkürzen, es erfolgt nur Spannungszunahme der Kammermuskulatur ohne Verkürzung, Druckzunahme ohne Bewegung. Infolgedessen wird sehr rasch der intraventrikuläre Druck den Aortendruck erreichen, den Verschluß der Aortenklappen sprengen und das Blut in die Aorta hineintreiben. Bei der Mitralinsuffizienz gibt es keine Verschlußzeit des linken Herzens, gleich zu Beginn der Kammersystole entweicht Blut nach dem linken Vorhof; abgesehen von der Blutmenge, die dem für die Aorta bestimmten Schlagvolumen dadurch verloren geht, tritt ein großer Spannungsverlust, eine starke Verlangsamung des Steigens des intraventrikulären Druckes und Herabsetzung des Enddruckes ein. Bei gleichbleibender Dauer der Systole muß dadurch eine unheilvolle Verkürzung der Austreibungszeit eintreten. Um trotz des Rückflusses durch die schlußunfähige Mitralklappe den zur Austreibung des Blutes in den großen Kreislauf nötigen Blutdruck herzustellen, bedarf es einer besonders großen Steigerung der Anfangsfüllung und Anfangsspannung, die im wesentlichen durch eine Vermehrung der Restblutmenge geliefert wird. Was von dem durch die Mitralis zurückströmenden Blut keinen Platz im linken Vorhof findet, sammelt sich in den Lungenvenen an, die offenbar wie ein Schwamm die Fähigkeit haben, große Blutmengen zu speichern, denn zur Zeit der Kompensation zeigt, wie erwähnt, das rechte Herz keine sicheren Veränderungen seiner Arbeitsbedingungen.

Von allen Klappenfehlern des linken Herzens stellt hiernach die Mitralinsuffizienz die größten Anforderungen an die Reservekraft des Herzens. Nehmen wir an, daß ein hypertrophischer Muskel imstande ist, von verhältnismäßig niedriger Anfangsfüllung und -spannung aus, einen normalen Enddruck zu erzielen, so können wir uns wohl vorstellen, daß die Erweiterung des linken Herzens durch Hypertrophie der Muskulatur beschränkt werden wird, bis schließlich die Hypertrophie ihr Ende findet und das letzte Stadium der Krankheit in derselben Weise wie bei den anderen Klappenfehlern anbricht. Nach den Sektionsbefunden muß man annehmen, daß die mechanischen Bedingungen der Mitralinsuffizienz einer weitgehenden Hypertrophie weniger günstig sind als die Aortenfehler, da bei Aortenfehlern stärkere Grade von Hypertrophie gefunden werden. Daß zur Zeit von Dekompensationen das rechte Herz an den Kreislaufstörungen teilnehmen wird, braucht wohl nicht hervorgehoben zu werden. Wegen der geringeren Hypertrophie des linken Herzens ist es möglich, daß das rechte Herz verhältnismäßig frühzeitig in Mitleidenschaft gezogen wird.

Die Herzfigur wird in den ersten Stadien eine Erweiterung der linken Kammer und des linken Vorhofes, später auch des rechten Herzens aufweisen und zwar infolge der geschilderten Verhältnisse eine ziemlich gleichmäßige Beteiligung aller Herzabschnitte, so daß das Herz eine mehr rundliche Form annimmt. Der Herzstoß ist verbreitert und nach außen gerückt, zuweilen schwirrend. Die Auskultation ergibt ein systolisches Geräusch an der Herzspitze und an der Herzbasis (linker Sternalwinkel des 2. Zwischenrippenraumes); das Geräusch pflegt an der Spitze zu überwiegen, wird aber auch zuweilen deutlicher an der Herzbasis gehört, wohl infolge einer Verbesserung der Fortleitung durch die Erweiterung des linken Vorhofes (Naunyn, Curschmann). Manche Forscher glauben allerdings dieses Basisgeräusch auf eine Kompression der Arteria pulmonaris zurückführen zu sollen; die Blutfülle und Drucksteigerung in dieser Region bei Mitralfehlern soll der Entstehung eines solchen akzidentellen Geräusches besonders günstig sein (D. Gerhardt). Der zweite Pulmonalton pflegt verstärkt zu sein aus denselben Gründen, die bei der Mitralstenose erörtert sind. Der Puls ist von regelrechter Beschaffenheit, solange keine Dekompensation besteht; in späteren Stadien wird er klein, häufig unregelmäßig infolge von Vorhofsflimmern, es tritt allgemeine Stauung ein (Bronchitis mit Herzfehlerzellen und gelegentlichen Blutbeimengungen, Lebervergrößerung, Durchfälle, Zyanose, Atemnot, Venenüberfüllung, Wassersucht).

Die Differentialdiagnose zwischen Mitralinsuffizienz und akzidentellen Geräuschen ist häufig recht schwierig oder auch nicht möglich. Die Herzdämpfung gibt nur in vorgeschritteneren Fällen sichere Handhaben für eine Unterscheidung, das leistungsfähigere Röntgenverfahren wird schon früher ein Urteil gestatten, aber in frühen Stadien auch versagen.

Der Sitz des Geräusches pflegt bei akzidentellen Geräuschen vorwiegend über der Pulmonalis zu sein und von hier ziemlich gleichmäßig nach allen Seiten abzunehmen; an der Herzspitze ist es meist nicht oder nur sehr leise fortgeleitet hörbar. Bei der Mitralinsuffizienz ist demgegenüber die Lautheit des Geräusches über der Herzspitze bemerkenswert. Wichtiger ist es, sich zu fragen, ob die Bedingungen für die Entstehung von akzidentellen Geräuschen gegeben sind: Anämie, Chlorose, Dünnwandigkeit der Gefäße, Beschleunigung der Blutströmung, Inkonstanz des Geräusches, Alter, Geschlecht, Konstitution, vorausgegangene Überanstrengungen (Kriegsdienst) — alles das will in Betracht gezogen sein. Sehr wichtig ist die Herzphase, in die das Geräusch fällt; systolische Geräusche sind bekanntlich häufig akzidentell, diastolische nach der gangbaren Meinung sehr selten. Diesem letzten Satz kann ich nun nicht zustimmen. Es ist ganz auffallend, wie häufig man vorübergehend, wenn auch meist nur in Ausatmungsstellung, diastolische Geräusche über der Pulmonalis bei Feldsoldaten und auch bei Chlorosen findet, die nicht den geringsten Anhalt für einen organischen Klappenfehler bieten. Man kann wohl nicht umhin, diese diastolischen Geräusche als akzidentell aufzufassen, da man sonst zu Zahlen von organischen Klappenfehlern käme, die mit den bisher bekannten Sektionsergebnissen nicht in Übereinstimmung zu bringen sind. Die Verstärkung des 2. Pulmonaltones, wenn deutlich vorhanden, ist ein wertvolles Zeichen für Mitralfehler; in leichten Fällen, und die machen ja gerade die Schwierigkeiten, darf man nicht auf die Stärke des 2. Pulmonaltones bauen. Im ganzen darf man sagen, die Unterscheidung beginnender Mitralinsuffizienzen von akzidentellen Geräuschen ist sehr unsicher und häufig nicht möglich. Fortlaufende Beobachtung solcher Fälle wird früher oder später aber doch ein endgültiges Urteil gestatten.

Zusammengesetzte Klappenfehler

bieten naturgemäß der Diagnose größere Schwierigkeiten als einfache. In diesem Zusammenhange können unmöglich die einzelnen Möglichkeiten und ihre Erscheinungen durchgesprochen werden. Es ist das auch nicht nötig. Der denkende Untersucher, der sich die hier ausführlich behandelten grundsätzlichen Regeln zu eigen gemacht hat, nach denen die Herztätigkeit und ihre Abweichungen von der Norm zu beurteilen sind, wird sich im einzelnen Falle zunächst sein eigenes Bild von den vorliegenden Veränderungen machen, und dann in einem ausführlichen speziellen Lehrbuch oder bei erfahreneren Fachgenossen weitere Aufklärung suchen.

Die angeborenen Herzfehler

sollen hier im einzelnen nicht behandelt werden; die prinzipiellen Zirkulationsveränderungen, die bei der Insuffizienz oder Stenose der Klappen des rechten Herzens entstehen, stimmen überein mit den entsprechenden Klappenfehlern des linken Herzens. Auch die Persistenz des Ductus Botalli und die übrigen selteneren Mißbildungen mögen in den Lehrbüchern der Herzkrankheiten nachgelesen werden.

Herzbeutelerkrankungen.

Von Herzbeutelerkrankungen ist am häufigsten die Herzbeutelentzündung. Sehen wir von den unsicheren und wechselnden Empfindungen des Kranken ab, so tritt als erste Erscheinung Reiben über der Vorderfläche des Herzens auf, und zwar besonders in der Höhe des 2.—4. Zwischenrippenraumes über und links vom Brustbein. Der Rhythmus des Reibegeräusches kann wechseln, zweiteilig, dreiteilig (Lokomotivrhythmus) oder vierteilig sein, je nach der Beteiligung der verschiedenen Herzabschnitte, und ist von der Atmung unabhängig. Reibegeräusche in dieser Gegend, die nur während der Atmung oder bestimmter Atemphasen auftreten, dann allerdings im Rhythmus der Herztätigkeit erfolgen, sind als extraperikardiale oder pleuroperikardiale aufzufassen. Tritt im weiteren Verlauf der Krankheit ein Erguß auf, so zeigt sich das an bestimmten Veränderungen der Herzdämpfung, der Herzleberwinkel wird abgeflacht, die absolute Herzdämpfung rückt nach auswärts, die relative Dämpfung vergrößert sich nach links und nach oben, später auch nach rechts, der Herzstoß bleibt innerhalb der Dämpfungslinie an seinem gewohnten Ort liegen, bis er mit Zunahme des Ergusses meist immer schwächer und undeutlicher wird. Jetzt besteht schon eine auffallend große Dämpfungsfigur, die eine merkwürdig plumpe, der Herzform wenig entsprechende Helm- oder Dreiecksform zeigt und besonders nirgendwo eine deutliche Pulsation aufweist. Dabei kann das Reibegeräusch unverändert an der erwähnten ursprünglichen Stelle weiter bestehen, da die anatomischen Verhältnisse, wie früher besprochen, einem Zurücktreten des Herzens von der Brustwand nicht günstig sind. Die Herztöne sind in derselben Gegend, wenn sie nicht durch das Reibegeräusch übertönt werden, gut hörbar, über dem übrigen Herzen dagegen auffallend leise. Die Behinderung der Diastole des Herzens durch das Exsudat äußert sich nun in aufdringlichen Zeichen von Kreislaufsschwäche (kleiner, rascher Puls, Zyanose, Venenüberfüllung, Atemnot); dazu gesellen sich die durch Verdrängung der Nachbarorgane hervorgerufenen Symptome (Bambergsches Symptom z. B.). Mit der Aufsaugung des Ergusses bilden sich die geschilderten Erscheinungen zurück, doch treten an ihre Stelle dann nicht selten andere, die wir als Folgen von Herzbeutelverwachsungen zu deuten pflegen. Allgemeine Verminderung der Leistungsfähigkeit des Herzens (häufig wohl Folge gehemmter diastolischer Entfaltung), Neigung zu abdomineller Stauung (Folge von Verengerung der unteren Hohlvene durch Verwachsungen), Unverschieblichkeit der Lungenränder über dem Herzen (infolge von Pleuroperikarditis), Verminderung der Verschieblichkeit des Herzens bei Lagewechsel, negativer Herzstoß mit Einziehung der knöchernen Brustwandteile in der Gegend des Herzstoßes, diastolisches Vorschleudern des Herzstoßes (protodiastolischer Galopprhythmus), Anschwellen der Halsvenen während der Einatmung, diastolischer Kollaps der Halsvenen, Pulsus paradoxus. Eines ist sicher, es gibt Fälle von völliger Verklebung des Herzbeutels, in denen keines der genannten Zeichen vorhanden ist (Edens und v. Forster), in vielen Fällen wird daher die Diagnose von Herzbeutelverwachsungen nicht gestellt werden können. Andererseits gibt es Fälle, in denen durch besonders günstige Verhältnisse dieses oder jenes Zeichen sehr deutlich ausgesprochen ist. Das gilt vor allem vom negativen Herzstoß; findet man eine deutliche systolische Einziehung der Gegend des Herzstoßes mit Beteiligung der knöchernen Teile, dann darf man wohl sehr sicher auf Herzbeutelverwachsung diagnostizieren. Aber solche Fälle sind selten, es überwiegen bei weitem die Fälle, in denen kein zuverlässiges Zeichen durch die Verwachsungen erzeugt wird.

Literatur.

Man vergleiche zu dem letzten Abschnitt die bekannten Lehrbücher der physikalischen Diagnostik von

Brugsch und Schittenhelm, Ebstein, Edlefsen, Eichhorst, Eulenburg, Kolle und Weintraud, Geigel und Voit, Gerhardt, Guttmann, Sahli, Schmidt und Lüthje u. a.

sowie die Lehrbücher über Herzkrankheiten von:

Bamberger, Corvisart, Dusch, Friedreich, Hofmann, Hope, Jürgensen, Krehl, Külbs, Mackenzie, Oppolzer, Romberg, Senac, Stokes, Vierordt usw.

außerdem folgende Arbeiten:

v. Basch, Allgemeine Pathologie und Physiologie des Kreislaufs.

Mc Callum, The changes in the circulation in aortic insufficiency. The John Hopkins Hosp. Bull. 1911. July. Bd. 22. Nr. 244.

— On the mechanical effects of experimental mitral stenosis and insufficiency. Daselbst Bd. 17. p. 260.

Ebstein, Die Diastole des Herzens. Asher-Spiro, Ergebnisse. 1904. III. 2. 123.

Engelmann, Myogene Theorie und Innervation des Herzens. Die deutsche Klinik usw. IV. 215.

Engelmann und seine Schüler, Pflügers Arch. u. Arch. f. (Anat. u.) Physiol.

Frank, O., Zur Dynamik des Herzmuskels. Zeitschr. f. Biol. 32. 370. 1895.

— Zur Dynamik des Herzmuskels. Zeitschr. f. Biol. 41. 1901.

— Die Wirkung von Digitalis (Helleborein) auf das Herz. Sitzungsber. d. Gesellsch. f. Morphol. u. Physiol. in München. 1897. H. 2. S. 14.

v. Frey, Physiologische Bemerkungen über die Hypertrophie und Dilatation des Herzens. Deutsch. Arch. f. klin. Med. 1890. 46. 398.
— Untersuchung des Pulses. Berlin 1892. S. 94.
Friedreich, Zur Diagnostik der Herzbeutelverwachsung. Virchows Arch. 1864. 29. 3 u. 4.
Gerhardt, Zur Lehre von der Dilatation des Herzens. Kongr. f. inn. Med. 1913. Wiesbaden 238.
Hasenfeld, A. und E. Romberg, Über die Reservekraft des hypertrophischen Herzmuskels und die Bedeutung der diastolischen Erweiterungsfähigkeit des Herzens nebst Bemerkungen über die Herzhypertrophie bei Insuffizienz der Aortenklappen. Arch. f. exper. Pathol. u. Pharm. 39. 1897. 333.
de Heer, J. L., Die Dynamik des Säugetierherzens im Kreislauf in der Norm, bei Aortenstenose und nach Strophantin. Pflügers Arch. 148. 1912. S. 1.
Henderson, Y., The volume curve of the ventricles of the mammalian heart, and the significance of this curve in respect to the mechanics of the heart-beat and the filling of the ventricles. Amer. Journ. of Physiol. 161. 1906. p. 325.
Hirschfelder, The volume curve of the ventricles in experimental mitral stenosis and its relation to physical signs. The John Hopkins Hosp. Bull. 1908. XIX. Nr. 212.
Johansson, J. E. und Tigerstedt, R., Über die gegenseitigen Beziehungen des Herzens und der Gefäße. I. Skand. Arch. f. Physiol. Bd. 1. S. 331. 1889.
Krehl, Die Erkrankungen des Herzmuskels. Nothnagels Pathol. 1913. Bd. 15.
— Abhandl. d. sächs. Gesellsch. d. Wiss. math.-phys. Bl. XVII. 1890.
— Beitrag zur Pathologie der Herzklappenfehler. Deutsch. Arch. f. klin. Med. 46. 1890. S.454.
Krehl und Romberg, Arch. f. exper. Pathol. XXX. 157.
Kußmaul, Über schwielige Mediastino-Perikarditis und den paradoxen Puls. Berl. klin. Wochenschr. 1873. Nr. 37—39.
Lewy, B., Die Arbeit des gesunden und des kranken Herzens. Zeitschr. f. klin. Med. 31. 1897. S. 321 u. 520.
Lüderitz, C., Ablauf des Blutdrucks bei Aortenstenose. Zeitschr. f. klin. Med. 20. 1892. S. 374.
Marey, J. L., La circulation du sang. p. 75—77. Paris 1881.
Markwalder, J. und E. H. Starling, On the constancy of the systolic output under varying conditions. Journ. of Physiol. 48. 1914. S. 348.
Moritz, Die allgemeine Pathologie des Herzens und der Gefäße. In Marchand-Krehl, Handb. d. allgem. Pathol. Leipzig 1913.
— Über ein Kreislaufmodell. Deutsch. Arch. f. klin. Med. 66. 1899. S. 349.
Naunyn, Über den Grund, weshalb hin und wieder das systolische Geräusch bei Mitralinsuffizienz am lautesten in der Gegend der Pulmonalklappe zu vernehmen ist. Berlin. klin. Wochenschr. 17. 1868.
Nicolai, Die Mechanik des Kreislaufs in Nagels Handbuch. 1. 831.
Riegel, Die Diagnose der Perikardialverwachsung. Volkmanns Samml. klin. Beiträge. Nr. 177. 1879.
Rosenbach, O., Über artifizielle Klappenfehler. Arch. f. exper. Pathol. u. Pharm. 9. 1878. S. 1.
Schram, P. W., De Dynamica van het zoogdierenhart bij Aortainsufficientie. Proefschrift Utrecht 1915.
Schwarz, E., Zur Dynamik der Mitralinsuffizienz. Wien. klin. Wochenschr. 1905. Nr. 24. S. 632.
Skoda und Kolletschka, Über Perikarditis in pathologischer und diagnostischer Beziehung. Österr. med. Jahrbücher. Bd. 28. Wien 1839. S. 419.
Skoda, Über die Erscheinungen der Verwachsung der Herzens mit dem Herzbeutel. Zeitschr. d. Wien. Ärzte. April 1852. Sitzungsber. d. k. k. Akad. d. Wissensch. Nov. 1852.
Socin, Ch., Experimentelle Untersuchungen über akute Herzschwäche. Pflügers Arch. 160. 1914. 132.
Stadler, E., Mechanik der Klappenfehler. Ergeb. d. inn. Med. u. Kinderheilk. 5. 1910. S. 1.
Stewart, H. A., Experimental and clinical investigation of the pulse and blood pressure changes in aortic insufficiency. Arch. of intern. med. I. 1908. S. 102.
Straub, H., Dynamik des Saugetierherzens. I. Deutsch. Arch. f. klin. Med. 115. 1914. S. 531.
— Dynamik des Säugetierherzens. II. Dynamik des rechten Herzens. Deutsch. Arch. f. klin. Med. 116. 1914.
— Dynamik des rechten Herzens und des kleinen Kreislaufs. Verhandl. d. Deutsch. physiol. Gesellsch. Juni 1914. Zentralbl. f. Physiol. 28. 1914. Nr. 12.
— Das Tachogramm der Herzkammerbasis. Deutsch. Arch. f. klin. Med. 118. 1915. S. 214.
— Über den kleinen Kreislauf. I. Deutsch. Arch. f. klin.Med. 121. 1917. S. 394.
Tigerstedt, R., Neue Untersuchungen über die von dem linken Herzen ausgetriebene Blutmenge. Skand. Arch. f. Physiol. Bd. 19. S. 10. 1906.
— Lehrbuch der Physiologie des Kreislaufs. 1893. S. 142ff.

Die Untersuchung der Bauchorgane.

Anatomische Vorbemerkungen.

Die Regionen der Bauchgegend sind in Fig. 1 dargestellt. Klinisch begnügen wir uns häufig mit den etwas allgemeinen Bezeichnungen rechte oder linke

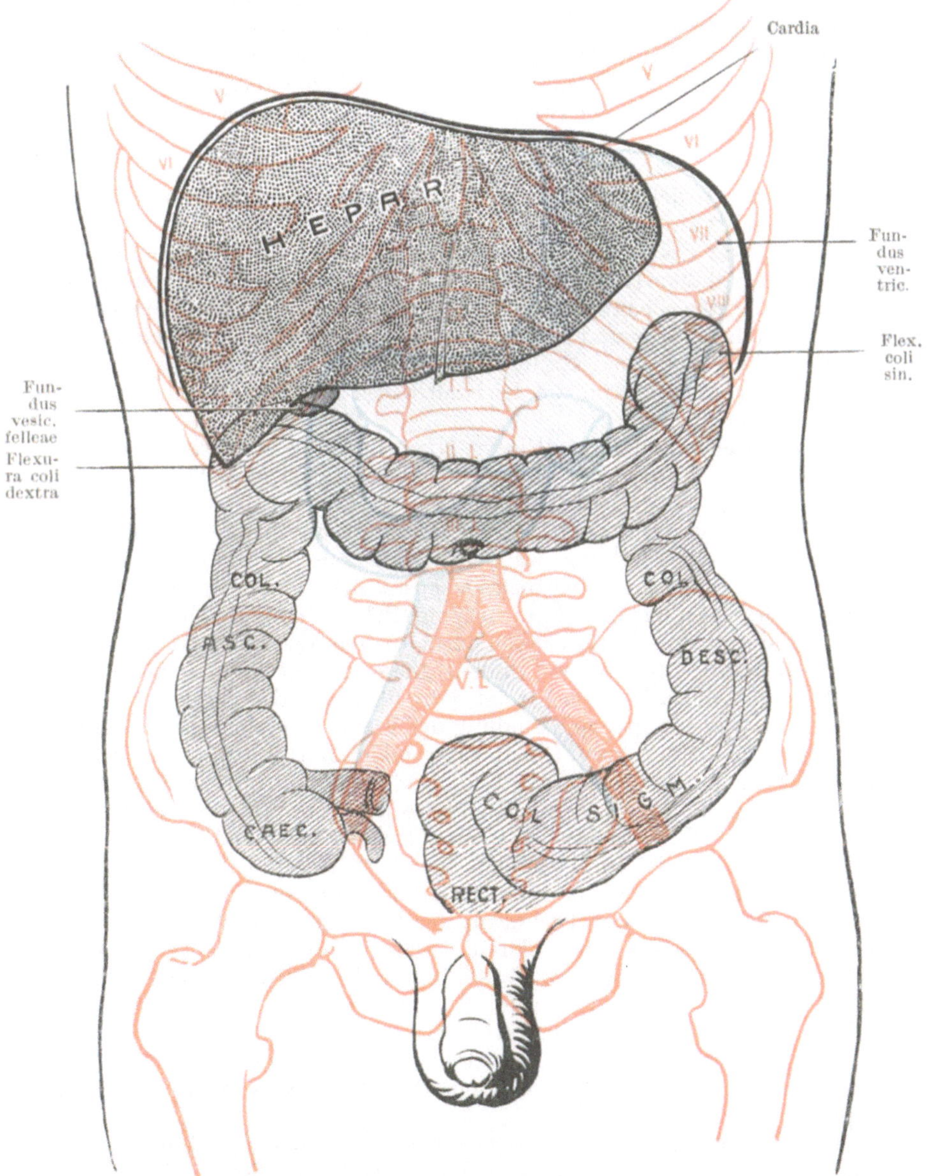

Fig. 232. Baucheingeweide, in ihrer Projektion auf die vordere Bauchwand. Schema nach His-Corning.

Oberbauchgegend und Unterbauchgegend, Weichen, Magengrube, Nabelgegend, Blasengegend.

Die Untersuchung der Bauchorgane durch die Inspektion und Perkussion erfaßt vor allem die den Bauchdecken nahen, d. h. oberflächlich gelegenen Teile. Von diesen ist zunächst zu nennen die Leber. Sie liegt mit ihrem oberen Teil in der Zwerchfellwölbung verborgen und ist hier von der Lunge überlagert. Unterhalb des unteren Lungenrandes legt sich die Leber unmittelbar der Rumpfwand an und ist hier für die Perkussion als völlig gedämpfte Zone nachweisbar. In der rechten Seite wird die Leber vom Rippenbogen überragt, von der rechten Brustwarzenlinie an tritt der untere Leberrand unter dem Rippenrand hervor, kreuzt die Mittellinie etwa in der Mitte zwischen Schwertfortsatz und Nabel und verschwindet dann wieder unter dem linken Rippenbogen (s. Fig. 232). Die Leber wird in ihrer Lage gehalten durch die unmittelbaren Verwachsungen zwischen der Rückseite des rechten Leberlappens und der unteren Fläche des Zwerchfells, durch den Druck der Baucheingeweide gegen die untere Fläche der Leber und den Druck der Bauchwand. Die als Ligamente bezeichneten Bauchfellduplikaturen (Lig. suspensorium und coronarium hepatis) spielen wegen ihrer Schwäche für die Befestigung der Leber keine Rolle. Unterhalb der unteren und seitlich von der linken Lebergrenze liegt der Magen unmittelbar der Rumpfwand an. Am meisten bemerkbar macht sich die Gegend der Magenblase zwischen Leber, Lunge, Milz und linkem Rippenbogen durch ihren tiefen klanghaltigen Schall (Traubescher Raum). Zwischen dem linkem Rippenbogen und der Nabelhorizontalen kann die Peristaltik des Magens sichtbar und fühlbar sein.

Im Winkel zwischen Lunge und linker Niere liegt die Milz, sie schiebt sich von hier nach vorn und unten vor, ihr oberer Abschnitt ist zum Teil von Lunge überlagert (Fig. 233).

Der Dickdarm beginnt in der rechten Unterbauchgegend, hier liegt das wichtige Cökum mit der Mündung des Ileums und dem Abgang des Wurmfortsatzes auf dem M. iliopsas in der rechten Fossa iliaca. Als Colon ascendens steigt von hier der Dickdarm bis zum unteren Pol der rechten Niere aufwärts und geht dann durch die Flexura coli dextra in den Querdarm über. Dieser zieht sich in die linke Seite bis zur linken Niere, macht hier einen scharfen Knick, die Flexura coli sinistra, und steigt dann als Colon descendens zur linken Fossa iliaca hinab und endigt, nach Bildung der Flexura sigmoidea, als Rektum im kleinen Becken. In den vom Dickdarm gebildeten Rahmen legen sich die Dünndarmschlingen hinein. Über die Lage der Nieren unterrichtet man sich am besten durch einen Blick auf die Rückseite des Rumpfes. Sie finden sich beiderseits neben der Wirbelsäule, ihr oberer Teil ist noch von den untersten Rippen, der untere Teil ist nur von der dicken Rückenmuskulatur bedeckt; die linke Niere reicht etwas weiter nach unten als die rechte. Nach außen und unten von den Nieren liegt der Dickdarm der hinteren Rumpfwand an, links das Colon ascendens, rechts das Colon descendens mit einem Teil des anschließenden S romanum. Besonders komplizierte Verhältnisse finden wir in der Gegend der rechten Niere, wie unsere Figur zeigt. Hier liegen dicht nebeneinander Nierenbecken, Gallenblase, Zwölffingerdarm mit den Mündungen des Ductus choledochus und Ductus pancreaticus, und Flexura coli dextra. Der Untersuchung stellen sich dementsprechend hier besonders große Schwierigkeiten entgegen.

Die soeben in groben Umrissen gezeichnete Lage der Bauchorgane darf aber nicht als etwas Unverrückbares angesehen werden. Schon die Atmung führt zu wichtigen, gesetzmäßigen Verschiebungen. Je nach der Füllung wechselt die Lage des Magens; die Lage des Darms kann durch die Füllung und Tätigkeit des Organs und der Nachbarorgane erhebliche Änderungen erfahren. Dazu kommen weitgehende Abweichungen der Eingeweidelage von der Norm infolge wechselnder Länge des Darmgekröses, große persönliche Unterschiede, als Ausdruck konstitutioneller Besonderheiten. Kurz und gut, man muß bei der Untersuchung der Bauchorgane mit besonderer Vorsicht zu Werke gehen, um nicht das Opfer von Täuschungen zu werden; im einzelnen wird das bei der Untersuchung der verschiedenen Organe auszuführen sein.

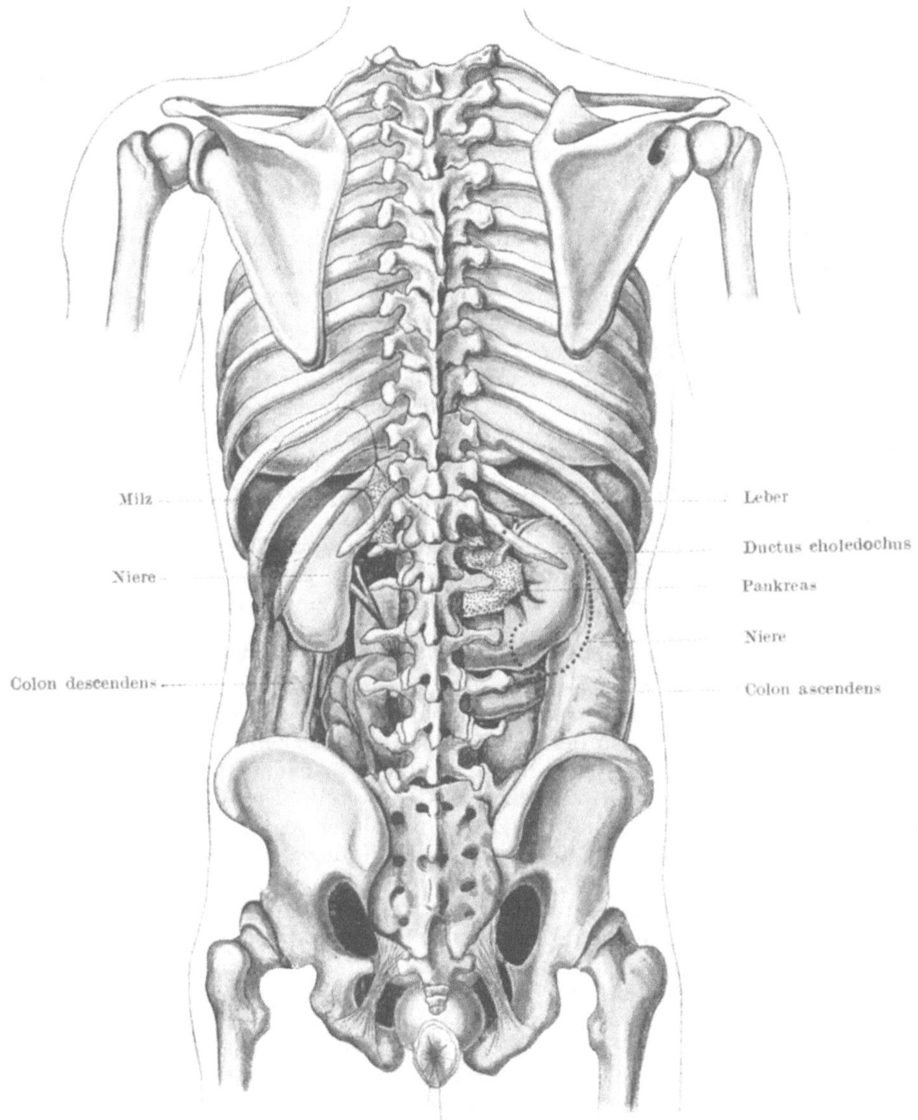

Fig. 238. Lage der Baucheingeweide, von hinten (nach v. Bardeleben, Haeckel und Frohse).

Die Inspektion der Bauchorgane.

Es ist zweckmäßig die Form des Bauches im Stehen und im Liegen zu prüfen. Im Stehen verläuft beim Gesunden die Oberfläche des Bauches im wesentlichen als Fortsetzung der Brustwandungen. Einsinken des Leibes gegenüber den Rippenbogen kann auf krankhafter Vorwölbung der Rippen (Rachitis' Asthma, Emphysem) oder krankhafter Einziehung des Leibes (Leibschmerzen, Koliken, Hungerzustand, Meningitis) beruhen. Vorwölbung des Leibes finden wir bei krankhafter Einziehung der Rippenbogen (Schwarten nach Rippenfellentzündung) oder krankhafter Vergrößerung des Leibes. Je nach der Art des Leidens ergibt sich ein verschiedenes Bild. Allgemeine Vergrößerung mit Bevorzugung des unteren Leibabschnittes bei Fettleibigkeit; Spitzbauchform bei freien Flüssigkeitsansammlungen; Hängebauch bei Erschlaffung der Bauchdecken, häufig mit Auseinanderweichen der Musculi recti; mehr oder weniger gleichmäßige, trommelartige Auftreibung, in manchen Fällen den oberen Leibabschnitt bevorzugend, bei Meteorismus; Hervortreten einzelner Darmteile mit lebhafter, sichtbarer Peristaltik bei Darmverschluß. Ungleichmäßige Vorwölbungen entstehen durch Vergrößerung einzelner Organe oder durch Tumoren; die vergrößerte Leber kann sich bei dünnen Bauchdecken auf diesen abzeichnen, der untere Rand wie ein Schatten bei der Atmung aufwärts und abwärts wandern, die Milz kann in besonders auffälliger Weise und hohem Grade die Wand des Leibes vortreiben, die gefüllte Blase, der schwangere Uterus, der luftgefüllte Magen, Geschwülste mannigfacher Art können die Form des Leibes verändern. Wichtig kann es sein die Veränderungen zu beobachten, die die Form beim Übergang aus der aufrechten in die liegende Stellung eingeht. Der durch einen freien Flüssigkeitserguß hervorgerufene Spitzbauch wird dabei plötzlich flach und breit, ein in einer großen Zyste befindlicher Erguß behält seine Form, der meteoristisch aufgetriebene Leib tritt infolge Entspannung der Bauchdecken im Liegen meist noch stärker hervor.

Die allgemeinen für die Inspektion erkennbaren Veränderungen — Fettpolster, Ödeme, Venenschwellungen usw. — sind früher schon betrachtet worden, es braucht deshalb hier nicht noch einmal darauf eingegangen zu werden.

Die Palpation der Bauchorgane

soll hier nur im allgemeinen besprochen werden, die einzelnen Betunde werden bei der Untersuchung der verschiedenen Organe zu erörtern sein. Zunächst ist darauf zu achten, daß sich der Untersucher möglichst in bequemer, ungehinderter Haltung befinde; er spare die Mühe nicht, je nach Bedarf bald auf die eine bald auf die andere Seite des Kranken zu treten. Der Kranke soll in der Regel mit erhöhtem und fest unterstütztem Oberkörper liegen, die Beine gestreckt. Dicke Federdecken über den Beinen müssen entfernt werden, da sie die Untersuchung behindern. Die Hände des Untersuchers sollen warm sein, um reflektorische Bauchdeckenspannungen möglichst auszuschalten. Die palpierende Hand soll ganz sanft aufgesetzt, ihr Druck nur allmählich gesteigert werden. Man beginne stets mit den nicht erkrankten Teilen des Leibes, um sich über die natürliche Muskelspannung ein Urteil zu bilden und dem Kranken Vertrauen in die Schmerzlosigkeit der Untersuchung zu geben. Spannt der Kranke trotzdem die Bauchdecken so stark an, daß die Untersuchung erschwert oder unmöglich gemacht wird, so lasse man den Mund öffnen und ruhig atmen; die während der Ausatmung stattfindende Entspannung der Bauchmuskeln gestattet es dann doch häufig, die Palpation durchzuführen Das Aufsetzen der Beine hat meistens nur geringen Nutzen; was durch die Entspannung der Bauchdecken dabei gewonnen wird, wird durch die Behinderung der Palpation meist wieder eingebüßt. In manchen Fällen führt die Untersuchung des Kranken im warmen Bade zum gewünschten Ziele. Es ist selbstverständlich, daß die Palpation mit den einfachen Eindrücken nicht erledigt ist, sondern man sucht durch tastende und gleitende Bewegungen genau wie bei der gynäkologischen Untersuchung Lage, Konsistenz, Ausdehnung, Niveaudifferenzen, Bewegungen, Verschieblichkeit (gegen Bauchdecken, Unterlage und Nachbarorgane), Schmerzhaftigkeit der untersuchten Teile genauer zu bestimmen. Dazu wird man bald in dieser, bald in jener Richtung die Finger mit der Haut über der Unterlage verschieben, am häufigsten quer zur Längsachse oder Grenze des untersuchten Organes.

Der gründlichen Durchführung dieser Untersuchung werden sich Schmerzen nicht selten hindernd in den Weg stellen, auf der anderen Seite sind es dieselben Schmerzen, die uns den Weg zum erkrankten Organe weisen. Mit Rücksicht auf den zweiten Punkt wird man versuchen, einerseits durch möglichst zarte Untersuchung die Schmerzen in erträglichen Grenzen zu halten, andererseits aber doch zu einem sicheren Urteil über den Sitz der Schmerzen und damit der Erkrankung zu gelangen. Das ist nun nicht immer ganz einfach. Zunächst besteht nämlich noch keine Einigkeit darüber, ob überhaupt innere Organe selbst Sitz eines Schmerzes sein können oder ob nicht vielmehr Schmerzen nur dann auftreten, wenn die Serosa, und zwar das parietale Blatt, durch die Erkrankung des betreffenden Organes gereizt oder entzündet ist (Lennander). Angesichts der Beobachtung, daß die Schmerzhaftigkeit eines erkrankten verschieblichen Darmstückes mit der Verschiebung wandert, meint Hausmann, man müsse an der Schmerzhaftigkeit der Organe selbst festhalten und trifft ohne Zweifel damit die Ansicht, die sich bei der großen Mehrzahl der Ärzte aus der täglichen Praxis herausgebildet hat. Nun führen aber Erkrankungen tief gelegener innerer Organe zu einer Überempfindlichkeit oder Schmerzhaftigkeit bestimmter Hautzonen, weil der Erregungszustand, der von einem erkrankten Organ auf die zu ihm gehörenden sympathischen Nervenfasern übertragen wird, durch Rami communicantes im Rückenmark den in gleicher Höhe eintretenden sensibeln Fasern der hinteren Wurzeln mitgeteilt wird. Man sieht dementsprechend in gesetzmäßiger Weise Erkrankungen bestimmter Organe mit Überempfindlichkeit bestimmter Hautbezirke einhergehen (Headsche Zonen). Die umstehende Tabelle gibt eine Übersicht über diese Zonen: Jedoch ist zu bedenken, daß ein Rückenmarkssegment mehreren Organen zukommen und umgekehrt ein Organ mehrere Segmente umfassen kann. Die Befunde sind deshalb mit großer Vorsicht für die Diagnose zu verwenden. Die Überempfindlichkeit der Bauchwand in einer Headschen Zone kann vorwiegend die Haut, oder die Muskulatur betreffen. Palpieren wir in einer solchen Gegend und finden Schmerzhaftigkeit, so müssen wir uns natürlich hüten, die Druckempfindlichkeit der Bauchwand auf die darunterliegenden Teile zu beziehen. Damit aber nicht genug. Auch die hintere Bauchwand pflegt, unabhängig von irgendwelchen Erkrankungen, Schmerzpunkte aufzuweisen. Druck auf die Aorta, auf die Wirbelsäule oder Querfortsätze der Wirbel, häufig auch auf die Psoasgegend wird allgemein als schmerzhaft angegeben; es gibt auch wohl noch andere Stellen — Austrittsstellen von Nerven, Nervenstämme oder Nervengeflechte — die stärker druckempfindlich als ihre Umgebung sind. Finden wir also bei der Betastung des Leibes eine schmerzhafte Stelle, so haben wir zunächst zu entscheiden, ob der Schmerz in den Bauchdecken oder der hinteren Bauchwand oder den Organen zu suchen ist. Die Unterscheidung wird durch folgende Merkmale erleichtert. Schmerzen in der Bauchhaut sind leicht daran erkennbar, daß sie beim Aufheben kleiner Hautfalten am stärksten sind. Schmerzen und Druckempfindlichkeit der Bauchmuskulatur bei der Palpation werden durch Spannung gesteigert, Schmerzen und Druckempfindlichkeit innerer Organe bei der Palpation werden durch Spannung der Bauchdecken herabgesetzt. So finden wir über sehr druckempfindlichen oder schmerzhaften kranken Organen gewissermaßen als Schutz gegen jeden äußeren Druck eine starke Muskelspannung (défense musculaire), sei es, daß diese Spannung dauernd besteht, sei

Zonen		Herz	Lungen	Magen	Darm	Rektum	Leber	Gallenblase	Niere und Urether	Harnblase, Schleimhaut u. Hals	Harnblase Detrusor	Prostata	Nebenhoden	Hoden	Ovarium	Adnexe	Uterus (Kontraktion)	Uterus (Muttermund)	Brustdrüsen
Cerv.	3	+	+	?	—	—	+	—	—	—	—	—	—	—	—	—	—	—	—
„	4	+	+	+	—	—	+	—	—	—	—	—	—	—	—	—	—	—	—
Dors.	1	?	—	—	—	—	—	—	—	—	—	—	—	—	—	—	—	—	—
„	2	+	?	—	—	—	—	—	—	—	—	—	—	—	—	—	—	—	—
„	3	+	+	—	—	—	—	—	—	—	—	—	—	—	—	—	—	—	—
„	4	+	+	—	—	—	—	—	—	—	—	—	—	—	—	—	—	—	+
„	5	+	+	—	—	—	—	—	—	—	—	—	—	—	—	—	—	—	+
„	6	+	+	?	—	—	?	—	—	—	—	—	—	—	—	—	—	—	—
„	7	+	+	+	—	—	+	?	—	—	—	—	—	—	—	—	—	—	—
„	8	+	+	+	—	—	+	+	—	—	—	—	—	—	—	—	—	—	—
„	9	?	+	+	+	—	+	+	—	—	—	—	—	—	—	—	—	—	—
„	10	—	—	?	+	—	+	—	+	—	—	+	—	+	+	—	+	—	—
„	11	—	—	—	+	—	—	—	+	—	+	+	+	—	—	+	+	—	—
„	12	—	—	—	+	—	—	—	+	—	+	+	+	—	—	+	+	—	—
Lumb.	1	—	—	—	—	—	—	—	+	—	+	—	?	—	—	+	+	—	—
„	2	—	—	—	—	—	—	—	?	—	+	—	—	—	—	?	?	—	—
Lumb.	5	—	—	—	—	—	—	—	—	—	—	?	—	—	—	—	—	—	—
Sakral.	1	—	—	—	—	—	—	—	—	—	—	+	—	—	—	—	—	?	—
„	2	—	—	—	—	+	—	—	—	—	—	+	—	—	—	—	—	+	—
„	3	—	—	—	—	+	—	—	—	+	—	+	—	—	—	—	—	+	—
„	4	—	—	—	—	+	—	—	—	+	—	—	—	—	—	—	—	+	—

Tabellarische Übersicht über die Beziehungen der inneren Organe zur segmentalen Hautinnervation (Headsche Zonen) nach Schmidt-Lüthje.

es, daß sie eintritt, sobald ein äußerer Druck ausgeübt wird. Schmerzen infolge einer Druckempfindlichkeit der hinteren Bauchwand sind dann anzunehmen, wenn sich bei der Palpation kein als schmerzhaft in Betracht kommender Organteil unter den Fingern befindet und die hintere Bauchwand unmittelbar vom Druck getroffen wird. Lassen sich so Bauchdecken und hintere Bauchwand als Sitz des Schmerzes ausschalten, so sind wir berechtigt eine Druckschmerzhaftigkeit auf dieses oder jenes palpatorisch zuverlässig bestimmte Organ zu beziehen, jedoch vergewissere man sich soweit wie möglich durch Druck in der Umgebung, an entsprechenden anderen Organteilen, an der korrespondierenden Stelle der anderen Körperseite, daß tatsächlich eine besondere, diagnostisch sicher verwertbare Schmerzhaftigkeit vorliegt. Ein großer Fortschritt ist es ohne Frage, daß wir heute unsere Palpationsbefunde vor dem Röntgenschirm nachprüfen können. Freilich, die Palpation ist am stehenden Menschen — und im Stehen werden nun einmal aus technischen Gründen so gut wie alle Röntgenuntersuchungen vorgenommen — nicht annähernd so gut ausführbar wie am liegenden, dafür wird aber vor dem Röntgenschirm die Lokalisation ungemein erleichtert und gesichert, man wird deshalb diese Vervollständigung der palpatorischen Untersuchung nicht mehr entbehren können.

So ist die Palpation der Bauchorgane eine Kunst, die gelehrt und gelernt sein will. Freilich, wer eine geschickte Hand hat und mit Überlegung (nicht nur mit den Fingern) abtastet, dem wird das Meiste von selbst zufallen; der andere wird sich systematisch üben müssen und dabei mit Nutzen Gebrauch machen von einer eingehenden Schilderung der Technik, wie sie z. B. in Hausmanns Buch über die Palpation des Magens und Darmes zu finden ist.

Die Perkussion der Bauchorgane.

Festliegende Dämpfungslinien am Leibe geben vor allem die soliden Organe. Leber, Milz und Nieren. Von den lufthaltigen Teilen ist die Magenblase als dauernd nachweisbar und nach Lage und Form ziemlich konstant zu nennen. Die Perkussionsverhältnisse des Darmes dagegen sind sehr wechselnd, je nachdem welcher Teil gerade leer oder mit festem Inhalt oder mit Luft gefüllt ist. Dadurch wird natürlich auch der Nachweis krankhafter Veränderungen des Klopfschalles erschwert, so z. B. die Feststellung von freier Luft im Bauchfellsack. Findet sich über dem ganzen Leib gleichmäßig tiefer und lauter, klanghaltiger Schall, in manchen Fällen auch Metallklang, Vorwölbung des Leibes, Verschwinden der Leber- und Milzdämpfung, so muß man an die Möglichkeit eines Luftaustrittes in die Bauchhöhle denken. Starke Luftauftreibung der Därme kann allerdings gleichfalls einen über den ganzen Leib verbreiteten klanghaltigen Schall geben, aber die durch die Darmwand bewirkte Abgrenzung der Lufträume wird durch eine verschieden starke Vorwölbung dieser oder jener Bauchgegenden und verschieden hohen und lauten Schall der einzelnen Gegenden zum Ausdruck kommen Kaum je wird man sicht- und fühlbare Darmbewegungen vermissen, bei Passagehindernissen sind ausgesprochene Schlingensteifungen zu erwarten. Kleine freie Luftblasen sollen sich durch ihre große Beweglichkeit auszeichnen. Unsere Diagnose wird sich in solchen Fällen gewiß auf den objektiven, durch Perkussion, Inspektion und Palpation zu erhebenden Befund zu gründen, aber die Entwickelung des ganzen Krankheitsbildes und die Gesamtheit der subjektiven und objektiven Krankheitszeichen dürften doch häufig das entscheidende Wort sprechen; das näher zu schildern ist hier jedoch nicht der Ort.

Dämpfungen des Bauchschalles können aus verschiedenen Ursachen auftreten. Zunächst werden infolge von Leerheit der Därme im Hungerzustande zuweilen ausgedehnte Bezirke leisen, klanglosen Schall geben, auf der anderen Seite kann starke Kotfüllung zu Dämpfungen führen. Von diesen meist leicht zu deutenden Erscheinungen soll hier nicht weiter die Rede sein. Dagegen müssen wir uns mit den Dämpfungen befassen, die durch Flüssigkeitsansammlungen hervorgerufen werden. Im Gefolge von Entzündungszuständen des Bauchfells, aber auch bei Neubildungen oder Zirkulationshindernissen kommt es häufig zur Bildung von Exsudaten, die sich durch eine Dämpfung des Klopfschalles bemerkbar machen. Die Dämpfung nimmt in der Regel die abhängigen Teile ein, im Stehen vorwiegend die Unterbauchgegend, im Liegen außerdem die Seitenteile. Die obere Dämpfungsgrenze eines freien Aszites pflegt im Liegen nach oben konkav zu sein. Bei Lagewechsel verschiebt sich das Exsudat und mit ihm dessen Dämpfungsbezirk der Schwere entsprechend. Schlägt man leicht mit den Fingern auf die Gegend des Ergusses, so läßt sich die Fortpflanzung der dadurch erzeugten Wellenbewegung auf der entgegengesetzten Seite durch die Palpation nachweisen (Fluktuation), doch ist dieses Phänomen nicht immer so eindeutig und sicher ausgesprochen, wie man wünschen möchte. Komplizierter werden die Erscheinungen, wenn durch Verwachsungen die freie Verschiebung des Ergusses gehindert wird; die dabei entstehenden Verhältnisse hängen aber so sehr von den Besonderheiten des einzelnen Falles ab, daß sich keine lebensvolle allgemeine Beschreibung geben läßt. Wichtig kann die Entscheidung zwischen einem freien Erguß und einer großen schlaffwandigen Zyste sein. Als brauchbares Unterscheidungsmerkmal sei zunächst die obere Grenzlinie der Dämpfung hervorgehoben, die im Liegen beim freien Erguß konkav, bei einer Zyste konvex verläuft. Ferner gelingt es beim freien Erguß meistens durch sog. tiefe Perkussion, d. h. durch starkes Eindrücken des Plessimeters oder des als Plessimeter benutzten Fingers im Bereich der

Dämpfung klanghaltigen Schall hervorzuholen, während dies bei Zysten nicht der Fall ist (Olshausen). Die Erklärung ist einfach. Durch stärkeren Aszites werden die Bauchdecken soweit vorgewölbt, daß die durch ein verhältnismäßig kurzes Gekröse an der hinteren Bauchwand befestigten Darmschlingen die vordere Bauchwand nicht mehr erreichen. Drückt man die Bauchwand aber ein, so rücken vor allen die lufthaltigen und deshalb zur Oberfläche strebenden Darmschlingen der Bauchwand so nahe, daß sie in den Wirkungsbereich der Perkussion fallen. Bei Zysten gelingt die Verdrängung der Flüssigkeit nicht in dem Maße, weil die in der geschlossenen Zyste befindliche Flüssigkeit nicht ausweichen kann.

Die Auskultation der Bauchorgane.

Die schon auf Entfernung hörbaren gurrenden und kollernden Geräusche (Borborygmen) entstehen wohl besonders dann, wenn Luftblasen sich durch flüssigen Darminhalt den Weg bahnen, sie sind besonders häufig bei Durchfällen, die mit Meteorismus einhergehen. Man kann sie in solchen Fällen nicht selten künstlich erzeugen durch Druck auf die Ileocökalgegend (Ileocökalgurren) oder andere Abschnitte des Dickdarms. Stoßweiser Druck auf den gefüllten Magen erzeugt vor allem bei schlaffen Magenwänden plätschernde Geräusche (clapotement), die zuweilen auch vom Patienten selbst durch ruckartige Bewegungen des Rumpfes hervorgerufen werden können. Läßt man die Hand mit einem gewissen Druck über die große Kurvatur gleiten, so entsteht oft ein gurrendes Geräusch. Metallisch klingende Plätschergeräusche sind bei lufthaltigen Eierstockzysten, verjauchten Echinokokkus (C. Gerhardt) und lufthaltigem Bauchfellerguß (Wintrich) beobachtet worden. Treten solche Geräusche beim Schütteln des Rumpfes auf, so sind sie nach C. Gerhardt ein wichtige Unterscheidungsmerkmal für Pneumoperitonitis gegenüber einfachem Meteorismus. Grobblasige Rasselgeräusche des Magens während der Atmung werden von C. Gerhardt beschrieben und durch Druck der Pars carnosa diaphragmatis auf den Fundusteil des Magens bei Sanduhrform erklärt. Horcht man mit dem Ohr oder dem Hörrohr den Leib ab, so kann man über dem Magen die beim Schlucken entstehenden Geräusche wahrnehmen; Pentzold hörte über dem mit gärendem Inhalt gefüllten Magen ein eigentümlich singendes oder siedendes Geräusch. Bauchfellreizungen erzeugen nicht selten Reibegeräusche.

Literatur.

Alexander, Über Stimmfremitus am Bauch. Berl. klin. Wochenschr. 1903. 40. 975.

Ballard, Physical diagnosis of diseases of the abdomen. London 1852.

Beatty, Über peritoneales Reibegeräusch. Dubl. Journ. of med. Science. Vol. 6. p. 145.

Becker, Anatomisch-physiologische Bemerkungen zu dem von Litten beschriebenen Zwerchfellphänomen bei normaler Atmung. Deutsche med. Wochenschr. 1893. p. 54.

Benderski, Über den weichen und steifen Leib. Arch. f. Verdauungskrankh. 1907.

Bright, Cases and observations illustrative of Diagnosis when adhesions have taken place in the Peritoneum etc. Med. Chil. Transact. Vol. 19 (b. Stokes).

Cohnheim, Krankheiten des Verdauungskanals. 1907.

Déprès, Du frottement péritoneale. Thèse de Paris. Avril 1840.

Dusch, Über die Ursachen der inspiratorischen Einziehung der unteren Rippen und des Epigastriums bei krankhaften Zuständen. Verhandl. d. naturwiss.-med. Ver. Heidelberg 1861.

Eppinger, Allgemeine und spezielle Pathologie des Zwerchfells. Wien-Leipzig 1811.

Gerhardt, C., Über Reibegeräusch am Unterleib. Arch. d. Heilk. 1860. H. 5. S. 463.

— Über ein diagnostisches Zeichen der Pneumoperitonitis. Wien. med. Presse 1865. Nr. 49.

Glénard, Les ptoses. Paris 1903.

Head, Die Sensibilitätsstörungen der Haut bei Viszeralerkrankungen. Berlin 1898.

Lehrbücher, der Diagnostik von: Barth und Roger, Brugsch und Schittenhelm, Ebstein, Eichhorst, Eulenburg-Kolle-Weintraud, Flint, Gaal, Geigel und Voit, Gerhardt, Guttmann, Klemperer, Leichsenring, Mailliot,

Müller-Seifert, Niemeyer, Piorry, Raciborsky, Sahli, Schmidt und Lüthje, Skoda, Stokes, Walshe, Weber, Weil, Williams, Zehetmayer.
Leichtenstern in Ziemssens Handbuch 1878. VII.
Lemaire, Bruit musical, non encore décrit ayant son siège à la partie moyenne et inférieure du sternum chez un homme affecté de cirrhose du foie. Union 5. 1859.
Lennander, Leibschmerzen, ein Versuch einige derselben zu erklären. Mitteil. a. d. Grenzgeb. d. Med. u. Chir. 1906. XVI.
Litten, Das Zwerchfellphänomen und seine Bedeutung für die klinische Medizin. Wien. klin. Wochenschr. 1895. Nr. 5.
Mendel, Die direkte Perkussion des Epigastriums, ein diagnostisches Hilfsmittel bei Ulcus ventriculi. Münch. med. Wochenschr. 1903. Nr. 13.
Mosler, Zur Kasuistik der Reibegeräusche am Unterleibe. Arch. d. Heilk. IV. 1863. S. 271.
Obrastzow, Zur physikalischen Untersuchung des Darmes. Deutsch. Arch. f. klin. Med. 1888. Bd. 43.
— Über das Verlegen der Schmerzempfindungen in der Bauchhöhle. Arch. f. Verdauungskrankh. 1900.
Ritter, Experimentelle Grundlagen der Sensibilität in der Bauchhöhle. Arch. f. klin. Chir. XC. 2.
Rumpf, Zur Pathologie und Therapie der Enteroptose. Wien. med. Presse. 1903. Nr. 14.
Schilling, Die Druckempfindlichkeit und die Druckpunkte des Abdomens. Zentralbl. f. inn. Med. 1907. Nr. 31.
Schmidt, Die Schmerzphänomene bei inneren Krankheiten. Wien-Leipzig 1910.
Seidel, Über Reibegeräusche am Peritoneum. Deutsche Klinik 1865. Nr. 49.
Skoda, Perkussion des Unterleibes. Med. Jahrb. d. k. k. öster. Staates. XXIII. 1838. S. 236—240.
Skutsch, Die Palpation der Bauch- und Beckenorgane. Volkmanns Sammlg. Nr. 48. 1892.
Smoler, Die Untersuchung des Unterleibes. Prag. Vierteljahrsschr. 1863. IV.
Traube, Halbmondförmiger Raum. Berl. klin. Wochenschr. 1868. Nr. 50. Gesammelte Beiträge zur Pathologie und Physiologie. Bd. 2. S. 857.
Weber, F., Zur Symptomatologie und Therapie der perforativen Peritonitis bei Ulcus ventriculi. Berl. klin. Wochenschr. 1903. 40. S. 11.
Williams, Charles J. B., Über die physikalische Untersuchung des Abdomen im gesunden und kranken Zustand. 1851. London. Journ. of Med. July-March.

Die Untersuchung der Leber.

Die Perkussion der Leber wird so vorgenommen, daß man zunächst die obere Grenze bestimmt. Zu diesem Zweck klopft man von der Lunge aus nach abwärts, bis jeder Lungenschall verschwunden ist und der absolut gedämpfte Schall der Leber auftritt. Man findet auf diese Weise eine Linie, die

neben dem Brustbein am unteren Rande der sechsten,
in der Brustwarzenlinie am oberen Rande der siebenten,
in der Axillarlinie am unteren Rande der siebenten,
in der Schulterblattlinie an der neunten,
und neben der Wirbelsäule an der elften Rippe

liegt (C. Gerhardt), mit anderen Worten, man findet die untere Lungengrenze. Allerdings kann es einem bei der Perkussion nicht entgehen, daß der Schall schon vor der Erreichung der unteren Lungengrenze höher, kürzer und leiser wird in dem Maße, wie der zwischen Rumpfwand und Leber liegende Keil von Lungengewebe spitzer wird. Es gelingt aber nicht, eine scharfe Grenze anzusetzen, an der diese Schallveränderung beginnt. Theoretisch müßte diese Grenze in der Höhe der Zwerchfellkuppel liegen, der zwischen ihr und der unteren Lungengrenze liegende Raum würde der relativen Leberdämpfung entsprechen. Weil empfiehlt trotz der Unsicherheit der oberen Grenze diese doch nicht ganz zu vernachlässigen, da sie ein gewisses Maß für die Zwerchfellwölbung abgebe. In Exspirationsstellung soll sie im Mittel etwa 5 cm über der unteren Lungengrenze gefunden werden (Weil). Die untere Lebergrenze steht

in der Schulterblattlinie an der 11. Rippe,
in der Achsellinie dicht oberhalb des Rippenbogens,

in der Brustwarzenlinie schneidet sie den Rippenbogen unter spitzem Winkel,

in der Mittellinie verläuft sie in der Mitte zwischen Schwertfortsatz und Nabel,

in der linken Seite endigt sie in der Gegend des Herzstoßes (Fig. 234). Je nach der Ausdehnung der Leber- und Herzdämpfung stößt die Leber in der Herzgegend bald mit dem Herzen, bald mit der Lunge zusammen und es entsteht hier ein Herzleberwinkel oder Lungenleberwinkel. Von allen Untersuchern wird darauf aufmerksam gemacht, daß die untere Lebergrenze leicht zu hoch gefunden wird. Das hängt einmal damit zusammen, daß der untere Leberrand mehr oder weniger dünn ausläuft und deshalb an und für sich keine deutliche Dämpfung gibt. Eine weitere Schwierigkeit ist dadurch gegeben, daß der Leberrand gegen die lufthaltigen Hohlräume des Darmes mit ihrem klanghaltigen Klopfschall abgegrenzt werden muß; diese schallen aber in ihrem ganzen Umfange, sobald sie überhaupt in den Bereich der Perkussionswirkung fallen, und in dem dadurch entstehenden lauten Schall gehen geringere Schallunterschiede, wie sie z. B. durch den Leberrand verursacht werden, unter. Aus diesen Gründen wendet man bei der Perkussion des unteren Leberrandes gewisse Kunstgriffe an. Man stelle sich auf die rechte Seite des Kranken, lege die Finger der linken Hand über die vermutete Gegend der unteren Lebergrenze und drücke mit ihnen die Bauchdecken ziemlich tief ein; jetzt perkutiert man leise in der üblichen Art (Fig. 235.) Bei diesem Vorgehen werden die Darmwände so stark gespannt, daß der klanghaltige Schall verschwindet oder zurücktritt und die für Abgrenzungen nötigen diskontinuierlichen Schwingungen entstehen. Von der praktischen Brauchbarkeit der Methode kann man sich leicht überzeugen in den Fällen, wo der untere Leberrand sicher fühlbar ist, Perkussion und Palpation geben dann übereinstimmende Ergebnisse.

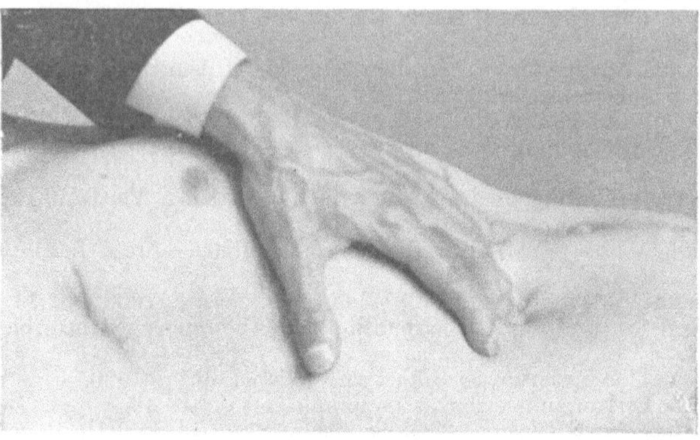

Fig. 234. Lage der linken Hand bei der Leberperkussion.

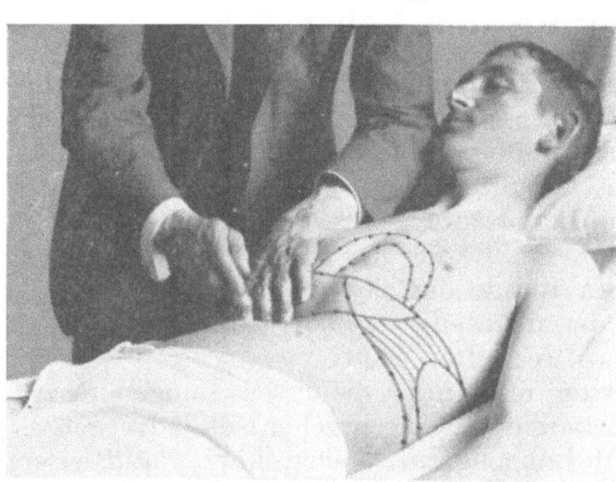

Fig. 235. Leberperkussion.

Die angegebenen Grenzen ändern sich bei der Atmung, zumal die obere Grenze, da diese ja garnicht die Leber-, sondern die Lungengrenze darstellt. Aber auch der untere Leberrand wird durch die Einatmung abwärts gedrängt infolge des Tiefertretens der Zwerchfellwölbung; diese Verschieblichkeit des unteren Leberrandes mit der Atmung ist als diagnostisches Zeichen wertvoll.

Hat man sich durch die Perkussion über die Lage und Größe der Leber unterrichtet, so sucht man durch die Palpation zunächst die Ergebnisse der Perkussion soweit wie möglich nachzuprüfen, dann aber auch über die Härte, Oberfläche, Empfindlichkeit usw. des Organes Aufschluß zu gewinnen. Man fühlt den unteren Leberrand am besten, in oder etwas außerhalb der rechten Brustwarzenlinie, da hier der straffe Musculus rectus abdominis nicht stört. Man taste mit größter Zartheit, ob man bei der Einatmung oder im Beginn der Ausatmung den Leberrand fühlen kann. Die gesunde Leber ist so weich, daß sie nicht fühlbar zu sein pflegt; geringe Verhärtungen kann man durch die Bauchdecken nur dann nachweisen, wenn jede stärkere Muskelspannung, wie gröbere Palpation sie z. B. auslöst, vermieden wird. Zuweilen gelingt es besser durch vorsichtige stoßweise Palpation, die Leber zu tasten, auch kann man versuchen durch Druck mit der linken Hand vom Rücken aus die Leber der tastenden Hand entgegenzudrängen.

Verkleinerung der Leberdämpfung kann darauf beruhen, daß das Organ selbst an Größe abgenommen hat (akute Leberatrophie, Leberschrumpfung), die untere Leberdämpfung wird dabei höher als normal gefunden. Dasselbe Bild kann aber auch auf andere Weise zustande kommen. Wenn z. B. durch Drucksteigerung in der Bauchhöhle die untere Thoraxapertur erweitert und die Leber hochgedrängt wird, dann findet eine Lageveränderung der Leber statt (sog. Kantenstellung von Frerichs), die zu einer ausgesprochenen Verkleinerung der Leberdämpfung führt (Fig. 236). Bei Leuten, die von Haus aus einen kurzen, sehr weiten Brustkorb haben, kann ein ähnliches Bild entstehen. Wenn durch Lungenblähung die Lungengrenzen und das Zwerchfell niedriger treten und gleichzeitig der Brustkorb stark erweitert wird, dann hängt es vom ursprünglichen Körperbau und dem Grad der einzelnen Veränderungen ab, welche Einflüsse überwiegen, ob Vergrößerung der Leberdämpfung durch das Tiefertreten des Zwerchfells, oder Verkleinerung durch die Erweiterung des Brustkorbes und die Überlagerung der Lunge eintritt. Sehr wichtig ist es zu wissen, daß nicht nur starke Gasfüllung des Querkolons die Leberdämpfung verkleinern kann, sondern daß garnicht selten eine Überlagerung des vorderen Leberabschnittes durch Dickdarmschlingen vorkommt. Dann kann die Leberdämpfung völlig durch klanghaltigen Darmschall überdeckt werden. Zu warnen ist davor, in solchen Fällen gleich auf freie Luft im Bauchfellraum zu schließen. Gewiß, das Verschwinden der Leberdämpfung durch Luftüberlagerung ist ja ein Zeichen der Perforationsperitonitis, aber wohl eines der unsichersten; man wird es immer nur als Ergänzung des Gesamtbildes verwerten können. Man sieht, eine Verkleinerung der Leberdämpfung kann aus verschiedenen Gründen entstehen, mit der Diagnose einer Verkleinerung des Organes, soll man deshalb vorsichtig sein und eine solche erst dann annehmen, wenn andere Möglichkeiten ausgeschlossen sind.

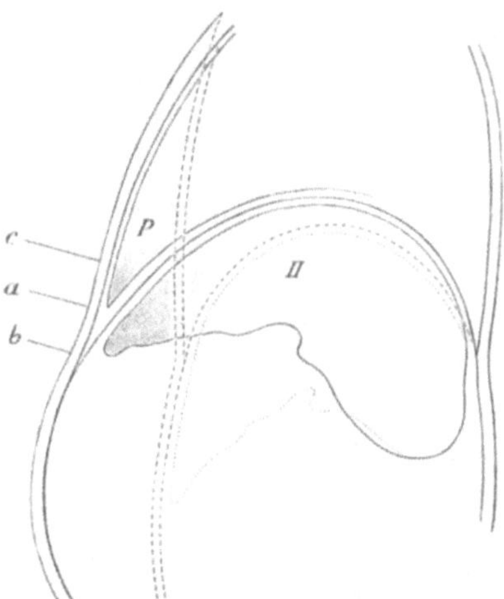

Fig. 236. Kantenstellung der Leber (nach Edlefsen).

Vergrößerung der Leberdämpfung kann durch Vergrößerung des Organes selbst zustande kommen (Hypertrophie, Fettleber, Stauungsleber, Amyloidleber, diffuse Geschwulstbildungen in der Leber); im wesentlichen wird in diesen Fällen ein Tiefertreten der unteren Grenze bei unveränderter oberer Grenze gefunden werden. Die obere Grenze kann höher stehen und eine Lebervergrößerung vortäuschen, wenn die Lunge durch Infiltration luftleer geworden ist oder ein Erguß im Brustfellraum vorliegt, auch Geschwülste können in diesem Sinne wirken. Dieselben Prozesse, die zu einem Hochstand der oberen Grenze führen, können gleichzeitig durch Verdrängung einen Tiefstand der unteren Grenze bewirken; so kommt es vor, daß durch einen rechtseitigen Pleuraerguß die Leber verdrängt und ihre untere Grenze abwärts verschoben wird. Auch große Herzbeutelergüsse und Lufteintritt in den Brustfellraum können so wirken. Durch Schnüren wird häufig die Leber stark abwärts gedrängt, der unterhalb der Taille liegende Teil der Leber wird dabei durch eine tiefe Schnürfurche von dem Hauptteil der Leber abgetrennt (sog. Schnürlappen).

Die Palpation hat bei den Vergrößerungen der Leber ein gewichtiges Wort über die Art der Veränderung mitzureden. Glatte Oberfläche und etwas stumpfer Rand bei Stauungs- und Fettleber, auffallend derbe Beschaffenheit mit glatter oder auch kleinhöckeriger Oberfläche bei Zirrhosen, unregelmäßige Form mit tiefen Narben bei Lebersyphilis, umschriebene Vorwölbungen bei Neubildungen usw. Sind die Fetttr äubchen im Unterhautzellgewebe der Bauchhaut sehr deutlich ausgesprochen, so muß man sich hüten, daraus eine höckerige Beschaffenheit der Leberoberfläche zu diagnostizieren; umgekehrt können dicke Bauchdecken tatsächlich vorhandene Veränderungen überdecken. Große Aufmerksamkeit ist der Frage zu widmen, ob eine Schmerzhaftigkeit der Leber als solcher oder nur der Gallenblase und ihrer Umgebung zukommt.

Als Hydatidenschwirren ist von Briançon eine kleinwellige Fluktuation beschrieben worden, die für Echinokokkus bezeichnend sein sollte, aber auch in Zysten anderer Art gefunden wird. Bei Trikuspidalinsuffizienz kann eine fühlbare und auch sphygmographisch nachweisbare Pulsation der Leber auftreten; sie darf nicht verwechselt werden mit der fortgeleiteten Pulsation, die der Leber von der Aorta mitgeteilt werden kann.

Verschiebungen der Leberdämpfung kommen vor im Verlaufe der Erkrankungen, die auch an den Verkleinerungen und Vergrößerungen der Leberdämpfung beteiligt sind: Ergüsse von Luft oder Flüssigkeit in den Brustfellräumen, Emphysem, Aszites, Meteorismus, große Tumoren usw. Ihre Wirkung ergibt sich im einzelnen Falle aus der Untersuchung ohne Schwierigkeiten und braucht deshalb nicht weiter geschildert zu werden. Bei sehr schwachem Bandapparat der Leber und starker Drucksenkung im Leibe, so z. B. nach Entbindungen, ist wiederholt eine abnorme Beweglichkeit der Leber, sog. Wanderleber, beobachtet worden.

Besondere Verhältnisse können durch Vergrößerungen und Entzündungen der Gallenblase herbeigeführt werden; zuweilen ist in solchen Fällen Reiben über den entzündeten Teilen hörbar. Später führen nicht selten Verwachsungen zu ausgedehnten Veränderungen der topographischen Verhältnisse.

Die Untersuchung der Milz.

Die Perkussion der Milz erfolgt am besten in rechter Diagonallage (Schuster) oder im Stehen. Unter Diagonallage versteht man eine Lage, die zwischen Rücken- und Seitenlage die Mitte hält. Daß die gewöhnliche Rückenlage für die Perkussion der Milz ungeeignet ist, braucht nicht ausgeführt zu werden. Aber auch die Seitenlage ist unpraktisch, weil dabei die Kranken mit der linken Seite tief einzuknicken pflegen, so daß Rippenbogen und Darmbeinschaufel zusammenstoßen oder sich gar übereinander schieben. Eine Bestimmung der unteren Milzgrenze in dieser Lage ist aber ganz unmöglich. Am zweckmäßigsten stellt man die richtige Lage des Kranken selbst her, indem man von der rechten Seite des Kranken aus mit der rechten Hand die linke Darmbeinschaufel niederdrückt und mit der linken Hand die Schulter des Kranken hebt (Fig. 237).

Die obere Grenze der Milz von der Wirbelsäule bis zur mittleren Achsellinie entspricht dem unteren Lungenrand; sie liegt, im Stehen perkutiert, neben der Wirbelsäule an der 11., in der Schulterblattlinie an der 10. und in der mittleren Achsellinie an der 8. Rippe (Weil). Von hier steigt die Milzdämpfung im Bogen nach vorn und abwärts (s. Fig. 63). Der vordere Pol der Milz pflegt 4—6 cm vom Rippenbogen entfernt zu bleiben. Die untere Grenze der Milz entspricht ziemlich genau dem Verlauf der 11. Rippe, sie läßt sich nach hinten bis zur Nierendämpfung verfolgen. Der hinter der Lunge verborgene hintere Pol der Milz (s. Fig. 233) bildet einen kleinen Dämpfungsbezirk, die relative Milzdämpfung, die bei sorgfältiger Perkussion für sich abgegrenzt werden kann. In rechter Diagonallage pflegt die Milzdämpfung etwas nach unten und vorn zu rücken (Weil), jedoch ist diese Verschiebung nicht konstant (Sahli). Die Bestimmung der oberen Milzgrenze hängt davon ab, daß die Lunge lufthaltig ist; die Abgrenzung des vorderen Milzpoles setzt Luftgehalt des Magens, die Abgrenzung des unteren Milzrandes Luftgehalt des Colon descendens voraus. Sehr ausgedehnte Luftfüllung der beiden Organe kann andererseits zu so beherrschender Tympanie der Gegend führen, daß die Milzdämpfung darin untergeht; Füllung mit flüssigem oder festem Inhalt oder völlig luftleerer Zustand macht ebenfalls die Abgrenzung der Milz unmöglich. Die Milzdämpfung ist also verschiedenen Zufälligkeiten unterworfen, es ist deshalb häufig nötig, um ein sicheres Urteil zu gewinnen, die Perkussion wiederholt vorzunehmen. Die Breite der Milzdämpfung beträgt in der mittleren Achsellinie durchschnittlich 5—7 cm. Die normale Milz ist nicht tastbar.

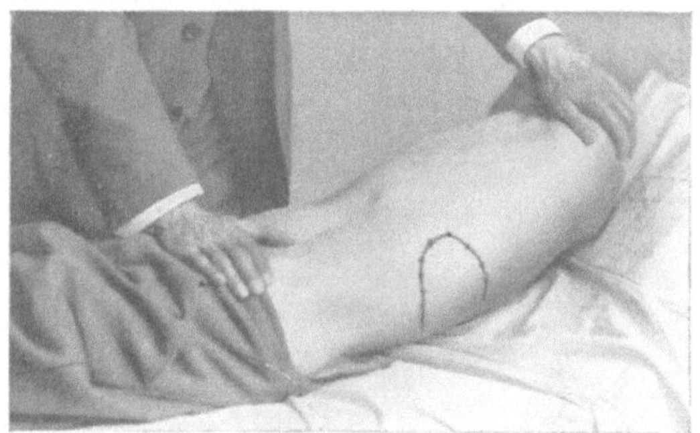

Fig. 237. Diagonallage zur Milzperkussion.

Verkleinerung der Milzdämpfung findet sich, wie schon erwähnt, bei starkem Gasgehalt von Magen und Darm. Ferner kann bei Emphysem oder Asthma durch Lungenüberlagerung die Milzdämpfung verkleinert werden, Aszites, Meteorismus, Tumoren können die Milz hochdrängen und sie dadurch ganz oder zum Teil dem perkussorischen Nachweis entziehen. Schließlich kann die im Alter eintretende, häufig sehr erhebliche Atrophie der Milz eine Verkleinerung der Dämpfung bewirken.

Vergrößerung der Milzdämpfung ist angesichts der Unsicherheit unserer Perkussion mit besonderer Vorsicht zu beurteilen, weil einerseits die Bestimmung der Milzgröße häufig von großer klinischer Bedeutung ist, andererseits bis jetzt keine anderen Untersuchungsmethoden zur Kontrolle des Perkussionsbefundes zur Verfügung stehen. In Anbetracht der Unsicherheit der Milzperkussion ist deshalb ein gleichbleibender Befund bei wiederholter Untersuchung und eine der Milzform entsprechende Dämpfungsfigur zu verlangen. Bei Vergrößerungen der Milzdämpfung nimmt die Breite zu und der vordere Pol rückt weiter nach vorn. Solang die Milzvergrößerung nicht so stark ist, daß das Organ getastet werden kann, bleibt die Diagnose unsicher.

Wird aber der vordere Milzpol unter dem Rippenbogen fühlbar, so sichern die derbe Beschaffenheit, der stumpfe Rand, die Verschieblichkeit mit der Atmung und später eine charakteristische Kerbe im oberen Rand die Diagnose. Zur Palpation der Milz stellt man sich am besten auf die rechte Seite des Kranken, die linke Hand des Untersuchers drückt vom Rücken aus die Milz der tastenden rechten Hand entgegen. Jetzt läßt man tief einatmen und palpiert während der Einatmung und im Beginn der Ausatmung mit zarten Fingern: die Milz muß zur tastenden Hand, nicht die Hand zur Milz kommen. Manche ziehen es vor, von der linken Seite des Kranken kommend, die Finger der Hand über den Rippenbogen zu legen und so zu palpieren. Beide Methoden führen zum Ziel, die zuerst beschriebene ist die häufiger angewandte. Vergrößerungen der Milz sehen wir bei Infektionskrankheiten (Typhus, Sepsis, Lungenentzündung), Malaria, Stauungszuständen, Leberzirrhose, Leukämien usw.

Verschiebungen der Milz kommen zustande durch Druck von oben (Pleuraexsudate, Pneumothorax, Perikarditis u. a.), oder unten (Aszites, Meteorismus, Tumoren usw.), sie ergeben sich aus dem übrigen, das Bild beherrschenden Befunde. Hin und wieder beobachtet man, daß die Milz sich aus ihrer normalen Lage loslöst und ins Abdomen sinkt (Wandermilz). Aus der Form, Konsistenz, der großen Verschieblichkeit, dem Fehlen einer normalen Milzdämpfung und durch Ausschließung anderer Möglichkeiten kann man in solchen Fällen meist die Diagnose auf Wandermilz richtig stellen.

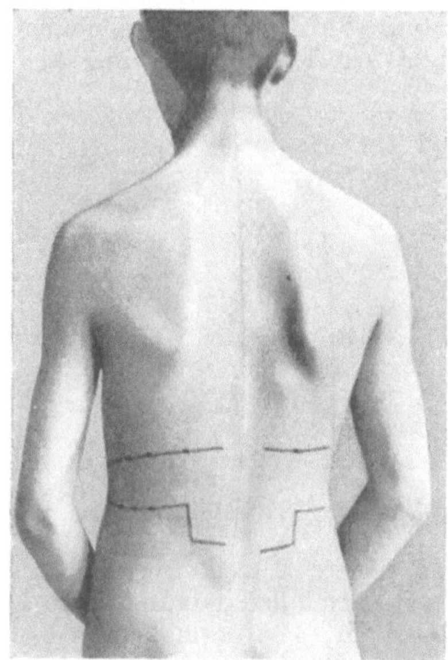

Fig. 238. Nierendämpfung.

Die Untersuchung der Nieren.

Die Perkussion der Nieren wird am zweckmäßigsten in sitzender Stellung des Kranken mit mäßig nach vorn gekrümmtem Rücken ausgeführt; man kann aber auch den Kranken die Bauchlage einnehmen lassen und den Leib durch ein Kissen unterstützen. Man geht nun in der Weise vor, daß man zunächst rechts und links die untere Lungengrenze bestimmt, dann rechts die untere Lebergrenze und links die untere Milzgrenze. Die beiden zuletzt genannten Linien lassen sich nur dann mit genügender Sicherheit feststellen, wenn das Colon ascendens und descendens lufthaltig sind, wie ein Blick auf Fig. 233 ohne weiteres erkennen läßt. Perkutiert man jetzt neben der Wirbelsäule von oben nach unten, so findet man — wiederum Luftgehalt des Colon ascendens und descendens, unter Umständen auch der Flexura sigmoidea vorausgesetzt — eine deutliche Grenze, von der aufwärts leiser, kurzer, klangloser, von der abwärts lauter, klanghaltiger Klopfschall hörbar ist: die untere Nierengrenze. Rechts steht die Grenze etwas tiefer als links. Auch seitlich — jederseits etwa 6 cm lateral von der Medianlinie — läßt sich im Bereich der Nierengegend eine Grenze nachweisen, an der allerdings neben den Nieren die dicke Rückenmuskulatur mitbeteiligt sein mag. Allein oder hauptsächlich kann man jedoch die Rückenmuskulatur nicht für die Grenze verantwortlich machen, da ja durch dieselbe Muskulatur hindurch der untere Nierenpol abgegrenzt werden kann (Fig. 238).

Natürlich darf man nicht erwarten, die Nieren als solche zu perkutieren, sondern was gefunden wird, ist der Umriß der Nieren mit der sie umgebenden Fetthülle. Sehr große Massen sind aber auch das nicht und die durch sie hervorgerufenen Dämpfung ist dementsprechend nicht sehr intensiv; bei sehr fetten Leuten ist deshalb die Bestimmung der Nierendämpfung häufig überhaupt unmöglich. „Die praktische Bedeutung der Nierenperkussion erstreckt sich hauptsächlich auf zwei Fälle. Erstens den Nachweis einseitig hellen Schalles bei beweglicher Niere, der, sobald die Niere zurückgebracht wird, wieder in den dumpfen übergeht. Zweitens den Nachweis von Nierengeschwülsten, die entweder der Betastung noch nicht zugängig geworden sind oder, obwohl sie gefühlt werden, durch die Betastung noch nicht genügend als der Niere angehörige Geschwülste erkannt und sichergestellt werden konnten" (C. Gerhardt). Die Bedeutung der Perkussion für die Erkennung der Wanderniere wird durch die Palpation allerdings bedeutend eingeschränkt, die tastende Hand ist hier dem klopfenden Finger weit überlegen. Für die Erkennung von Nierengeschwülsten behält dagegen die Perkussion ihren Wert, wenn auch durch den Ureterenkatheterismus mit Funktionsprüfung der Nieren und durch das Röntgenverfahren dieser Wert seit den Worten Gerhardts eingebüßt hat. Zur Palpation der Nieren ist kaum etwas Besonderes zu bemerken. Man palpiert, während der Patient tief einatmet; mit Beginn der Ausatmung dringt man tiefer gegen die Nierengegend vor und fühlt dann bei Senkungen den unteren Nierenpol, der während der weiteren Ausatmung in sehr charakteristischer Weise den Fingern wieder zu entschlüpfen pflegt.

Literatur.

(abgesehen von den bekannten Lehrbüchern der Diagnostik.)

Bamberger, Krankheiten des chylopoetischen Systems in Virchows Handb. d. spez. Pathol. u. Therap. 1855.

Cantani, Ann. univ. die Medic. 1866. Nov.

Conradi, Über die Lage und Größe der Bauchorgane, der Leber und Milz beim gesunden Manne und ihre Bestimmung durch die Perkussion. Inaug.-Diss. Gießen 1848.

Engelen, Über Messung und Bedeutung des Abdominaldrucks. Deutsche med. Wochenschr. 1911. Nr. 11. Mai.

Ewald, A., Über einige praktische Kunstgriffe bei Bestimmung der relativen Herz- und Leberdämpfung. Charité-Annal. II. 1875. S. 191.

Ferber, Situsphantom der Organe der Brust und oberen Bauchgegend. Bonn 1877.

Frerichs, Klinik der Leberkrankheiten. 1858.

Gerhardt, C., Der Stand des Diaphragmas. Phys.-diagn. Abhandl. Tübingen 1860.

Griffith, Anteversion of the liver simulating enlargement. Brit. med. Journ. 78. 13. Jan.

Herd, Die vergrößerte Milz in palpatorischer und perkutorischer Hinsicht. Inaug.-Diss. Würzburg 1890.

Israel, Über Palpation gesunder und kranker Nieren. Berl. klin. Wochenschr. 1889. Nr. 8.

— Over Nyreperkussion. Hospitaltidende 1887. 3 R. 5 B. 481.

Kuttner, Über palpable Nieren. Berl. klin. Wochenschr. 1890. Nr. 15.

Leichtenstern, Physikalisch-diagnostische Bemerkungen zu H. v. Luschkas Lage der Bauchorgane des Menschen. Deutsche Klinik 1873. Nr. 36.

Litten, Die Krankheiten der Milz. Nothnagels spez. Pathol. u. Therap. VIII.

— Über die physikalische Untersuchungsmethode der Nieren. Wien. klin. Wochenschr. 1894. Nr. 15.

— Über Aszites. Deutsche med. Wochenschr. 1887. Nr. 44. 49.

Mayer, Ed., Die Perkussion des Unterleibes, ein Beitrag zur Diagnose der Unterleibskrankheiten. Halle 1839.

Meyer, Über Milzperkussion. Charité-Annal. Neue Folge I. 1874. Berlin 1876.

Mosler, Milzkrankheiten in Ziemssens Handbuch. 1878.

Müller, Milztumoren bei akuten Infektionskrankheiten und die Resultate der Palpation derselben. Inaug.-Diss. Würzburg 1889.

Pausch, Über die Lage der Nieren mit besonderer Beziehung auf ihre Perkussion. Reicherts und Bois-Reymonds Arch. 1876. S. 327.

Pick, Über perikarditische Pseudoleberzirrhose. Zeitschr. f. klin. Med. 1898. 29. 5/6.

Piorry, Traité de la percussion médiate. 1827.
Plieque, L'examen physique du foie. Gaz. des hôpitaux. 1894. p. 1243.
Quincke und Hoppe-Seyler, Die Krankheiten der Leber. Nothnagels spez. Pathol. u. Therap. XVIII.
Reinhold, Die physikalische Untersuchung der Niere mit besonderer Berücksichtigung der Perkussion derselben. Inaug.-Diss. Jena 1865.
Rieß, Über perkutorische Bestimmung der Nieren. Zeitschr. f. klin. Med. 1889. 10. S. 1.
Schuster, Die Perkussion der Milz. Inaug.-Diss. Giessen 1866.
Thierfelder, Leberkrankheiten in Ziemssens Handbuch. 1880.
Walz, Über die normale und respiratorische Leberbiegung und die Genese der sog. Exspirationsfurchen der Leber. Münch. med. Wochenschr. 1900. Nr. 3.

Die Untersuchung der Speiseröhre.

Die einfachste Art, sich über die Tätigkeit der Speiseröhre zu unterrichten, dürfte darin bestehen, die beim Schlucken entstehenden Geräusche zu behorchen. Auf diese Weise scheint es zuerst Lippich gelungen zu sein, Stenosen des Ösophagus zu entdecken (Zehetmayer S. 88, Anmerkung). Eingehender äußert sich Natanson. Wenn man die Zeit zwischen den einzelnen Schlucken (beim Schlucken von Flüssigkeit) abschätzt, so wird das erste Drittel des Zeitraumes durch das Schluckgeräusch eingenommen, die nächsten zwei Drittel herrscht Ruhe. Darauf folgt wieder ein Schluckgeräusch usw. Bei Divertikeln soll das Schluckgeräusch oberhalb der erkrankten Stelle normal, unterhalb als kontinuierliches Strömen gehört werden, bei Stenosen oberhalb ein Gurren, unterhalb wieder ein kontinuierliches Strömen entstehen. Über dem Magen beschreibt Natanson zwei Geräusche, zunächst das fortgeleitet hörbare Schluckgeräusch und danach das Geräusch des Hineinfallens der Flüssigkeit in den Magen. Etwas später treffen wir eine Arbeit von Zenker. Besonders eingehend aber unkritisch beschäftigte sich dann Hamburger mit der Frage. Nach Meltzer wird über dem Magen zunächst ein Durchspritzgeräusch und 6—7 Sek. später ein Durchpreßgeräusch wahrgenommen. Dieser letzten Auffassung entsprechen die bei der Röntgenuntersuchung der Speiseröhre gewonnenen Ergebnisse. Die Durchleuchtung ergibt so glänzende Resultate, daß dadurch die unsichere Auskultation der Speiseröhre ihre Bedeutung völlig eingebüßt hat und die Anwendung der nicht immer ganz ungefährlichen Sondierung sehr eingeschränkt worden ist. Die Perkussion wird nur in sehr seltenen Ausnahmefällen zum Nachweis von Erkrankungen der Speiseröhre in Betracht kommen. Die immer mehr in Aufnahme kommende Ösophagosopie ist hier nicht zu behandeln.

Die Untersuchung des Magens.

Die Perkussion des Magens ist zuerst von Piorry ausgeführt worden. Beim liegenden Kranken sammelt sich der feste und flüssige Inhalt im rückwärtigen Teil des Magens, die Luft nimmt den vorderen, der Bauchwand anliegenden Teil ein. Es handelt sich hier um einen recht großen lufthaltigen Hohlraum, der einen besonders tiefen klanghaltigen Klopfschall gibt. Diese Tiefe macht es möglich ihn von den höher schallenden lufthaltigen Därmen mit einer gewissen Sicherheit abzugrenzen. Zuverlässiger ist die Abgrenzung, wo die Magenblase an feste oder nicht klanghaltige Teile stößt, d. h. in der Gegend des schon früher erwähnten Traubeschen Raumes (s. Fig. 63). Hier wird der Bezirk des Magenschalles umrahmt rechts von der Leberdämpfung, oben vom Lungenschall und bei Herzvergrößerung durch die Herzdämpfung, links von der Milzdämpfung. Nach unten wird der Traubesche Raum, aber nicht der Magenschall, durch den Rippenbogen begrenzt. Der Magenschall breitet sich in wechselnder Ausdehnung über das Abdomen nach unten und seitlich aus Fig. 239. Die Ausdehnung wird einerseits durch die Magengröße, andererseits aber auch durch den Luftgehalt bestimmt, Vergleichswerte erhält man deshalb nur dann, wenn der Luftgehalt im Verhältnis zum Fassungsvermögen des Magens eine bestimmte Größe hat. Dieser Forderung kommt der Vorschlag Frerichs entgegen, den Magen künstlich durch ein Brausepulver aufzublähen. Man darf wohl erwarten, daß dadurch eine Art von maximaler physiologischer Ausdehnung erreicht wird. Die Umrisse der Magenblase zeichnen sich häufig, besonders bei dünnen

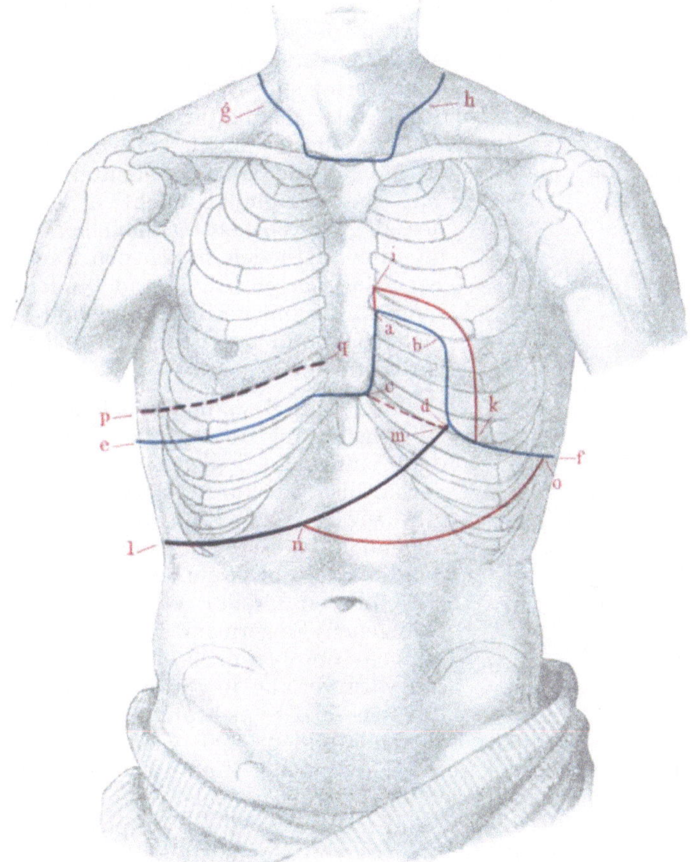

Fig. 239. Magengrenze bei mittlerer Ausdehnung des Magens (no) (nach Weil).

Bauchdecken, nach der Aufblähung deutlich ab, die Perkussion wird wesentlich erleichtert. Unbedingte Sicherheit, daß auf diese Weise der Magen in seinem ganzen Umfange zur Darstellung gebracht wird, ist natürlich nicht gegeben. Die Dehnbarkeit der Magenwände ist verschieden groß, Druck der Nachbarorgane oder Verwachsungen können die gleichmäßige Aufblähung hindern, starke Luftfüllung des Dickdarms vermag die perkussorische Umreißung der Magenblase zu erschweren oder unmöglich zu machen, in manchen Fällen entweicht die Luft durch den Pylorus, kurz und gut, die Methode hat ihre Mängel. Schon frühzeitig sah man sich nach anderen Wegen zur Bestimmung der Magengrenzen um. So empfiehlt Piorry den Magen am stehenden Kranken zu perkutieren und nun nicht den lufthaltigen, sondern den gefüllten Abschnitt des Magens zu bestimmen. Er läßt zu diesem Zweck Wasser trinken und stellt die hierdurch erzeugte, dem tiefsten Stand der großen Kurvatur entsprechende Dämpfung fest. Durch stärkere Belastung (1 l und mehr) kann man versuchen ein Urteil über die Dehnbarkeit des Magens zu gewinnen. Die Unsicherheit beider Verfahren führte bald zu weiteren Versuchen. J. W. Neubauer bestimmte die Kapazität des Magens und den Flüssigkeitsspiegel in einfacher Weise mit Hilfe des Kußmaulschen Magenschlauches durch Heben und Senken des Trichters. O. Rosenbach benutzte dasselbe Verfahren, Runeberg und Kelling füllten den Magen mit Luft oder Flüssigkeit und maßen die Menge der Füllung sowie den Füllungsdruck. Leube empfahl eine Magensonde einzuführen und deren Lage und Verschiebung palpatorisch zu verfolgen. Schreiber versah die Sonde mit einem Gummiballon, Einhorn mit einem Lämpchen, dessen Schein die Magengrenze angeben sollte. K. Mayer bringt Magnetstäbchen in ein Gummibeutelchen, das an einem Faden hängt, und läßt das Beutelchen schlucken. Mit einem Kompaß sucht er dann die Lage der Magnetstäbchen festzustellen. Alle die genannten Methoden haben den Nachteil, daß sie bei Magengeschwüren und anderen Erkrankungen, die mit Perforationsgefahr einhergehen, nicht oder nur mit Bedenken angewendet werden können.

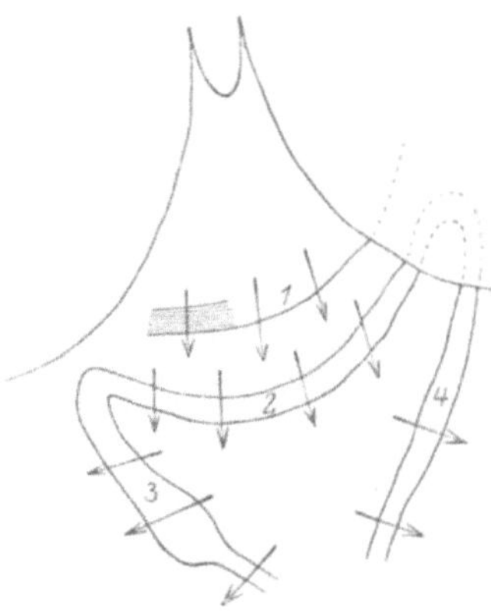

Fig. 240. Richtung der Gleitpalpation bei der Untersuchung des Magens und Dickdarms (nach Hausmann).

Man wird deshalb versuchen in allen Fällen zunächst durch die ungefährlichere und außerdem einfachere Palpation über die Magenverhältnisse Auskunft zu erhalten. Hausmann gibt für die Palpation der großen Kurvatur folgende Anweisung: „Etagenweise suchen wir den in Betracht kommenden Raum ab, indem wir mit den bis zur Wirbelsäulenfläche eingedrungenen Fingern im Epigsatrium Gleitbewegungen von oben nach unten, d. h. in einer zum Kurvaturverlauf queren Richtung, auszuführen, die sich in der Richtung von unten nach oben oder von oben nach unten aneinanderreihen. Die Gleitbewegungen müssen genügend lang ausgezogen werden, damit die Finger vor der großen Kurvatur nicht stehen bleiben, sondern wirklich auch über sie hinweggleiten (Fig. 240). Die Gleitbewegungen sind nur während des Exspiriums auszuführen. Die große Kurvatur stellt sich bei diesem Vorgehen als „eine fußwärts gerichtete Stufe dar, die als Niveaudifferenz auf der hinteren Bauchwand zur Wahnehmung kommt". Wenn der Magen sich zusammenzieht, so kann anstatt der Stufe ein Schlauch fühlbar sein. Wenn die Finger im Exspirium von unten nach oben über die große Kurvatur gleiten, wird nicht selten ein Gurren erzeugt (exspiratorisches Gurren; Hausmann).

Nicht zu verwechseln mit diesem Gurren ist das durch senkrechten Stoß auf die Bauchdecken und Magenwände hervorgerufene Plätschergeräusch. Von Obrastzow ist es zur Abgrenzung des Magens empfohlen worden, während Stiller es für ein Zeichen von Atonie der Magenwände ansieht.

Auch der Pylorus kann in günstigen Fällen getastet werden. Man fühlt ihn in der Regel rechts oben vom Nabel, und zwar im schlaffen Zustande als zwei Finger breiten weichen Schlauch, im normalen Tonus als glatten Zylinder von mittlerer Konsistenz, im Kontraktionszustande als kurzes hartes Rohr. Bei länger dauernder Palpation kann man beobachten, wie die einzelnen Kontraktionszustände in einander übergehen, auch den Rhythmus der Kontraktionen verfolgen (Hausmann, Obrastzow, Cohnheim).

Verkleinerung des Magenschallraumes ist meist die Folge von Überlagerungen des Magens durch vergrößerte Nachbarorgane (Leber, Milz, Lunge) oder krankhafte Prozesse (Pleuraergüsse, Geschwülste). Verkleinerungen des Magens lassen sich durch die Perkussion nicht mit einiger Sicherheit erkennen (C. Gerhardt).

Vergrößerung des Magenschallraumes betrifft, wenn man von den Vergrößerungen durch Zurücktreten der Nachbarorgane absieht (Lungen- und Leberschrumpfungen u. ä.), vor allem die untere Magengrenze und muß bei sorgfältiger Perkussion als beachtenswertes Verdachtsmoment für Magenerweiterung betrachtet werden. Eine tiefstehende Dämpfungslinie der großen Kurvatur bei gefülltem Magen und aufrechter Haltung wird den Verdacht stützen, die Palpation vielleicht in manchen Fällen neue, in demselben Sinne sprechende Befunde liefern. Sichtbare und fühlbare Vorwölbungen und Bewegungen, Erbrechen, die subjektiven Klagen des Kranken werden zuweilen genügen, um ein ziemlich klares Krankheitsbild zu geben. Die Magensaftuntersuchung kann wichtige, häufig maßgebende Aufschlüsse geben. Mit diesen Verfahren hat vor 20 Jahren noch der Arzt seine Diagnose stellen müssen und richtig gestellt, ein Zeichen für die Leistungsfähigkeit der Verfahren in der richtigen Hand. Und allenthalben, wo es gilt, unter primitiven Verhältnissen mit einfachsten Mitteln einem Leidenden zu helfen und raten, da wird man zu den klassischen Methoden greifen müssen. Aber auch, wo unsere modernsten und leistungsfähigsten Untersuchungsmethoden, das Röntgenverfahren und die Gastroskopie, zur Hand sind, wird man die Inspektion, Perkussion, Palpation und Sondenuntersuchung nicht missen wollen und können, da sie uns häufig wichtige, nicht selten entscheidende Ergebnisse vermitteln, die die modernen Methoden uns nicht immer liefern können. Wir freuen uns über jede neue Untersuchungsmethode als eine Bereicherung unseres diagnostischen Rüstzeuges, wollen aber darüber die Bedeutung der älteren Methoden nicht vergessen.

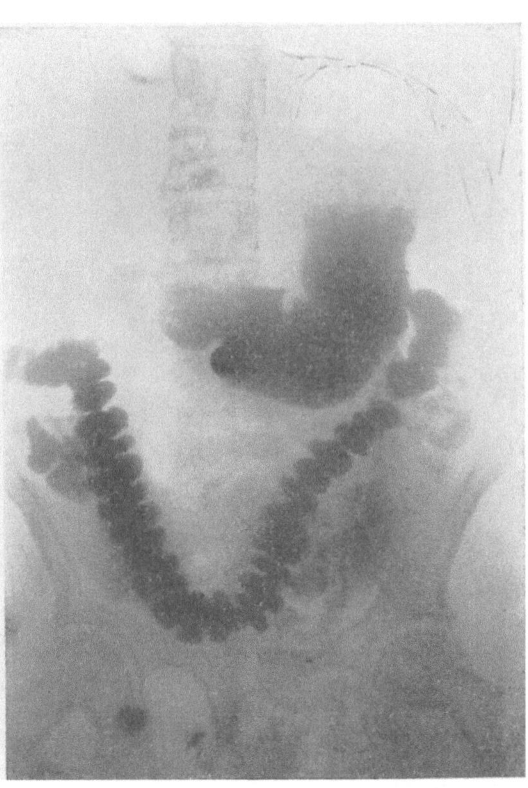

Fig. 241. Magen und Dickdarm im Röntgenbilde.

Die Röntgenuntersuchung des Magens wird in der Weise ausgeführt, daß der Kranke einen mit kohlensaurem Wismut oder Bariumsulfat gemischten Mehlbrei zu essen erhält. Dieser Brei gibt einen intensiven Schatten auf dem Röntgenschirm und gestattet es, Lage, Form und Bewegung des Magens und Darms in allen Einzelheiten zu studieren. Die Untersuchung wird im Stehen vorgenommen.

Da der Magen ein schlaffes Gebilde ist, das dem ziemlich schweren Brei bis zu einem gewissen Grade nachgibt, so können die Röntgenbilder nicht ohne weiteres mit den im Liegen erhobenen Perkussions- und Palpationsbefunden verglichen werden. Es ist vielmehr nötig, vor dem Leuchtschirm an dem mit Kontrastmasse gefüllten Magen noch einmal zu palpieren und den neuen Befund zu dem früheren in Beziehung zu setzen. Im Röntgenbild zeigt der Magen eine Haken- oder Syphonform und vertikale Stellung (Fig. 241), während im Liegen Lage und Form des Magens den bekannten Situsbildern v. Luschkas entsprechen. Die Form des Magens läßt im ganzen auf die Spannung (Tonus) der Magenwand schließen, die Einschnürungen des Magens und die Gestaltung der Pylorusgegend auf die austreibenden Kräfte (Peristaltik). Im obersten Abschnitt des Magens, in der Zwerchfellkuppel, sehen wir die Magenblase, darunter eine von Magensaft gebildete Flüssigkeitsschicht, die sog intermediäre Zone, aus deren Breite die Größe der Magensaftsekretion geschätzt werden kann. Aus der Größe des Schattenbildes kann man jedoch nicht auf die Größe oder das Fassungsvermögen des Magens folgern, denn die Größe des Schattenbildes wird bestimmt durch die Füllung und den Tonus des Magens. Bis zu welchem Grade durch

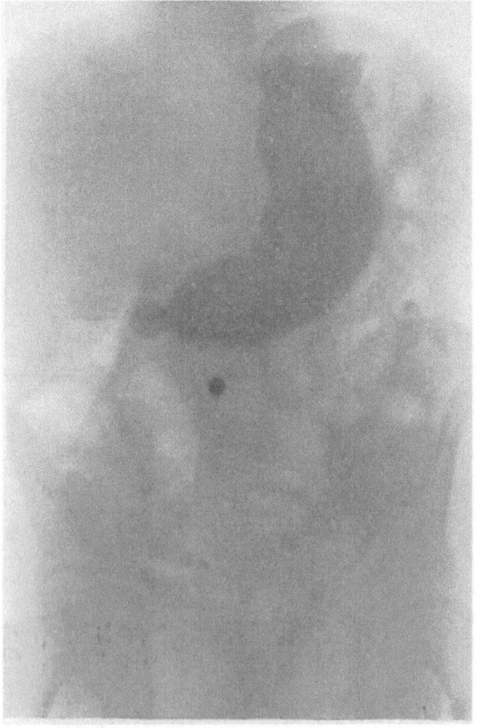

Fig. 242. Magen (Stierhornform).

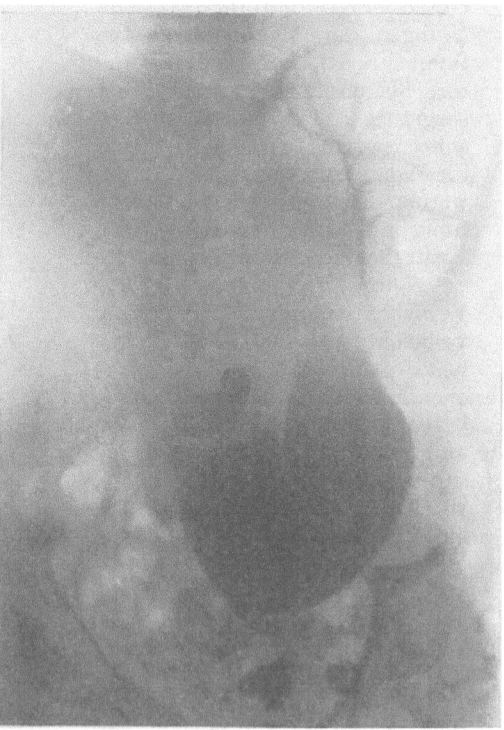

Fig. 243. Magenatonie und -senkung.

maximale Füllung der Magen vergrößert werden könnte, ist eine davon unabhängige Frage Die Tätigkeit des Magens kann man am Leuchtschirm verfolgen oder auch in Serienaufnahmen festhalten Über die dabei zu gewinnenden wichtigen Resultaten möge man sich in den einschlägigen Werken unterrichten. Die zur Entleerung des Magens nötige Zeit gibt Aufschluß über die motorische Leistung der Magentätigkeit, Störungen dieser Tätigkeit durch Narben, Verwachsungen, Neubildungen, Erschlaffung, oder Spasmen der Muskulatur liefern ihre besonderen Befunde. Statt der Haken- oder Syphonform zeigt der Magen in seltenen Fällen die Stierhornform (Fig. 242), über dessen Deutung noch gestritten wird. Bei Magenatonie sammelt sich der ganze Kontrastbrei im unteren

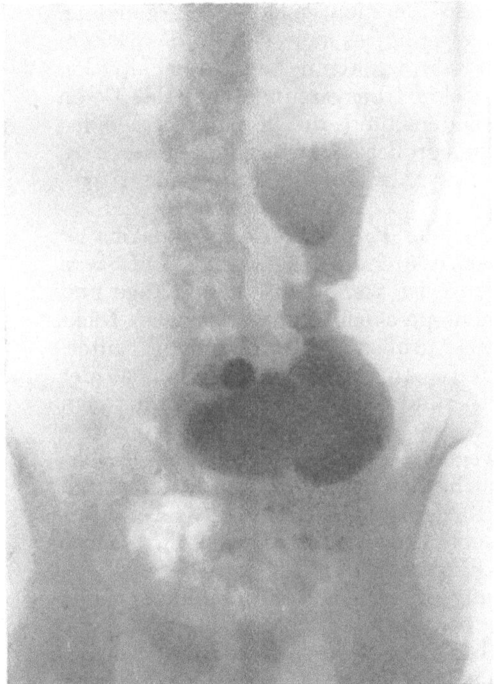

Fig. 244. Sanduhrmagen.

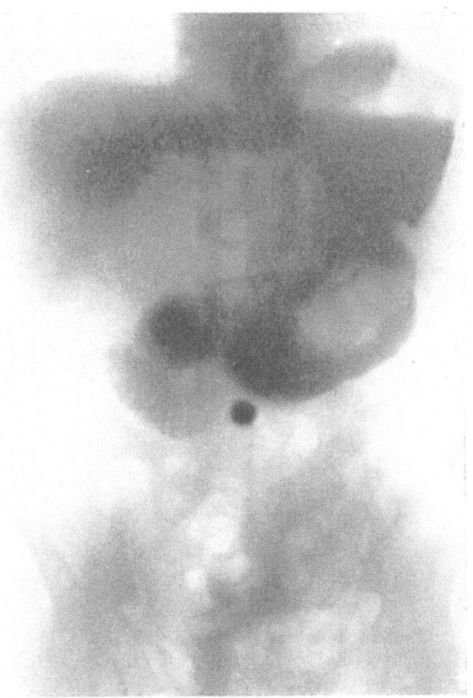

Fig. 245. Füllungsdefekt bei Magenkrebs.

Magenteil; dieser steht abnorm tief und wird durch seinen Inhalt weit ausgedehnt (Fig. 243). Sehr charakteristische Bilder erhält man vom Sanduhrmagen (Fig. 244), sorgfältiges Studium des Bildes gibt im einzelnen Falle nähere Auskunft über die Art und Entstehung des Leidens (Narben, Verwachsungen, Geschwulst, Kompression, Spasmus usw.). Neubildungen des Magens können sehr bezeichnende Aussparungen im Schattenbild veranlassen (Fig. 245). Das Röntgenverfahren gibt in manchen Fällen, wie diese wenigen Beispiele beweisen, mit großer Klarheit und Sicherheit über die normalen und krankhaften Verhältnisse des Magens und seiner Tätigkeit Auskunft. Unsere Kenntnisse sind dadurch in ungeahnter Weise erweitert worden, zugleich aber auch die Forderungen an ärztliches Können und Wissen gestiegen. Darüber eingehend zu unterrichten, sind die Lehr- und Handbücher der Röntgenkunde berufen.

Die Untersuchung des Darmes.

Die Perkussion des Darmes liefert keine Ergebnisse von Bedeutung. Gewiß, leere oder kotgefüllte Darmschlingen geben gedämpften, lufthaltige Darmschlingen lauten, klanghaltigen Schall. Aber durch die Perkussion zu erkennen, was das für Darmteile sind, die gedämpften oder lauten Schall geben, das ist nicht mit Sicherheit möglich. Ferner führen die wechselnden Füllungsverhältnisse des Darmes zu einem entsprechenden Wechsel der Perkussionsbefunde und erschweren dadurch die Beurteilung der Frage, ob hier oder da eine krankhafte Dämpfung aus besonderen Ursachen anzunehmen ist oder nicht. Inspektion und vor allem die Palpation sind deshalb die maßgebenden Untersuchungsmethoden für den Darm, die Perkussion dient mehr zur Ergänzung. Bei genügender Aufmerksamkeit und Übung gelingt es meist leicht das Cökum zu tasten, schwieriger ist, schon wegen der sehr variabeln Lage, die Palpation des Colon transversum, auch das Colon descendens und die Flexura sigmoidea können größere Schwierigkeiten bereiten. Der normale Dünndarm ist nicht palpabel.

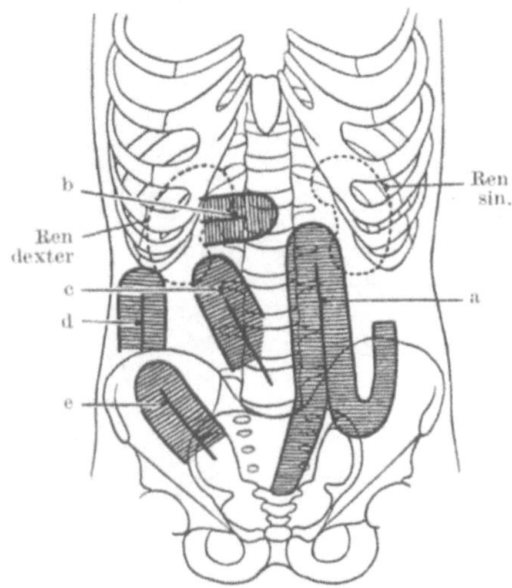

Fig. 246. Variationen in der Lage des Colon sigmoideum (a—e) (nach Sansom).

Bei der Palpation des Dickdarms ist zunächst auf die Lage zu achten. Sein Gekröse ist von wechselnder Länge und dementsprechend die Lage des Dickdarms großen Schwankungen unterworfen. Am konstantesten ist noch der Tastbefund des Cökums, doch findet man auch hier nicht selten eine abnorme Beweglichkeit (Coecum mobile), die erhebliche Beschwerden verursachen kann. Der Querdarm zeigt sehr viel weitergehende Lageverschiedenheiten, ebenso die Flexura sigmoidea, von deren Wanderungen Fig. 246 eine Vorstellung geben mag.

Die Veranlassung zu Lageänderungen kann schon die Atmung sein, ferner der Füllungszustand des Darmes oder der Nachbarorgane (Magen, Blase), also normale physiologische Vorgänge; in weit höherem Maße wirken krankhafte Prozesse (Geschwülste, Verwachsungen usw.) häufig auf den Situs ein. Fühlt man ein Gebilde unter den Fingern, das man für den Dickdarm hält, so gilt es zunächst diese Diagnose zu sichern. Man prüft also die Verschieblichkeit unter Berücksichtigung der anatomischen Verschiebungsmöglichkeiten, die Form, den Verlauf und die Beziehungen zu den Nachbarorganen, die Änderungen der Gestalt und Konsistenz während der Tätigkeit des Darms. Dabei bildet man sich gleichzeitig ein Urteil über den Inhalt des Darms (Luftfüllung, Kot, leerer Darm); man fühlt z. B. das Cökum als breite, weiche, eindrückbare Masse und weiß, daß hier eine reichliche Füllung mit Kotmassen besteht; der Querdarm und absteigende Dickdarm wird vielleicht bei derselben Untersuchung als dünner fester, etwas höckeriger Strang, d. h. leer und kontrahiert, gefühlt. Nach wenigen Stunden kann sich der Befund völlig verändert haben, der aufsteigende Dickdarm leer, der quere oder absteigende Dickdarm gefüllt sein. Handelt es sich um eine Entscheidung darüber, ob eine Resistenz nur durch die Füllung und den Kontraktionszustand des Darms, oder durch krankhafte Veränderungen der Darmwand hervorgerufen ist, so bedarf es natürlich systematisch wiederholter Untersuchungen. Die Beurteilung der Frage, ob Meteorismus des Darmes durch Kotstauung oder ein organisches Passagehindernis verursacht ist, wird häufig auch nur nach mehreren Untersuchungen möglich sein. Geringe Spannung der Darmwand, Beeinflussung durch Druck und Massage sprechen schon bei der ersten Untersuchung für Kotstauung, umgekehrt starke Spannung mit lebhafter Peristaltik und Schlingensteifung, Empfindlichkeit gegen Druck für Ileus. Von größter Wichtigkeit ist eine schonende und doch sicher aufklärende Palpation der Ileocökalgegend. Dazu ist es nötig, daß man gut über die Tastbarkeit des Musculus iliopsoas unterrichtet ist, auf dem wichtige Darmteile der Ileocökalgegend ruhen. Ist man zweifelhaft, ob man den Muskel unter den Fingern hat, so läßt man den Kranken den Oberschenkel heben; die dabei eintretende Spannung des Iliopsoas gestattet eine sichere Entscheidung. Tastet man nun von oben nach unten den Iliopsoas ab, so begegnet man mehreren quer über den Muskel ziehenden Strängen, und zwar am weitesten nach oben dem Querkolon, weiter unten der Pars coecalis ilei und in manchen Fällen darunter noch dem Wurmfortsatz (s. Fig. 247). Es kommt aber auch vor, daß der Wurmfortsatz oberhalb der Pars coecalis ilei verläuft oder neben und hinter dem Coecum parallel zum Iliopsoas liegt. Am häufigsten wird man bei der Palpation der Ileocökalgegend auf eine Appendicitis fahnden; dabei muß man sich der wechselnden Lage des Wurmfortsatzes bewußt sein, darf auch nicht vergessen, daß er ganz im kleinen Becken liegen und so der Palpation entgehen kann. Eine Untersuchung von After oder von der Scheide aus ist deshalb in zweifelhaften Fällen nie zu versäumen. Daß die schematische Lokalisierung eines für die Appendizitis beweisenden Druckpunktes (Mac Burneyscher Punkt) den Tatsachen nicht gerecht werden kann, braucht nicht weiter ausgeführt zu werden; wir erinnern nur an das, was bei der Besprechung der Palpation im allgemeinen über die Beurteilung und Verwertung von Schmerzerscheinungen gesagt worden ist. Begegnet man bei der Durchtastung des Leibes einem Tumor, so versuche man zunächst zu erfahren, was nach Lage, Gestalt, Konsistenz, Verschieblichkeit usw. an normalen Gebilden sicher festgestellt werden kann und gehe dann daran, die Herkunft des Tumors genauer zu bestimmen. Nicht selten wird eine künstliche Aufblähung des Magens oder Dickdarms dabei von Nutzen sein. Genauere Vorschriften findet man in den Lehrbüchern, die die Erkrankungen der einzelnen Organe behandeln. Über die Erkrankungen der Geschlechtsorgane und der harnableitenden Wege sind ebenfalls die einschlägigen Werke einzusehen.

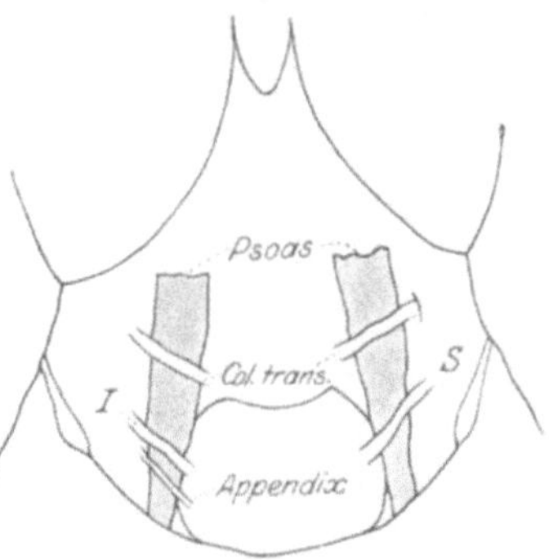

Fig. 247 (nach Hausmann).

Die Röntgenuntersuchung des Darms

hat unsere Kenntnisse über die normale und krankhafte Lage, Gestalt und Tätigkeit des Darms in hohem Maße gefördert.

Wir sehen den Zwölffingerdarm (Fig. 245) mit der eigentümlich gefiederten Zeichnung. Seitdem wir wissen, daß Geschwüre des Zwölffingerdarms eine häufige Erkrankung sind, wird diese Gegend besonders sorgfältig studiert auf Nischenbildung, Stenosen, Verlagerungen, Druckempfindlichkeit usw. Die verschlungenen Wege des Dünndarms sind weniger gut zu verfolgen, beim normalen Menschen findet man nur große Schatten wechselnder Form und Lage, die durch die Konvolute der gefüllten Darmschlingen gebildet werden. Sehr deutliche und charakteristische Bilder gibt der Dickdarm. So erkennen wir auf Fig. 241 den oberen zum Teil mit Luft gefüllten Teil des Colon ascendens, die Flexura hepatica, das in diesem Falle bis zur Symphyse hinabsteigende Querkolon, die Flexura lienalis mit einer kleinen Luftblase (Flexurblase), die beginnende Füllung des Colon descendens und S romanum, die an allen gut gefüllten Teilen sichtbare Haustrenbildung, das Lageverhältnis des Magens zum Dickdarm. Vor dem Leuchtschirm können wir den Dickdarm bei seiner Tätigkeit beobachten, die kleinen Misch- und Knetbewegungen, die groben Förderungsbewegungen,

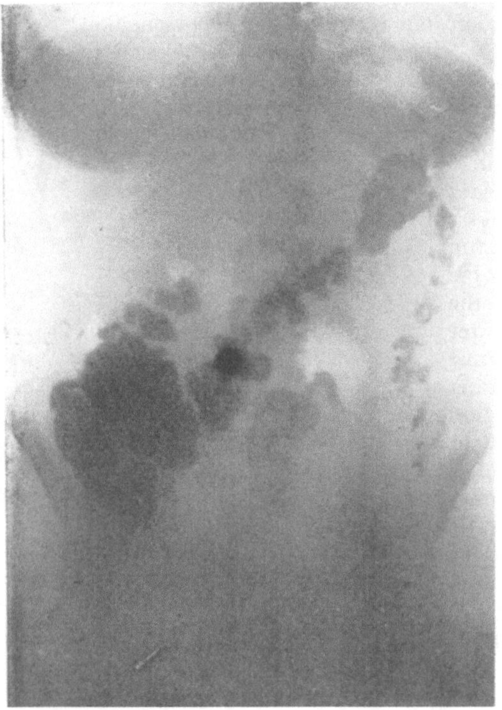

Fig. 248. Spastische Obstipation.

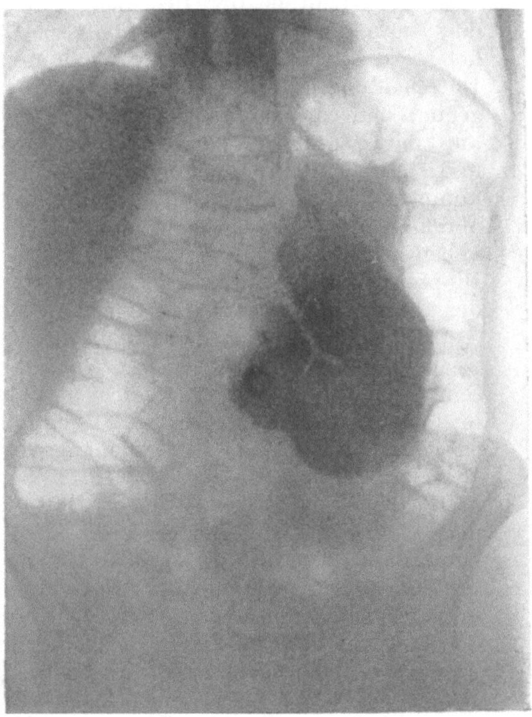

Fig. 249. Starke Luftauftreibung des Dickdarms.

den Tonus und die Füllung des Darmes, die Aufenthaltsdauer der Kotmassen in den einzelnen Dickdarmteilen und vieles andere mehr kennen lernen.

Die verschiedenen Formen der Verstopfung lassen sich schärfer als dies früher möglich war, von einander trennen, wir erfahren, daß die Passage im Colon ascendens, im transversum, im descendens, im Rektum stocken, daß diese Stockung mechanische Gründe haben, daß sie auf Erschlaffung oder Krampfzuständen oder unzweckmäßiger Tätigkeit der Darmmuskulatur beruhen kann. In Fig. 248 sitzt der Hauptteil der Kontrastmasse im Colon ascendens und Anfangsteil des Querkolons, der ganze übrige Dickdarm bis zur Flexura sigmoidea ist nur wenig und fleckweise gefüllt, im Colon descendens sind die kleinen Skybala wie in einer Perlenschnur aneinandergereiht und wir sehen schon hier das zu erwartende Resultat: den Schafkot der spastischen Verstopfung. Auch die gewaltigen hin und wieder vorkommenden Luftauftreibungen des Darmes kommen im Röntgenbild gut zum Ausdruck, man betrachte nur die stark geblähte Flexura lienalis in Fig. 243, und in Fig. 249 die ausgedehnte Blähung des ganzen Dickdarms, durch die die Leber ganz auf die rechte Seite gedrängt ist, während der Magen nur eine geringe Beeinflussung seiner Lage erkennen läßt. Die Möglichkeit, durch das Röntgenverfahren die Wirkung wichtiger Arzneimittel auf den menschlichen Darm in einem Umfang zu studieren, der zum Teil die Möglichkeit des Tierexperimentes übertrifft, ist ein weiterer, unschätzbarer Vorzug des Röntgenverfahrens, auf den hier nur nebenbei hingewiesen werden mag.

Viele neue Ergebnisse sind so schon gewonnen, viele werden noch hinzukommen. Hier konnte es sich nur darum handeln, durch kurze Streiflichter die Grenzen der alten Methoden aufzudecken und in die neuen Wege und Bahnen der modernen Methoden hineinzuleuchten. Der Leser wird sich selbst daraus am besten ein Urteil bilden, welche Untersuchungsverfahren in einem gegebenen Fall anzuwenden sind und was von ihnen erwartet werden kann.

Literatur.

Albutt, On auscultation of the oesophagus. The Brit. med. Journ. 1875. 2. Okt.

Andhoni, Sur le clapotage stomacac. Comptes rendus. T. 98. Nr. 26. 1884.

Betz, Ein physikalisches Symptom zur Diagnostik der Magenstrikturen. Memorabilia aus der Praxis. 1856. I.

Bianchi, Ricerche sperimentali e cliniche intorno alla passibilita di delimitare essatamente l'area del contenuto gastrico, suo valore semejologico e sua modalita. Lo Sperimentale 1888. Oktob.

Boas, Über die Bestimmung der Lage und der Grenzen des Magens mittels der Sondenpalpation. Zentralbl. f. inn. Med. 1896. Nr. 6.

Cohnheim, Über die Auskultation und Palpation des Pylorus. Deutsche med. Wochenschr. 1902. Nr. 43.

— Über die Auskultation und Palpation des normalgroßen Pylorus. Deutsch. Arch. f. klin. Med. 1903. Bd. 78.

Curschmann, Die Anomalien der Lage, Form und Größe des Dickdarms und ihre klinische Bedeutung. Deutsch. Arch. f. klin. Med. 1894. Bd. 53.

Einhorn, Über Kardioptose und ihren Zusammenhang mit Hepatoptose. Berl. klin. Wochenschr. 1903. Nr. 31.

Ferber, Ein Beitrag zur Lehre von der Magenperkussion. Deutsche Zeitschr. f. prakt. Med. 1876. Nr. 42.

Gabbi, Della propagazione del rumore respiratorio nelle cavita gastrica et addominale e della suza importanza diagnostica. Rivista clin. 1889. Nr. 2.

Glénard, De l'entéroptose. Lyon méd. 1885.

— Les ptoses viscérales. Paris 1899.

— Les ptoses. Paris 1903.

Glücksmann, Auskultatorische Phänomene am Intestinaltraktus und ihre diagnostische Verwertbarkeit. Deutsche med. Wochenschr. 1911. Nr. 13.

Hamburger, Die Auskultation des Ösophagus als diagnostisches Hilfsmittel in den verschiedenen Krankheiten desselben. Österr. Jahrb. Bd. 15. H. 2. 1868.

— Klinik der Ösophaguskrankheiten, in einigen Vorlesungen dargestellt. Österr. Jahrb. Bd. 18. H. 6. 1869.

— Die Auskultation des Ösophagus als diagnostischer Behelf in Mediastinalkrankheiten. Prag. Vierteljahrsschr. Jan. 1870.

— Klinik der Ösophaguskrankheiten. Erlangen 1871.

Hausmann, Das Coecum mobile. Berl. klin. Wochenschr. 1904. Nr. 14.

— Die methodische Gastrointestinalpalpation und ihre Ergebnisse. 1918. Berlin.

Hausmann u, Meinertz, Radiologische Kontrolluntersuchungen betr. die Lagebestimmung des Magens und Dickdarms mittels der topographischen Gleit- u. Tiefenpalpation. 1912.

Hirschfeld, Die Verlagerung der Eingeweide. Deutsche Klinik 1905. 5.

Kelling, Physikalische Untersuchungen über die Druckverhältnisse in der Bauchhöhle sowie über die Verlagerung und die Vitalkapazität des Magens. Volkmanns Samml. klin. Vorträge. Nr. 144. 1896.

Kleinschmidt, Die Hirschsprungsche Krankheit. Ergebn. der inn. Mediz. u. Kinder heilkunde. 9. Bd. 1912.

Knapp, Wie man die Magenkontur ohne Hilfsmittel sehen kann. Deutsche med. Wochenschr. 1902. Nr. 5.

v. Koranyi, Die Schwellenwertperkussion des Magens. Zeitschr. f. klin. Med. 1909. 67. H. 1—3.
Kußmaul, Über die Behandlung der Magenerweiterung durch eine neue Methode. Deutsch. Arch. f. klin. Med. 1896. 6. 455.
Luschka, Die Lage des Magens. Prag. Vierteljahrsschr. 1869. Bd. 100.
Mackenzie, Clinical lecture on disease of the oesophagus with special reference to oesophageal auscultation. The Lancet. 1874. 1. 30. May.
Mader, Einleiten von Wasser oder Luft in den Dickdarm als diagnostisches Hilfsmittel. Wien. med. Wochenschr. 1878. Nr. 5.
Martius, Über Größe, Lage und Beweglichkeit des gesunden und kranken menschlichen Magens. Wien. med. Wochenschr. 1895. 45. 290.
Mayer, K., Die Verwendung magnetischer Kraft zur Bestimmung der unteren Magengrenze, ev. einer Ösophagusstenose. Virchows Hirsch 1909. II. S. 218.
Meltzer, Zu den Schluckgeräuschen. Berl. klin. Wochenschr. 1884. Nr. 29, 30. Zentralbl. f. d. med. Wissensch. 1883. Nr. 1.
Meltzing, Die Durchleuchtung des erweiterten Magens. Zeitschr. f. klin. Med. 1895. 27.
Miculicz, Beiträge zur Physiologie der Speiseröhre und der Kardia. Grenzgeb. d. inn. Med. u. Chir. 1904. 12.
Mitchell, Atonic dilatation of the stomac. Lancet. 1911. Han. 29.
Natanson, L., Die Auskultation des Ösophagus. Zentralbl. f. med. Wissensch. 1864. Nr. 53.
Neubauer, J. W., Beiträge zur Beurteilung der Kapazität des Magens. Prag. med. Wochenschr. 1878. Nr. 14.
Neumann, Ein neues Prinzip zur Bestimmung der Magengrenzen. Wien. klin. Wochenschr. 1904. Nr. 24.
Nothnagel, Die Erkrankung des Darms und des Peritoneum. Spez. Pathol. u. Therap. XVIII.
Oppenheim, Die Lageveränderungen der Leber und der Brustorgane bei Meteorismus. Berl. klin. Wochenschr. 1903. Nr. 42. Bd. 40. Deutsche med. Wochenschr. 1902. Nr. 27.
Penzoldt, Die Magenerweiterung. Erlangen 1875.
Piorry, P. A., Traité de plessimétrisme et d'organographisme; anatomie des organes sains et malades, établie pendant la vie au moyen de la percussion médiate etc. Paris 1866.
Ponfick, Über Lage und Gestalt des Magens unter normalen und pathologischen Verhältnissen. Berl. klin. Wochenschr. 1905. Nr. 44a.
Quincke, Arch. f. exper. Pathol. XXII. Auskultation der Speiseröhre.
Rewidzoff, Über eine bis jetzt noch nicht beschriebene Erscheinung, die bei chronisch verlaufenden Strikturen der Speiseröhre beobachtet wird. Berl. klin. Wochenschr. 1908. Nr. 15.
Riegel, Die Erkrankungen des Magens. Nothnagels spez. Pathol. u. Therap. XVI.
Rodais, De l'espace semilunaire. L'union méd. 1889. 12. Sept.
Rosenbach, Die Aufblähung des Magens mit Kohlensäure als diagnostisches Hilfsmittel bei Tumoren des Organs oder bei Erkrankungen der Nachbarorgane. Deutsche med. Wochenschr. 1882. Nr. 2.
— Der Mechanismus und die Diagnose der Mageninsuffizienz. Volkmanns Samml. klin. Beiträge 1878. Leipzig.
Sainte-Marie, Des differentes modes d'exploration de l'oesophage. Paris 1875.
Schlippe, Physikalische Untersuchungen bei der Anwendung des Magenschlauches. Deutsch. Arch. f. klin. Med. 1903. 76. 75.
Schneider, Vergleichende röntgenologische Untersuchungen über Form und Lage des Magens nach Aufblähung mit Kohlensäure und nach Eingabe der Bariumsulfatmahlzeit mit besonderer Berücksichtigung der Perkussion des aufgeblähten Magens. Fortschr. a. d. Gebiet d. Röntgenstr. 1914. 22. S. 330.
Schreiber, Eine neue Methode zum Nachweis der Lage des Magens. Deutsch. Arch. f. klin. Med. 1877. 19. 616.
du Séjour, Dionis, La percussion des épines iliaques antéro-supérieures comme signe diagnostic dans les affections abdominales sous-ombilicales. Gaz. des hôp. 1911. p. 413.
Stiller, Die asthenische Konstitutionskrankheit. 1907.
Taube, Beitrag zur Perkussion des Magens. Inaug.-Diss. Dorpat 1887.
Thévenet, Sur l'auscultation de l'estomac après injection d'un mélange effervescent. Lyon méd. 1909. Nr. 33.
Wagner, Über die Perkussion des Magens nach Auftreibung mit Kohlensäure. Inaug.-Diss. Marburg 1870.
Waldenburg, Ösophagoskopie. Berlin. klin. Wochenschr. 1870. Nr. 48.
Wilms, Das Coecum mobile als Ursache mancher Fälle von Appendizitis. Deutsche med. Wochenschr. 1908. Nr. 41.
Zenker, Klinische Bedeutung der Dysphagien gestörter und gelähmter Kranker. Allgem. Zeitschr. f. Psychiatrie. 1869.
— Krankheiten des Ösophagus in Ziemssens Handbuch 1878.

Literatur über Röntgenuntersuchung.

(Auswahl als Grundlage für weitere Orientierung.)

Albers-Schönberg, Die Untersuchung des Magens und Darms mit der Wismuthmethode. Med. Klinik 1908. Nr. 45.

Arnsperger, H., Röntgenuntersuchung des Magendarmkanals. Vogel. Leipzig 1912.

v. Bergmann, G., Einiges Klinische über Darmbewegung und Darmform. 9. Röntgenkongr. 1913.

— Ulcus duodeni und vegetatives Nervensystem. 42. Vers. d. Deutsch. Gesellsch. f. Chir. Berlin 1913.

— Zur Diagnostik des Magenkarzinoms mittels der Röntgenkinematographie. 29. Kongr. f. inn. Med.

— Das spasmogene Ulcus pepticum. Münch. med. Wochenschr. 1913. Nr. 4.

v. Bergmann, G. und Lenz, Über die Dickdarmbewegungen des Menschen. Deutsche med. Wochenschr. 1911. Nr. 31.

v. Bergmann, G. und Katsch, E., Über Darmbewegung und Darmform. Deutsch. med. Wochenschr. 1913. Nr. 27.

Boehm, G., Über den Einfluß des Nervus vagus auf den Dickdarm. Münch. med. Wochenschr. 1912. Nr. 27.

— Die spastische Obstipation und ihre Beziehung zur Antiperistaltik. Arch. f. klin. Med. Bd. 102. H. 3 u. 4.

Bloch, W., Über die Fortbewegung des Darminhaltes im Dickdarm beim Menschen. Fortschritte. Bd. 20.

Brandl, J. und Tappeiner, H., Versuche über Peristaltik nach Abführmitteln. Arch. f. exper. Pathol. u. Pharm. Bd. 26. 90.

Cannon, W. B., The mouvements of the intestines studied by means of the Roentgen-Rays. The Amer. Journ. of Physiology. Vol. 6. p. 251. Boston 1902.

Cannon, The mechanical factores of Digestiomn. Edward Arnold. London 1913.

Cohn, M., Zur Untersuchung des Magens mit Wismutkapseln. Berl. klin. Wochenschr. 1910. Nr. 39.

Cohnheim, O., Die Physiologie der Verdauung und Ernährung. Berlin und Wien. Urban und Schwarzenberg 1908. 3. Vorlesung. Die Bewegungen des Darmes. S. 27 u. ff.

Cole, L. G., Diagnose des Ulcus duodeni mit Hilfe der Serien-Röntgenographie. Kongr. f. inn. Med. London 1913.

Determann und Weingärtner, Röntgenuntersuchungen der Dickdarmlage bei Darmstörungen, besonders bei Verstopfung. 26. Kongr. f. inn. Med. 1909. April.

Dietlen, H., Ergebnisse des medizinischen Röntgenverfahrens für die Physiologie. Teil II. Asher-Spiro, Ergebnisse der Physiologie. 13. Jahrg. 1913.

Dietlen, H., Beobachtungen über Magenperistaltik. 7. Röntgenkongreß.

— Die Bedeutung der Röntgenuntersuchung für Physiologie und Pathologie des Verdauungstraktus. Straßburg. med. Zeitg. Nr. 10. 1909.

Eisenstein, A., Beiträge zur Radiologie der Speiseröhre. Fortschr. Bd. 21. H. 4.

Faulhaber, Die Röntgendiagnostik der Magenkrankheiten. Samml. zwangl. Abhandl. d. Verdauungs- u. Stoffwechselkrankh. Bd. 4. 1.

— Die Röntgendiagnostik der Darmkrankheiten. Dieselben Bd. 5. H. 1.

Fränkel, A., Röntgendiagnosen und Röntgenfehldiagnosen beim Magenkarzinom. Berl. med. Gesellsch. Dez. 1911. Münch. med. Wochenschr. 12.

Goldammer, Die röntgenologische Diagnostik der Erkrankungen des Magendarmkanals. Hamburger 1907. Lukas, Gräfe u. Sillem.

Groedel, F. M., Zur Topographie des normalen Magens. Deutsch. Arch. f. klin. Med. Bd. 90. H. 3 u. 4. 1907.

— Die Magenbewegungen. Erg.-Bd. 27 d. Fortschritte.

Haenisch, Beiträge zur röntgenologischen Dickdarmdiagnostik. 10. Kongr. d. Deutsch. Röntgengesellsch.

Haudek, M., Die unterscheidenden Merkmale zwischen Magengeschwür und Magenkrebs im Röntgenbild. Wien. klin. Wochenschr. 1912. Nr. 2.

Hertz, A. F., The study of Constipation by means of the X-rays. Arch. of the Roentgen-Rgy. June 1908.

Hesse, Beiträge zur Methodik und zu den Ergebnissen der Magen-Darm-Röntgenologie. Zeitschr. f. Röntgenk. etc. Bd. 15. H. 3—5.

Holzknecht, G., Die normale Peristaltik des Kolon. Münch. med. Wochenschr. 1909. Nr. 47.

— Über neue Fortschritte in der Röntgenuntersuchung des Verdauungstraktes. Berl. med. Wochenschr. Nov. 1910.

Holzknecht und Jonas, Die Röntgenuntersuchung des Magens und ihre diagnostische Ergebnisse. Ergeb. d. inn. Med. u. Kinderheilk. Bd. 4.

Hürter, Neuere Ergebnisse der Radiologie des Magens. Med. Klinik 1913. Beih. 7 u. 8.

Jolasse, Über den Wert des Röntgenverfahrens bei der Diagnose der Lageanomalien des Darmes und der Behandlung der chronischen Obstipation. Zeitschr. f. ärztl. Fortbildg. 1908. Nr. 5.
Jordan, Ösophagealperistaltic. Arch. of the Roentgen-Ray. Nr. 131.
Kaestle, Die Röntgenuntersuchung des Magens. In Rieder-Rosenthal, Lehrb. d. Röntgenk. A. Barth. Leipzig 1913.
Kaestle und Bruegel, Studien über die Verweildauer von Flüssigkeiten im Magen. Arch. f. Verdauungskrankh. (Boas) Bd. 17.
Kaestle-Rieder-Rosenthal, Über Röntgenkinematographie innerer Organe des Menschen. Zeitschr. f. Röntgenk. Bd. 12. 1910.
— — — Über kinematographisch aufgenommene Röntgenogramme der inneren Organe des Menschen. Münch. med. Wochenschr. 1909. Nr. 6.
Katsch, Der menschliche Darm bei pharmakologischer Beeinflussung seiner Innervation. Fortschr. Bd. 21. H. 2.
Kienböck, Über die Zenkersche Divertikel der Speiseröhre. Arch. f. physik. Med. u. med. Technik. Bd. 6. H. 1.
Klee, Die Magenform bei gesteigertem Vagus- und Sympathikustonus. Münch. med. Wochenschr. 1914. Nr. 19.
— Einfluß der Vagusreizung auf die Magendarmbewegungen und die Weiterbeförderung des Magendarminhaltes. 28. Kongr. f. inn. Med. 1912.
Köhler, Fortschr. der Röntgendiagnose der letzten Jahre, bes. betr. Physiologie und Pathologie des Verdauungstraktus. Ver. d. Ärzte Wiesbadens. 16. März 1910.
Kraus, Über die Bewegungen der Speiseröhre unter normalen u. pathologischen Verhältnissen. Deutsche med. Wochenschr. 1912. Nr. 8. Zeitschr. f. exper. Pathol. u. Therap. 1912. X.
— Erkrankungen des Ösophagus. Nothnagels Pathol. u. Therap. 16.
Krause, P. und Schilling, Die röntgenologischen Untersuchungsmethoden zur Darstellung des Magendarmkanals. Fortschr. Bd. 20.
Lange, The Roentgenexamination of the Oesophagus. Arch. of the Roentgen-Ray. Nr. 101 bis 106.
Meyer-Betz und Gebhardt, Zur Kenntnis der normalen Dickdarmbewegungen. Münch. med. Wochenschr. 1912. Nr. 50.
— — Röntgenuntersuchung über den Einfluß der Abführmittel auf die Darmbewegungen des gesunden Menschen. Deutsche med. Wochenschr. 1912. Nr. 33. 34. 29. Kongr. f. inn. Med. 1912.
Moynihan, Das Ulcus duodeni. Übersetzt von Kreuzfuchs. Steinkopf. Leipzig 1913.
Rieder, H., Untersuchungen des Magens und Darmes beim lebenden Menschen. Münch med. Wochenschr. 1904. Nr. 35. 1906. Nr. 3.
— Das Röntgenverfahren im Dienste der Pathologie und Therapie des Magendarmkanals. 29. Kongr. f. inn. Med. 1912.
— Die Sanduhrformen des menschlichen Magens. Bergmann. Wiesbaden 1910.
— Beiträge zur Topographie des Magendarmkanals beim lebenden Menschen nebst Untersuchungen über den zeitlichen Ablauf der Verdauung. Fortschr.
— Die physiologische Dickdarmbewegung beim Menschen. Fortschr. a. d. Geb. d. Röntgenkunde. Bd. 18.
Rösler, Zur Diagnostik des hochsitzenden Pulsionsdivertikels mittels Röntgenverfahren. Fortschr. Bd. 16.
Schlesinger, E., Die Ergebnisse der Röntgenuntersuchung beim Ulcus ventriculi. Deutsch. med. Wochenschr. 1913. Nr. 12.
Schlesinger, Röntgendiagnostik der Magen- u. Darmkrankheiten. 1918.
Schmieden, Ehrmann und Ehrenreich, Moderne Magendiagnostik an Hand von 40 operierten Fällen diagnostiziert. Mitteil. a. d. Grenzgeb. Bd. 27. H. 1914.
Schüller, L., Erfahrungen über die Leistungen, die Grenzen und die Fehlerquellen bei der Röntgendiagnose der geschwürigen und krebsigen Veränderungen des Magens. Zeitschr. f. klin. Med. Bd. 78. H. 3 u. 4.
Stark, H., Zur Pathologie der Speiseröhrenerweiterung mit besonderer Berücksichtigung der Röntgendiagnostik. 29. Deutsch. Kongr. f. inn. Med. Wiesbaden. 16—19. IV. 1912.
Steyrer, Die Röntgenuntersuchung des Ösophagus im Grundriß. Atlas d. Röntgendiagn. in d. inn. Med. v. Groedel.
Stierlin, Über chronische Funktionsstörungen des Dickdarms. Ergeb. d. inn. Med. u. Kinderheilk. Bd. 10. 1913.
Strauß, Das Duodenalulkus und seine Feststellbarkeit durch Röntgenstrahlen. Fortschr. Bd. 19. H. 6.
Weber, Eugen, Über die Bedeutung der Einführung von Sauerstoff, resp. Luft in die Bauchhöhle etc. Fortschr. Bd. 20.
Zehbe, M., Über den Einfluß des Opiums und seiner Derivate auf die motorische Funktion des normalen Magendarmkanals. Therap. Monatsh. 1913. Bd. 26.

Namenregister.

Sachregister.

Universitätsdruckerei H. Stürtz A. G., Würzburg

Vorlesungen über klinische Propädeutik. Von Dr. **E. Magnus-Alsleben**, a. o. Professor an der Universität Würzburg. Mit 14 zum Teil farbigen Abbildungen. 1919. Preis M. 16,—; geb. M. 18,60.

Leitfaden der medizinisch-klinischen Propädeutik. Von Dr. **F. Külbs**, Professor an der Universität Köln. Mit 86 Textabbildungen. Zweite Auflage. 1920. Preis M. 9,—.

Lehrbuch der Differentialdiagnose innerer Krankheiten. Von Prof. Dr. **M. Matthes**, Geheimer Medizinalrat, Direktor der medizinischen Universitäts-Klinik in Königsberg i. Pr. Mit etwa 100 Textabbildungen. Zweite Auflage. Unter der Presse.

Allgemeine Pathologie. Von Dr. **N. Ph. Tendeloo**, o. ö. Professor der allgemeinen Pathologie und der pathologischen Anatomie, Direktor des Pathologischen Instituts der Reichsuniversität Leiden. Zweite Auflage. Unter der Presse.

Anatomische Grundlagen wichtiger Krankheiten. Fortbildungsvorträge aus dem Gebiet der pathologischen Anatomie und allgemeine Pathologie für Ärzte und Medizinalpraktikanten. Von Dr. **Leonhard Jores**, Professor der pathologischen Anatomie an der Kölner Akademie. Mit 250 Abbildungen im Text. 1913. Preis M. 15,—.

Lehrbuch der Physiologie des Menschen. Von Dr. med. **Rudolf Höber**, o. ö. Professor der Physiologie und Direktor des Physiologischen Instituts der Universität Kiel. Zweite durchgesehene Auflage. Mit 243 Textabbildungen. 1920. Preis gebunden M. 38,—.

Vorlesungen über Physiologie. Von Dr. **M. von Frey**, Professor der Physiologie und Vorstand des physiologischen Instituts an der Universität Würzburg. Dritte, neu bearbeitete Auflage. Mit 142 Textfiguren. 1920. Preis M. 28,—; geb. M. 35,—.

Die Erkrankungen der Milz, der Leber, der Gallenwege und des Pankreas. Bearbeitet von **H. Eppinger, O. Gross, N. Guleke, H. Hirschfeld, E. Ranzi. Die Erkrankungen der Milz.** Von Dr. med. **Hans Hirschfeld**, Privatdozent und Assistent am Universitätsinstitut für Krebsforschung der Charité in Berlin. Mit 16 zum größten Teil farbigen Textabbildungen. **Die hepato-lienalen Erkrankungen.** (Pathologie der Wechselbeziehungen zwischen Milz, Leber und Knochenmark.) Von Professor Dr. **Hans Eppinger**, Assistent an der I. medizinischen Klinik in Wien. Mit einem Beitrag: **Die Operationen an der Milz bei den hepato-lienalen Erkrankungen.** Von Prof. Dr. **Egon Ranzi**, Assistent an der I. chirurgischen Klinik in Wien. Mit 90 zum größten Teil farbigen Textabbildungen. (Aus Enzyklopädie der klinischen Medizin.) 1920. Preis M. 80,—.

Hierzu Teuerungszuschläge.

Verlag von Julius Springer in Berlin W 9.

Enzyklopädie der klinischen Medizin.

Herausgegeben von **L. Langstein**-Berlin, **C. von Noorden**-Frankfurt a. M., **C. Pirquet**-Wien und **A. Schittenhelm**-Kiel.

Im April 1920 erschien:

Handbuch der Ernährungslehre. In drei Bänden. Bearbeitet von **C. von Noorden, H. Salomon, L. Langstein.**

Erster Band: **Allgemeine Diätetik.** (Nährstoffe und Nahrungsmittel, Allgemeine Ernährungskuren.) Von Dr. C. **von Noorden**, Geheimer Medizinalrat und Professor in Frankfurt a. M., und Dr. H. **Salomon**, Professor in Wien. 1920. Preis M. 68,—.

Früher erschienen:

Pädagogische Therapie für praktische Ärzte. Von Dr. phil. **Theodor Heller**, Direktor der heilpädagogischen Anstalt Wien-Grinzing. Mit 3 Textabbildungen. 1914. Preis M. 8,—; gebunden M. 10,50.

Erkältungskrankheiten und Kälteschäden, ihre Verhütung und Heilung. Von Prof. Dr. **Georg Sticker** in Münster i. W. Mit 10 Textabbildungen. 1915. Preis M. 12,—.

Morbus Basedowi und die Hyperthyreosen. Von Dr. **F. Chvostek**, Professor der internen Medizin an der Universität Wien. 1917. Preis M. 20,—.

Die Krankheiten des Neugeborenen. Von Dr. **August Ritter von Reuß**, Assistent an der Universitäts-Kinderklinik, Leiter der Neugeborenenstation an der I. Universitäts-Frauenklinik in Wien. Mit 90 Textabbildungen. 1914. Preis M. 22,—.

Die Nasen-, Rachen- und Ohr-Erkrankungen des Kindes in der täglichen Praxis. Von Professor Dr. **F. Göppert**, Direktor der Universitäts-Kinderklinik zu Göttingen. Mit 21 Textabbildungen. 1914. Preis M. 9,—.

Die Tuberkulose der Haut. Von Dr. med. **F. Lewandowsky** in Hamburg. Mit 115 zum Teil farbigen Textabbildungen und 12 farbigen Tafeln. 1916. Preis M. 22,—.

Konstitution und Vererbung in ihren Beziehungen zur Pathologie. Von Geh. Medizinalrat Professor Dr. **Friedrich Martius**, Direktor der medizinischen Klinik an der Universität Rostock. Mit 13 Textabbildungen. 1914. Preis M. 12,—.

Hierzu Teuerungszuschläge.